TEMPERATUR UND LEBEN

VON

H. PRECHT

J. CHRISTOPHERSEN · H. HENSEL

MIT 182 ABBILDUNGEN

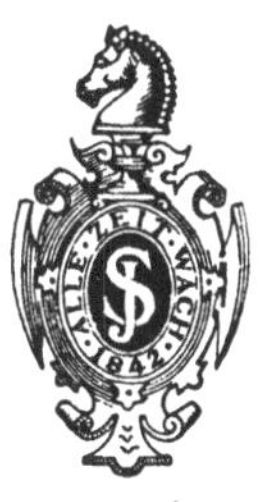

SPRINGER-VERLAG
BERLIN · GÖTTINGEN · HEIDELBERG
1955

ISBN-13: 978-3-642-88378-1   e-ISBN-13: 978-3-642-88377-4
DOI: 10.1007/978-3-642-88377-4

BRÜHLSCHE UNIVERSITÄTSDRUCKEREI GIESSEN

Vorwort.

Die Temperatur ist einer der wichtigsten Umweltfaktoren, die das Leben auf der Erde bestimmen. Wir haben versucht, ihren Einfluß auf die Lebewesen, auf einzelne Lebensprozesse und auf Stoffe, die für das Lebendige bedeutsam sind, zusammenfassend darzustellen. Die vielseitige Bedeutung der Temperatur machte es notwendig, die Mehrzahl der biologischen Disziplinen (Physiologie, Ökologie, Genetik usw.) zu berücksichtigen. Natürlich konnten nicht alle Teilgebiete gleich eingehend erörtert werden. So haben wir besonders vergleichend physiologische Gesichtspunkte (unter Einbeziehung des Menschen) in den Vordergrund gestellt. Es sind vor allem die Ergebnisse der Grundlagenforschung behandelt worden, doch werden auch die Probleme der Praxis berührt (Pasteurisierung, Züchtung resistenter Pflanzen, Keimstimmung, medizinische Nutzanwendungen usw.).

Im *ersten* Teil werden die physikalisch-chemischen Gesetzmäßigkeiten behandelt und dann die allgemeinen Gesichtspunkte des Temperatureinflusses auf wechselwarme Tiere und Pflanzen. Die Mikroorganismen sind hier nur insoweit berücksichtigt worden, als sie diese allgemeinen Fragen berühren. Ihre besonderen Probleme werden im *zweiten* Teil erörtert. Der *dritte* Teil behandelt die ganz andersartigen Verhältnisse bei den Warmblütern (Vögel, Säugetiere, Mensch).

Dem Verlag danken wir für die Bereitwilligkeit und Großzügigkeit, mit der er unseren Wünschen entgegenkam.

Kiel und Marburg, Frühjahr 1955.   Die Verfasser

Inhaltsverzeichnis.

Erster Teil.

Wechselwarme Tiere und Pflanzen.

Von Professor Dr. phil. HERBERT PRECHT, Zoologisches Institut der Universität Kiel.

Mit 44 Abbildungen.

Zweiter Teil.

Mikroorganismen.

Von Dr. phil. JES CHRISTOPHERSEN, Kiel.

Bakteriologisches Institut der Bundes-Forschungsanstalt für Milchwirtschaft.

Mit 71 Abbildungen.

Dritter Teil.

Mensch und warmblütige Tiere.

Von Professor Dr. Herbert Hensel, Marburg a. d. Lahn, Physiologisches Institut.

Mit 67 Abbildungen.

Inhaltsverzeichnis. XI

Erster Teil

Wechselwarme Tiere und Pflanzen.

Von

Herbert Precht.

Einleitung.

Der Einfluß der Temperatur auf wechselwarme (poikilotherme) Organismen ist in theoretischer wie praktisch-angewandter Hinsicht eingehend untersucht worden. Die letzte große zusammenfassende Darstellung, die etwa 1300 Literaturangaben enthält, stammt von J. Bělehrádek (1935)[1]. Seitdem sind kaum weniger Arbeiten erschienen. Es haben sich so viele neue Probleme ergeben, daß eine Neubearbeitung sehr notwendig erscheint. Teilgebiete sind auch späterhin des öfteren zusammenfassend dargestellt worden. Zwei wichtige amerikanische Bücher über den Einfluß tiefer Temperaturen von Luyet u. Gehenio[2] u. Levitt[3] sind in Deutschland leider nur über den ausländischen Leihverkehr zu erhalten.

Es ist nicht beabsichtigt, die ältere und neuere Literatur in einer ähnlichen Vollständigkeit zu bringen, wie es die genannten Autoren taten. Um eine möglichst umfassende Erörterung der grundlegenden Probleme habe ich mich bemüht. Zum Beleg werden aber nur einige, oft willkürlich gewählte Beispiele erwähnt. Man möge es mir nicht verübeln, wenn ich dabei solche aus eigenen Arbeiten sowie aus denen meiner Mitarbeiter und Schüler bevorzugt habe. Auf eine historische Behandlung der Probleme wurde gänzlich verzichtet. Die Darstellung ist möglichst knapp gehalten worden. Überall gegebene Literaturhinweise ermöglichen ein weiteres Eindringen in die angeschnittenen Probleme.

Zunächst werden die physikalisch-chemischen Gesetzmäßigkeiten behandelt, die für unsere Probleme Bedeutung haben. Der Biologe wird zu prüfen haben, ob sie auch auf Lebensprozesse anwendbar sind. Zu einer weiteren Klärung wird er aber wegen der Komplexität seiner Versuchsobjekte im allgemeinen kaum etwas beitragen können. Seine viel wichtigere Aufgabe ist es zu untersuchen, wie die Organismen sich durch mancherlei Regulationen den unmittelbaren Einflüssen einer nicht zusagenden Temperatur entziehen können. Auch wechselwarme Tiere verfügen über solche Regulationen, von denen ausführlich die Rede sein soll, wenn diese auch im allgemeinen nicht so wirkungsvoll sind wie die Wärmeregulation der Vögel und Säugetiere.

An eine so weite Darstellung, die auch die botanischen Objekte mitumfaßt, habe ich mich mit Bedenken herangewagt. Eine Trennung von botanischen und zoologischen Problemen wäre aber recht willkürlich gewesen. Wir haben uns von vornherein bemüht, zunächst möglichst einfache, niedere Organismen (Hefen) zu untersuchen, um erst anschließend die komplizierteren Verhältnisse bei den Tieren zu bearbeiten. Erleichtert wurde eine so weite Bearbeitung durch die

---

[1] Bělehrádek, J.: Temperature and living matter. Berlin 1935.
[2] Luyet, B. J., u. P. M. Gehenio: Life and death at low temperatures. Biodynamica, Missouri 1940.
[3] Levitt, J.: Frost killing and hardiness of plants. Minneapolis 1941.

Zusendung vieler Sonderdrucke, besonders aus dem Ausland, für die ich herzlich danke. Herr Prof. Luyet, Saint Louis, überreichte mir sein wertvolles Buch. Weiterhin standen mir mehrere Kollegen aus anderen Fachgebieten mit stetem Rat zur Seite, vor allem die Herren Prof. C. Hoffmann, Kiel, Prof. H. Netter, Kiel, und Dr. G. Rehage, T. H. Aachen. Zu großem Dank bin ich fernerhin der Deutschen Forschungsgemeinschaft für geldliche und apparative Unterstützungen verpflichtet, durch die viele Untersuchungen erst ermöglicht wurden.

Mein besonderer Dank gilt meinem verehrten Lehrer,

Herrn Prof. Dr. Adolf Remane.

Ihm möchte ich diese Zusammenfassung, die auch viele Ergebnisse meiner eigenen bisherigen Arbeiten enthält, widmen.

Abgeschlossen im Sommer 1954.

Der Einfluß der Temperatur auf physikalisch-chemische Prozesse und auf biologisch bedeutsame Stoffe.

A. Die Beeinflussung der Reaktionsgeschwindigkeit (RG).

Reaktionsmolekularität und -ordnung. Man unterscheidet chemische Reaktionen verschiedener *Reaktionsmolekularität*. Bei den *mono*molekularen Vorgängen handelt es sich um Zerfalls- oder Umlagerungsprozesse einer einzigen Molekülart (z. B. radioaktiver Zerfall, Zerfall einiger Gase, Umlagerung der cis- in eine trans-Form); bei den besonders häufigen *bi*molekularen Reaktionen kommt es zum Zusammenstoß zweier Moleküle (z. B. $H_2 + J_2 \rightarrow 2\,HJ$). Schon trimolekulare Reaktionen sind wegen der geringen Wahrscheinlichkeit eines Dreierstoßes selten; meist spielt sich der Vorgang dann in mehreren Schritten ab.

Auch wenn die Geschwindigkeit einer Reaktion (RG) proportional der Konzentration zweier Stoffe A und B ist ($RG = k \cdot c_A \cdot c_B$, $k = RG$-Konstante), so braucht sie nicht unbedingt in Form einfacher Zweierstöße abzulaufen, da auf Umwegen weitere Stoffe beteiligt sein können, die im Gesetz nicht auftreten. Es verläuft die an sich bimolekulare Rohrzuckerinversion in wäßriger Lösung ($C_{12}H_{22}O_{11} + H_2O \rightarrow 2\,C_6H_{12}O_6$) scheinbar monomolekular, da die Wassermoleküle in so großem Überschuß vorkommen, daß ihre Konzentration sich praktisch nicht ändert. Man unterscheidet darum von der Reaktionsmolekularität die *Reaktionsordnung*. Die erstere gibt den tatsächlichen molekularen Vorgang wieder, die letztere nur den empirischen Ablauf. Die Rohrzuckerinversion ist also eine bimolekulare Reaktion 1. Ordnung.

Reaktionsgeschwindigkeit (RG). Alle monomolekularen Reaktionen sind auch Reaktionen 1. Ordnung. Zur *Charakterisierung der Geschwindigkeit* dieser Reaktionen gibt man meist die *Halbwertszeit* an, nach deren Ablauf sich die Ausgangsmenge um die Hälfte verkleinert hat. Ihr Wert ist unabhängig von der Größe der Ausgangskonzentration c_0 (vgl. Netter[1], S. 245). Geht man nicht von c_0, sondern einer späteren Konzentration c aus, die bereits um die Menge x an entstandenem Reaktionsprodukt kleiner ist ($c_0 - x = c$), so erhält man:

$$RG = -\frac{dc}{dt} = \frac{dx}{dt} = k\,(c_0 - x) \qquad\qquad (t = \text{Zeit})$$

$$\frac{c_0 - x}{c_0} = e^{-kt}, \ \ \ln\frac{c_0}{c} = kt \ \text{ oder } \ \log\frac{c_0}{c} = \frac{k}{2{,}303}\cdot t.$$

----
[1] Netter, H.: Biologische Physikochemie. Potsdam 1951.

Will man untersuchen, ob eine Reaktion 1. Ordnung vorliegt, so muß nach der letzten Gleichung bei graphischer Auftragung von $\log \frac{c_0}{c}$ gegen t eine Gerade resultieren, die im Nullpunkt beginnt und deren Neigung $k/2{,}303$ beträgt. Solche Abhängigkeiten hat man bei der *Hitzeabtötung von Mikroorganismen* erhalten (vgl. Teil II).

Bei den Reaktionen 2. Ordnung ist die Halbwertszeit umgekehrt proportional der Anfangskonzentration, bei den Reaktionen 3. Ordnung umgekehrt proportional deren Quadrat. Der Umsatz verlangsamt sich bei fortschreitender Reaktion um so mehr, je höher die Ordnung der Reaktion ist (vgl. ULICH[1], S. 197).

Gleichgewichte. In den Organismen verlaufen viele Vorgänge nur in einer Richtung, da die Endprodukte sich nicht ansammeln und daher keine Gegenreaktion in nennenswertem Umfang erfolgt. Es besteht in den Organismen ein *dynamisches* (DU BOIS-REYMOND) oder *Fließgleichgewicht* (V. BERTALANFFY[2]), das *unter Energieaufwand* erhalten wird und natürlich bestrebt ist, unter Energieabgabe in ein Gleichgewicht überzugehen, wie es beim Tod der Fall ist. In dem angeführten Beispiel der Jodwasserstoffsynthese entsteht ein solches Gleichgewicht durch die gegenläufige Reaktion: $H_2 + J_2 \leftarrow 2\,HJ$. Die Reaktionsgeschwindigkeiten beider Prozesse sind:

$$RG_1 = k_1\,[H_2]\,[J_2]\,, \quad RG_2 = k_2\,[HJ]^2$$

(Massenwirkungsgesetz, in den eckigen Klammern: molare Konzentrationen).

Im Gleichgewicht ist $RG_1 = RG_2$; daraus ergibt sich:

$$\frac{[H_2]\,[J_2]}{[HJ]^2} = \frac{k_2}{k_1} = K \quad (Gleichgewichtskonstante).$$

Ein Ansteigen der Temperatur erhöht beide Reaktionsgeschwindigkeiten und läßt das Gleichgewicht schneller eintreten. In dem angeführten Beispiel steigt auch K mit der Temperatur an, da k_2 etwas schneller wächst als k_1.

End- und exergonische Reaktionen. Da, wie erwähnt, sich bei den chemischen Reaktionen in den Organismen kaum Gleichgewichte einstellen, müssen Prozesse außerhalb des Gleichgewichtes betrachtet werden. In diesem Fall können sie *freiwillig ablaufen* (exergonische R.) oder *nicht* (endergonische R.). Ein freiwilliger Verlauf erfolgt in geschlossenen Systemen, wenn in der thermodynamischen Grundgleichung

$$\Delta G = \Delta H - T\Delta S, \quad \Delta G = \Delta F + pV$$

(ΔG = Änderung der freien Enthalpie, ΔH = Enthalpieänderung, ΔS = Entropieänderung, T = abs. Temperatur, ΔF = Änderung der freien Energie, p = Druck, V = Volumen).
ΔG negativ wird, also entweder bei großem neg. ΔH, d. h. bei stark exothermen Reaktionen, oder bei stark pos. ΔS. Dann kann der Ausdruck $T\Delta S$ so groß werden, daß trotz endothermer Reaktion (ΔH = pos.) ΔG negativ wird (vgl. HAUROWITZ[3], S. 276).

Bei Wachstumsvorgängen, also der Umwandlung von Baumaterial in Körpersubstanz (z. B. Glucose $+ NH_3 =$ Pilzkörper $+ CO_2 + H_2O$, vgl. BÜNNING[4], S. 87 ff.), wird Energie frei; es liegt insgesamt betrachtet ein exergonischer Prozeß vor. Eine Temperaturerhöhung muß auch diesen Prozeß beschleunigen, da dies für alle chemischen Reaktionen gilt, für die endothermen allerdings mehr als für die exothermen (NETTER).

[1] ULICH, H.: Kurzes Lehrbuch der physikalischen Chemie. Dresden und Leipzig 1940.
[2] V. BERTALANFFY, L.: Theoretische Biologie, Bd. 2. Bern 1951.
[3] HAUROWITZ, F.: Fortschr. der Biochemie 1938—1947. New York 1948.
[4] BÜNNING, E.: Entwicklungs- und Bewegungsphysiologie der Pflanze. Heidelberg 1953.

Aktivierungsenergie (μ). Der Gesamtumsatz der hier diskutierten Reaktionen ist natürlich um so größer, je mehr Moleküle durch Zusammenstoß reagieren. Es nimmt aber stets nur ein Bruchteil der anwesenden Moleküle auf diese Weise an der Reaktion teil, und zwar sind es diejenigen, die sich in einem besonders *reaktionsfähigen Zustand* befinden. Es kommen nur die Moleküle in Frage, deren augenblicklicher Energiebetrag groß genug ist, um den „Energieberg" einer Zwischenstufe zu überschreiten. Als *Aktivierungsenergie* (μ cal/Mol)[1] bezeichnet man den Energiebetrag, um den die Moleküle die mittlere Energie der Ausgangsstoffe mindestens übertreffen müssen, um reagieren zu können. Der Bruchteil von Molekülen, deren Energiebetrag den Wert von μ überschreitet und der so grundsätzlich zur Reaktion gelangen könnte, ist gleich $e^{-\mu/RT}$ ($e =$ Basis der natürl. Log., $R =$ Gaskonstante, $T =$ abs. Temp.). In Wirklichkeit führen aus anderen Gründen weniger Zusammenstöße zum Erfolg. Wäre k_{max} die RG-Konstante, die gelten würde, wenn alle diese Molekülzusammenstöße Erfolg hätten, so ist die RG-Konstante der Moleküle, die von diesen tatsächlich zur Reaktion gelangen:

$$k = k_{max} \cdot e^{-\mu/RT}.$$

k_{max} ist nahezu unabhängig von der Temperatur und als konstant anzusehen. Aus der letzten Gleichung ergibt sich für zwei Temperaturen T_1 und T_2:

$$\frac{k_2}{k_1} = e^{\frac{(T_2 - T_1)\mu}{T_1 T_2 R}}, \quad \mu = \frac{4{,}574 \cdot \log k_2/k_1}{1/T_1 - 1/T_2}.$$

Diese *Arrheniussche Gleichung* kann sowohl auf homogene wie auf heterogene Reaktionen angewandt werden. Im biologischen Experiment setzt man für die RG-Konstanten k_1 und k_2 die bei den beiden Temperaturen T_1 und T_2 gemessenen Leistungen (z. B. den Sauerstoffverbrauch). Man trägt den log der gemessenen Leistungswerte (Ordinate) gegen $1/T$ (Abszisse) auf; dadurch geht die Exponentialfunktion in eine Gerade mit dem Neigungswinkel α über. Die Aktivierungsenergie ist dann

$$\mu = 4{,}574 \cdot \operatorname{tg} \alpha.$$

RGT-Regel. Chemische Reaktionen sind also u. a. durch ihre Aktivierungsenergien gekennzeichnet, die zumindest im biologisch wichtigen Bereich *unabhängig von der Temperatur* sind. In besonders einfachen und übersichtlichen Fällen kann man darum aus der Größe der μ-Werte evtl. auf die Art der Reaktion schließen. (Über modifizierte Formen der Arrheniusschen Gleichung vgl. SIZER[2], S. 39). Liegen die beiden Temperaturen im biologisch wichtigen Bereich, und unterscheiden sie sich um 10° C, so erhält man nach der Arrheniusschen Gleichung für k_2/k_1 bei chemischen Reaktionen meist Werte zwischen 2 und 4. *Diese RGT-Regel* (*R*eaktions-*G*eschwindigkeit-*T*emperatur-Regel) hatte bereits VAN'T HOFF empirisch gefunden. Man schreibt sie meist in der Form:

$$Q_{10} \text{ (Temperaturkoeffizient)} = \frac{k_{t+10}}{k_t} = 2\text{—}4.$$

Für nicht um 10° C auseinanderliegende Temperaturen berechnet man die Q_{10}-Werte nach der Formel:

$$\log Q_{10} = \frac{10}{T_2 - T_1} \cdot \frac{T_1 T_2}{(T_1 + a)(T_2 - a)} \cdot \log \frac{k_2}{k_1} \approx \frac{10}{T_2 - T_1} \cdot \log \frac{k_2}{k_1}$$

$$(T = T_1 + a; \quad T + 10 = T_2 - a)$$

---

[1] In physikalisch-chemischen Lehrbüchern auch mit A oder E bezeichnet. Die mehr unverbindliche Bezeichnung μ soll ausdrücken, daß die Biologen sehr oft nicht die Aktivierungsenergie eines definierten Einzelprozesses messen.

[2] SIZER, I. W.: Effects of temperature on enzyme kinetics. Adv. Enzymol. **3**, 35 (1943).

Die Q_{10}-Werte eignen sich *nicht* zur Charakterisierung der chemischen Reaktionen, da sie wegen der Beziehung

$$Q_{10} = \frac{k_{T+10}}{k_T} = \frac{e^{-\mu/R(T+10)}}{e^{-\mu/RT}}, \quad \ln Q_{10} = \frac{10\,\mu}{T\,R\,(T+10)}$$

nicht unabhängig von der Temperatur sind (schwacher Abfall mit steigender Temperatur bei konstanten μ-Werten). Sie sind beim Vergleich mehrerer Reaktionen für den gleichen Temperatursprung für diejenigen größer, welche die größeren Aktivierungsenergien haben. Je höher die letzteren sind, je langsamer verlaufen im allgemeinen (jedoch nicht immer, vgl. S. 14) die Reaktionen.

Katalysator und Aktivierungsenergie. Die Reaktionsgeschwindigkeit wird durch die Zugabe eines geeigneten Katalysators oder im biologischen Geschehen durch Fermente (= Enzyme) erhöht. Die Aktivierungsenergie *nimmt* dabei *ab*. So beträgt μ für die Zersetzung von H_2O_2 in wäßriger Lösung 18000, bei Gegenwart von J-Ionen 13500, Pt-Sol 11700 und von Leberkatalase 5500 cal (vgl. ULICH[1], S. 214). Viele biologische Reaktionen verlaufen allerdings ohne Ferment praktisch überhaupt nicht ab, so daß ein solcher Vergleich nicht möglich ist. Die Größe der Aktivierungsenergie hängt also vom Katalysator bzw. Ferment ab; sie ist aber (nach SIZER[2], S. 51) vom p_H, der Elektrolytkonzentration, Änderungen in der Konzentration von Substrat und Enzym oder auch dem Reinheitsgrad der Enzyme weitgehend unabhängig. SCHWARTZ[3] fand Abhängigkeit von der Substratkonzentration. (Über weitere Beeinflussungen vgl. ROBERT u. Mitarb.[4])

Q_{10}-Werte physikalischer Vorgänge. Physikalische Vorgänge wie Diffusion, Osmose, Leitfähigkeit usw. haben meist *niedrigere* Q_{10}-Werte (1,1—1,4); photochemische Reaktionen und auch kernphysikalische Vorgänge sind von der Temperatur unabhängig ($Q_{10} = 1$).

Wirkung von Katalysatoren und Fermenten. Ein Katalysator bzw. Ferment, das am Ende einer chemischen Reaktion unverändert vorliegt, kann die freie Energie des Vorgangs (vgl. hierzu S. 3 u. ULICH[1], S. 88) nicht beeinflussen, z. B. ein Gleichgewicht verschieben. Wenn auch oft durch Bildung von Enzym-Substratverbindungen die Reaktion in Teile zerlegt wird, ändert sich bruttomäßig ihre Ordnung nicht. Falls die Reaktion nur unter Energieaufnahme ablaufen kann, muß diese aus Energiedepots (z. B. Adenosintriphosphorsäure) zugeführt werden. Katalysatoren und Fermente können bereits in geringsten Mengen die Reaktionsgeschwindigkeit beschleunigen. So wird die Reaktion zwischen HJ und H_2O_2 noch durch $5 \cdot 10^{-9}$ g Molybdänsäure merklich katalysiert; Lab coaguliert das $3 \cdot 10^7$-fache seiner Menge an Casein (vgl. KUHN[5], S. 135). Oftmals (wie bei den Carbohydrasen) ist die Reaktionsgeschwindigkeit bei Substratüberschuß der Enzymkonzentration direkt proportional, in anderen Fällen trifft dieses nicht zu, z. B. wenn die entstehenden Spaltprodukte die Reaktionsgeschwindigkeit hemmen. So ist die Eiweißspaltung durch Pepsin nur der Wurzel aus den rel. Fermentmengen proportional (vgl. NETTER[6],S. 267). Die Reaktionsgeschwindigkeit steigert sich bei konstanter Substratkonzentration mit zunehmender Fermentmenge bis zu einem Maximalwert. Die Abhängigkeit von der Fermentmenge ist verständlich, da es

---

[1] Siehe S. 3, Fußnote 1.
[2] Siehe S. 4, Fußnote 2.
[3] SCHWARTZ, B.: The effect of temperature on the rate of hydrolysis of triglycerides by pancreatic lipase. J. Gen. Physiol. **27**, 113 (1943).
[4] ROBERT, L., B. ROBERT u. M. ROBERT: Influence de la température sur l'inhibition compétitive. Bull. Soc. Chim. biol. (Paris) **33**, 1859 (1951).
[5] KUHN, R.: In C. OPPENHEIMER, Die Fermente und ihre Wirkungen. Leipzig 1925.
[6] Siehe S. 2, Fußnote 1.

meist zu kurzlebigen Enzym-Substratverbindungen kommt, die um so häufiger stattfinden, je mehr Fermentmoleküle vorhanden sind.

Fermentaktivität. Im biologischen Experiment mißt man oft nicht die *Fermentmenge* sondern die *Fermentaktivität*, d. h. die Wirksamkeit. Beides ist nicht identisch, da die Wirkungen in den Zellen außer der Fermentmenge durch viele weitere Faktoren (z. B. p_H, Größe des Lösungsraumes, intraplasmatische Lipoidfilme, Hemmstoffe) bestimmt werden können (vgl. BÜNNING[1], S. 47, SIZER[2], FRANKE[3]). Außerdem ist zu berücksichtigen, daß viele Fermente zusammengesetzter Natur sind und aus Co- und Apoferment bestehen. Wenn, wie bei den Pyridinfermenten, die Cofermente im Überschuß vorkommen, kommt nur eine Begrenzung der Reaktionsgeschwindigkeit durch die vorhandene Menge an Apoferment in Frage.

Kettenreaktionen. Bei den von den Biologen untersuchten Lebensprozessen liegen oft Reaktionsketten vor. Es erhebt sich dabei die Frage, welche Teilreaktion die Geschwindigkeit des ganzen Reaktionsablaufs bestimmt. Wenn ein Teilprozeß bedeutend langsamer verläuft als die anderen, kann er für die Geschwindigkeit der Gesamtreaktion verantwortlich sein. Das braucht nicht immer eine chemische Teilreaktion zu sein, sondern evtl. ein Diffusionsprozeß usw. Außerdem kann eine Begrenzung der RG durch die Konzentration der Reaktionsteilnehmer oder der Fermente mit hineinspielen. Man hat nun im Anschluß an BURTON für stationäre Systeme (mit konstanten Konzentrationen der Reaktionsteilnehmer) und nicht stationäre den Ablauf monomolekularer und bimolekularer (reversibler und irreversibler) Reaktionen im Hinblick auf dieses Problem untersucht und angegeben, wann man von einer dominierenden Teilreaktion (*Schrittmacherreaktion*, master reaction) sprechen kann, die die Geschwindigkeit der gesamten Kettenreaktion bestimmt. Das ist nur in einigen Fällen bei genügendem Unterschied der Geschwindigkeitskonstanten der Teilreaktionen möglich. In solchen Fällen kommt oftmals der ersten Teilreaktion diese Rolle zu. In heterogenen Systemen kommen weitere Komplikationen hinzu. Auf eine eingehende Erörterung dieser Probleme kann verzichtet werden, da sie kürzlich in sehr exakter und allgemeiner Form von WOLVEKAMP u. BOOIJ[4] zusammenfassend dargestellt worden sind. Hier sei nur noch ein demonstratives Einzelbeispiel angeführt, welches einer noch nicht veröffentlichten Kieler Dissertation von A. STORJOHANN[5] (Anleitung durch H. MARTIN) entnommen ist.

Es handelt sich um die Reaktion:

$$\text{ClO}_2 + 5\,\text{NO}_2 = 2\,\text{N}_2\text{O}_5 + \text{NO}_2\text{Cl}; \quad 2\,\text{N}_2\text{O}_5 = 4\,\text{NO}_2 + \text{O}_2.$$

Für den ersten Vorgang beträgt $\mu = 9200$ cal. Er besteht selbst aus mehreren Teilreaktionen, von denen nur die Geschwindigkeitskonstante k_1 des ersten Prozesses $(\text{ClO}_2 + \text{NO}_2 \xrightarrow{k_1} \text{ClO} + \text{NO}_3)$ von Bedeutung für die Geschwindigkeit des ganzen Vorganges ist. Die Berechnung von k_1 dieses „bimolekularen" Prozesses mit Hilfe der gemessenen Aktivierungsenergie führt jedoch zu Unstimmigkeiten. Sie werden behoben, wenn man annimmt, daß auch diese Reaktion nicht ein bimolekularer Prozeß ist, sondern daß die ClO-Bildung über eine mit ClO_2 und NO_2 (bzw. ClO_2 und N_2O_4) im Gleichgewicht stehende, bisher nicht bekannte Verbindung NO_2ClO_2 erfolgt.

$$\text{ClO}_2 + \text{NO}_2 \underset{k'_{-1}}{\overset{k_1'}{\rightleftharpoons}} \text{NO}_2\text{ClO}_2; \quad \text{NO}_2\text{ClO}_2 \xrightarrow{k_I} \text{ClO} + \text{NO}_3.$$

---

[1] Siehe S. 3, Fußnote 4.

[2] SIZER, I. W.: Enzyme inhibition. Amer. Brewer **85**, 29, 77 (1952).

[3] FRANKE, W.: Fermentwirkung und Fermentbildung in lebenden Zellen. Umschau **50**, 555 (1950).

[4] WOLVEKAMP, H. P., u. H. L. BOOIJ: Processus en chain et facteurs limitatifs en biochimie et en biologie. Actual biochim. Bd. **13** (1949).

[5] STORJOHANN, A.: Das zeitlich veränderliche Gasphasensystem ClO_2—NO_2—N_2O_4. Diss. Kiel (1954).

Die Geschwindigkeit der Gesamtreaktion ist also abhängig von 3 *RG*-Konstanten des „Primärvorgangs"

$$\frac{d\,[\mathrm{N_2O_5}]}{dt} = 2\,k_I\,\frac{k_1'}{k'_{-1}}\,[\mathrm{ClO_2}]\,[\mathrm{NO_2}],$$

nicht von denen der restlichen Teilprozesse. Das gleiche gilt für die Aktivierungsenergie:

$$\mu \text{ (des Gesamtvorgangs)} = \mu_I + \mu_1' - \mu_{-1}'\,.$$

Der μ-Wert der Gesamtreaktion kann wegen seiner zusammengesetzten Natur kleiner sein als der des langsamsten Teilprozesses und braucht größenordnungsmäßig keinem μ-Wert einer Teilreaktion zu entsprechen. In dem angeführten Beispiel kann man nicht von *einer* Schrittmacherreaktion sprechen, sondern diesen Ausdruck höchstens in dem Sinne verwenden, daß *einige* Teilreaktionen im Gegensatz zu anderen geschwindigkeitsbestimmend sind. Wir können für diese Reaktion 2. Ordnung zwar einen μ-Wert berechnen, der über ein größeres Temperaturintervall konstant bleibt. Eine genauere Analyse (die in den lebendigen Systemen fast nie möglich ist) zeigt aber, daß dieser schon auffällig niedrige μ-Wert keiner geschwindigkeitsbestimmenden Teilreaktion oder gar dem langsamsten Teilprozeß zugeordnet werden kann.

Abhängigkeit der *RG*-Konstanten von k_{max}. Die *RG*-Konstante hängt nach der 1. Gleichung von S. 4 nicht nur von der Aktivierungsenergie, sondern auch von k_{max} ab. Dieses hat *geringere* Bedeutung, da k_{max} für viele Reaktionen nicht sehr unterschiedliche Werte hat (vgl. jedoch LEMBKE u. Mitarb.[1]). In heterogenen Systemen, mit denen man in den Zellen zu rechnen hat, kommen aber noch durch weitere Faktoren viele Komplikationen hinzu. So konnten je nach der Wahl der Katalysatoroberfläche bei verhältnismäßig konstanten Aktivierungsenergien die Reaktionsgeschwindigkeiten um 4 Zehnerpotenzen verschieden sein (aus HINSHELWOOD[2], S. 170).

Mehrere konstante μ-Werte. Grundsätzlich möglich ist natürlich auch der Fall, daß die gesamte Kettenreaktion in verschiedenen Temperaturintervallen durch unterschiedliche μ-Werte gekennzeichnet ist, wobei diese wiederum nicht denen einer Teilreaktion zu entsprechen brauchen. Wir erhalten dann bei der graphischen Auftragung von $\log k$ gegen $1/T$ zwei oder mehrere sich schneidende Geraden (vgl. BURTON[3], S. 8, ferner kritische Untersuchungen von KISTIAKOWSKY u. LUMRY[4]).

Bei der Hydrierung von Fumarat durch Fumarase äußerte sich der Temperatureinfluß p_H-abhängig auf dreierlei Weise: 1. Bei höheren p_H-Werten blieb μ bei steigender Temperatur zunächst konstant, um beim Erreichen der p_H-abhängigen kritischen Temperatur stark anzusteigen (z. B. $p_H = 8{,}14$; μ bis 26°: 6900 cal, ab 26°: 12600 cal). 2. $p_H = 7$; μ konstant von 10—38°. 3. Bei niederen p_H-Werten fällt μ über dem kritischen Punkt stark ab (z. B. $p_H = 5$; bis 19°: 13000 cal, über 19°: 7300 cal — MASSEY[5]).

Bedeutung der μ-Werte für Lebensprozesse. Nach diesen Erörterungen muß es erstaunlich erscheinen, daß auch komplizierte, im einzelnen nicht überschaubare Lebensprozesse bei der logarithmischen Auftragung der Meßwerte gegen $1/T$ über einen weiten Temperaturbereich eine gerade Linie oder wenige sich schneidende Geraden ergeben. Natürlich muß das Augenmerk darauf gerichtet werden, ob diese Feststellung bei der häufigen Variabilität der biologischen Meßwerte auch mit Sicherheit zutrifft. Es liegen nun in der Tat viele Fälle vor, wo an diesem Sachverhalt nicht gezweifelt werden kann. Bei ihnen lohnt sich sicher die Angabe von μ-Werten, wenn wir deren Größe auch nach den vorigen Erörterungen nur im

[1] LEMBKE, A., W. KAUFMANN, H. LAGONI u. H. GANZ: Zur chemischen Reaktivierung von Bakterien. Kieler milchwirtsch. Forsch.-Ber. **4**, 233 (1952).

[2] HINSHELWOOD, C. N.: Reaktionskinetik gasförmiger Systeme. Leipzig 1928.

[3] BURTON, A. C.: The basis of the principle of the master reaction in biology. J. Cell. a. Comp. Physiol. **9**, 1 (1936).

[4] KISTIAKOWSKY, G. B., u. R. LUMRY: Anomalus temperature effects in the hydrolysis of urea by urease. J. Amer. Chem. Soc. **71**, 2006 (1949).

[5] MASSEY, V.: Studies on fumarase. III. The effect of temperature. Biochemic. J. **53**, 72 (1953).

Sinne eines neuen Problems und nicht als eine hinreichende Erklärung des untersuchten Lebensprozesses auffassen dürfen. Wir haben dadurch für das Verständnis aber mehr gewonnen als durch die Angabe von Q_{10}-Werten, deren wir uns (zur Gewinnung irgendeines Maßes für die Temperaturabhängigkeit) nur dann bedienen müssen, wenn keine Konstanz der μ-Werte besteht. Die Q_{10}-Werte von Lebensprozessen fallen mit steigender Temperatur oft stärker, als dies bei konstantem μ-Wert an sich schon der Fall ist (vgl. S. 22). In manchen dieser Fälle kann man mehrere μ-Werte angeben, d. h. es ergeben sich bei der graphischen Auftragung sich schneidende Geraden, wobei die μ-Werte meistens mit steigender Temperatur abnehmen. Natürlich ist die Angabe von μ-Werten in diesen Fällen nur sinnvoll, wenn sich *wenige* schneidende Geraden ergeben, die μ-Werte also für *größere* Temperaturbereiche konstant bleiben. Gerade die Knickstellen, an denen eine Gerade in eine andere übergeht, werden durch eine bloße Angabe von Q_{10}-Werten nicht erfaßt.

Durch die Angabe der μ-Werte ist im allgemeinen auch mehr gewonnen, als durch eine mathematische Formulierung der empirisch gefundenen Kurven, ohne daß sich dabei irgendeine Beziehung zu einem physikalisch-chemischen Gesetz erkennen läßt. Wenn man genügend Konstanten einführt, so kann man fast jede Kurve auch mathematisch ausdrücken. Gelangen wir dabei zu verhältnismäßig einfachen Formeln und ergibt die Untersuchung sehr vieler ähnlicher Lebensprozesse immer wieder das gleiche Bild, so liegt der Vorteil bei komplexen Vorgängen im allgemeinen nur darin, daß wir eine Zeitersparnis insofern bewirken, als man jetzt von wenigen Meßpunkten rechnerisch auf andere schließen kann (vgl. S. 90). Nur bei übersichtlichen Prozessen (z. B. einzelnen Fermentwirkungen) ist meist auch die Variabilität gering genug, um durch eine mathematische Interpretierung der Befunde zu neuen physikalisch-chemisch deutbaren Gesetzmäßigkeiten vorzustoßen.

Arrheniussche Gleichung und einfache Fermentreaktionen. Sehr oft kann man auch für kompliziertere Lebensprozesse (Sauerstoffverbrauch, zentralnervös gesteuerte Prozesse usw.) konstante μ-Werte errechnen. Andererseits findet man (besonders bei älteren Autoren) auch bei einfachen Substratspaltungen durch Fermente vielfach keine Konstanz. Nach Medwedew[1] sollen in diesen Fällen die „wahren" Werte erst bei höheren Temperaturen zutage treten. Die anderen Werte werden nach einer aus der Arrheniusschen Gleichung abgeleiteten Formel umgerechnet und dadurch Konstanz über einen weiteren Temperaturbereich erzielt. Nach Sizer[2] sind bei den älteren Arbeiten nicht alle Fehlerquellen berücksichtigt worden. Neuere Arbeiten haben auch für diese einfachen Fermentreaktionen im allgemeinen Konstanz der μ-Werte ergeben. Bĕlehrádek[3] hält auch noch neuerdings an einer abgeänderten Formel fest und versucht eine Deutung der von ihm eingeführten Größen. Lembke u. Mitarb.[4] diskutieren Möglichkeiten einer Änderung der μ-Werte von Fermentreaktionen.

B. Die Beeinflussung der Stoffe.

I. Wasser.

Das Plasma ist ein wäßriges System. Das Wasser hat als Lösungsmittel und als Dispersionsmittel der Kolloide für die Lebensprozesse *hervorragende Eigenschaften* (vgl. Netter[5], S. 12). Die anderen Flüssigkeiten haben (mit Ausnahme des Ammoniaks) eine kleinere

---

[1] Medwedew, G.: Über die Aktivierungs-Energie und die Temperatur-Konstanten der enzymatischen Reaktionen. Enzymologia **2**, 31 (1937).

[2] Siehe S. 4, Fußnote 2.

[3] Bĕlehrádek, J.: Temperature and rate of enzyme action. Nature (London) **173**, 70 (1954).

[4] Lembke, A., L. Beuermann u. W. Kaufmann: Zur Kinetik der Bakterienlipase. Zbl. Bakter. I. Orig. **160**, 423 (1953).

[5] Siehe S. 2, Fußnote 1.

Wärmekapazität, d. h. es ist eine kleinere Wärmemenge nötig, um ihre Temperatur zu ändern. Größere Temperaturschwankungen werden somit durch das Wasser gedämpft. Viele der zu besprechenden Regulationsmechanismen wirken bei den Organismen im gleichen Sinne. Durch die große Wärmeleitfähigkeit werden andererseits lokale Temperaturänderungen vermieden.

II. Eigenschaften der Proteine.

Hydratation der Eiweißmoleküle. Die Wassermoleküle sind z. T. zu größeren Komplexen verbunden; der Assoziationsgrad nimmt mit steigender Temperatur ab. Diese Zusammenlagerung resultiert aus dem *Dipolcharakter der Wassermoleküle*, der ferner bewirkt, daß die Wasserdipole um die Ionen und auch die hydrophilen Kolloidteilchen (z. B. Eiweißmoleküle) einen Hydratmantel bilden. Die stärkste Bindung erfolgt auch bei den Makromolekülen durch *freie Ladungen*. Die Makromoleküle weisen ferner je nach der Art des Eiweißes selbst eine Reihe von *Dipolstellen* auf, die andere Dipole anziehen. Die Wasserdipole werden sicherlich auch *neue Dipolstellen induzieren*. Genauere Einsichten in die schichtweise Lagerung der Wassermoleküle am Methämoglobinmolekül konnten Boyes-Watson u. Mitarb.[1] gewinnen. Drabkin[2] untersuchte im Anschluß an diese Arbeiten kristallisiertes menschliches Oxyhämoglobin. Andere Wassermoleküle werden, soweit Platz vorhanden, nur rein mechanisch zwischen dem Flechtwerk der Makromoleküle (z. B. Sphäroproteine) festgehalten, in ihrer freien Beweglichkeit also behindert (Inklusionswasser). Außerdem resultiert eine Wasseranziehung durch den Donnaneffekt.

Donnaneffekt. Beim *Donnaneffekt* an Membranen wird (bildlich ausgedrückt) durch die nichtpermeablen Ionen das gleichgeladene diffusible Ion nach außen gedrängt. Das entstehende osmotische Ungleichgewicht bewirkt, daß Wasser von außen nach innen strömt. Man hat nun diese Befunde an Membranen auf das vernetzte Geflecht der kugeligen Eiweißteilchen übertragen. Die Proteinmoleküle des Plasmas können im Vergleich zu den Elektrolytionen als indiffusibel angesehen werden. Es besteht ein Donnan-Gleichgewicht zwischen den im Geflecht befindlichen Elektrolytionen und den äußeren, welches bewirkt, daß so lange Wasser in das Netzwerk der Makromoleküle einströmt, wie die Bindungsverhältnisse in diesen das zulassen (vgl. Christophersen und Precht[3]).

Freies und gebundenes Wasser. In nächster Nähe der Eiweißmoleküle sind die Wasserdipole völlig gerichtet. Diese *Ordnung* nimmt *mit der Entfernung* vom Molekül laufend *ab*, die Austauschgeschwindigkeit mit dem weiter entfernten Wasser zu. Man unterscheidet somit (auch in den Zellen) *freies* und *gebundenes* Wasser. Zwischen beiden existiert keine scharfe Grenze; die Abgrenzung des Raumes mit gebundenem Wasser hängt weitgehend von der Methode ab, d. h. von den Kräften, mit denen man das freie Zellwasser entzieht. Das gebundene Wasser hat infolge seiner Bindung einen geringeren Dampfdruck und eine größere Dichte. Es ist zumindest z. T. für die Elektrolyte nichtlösend. Die Größe dieses nichtlösenden Anteils hängt allerdings von dem Molekularvolumen und auch der jeweiligen Konzentration der Elektrolyte ab. Trotzdem kann man von den Räumen des gebundenen und freien Wassers einen *nichtlösenden* und *lösenden* Raum unterscheiden. Beides ist nicht identisch, aber doch insofern nicht unabhängig voneinander, als sich mit der Menge des gebundenen Wassers auch die Größe des nichtlösenden Raumes im gleichen Sinne ändert. *Steigerung der Temperatur* führt zu einer Verstärkung der molekularen Eigenbewegungen und zu einer *Verkleinerung*

---

[1] Boyes-Watson, J., E. Davidson u. M. F. Perutz: An x-ray study of horse methaemoglobin I. Proc. Roy. Soc. Lond. A **191**, 83 (1947).

[2] Drabkin, D. L.: Spectrophotometric studies. XV. Hydration of macro sized crystals of human hemoglobin, and osmotic concentrations in red cells. J. of Biol. Chem. **185**, 231 (1950).

[3] Christophersen, J., u. H. Precht: Die Bedeutung des Wassergehaltes für Temperaturanpassungen. Biol. Zbl. **72**, 104 (1953).

der Hydrathülle der Makromoleküle (über Coacervaterscheinungen vgl. Frey-Wyssling[1], S. 26 ff.). Das Inklusionswasser ist dem freien Wasser zuzurechnen (vgl. Haurowitz[2], S. 96). Der Prozentsatz an diesem "immobilized water" kann sehr hoch sein (vgl. auch Edsall[3]).

Viscosität. Als Viscosität bezeichnet man die innere Reibung von Gasen und Flüssigkeiten. Sie kommt bei den Gasen dadurch zustande, daß die Strömung einer Gasschicht auf eine andere durch die Molekülzusammenstöße übertragen wird; sie wächst mit steigender Temperatur. Bei den Flüssigkeiten bewirkt *steigende* Temperatur eine *Herabsetzung* der Viscosität. Sind z. B. in einer Lösung von polymerhomologen Cellulosen in Schweizers Reagens die Fadenmoleküle vollständig solvatisiert und wie in einer echten Lösung frei beweglich, so liegt nach Staudinger ein Sol vor, das je nach dem Polymerisationsgrad verschiedene Viscosität zeigt. Reicht das Dispersionsmittel bei höherem Grad der Polymerisierung zur vollständigen Solvatisierung nicht mehr aus, so behindern sich die Moleküle in ihrer Brownschen Bewegung. Es gilt dann das Hagen-Poiseuillesche Gesetz nicht mehr, die Viscosität ist vielmehr vom Druckgefälle abhängig (Gele). Eine Präzisierung aller Ausdrücke auch hinsichtlich ihrer Anwendbarkeit auf das Plasma verdanken wir Frey-Wyssling. Besonders fadenförmige Makromoleküle neigen dazu, sich zu behindern und in gewissen Punkten aneinander zu haften. Man muß im Gegensatz zu den Solen bei diesen Gellösungen, die noch unbegrenzt quellbar sind, bereits von der üblichen *Reibungs-* eine *Strukturviscosität* unterscheiden. In den echten Gelen zeigt sich außerdem ein Bestreben der Kettenmoleküle, sich parallel zu lagern; die gebildeten Balken treten dann zu einem elastischen Gefüge (Micellargefüge) zusammen (Frey-Wyssling[1], S. 84). Solche Gele sind wie das Plasma mit seinem Eiweißfasergerüst (F.-W., S. 137 ff.) strukturiert und begrenzt quellbar. Die Plasmaviscosität kann sich durch Lösen und Verknüpfung neuer Haftpunkte zwischen den Seitenketten der Polypeptidketten ändern. Bei Amöben soll z. B. durch steigende Temperatur das Verhältnis von dem festeren Ectoplasma zu dem mehr flüssigen Endoplasma abnehmen (Mast und Prosser[4]).

III. Hitzeeinwirkung auf Proteine.

Denaturierung und Coagulation. Die meisten Eiweiße werden durch eine Steigerung der Temperatur (meist bei 50—60° C) denaturiert. Da durch eine *Denaturierung* z. B. die Fermente ihre katalytischen Eigenschaften, die Hormone ihre physiologischen Wirkungen verlieren und sicherlich auch andere Plasmaeiweiße und Erbträger ihre biologische Funktion einbüßen, ist die Hitzedenaturierung ein wichtiges Problem. Den Vorgang der eigentlichen Denaturierung muß man von der sich anschließenden *Ausfällung* der denaturierten Produkte *(Coagulation)* trennen. Durch konzentrierte Neutralsalzlösungen kann man eine reversible *Ausflockung* erzielen.

Durch die *Hitzee*inwirkung werden die Peptidketten in starke thermische Schwingungen versetzt; dies kann zu einer Sprengung auch von intramicellaren Bindungen (z. B. Wasserstoffbrücken) führen. Nicht alle Brücken sind für die Hitzeresistenz gleich wichtig. Wenn nur einige Brücken gesprengt sind, bleibt der

---

[1] Frey-Wyssling, A.: Submikroskopische Morphologie des Protoplasmas und seiner Derivate. Berlin 1938; neue Aufl. in engl. Sprache ist erschienen.

[2] Haurowitz, F.: Chemistry and biology of proteins. New York 1950.

[3] Edsall, J. T.: In The proteins. Chemistry, biological activity and methods. Vol. 1. Part B. Edit. by H. Neurath a. K. Bailey. New York 1953.

[4] Mast, S. O., u. C. L. Prosser: Effect of temperature, salts and hydrogen-ion concentration on rupture of the plasmagel sheet, rate of locomotion, and gel/sol ratio in Amoeba proteus. J. Cell. a. Comp. Physiol. **1**, 333 (1933).

native Zustand noch weitgehend erhalten; es braucht dann aber weniger thermische Energie aufgewandt zu werden, um vollständige Denaturierung herbeizuführen (vgl. HAUROWITZ[1], S. 142, ANSON[2], S. 375, LEVY und BENAGLIA[3], SIZER[4], S. 44).

Bei den Sphäroproteinen schließt sich an die Lösung der Brücken meist eine *Entfaltung* der *Peptidketten* an. Die Reaktionen auf spezifische Gruppen (z. B. S—H-, S—S- und Tyrosin-Gruppen) gelingen jetzt leichter und mit Reagentien, die beim nativen Eiweiß nicht ansprachen (z. B. Nitroprussidreaktion auf S—H-Gruppen). Es kann dann zu neuen intramicellaren und auch intermicellaren Bindungen kommen, wodurch *Molekülaggregate* entstehen. Dadurch nimmt die Nachweisbarkeit der S—H-Gruppen wieder ab. Das intermediäre Auftreten der S—H-Gruppen ist von einer stärkeren Wasserbindung begleitet (SEELICH). Nach erfolgter Denaturierung hat sich die Menge an gebundenem Wasser kaum verändert (vgl. HAUROWITZ[1], S. 126). Die neuerdings angewandte Ultrarot- und UV-Spektrographie hat weitere Aufschlüsse gebracht (vgl. LEMBKE und KAUFMANN[5]).

Reaktivierungen. Es müßte eigentlich unwahrscheinlich sein, daß sich die neuen intramicellaren Bindungen genau wieder an den alten Stellen bilden, zumal der denaturierte Zustand wohl meist als der stabilere anzusehen ist. Es sind die scheinbar reaktivierten Eiweiße den ursprünglichen doch oft nicht ganz identisch (NEURATH u. Mitarb.[6], ROCHE u. COUAIECH[7]). Aber unter besonderen Bedingungen sind zumindest anfangs auch vollständige Reaktivierungen möglich. So lag bei den Versuchen von ANSON und MIRSKY[8] das Trypsin (in saurer Lösung) bei 40° C in nativer, bei 50° C in denaturierter Form vor; bei den Zwischentemperaturen resultierten Gleichgewichtszustände (vgl. auch KUNITZ und NORTHROP[9], ANSON[2], S. 378, SIZER[4], S. 43, EISENBERG und SCHWERT[10]). KAUFMANN und EMEIS[11] gelang außer diesen Reaktivierungen beim Trypsin noch eine solche durch Chemikalien und sichtbares Licht in einem Bereich, der bereits thermisch zu irreversiblen Denaturierungen führte. Über die Reaktivierungsmöglichkeiten von Mikroorganismen vgl. Teil II.

Hitzeresistenz und Fermentreinigung. Das p_H der größten Hitzeresistenz fällt bei den Fermenten oft (jedoch nicht immer — Pepsin) mit dem der größten katalytischen Wirksamkeit zusammen. *Gereinigtes* Ferment ist meist *hitzeresistenter* als Rohferment bzw. dasjenige in den Zellen. So soll die Zellperoxydase zunächst durch die Hitzeeinwirkung stärker geschädigt werden als das Reinferment, die

---

[1] Siehe S. 10, Fußnote 2.

[2] ANSON, M. L.: Protein denaturation and the properties of protein groups. Adv. in Protein Chem. **2**, 361 (1945).

[3] LEVY, M., u. A. E. BENAGLIA: The influence of temperature and p_H upon the rate of denaturation of ricin. J. of Biol. Chem. **186**, 829 (1950).

[4] Siehe S. 4, Fußnote 2.

[5] LEMBKE, A., u. W. KAUFMANN: Im Druck; vgl. auch Kieler milchwirtsch. Forsch.-Ber. **6**, 379 (1954).

[6] NEURATH, H., J. P. GREENSTEIN, F. W. PUTNAM u. J. O. ERICKSON: The chemistry of protein denaturation. Chem. Rev. **34**, 157 (1944).

[7] ROCHE, J., u. M. COUAIECH: Bull. Soc. Chim. biol. **22**, 283 (1946).

[8] ANSON, M. L., u. A. E. MIRSKY: The equilibrium between native trypsin and inactive denatured trypsin. J. Gen. Physiol. **17**, 393 (1934).

[9] KUNITZ, M., u. J. H. NORTHROP: Inactivation of crystalline trypsin. J. Gen. Physiol. **17**, 591 (1934); vgl. auch **32**, 241 (1948).

[10] EISENBERG, M. A., u. G. W. SCHWERT: The reversible heat denaturation of chymotrypsinogen. J. Gen. Physiol. **34**, 583 (1951).

[11] EMEIS, C. C.: Zur Deutung der In- und Reaktivierung bei Bakterien. Diss. Kiel 1954 (Anleitung: W. KAUFMANN).

Geschwindigkeit der fortlaufenden Inaktivierung ist jedoch geringer als bei diesem (Herrlinger und Kiermeier[1]). Unsauber präpariertes Trypsin wird durch Erhitzen auf 70° C irreversibel inaktiviert, Lösungen von reinem Ferment können sogar kurze Zeit ohne Aktivitätsverlust gekocht werden (Northrop und Kunitz). Werden jedoch bei der Reinigung schützende Begleitstoffe entfernt, so kann das reine Präparat hitzeempfindlicher sein als das weniger gereinigte (Willstätter u. Mitarb.[2]).

Sehr hitzeresistente Proteine. Manche (besonders thermophile) Organismen können sehr hitzeresistente Eiweiße enthalten. So waren die verschiedensten Fermente eines thermophilen Bacteriums bedeutend hitzeresistenter als die gleichen Enzyme aus anderen, bei gewöhnlichen Temperaturen lebenden Arten (Militzer u. Mitarb.[3]). Sie wurden bei 65° C nicht inaktiviert. Eine erhöhte Resistenz sollen auch Nucleoproteide aus thermophilen Arten haben (Mefferd und Campbell[4]). Manche Fermente sind generell äußerst hitzeresistent (z. B. die Ribonuclease, vgl. Haurowitz[5], S. 232, ferner Teil II).

Hitzeresistenz und Wassergehalt. *Trockene* Proteine sind *hitzeresistenter* als *gelöste, konzentrierte* Lösungen *resistenter* als *verdünntere* (vgl. z. B. Barker[6]). Ist das Dispersionsmittel beschränkt vorhanden (wie evtl. das freie Wasser in den lebenden Zellen), so erstrecken sich dessen Änderungen vor allem durch den erwähnten Donnaneffekt (S. 9) bis in die Makromoleküle hinein. Dieser Effekt nimmt mit der Verdünnung zu. Das vermehrte intramicellare Wasser wird das Geflecht der Eiweißmoleküle mehr aufblähen und so eine Schwächung der Brükken zwischen den Peptidketten bewirken. Das Inklusionswasser gerät selbst bei der Erhitzung in thermische Schwingungen und beschleunigt auch auf diese Weise das Aufbrechen der strukturerhaltenden Bindungen (vg. Christophersen und Precht[7], S. 129). Nach Haurowitz[8] (S. 129) setzt das Wasser die Hitzeresistenz herab, weil es durch sein Eindringen in die Moleküle deren Entfaltung ermöglicht bzw. erleichtert. (Andere Erklärungen bespricht Biebl[9], S. 413.) Der Wechsel einer begrenzten Wassermenge muß nach Frey-Wyssling[10] die heteropolaren Kohäsionsbindungen innerhalb der Sphäroproteine oder der Haftpunkte des plasmatischen Eiweißgerüstes ändern. Sie sind besonders quellungsempfindlich; mit zunehmendem Wassergehalt schieben sich mehr Wasserdipole zwischen die hydrophilen Gruppen benachbarter Peptidketten und lockern diese Bindungen zwischen ihnen. Andererseits ist wohl anzunehmen, daß mit zunehmender Menge an gebundenem Wasser die thermischen Schwingungen gedämpft werden, die Hitzeresistenz also erhöht wird.

Hitzeresistenz und Ionen. Durch Zusatz von *Ionen* kann man in nicht ganz einheitlicher Weise die Hitzeresistenz der zumeist untersuchten Fermente beein-

---

[1] Herrlinger, F., u. K. Kiermeier: Inaktivierung und Regeneration der Peroxydase in wärmebehandelten Pflanzengeweben. Biochem. Z. **318**, 413 (1948); vgl. auch **317**, 1 (1944).

[2] Willstätter, R., J. Graser u. R. Kuhn: Zur Kenntnis des Invertins. Z. physiol. Chem. **123**, 1 (1922).

[3] Militzer u. Mitarb.: Thermal enzymes. Arch. of Biochem. a. Biophysics **24**, 75 (1949); **26**, 299 (1950); **31**, 416 (1951); **39**, 379 (1952); **36**, 269 (1952).

[4] Mefferd jr., R. B., u. L. L. Campbell jr.: Influence of temperature upon radiation sensitivity of thermophilic and mesophilic bacteria. Proc. Soc. Exper. Biol. a. Med. **79**, 12 (1952); vgl. auch J. Amer. Chem. Soc. **76**, 5256 (1954).

[5] Siehe S. 3, Fußnote 3.

[6] Barker, A.: The effect of water content upon the rate of heat denaturation of crystallizable egg albumin. J. Gen. Physiol. **17**, 21 (1933).

[7] Siehe S. 9, Fußnote 3.

[8] Siehe S. 10, Fußnote 2.

[9] Biebl, R.: Über die Temperaturresistenz von Meeresalgen verschiedener Klimazonen und verschieden tiefer Standorte. Jb. wiss. Bot. **88**, 389 (1939).

[10] Siehe S. 10, Fußnote 1.

flussen (vgl. SCHNEYER[1], ROTINI und GALOPPINI[2] u. a.). Schon mit deren *Konzentration* kann die *Richtung* dieser Beeinflussung *wechseln*. Nach CHRISTOPHERSEN und THIELE[3] änderten verschiedenartige Ionen die Hitzeresistenz einer Pankreatinlösung im umgekehrten Sinne wie die Quellung von Gelatine. Entquellende Ionen steigerten sie (z. B. $MgSO_4$-Zusatz). Die Hitzestabilität von Ovalbuminlösungen soll durch das gleichfalls negativ geladene Eosin erhöht, durch positiv geladene Stoffe wie Trypoflavin, Protamin und Pepton dagegen herabgesetzt werden (Trübungsmessungen, nach KLINGENBERG[4]). GORDON[5] untersuchte die Schutzwirkung von Aminosäuren auf Komplemente von Meerschweinchenserum.

Hitzeresistenz und Nichtelektrolyte. Auch durch ein Hinzufügen von *Nichtelektrolyten* (Zucker, Gelatine usw.) kann eine Schutzwirkung gegen die Hitzeeinwirkung auf Fermente und andere Eiweiße erzielt werden (vgl. MANSON und POLLOCK[6] u. a.). Schon die Bindung von freiem Wasser durch die hinzugefügten Stoffe muß zu einer Konzentrierung der Lösungen führen (vgl. zu diesen Problemen z. B. BROSTEAUX und ERIKSSON-QUENSEL[7], MCCULLAGH u. Mitarb.[8]). Die jeweils verwandten Substrate oder die entstehenden Reaktionsprodukte können manchmal in gleicher Weise wirken (vgl. KUHN[9], S. 158, VIRTANEN und TARNANEN[10]). Nach BACH[11] soll bei den Dehydrasen die Enzym-Substratverbindung besonders hitzeresistent sein. Über weitere Schutzstoffe vgl. Teil II.

Hitzeresistenz und thermische Vorbehandlung. Für die Hitzeresistenz von Eiweißmolekülen kann sogar deren *thermische Vorbehandlung* wichtig sein, und manche „Anpassungserscheinungen" der Organismen, die später erörtert werden, mögen in dieser Erscheinung ihre Ursache haben. Die Erstarrungszeit der Gelatine nimmt nach FRANKEL[12] bei gleichbleibenden Versuchsbedingungen während mehrerer Tage laufend zu, wenn sie während der Aufbewahrung *vor* den Versuchen von Zimmertemperatur in einen Brutschrank von 36,5° C überführt wird. Nach einer 500stündigen Wärmevorbehandlung wurde (bei 22° C) ein osmotischer Druck gemessen, der einem Molekulargewicht von etwa 16500 entsprach; die gleich alte Kontrollprobe, die dauernd bei der Untersuchungstemperatur von 22° C stand, lieferte einen Wert von 24000. EGGERT und BINCER[13] glauben, daß bei diesen

---

[1] SCHNEYER, L. H.: The effect of sodium and potassium ions on the temperature behaviour of salvary amylase. Arch. of Biochim. a. Biophysics **39**, 65 (1952).

[2] ROTINI, O. T., u. C. GALOPPINI: L'influenza del cloruro di sodio sull'optimum di temperatura dell'amilasi salivare. Enzymologia (Den Haag) **15**, 279 (1952).

[3] CHRISTOPHERSEN, J., u. H. THIELE: Über den Einfluß von Substrat und Temperatur auf die proteolytische Aktivität einiger Käsebakterien. Kieler milchwirtsch. Forsch.-Ber. **4**, 683 (1952).

[4] KLINGENBERG, H. G.: Experimentelle Beeinflussung der Hitzekoagulation des Ovalbumins. Z. physiol. Chem. **291**, 16 (1952).

[5] GORDON, J.: The protective action of some amino acids against the effect of heat on complement. J. of Hyg. **51**, 140 (1953).

[6] MANSON, E. E. D., u. M. R. POLLOCK: The thermostability of penicillinase. J. Gen. Microbiol. **8**, 163 (1953).

[7] BROSTEAUX, J., u. B. ERIKSSON-QUENSEL: Étude sur la dessiccation des protéines. Arch. phys. Biol. **12**, 209 (1935).

[8] MCCULLAGH, D. R., J. W. CASSIDY, F. VALENTINE u. S. TOLKSDORF: The stability and the stabilization of testicular hyaluronidase. Proc. Soc. Exper. Biol. a. Med. **71**, 295 (1949).

[9] Siehe S. 5, Fußnote 5.

[10] VIRTANEN, A. J., u. J. TARNANEN: Die Sekretion und Thermostabilität der Bakterienproteinasen. Z. physiol. Chem. **204**, 247 (1932).

[11] BACH, M. D.: Sur la destruction des déshydrogénases du staphylocoque doré par la chaleur. Action protectrice du substrat. C. r. Acad. Sci. (Paris) **204**, 158 (1937).

[12] FRANKEL, M.: Über die Abhängigkeit des osmotischen Druckes und des Micellargewichtes von Gelatinelösungen von der Temperatur bzw. von der Vorgeschichte der Lösungen. Biochem. Z. **240**, 147 (1931); vgl. auch Z. physiol. Chem. **107**, 17 (1927).

[13] EGGERT, J., u. H. BINCER (gleicher Titel wie bei FRANKEL): Biochem. Z. **256**, 239 (1932).

Messungen auch eine veränderte Solvatation von Bedeutung gewesen ist. Die
Resistenz isolierter Amylase hing von der Züchtungstemperatur der Bakterien ab
(Campbell). Da Christophersen und Thiele[1] ganz entsprechende reversible Erscheinungen bei Fermenten fanden, kommt diesen Befunden offenbar allgemeine
Bedeutung zu. Eine Verkleinerung der Moleküle erhöht anscheinend deren Hitzeresistenz; kleinere Bakteriophagen waren resistenter als größere (Wallman und
Wallman[2], vgl. auch Teil II). So mag auch bei der später zu schildernden Hitzeanpassung eine Verkleinerung der Eiweißmoleküle statthaben. Viele Eiweiße sind
reversibel dissoziierende Komponentensysteme (Sørensen), deren letzte Teilkom-
ponenten allerdings keinesfalls immer ein Molekulargewicht von 17650 haben
(vgl. Lehnartz[3], S. 78).

μ-**Werte der Denaturierung.** Die Hitzedenaturierung bzw. Fermentinaktivierung (als chem. Reaktion gedeutet) ist oft durch *hohe* Q_{10}- bzw. μ-Werte ausgezeichnet ($\mu = 40000$—100000 cal, vgl. Moelwyn-Hughes[4], S. 248). Trotzdem ist
die RG sehr groß (zur Erklärung vgl. Sizer[5], S. 43, Netter[6], S. 261).

Fermentinaktivierungen als Reaktionen 1. Ordnung. Die Fermentinaktivierung
verläuft oft (jedoch nicht immer, vgl. z. B. Casey und Laidler[7]) nach dem Typ
einer Reaktion 1. Ordnung. Die Geschwindigkeit der Substratspaltung wird zur
Zeit t proportional der Konzentration des noch umzusetzenden Substrates und der
in diesem Augenblick noch vorhandenen Fermentmenge sein. Für die Inaktivie-
rungskonstante k_c gilt die Formel

$$k_c = \frac{1}{t} \ln \frac{k_a}{k_t}$$

($k_a = RG$-Konstante vor dem Erhitzen, k_t diejenige nach der Erhitzungsdauer von t min,
vgl. Kuhn[8], S. 155).

In manchen Fällen verlangsamt sich die Inaktivierungsgeschwindigkeit mit zunehmender Erhitzungsdauer; Begleitstoffe können dann eine Rolle gespielt haben.
In anderen Fällen wie bei der Inaktivierung des Emulsins (Substrat: Salicin) waren
jedoch die k_c-Werte ziemlich unabhängig von der Dauer der Erhitzung (vgl.
Kuhn[8], S. 156). Nach v. Euler und Laurin[9] muß man beim zahlenmäßigen Vergleich von Inaktivierungskonstanten bei den Untersuchungen möglichst vor-
geschriebene Normalbedingungen einhalten.

Wirkungsmaxima von Fermenten. Mit steigender Temperatur tritt bei den
Fermentreaktionen mit der Erhöhung der Umsatzgeschwindigkeit die Inaktivierung des Ferments in Konkurrenz; wir erhalten darum Maximumkurven mit
steilem Abfall der Werte oberhalb des Umkehrpunktes. Zunehmende Versuchsdauer
führt zu einer Verschiebung des Maximums nach niederen Temperaturen hin (vgl.
Pantin[10], S. 707 u. a.). Da die Lage des Wirkungsmaximums ferner vom p_H und
anderen Faktoren abhängen kann, ist seine Angabe zur Charakterisierung eines
Fermentes *wenig geeignet.*

---

[1] Siehe S. 13, Fußnote 3.

[2] Wallman, E., u. E. Wallman: Thermosensibilité des bacteriophages. C. r. Acad. Sci.
(Paris) **211**, 270 (1940).

[3] Lehnartz, E.: Einführung in die chemische Physiologie. Heidelberg 1952.

[4] Moelwyn-Hughes, E. A.: In Nord-Weidenhagen, Handbuch der Enzymologie, Bd. 1,
1940.

[5] Siehe S. 4, Fußnote 2.

[6] Siehe S. 2, Fußnote 1.

[7] Casey, E. J., u. K. J. Laidler: The mechanism of the heat inactivation of pepsin.
Science (Lancaster, Pa.) **111**, 110 (1950).

[8] Siehe S. 5, Fußnote 5.

[9] v. Euler, H., u. I. Laurin: Über die Temperaturempfindlichkeit der Saccharase
(Invertase). Z. physiol. Chem. **108**, 64 (1919).

[10] Pantin, C. F. A.: Physiological adaptation. J. Linnean Soc. Lond., Zool. **37**, 705 (1932).

Umkehrpunkte bei Lebensprozessen. Der Biologe hat es oft mit im einzelnen wenig übersehbaren Prozessen zu tun. Wenn bei diesen Lebensprozessen die Umkehrpunkte schon bei verhältnismäßig niederen Temperaturen liegen und der Abfall der Werte nur mäßig steil erfolgt, darf nicht ohne weiteres auf eine Eiweißdenaturierung geschlossen werden. Dieses wird vor allem deutlich, wenn bei einer zeitlichen Ausdehnung der Messungen bei einer Versuchstemperatur oberhalb des Umkehrpunktes kaum ein Abfall der Meßwerte erfolgt; es liegen dann in diesem Temperaturbereich neue Gleichgewichtseinstellungen vor, deren Erklärung nicht immer einfach ist. Da die Denaturierungen und Inaktivierungen im allgemeinen sehr rasch verlaufen, wird man kaum immer annehmen können, daß in solchen Fällen eine neue Synthese Schritt hält oder die wahrscheinlich seltene Reaktivierung von Eiweißen stattgefunden hat (vgl. S. 11).

IV. Kälteeinwirkung auf Proteine.

Viele Eiweiße sind sehr kälteresistent. Sie bleiben im nativen Zustand, wenn ihre Lösungen mehrmals gefroren und aufgetaut werden (vgl. LUYET und GEHENIO[1], S. 13 ff.). So pflegt man Viren im allgemeinen im gefrorenen Zustand aufzubewahren, da hierdurch kaum ein Verlust an Aktivität eintritt (vgl. z. B. COLE und HENLEY[2]). Die Katalase konnte z. B. auf $-190°$ C ohne Wirkungsverlust abgekühlt werden (GALVIALO[3], vgl. auch INGRAM[4]). Andererseits können sich aber die Löslichkeit von Lipoproteiden (vgl. EDSALL[5]) und auch Antikörpereigenschaften (vgl. HAUROWITZ[6], S. 130) durch die Kälteeinwirkung ändern. Wäßrige Lösungen mancher Fermente können nach einem Gefrieren und Wiederauftauen eine Verminderung, in anderen Fällen eine Steigerung ihrer Wirksamkeit erfahren, die sogar mit der Dauer der Lagerung bei tiefen Temperaturen laufend zunehmen kann. Man hat bei Eiweißlösungen Aggregationen und Desaggregationen durch die tiefen Temperaturen festgestellt, deren Ausmaß auch von der Länge der Lagerzeit abhing (vgl. hierzu MORAN[7], NORD[8], NORD und BIER[9], HELLER[10] u. a.). Beim Trypsin wird die Inaktivierung durch flüssige Luft bei einer Verdünnung der Lösung verstärkt (RIVERS[11]). *Häufiges* Gefrieren und Wiederauftauen bewirkt im allgemeinen eine Verminderung der Fermentaktivität (vgl. KIERMEIER[12]).

---

[1] Siehe S. 1, Fußnote 2.

[2] COLE, C. G., u. R. R. HENLEY: Preservation of hog cholera virus at low temperatures. Vet. Med. **46**, 180 (1951).

[3] GALVIALO, M. J.: Der Einfluß von hohen und niedrigen Temperaturen auf die Aktivität der Katalase und Diastase. Fiziol. Ž. **22**, 227 (1937).

[4] INGRAM, M.: The effect of cold on microorganisms in relation to food. Proc. Soc. Appl. Bacter. **14**, 243 (1951).

[5] EDSALL, J. T.: The size and shape of protein molecules. With special reference to studies on dielectric dispersion and double refraction of flow. Fortschr. chem. Forsch. **1**, 119 (1949); vgl. auch Adv. Protein Chem. **3**, 383 (1947).

[6] Siehe S. 10, Fußnote 2.

[7] MORAN, T.: The effect of low temperature on hen's eggs. Proc. Roy. Soc. (London) B **98**, 436 (1925).

[8] NORD, F. F.: Die Kryolyse und ihre Bedeutung zum Mechanismus der Enzymwirkung. Erg. Enzymforsch. **2**, 23 (1933); vgl. auch **1**, 77 (1932).

[9] BIER, M., W. DIEMAIR, H. KÜHLWEIN, F. F. NORD, K. PAECH, G. STEINER u. J. E. WOLF: Biochemische Grundlagen der Lebensmittelfrischhaltung. Handbuch der Kältetechnik. Bd. 9. 1952.

[10] HELLER, W.: Sur la coagulation des sols hydrophobes par congélation en relation avec la coagulation mécanique. C. r. Acad. Sci. (Paris) **199**, 354 (1934).

[11] RIVERS, T. M.: Effect of repeated freezing and thawing of colon bacilli, virus III, vaccine virus, bactériophage, complement and trypsin. J. of Exper. Med. **45**, 11 (1927).

[12] KIERMEIER, F.: Der Einfluß des Gefrierens und die Wirksamkeit von Fermenten. Biochem. Z. **318**, 275 (1948); vgl. auch Naturwiss. **39**, 323 (1952).

Der Einfluß der Temperatur auf Lebensprozesse.

Man kann die Befunde bei der Untersuchung der Temperaturabhängigkeit von Lebensprozessen besonders dann auf die bisher erörterten physikalisch-chemischen Gesetzmäßigkeiten zurückführen, wenn den Organismen nicht Zeit gelassen wird, sich durch Regulationsvorgänge den Temperatureinflüssen z. T. oder ganz zu entziehen. Auf verhältnismäßig rasche Temperaturänderungen reagieren die Lebewesen im allgemeinen wie tote Systeme. Zum Teil ist ihnen allerdings auch ein schnelles regulatives Eingreifen möglich, z. B. durch Ausschüttung eines Hormons oder nervöses Eingreifen. Es hat sich aber gezeigt, daß die Temperaturregulationen mit den zu schildernden tiefgreifenden Umstellungen des Stoffwechsels längere Zeit (meistens einige Tage) in Anspruch nehmen. So hat es sich bewährt, *rasche* und *sehr langsame* Temperaturänderungen, die Zeit für solche Umstellungen lassen, gesondert zu betrachten.

Es soll sowohl der Einfluß der Temperatur auf physiologische Lebensprozesse als auch auf das Verhalten der Tiere geschildert werden.

Es ist ferner zu berücksichtigen, daß die Temperaturabhängigkeit nicht aller Lebensprozesse nach den gleichen Gesichtspunkten betrachtet werden kann. Dieses gilt für den Betriebs- und Baustoffwechsel. Mißt man einen Prozeß des ersteren (z. B. den Sauerstoffverbrauch oder eine Fermentaktivität), so gleicht diese Untersuchung weitgehend der Bestimmung der Geschwindigkeit einer chemischen Reaktion. Das Versuchsobjekt ist abgesehen von den zu messenden Einflüssen der Versuchs- und evtl. auch der Anpassungstemperatur *vor* dem Versuch (Adaptationstemperatur) nicht verändert. Etwas ganz anderes liegt bei der Messung von Baustoffwechselprozessen (Wachstum, Entwicklung und Vermehrung) vor. Hier dient die zeitliche Veränderung des Systems direkt als Maß. Das Untersuchungsobjekt hat sich während des Versuchs entscheidend verändert; es lag z. B. zu Anfang als Ei, zum Schluß als schlüpfende Imago vor. Eine Trennung von sich *nicht verändernden* und *sich ändernden Reaktionssystemen* (Precht[1]) ist unerläßlich.

Manchmal ist diese Trennung schwer durchführbar. Will man z. B. die Abhängigkeit des Sauerstoffverbrauchs von der Adaptationstemperatur bei Insektenpuppen untersuchen, so muß man sie sich an verschiedene Temperaturen anpassen lassen; das kann aber Entwicklungsprozesse in unterschiedlichem Ausmaß auslösen. Solche Mischsysteme gestatten dann keine exakten Angaben mehr.

A. Sich nicht verändernde Reaktionssysteme.

I. Der normale Temperaturbereich.

1. Rasch verlaufende Temperaturänderungen.

a) Versuchsausführung.

Beispiel einer Versuchsausführung. Bei der Untersuchung der Wirkung rascher Temperaturänderungen auf Lebensprozesse sind verschiedene Vorsichtsmaßregeln zu beachten. Diese seien an einem Beispiel erörtert, und zwar an dem bei Tieren besonders oft gemessenen Sauerstoffverbrauch. Zur Erfassung des Ruhestoffwechsels muß man überlagernde Prozesse mit starkem eigenem Sauerstoffverbrauch (Bewegungen, Verdauungstätigkeit usw.) ausschalten (vgl. v. Buddenbrock[2], S. 599); dieses gelingt bei Bewegungen durch Narkose, Großhirnexstirpation, Rückenmarksdurchtrennung usw. Am besten verwendet man von Natur sich nicht bewegende Tiere. Ferner nimmt man im allgemeinen Hungertiere, doch ist

---

[1] Precht, H.: Die Temperaturabhängigkeit von Lebensprozessen. Z. Naturforsch. **4b**, 26 (1949); vgl. auch Verh. dtsch. Zool. Kiel **1948**, 376.

[2] v. Buddenbrock, W.: Grundriß der vergleichenden Physiologie. Bd. 2. Berlin 1939.

zu beachten, daß der Sauerstoffverbrauch nicht nur durch die aufhörende Verdauungstätigkeit, sondern durch einen zu starken Hungereffekt selbst abnehmen kann (das gleiche gilt für Fermentaktivitäten, PRECHT und CARLSEN[1]).

Zur Erfassung des Temperatureinflusses muß man die Organismen *vor* dem Versuch längere Zeit (evtl. eine Woche und mehr) bei konstanten oder zumindest bekannten Temperaturen halten oder züchten. Man untersucht dann den Leistungswert (hier den Sauerstoffverbrauch) zunächst bei einer Versuchstemperatur, die der Anpassungstemperatur (auch Adaptationstemperatur genannt) vor dem Versuch entspricht. Störungen durch Überführung der Versuchsobjekte in die Meßapparatur muß man erst abklingen lassen (vgl. SHAW[2], PRECHT[3], KIRBERGER[4]). Nach Konstanz der Meßwerte ändert man in einem einmaligen Schritt die Versuchstemperatur und führt dann bei der neuen Temperatur laufend (evtl. während mehrerer Stunden) Messungen aus bis zur Konstanz der Werte. Zur Kontrolle

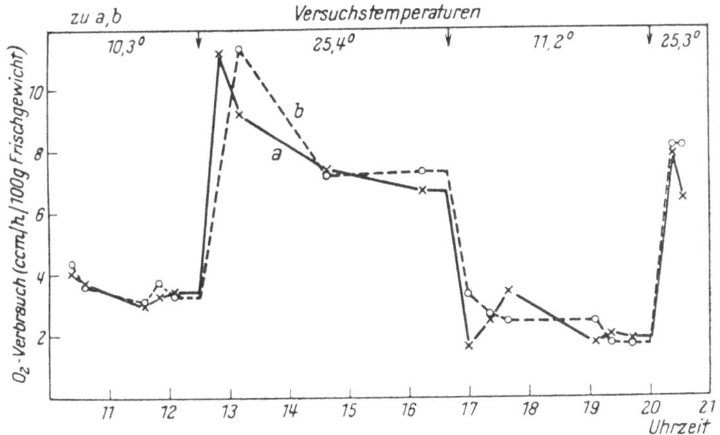

Abb. 1. Der Sauerstoffverbrauch von zwei Aalen. Gewicht der Tiere *a* 196 g, *b* 267 g. Adaptationstemperatur 10°
(nach PRECHT).

kann man anschließend wieder auf die Ausgangstemperatur zurückgehen. Vor der Messung weiterer Kurvenpunkte müssen die Versuchstiere wieder längere Zeit in die Anpassungstemperatur gebracht werden. Im Folgenden wird behandelt, warum alle diese Vorsichtsmaßregeln — jedenfalls in vielen Fällen — notwendig sind.

Schockwirkungen. Es interessieren hier nur Temperaturänderungen, die so rasch verlaufen, daß die später zu schildernden Regulationen nicht erfolgen können. Andererseits verursachen *zu rasche Temperaturänderungen* (besonders wenn sie groß sind) leicht nichterwünschte *Schockwirkungen*, die das Bild sehr komplizieren. Diese muß man durch die fortlaufenden Messungen vor Verwendung der gefundenen Werte erst wieder abklingen lassen. Beim Aal, der in den engen Röhren der Versuchsapparatur ziemlich ruhig lag, traten bei Messungen des Sauerstoffverbrauchs Schockwirkungen nach einem raschen Temperaturwechsel besonders beim nichtnarkotisierten Tier auf, ohne daß hierfür äußerlich sichtbare Bewegungen der Tiere verantwortlich gemacht werden konnten (PRECHT[3], vgl. Abb. 1). Bei winterruhenden Kartoffelkäfern erhöhte sich der Sauerstoffverbrauch stets anfänglich durch die Schockwirkung, gleichgültig in welcher Richtung die

---

[1] PRECHT, H., u. H. CARLSEN: Untersuchungen über die Abhängigkeit der Aktivität und Quantität von Fermenten der Larven von Chironomus thummi KIEFFER von der Vorbehandlung der Tiere. Z. vergl. Physiol. **35**, 209 (1953).

[2] SHAW, P. A.: Oxygen consumption of trout and salmon. Calif. Fish a. Game **32**, 3 (1946).

[3] PRECHT, H.: Der Einfluß der Temperatur auf die Atmung und einige Fermente beim Aal (Anguilla vulgaris L.). Biol. Zbl. **70**, 71 (1951).

[4] KIRBERGER, C.: Die Temperaturabhängigkeit von Lebensprozessen bei verschiedenen Wirbellosen. Z. vergl. Physiol. **35**, 175 (1953).

Temperaturänderung erfolgte (Marzusch[1], vgl. auch Gunn und Hopf[2], Grodzinski[3], Edwards[4]).

Man wird solche Schockwirkungen besonders bei Tieren mit intaktem Zentralnervensystem erwarten, doch beobachtete sie Hopkins[5] auch bei den Kriechbewegungen der Amöben. Sie zeigen sich sogar bei Messungen der Plasmaviscosität (Angerer[6], vgl. auch Gashkova[7]). Andererseits waren sie bei Bestimmungen des Sauerstoffverbrauchs des Kartoffelkäfergewebes (Marzusch[1]) und der Atmung der Hefe Torulopsis kefyr (Christophersen und Precht[8]) nicht zu beobachten. Auch bei den Untersuchungen von Benthe[9] über neuromuskuläre Vorgänge bei Limnaea stagnalis und dem Frosch traten sie nur bei intakten Tieren auf, nie bei Teilpräparaten

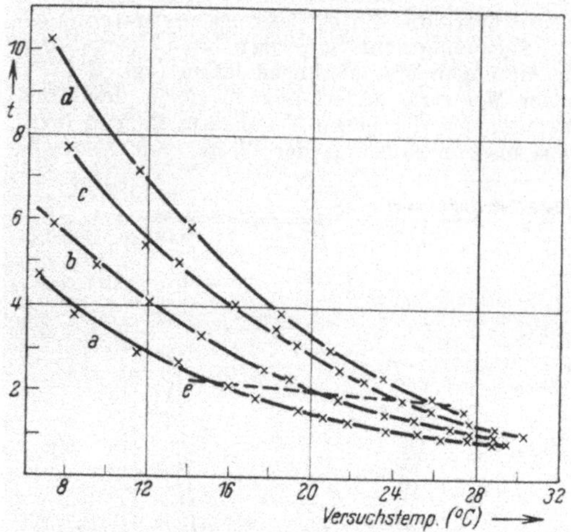

Abb. 2. Pleopodenschlag von Gammarus pulex. t Zeit von 10 Schlägen (sec). a, b, c, d Abhängigkeit bei raschen Temperaturänderungen; e Abhängigkeit nach der Adaptation (Verbindungslinie der Kurvenpunkte, bei denen sich Versuchs- und Adaptationstemperatur entsprechen). Adaptationstemperatur bei a 15,5°, bei b 20°, bei c 25°, bei d 26,3° (nach Precht).

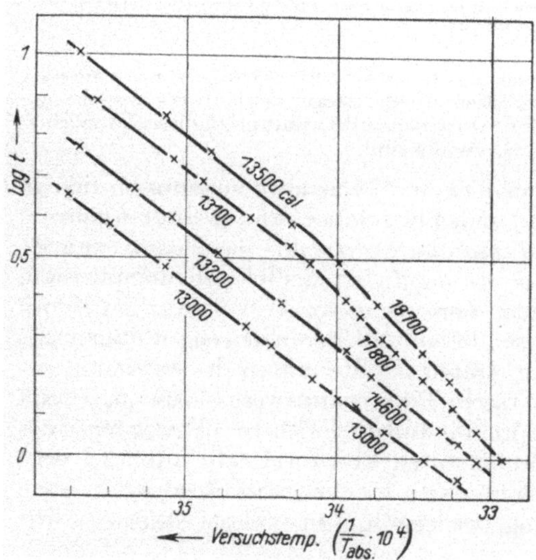

Abb. 3. Bestimmung der μ-Werte der Kurven der Abb. 2. vgl. S. 4 (nach Precht).

[1] Marzusch, K.: Untersuchungen über die Temperaturabhängigkeit von Lebensprozessen bei Insekten unter besonderer Berücksichtigung winterschlafender Kartoffelkäfer. Z. vergl. Physiol. **34**, 75 (1952).

[2] Gunn, D. L., u. H. S. Hopf: The biology and behaviour of Ptinus tectus Boie (Coleoptera, Ptinidae), a pest of stored products. II. J. of Exper. Biol. **18**, 278 (1942).

[3] Grodzinski, Z.: The influence of alternating temperature upon the heart rate of embryos of the sea-trout Salmo trutta L. Bull. intern. Acad. Polonaise Sci. et Lettr. Cl. Sci. Math. et Nat. Ser. B (Zool.) **2**, 195 (1949).

[4] Edwards, G. A.: The influence of temperature upon oxygen consumption of several arthropods. J. Cell. a. Comp. Physiol. **27**, 53 (1946).

[5] Hopkins, D. L.: The relation between temperature and locomotion in the marin amoeba Flabellula mira Schaeffer with special reference to adaptation to temperature. Protoplasma (Wien) **28**, 161 (1937).

[6] Angerer, C. A.: The effect of thermal increments and the subsequent adjustment of the protoplasmic viscosity of Amoeba proteus. Physiol. Zool. **13**, 219 (1940).

[7] Gashkova, O. A.: Plant's response to sharp variation of temperature. C. r. Acad. Sci. URSS, N. s. **24**, 492 (1939); Ber. wiss. Biol. **54**, 236 (1940).

[8] Christophersen, J., u. H. Precht: Untersuchungen über die Temperaturabhängigkeit von Lebensprozessen bei Hefen. Biol. Zbl. **69**, 300 (1950).

[9] Benthe, F.: Über die Temperaturabhängigkeit neuro-muskulärer Vorgänge. Z. vergl. Physiol. **36**, 327 (1954).

(z. B. dem isolierten Schneckenfuß mit und ohne Ganglien). Diese Schockwirkungen sind *nicht* mit den noch zu erörternden *Regulationen* zu *verwechseln*; sie müssen nur als störende Faktoren erkannt und ausgeschaltet werden.

Vereinfachte Versuchsausführung. Natürlich ist das geschilderte Meßverfahren sehr umständlich und auch nicht in jedem Fall anwendbar. Die zeitliche Ausdehnung der Messungen gibt zu nichterwünschten Schwankungen der Meßwerte Anlaß. Die Schockwirkungen sind um so geringer, je *kleiner* die *Temperatursprünge* sind. Wenn man also, von der Anpassungstemperatur ausgehend, die Versuchstemperatur stets nur in *kleinen Schritten* ändert,

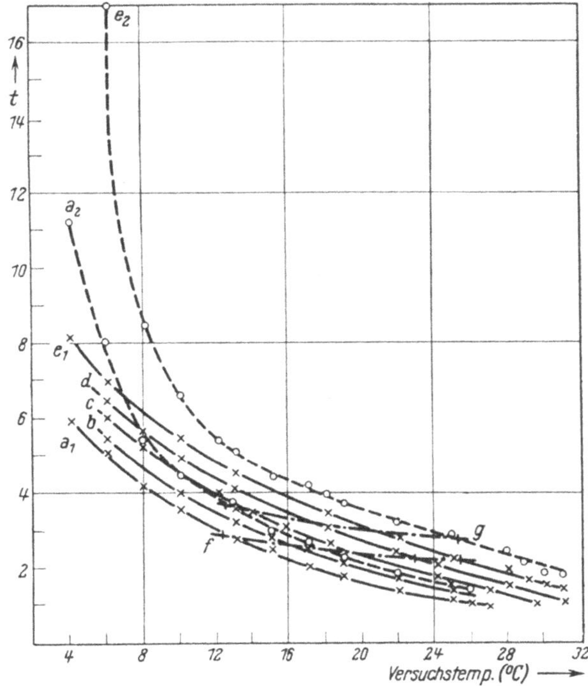

Abb. 4. Herzschlag und Beinbewegungen von Daphnia magna. t Zeit von 10 Schlägen (sec). a_1, b, c, d, e_1 Herzschlag; a_2, e_2 Beinbewegung (kurzfristige Temperaturänderungen); f Herzschlag, g Beinbewegung (nach der Adaptation an die Versuchstemperaturen). Adaptationstemperatur bei a_1, a_2 12,5°; b 16°; c 20°; d 23°; e_1, e_2 25,5° (nach PRECHT).

ist das Ausmaß möglicher Störungen geringer. — Manchmal kann man die Temperaturänderung aus Meßgründen nur in einer Richtung vornehmen. Dies traf z. B. für die mit steigender Temperatur immer höher werdenden Bein- und Herzfrequenzen von kleinen Krebsen zu (PRECHT[1], Abb. 2—5). Hier wurden die kaltangepaßten Tiere in kleinen Schritten erwärmt, die warmangepaßten zunächst in kaltes Wasser übergeführt und dann nach einiger Zeit auch die Temperatur sehr langsam gesteigert.

Die Bedeutung der Adaptationstemperatur. Die Abb. 2—5 demonstrieren, warum man die Organismen *vor* dem Versuch bei bekannten, möglichst aber konstanten Temperaturen halten muß. Die gemessenen Absolutwerte hängen oft nicht nur von der Versuchs-, sondern auch von der *Anpassungstemperatur* vor dem Versuch ab. Dieses Problem wird später erörtert. Hier interessiert nur, daß auch die Steilheit der Temperaturabhängigkeitskurven (ausgedrückt in Q_{10}- oder μ-Werten) von der Adaptationstemperatur abhängen kann. Beim Pleopodenschlag von Gammarus besteht z. B. bei niederen Versuchstemperaturen

---

[1] Siehe S. 16, Fußnote 1.

Unabhängigkeit, bei höheren Abhängigkeit (Abb. 3). Nach PUNT[1] weist die CO_2-Ausscheidung der Schleie (Tinca tinca) die höchsten Q_{10}-Werte bei den Temperaturen auf, an welche die Fische gewöhnt waren. Dieses Maximum änderte sich mit der Adaptationstemperatur. Die μ-Werte der Atmung der Hefe Torulopsis kefyr waren nicht von der Züchtungstemperatur abhängig (CHRISTOPHERSEN und PRECHT[2], vgl. auch MARZUSCH[3], KIRBERGER[4], RAO und BULLOCK[5]).

Es bleibt zu untersuchen, ob auch reine Fermentlösungen, gewonnen aus verschieden adaptierten Organismen der gleichen Art, in ihrer katalytischen Wirkung diese Abhängigkeit erkennen lassen. Dabei wird man eine solche wohl nur bei den Organismen erwarten können, deren Atmung oder ein anderer Gesamtprozeß, an dem die Fermentwirkung beteiligt ist, die später zu schildernden Adaptationserscheinungen zeigen und nicht bei willkürlich gewählten Versuchsobjekten (vgl. hierzu LUIPPOLD[6]).

Es ist wichtig, daß durch die Adaptationstemperatur nicht nur die Geschwindigkeit der Lebensprozesse und die Steilheit der Kurven, sondern manchmal auch die Wege des Stoffwechsels beeinflußt werden können (HOFFMANN[7], vgl. auch S. 26 und Teil II).

Artvergleich. Nach STEINBACH[8] können die gleichen Fermente aus verschiedenen Arten *unterschiedliche* Q_{10}-*Werte* aufweisen (vgl. hierzu jedoch SIZER[9], S. 55). Alle Fische hatten sehr niedrige Q_{10}-Werte, Frösche höhere. Kompliziertere Prozesse wie der Sauerstoffverbrauch zeigen oft selbst für Gewebsschnitte aus verschiedenen Organen des gleichen Individuums sehr unterschiedliche Werte (vgl. MORALES[10]).

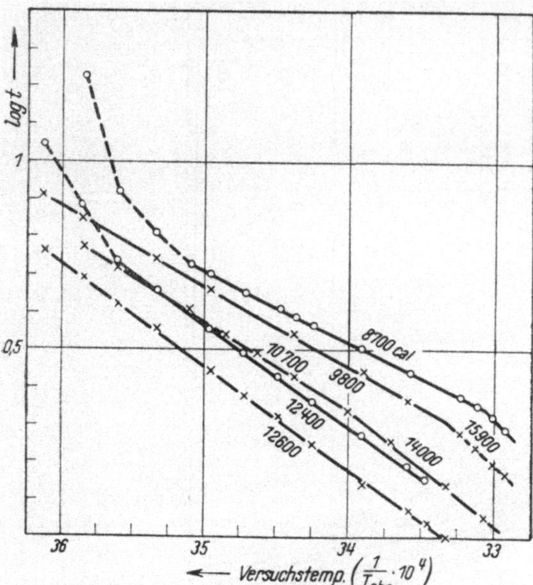

Abb. 5. Bestimmung der μ-Werte der Kurven der Abb. 4. (nach PRECHT).

Luftfeuchtigkeit. Es muß sogar darauf geachtet werden, daß bei terrestrischen Organismen die rel. Luftfeuchtigkeit während der Vorbehandlung konstant gehalten wird, da ein

[1] PUNT, A.: The influence of temperature upon gas-exchange in fish. Arch. néerl. Zool. 7, 205 (1945); vgl. auch 7, 1 (1945).

[2] Siehe S. 18, Fußnote 8.

[3] Siehe S. 18, Fußnote 1.

[4] Siehe S. 17, Fußnote 4.

[5] RAO, K. P., u. T. H. BULLOCK: Q_{10} as a function of size and habitat. Temperature in poikilothermes. Amer. Natural. 88, 33 (1954).

[6] LUIPPOLD, E.: Über den Einfluß der Kulturtemperatur und des Nährbodens auf die Wirkungsgeschwindigkeit der Diastase von Aspergillus niger nebst Betrachtungen über die Assimilation von Wärme- und Kältepflanzen. Jb. wiss. Bot. 70, 26 (1929).

[7] HOFFMANN, U.: Der Einfluß der Züchtungstemperatur auf den Stoffwechsel von Aromabildnern (Streptococcus cremoris). Diss. Kiel 1952 (Anleitung: J. CHRISTOPHERSEN).

[8] STEINBACH, H. B.: Temperature coeffizients of muscle apyrase systems. J. Cell. a. Comp. Physiol. 33, 123 (1949).

[9] Siehe S. 4, Fußnote 2.

[10] MORALES, M. F.: A note on limiting reactions and temperature coefficient. J. Cell. a. Comp. Physiol. 30, 303 (1947).

verschiedener Wassergehalt der Gewebe (z. B. bei Tenebriolarven) die Temperaturkoeffizienten des Sauerstoffverbrauchs beeinflussen kann (BĚLEHRÁDEK u. MLÁDEK[1], vgl. auch BUXTON[2]).

b) Die Abhängigkeitskurven von der Temperatur und ihre Interpretierung.

Die Angabe von μ- und Q_{10}-Werten. Die Abb. 3 und 5 bestätigen die Befunde von CROZIER und seiner Schule und vielen anderen, daß sich oftmals auch für kompliziertere Lebensprozesse über weite Temperaturbereiche *konstante μ-Werte* errechnen lassen (vgl. z. B. NAVEZ[3]). Der Schlag der Rankenfüße von Balanus ergab hingegen bei entsprechender graphischer Auftragung eine mehr hyperbolische Kurve ohne Konstanz der μ-Werte (PRECHT[4]). Wählt man als Ordinateneinteilung nicht die Zeit von 10 Schlägen, sondern die Schlagzahl/sec, so ergeben sich Geraden (vgl. SPÄTH[5]).

Nach CROZIER liegen die gefundenen μ-Werte im allgemeinen zwischen 4000 und 35000 cal (besonders häufig auftretende Werte sind 8000, 11000—12000 und 16000—17000 cal, vgl. MORALES[4], S. 304). Über die Deutungsmöglichkeiten, die sich aus einer Konstanz der μ-Werte ergeben, wurde bereits berichtet (S. 7). Auf die Angabe von Q_{10}-Werten bei *keiner* Konstanz der μ-Werte wird man kaum verzichten können, da die Steigung der Kurven ja durch irgendein Maß zum Ausdruck gebracht werden muß. Sie liegen meist innerhalb der Grenzen, die durch die *RGT*-Regel gegeben sind (vgl. KANITZ[6]). Bei der log. Auftragung der Meßwerte gegen $1/T$ sollen sich nach NAVEZ[3] besonders dann Gerade ergeben, wenn man nicht Durchschnittswerte, sondern alle Einzelwerte einzeichnet. Daß nicht ohne weiteres auf eine einzelne master reaction geschlossen werden kann, geht schon aus der offenbar manchmal *stetigen* Änderung der μ-Werte mit der Adaptationstemperatur hervor (Ab. 3 u. 5, vgl. auch BENTHE[7], PRECHT[8]). Viele weitere Faktoren können die μ-Werte beeinflussen (Verschiedenheit bei innervierten und denervierten Organen, Änderung der μ-Werte der Kehlatmung bei Fröschen nach Abtrennung von Hirnzentren usw., vgl. auch BĚLEHRÁDEK[9], S. 25—44, GORDON und POMERAT[10], WANG u. a.[11]). Bei Arthropoden und anderen Wirbellosen hatte sogar die Körpergröße einen Einfluß auf die Q_{10}-Werte (EDWARDS[12], RAO und BULLOCK[13]).

Die ganze *Kompliziertheit* dieses Problems sei an der Atmung von Seeigeleiern geschildert. Bei der Strongylocentrotus-Psammechinus-Gruppe werden die Q_{10}-Werte durch die Befruchtung nicht geändert. Die Arbacia-Gruppe weist höhere Q_{10}-Werte vor der

---

[1] BĚLEHRÁDEK, J., u. J. MLÁDEK: Richesse en eau du bioplasma et la grandeur du coefficient thermique des oxydations. Protoplasma (Wien) **21**, 335 (1934).

[2] BUXTON, P. A.: Terrestrial insects and the humidity of the environment. Biol. Rev. **7**, 275 (1932); vgl. auch Roy. Soc. Trop. Med. a. Hyg. **26**, 325 (1933).

[3] NAVEZ, A. E.: A propos de coefficient de température en biologie. Protoplasma (Wien) **12**, 86 (1931); die Literatur ist ferner zusammengestellt bei WOLVEKAMP u. BOOIJ, S. 6, Fußnote 4.

[4] Siehe S. 16, Fußnote 1.

[5] SPÄTH, W.: Zur graphischen Darstellung von Lebensprozessen. Z. Naturforsch. **4b**, 306 (1949).

[6] KANITZ, A.: Temperaturabhängigkeit von Lebensprozessen, RGT-Regel. Handbuch der Biochemie, Bd. 2, 1925.

[7] Siehe S. 18, Fußnote 9.

[8] PRECHT, H.: Einige Versuche zur Temperaturabhängigkeit von Lebensprozessen der Hefe Torulopsis kefyr. Erscheint in Kürze.

[9] Siehe S. 1, Fußnote 1.

[10] GORDON, L. E., u. C. M. POMERAT: Temperature characteristics for respiration in the newt under chloretone and nembutal anaesthesia. Proc. Soc. Exper. Biol. a. Med. **50**, 202 (1942).

[11] WANG, Y.: The influence of temperature on the electrical potential of the frog's skin. J. Formosan Med. Assoc. **49**, 191 (1950); Biol. Abstr. **27**, 25299 (1953).

[12] Siehe S. 18, Fußnote 4.

[13] Siehe S. 20, Fußnote 5.

Befruchtung auf (Borei u. Lybing[1], Rubenstein u. Gerard[2]). Die Methylenblaureduktion folgt nur bei unbefruchteten und vor den Versuchen nicht gekühlten Paracentrotus-Eiern der Arrheniusschen Gleichung, nicht bei befruchteten. Noch wieder andere Kurven ergeben unbefruchtete Eier, die bei 10° abgelegt und auch in dieser tiefen Temperatur zum Versuch vorbereitet werden. Nach der Zerstörung der Zellmembran zeigen auch die befruchteten Eier den Kurvenverlauf der unbefruchteten gekühlten Eier (Lindahl und Sundin[3]).

Mehrere μ-Werte. In den Abb. 3 und 5 zeigen die unteren Kurven geradlinigen Verlauf, nach oben hin wird ein *Knick* immer deutlicher. Die Knicke (kritische Punkte nach Crozier) liegen beim Herzschlag der Daphnien ungefähr auf einer Geraden parallel zur Abszisse, beim Pleopodenschlag von Gammarus auf einer Parallelen zur Ordinate. Die Q_{10}-Werte fallen durch diese Änderung der

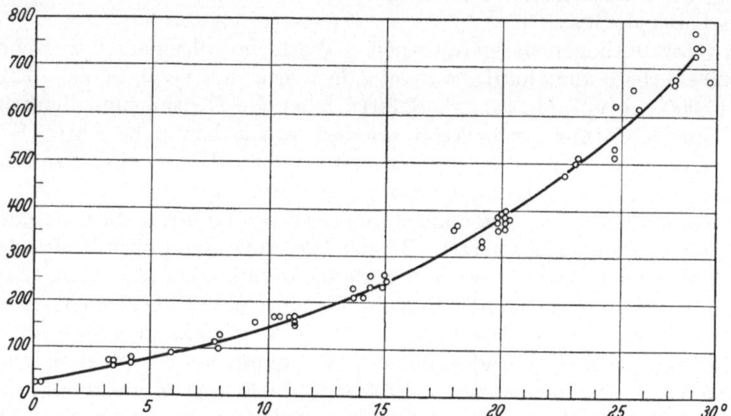

Abb. 6. Die Beziehung zwischen Temperatur und Ruhestoffwechsel (Ordinate, in willkürlichen Einheiten) folgender Tiere: Frosch, Kröte, Goldfisch, Moskito, junger Hund (nach Krogh).

μ-Werte stärker mit steigender Temperatur, als dies bei konstanten μ-Werten an sich schon der Fall ist. Bei dem Aromabildner Streptococcus cremoris lagen in der Wachstumsphase die kritischen Punkte für viele Prozesse bei 20°; oberhalb dieser Temperatur konnte Zunahme wie Abnahme der μ-Werte erfolgen. Ein Knick bei 35° wird als Fermentinaktivierung gedeutet (Hoffmann[4]).

Kroghs Normalkurve. Berücksichtigt man die Beeinflußbarkeit der Q_{10}-Werte durch viele Faktoren und ihre oft beobachteten Verschiedenheiten, so ist erstaunlich, daß Krogh[5] für die Atmung mehrerer Tiere ganz *entsprechende Temperaturkurven* fand (Abb. 6). Er führte die Versuche stets unter gleichen Normalbedingungen aus. Auch für diese Kurven lassen sich nach Crozier[6] (S.199) für größere Temperaturbereiche 2 konstante μ-Werte angeben.

Q_{10}-Werte < 1. Der Biologe stößt des öfteren auf Temperaturkoeffizienten < 1. Nach dem S. 3 Erörterten können sie nicht als exotherme Reaktionen gedeutet werden, zumal hier auch ein kinetisches und kein thermodynamisches Problem vorliegt (vgl. Bĕlehrádek[7], S.89). Im allgemeinen liegen in solchen Fällen

[1] Borei, H., u. S. Lybing: Temperature coefficient of respiration in Psammechinus eggs. Biol. Bull. **96**, 107 (1949).

[2] Rubenstein, B. B., u. R. W. Gerard: Fertilization and the temperature coefficient of oxygen consumption in eggs of Arbacia punctulata. J. Gen. Physiol. **17**, 677 (1934).

[3] Lindahl, P. E., u. J. Sundin: Thermal activation of the dehydrogenase systems of unfertilized eggs of the sea urchin, Paracentrotus lividus. Nature (London) **163**, 326 (1949).

[4] Siehe S. 20, Fußnote 7.

[5] Krogh, A.: The comparative physiology of respiratory mechanisms. Philadelphia 1940.

[6] Crozier, W. J.: On biological oxydations as function of temperature. J. Gen. Physiol. **7**, 189 (1925).

[7] Siehe S. 1, Fußnote 1.

zwei sich überschneidende Reaktionen vor, die jede für sich betrachtet Temperaturkoeffizienten > 1 aufweisen. Als Beispiel sei die Netto-Assimilation von Pflanzen angeführt (Netto-Assimilation = Differenz zwischen reeller Assimilation und der gleichzeitig verlaufenden Atmung). Sie weist bei schwachen Lichtintensitäten Temperaturkoeffizienten < 1 auf, bei höheren Intensitäten werden diese > 1. Die Atmung hat höhere Q_{10}-Werte als die Assimilation, die Geschwindigkeit der letzteren nimmt aber mit steigender Lichtintensität erheblich zu (MÜLLER[1]). Diese Abhängigkeit ist für Polarpflanzen wichtig, da sie auf diese Weise die geringen Lichtintensitäten noch zur Stoffproduktion ausnützen können (vgl. auch HYDE[2]).

Bei Moosen nimmt der Quotient. Assimilation/ Dunkelatmung ebenfalls mit steigender Temperatur ab. Berechnet man die Tagesausbeuten an Assimilaten im Sommer und Winter unter Berücksichtigung der verschiedenen Tageslängen, so ergeben sich für die tatsächlich herrschenden Temperaturen optimale Bedingungen (STÅLFELT[3]). Bei solchen ökologischen Ausdeutungen müssen aber stets evtl. vorhandene Anpassungserscheinungen berücksichtigt werden (vgl. S. 28).

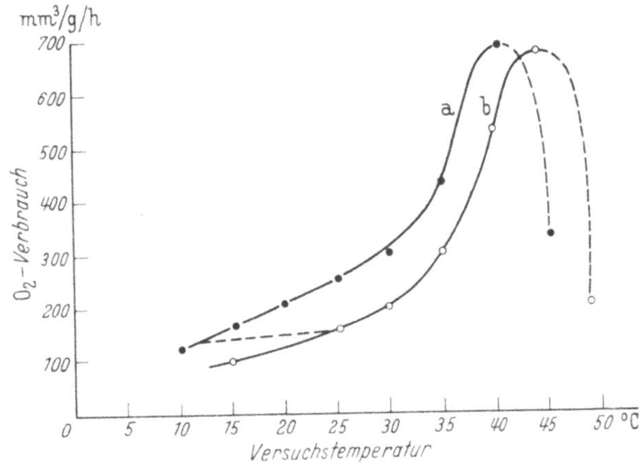

Abb. 7. Der Sauerstoffverbrauch von Melasoma populi bei verschiedenen Versuchstemperaturen. Adaptationstemperatur bei *a* 12°, bei *b* 25°. Die gestrichelte Linie verbindet die Werte, wo sich Versuchs- und Adaptationstemperatur entsprechen (nach MARZUSCH).

Besonderheiten der Abhängigkeitskurven. Es seien noch einige Abweichungen von dem üblichen Verlauf der Temperaturabhängigkeitskurven erwähnt, die besonders dann interessant sind, wenn sie *Beziehungen* zu *biologischen Besonderheiten* der untersuchten Art erkennen lassen.

Oftmals beobachtet man wie bei dem erwähnten Schlag der Rankenfüße von Balanus ziemlich *geradlinige Abhängigkeit* von der Temperatur (vgl. v. BUDDENBROCK und v. ROHR[4], BĚLEHRÁDEK[5], S. 9). Es können sich dennoch annähernd konstante μ-Werte ergeben. Das gilt z. B. für die Kurve e_2 der Abb. 5, die über weite Strecken in eine Gerade übergeht, wenn auf der Ordinate die Schlagzahl pro sec aufgetragen wird (vgl. SPÄTH[6]). Exponentielle Kurven, die allein konstante μ-Werte ergeben, verlaufen an ihren Schenkeln fast gerade. Bei der üblichen biologischen Meßgenauigkeit wird man auf geradlinige Abhängigkeit schließen.

Manchmal sind die Q_{10}-*Werte* auch bei *raschem* Temperaturwechsel auffallend *niedrig* (vgl. S. 5). So ergaben sich im biologisch allein wichtigen unteren

[1] MÜLLER, D.: Die Kohlensäureassimilation bei arktischen Pflanzen und die Abhängigkeit der Assimilation von der Temperatur. Planta (Berlin) **6**, 22 (1928).

[2] HYDE, M. B.: The effect of temperature and light intensity on the rate of apparent assimilation of Fucus serratus. J. Ecology **26**, 118 (1938).

[3] STÅLFELT, M. G.: Der Gasaustausch der Moose. Planta (Berlin) **27**, 30 (1938); vgl. auch **29**, 11 (1939).

[4] v. BUDDENBROCK, W., u. G. v. ROHR: Bemerkungen über den Einfluß der Temperatur auf den Gaswechsel der Insekten. Pflügers Arch. **194**, 468 (1922).

[5] Siehe S. 1, Fußnote 1.

[6] Siehe S. 21, Fußnote 5.

Temperaturbereich bei winterruhenden Pappelblattkäfern (Melasoma populi) auffallend niedrige Temperaturkoeffizienten (Abb. 7, μ-Werte für diesen Temperaturbereich bei a: 6900, bei b: 7200 cal). Die Käfer, die im Ruhestadium mit ihren Reservestoffen auskommen müssen, verhindern durch die niedrigen Q_{10}-Werte auch bei raschen Temperatursteigerungen eine zu starke Ankurbelung des Stoffwechsels. Winterschlafende Kartoffelkäfer, die sich tiefer eingraben und somit Temperaturschwankungen weniger ausgesetzt sind, zeigten diese Erscheinung nicht (Marzusch[1]). Vielleicht spielen hier physikalische Prozesse (Diffusion) mit niedrigen Temperaturkoeffizienten mit hinein. Nach Kozhantschikov[2] zeigt die Atmung besonders der kälteresistenten Insektenarten im Gegensatz zu den empfindlichen unter 0° auffallend niedrige Q_{10}-Werte. Es handelt sich hierbei um Anpassungserscheinungen an die Grenztemperaturen des „normalen" Bereichs (vgl. auch Kozhantschikov[3]). Auch für den oberen Temperaturbereich scheint für hitzeresistente Pflanzen Entsprechendes zu gelten (Kruzilin[4]). Auf einen Verzögerungseffekt beim Ansprechen auf Temperaturänderungen wird später eingegangen (vgl. S. 38).

Beeinflussung durch übergeordnete Systeme. Ein *zentralnervöses* Eingreifen oder eine Ausschüttung von *Hormonen* kann auch schon bei raschen Temperaturänderungen den Kurvenverlauf beeinflussen. Sicherlich spielen solche Erscheinungen bei folgenden Beispielen eine Rolle. Die Atembewegungen der Winterbiene werden beim isolierten Tier durch steigende Temperatur erhöht, nicht jedoch, wenn sich das Versuchstier mit dem Kopf und Vorderkörper mit einer größeren Zahl von Arbeitsbienen in Kontakt befindet, wie es normalerweise in der Traube der Fall ist. Auch für den Stoffwechsel sind ähnliche Erscheinungen beobachtet worden (Taranov[5], Vuillaume und Gallichet[6]). — Herter[7] fand bei ruhenden Reptilien ein Minimum der Atemfrequenz bei der Vorzugstemperatur der Arten; dieses zeigte sich nicht in Urethannarkose und nach Entfernung des Vorderhirns (vgl. S. 157). Bei der Hausgrille weist die Atemfrequenz im Bereich der Vorzugstemperatur dagegen ein Maximum auf (Jakovlev und Krüger[8]). — Die Hemmung des Herzschlags durch den Vagus nimmt beim Frosch mit steigender Temperatur zu (Anand[9]).

Rückschlüsse aus unregelmäßigem Kurvenverlauf. Ein unregelmäßiger Kurvenverlauf erlaubt manchmal Rückschlüsse auf *biochemische Prozesse* (O'Connor[10]) und *Molekülstrukturen*. Dies sei an Messungen der Temperaturabhängigkeit der *Plasmaviscosität* geschildert. Man mißt entweder absolute Werte oder die im

[1] Siehe S. 18, Fußnote 1.

[2] Kozhantschikov, I. W.: Zur Frage über das Temperaturoptimum des Lebens. VII. Physiologisches Kriterium der Steno- und Eurythermie der Insekten. Zool. Ž. **15**, 217 (1936).

[3] Kozhantschikov, I. W.: Zur Frage nach dem Temperaturoptimum des Lebens. II. Z. angew. Entomol. **20**, 590 (1934).

[4] Kruzilin, A. S.: Der Einfluß hoher Temperaturen auf die Oxydationsprozesse in Kohl-, Tomaten- und Kartoffelpflanzen. Dokl. Akad. Nauk USSR, N. S. **77**, 912 (1951); Ber. wiss. Biol. **76**, 94 (1952).

[5] Taranov, G. T.: Influence of temperature on the life activity of bees. Pchelovodstvo (Beekeeping) **23**, 26 (1946); Biol. Abstr. **21**, 26153 (1947).

[6] Vuillaume, M., u. P. Gallichet: Étude des mouvements respiratoires de l'abeille au moyen de l'enregistrement optique. Arch. internat. Physiol. **57**, 383 (1950).

[7] Herter, K.: Über das Wesen der Vorzugstemperatur bei Echsen und Nagern. Z. vergl. Physiol. **28**, 358 (1941).

[8] Jakovlev, V., u. F. Krüger: Untersuchungen zur Transpiration der Hausgrille (Gryllus domesticus). Z. vergl. Physiol. **37**, 57 (1954).

[9] Anand, B. K.: Influence of temperature on vagal inhibities and liberation of acetylcholine in frog hearts. Amer. J. Physiol. **168**, 218 (1952).

[10] O'Connor, J. M.: Fatty acid and the influence of temperature on the oxygen consumption of animal tissue. Proc. Roy. Irish Acad. **53**, 42 (1950).

Vergleich zum Wasser stattfindenden relativen Viscositätsänderungen. Die rel. Viscosität nimmt z. B. bei Amöben zwischen 2° und 18° mit abnehmender Temperatur zu (MURPHY[1]); in anderen Fällen trifft das noch über größere Temperaturbereiche zu (vgl. BĚLEHRÁDEK[2], S. 104). Sie war bei Pflanzenzellen bei ziemlich rascher Temperaturerhöhung bis 33° konstant, stieg dann an, um bei höheren Temperaturen wieder konstant zu bleiben (PEKAREK[3], vgl. auch CHRISTOPHERSEN und PRECHT[4], S. 113). HEILBRUNN[5] gibt als Maß für die abs. Viscosität bei Amöben die Zeit (in sec) an, die ein im Plasma befindliches Kriställchen braucht, um die Hälfte der Zelle zu durchfallen (Abb. 8). Nach FREY-WYSSLING[6] zeigt die abgebildete Kurve den komplizierten Einfluß der Temperatur auf die Strukturviscosität (S. 10). Dieser betrifft vor allem die homöopolaren Kohäsionsbindungen zwischen den Polypeptidketten, durch eine evtl. Beeinflussung der Zellreaktion (p_H) und des Redoxpotentials aber auch die heteropolaren und homöopolaren Valenzbindungen. Durch die Temperaturerhöhung werden die Bindungen der ersten Art leicht gelöst (Viscositätsabfall). Über 20° setzt dann eine Entquellung des Molekulargerüstes an den Stellen ein, wo hydrophile Kettenenden zusammenstoßen (Viscositätszunahme). Andererseits schreitet die Lösung lipoider Haftpunkte weiter und übertrifft offenbar über 25° die durch die Entwässerung eingeleitete Verfestigung wieder.

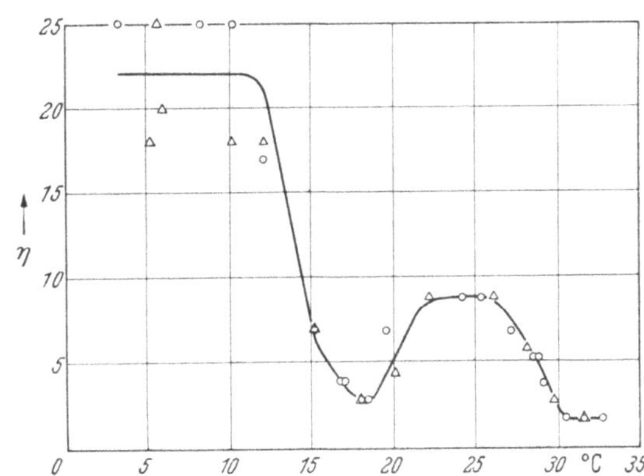

Abb. 8. Viscositätsverhalten des Cytoplasmas der Amöbe (nach HEIBRUNN). Ordinate: Viscosität (in sec, die ein eingeschlossenes Kriställchen braucht, um die Hälfte der Zelle zu durchfallen) (aus FREY-WYSSLING).

Der respiratorische Quotient. Bei der so oft untersuchten Atmung der Organismen wird meist auch der *respiratorische Quotient* ($RQ = CO_2/O_2$) gemessen. Man kann aus seiner Größe bis zu einem gewissen Grade auf die Art der Verbrennungsprozesse schließen (vgl. v. BUDDENBROCK[7], S. 600 ff). Der *RQ* wächst oft mit steigender Versuchstemperatur (oder nimmt auch in anderen Fällen ab, vgl. BĚLEHRÁDEK[2], S. 87). Es muß aber stets untersucht werden, ob das auch für langfristige Versuche gilt, da er zunächst nach den Temperaturänderungen nur scheinbar durch die veränderten Lösungsverhältnisse beider Gase in den Körperflüssigkeiten beeinflußt werden kann (KROGH). Unter Berücksichtigung dieser und anderer Fehlerquellen ist der *RQ* bei höheren Organismen oft unabhängig von der Versuchstemperatur, nach KIRBERGER[8] bei winterschlafenden Weinbergschnecken auch von der Adaptationstemperatur (vgl. auch

---

[1] MURPHY, Q.: The effect of temperature on the viscosity of Amoeba dubia protoplasm. J. Cell. a. Comp. Physiol. **16**, 401 (1940).

[2] Siehe S. 1, Fußnote 1.

[3] PEKAREK, J.: Absolute Viskositätsmessungen mit Hilfe der Brownschen Molekularbewegung. VI u. VII. Protoplasma (Wien) **20**, 251 (1933); **24**, 128 (1935).

[4] Siehe S. 9, Fußnote 3.

[5] HEILBRUNN, L. V.: Protoplasmic viscosity of Amoeba at different temperatures. Protoplasma (Wien) **8**, 58 (1930).

[6] Siehe S. 10, Fußnote 1.

[7] Siehe S. 16, Fußnote 2.

[8] Siehe S. 17, Fußnote 4.

Kayser[1], Crescitelli[2]). Nach Dontcheff und Kayser[3] sind bei Tieren auch Änderungen der Alkalireserve zu berücksichtigen. Neuere, nicht ganz einheitliche Meßergebnisse über die Temperaturabhängigkeit des RQ haben Pace und Kimura[4] an Paramaecien erhalten. Bei der von uns untersuchten Hefe Torulopsis kefyr steigt RQ wie bei anderen Mikroorganismen auch bei gleicher Versuchstemperatur mit der Züchtungstemperatur (Christophersen und Precht[5]).

2. Sehr langsam verlaufende Temperaturänderungen (Regulationen).

a) Allgemeines über die möglichen Regulationen.

Erläuterung der Adaptationstypen an Hand eines Versuches. Die Anpassungserscheinungen seien an Hand eines Versuches erläutert. Wir halten den zu untersuchenden Organismus zunächst für längere Zeit bei einer niedrigen Anpassungstemperatur (t_1) und messen dann einen Leistungswert A_1 (z. B. wieder den Sauerstoffverbrauch) bei der gleichen Versuchstemperatur. Anschließend steigern wir die Versuchstemperatur ziemlich rasch unter Vermeidung von Schockwirkungen und erhalten die im vorigen Kapitel erörterte Abhängigkeitskurve, die schematisch in Abb. 9 wiedergegeben sei. Für die höhere Versuchstemperatur t_2 erhalten wir den Leistungswert A_2. Nach dem Versuch belassen wir das Versuchsobjekt bei der

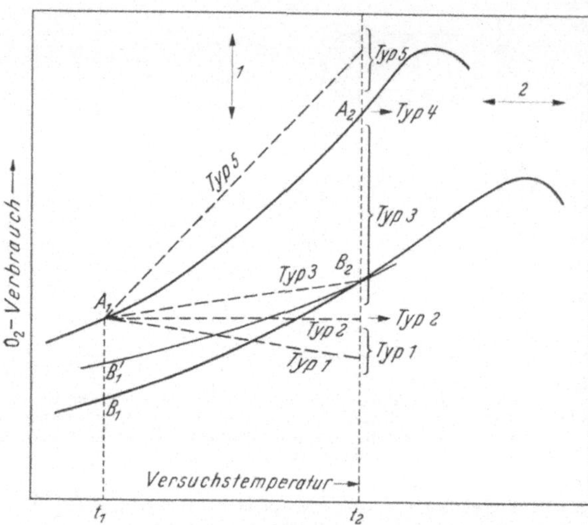

Abb. 9. Schema, Erklärung im Text.

Temperatur t_2 für längere Zeit, in der Regulationsvorgänge stattfinden können. Nach dieser Zeit wird bei der Versuchstemperatur t_2, die der neuen Anpassungstemperatur entspricht, der Leistungswert abermals gemessen. Er kann dem alten Wert A_2 nach der raschen Temperaturänderung entsprechen (Typ 4, *keine Adaptation*), höher liegen (*Adaptationstyp 5*) oder abgefallen sein (*Adaptationstypen* 3—1). Nehmen wir an, der neue Wert entspräche nicht ganz dem Ausgangswert A_1 (also dem Idealfall des Adaptationstyps 2, bei dem nach der jeweiligen Anpassung vollständige Unabhängigkeit von der Temperatur besteht), sondern er läge etwas höher (B_2). Dies entspräche dem häufigsten Adaptationstyp 3. Wir

---

[1] Kayser, C.: Le quotient respiratoire chez quelques espèces poikilothermes. Ann. de Physiol. **16**, 6 (1940).

[2] Crescitelli, F.: The respiratory metabolism of Galleria mellonella (bee moth) during pupal development at different constant temperatures. J. Cell. a. Comp. Physiol. **6**, 351 (1935).

[3] Dontcheff, L., u. C. Kayser: Les effects des variations de la température ambiante sur le quotient respiratoire et la réserve alcaline de la tortue. C. r. Soc. Biol. (Paris) **124**, 364 (1937).

[4] Pace, D. M., u. K. K. Kimura: The effect of temperature on the respiration in Paramecium aurelia and P. caudatum. J. Cell. a. Comp. Physiol. **24**, 173 (1944); vgl. auch Proc. Soc. Exper. Biol. a. Med. **62**, 223 (1946).

[5] Siehe S. 18, Fußnote 8.

senken die Versuchstemperatur daraufhin wieder ziemlich rasch (unter Vermeidung von Schockwirkungen) und erhalten die untere Kurve, für die Versuchstemperatur t_1 also den Leistungswert B_1. Die Steigungen beider Kurven A_1A_2 und B_1B_2 mögen sich entsprechen, d. h. es ergeben sich für gleiche Bereiche der Versuchstemperatur *gleiche* Q_{10}- bzw. μ-Werte. Belassen wir die Versuchsobjekte jetzt bei der Temperatur t_1, bis eine Anpassung an diese stattgefunden hat, so erhalten wir nach dieser Zeit für die Versuchstemperatur t_1 wieder den alten Leistungswert A_1. Es ergibt sich also *ein geschlossener Linienzug* $A_1A_2B_2B_1A_1$.

Abgekürzte Versuchsausführungen. Es ist im allgemeinen bei einheitlichem Versuchsmaterial nicht notwendig, zur Feststellung einer evtl. vorhandenen Temperaturadaptation so umständlich zu verfahren. Es genügt, wenn man mehrere Gruppen der zu untersuchenden Organismen an verschiedene Temperaturen anpassen läßt und dann im Experiment von jeder Gruppe die Abhängigkeitskurve bei raschem Temperaturwechsel mißt. Bei fehlender Adaptation (Typ 4) erhält man für jede Gruppe die gleiche Kurve. Bei vorhandener Adaptation ergibt sich wie in den Abb. 2, 4, 7 und 10 eine Kurvenschar, für jede Gruppe also eine gesonderte Kurve. In diesen Fällen verbindet man dann die Punkte, bei denen in jeder Gruppe die Versuchstemperatur der Anpassungstemperatur entspricht (gestrichelte Linien in den genannten Abbildungen, A_1B_2 für das gewählte Beispiel des Typs 3 in Abb. 9). Verläuft die *Verbindungslinie steiler* als die Kurven, so ergibt sich Typ 5, bei *weniger steilem* Verlauf Typ 3, bei *horizontalem* Verlauf Typ 2, bei *schräg abwärts* führender Verbindungslinie Typ 1 (PRECHT[1]).

Adaptationstemperatur und Temperaturkoeffizienten. Wir haben bisher angenommen, daß die Adaptationstemperatur keinen Einfluß auf die Q_{10}- bzw. μ-Werte hat. Dies gilt z. B. angenähert für den höheren Temperaturbereich (linke Seite) der Abb. 3, nicht jedoch für den tieferen und für Abb. 5. Eine regulative Angleichung der Leistungswerte an einen Standardleistungswert im Sinne der Adaptationstypen 3—1 könnte nun auch dadurch zustande kommen, daß sich die *Temperaturkoeffizienten* mit der *Adaptationstemperatur* ändern, und zwar mit ihrem Anstieg abnehmen. Ein rascher Temperaturwechsel der warmadaptierten Organismen würde dann z. B. die Kurve B_2B_1' ergeben. In diesem Falle wären also beide Effekte an der Adaptation beteiligt. Man könnte sich nun denken, daß bei alleiniger Wirkung der zuletzt genannten Regulation (also einer Änderung der Q_{10}-Werte) der Punkt B_1' mit A_1 zusammenfiele. Dies sind jedoch nur rein theoretische Überlegungen, die den tatsächlichen Verhältnissen kaum entsprechen dürften. Die Lage von A_1 ist durch die willkürliche Wahl von t_1 ebenfalls willkürlich. Eine Überschneidung beider Kurven A_1A_2 und $B_1'B_2$ kommt ferner wohl gar nicht vor, da dann über so weite Temperaturbereiche wie in den Abb. 3 und 5 keine konstanten μ-Werte bestehen. Bei Parallelität der Kurvenschar wie im linken Teil der Abb. 3 liegt nur eine Regulation im erstgenannten Sinne vor, in anderen Fällen sind wohl meist beide Effekte an der Adaptation beteiligt. Wir möchten deshalb auch nur von *Untertypen* der genannten Hauptadaptationstypen sprechen, deren Unterscheidung weitere Einblicke in den Adaptationsvorgang gewährt (vgl. hierzu AGRELL[2]).

Ausmaß der Adaptation. Als *Ausmaß der Adaptation* haben wir die prozentuale Änderung der ursprünglichen Werte (z. B. von A_1 und A_2) bezeichnet; der Leistungswert B_2 ist etwa 43% kleiner als A_2. Hat die Kurvenschar wie in Abb. 9 gleiche Temperaturkoeffizienten, so ist das Ausmaß der Adaptation für alle Kurvenpunkte *gleich*, bei ungleichen Q_{10}-Werten für jede Versuchstemperatur *unterschiedlich*.

Nomenklatur. Der Ausdruck Adaptation soll zunächst nichts weiter bedeuten als die Tatsache, daß *die Zeit als Parameter auftritt*. Man verbindet mit den Worten Adaptation, Anpassung und auch Akklimatisation aber leicht die Vorstellung

---

[1] Siehe S. 16, Fußnote 1.

[2] AGRELL, I.: Some experiments concerning thermal adjustment and respiratory metabolism in insects. Ark. Zool. A. **39**, 1 (1947).

eines Nutzens für die Individual- oder Arterhaltung. Ein solcher liegt auch wohl im allgemeinen vor. Wendet man die Worte z. B. auch auf die Änderung der Aktivität eines einzelnen Fermentes mit der Aufbewahrungstemperatur an, so läßt sich zwar oft ein Nutzen für das Gesamtindividuum erkennen, in anderen Fällen aber nicht ohne weiteres. Erscheinen somit die Ausdrücke durch die vielleicht subjektive Deutung des Nutzens unangebracht, so mag man von Regulationen oder einfach den Typen 1—5 sprechen (vgl. hierzu Pantin[1]). Regulation bedeutet hier ganz allgemein Einregulierung auf einen anderen Wert, als er zunächst durch die veränderten Außenbedingungen gegeben ist. Es ist anzunehmen, daß dieser neue Wert von größerem biologischem Nutzen ist. Es soll nicht versucht werden, diese Regulationen im Sinne einer Regelung wie bei der Reglertechnik zu verstehen, da hierfür gewisse Voraussetzungen unerläßlich sind, die für diese Regulationen noch nicht erforscht sind (vgl. Wagner[2], S. 18ff., Mittelstaedt[3] u. a.). Hensel konnte z. B. die Thermoregulation der Warmblüter als Regelkreis darstellen, der sein Meßgerät im Zwischenhirn hat, wobei dieser Fühler die Bluttemperatur kontrolliert. Thermoreceptoren der Haut messen jene Störgrößen, die außerhalb der Regelstrecke (dem Körperkern) auf der Körperoberfläche wirken (vgl. Teil III).

b) Typ 3.

Vorkommen. Der Adaptationstyp 3 ist der *häufigste* und zeigt oftmals bereits starke Annäherung an Typ 2 (vgl. Abb. 7). Als Beispiele sind zu nennen: Atmung von Planarien (Behre[4]), Limnaea stagnalis (Precht[5]), Helix pomatia in Winterruhe (Kirberger[6]), Chrysomeliden in Sommer- oder Winterruhe (Marzusch[7], Lühmann und Drees[8]), Lumbriculus (Kirberger[6]), Aeschnalarven (Sayle[9]), Cyclostomen (Scherbakoff[4]), Fische (Wells[4], Stroganov[4], Precht[10], Carlsen[11], Suhrmann[12]), Frösche (Stangenberg[13]), Bacterium coli und B. prodigiosum (Scheer[14], vgl. Teil II), Streptococcus cremoris (Hoffmann[15]), Zwiebelwurzeln (Norris[16]), Fucus (Lampe[17], Montfort[18]). Auch die Atmung der von Harder[19] im Winter untersuchten Wasserpflanzen scheint nach

---

[1] Siehe S. 14, Fußnote 10.

[2] Wagner, R.: Probleme und Beispiele biologischer Regelung. Stuttgart 1954.

[3] Mittelstaedt, H.: Regelung in der Biologie. Reglertechnik **2**, 177 (1954).

[4] Literatur bei Precht, S. 16, Fußnote 1.

[5] Precht, H.: Die Lungenatmung der Süßwasserpulmonaten (zugleich ein Beitrag zur Temperaturabhängigkeit der Atmung). Z. vergl. Physiol. **26**, 696 (1939); vgl. auch H. Precht u. E. Otto: Über die Atmung einiger Süßwasserpulmonaten und ihre Temperaturabhängigkeit. Neue Erg. u. Probl. d. Zool. (Klatt-Festschr.) **1950**, 761.

[6] Siehe S. 17, Fußnote 4.

[7] Siehe S. 18, Fußnote 1.

[8] Lühmann, M., u. O. Drees: Über die Temperaturabhängigkeit der Atmung sommerschlafender Blattkäfer. Zool. Anz. **148**, 13 (1952).

[9] Sayle, M. H.: Factors influencing the metabolism of Aeschna umbrosa nymphs. Biol. Bull. **54**, 212 (1928).

[10] Siehe S. 17, Fußnote 3.

[11] Carlsen, H.: Der Cocarboxylasegehalt des Aales (Anguilla vulgaris L.). Z. vergl. Physiol. **35**, 199 (1953).

[12] Suhrmann, R.: Weitere Versuche über die Temperaturadaptation der Karauschen (Carassius vulgaris Nils.). Biol. Zbl. (im Druck).

[13] Stangenberg, G.: Der Temperatureinfluß auf Lebensprozesse und den Cytochrom c-Gehalt beim Wasserfrosch. Pflügers Arch. **260**, 320 (1955).

[14] Scheer, H.: Noch unveröffentlicht (Diss. unter Anleitung von J. Christophersen).

[15] Siehe S. 20, Fußnote 7.

[16] Norris jr., W. E.: Studies of onion root respiration. V. Effect of culturing temperature and seed sample on root respiration and diameter. Biochim. et Biophysica Acta (Amsterdam) **7**, 225 (1951).

[17] Lampe, H.: Die Temperatureinstellung des Stoffgewinns bei Meeresalgen als plasmatische Anpassung. Protoplasma (Wien) **23**, 534 (1935).

[18] Montfort, C.: Zeitphasen der Temperatureinstellung und jahreszeitliche Umstellung bei Meerespflanzen. Ber. bot. Ges. **53**, 651 (1935).

[19] Harder, R.: Über die Assimilation von Wärme- und Kälteindividuen der gleichen Pflanzenspezies. J. wiss. Bot. **64**, 119 (1925).

dem Typ 3 zu adaptieren. Ferner sind zu erwähnen: Lokomotion von Peranema tricho-phorum (SHORTESS)[1], Herzschlag und Beinbewegungen von Entomostracen (Abb. 2—5), Herzschlag von Molchen (MELLANBY[2]), vom Aal (PRECHT[3], CARLSEN[4]), von Embryonen von Melanoplus (THOMPSON[5]), Kontraktionen des Fußes von Limnaea stagnalis (BENTHE[6]), des Froschmuskels (HADJU[7]), Leitungsgeschwindigkeit des Nerven (ENGEL-HARDT[8]) und Herzstreifenpräparates (BENTHE[6]) vom Frosch.

Umkehrbarkeit. Die Regulierungen sind *reversibel* und werden bei den Atmungsversuchen auch nicht nur durch einen stärkeren Hungereffekt bei den warm aufbewahrten Tieren vorgetäuscht (PRECHT[3], MARZUSCH[9]).

Sauerstoffbindung des Blutes. Eine dem *Typ 3 entsprechende* Regulierung zeigt die *Sauerstoffbindung des Froschblutes* (KIRBERGER[10]). Gewöhnen wir kaltadaptierte Tiere an mittlere Temperaturen, so wird die Hämoglobinmenge[11] vermehrt. Entsprechendes konnte an Daphnien beobachtet werden (FOX und PHEAR[12]). Überführen wir die Frösche längere Zeit in noch höhere Temperaturen, so wird die durch die plötzliche Temperatursteigerung stark nach rechts verlagerte Dissoziationskurve teilweise wieder nach links verschoben. Mit welchen Mitteln das Tier die gerade für den raschen Stoffwechsel bei höheren Temperaturen so schädliche Rechtsverschiebung der Dissoziationskurve (die für viele Tiere bekannt ist) z. T. wieder rückgängig macht, wird z. Z. untersucht (STRAUB[13]). — Zu er-wähnen ist, daß bei Ligia exotica nach NUMANOI[14] die Adaptationstem-peratur auch die Blutgerinnung beeinflussen soll.

Kritischer Partialdruck. Der Sauerstoffverbrauch ist grundsätzlich vom Sauerstoff-partialdruck abhängig. Der kritische Partialdruck, über den hinaus Unabhängigkeit zu beobachten ist, liegt oft schon bei sehr niedrigen Spannungen. Seine Lage ist nach v. BUDDEN-BROCK[15] (S. 586) abhängig von dem Verhältnis von Angebot und Nachfrage an Sauerstoff in den Geweben. Darum verschiebt er sich bekanntlich mit steigender Versuchstemperatur nach höheren Partialdrucken hin (größere Nachfrage, vgl. jedoch FISHER[16]). Da beim Adap-tationstyp 3 die Nachfrage durch die Regulation wieder eingeschränkt wird, wirkt sich auch die *Adaptationstemperatur auf die Lage des kritischen Druckes* aus (KIRBERGER[17]).

Adaptation in Teilbereichen der Temperatur. Die Adaptation kann sich auf den ganzen Temperaturbereich erstrecken (wie in den Abb. 2—5) oder nur auf einen *Teilbereich*, wie schon für die Sauerstoffbindung des Froschblutes erwähnt wurde. Auch beim Sauerstoffverbrauch von Lumbriculus variegatus (KIRBERGER[17]) und bei der Erregbarkeit des Fußes von Limnaea stagnalis

---

[1] SHORTESS, G. S.: The relation between temperature, light and rate of locomotion in Peranema trichophorum and response to changes in temperature. Physiol. Zool. **15**, 184 (1942).

[2] Literatur bei PRECHT, S. 16, Fußnote 1.

[3] Siehe S. 17, Fußnote 3.

[4] Siehe S. 28, Fußnote 11.

[5] THOMPSON, V.: Effects of temperature on movements of embryos (Acrididae, Ortho-ptera). Physiol. Zool. **10**, 21 (1937).

[6] Siehe S. 18, Fußnote 9.

[7] HADJU, S.: Observations on the temperature dependence of tension, developed by the frog muscle. Arch. Internat. Physiol. **59**, 58 (1951).

[8] ENGELHARDT, A.: Temperaturabhängigkeit der Erregungsgeschwindigkeit in Kalt- und Warmblüternerven. Z. vergl. Physiol. **33**, 125 (1951).

[9] Siehe S. 18, Fußnote 1.

[10] KIRBERGER, C.: Temperaturadaptation der Sauerstoffbindung des Blutes von Rana esculenta L. Z. vergl. Physiol. **35**, 153 (1953).

[11] Nach neueren Versuchen schwankt die Hb-Menge stärker.

[12] FOX, H. M., u. E. A. PHEAR: Factors influencing haemoglobin synthesis by Daphnia. Proc. Roy. Soc. (London) B **141**, 179 (1953).

[13] STRAUB, M.: Noch nicht abgeschlossen.

[14] NUMANOI, H.: On crustacean blood coagulation. Jap. J. Zool. **7**, 613 (1938).

[15] Siehe S. 16, Fußnote 2.

[16] FISHER, K. C.: The effect of temperature on the critical oxygen pressure for heart-beat frequency in embryos of the atlantic salmon and speckled trout. Can. J. Res. **20**, 1 (1942).

[17] Siehe S. 17, Fußnote 4.

(Benthe[1]) nimmt das Ausmaß der Adaptation mit steigender Adaptationstemperatur zu (Abb. 10). In diesen Fällen wird durch die Adaptation kein Standardleistungswert angestrebt, der gänzlich unabhängig von der Temperatur ist, sondern es werden die Leistungswerte nur dann abgedrosselt, wenn die Temperatur zu sehr ansteigt. Bei tiefen Temperaturen ist wegen des an sich schon langsamen Stoffwechsels eine Regulierung unnötig, wegen des Anstiegs der Werte bei vorhandener Adaptation ($B_1 \to A_1$ in Abb. 9) in vielen Fällen wohl auch nicht nützlich. *Der biologische Nutzen ist also einmal in einer Leistung von möglichst gleichbleibender Geschwindigkeit, das andere Mal in der Vermeidung von zu großen Geschwindigkeiten zu sehen.*

Temperaturadaptation hinsichtlich der Aktivität von Zellfermenten. Da sowohl Einzeller als auch das Gewebe der Vielzeller Adaptationserscheinungen zeigen können, erstrecken sich diese auch auf den *Zellstoffwechsel*. Es ist deshalb damit zu rechnen, daß sie sich auch in der *Aktivität* oder sogar *Quantität der beteiligten Fermente* widerspiegeln. Eine fermentative Temperaturadaptation (hinsichtlich der *Enzymaktivität*) nach dem gleichen Typ 3 wie die Gesamtatmung konnte festgestellt werden für Aale (Precht[2,3]), eingedeckelte Helix (Kirberger[4]), winterruhende Kartoffelkäfer (Marzusch[5]) und Bacterium coli und B. prodigiosum (Scheer[6]). Beim Kartoffelkäfer z. B. gilt dies für die Succinodehydrase, Katalase und Glycerophosphatase. Die Katalase verhielt sich bei den anderen Versuchen nicht immer

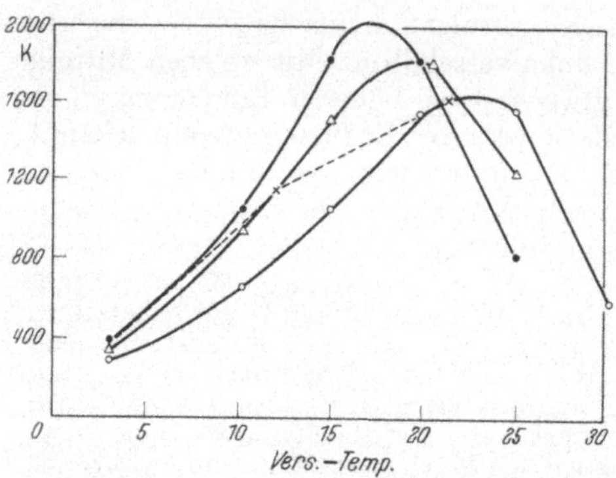

Abb. 10. Temperaturabhängigkeit der Erregungsgröße k (nach Blair, Abszisse) des isolierten, ganglienlosen Fußes von verschieden adaptierten Limnaea stagnalis. Adaptationstemperatur: ●—● 3°, △—△ 12°, ○—○ 21°; ×---× Adaptationstemperatur = Versuchstemperatur, d. h. Temperaturabhängigkeit nach der jeweiligen Adaptation an die Versuchstemperatur (nach Benthe).

einheitlich; ein unmittelbarer Zusammenhang zwischen Katalaseaktivität und Atmungsintensität soll auch nicht bestehen (vgl. Yamafuji u. Mitarb.[7], Lantz[8]).

Bei eingedeckelten Weinbergschnecken wurden *verschiedene Organe gesondert* untersucht (Kirberger[4]). Sie zeigten eine Adaptation der Succinodehydrasenaktivität (nach Typ 3) in unterschiedlichem Ausmaß. Bei der hohen Anpassungstemperatur (24°) machten sich dadurch Unregelmäßigkeiten bemerkbar, daß sich das bevorstehende Erwachen aus der Winterruhe (verbunden mit einer Aktivierung der Fermente) überlagerte. Von diesem Prozeß wurden die einzelnen Organe zu einem verschiedenen Zeitpunkt erfaßt. So war die Fermentaktivität bei den warmadaptierten Tieren in einigen Organen (Eiweißdrüse, Niere) noch durch die Temperaturadaptation gedrosselt, während sie in anderen Organen (Fußmuskulatur, Zwitterdrüse) bereits die Werte aufgewachter Schnecken erreichte.

[1] Siehe S. 18, Fußnote 9.

[2] Precht, H.: Der Einfluß der Temperatur auf das Fermentsystem. Verh. dtsch. Zool. Marburg **1950**, 179.

[3] Siehe S. 17, Fußnote 3.

[4] Siehe S. 17, Fußnote 4.

[5] Siehe S. 18, Fußnote 1.

[6] Siehe S. 28, Fußnote 14.

[7] Yamafuji, K., H. Imagawa u. S. Suzuki: Über die Aktivierung der Katalase in der Hefezelle durch Chloroform und Toluol. Biochem. Z. **304**, 266 (1940).

[8] Lantz, C. W.: Respiration in corn with special reference to catalase. Amer. J. Bot. **14**, 85 (1927).

Die Adaptationstemperatur sowie das Aufwachen wirkten sich auf den Gehalt an wasserstoffübertragenden Stoffwechselprodukten (Bernsteinsäure) in einigen Organen noch stärker aus als auf die Fermentaktivität.

Temperaturadaptation hinsichtlich der Quantität von Zellfermenten. Ein Wechsel der Fermentaktivität braucht nicht unbedingt auf Änderungen der Fermentquantität zu beruhen (vgl. S. 6). Bei den *Quantitätsmessungen* an Zellfermenten, die meist nur den Cofermentanteil erfassen, müssen vom Körper *selbst synthetisierbare Fermente* von anderen unterschieden werden, deren Cofermentanteil *Vitaminkomponenten* enthält. Bei den Vitaminfermenten (untersucht an der Cocarboxylase vom Aal und von winterruhenden Kartoffelkäfern — CARLSEN[1, 2]) war eine Abhängigkeit ihrer Quantität von der Adaptationstemperatur nicht feststellbar; besonders in den Ruhestadien steht das Problem der Speicherung des Vitamins ganz im Vordergrund. Da das Coferment im Überschuß vorkommt, käme für eine fermentative Temperaturanpassung sicherlich nur das *Apoferment* in Frage; dieses ist noch nicht untersucht worden. — Bei einigen grünen Pflanzen (Tomate usw.) nahm der Gehalt auch solcher Vitamine mit steigender Züchtungstemperatur ab, die Anteile von Cofermenten sind; bei anderen wurde Ab- und Zunahme festgestellt (GUSTAFSON[3]). Es ist nicht bekannt, ob der Gesamtstoffwechsel in diesen Fällen Adaptationserscheinungen zeigt.

Von den vom Körper selbst synthetisierten Fermenten wurde bei uns der *Cytochrom c-Gehalt* des Frosches untersucht (STANGENBERG[4]). Die Fermentquantität nimmt mit steigender Adaptationstemperatur ab, zeigt somit, wie die Gewebsatmung und der Sauerstoffverbrauch des intakten Tieres, den Adaptationstyp 3.

Auch in den Fällen, wo sowohl die Gewebsatmung als auch die Quantität einiger Fermente eine entsprechende Adaptation zeigen, bleibt zu untersuchen, ob die Regulierung der Stoffwechselintensität auch tatsächlich durch die Fermentmengen geschieht. Die Enzyme kommen in den Zellen oft im *Überschuß* vor (vgl. LANG[5]). Es mag darum bei der Regulation nur ein zu großer Fermentüberschuß abgebaut werden.

Ältere Beobachtungen. Ein Ansteigen der Katalasewirkung mit der Adaptationstemperatur ist zuerst von BURGE beschrieben worden. Wenn Paramaecien von Raumtemperatur in 32° gebracht wurden, stieg ihre Katalaseaktivität in 3 Std. um 5%, in der gleichen Zeit sank sie bei einem Aufenthalt bei 0° um 32%. Es handelt sich hier wohl mehr um besondere Wirkungen extremer Temperaturen. — BURGE[6] deutet diese und andere Befunde nicht im Sinne einer Anpassung wie wir, sondern er glaubt, daß der mit der Temperatur sich ändernde Sauerstoffverbrauch auch alsbald eine Änderung der Katalaseaktivität im gleichen Sinne nach sich zieht.

Untersuchungen der Blutkatalase an Warmblütern und Schildkröten von BURGE und LEICHSENRING[7] sind nicht in unserem Sinne deutbar. Bei den Warmblütern kann eine Zunahme der Fermentwirkung bei Abnahme der Umgebungstemperatur wohl nur mit einer gesteigerten Organtätigkeit zusammenhängen (s. S. 32). In den Versuchen der beiden Autoren wurde eine ganz andere Enzymregulation erfaßt, nämlich eine Regulierung der Blutkatalase durch die Leber (vielleicht auch im Zusammenhang mit einer solchen der

---

[1] CARLSEN, H.: Über Ruhestadien erwachsener Insekten. II. Aneurinbestimmungen bei Kartoffelkäfern (Leptinotarsa decemlineata Say). Z. vergl. Physiol. **35**, 344 (1953).

[2] Siehe S. 28, Fußnote 11.

[3] GUSTAFSON, F. G.: Influence of temperature on the vitamin content of green plants. Plant Physiol. **25**, 150 (1950).

[4] Siehe S. 28, Fußnote 13.

[5] LANG, K.: Der Einfluß der Höhe der Eiweißzufuhr auf die Aktivität von Oxydationsfermenten. Klin. Wschr. **1947**, 868.

[6] BURGE, W. E.: The effect of high and low temperatures on the catalase content of Paramecium and Spirogyra. Amer. J. Physiol. **65**, 527 (1923).

[7] BURGE, W. E., u. J. M. LEICHSENRING: The mode of action of low temperatures and of cold baths in increasing the oxidative processes. Amer. J. Physiol. **56**, 408 (1921).

Erythrocytenzahl), jedenfalls also eine Änderung der Blutkatalase von außen her, die sehr bald nach den Beanspruchungen des Körpers erfolgt. Dieses hat nichts mit der von uns beschriebenen fermentativen Temperaturadaptation zu tun.

Fermentanpassung an gesteigerte Organtätigkeit. Eine Anpassung der Aktivität oder Quantität von Fermenten an besondere Erfordernisse der Organismen ist oft beschrieben worden, z. B. eine Umstellung beim Übergang von aeroben zu anaeroben Bedingungen, eine Ausbildung substratspezifischer Fermente als Anpassung an neue Nährmedien, was bekanntlich zu einer Unterscheidung von konstitutiven und adaptativen Fermenten führte, eine Höhenadaptation usw. (vgl. CHRISTOPHERSEN und PRECHT[1], S. 241). Hier interessiert vor allem eine Anpassung der Fermentquantität an gesteigerte Muskeltätigkeit, wie sie z. B. GUKELBERGER und KEISER[2] beobachteten und auch CARLSEN[3] vermutet. Die Tiere sind bei den hohen Anpassungstemperaturen natürlich bedeutend lebhafter als bei den tieferen. Man könnte nun vermuten, daß dieses stets zu einer Vermehrung der Aktivität und Quantität der Zellfermente führen muß, die entgegen der fermentativen Temperaturanpassung beim häufigsten Typ 3 verläuft. Obgleich der Sauerstoffverbrauch beim Aal dem Typ 3 entspricht, nimmt der Cocarboxylasegehalt des Muskelgewebes sowohl im Sommer als im Winter bei hohen Adaptationstemperaturen erheblich *zu*. Dieses wird als eine Anpassung an die erhöhte Muskelleistung gedeutet. Wahrscheinlich tritt bei der starken Beanspruchung der Muskulatur sogar eine Verlagerung von Cocarboxylase von der Leber in den Muskel ein (CARLSEN[3]).

Es erhebt sich darum die Frage, wie es möglich ist, daß in vielen anderen Fällen die fermentative Temperaturadaptation hervortritt, die beim Typ 3 zu einer Verminderung von Fermentaktivität und z. T. auch -quantität mit einer Steigerung der Anpassungstemperatur führt. Liegen besondere Verhältnisse bei den Vitaminfermenten vor? Es ist zu berücksichtigen, daß nicht jede Steigerung der Lebhaftigkeit der Tiere mit der Adaptationstemperatur eine Rückwirkung auf die Fermente zu haben braucht. Zunächst liegt lediglich eine Steigerung der Bewegungen durch eine rasche Erhöhung der Temperatur vor. Nur dann, wenn sie in der Folgezeit *über den Temperatureffekt hinaus* gesteigert werden, ist eine besondere Anpassung (z. B. fermentativer Art) notwendig. Es ist wohl damit zu rechnen, daß beim Verbleiben bei den hohen Temperaturen, d. h. mit zunehmender Anpassung, die Bewegungsgeschwindigkeit meist wieder abnimmt, somit selbst den Adaptationstyp 3 zeigt. Die Tiere sind auch dann noch bei den höheren Adaptationstemperaturen lebhafter als bei den tieferen; es wird sich in diesen Fällen aber die fermentative Temperaturadaptation zeigen, d. h. eine Abnahme der Fermentwirkungen mit steigender Anpassungstemperatur. Beim Aal sind die besonderen Verhältnisse der Winterruhe bei tiefen Temperaturen zu berücksichtigen.

Die Bedeutung des Wassergehaltes der Zellen. Eine andere Möglichkeit, die Intensität der Zellstoffwechselprozesse zu regulieren, besteht in einer *Änderung des Gehaltes an freiem Plasmawasser* und damit zugleich der Größe des *Lösungsraumes*. Dieses eine Prinzip muß allerdings zur generellen Erklärung versagen, wenn wie bei der Hefe Torulopsis kefyr die Aktivität einiger Fermente (Dehydrasen) mit steigender Adaptationstemperatur ab-, die anderer Fermente (Peroxydase) zunimmt. Unsere Versuche an dieser Hefe haben folgendes Bild ergeben (CRISTOPHERSEN und PRECHT[4, 5, 6]): Die Züchtungstemperaturen betrugen 20° C und 40° C. Bezieht man auf gleiche Trockenmasse, so ist die CO_2-Produktion der gärend vorgezüchteten Hefe aus hoher Züchtungstemperatur meist unwesentlich vermehrt; geht man von gleichen Gewichtsmengen der abgenutschten Hefe aus, so kann sie etwas vermindert sein. Eine nennenswerte Adaptation läßt auch der Sauerstoffverbrauch der atmend vorgezüchteten Hefe vermissen. Wir können alle diese Fälle praktisch dem Typ 4 zuzählen. Eine geringe Anpassung entsprechend Typ 3 findet man nur beim Sauerstoffverbrauch der gärend vorgezüchteten Hefe, doch liegen hierbei natürlich keine natürlichen Bedingungen

---

[1] CHRISTOPHERSEN, J., u. H. PRECHT: Fermentative Temperaturadaptation. Biol. Zbl. **69**, 240 (1950).

[2] GUKELBERGER, M., u. E. KEISER: Einfluß des Muskeltrainings auf den Indophenolblau-Oxydasegehalt der gestreiften Muskulatur. Arb. Physiol. **10**, 94 (1938).

[3] Siehe S. 28, Fußnote 11.

[4] CHRISTOPHERSEN, J., u. H. PRECHT: Untersuchungen über die Bedeutung des Wassergehaltes von Hefezellen für Temperaturanpassungen. Arch. f. Mikrobiol. **18**, 32 (1952).

[5] Siehe S. 9, Fußnote 3.

[6] Siehe S. 18, Fußnote 8.

vor. Nach neueren Versuchen, bei denen auch das Alter der verwendeten Hefe-kulturen berücksichtigt wurde, besteht die Unabhängigkeit der CO_2-Produktion von der Züchtungstemperatur nur für nicht zu alte Kulturen. Bei der 20°-Hefe nimmt die CO_2-Produktion mit dem Alter der Kulturen zunächst zu und schließ-lich wieder über den Ausgangswert hinaus ab, bei der 40°-Hefe tritt dieser Abfall (wohl infolge von Schädigungen) schon bei einem geringeren Alter (gemessen in Hefetrockenmasse/cm³ Kulturflüssigkeit) ein. Die Succinodehydrasenaktivität zeigt in jedem Fall eine ausgesprochene Temperaturadaptation entsprechend Typ 3. Dieses mag einerseits daran liegen, daß die Quantität des Fermentes sich mit der Adaptationstemperatur ändert. Wir haben versucht, diese Frage durch Gefrierversuche zu klären. Sie fallen, wie auch neuere Unter-suchungen zeigten, sehr variabel aus; weitere Versuche sollen folgen. Sicherlich hat für die Abhängigkeit der Fermentaktivität von der Adaptationstemperatur aber andererseits auch die Größe des Lösungsraumes eine Bedeutung. Dies geht aus folgenden Versuchen hervor: Wenn man den gärend vorgezüchteten Hefezellen freies Wasser durch hypertonische Lösungen von Stoffen entzieht, die bei Zimmertemperatur kaum oder doch nur sehr langsam eindringen, und damit den Lösungsraum verkleinert, so wirkt sich das auf den Sauerstoffverbrauch und die CO_2-Produktion unter anaeroben Versuchsbedingungen einerseits und die Dehydrasenaktivität andererseits ganz verschieden aus. Die erstgenannten Pro-zesse nehmen anfänglich zu, nach Erreichung eines Maximalwertes aber wieder ab. Dieser Höchstwert wird bei einer Vorzuchtstemperatur von 40° bei niedrigeren Maltosekonzentrationen erreicht als bei der 20°-Hefe der Abb. 11. Die Abnahme der Werte bei zu starkem Wasserentzug resultiert sicherlich aus der Behinderung der Austauschmöglichkeit der Reaktionspartner im dichten Eiweißgeflecht des Plasmas. Für den anfänglichen Anstieg der Werte bieten sich zwei Erklärungs-möglichkeiten an: 1. Mit der Abnahme des freien Wassers im Plasma findet eine Konzentrierung des inneren Zellmilieus statt, die (bis zur Behinderung der Aus-tauschmöglichkeit) wie auch sonst zu einer Erhöhung des Umsatzes führt. 2. Bei den hohen Versuchstemperaturen dringt dennoch Maltose in die Zellen ein, die zu einer Steigerung der Gärung führt. Die Glucosekonzentration wurde absichtlich gering gehalten. Neuere Versuche ergaben eine eindeutige Entscheidung für die zweite Erklärung. Verwendet man niedrigere Versuchstemperaturen, bei denen Maltose kaum eindringt, und höhere Glucosekonzentrationen, so nehmen die Werte auch bei niedrigen Maltosekonzentrationen ab, je nach dem Alter der Hefen in verschiedenem Ausmaß (PRECHT[1]). Dehnt man diese Versuche mit verschiedenen Maltoselösungen bei höheren Versuchstemperaturen zeitlich aus, so verschiebt sich das Maximum der Kurven langsam zu den höheren Konzentra-tionen hin, da natürlich mit der Zeit immer mehr Maltose in die Zellen dringt. Bei der Messung der Dehydrasenaktivität ist auch der ganze Fermentüberschuß an der Reaktion beteiligt. Hier stört etwas eindringende Maltose nicht. Darum tritt die erwähnte Behinderung der Reaktion auch bei dem geringsten Wasser-entzug auf. Im Gegensatz zu der Abb. 11 ergibt sich lineare Abhängigkeit von der Maltosekonzentration und damit von der Größe des Lösungsraumes (Abb. 12). Wenn sich also die Menge des freien Zellwassers mit steigender Adaptations-temperatur verringert, so muß dies bei der Dehydrasenaktivität zu einer Adapta-tion entsprechend Typ 3 führen. Die komplexe Gärung verhält sich aus noch nicht geklärten Gründen anders. Sie wird zwar durch eine künstliche Veränderung des Lösungsraumes im Plasma beeinflußt; der anfängliche Anstieg der Gärung mit zunehmendem Alter der Kulturen (und gleichzeitig abnehmendem Wassergehalt) zeigt aber, daß andere Faktoren als der Wassergehalt eine wesentlichere Rolle spielen.

[1] Siehe S. 21, Fußnote 8.

Der Wassergehalt ist nur *ein* Faktor, der sich mit der Adaptationstemperatur ändern kann, und diese ganze Betrachtungsweise darf uns nicht zu ciner Schematisierung des ganzen Adaptationsphänomens verleiten. Es erhebt sich zunächst die Frage, ob man eine Änderung der Menge des freien Zellwassers mit der Adaptationstemperatur auch exakt nachweisen kann. Wir konnten zwar feststellen, daß die Trockenmasse der Hefe mit steigender Züchtungstemperatur ansteigt, ebenfalls die Menge an gebundenem Wasser, bezogen auf die Trockenmasse. Die direkte Bestimmung der Menge an freiem Wasser im Zellplasma ist deshalb nicht möglich, weil sich auch die Größe der Zellsaftvacuole mit der Adaptationstemperatur ändern und somit in unkontrollierbarer Weise die Ergebnisse

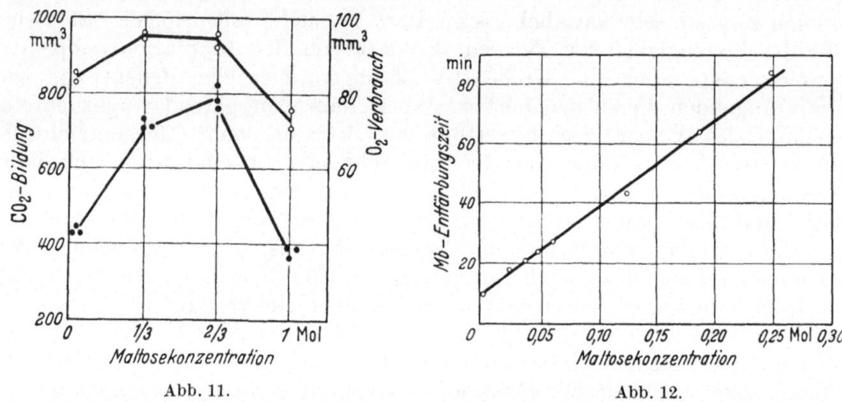

Abb. 11.   Abb. 12.

Abb. 11. CO_2-Bildung der Hefe Torulopsis kefyr unter anaeroben Versuchsbedingungen (linke Ordinate, •—•) und Sauerstoffverbrauch in Luft (rechte Ordinate, ○—○) bei verschiedenen osmotischen Drucken der Außenlösung (Abszisse). Inhalt der Warburgtröge: 1 cm³ Hefesuspension in Leitungswasser, 1 cm³ Glucoselösung (¹/₂₅ Mol), 1 cm³ Maltoselösung bzw. dest. Wasser. Versuchstemperatur 30°, Züchtungstemperatur 20° (nach Christophersen und Precht).

Abb. 12. Abhängigkeit der Succinodehydrasenaktivität der Hefe Torulopsis kefyr vom osmotischen Drucke der Außenlösung. Die Fermentaktivität ist der angegebenen Entfärbungszeit umgekehrt proportional. In die Thunbergröhrchen gelangten: 1 cm³ Hefesuspension in Leitungswasser, 1 cm³ Maltoselösung bzw. dest. Wasser, 0,1 cm³ Methylenblaulösung. Versuchstemperatur 35°, Züchtungstemperatur 20° (nach Christophersen und Precht).

beeinflussen kann. Dennoch lassen sich Hinweise dafür angeben, daß eine Abnahme des freien Wassers im Plasma mit der Anpassungstemperatur stattfindet. Den biologischen Nutzen sehen wir in einer Steigerung der Hitzeresistenz mit zunehmender Züchtungstemperatur (Resistenzadaptation, vgl. S. 68). Da die Gesamtatmung kaum Adaptationserscheinungen zeigt, dürfte die deutliche Adaptation der Dehydrasenaktivität im normalen Temperaturbereich vom biologischen Nutzen aus betrachtet als Nebeneffekt zu werten sein.

Eine Änderung des an die Kolloide *gebundenen*, z. T. nichtlösenden Wassers muß sich *umgekehrt* wie die des *freien* Wassers auswirken. Eine Vergrößerung des Hydratmantels der Enzyme setzt sicherlich die Stoffwechselintensität herab (vgl. Ovchinnikov[1]). Auch mit Änderungen der Hydrathülle mit der Anpassungstemperatur ist stets zu rechnen, da die Temperaturanpassungen länger dauernde Zeitprozesse sind, bei denen schon wesentliche Veränderungen erfolgen können.

Über den Ansatzpunkt der Adaptationstemperatur bei neuro-muskulären Vorgängen. Benthe[2] konnte bei *neuro-muskulären* Vorgängen beim Frosch den *Ansatzpunkt der Adaptationstemperatur* genauer ermitteln. Die Ruheladung der erregbaren Membranen wird bekanntlich auf einen Reiz hin vernichtet. Die

---

[1] Ovchinnikov, N. N.: Der Einfluß locker gebundenen Wassers auf die Aktivität von Katalase. Biochimija **16**, 205 (1951); Chem. Abstr. **45**, 8575 (1951).

[2] Siehe S. 18, Fußnote 9.

Depolarisation pflanzt sich dann beim erregbaren Gewebe auf die Nachbarabschnitte fort. Je leichter der Membranzusammenbruch erfolgt, um so größer ist die Erregbarkeit und um so schneller erfolgt die Erregungsleitung. Es zeigte sich nun, daß die Membranpermeabilität bei gleicher Versuchstemperatur von der Adaptationstemperatur abhängt. Diese Membranveränderungen sind wahrscheinlich auf fermentative Prozesse zurückzuführen (LORENTE DE NO[1]). Es läge dann letzthin evtl. wieder ein Beispiel für eine fermentative Temperaturadaptation vor.

Zellregulierung und übergeordnete hormonale Regulierung. Das Ausmaß der Temperaturadaptation der Gewebsatmung des winterschlafenden Kartoffelkäfers *entspricht* nach MARZUSCH[2] genau dem der intakten Tiere. Man kann allerdings einwenden, daß völlig homogenisierte Käfer, die also mit allen Hormondrüsen gemahlen wurden, zur Untersuchung gelangten, wodurch evtl. ein Einfluß einer unterschiedlichen Inkretproduktion bestehen bleibt. Eine nicht sehr bedeutende Beeinflussung fand PRECHT[3] beim Mischen von gleich konzentrierten Homogenisaten von schlafenden Käfern mit geringem Sauerstoffverbrauch und erwachten Tieren mit regem Stoffwechsel. Eine wesentliche Beteiligung von Hormonen ist jedoch bei den Versuchen von MARZUSCH nicht wahrscheinlich, da auch die Bestimmungen der Fermentaktivitäten entsprechende Unterschiede ergaben. Ganz allgemein wird der Einfluß von Hormonen auf die Gewebsatmung, wenn überhaupt, so nur bei bestimmten Konzentrationen sichtbar (vgl. BAUCHAU[4], HAARMANN[5] u. a.). — Eindeutiger in dieser Hinsicht sind Versuche am Aal und Frosch (PRECHT[6], STANGENBERG[7]). Das Ausmaß der Adaptation des Sauerstoffverbrauchs des Gewebes ist bedeutend *geringer* als das der Atmung der intakten Tiere. Auch FREEMAN[8] stellte bei Goldfischen völlig fehlende Temperaturanpassung für den Sauerstoffverbrauch des Muskelgewebes fest, während der Gehirnbrei und anscheinend auch die Atmung des intakten Tieres nach Typ 3 adaptieren. Diese Befunde legen den Gedanken an eine *Zwischenschaltung von Hormonen* bei höheren Tieren nahe. Wenn das Hormon nur gespeichert und bei Bedarf rasch ausgeschüttet würde, könnte sich die Adaptation auch schon bei den raschen Temperaturänderungen zeigen. Die Umstellung des Stoffwechsels nimmt aber bei *Fischen* mehrere Tage in Anspruch (vgl. S. 41). Es war darum zu prüfen, ob die laufende Hormonproduktion und -abgabe direkt von der Adaptationstemperatur beeinflußt wird. Nach R. SUHRMANN[9] zeigt der Sauerstoffverbrauch von Karauschen, deren Bewegungen man durch eine Durchschneidung des Rückenmarks weitgehend ausgeschaltet hat, den Adaptationstyp 3. Intakte Tiere ergaben ein etwas anderes Bild, da sich anscheinend die Bewegungen mit spezifischer Temperaturabhängigkeit überlagern (CHRISTOPHERSEN und PRECHT[10], vgl. auch S. 44. Wird dem Aufbewahrungswasser Thioharnstoff (als thyreostatisch wirksame Substanz)

---

[1] LORENTE DE NO, R.: Correlation of nerve activity with polarisation phenomena. Harvey Lect. **42**, 43 (1946).

[2] Siehe S. 18, Fußnote 1.

[3] PRECHT, H.: Über Ruhestadien erwachsener Insekten. I. Versuche an Kartoffelkäfern (Leptinotarsa decemlineata Say). Z. vergl. Physiol. **35**, 326 (1953).

[4] BAUCHAU, A. G.: Intensité du métabolisme et gland sinusaire chez Eriocheir sinensis H. M. EDW. Ann. Soc. Roy. Zool. Belg. **79**, 73 (1948).

[5] HAARMANN, W.: Über den Einfluß von Thyroxin auf den Sauerstoffverbrauch überlebender Gewebe. Arch. exper. Path. u. Pharmakol. **180**, 167 (1936).

[6] Siehe S. 17, Fußnote 3.

[7] Siehe S. 28, Fußnote 13.

[8] FREEMAN, J. A.: Oxygen consumption, brain metabolism and respiratory movements of goldfish during temperature acclimatization, with special reference to lowered temperatures. Biol. Bull. **99**, 416 (1950).

[9] Siehe S. 28, Fußnote 12.

[10] CHRISTOPHERSEN, J., u. H. PRECHT: Untersuchungen zum Problem der Hitzeresistenz. I. Versuche an Karauschen (Carassius vulgaris NILS). Biol. Zbl. **71**, 313 (1952).

hinzugegeben, so ist der Sauerstoffverbrauch weitgehend *unabhängig* von der Adaptationstemperatur. — Bei *Wollhandkrabben* schien die Augenstieldrüse nach den Versuchen von Bauchau[1] eine ähnliche Rolle zu spielen, doch wurden sie nicht zur Klärung dieses Problems ausgeführt. Eine noch unveröffentlichte Untersuchung von Frl. M. Auerbach ergab, daß weder der Sauerstoffverbrauch der intakten Tiere noch der des Muskelgewebes bzw. die Succinodehydrasenaktivität eine Temperaturadaptation zeigen.

Auch bei den *Amphibien* dürften die Hormone an der Temperaturadaptation beteiligt sein. Nach Carter[2] sind die Temperatur-Frequenz-Kurven des Herzens von Sommer- und Winterfröschen verschieden. Es gelang ihm, die eines Winterfrosches durch Thyroxinzusatz zur Nahrung in die eines Sommerfrosches zu verwandeln (vgl. auch Smith[3]). Aus den bisherigen, nicht ganz einheitlichen Untersuchungen kann man folgendes Bild für Amphibien entnehmen (neuere Literaturzusammenstellung bei Morgan und Fales[4]): Die Schilddrüse ist bei winterruhenden Arten in der kalten Jahreszeit wenig aktiv; bei nichtruhenden Arten kann sie eine mäßige Aktivität zeigen. Im Frühling zur Fortpflanzungszeit ist sie maximal aktiv. Nur bei manchen Arten hält diese Tätigkeit bis in den Sommer hinein an. Dieser Wechsel ist im wesentlichen unabhängig von der Adaptationstemperatur. Deren Einfluß kann als gesondertes Phänomen hinzukommen. Sie hat z. B. bei Triturus viridescens im November und Dezember keinen Einfluß auf die Aktivität der Drüse, wohl zu anderen Jahreszeiten (z. B. im Frühjahr). Ein Abfall der Adaptationstemperatur steigert die Aktivität und umgekehrt. Auf diese Weise dürfte die Schilddrüse auch die Temperaturadaptation mitbestimmen. Wahrscheinlich gilt Entsprechendes für die Hypophyse (Képinov[5]). Die hormonale Regulierung erklärt bei Amphibien aber nicht das ganze Adaptationsphänomen. Auch einzelne isolierte Organe zeigen, wie erwähnt, eine Regulierung, nach Stangenberg[6] in geringerem Umfang ebenfalls der Sauerstoffverbrauch von Gewebsschnitten des Froschmuskels. Es ist sehr unwahrscheinlich, daß diese Effekte durch eine unterschiedliche Hormonmenge der herauspräparierten Organe bedingt werden.

Auch *Eidechsen* zeigen einen temperatur*un*abhängigen jahreszeitlichen Cyclus der Schilddrüsenaktivität (Eggert[7]). Auf eine Temperatursenkung erfolgt hier aber darüber hinaus eine Aktivitätsverminderung, auf eine Steigerung das Umgekehrte. Es ist fraglich, ob diese Tiere überhaupt in dem Sinne adaptieren, daß ihr Stoffwechsel bei hohen Temperaturen gedrosselt wird. Sie führen bekanntlich sogar durch Aufsuchen sonniger Plätze eine Steigerung ihrer Körpertemperatur über die der Umgebung herbei (vgl. S. 135, ferner v. Buddenbrock[8]).

Auch bei den Wirbellosen harren noch viele Probleme der Bearbeitung; einige Fälle versuchen wir z. Z. zu klären. Nach Kirberger weist z. B. die Atmung des intakten Lumbriculus variegatus eine Temperaturanpassung entsprechend Typ 3 auf, nicht jedoch die Gewebsatmung (Typ 4). Eine Änderung der Menge an freiem und gebundenem Wasser (des Gesamttieres) mit der Anpassungstemperatur erfolgt nach neueren Versuchen nicht.

---

[1] Siehe S. 35, Fußnote 4.

[2] Carter, G. S.: On the control of the level of activity of the animal body. J. of Exper. Biol. **10**, 256 (1933).

[3] Smith, C. L.: The temperature-pulse rate curve of the isolated frog's heart (R. temp.). J. of Exper. Biol. **28**, 141 (1951); vgl. auch Nature (London) **170**, 74 (1952).

[4] Morgan, A. H., u. C. H. Fales: Seasonal conditions and effects of low temperatures in the thyroid glands of amphibians. I. Adult Triturus viridescens. J. of Morph. **71**, 357 (1942).

[5] Képinov, L.: Méchanisme des variations saisonières de la glycogénolyse hépatique chez les grenouilles. Bull. Soc. Chim. biol. **29**, 252 (1947).

[6] Siehe S. 28, Fußnote 13.

[7] Eggert, B.: Zur Morphologie und Physiologie der Eidechsenschilddrüse. I. Z. wiss. Zool. **147**, 205 (1936); vgl. auch **147**, 537 (1936); **148**, 221 (1936).

[8] v. Buddenbrock, W.: Vergleichende Physiologie, Bd. 4, 1950.

Nicht zu beantworten ist die Frage, wie die Hormonwirkung auf den Zell-stoffwechsel zu verstehen ist. Man hat diskutiert, ob das Thyroxin als Bestandteil des Zellfermentsystems anzusehen ist. Im isolierten Gewebe ist nach unseren Untersuchungen die Hormonwirkung nicht mehr feststellbar. Auch ein Einfluß des Hormons auf die Quantität von Fermenten, wie er von anderen Autoren behauptet wird, kann hier darum als Erklärung nicht in Frage kommen (vgl. GIERSBERG[1], S. 488).

Zellregulierung und übergeordnete nervöse Regulierung. *Der Einfluß von übergeordneten nervösen Zentren* auf die Temperaturadaptation wurde von BENTHE[2] untersucht. Er maß die Erregbarkeit (k-Wert nach BLAIR) bei Reizung des intakten Fußes von Limnaea stagnalis und des isolierten Fußes mit und ohne Ganglien. Besonders bei den beiden Fußpräparaten war wegen der gleichen Versuchsanordnung ein Vergleich des Ausmaßes der Adaptation möglich. Dieses war bei vorhandenen Ganglien *deutlich gesteigert.* Das Eingreifen des Zentral-nervensystems bei raschen Temperaturänderungen wurde schon beschrieben; bei den Versuchen von BENTHE handelt es sich um eine langsame Umstimmung, also eine Adaptation, die den anderen geschilderten Fällen entspricht.

Rassen- und Artvergleich. Unser Arbeitskreis hat sich bisher darauf beschränkt, erbgleiches Material (d. h. gleicher Rasse) zu untersuchen. Mit *größerer Vorsicht* in den Deutungen kann auch ein *Rassen- oder Artvergleich* versucht werden, wie ihn neuerdings PEIS und FIELD[3] und SCHLIEPER[4] unternommen haben. Der letztere findet Unterschiede in den Q_{10}-Werten des Grundumsatzes für langfristig an die Versuchstemperaturen angepaßte steno- und eurytherme Tiere (niedrige Werte bei den eurythermen, höhere bei den stenothermen T.). Diese sind sicherlich zumeist dadurch zu erklären, daß die eurythermen Tiere im Gegensatz zu den nicht regulierenden stenothermen nach Typ 3 adaptieren. Für die ersteren erhält man darum die Abhängigkeitskurve $A_1 A_2$, für die letzteren die Kurve $A_1 B_2$ des Schemas der Abb. 9.

Diese Aussage kann aber nur mit Wahrscheinlichkeit gemacht werden, wenn die Einwirkung rascher Temperaturänderungen nicht untersucht wird. Auch hier-bei können, wie erwähnt, in besonderen Fällen sehr niedrige Temperaturkoeffi-zienten vorhanden sein (vgl. S. 23). Es wird noch erörtert, daß hinsichtlich der Adaptationsfähigkeit kein genereller Unterschied zwischen stenothermen und eurythermen Tieren besteht, da wahrscheinlich auch die meisten eurythermen Tiere nicht adaptieren, also in Versuchen mit angepaßtem Material hohe Q_{10}-Werte ergeben würden.

Eine generelle Erklärung in unserem Sinne ist aber nicht möglich, da zwei Schüler von SCHLIEPER bei einem Artvergleich der sehr eurythermen *Planaria lugubris*, der weniger eurythermen *P. gonocephala* und der stenothermen *P. alpina* auch die Wirkung plötzlicher Änderungen der Temperatur ($5 \to 10°$ und $15 \to 25°$) untersucht haben. Im Gegensatz zum großen Temperatursprung wurde der Sauerstoffverbrauch bei den beiden letzten Arten durch die rasche Temperatur-änderung um 5° zunächst (in 3 Std.) noch gar nicht beeinflußt und stieg dann erst langsam (in etwa 12 Std.) auf den Endwert an, wie er für die an die höhere Tem-peratur angepaßten Tiere typisch war. Die Kurve für den großen Temperatursprung

[1] GIERSBERG, H.: Hormone. Fortschr. Zool., N. F. **9**, 479 (1952).

[2] Siehe S. 18 , Fußnote 9.

[3] PEIS, C. N., u. J. FIELD: The respiratory metabolism of excised tissues of warm- and cold-adapted fishes. Biol. Bull. **99**, 213 (1950).

[4] SCHLIEPER, C.: Versuch einer physiologischen Analyse der besonderen Eigenschaften einiger eurythermer Wassertiere. Biol. Zbl. **71**, 449 (1952); vgl. auch **69**, 216 (1950); ferner I. BLÄSING: Zool. Jb. (allg. Zool. u. Physiol.) **64**, 112 (1953); E. SCHMITT: Diss. Kiel 1954, erscheint in Kieler Meeresfschg. **9** (1955).

sieht bei *P. gon.* fast nach einer rasch verlaufenden Adaptation nach Typ 5 aus. Anfangs beträgt der Q_{10}-Wert etwa 2, im Endeffekt 2,8. Bei dem kleinen Temperatursprung betragen die Q_{10}-Werte für die an die Versuchstemperaturen lang angepaßten Tiere bei *P. gon.* 3,3, bei *P. alpina* 7,1 (berechnet nach Abb. 13 von Bläsing). Der hohe Wert auch für *P. gon.* spricht nicht für eine Adaptation in unserem Sinne. Andererseits konnte aber Behre für die CO_2-Produktion einer anderen Art *(P. dorotocephala)*, die in Quellen und von Quellen gespeisten Sumpfgebieten lebt, eine Temperaturadaptation nach Typ 3 feststellen (vgl. S. 28). Das von Schlieper und seinen Mitarbeitern beobachtete *verzögerte Ansprechen* auf plötzliche Temperaturänderungen würde natürlich auch als Schutz gegen deren ungünstige Folgen anzusehen sein.

c) Die Typen 1 und 2.

Die bisherigen Ausführungen bezogen sich auf den häufigsten und darum auch am besten untersuchten Typ 3. Die Adaptationstypen 1 und 2 unterscheiden sich nicht prinzipiell von diesem. Der Typ 2 stellt nur den selten verwirklichten Idealfall einer vollständigen Unabhängigkeit von der Temperatur nach der jeweiligen Anpassung dar. Beim Typ 1 ist sicherlich in dem Bestreben, einen Standardleistungswert zu erreichen oder zumindest die hohen Leistungswerte bei hohen Temperaturen abzudrosseln (vgl. S. 30), „etwas über das Ziel hinausgegriffen" worden. Unsichere Fälle werden für die Atmung von Meerestieren berichtet (Montuori[1]). Dieser Typ zeigte sich eindeutig bei der proteolytischen Aktivität von Käsebakterien (Christophersen und Thiele[2], vgl. Teil II).

d) Typ 5.

Vorkommen und Deutung. Schwieriger liegen die Probleme beim Typ 5. Ihn zeigt die Peroxydaseaktivität der Hefe Torulopsis kefyr (Christophersen und Precht[3], Precht[4], s. Abb. 13). Wir haben dies mit der Schutzfunktion des Ferments (Zersetzung von schädlichem H_2O_2) in Verbindung gebracht, die bei dem raschen Stoffwechsel bei hohen Temperaturen besonders wichtig sein mag. Bei Aromabildnern verläuft z. B. die Acetoinbildung nach dem Adaptationstyp 5 (Hoffmann[5]), was mit der ebenfalls von der Züchtungstemperatur abhängenden Säurebildung in Zusammenhang gebracht wird. Weitere Beispiele für den Typ 5 fand ich bei Prozessen, die mit der Lungenatmung von Limnaea stagnalis zusammenhängen (Precht[6]). Leider eignen sich diese Tiere nur wenig zu ganz exakten Messungen. Die Variabilität der Meßwerte ist stets groß; nach einigen Autoren schwankt schon die Frequenz des äußerlich sichtbaren Herzschlages bei völlig konstanten Außenbedingungen (vgl. auch Boettger[7], S. 334). Zum anderen handelt es sich um eine Gasentnahme aus einem kleinen Luftbehälter. Temperaturkoeffizienten können deshalb

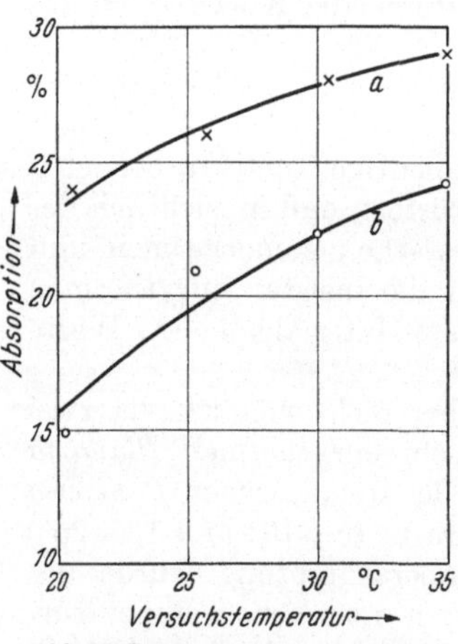

Abb. 13. Peroxydaseaktivität der Hefe Torulopsis kefyr (gemessen an der Farbstoffentwicklung eines Benzidin-Reaktionsgemisches). Versuchsdauer: 10 min, Züchtungstemperatur bei *a* 40°, bei *b* 20° (nach Precht).

---

[1] Siehe S. 28, Fußnote 4.
[2] Siehe S. 13, Fußnote 3.
[3] Siehe S. 32, Fußnote 1.
[4] Siehe S. 21, Fußnote 8.
[5] Siehe S. 20, Fußnote 7.
[6] Siehe S. 28, Fußnote 5.
[7] Boettger, C. R.: Basommatophora. Tierwelt Nord- und Ostsee. IX, b_2, 1944.

nicht berechnet werden. Es ist auch nicht zu entscheiden, ob durch die Anpassung vorher normale (d. h. der *RGT*-Regel entsprechende) Temperaturkoeffizienten gesteigert oder außergewöhnlich niedrige Werte durch sie normalisiert werden (vgl. S.38, oben). Die Meßwerte für das spezifische Gewicht am Ende der Tauchzeiten zeigten zu allen Jahreszeiten den Adaptationstyp 5. Die Absolutwerte wiesen temperaturunabhängige, jahreszeitliche Veränderungen auf (PRECHT und OTTO[1]). Es ist bemerkenswert, daß BERG[2] kürzlich auch beim Sauerstoffverbrauch eines anderen Vertreters der *Basommatophora (Ancylus fluviatilis)* den Adaptationstyp 5 fand.

Eine *große Bedeutung* kann der Adaptationstyp 5 für einzelne Lebensprozesse *bei höheren Pflanzen* haben. Es wurde schon erwähnt, daß Assimilation und Atmung bei raschen Temperaturänderungen verschiedene Q_{10}-Werte aufweisen. Man hat bereits ein Mißverhältnis zwischen beiden Prozessen als klimatisch begrenzenden Faktor angesehen (vgl. S. 168). STOCKER[3] (S. 217) gibt ein Schema für typische Kälte- und Wärmeformen. Nach LAMPE[4] kann nun auch in diesen Fällen eine langsam verlaufende Temperaturadaptation von Assimilation und Atmung deren Verhältnis ändern, so daß Schlüsse aus kurzfristigen Versuchen mit raschen Temperaturänderungen ein falsches Bild ergeben. So wird die Netto-Assimilation (S. 23) bei einer Temperatursteigerung des im Winter kaltadaptierten Fucus serratus durch die Adaptation dadurch günstiger, daß die Assimilation den Adaptationstyp 5, die Atmung anscheinend den Typ 3 aufweist. Im Sommer zeigte sich bei einer Temperatursenkung der warmadaptierten Pflanzen keine Anpassung. Daß das anfängliche Mißverhältnis zwischen Assimilation und Atmung durchaus eine biologische Bedeutung haben kann, zeigen die später zu erörternden Versuche von ANDERSSON[5] (vgl. S. 74).

Ein von EYSTER[6] gegebenes Beispiel kann kaum als eine fermentative Temperaturadaptation entsprechend Typ 5 gedeutet werden, da nicht vergleichbare Entwicklungsstadien in Beziehung gesetzt wurden, das Reaktionssystem also nicht unverändert blieb. Vgl. auch GUNN und HOPF[7], Abb. 2.

Viele Hormondrüsen sind, wie erwähnt, im Winter weniger tätig als im Sommer. So ist auch die hormonal beeinflußte Permeabilität der Froschhaut in der warmen Jahreszeit gesteigert (HOFMANN[8]). Durch eine Verhinderung des Temperaturanstiegs im Frühjahr kann der sonst stattfindende Anstieg vermieden oder wenigstens verzögert werden. Es wurde nicht untersucht, ob von der Adaptationstemperatur abhängende reversible Regulationen vorlagen, so daß mit dem Vorhandensein eines temperatur*un*abhängigen jahreszeitlichen Cyclus gerechnet werden muß.

Typ 5 als „Nebeneffekt". Auch der Adaptationstyp 5 kann wie der Typ 3 als *Nebeneffekt* auftreten, und zwar wiederum dann, wenn die Änderungen eigentlich im Dienste der Resistenzadaptation stehen. Bei der hitzegefährdeten Hefe nimmt der Wassergehalt mit steigender Adaptationstemperatur *ab*, bei vielen Pflanzen (S. 70) und dem Goldfischgewebe nach BLACK und HOAR und COTTLE[9] dagegen *zu*. Bei den von uns im Winter untersuchten Karauschen zeigt das Lebergewebe bei einer hohen Adaptationstemperatur eine Zunahme des Wassergehaltes

---

[1] PRECHT, H., u. E. OTTO: Hat die Lunge der Süßwasserpulmonaten hydrostatische Bedeutung? Verh. dtsch. Zool. Kiel **1948**, 381.

[2] BERG, A.: The problem of respiratory acclimatization, illustrated by experiments with Ancylus fluviatilis (Gastropoda). Hydrobiologia (Den Haag) **5**, 331 (1953).

[3] STOCKER, O.: Grundriß der Botanik. Heidelberg 1952.

[4] Siehe S. 28, Fußnote 17.

[5] ANDERSSON, G.: Gas change and frost hardening studies in winter cereals. Lund 1944.

[6] EYSTER, H. C.: Effect of temperature on catalase activity. Ohio J. Sci. **50**, 273 (1950).

[7] Siehe S. 18, Fußnote 2.

[8] HOFMANN, H.: Über jahreszeitliche Schwankungen der Permeabilität tierischer Membranen. Arch. exper. Path. u. Pharmakol. **205**, 216 (1948).

[9] HOAR, W. S., u. M. K. COTTLE: Some effects of temperature acclimatization on the chemical constitution of goldfish tissues. Canad. J. Zool. **30**, 49 (1952).

gegenüber niederen (Christophersen und Precht[1]), nicht jedoch das Muskelgewebe (Suhrmann[2]). Wir vermuteten, daß die Abnahme des Wassergehaltes des Gewebes mit der Erlangung einer Kälteresistenz im Zusammenhang steht. Als Nebeneffekt trat dabei der Adaptationstyp 5 für die Dehydrasenaktivität auf. Gleichzeitig wurde (sicher auch als Nebeneffekt) die Hitzeresistenz der Dehydrasen mit abnehmender Adaptationstemperatur gesteigert.

Ähnliche Beobachtungen machte nun auch Suhrmann für das Muskelgewebe der Karauschen, obgleich hier Wassergehaltsänderungen fehlten. Die Dehydrasenaktivität und auch der Sauerstoffverbrauch von Muskelgewebsschnitten zeigten den Adaptationstyp 5. Wahrscheinlich hängt das dennoch mit der Erlangung einer Kälteresistenz des Gewebes zusammen, da diese sicherlich noch weitere Veränderungen im Gefolge hat (vgl. hierzu S. 58). Z. Z. werden kälteempfindliche Fische untersucht.

e) Typ 4.

Wann fehlt eine Leistungsadaptation? Zur Beurteilung des *Vorkommens einer Temperaturadaptation* ist die Frage sehr wichtig, welche Organismen *keine* Regulationen zeigen. Es wurde bereits erwähnt, daß die Gesamtatmung der Hefe **Torulopsis kefyr** eine Temperaturadaptation vermissen läßt, während die Peroxydaseaktivität (vielleicht als echte Anpassungserscheinung) nach Typ 5, die Succinodehydrasenaktivität (als Nebeneffekt) nach Typ 3 adaptieren. Bei sehr *stenotherm* lebenden Organismen ist eine Temperaturadaptation noch nicht beobachtet worden und auch wohl nicht zu erwarten, da sie überflüssig wäre. *Sie kommt aber auch nur bei einem Teil der eurytherm lebenden Organismen vor.* Sehen wir von ihrem Vorkommen als Nebeneffekt (wie bei der Hefe zur Erlangung einer größeren Hitzeresistenz mit steigender Züchtungstemperatur) ab, so gilt die Regel, daß eine Adaptation der Typen 3—1 dort vorkommt, wo *ein wichtiger Bedarfsstoff* bei dem raschen Stoffwechsel bei den hohen Temperaturen leicht *zum Mangelfaktor* wird. (Natürlich sind solche Bedarfsstoffe keine direkte Kausalursache für ihr Vorkommen, sondern nur als Erklärung im Sinne einer phylogenetischen Anpassung zu verstehen.) So finden wir eine solche Adaptation bei vielen *im Wasser oder amphibisch lebenden* Tieren (und evtl. auch Pflanzen), da der verbrauchte Sauerstoff wegen der langsamen Diffusion im Wasser bei starkem Verbrauch bei hohen Temperaturen nicht schnell genug nachgeliefert wird. Es zeigt nur der amphibisch lebende **Lumbriculus variegatus** die Adaptation, nicht der in Komposthaufen lebende Wurm **Eisenia foetida** (Kirberger[3]). Die Hefe kann bei Sauerstoffmangel stets auf Gärung umschalten.

In großen Gewässern (besonders im Meer) liegen bedeutend konstantere Temperaturbedingungen vor, auch ist die Gefahr eines Sauerstoffmangels meist weniger gegeben. Es ist darum zu vermuten, daß die Bewohner offener Meeresgebiete eine Temperaturadaptation weniger zeigen. Viele dieser Organismen dringen weit ins Brackwasser vor, andere nicht. Die oft kleineren Brackwässer sind den Temperaturschwankungen bedeutend mehr ausgesetzt. Vielleicht spielt bei diesem Vordringen auch das Vorhandensein einer Temperaturadaptation eine Rolle. Die von Wells untersuchten, nach Typ 3 adaptierenden Fische (**Fundulus parvipinnis** und **Gillichthys mirabilis**) kommen häufig in flachen Küstengewässern vor. Die Wollhandkrabbe zeigte jedoch keine Temperaturadaptation (vgl. S. 36).

Als weiterer Faktor kommen *Reservestoffe bei Ruhestadien* in Frage. Darum adaptieren Chrysomeliden nur in der Winter- oder Sommerruhe (Marzusch[4], Lühmann und Drees[5]), nicht während der Fraßperiode, in der sie sich sowohl atmungs- als ernährungsmäßig den raschen Stoffwechsel bei hohen Temperaturen

---

[1] Siehe S. 35, Fußnote 10.
[2] Siehe S. 28, Fußnote 12.
[3] Siehe S. 17, Fußnote 4.
[4] Siehe S. 18, Fußnote 1.
[5] Siehe S. 28, Fußnote 8.

auch für längere Zeit „leisten" können. Nach LÜHMANN und DREES war im Artvergleich die Fähigkeit zur Adaptation (nach Typ 3) um so ausgeprägter, je länger der Sommerschlaf dauerte.

Diese Regel gilt aber nicht immer. Diapauselarven von Cephaleia abietis zeigten z. B. hinsichtlich Atmung und Fermentaktivität keine Adaptation (KIRBERGER[1]). Sie fehlte erwartungsgemäß bei Larven und Puppen von Tenebrio molitor (MARZUSCH[2]). Auch die Lokomotion der Bettwanze zeigte keine Anpassungserscheinungen (MELLANBY[3]).

Häufigkeit des Vorkommens der Leistungsadaptation. Es mag durch die eingehendere Erörterung der Adaptation der Eindruck entstanden sein, als wenn sie recht häufig ist; dies ist vermutlich gar nicht der Fall. Dennoch ist ihr Vorkommen *häufig genug*, um *stets* eine Beachtung der Temperaturverhältnisse während der Vorbehandlung des Versuchsmaterials erforderlich zu machen. So können bei den adaptierenden Organismen die Absolutwerte für die verschiedensten Lebensprozesse durch die Adaptationstemperatur bestimmt werden; es liegt nach verschiedener Temperaturanpassung dann nur noch äußerlich betrachtet das gleiche Individuum vor. Vor unserer eingehenderen Bearbeitung dieser Regulationen waren schon einige Fälle aus der Literatur bekannt. Die vereinzelten Angaben wurden aber wenig beachtet. Auch ich stieß erst nach mühsamen Fehlschlägen durch Nichtbeachtung der Konstanz der Vorbehandlung bei der Untersuchung der Temperaturabhängigkeit der Lungenatmung von Schnecken auf dieses Phänomen und nicht durch eine Kenntnis dieser Angaben im Schrifttum, die mir viel Arbeit erspart hätte. Der richtige Schluß auf das Vorkommen der Adaptation (PRECHT[4]) gestattete die Auswahl der geeigneten Versuchstiere. Die Frage, ob eine Temperaturadaptation in den anderen Fällen fehlt, wurde bedeutend weniger gründlich untersucht und harrt weiterer Bearbeitung.[5]

f) Inkonstante Vorbehandlung.

Bei den bisher geschilderten Versuchen sind die Anpassungstemperaturen konstant gehalten worden. In der Natur wechseln diese jedoch. Man kann auch im Versuch die Anpassungstemperatur in konstanten Intervallen ändern. Bei einem 12stündigen Wechsel von 15 und 23° zeigte Lumbriculus den gleichen Sauerstoffverbrauch wie nach einer konstanten Aufbewahrung bei 19° (KIRBERGER[1]).

g) Die Geschwindigkeit der Anpassung.

Das *Zeitproblem* ist gesondert zu betrachten. Die Zeit der Stoffwechselumstellung dauert bei Fischen etwa 4—5 Tage (STROGANOV[6]). Die sich schnell vermehrenden Mikroorganismen stellen sich rascher um. Die Änderung der Peroxydaseaktivität bei der Hefe Torulopsis kefyr ist bei der Erhöhung der Adaptationstemperatur von 20° auf 40° in 12 Std. beendet, sie dauert bei der Rückführung in 20° länger (CHRISTOPHERSEN und PRECHT[7], S. 251). Die Umstellung der Assimilation von Fucus serratus bei Temperaturerhöhung erstreckte sich über einen großen Zeitraum (LAMPE[8]).

Bei Organismen mit schnellerer Anpassung an höhere Temperaturen müßten deren tägliche Schwankungen im Freien (beim Adaptationstyp 3) zu einer Verminderung der Werte führen. Bei den erwähnten Versuchen von Frl. KIRBERGER

[1] Siehe S. 17, Fußnote 4.
[2] Siehe S. 18, Fußnote 1.
[3] MELLANBY, K.: Low temperature and insect activity. Proc. Roy. Soc. (London) B **127**, 473 (1939).
[4] Siehe S. 16, Fußnote 1.
[5] Zum Vorkommen bei Pflanzen vgl. ferner S. 39 u. 74.
[6] Siehe S. 28, Fußnote 4.
[7] Siehe S. 32, Fußnote 1.
[8] Siehe S. 28, Fußnote 17.

trat dies jedoch nicht in Erscheinung. Bei den in größeren Gewässern lebenden Tieren und den Ruhestadien im Boden sind die täglichen Temperaturschwankungen ohnehin gedämpft. Es ist wichtig, daß die Temperaturadaptation bei höheren Organismen sehr langsam verläuft. Durch sie soll eine *Anpassung* an einen *länger dauernden Temperaturwechsel* erreicht werden, nicht an die Tagesschwankungen.

3. Jahreszeitliche Unterschiede.

Es soll hier weniger interessieren, daß die Leistungswerte (z. B. der oft gemessene Sauerstoffverbrauch) auch unter konstanten normalen Temperaturbedingungen bekanntlich jahreszeitliche Unterschiede aufweisen. Am auffälligsten ist dieses, wenn obligatorische Ruhephasen eingeschaltet werden, die meist durch einen besonders niedrigen Stoffwechsel gekennzeichnet sind. Auch Speicherungen von Fett, Glykogen usw. können eine temperaturunabhängige Jahresperiodizität aufweisen (z. B. bei Eidechsen nach Dessauer[1]). Ferner kann *die Größe der Temperaturkoeffizienten* bei raschem Temperaturwechsel durch die Jahreszeit verändert werden. Die in Abb. 7 zutage tretenden niedrigen Q_{10}-Werte bei tiefen Temperaturen sind als eine besondere Anpassung an die kalte Jahreszeit zu betrachten.

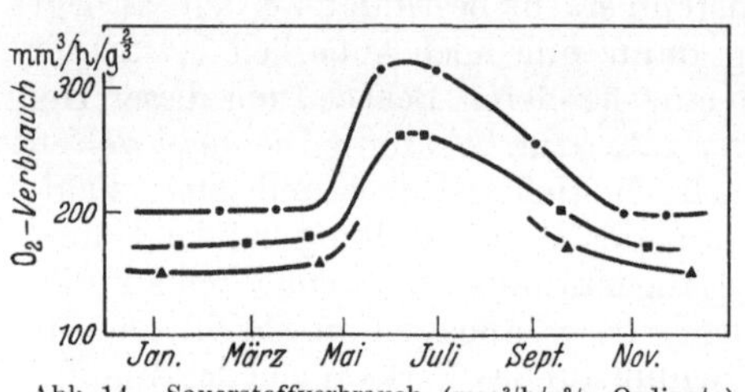

Abb. 14. Sauerstoffverbrauch (mm³/h/g²/₃ Ordinate) vom Frosch (R. esculenta) im Laufe des Jahres (Abszisse). Erklärung im Text (nach Stangenberg).

Es ist noch zu betonen, daß der Einfluß der *Adaptationstemperatur* von dem einer *temperaturunabhängigen Jahresperiodizität* getrennt werden muß. Ferner kann das *Ausmaß der Leistungsadaptation* von der Jahreszeit abhängen. Stangenberg[2] konnte alle drei Faktoren bei ihren Untersuchungen über den Sauerstoffverbrauch des Wasserfrosches (R. esculenta) trennen. Die Versuchstemperatur betrug bei den als Beispiel wiedergegebenen Kurven der Abb. 14 stets 15°, die Adaptationstemperatur bei der unteren 20°, der mittleren 15° und der oberen 6°. Der Abstand der Kurven gibt die Verschiebung der Werte durch die Adaptationstemperatur wieder, die Steigung im Sommer den Einfluß der Jahreszeit. Das Ausmaß der Adaptation ist im Sommer größer. Diese Kurven wurden an intakten Tieren gewonnen, wo Bewegungseffekte (trotz scheinbar äußerer Ruhe) nicht ganz ausgeschlossen werden können. Versuche mit *großhirnlosen* Tieren ergaben größere Gleichförmigkeit. Das Ausmaß der Adaptation war jetzt im Winter anscheinend größer als im Sommer. Es ist interessant, daß sich die Temperaturadaptation nach Typ 3 nur auf die *Sauerstoffaufnahme durch die Lunge* erstreckt, nicht auf die durch die Haut. Die Versuche bestätigen somit die Befunde älterer Autoren, nach denen die „Lungenatmung das leistet, was ihr die ziemlich konstante Hautatmung zu leisten übrigläßt" (v. Buddenbrock[3], S. 747). — Wells[4] führte ähnliche Versuche an Fischen (Fundulus parvipinnis) aus. Nach noch unveröffentlichten Versuchen von Schlieper war der Sauerstoffverbrauch des Kiemengewebes von *Mytilus edulis* (bei gleicher Versuchs- und Adaptationstemperatur) im Winter größer als im Sommer; dies vermindert natürlich die durch die verschiedenen Temperaturen bedingten jahreszeitlichen Unterschiede unter natürlichen Bedingungen.

[1] Dessauer, H. C.: Hibernation of the lizard Anolis caroliensis. Publ. Staz. zool. Napoli **23**, 224 (1952).
[2] Siehe S. 28, Fußnote 13.
[3] Siehe S. 16, Fußnote 2.
[4] Wells, N. A.: Variations in the respiratory metabolism of the pacific killifish Fundulus parvipinnis due to size, season and continued constant temperature. Physiol. Zool. 8, 318 (1935).

II. Der Einfluß extremer Temperaturen.

1. Die Resistenz verschiedener Lebensprozesse.

Es soll in diesem Kapitel die *Resistenz* der Organismen oder einzelner Lebensprozesse gegenüber extremen Temperaturen geschildert werden und nicht die Mittel, mit denen die wechselwarmen Organismen oftmals verhindern, daß sie solch extreme Temperatur überhaupt annehmen. Hier interessieren auch nur die Wirkungen verhältnismäßig rasch steigender und fallender Temperaturen, nicht die Anpassungsphänomene des nächsten Kapitels.

a) Die Wirkung hoher Temperaturen.

α) *Allgemeines über Umkehrpunkte und Letaltemperaturen.*

Kurvenverlauf bei hohen Versuchstemperaturen. Bei vielen Lebensprozessen (z. B. Sauerstoffverbrauch, Fermentaktivitäten) erhält man bei einer steten Steigerung der Versuchstemperatur eine Kurve mit einem *Umkehrpunkt* (Abb. 9). In anderen Fällen wie bei der Reizleitung des Froschherzstreifens hört die Leitung *plötzlich auf* (BENTHE[1]). Oder aber es wird ein *Endwert* immer schneller erreicht (z. B. das Austauschgleichgewicht bei Permeabilitätsversuchen; vgl. BĚLEHRÁDEK[2], S. 185, LUCKNER[3]). Untersucht man eine einzelne Fermentwirkung, so liegt der Umkehrpunkt im allgemeinen bei ziemlich hohen Temperaturen und die Meßwerte fallen jenseits des Maximums schnell ab; es liegt dann oft eine Denaturierung des Apoferments vor (vgl. jedoch AFANASJEV und ILJINA[4]).

Kurven mit mehreren Maxima. Die Dehydrasenaktivität der bei hohen Temperaturen vorgezüchteten Hefe Torulopsis kefyr weist *zwei Maxima* auf (CHRISTOPHERSEN und PRECHT[5], Abb. 15). Auch die Lokomotionsgeschwindigkeit von Amöben hat zwei Maxima bei 24 und 30° (MAST und PROSSER[6]).

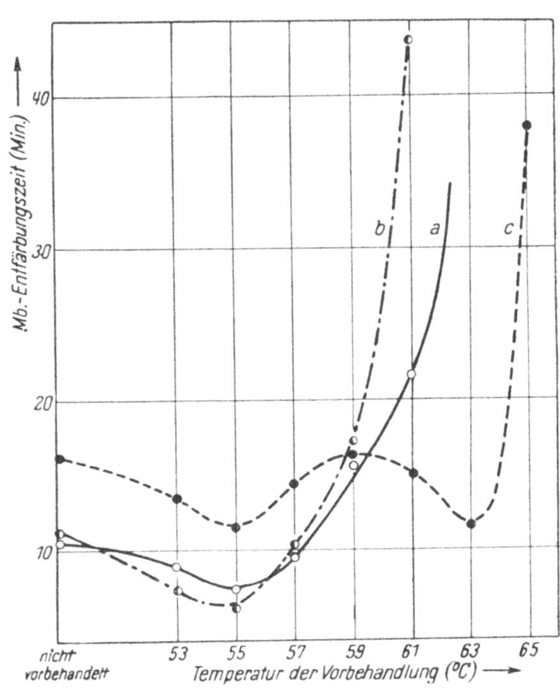

Abb. 15. Dehydrasenaktivität hitzevorbehandelten von Suspensionen von Torulopsis kefyr. Sie ist der Entfärbungszeit in THUNBERG-Versuchen umgekehrt proportional. Inaktivierungszeit: 10 min. Versuchstemperatur: 35°, Züchtungstemperatur bei *a* 20°, bei *c* 41°; eine weitere Hefe *(b)* wurde zunächst bei 20° gezüchtet, dann bei 41° und schließlich wieder bei 20° (nach CHRISTOPHERSEN und PRECHT).

---

[1] Siehe S. 18, Fußnote 9.

[2] Siehe S. 1, Fußnote 1.

[3] LUCKNER, H.: Die Temperaturabhängigkeit des Anionenaustausches roter Blutkörperchen. Pflügers Arch. **250**, 303 (1948).

[4] AFANASJEV, P. V., u. Y. M. ILJINA: Temperaturoptimum der Invertaseaktivität. Dokl. Akad. Nauk SSSR, N. S. **75**, 71 (1950).

[5] CHRISTOPHERSEN, J., u. H. PRECHT: Über den Umkehrpunkt der Atmungskurven und die Fermentwirkungsmaxima bei Einwirkung steigender Temperatur auf Hefen. Biol. Zbl. **70**, 261 (1951).

[6] Siehe S. 10, Fußnote 4.

Die Katalaseaktivität wird durch Temperaturen, die etwas unter der Inaktivierungstemperatur liegen, stark *aktiviert* (Christophersen und Precht[1]; vgl. auch v. Euler und Günther[2], v. Euler und v. Euler[3], Bodnar und Bartfai[4]). Entsprechendes gilt für die Protyrosinase (Bodine u. Mitarb.[5]).

Kurven mit wenig steilem Abfall. Bei anderen, weniger übersichtlichen Lebensprozessen liegen die Umkehrpunkte manchmal bei auffallend *niedrigen* Versuchstemperaturen; der Abfall jenseits des Maximums ist dann meist *weniger steil* (z. B. in Abb. 16 von Root[6]). Besonders in solchen Fällen ist der Schluß auf eine Eiweißdenaturierung voreilig (vgl. S. 15).

Umkehrpunkt und Bewegung. Bei Tieren kann man ein sehr verschiedenes Bild erhalten, je nachdem sie sich in Ruhe oder Bewegung befinden. So stieg bei der Regenbogenforelle der Sauerstoffverbrauch von ruhenden Tieren bis zu hohen Temperaturen (25,3°) an; wenn dem Fisch dagegen eine Aktivität aufgezwungen wurde, lag ein Maximum bei 19° (Graham[7], vgl. auch Fry und Hart[8]). (Es handelte sich allerdings um Tiere, die längere Zeit an die Versuchstemperaturen angepaßt waren.)

Wenig scharf ausgeprägte Umkehrpunkte. Das Maximum der Temperaturabhängigkeitskurven von Lebensprozessen braucht *nicht* immer *scharf ausgeprägt* zu sein. Der Schlag der Rankenfüße von Balanus übersteigt z. B. nicht einen oberen Grenzwert; dieser wird über viele Temperaturgrade eingehalten und fällt dann bei weiterem Temperaturanstieg (je nach der Höhe der Anpassungstemperatur) früher oder später ab (Precht[9]).

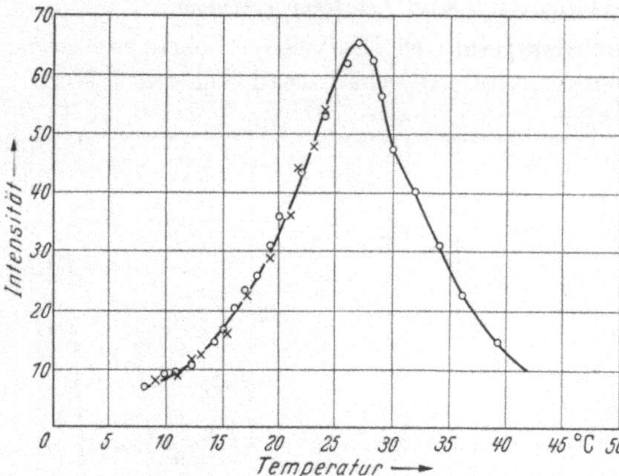

Abb. 16. Die Abhängigkeit der Lichtintensität von Leuchtbakterien von der Temperatur (nach Root).

Letaltemperaturen. In vielen Fällen hat man nicht den Umkehrpunkt der Temperaturkurven gemessen, der hier auch dem Resistenzproblem zugeordnet wird, sondern die Temperaturen, bei denen bestimmte Lebensprozesse oder meist das Leben des Gesamtorganismus erlöschen. Bei den größeren Organismen

---

[1] Christophersen, J., u. H. Precht: Untersuchungen zum Problem der Hitzeresistenz. II. Untersuchungen an Hefezellen. Biol. Zbl. **71**, 585 (1952).

[2] v. Euler, H., u. G. Günther: Enzymwirkung und Enzymbildung in lebenden Zellen. Z. physiol. Chem. **220**, 69 (1933).

[3] v. Euler, H., u. J. v. Euler: Über die katalatischen Wirkungen pflanzlicher Zellen. Ark. Kemi. **26 A**, 1299 (1949).

[4] Bodnar, J., u. J. Bartfai: Hitzeaktivierung der Fettkatalase. Z. physiol. Chem. **244**, 225 (1936).

[5] Bodine, J. H., T. N. Tahmisian u. D. L. Hill: Effect of heat on protyrosinase. Heat activation, inhibition, and injury of protyrosinase and tyrosinase. Arch. of Biochem. **4**, 403 (1944).

[6] Root, C. W.: The relation between respiration and light intensity of luminous Bacteria, with special reference to temperature. J. Cell. a. Comp. Physiol. **1**, 195 (1933).

[7] Graham, J. M.: Some effects of temperature and oxygen pressure on the metabolism and activity of the speckled trout (Salvelinus fontinalis). Canad. J. Res. D **27**, 270 (1949).

[8] Fry, F. E. J., u. J. S. Hart: The relation of temperature to oxygen consumption in the goldfish. Biol. Bull. **94**, 64 (1948).

[9] Siehe S. 16, Fußnote 1.

versteht man unter *Letaltemperatur* meist die Temperatur des individuellen Todes, bei Mikroorganismen die Grenze der Vermehrungsfähigkeit.

Dauer der Hitzeeinwirkung. Die Wirkung der hohen Temperaturen ist stark von der *Dauer* ihrer Einwirkung abhängig. Man kann für die mit steigender Temperatur rasch abnehmende Zeit bis zum Auftreten der Hitzeschädigung *hohe* Q_{10}-*Werte* ausrechnen, wie sie auch für Eiweißdenaturierungen bekannt sind (vgl. WARTENBERG[1], S. 572, LEPESCHKIN[2], S. 183, v. KOOT und WIERTZ[3], MASU-YAMA und HAMADA[4]). Dies gilt nach COLLANDER[5] auch für Pflanzen, die bereits bei Temperaturen unter 40° getötet werden. Es ist zu berücksichtigen, daß zunächst unsichtbare Schäden sich erst später bemerkbar machen können (JEFFER-SON[6]). Oft wird bei Tieren als Letaltemperatur die Temperatur angegeben, bei der nach einer angegebenen Zeit der Hitzeeinwirkung die Hälfte der Organismen überlebt.

Geschwindigkeit der Temperatursteigerung. Schon wegen der erwähnten Schockwirkungen ist es geboten, die Temperatur nicht zu rasch zu steigern. Das Tempo der Temperatursteigerung wirkt sich oft auch auf die Lage der Umkehr-punkte bzw. die Letaltemperaturen aus (vgl. POTONIÉ[7], WATANABE[8]). Es sollen hier nicht die Fälle interessieren, bei denen die Temperatursteigerung so langsam erfolgt, daß die später zu erörternden Regulationen eintreten können.

Weitere die Lage der Umkehrpunkte und Letaltemperaturen beeinflussende Faktoren. Es gibt viele weitere innere und äußere Faktoren, welche die Lage der Umkehrpunkte bzw. die Höhe der Letaltemperaturen beeinflussen können (vgl. BĚLEHRÁDEK[9], S. 190ff.). *Aus neueren Arbeiten:* Der CO_2-Gehalt der Luft sowie die Lichtintensität beeinflussen die Lage des Umkehrpunktes bei der Assimilation von Pflanzen (vgl. LUNDEGÅRDH[10]). Hohe Bodentemperatur kann Pflanzen mehr schädigen als hohe Lufttemperatur (CARROLL[11]). Nahrungsentzug macht Paramaecien (BARBARIN[12]) und Hefen (CHRISTOPHERSEN und PRECHT[13]) hitzeempfindlicher. Anreicherung von Nahrungsstoffen war für die Hitzeresistenz der Gräser wichtig (JULANDER[14]), in anderen Versuchen waren schlechter ernährte Pflanzen widerstands-fähiger (SAPPER[15]). Bei Fischen waren die Letaltemperaturen unabhängig vom Ernährungs-zustand (BRETT[16], S. 13). Belichtung setzte bei Eristalis die Letaltemperatur herab (DOLLY

---

[1] WARTENBERG, H.: In P. SORAUER, Handbuch der Pflanzenkrankheiten, Bd. 1, S. 475, 1933.

[2] LEPESCHKIN, W. W.: Kolloidchemie des Protoplasmas. Wiss. Forschgsber. Naturwiss. R. Bd. 47, 1938.

[3] v. KOOT, I., u. G. WIERTZ: Onderzoek naar de afstervingstemperaturen van enkele voor de plantebgroei schadelijke bodem-organismen. Tijdschr. Plantenziekten 53, 121 (1947).

[4] MASUYAMA, J., u. M. HAMADA: Plant death by heat action. Mem. Coll. Agricult. Kyoto Univ. Nr. 64, 1 (1952); Ber. wiss. Biol. 89, 375 (1954).

[5] COLLANDER, R.: Beobachtungen über die quantitativen Beziehungen zwischen Tötungs-geschwindigkeit und Temperatur beim Wärmetod pflanzlicher Zellen. Soc. Sci. fenn., Comm. Biol. No. 7 (1924).

[6] JEFFERSON, G. T.: Heat injury in insects. Nature (London) 156, 111 (1945).

[7] POTONIÉ, H. W.: Kritische Untersuchungen über die biologische Bedeutung des Um-kehrpunktes in der Atmungsintensität kaltblütiger Tiere bei steigender Temperatur. Biol. Zbl. 24, 16 (1924).

[8] WATANABE, Y.: Heating rate and heat-shortening temperature in Eisenia foetida (SAVIGNY). Physiol. Zool. 23, 258 (1950).

[9] Siehe S. 1, Fußnote 1.

[10] LUNDEGÅRDH, H.: Klima und Boden. Jena 1949.

[11] CARROLL, J. C.: Effects of drought, temperature and nitrogen on turf grasses. Plant Physiol. 18, 19 (1943).

[12] BARBARIN, V. V.: Alteration of sensibility in Paramecium caudatum during starvation. Herzen State Pedagog. Inst. Sci. Mem. 30, 51 (1940); Biol. Abstr. 17, 7540 (1943).

[13] Siehe S. 18, Fußnote 8.

[14] JULANDER, O.: Drought resistance in range and pasture grasses. Plant Physiol. 20, 573 (1945).

[15] SAPPER, J.: Versuche über Hitzeresistenz der Pflanzen. Planta (Berlin) 23, 518 (1935).

[16] BRETT, J. R.: Some lethal temperature relations of Algonquin park fishes. Publ. Ontario Fish. Res. Labor. No. 63, 1 (1944); vgl. auch 64, 1 (1946).

und White[1]). Verdunkelte Maiskeimlinge waren weniger resistent als kurz vor dem Versuch belichtete Exemplare (Heyne und Laude[2]). Ältere Fliegenmaden wiesen größere Widerstandsfähigkeit auf als jüngere (Sato[3], vgl. auch Bovee[4].) Die jüngsten Anopheleslarven (Barr[5]) waren wie junge Blätter (Bogen[6]) resistenter als ältere. Die verschiedenen Entwicklungsstadien unterscheiden sich oft in ihrer Resistenz; so waren Dptereneier empfindlicher als Larven und diese empfindlicher als Puppen (Larsen[7]). Alternde Kulturen von Paramaecien (Giese und Heath[8]) und vielen anderen Mikroorganismen (vgl. Teil II) sind hitzeresistenter als jüngere Stadien aus der Wachstumsphase. Größere Lachse waren empfindlicher als kleinere Individuen (Huntsman[9]). Während des Keimens von Bohnen fiel die Optimaltemperatur der Katalaseaktivität (Rotini[10], vgl. auch Smith[11]). Bei Bakteriensporen stieg bei gleichem p_H die Hitzeresistenz mit zunehmender Konzentration der Suspensionen (Amaha und Sakaguchi[12], vgl. Bĕlehrádek[13], S. 200). Daß Paramaecien aus Massenkulturen weniger resistent sind, soll mit dem veränderten p_H der Kulturen zusammenhängen (Garner[14]), dessen Bedeutung für die Hitzeresistenz bekannt ist (vgl. z. B. Beamer und Tanner[15]). Bei Paramaecien soll sogar die Todesursache bei Hitzeeinwirkung (Coagulation, Zerreißung bzw. Auflösung der Membran) vom p_H des Kulturmediums abhängen (Chalkley[16]). Bakterienstämme sollen durch Kontakt mit hochresistenten Stämmen selbst ihre Widerstandsfähigkeit gegen Hitze steigern (stoffliche Beeinflussung — Prévot[17] u. Mitarb., vgl. auch Peppler und Frazier[18], ferner Teil II).

Art- und Rassenvergleich. Die Umkehrpunkte und Letaltemperaturen liegen für die einzelnen *Arten und Rassen* und sogar oft schon für die verschiedenen *Zellen und Gewebe des gleichen Individuums* unterschiedlich hoch. Die obere Grenze des Lebens liegt bei arktischen, alpinen oder in kalten Jahreszeiten wachsenden Algen im allgemeinen sehr niedrig (z. B. 16—18° bei Hydrurus foetidus), bei

---

[1] Dolly jr., W. L., u. J. D. White: The effect of illuminance on the lethal temperature in the drone fly, Eristalis tenax. Biol. Bull. **100**, 90 (1951).

[2] Heyne, E. G., u. H. H. Laude: Resistance of corn seadlings to high temperatures in laboratory tests. J. Amer. Soc. Agronomy **32**, 116 (1940).

[3] Sato, T.: Experiments on preventing maggot damage. Bull. Japan. Soc. Sci. Fish. **16**, 15 (1950).

[4] Bovee, E. C.: Studies on the thermal death of Hyalella azteca Saus. Biol. Bull. **96**, 123 (1949).

[5] Barr, A. R.: The thermal death times of the aquatic stages of some american dark-winged anophelines. Amer. J. Hyg. **55**, 170 (1952).

[6] Bogen, H. J.: Untersuchungen über den Hitzetod und Hitzeresistenz pflanzlicher Protoplaste. Planta (Berlin) **36**, 298 (1948).

[7] Larsen, E. B.: Problems of heat death injury. Experiments on some species of Diptera. Biol. Med. danske Vidensk. Selsk. **19**, 1 (1943).

[8] Giese, A. C., u. H. D. Heath: Sensitization to heat by x-rays. J. Gen. Physiol. **31**, 249 (1948).

[9] Huntsman, A. G.: Death of salmon and trout with temperature. J. Fish. Res. Bd. Canada **5**, 485 (1942).

[10] Rotini, O. T.: Le variazioni dell'attivita catalasica durante la germinazione dei semi. Chim. e Indust. (Milano) **30**, 234 (1948); Biol. Abstr. **23**, 24865 (1949).

[11] Smith, C. L.: Influence of temperature on the amylase of cold- and warm-blooded animals. J. of Exper. Biol. **15**, 10 (1938).

[12] Amaha, M., u. K. Sakaguchi: Studies on the heat resistance of bacterial spores. II. On the relation between spore concentration and survival time. J. Agric. Chem. Soc. Japan. **25**, 140 (1951); vgl. auch **25**, 104 (1951).

[13] Siehe S. 1, Fußnote 1.

[14] Garner, M. R.: The relation of numbers of Paramecium caudatum to their ability to withstand high temperatures. Physiol. Zool. **7**, 408 (1934).

[15] Beamer, P. R., u. F. W. Tanner: Heat resistance studies on selected yeasts. Zbl. Bakter. II **100**, 202 (1939); vgl. auch **100**, 81 (1939).

[16] Chalkley, H. W.: On the relation between the resistance to heat and the mechanism of death in Paramecium. Physiol. Zool. **3**, 425 (1930).

[17] Prévot, A. R., M. Raynand u. H. Tataki: Recherches sur la thermorésistance de Clostr. sporogenes et le phénomène d'entrainement des espèces peu resistantes. Ann. Inst. Pasteur **80**, 553 (1951).

[18] Peppler, H. J., u. W. C. Frazier: Influence of a film yeast, Candida krusei, on the heat resistance of certain lactic acid bacteria grown in symbiosis with it. J. Bacter. **43**, 181 (1942).

Arten aus heißen Quellen dagegen ganz ungewöhnlich hoch (Phormidium-Arten fand man bei fast 90°C, vgl. HEILBRUNN[1], S. 419 ff, HUSTEDT[2]). Unter den Tieren sind die Protozoen oftmals sehr resistent; Insektenarten fand man bei über 50°C (vgl. MILNE[3]), Wüstenheuschrecken sogar bei über 60° (vgl. SPEYER[4], S. 90, HERTER[5], S. 12). Fische sind dagegen meist sehr hitzeempfindlich (HEIL-BRUNN[1], BRETT[6], BLACK[7], HART[8], vgl. auch FRY und GIBSON[9]). Dies kann auch für manche Insekten (evtl. bestimmte Stadien) zutreffen. Die subtropische Ernte-ameise (Messor semirufus) kann, wie noch genauer beschrieben wird, in den Sommermonaten nur nachts aktiv sein, weil sie Temperaturen über 24° nur kurze Zeit verträgt (BODENHEIMER und KLEIN[10], vgl. auch SPEYER[4], S. 91).

β) Die Ursachenfrage.

Große Hitzeresistenz. Sehr oft ist die Frage diskutiert worden, wie ein Leben bei den ungewöhnlich *hohen* Temperaturen möglich ist. Die Artenzahl in mittel-europäischen Thermen fällt mit steigender Temperatur zwischen 27—30° steil ab, ein weiterer schwächerer Abfall ist zwischen 40—45° festzustellen (PAX[11]). Die bei noch höheren Temperaturen vorkommenden Arten leben oft nur etwas unter ihrer Letaltemperatur; kleinere Temperatursteigerungen rufen dann Katastrophen hervor. Manche Enzyme der thermophilen Spezies erwiesen sich als *nicht sehr hitzeresistent* und wurden bereits bei Temperaturen inaktiviert, bei denen die Arten noch wachsen. ALLEN[12] glaubt, daß in diesen Fällen die Enzyme schneller auf-gebaut als durch Hitze zerstört werden. Auch diesen Arten stehen die Mittel zur Steigerung der Hitzeresistenz zur Verfügung, die sich ganz allgemein finden und noch eingehend diskutiert werden und auch in den Regulationen der Hitzeresistenz zum Tragen kommen. Darüber hinaus fand man bei einigen Thermophilen deutliche *Resistenzerhöhungen* von Fermenten gegenüber der Norm (vgl. S. 12). Bei *Bacillus stearothermophilus* gilt dies nicht für alle Fermente. Die Bernstein-säureoxydase wurde bereits bei den normalen Wachstumstemperaturen zerstört, wenn nicht Magnesiumionen, Pyruvate und Sauerstoff zugegen waren. Nach B. STEWART ist die Alaninracemase von Sporen nur so lange hitzeresistent, wie sie an andere Eiweiße gebunden ist (vgl. MILITZER u. BURNS[13]).

---

[1] HEILBRUNN, L. V.: An outline of general physiology. London 1950 (neue Auflage ist erschienen).

[2] HUSTEDT, F.: Algunas observacionos sobre la vida de microorganismos en los arroyos termales de los Ausoles de El Salvador. Comun. d'Inst. trop. de Investig. cient. **2**, 103 (1953).

[3] MILNE, L. J., u. M. J.: Temperature and life. Sci. Amer. **180**, 46 (1949).

[4] SPEYER, W.: Entomologie. Wiss. Forsch.-Ber. Naturwiss. R. Bd. 43, 1937.

[5] HERTER, K.: Der Temperatursinn der Insekten. Berlin 1953.

[6] Siehe S. 45, Fußnote 16.

[7] BLACK, E. C.: Upper lethal temperatures of some British Columbia fresh-water-fishes. Federat. Proc. **11**, No. 1 (1952).

[8] HART, J. S.: Lethal temperatures relations of certain fish of Toronto region. Trans. Roy. Soc. Canad. Sect. 5 **41**, 57 (1947).

[9] FRY, F. E. J., u. M. B. GIBSON: Lethal temperature experiments with speckled trout × lake trout hybrids. J. Heredity **42**, 56 (1953).

[10] BODENHEIMER, F. S., u. H. J. KLEIN: Über die Temperaturabhängigkeit von Insekten. II. Die Abhängigkeit der Aktivität der Ernteameise Messor semirufus E. ANDRÉ von der Temperatur und anderen Faktoren. Z. vergl. Physiol. **11**, 345 (1930).

[11] PAX, F.: Die Grenzen tierischen Lebens in mitteleuropäischen Thermen. Zool. Anz. **147**, 275 (1951).

[12] ALLEN, M. B.: The dynamic nature of thermophily. J. Gen. Physiol. **33**, 205 (1950); vgl. auch Bacter. Rev. **17**, 125 (1953).

[13] MILITZER, W., u. L. BURNS: Thermal enzymes. VI. Heat stability of pyruvic oxidase. Arch. of Biochem. a. Biophysics **52**, 66 (1954).

Zwei Mutanten von Neurospora crassa unterschieden sich nach Horowitz und Fling[1] in der Hitzeresistenz ihrer Tyrosinase; dies beruhte auf strukturellen Unterschieden der beiden Moleküle und wurde durch *ein Gen* bewirkt.

Hitzeempfindlichkeit. Ein ebenso großes Problem stellen die sehr *hitzeempfindlichen* Arten dar, bei denen die Letaltemperaturen so niedrig liegen, daß kaum eine Eiweißdenaturierung oder ähnliches als Ursache der Hitzeschäden angenommen werden darf. Es mag sein, daß oftmals (vielleicht durch sehr unterschiedliche Q_{10}-Werte der verschiedenen Prozesse) die Harmonie zwischen Auf- und Abbau mit steigender Temperatur gestört wird. Dabei kann es dann zu einer Ansammlung schädlicher intermediärer Stoffwechselprodukte kommen. In vielen Fällen handelt es sich wahrscheinlich um die im allgemeinen hitzeempfindlicheren Vermehrungsprozesse, die zunächst geschädigt werden und ein Vorkommen der Arten in Biotopen mit höheren Temperaturen ausschließen. Auf diese Probleme wird später eingegangen.

Eiweißdenaturierung. Auch bei den resistenteren Arten dürfte es kaum möglich sein, alle Hitzeschäden auf die *gleiche* Ursache zurückzuführen. Sehr naheliegend ist stets, als Ursache eine *Eiweißdenaturierung* anzunehmen, wobei es dann aber meist nicht möglich ist anzugeben, welches der lebenswichtigen Eiweiße durch die steigende Temperatur nun zunächst betroffen wird. Daß aber der Schluß auf eine durch Denaturierung zustande kommende Fermentinaktivierung nicht zu voreilig gezogen werden darf, zeigen unsere Atmungsversuche an der Hefe Torulopsis kefyr (Christophersen und Precht[2], Abb. 17). Wir dehnten die Messungen bei Versuchstemperaturen, die oberhalb der bei etwa 41° liegenden Temperatur des Umkehrpunktes lagen, längere Zeit aus. Es findet von 42—50° nur ein geringfügiger zeitlicher Abfall der Meßwerte statt; erst bei Temperaturen über 50° setzt augenscheinlich die irreversible Denaturierung des empfindlichsten der zum Atmungsvorgang notwendigen Eiweiße ein. Die Eiweißdenaturierung weist im Gegensatz zu den Synthesen meist so viel größere Temperaturkoeffizienten auf, daß ein progressiv verlaufender Prozeß resultieren würde und keine neuen Gleichgewichtseinstellungen, wie es offenbar bei unseren Versuchen der Fall war. Diese sind allerdings dann zu beobachten, wenn die Denaturierung reversibel ist, doch sind, wie erwähnt (S. 11), solche Fälle wahrscheinlich selten. Die durchschnittlichen Q_{10}-Werte (der Abnahme der Werte) für die Temperaturen von

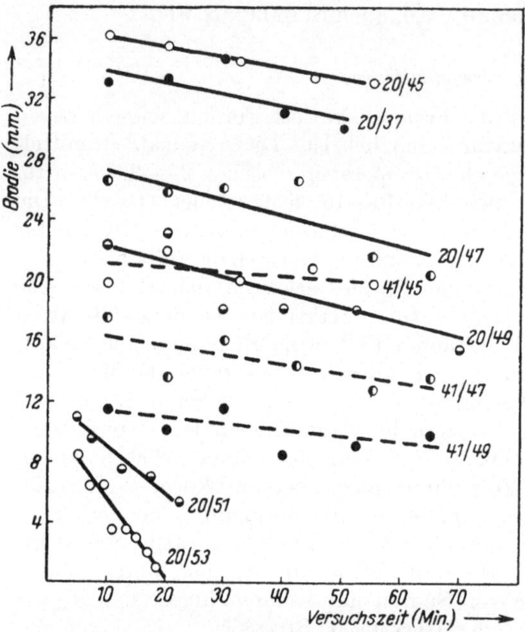

Abb. 17. Sauerstoffverbrauch der Hefe Torulopsis kefyr (Ordinate) bei längerer Versuchszeit. 20/37 bedeutet z. B.: Züchtungstemperatur 20° und Versuchstemperatur 37° (nach Christophersen und Precht).

---

[1] Horowitz, N. H., u. M. Fling: Genetic determination of tyrosinase of thermostability in Neurospora. Genetics 38, 360 (1953).
[2] Siehe S. 43, Fußnote 5.

45°—47°—49° (errechnet nach den Werten bei einer Versuchsdauer von 10 min) betragen für die bei 20° gezüchtete Hefe 3,4, für die bei 41° gezüchtete 4,3. — Bei **Eisenia foetida** liegt der Umkehrpunkt der an die tiefen Temperaturen angepaßten Tiere bei der extremen Grenztemperatur des Lebens (KIRBERGER[1]).

Die Bedeutung der Fette. Als weitere Stoffe, die mit der Hitzeresistenz in Zusammenhang gebracht werden, sind die *Fette und fettsäurehaltigen Lipoide* zu nennen. Der *Schmelzpunkt* der Reservefette, aber auch der protoplasmatischen Fette und Lipoide hängt von der Temperatur ab, bei der sie gebildet werden; er *steigt mit zunehmender Bildungstemperatur*. So haben z. B. Lachse aus mehr nördlichen Gegenden Fette mit niedrigerem Schmelzpunkt als Artgenossen aus wärmeren Klimaten (BROCKLESBY und BAILEY, vgl. HEILBRUNN[2], S. 426). Hoher Schmelzpunkt ist korreliert mit hoher Hitzeresistenz. Sogar durch Verfütterung mit verschieden hartem Schmalz kann die Hitzeresistenz von Fischen im entsprechenden Sinne beeinflußt werden, nicht jedoch die Kälteresistenz. Verschieden stark gesättigtes Sardinenöl wirkte im umgekehrten Sinne auf Hitze- und Kälteresistenz (HOAR und COTTLE[3], vgl. auch HOAR und DORCHESTER[4]). Auch bei Pflanzen kann der Sättigungsgrad der Fette (gemessen an der Jodzahl) von den Temperaturbedingungen abhängen (vgl. z. B. WEISS u. Mitarb.)[5]. Sogar die Art der beteiligten Fettsäuren kann von der Adaptationstemperatur beeinflußt werden (vgl. Teil II).

Nach HEILBRUNN[1] soll Hitze aus einer Verbindung von Protein, Lipoid und Calcium (die sich im Ectoplasma befindet) das Lipoid von seiner Eiweißbindung lösen und dadurch auch das Ca freisetzen (S. 427). Je niedriger der Schmelzpunkt des Lipoids liegt, um so leichter soll die Lösung der Bindung erfolgen. Das freigesetzte Calcium soll dann durch seine Reizwirkung die an sich mit steigender Temperatur meist abnehmende Plasmaviscosität bis zu schädlichen Graden wieder ansteigen lassen.

Nach FRAENKEL und HOPF[6] kann die Theorie, daß ein einfaches „Freiwerden der Lipoide", nämlich ein Schmelzen derselben mit daraus folgender erhöhter Durchlässigkeit der Zellmembranen (oder eine Zerstörung anderer Lipoidträger wie der Mitochondrien — JEFFERSON[7]) die tödliche Wirkung der Hitze erklären soll, nicht zutreffen. Denn das Absterben der Larven von **Phormia terranovae** erfolgt erst bei einer um 5° höheren Temperatur als das der Larven von **Calliphora erythrocephala**, obwohl sich die Schmelzpunkte ihrer Lipoide nicht unterscheiden. Zu erwähnen ist ferner, daß die Hitzeresistenz von Bakteriensporen durch Fettlösungsmittel nicht beeinflußbar ist (v. ANGERER[8]). Die Hitzedenaturierung von Serumalbumin wird durch einen Zusatz von Fettsäuren gehemmt, und zwar um so mehr, je länger deren Ketten sind (BOYER u. Mitarb.[9], SUGIYAMA[10]).

---

[1] Siehe S. 17, Fußnote 4.

[2] Siehe S. 47, Fußnote 1.

[3] HOAR, W. S., u. M. K. COTTLE: Dietary fat and temperature tolerance of goldfish. Canad. J. Zool. **30**, 41 (1952).

[4] HOAR, W. S., u. J. E. C. DORCHESTER: The effect of dietary fat on the heat tolerance of goldfish (Carassius auratus). Canad. J. Res. D. **27**, 85 (1949).

[5] WEISS, M. G., C. R. WEBER, L. F. WILLIAMS u. A. H. PROBST: Correlation of agronomic characters and temperature with seed compositional characters in soybeans as influenced by variety and time of planting. Agron. J. **44**, 289 (1952).

[6] FRAENKEL, G., u. H. S. HOPF: The physiological action of abnormally high temperatures on poikilothermic animals. I. Temperature adaptation and the degree of saturation of the phosphatides. Biochemic. J. **34**, 1085 (1940).

[7] Siehe S. 45, Fußnote 6.

[8] v. ANGERER, R.: Untersuchungen über die Ursachen der Resistenz von Bazillensporen. Arch. Hyg. u. Bakter. **121**, 12 (1939).

[9] BOYER, P. D., F. G. LUM, G. A. BALLOU, J. M. LUCK u. R. G. RICE: The combination of fatty acids and related compounds with serum albumin. I. Stabilization against heat denaturation. J. of Biol. Chem. **162**, 181 (1946).

[10] SUGIYAMA, H.: Studies on factors affecting the heat resistance of spores of Clostridium botulinum. J. Bacter. **62**, 81 (1951).

Andere Stoffe. Nach Califano[1] soll bei Bakterien der mit steigender Temperatur abnehmende Gehalt an Ribosenucleinsäuren einen Einfluß auf die Hitzeresistenz haben. Auch der Eiweiß- bzw. der Aminostickstoffgehalt soll in Beziehung zu dieser stehen (vgl. Chlebnikova und Bolondz[2], Zobel[3]).

Die Bedeutung des Wassergehaltes der Zellen. Es wurde schon erwähnt, daß die Menge an freiem Zellwasser (und in umgekehrtem Sinne die Menge an gebundenem Wasser) die Hitzeresistenz beeinflussen können. So kann man z. B. Bakteriensporen mit geringem Gehalt an freiem Wasser und vermehrtem gebundenem Wasser/Trockengewicht (Friedman und Henry[4]) ohne Schaden sehr hoch erhitzen und tief abgekühlen (vgl. Běhlehrádek[5], S. 190). Eine künstliche Vermehrung oder Verminderung des freien Zellwassers führt zu den erwarteten Veränderungen der Hitzeresistenz. Es wurde z. B. die Resistenz der von uns untersuchten Hefe Torulopsis kefyr nach Überführung aus der Nährlösung in dest. Wasser herab-, nach Überführung in hypertonische (nicht eindringende) Maltoselösung heraufgesetzt. Dies gilt für die verschiedensten Lebensprozesse (Vermehrung, Fermentaktivitäten usw. — Christophersen und Precht)[6].

Auch bei *terrestrischen Organismen* sind viele Fälle bekannt, wo die genannte Beziehung gilt (z. B. Insekten — Buxton[7], Ludwig[8], S. 113, Hinton[9]). Es ist bei diesen Versuchen darauf zu achten, daß die Körpertemperatur als Maß verwandt wird und nicht die evtl. andere Umgebungstemperatur (vgl. S. 135). In einer trockenen Umgebung kann die Körpertemperatur durch eine starke Wasserverdunstung herabgedrückt werden. Es sind allerdings auch Fälle bekannt, wo die obere Temperaturgrenze bei geringeren Luftfeuchtigkeiten tiefer liegt als bei höheren. Dies dürfte besonders bei solchen Insekten der Fall sein, die an sich schon keine größere Trockenheit vertragen. So kann oft eine günstige Kombination von Feuchtigkeit und Temperatur angegeben werden. Jede Abweichung eines Faktors von diesem Optimum wirkt sich ungünstig aus (vgl. Uvarov[10], S. 81).

Die Wirkung von Ionen auf die Hitzeresistenz von Zellen. Auch durch eine Einwirkung verschiedener *Ionen* kann die Hitzeresistenz beeinflußt werden. Nach Bogen[11] sollen einwertige Ionen unter Ladungserhaltung adsorbiert werden und neue Hydratationszentren schaffen; dadurch wird das Hydratationsmuster der Proteine geändert und die Hitzeresistenz herabgesetzt. $MgSO_4$, welches die Resistenz steigert, soll durch zusätzliche Bindung zwei Proteinmoleküle in ihrer Lage festhalten und dadurch das Plasma stabilisieren. Bei der Kälte-, Dürre- und Giftresistenz spielt nach Bogen die Formstabilität der Moleküle eine geringere Rolle (zur Kritik vgl. Levitt[12], S. 262). Bogen[13] hat als weiteren Hydratations-

[1] Califano, L.: Ricerche sulla separazione di acido nucleinico per azione del calore. Atti Accad. Naz. Lincei, Rend. Cl. Sci. fis., mat. e nat. Ser. 8, 8, 94 (1950).

[2] Chlebnikova, N., u. G. Bolondz: Über die biochemische Beeinflussung der Hitzeresistenz. C. r. Acad. Sci. USSR 2, 584 (1934); Ber. wiss. Biol. 31, 65 (1935).

[3] Zobel, K.: Über die Beziehungen zwischen chemischer Zusammensetzung von Pilzsporen und ihrem Verhalten gegen Erhitzen. Syclowia 4, 175 (1950).

[4] Friedman, C. A., u. B. S. Henry: Bound water content of vegetative and spore forms of bacteria. J. Bacter. 55, 495 (1948).

[5] Siehe S. 1, Fußnote 1.

[6] Siehe S. 43, Fußnote 5.

[7] Siehe S. 21, Fußnote 2.

[8] Ludwig, D.: The effects of atmospheric humidity on animal life. Physiol. Zool. 18, 103 (1945).

[9] Hinton, H. E.: A new chironomid from Africa, the larva of which can be dehydrated without injury. Proc. Zool. Soc. London 121, 371 (1951).

[10] Uvarov, B. P.: Insects and climate. Transact. Entomol. Soc. London 79, 1 (1931).

[11] Siehe S. 46, Fußnote 6.

[12] Levitt, J.: Frost, drought and heat resistance. Ann. Rev. Plant. Physiol. 2, 245 (1951).

[13] Bogen, H. J.: Vergleichende Untersuchungen über Ionenreihen an pflanzlichen Protoplasten. Biol. Zbl. 67, 490 (1948), vgl. auch Fortschr. Bot. 13, 192 (1951).

effekt die Veränderung des Kernvolumens durch Ionen untersucht. Aus dem Befund, daß nicht dieselbe Reihenfolge der Wirksamkeit der Ionen wie bei den Versuchen über die Hitzeresistenz gefunden wurde, folgert B., daß „der Ablauf der Testreaktionen nicht von der Gesamthydratation des Protoplasmas bestimmt wird, sondern von jeweils verschiedenen Komponenten der Hydratation, die ihrerseits durch die entsprechenden Ionenreihen charakterisiert werden" (S. 502).

Nach SUGIYAMA[1] werden Clostridium-Sporen durch eine Zugabe von Ca- und Mg-Jonen hitzeempfindlicher, Ca·· allein hatten entgegengesetzten Effekt. Im Gegensatz zu BOGEN und den genannten Fermentuntersuchungen von CHRISTO-PHERSEN und THIELE (S. 13) sollen auch bei Mooszellen (SCHEIBMAIR[2]) und Paramaecien (CHALKLEY[3]) Ca-Ionen die Hitzeresistenz erhöhen (vgl. auch ALPATOV[4]).

Die Wirkung von Ionen auf die Hitzeresistenz von Organfunktionen und intakten Tieren. Es wird noch erörtert, daß bei höheren Organismen und speziell den Tieren die Hitzeschäden sich oftmals sicher primär in Störungen *von Organfunktionen* bemerkbar machen. Es ist erstaunlich, daß auch die niederen Letaltemperaturen von höheren Tieren, wo als Ursachen der Hitzeschäden diese Störungen wahrscheinlich sind, durch eine *Ionenwirkung in ähnlicher Weise beeinflußt* werden können wie die von Zellen und Geweben. Eventuell beeinträchtigen kleinere, im Zellstoffwechsel noch nicht sichtbare Schäden zunächst das funktionelle Zusammenspiel des Zellverbandes eines Organs. Oder aber es handelt sich hierbei um *ganz andere* Ansatzpunkte der hohen Temperatur. Daß auch an solche Wirkungen zu denken ist, machen die Versuche von BREMER und TITECA[5] und BENTHE[6] wahrscheinlich. Das K-Ion wirkt depolarisierend auf Membranen. Eine Zufuhr setzt darum die obere Temperaturgrenze für die Erregbarkeit und Leitungsgeschwindigkeit des Nerven und Herzstreifens beim Frosch herab. Beim isolierten Schneckenherzen werden die untere und obere Grenze der Automatie und auch die optimale Temperatur durch eine Erhöhung des Verhältnisses Na/K (bedingt durch die K-Ionen) gesenkt (BACHRACH und REINBERG[7]).

Nach BACHRACH und GUILLOT[8] erhöhen K-Ionen die Hitzeresistenz von Fröschen, Erdalkalien setzen sie herab. SCHLIEPER u. Mitarb.[9] fanden bei Fischen eine Resistenzverminderung durch das K-Ion, eine Erhöhung durch Ca- und Mg-Ionen. Die Uneinheitlichkeit all dieser Ergebnisse mag damit zusammenhängen, daß die *Konzentration der Ionen* einen Einfluß hat (vgl. S. 13). Neutralsalze, die zu einer Gelatinelösung gesetzt werden, wirken nicht nur viscositätserniedrigend, sondern in steigender Konzentration auch erhöhend. Auch bei

---

[1] Siehe S. 49, Fußnote 10.

[2] SCHEIBMAIR, G.: Hitzeresistenz-Studien an Mooszellen. Protoplasma (Wien) **29**, 394 (1938).

[3] Siehe S. 46, Fußnote 16.

[4] ALPATOV, W. W.: Heat resistance of infusoria and its change induced by salts, narcotics and electrical stimulation. Bull. Biol. Med. exper. URSS **3**, 3 (1937); Ber. wiss. Biol. **43**, 366 (1937).

[5] BREMER, F., u. J. TITECA: Étude oscillographique de la paralysie thermique du nerf. Arch. Internat. Physiol. **54**, 237 (1946).

[6] Siehe S. 18, Fußnote 9.

[7] BACHRACH, E., u. A. REINBERG: Interaction des variations de la température, des anions SO_4, et Cl et des cations Na et K sur l'activité automatique spontanée du myocarde. C. r. Soc. Biol. (Paris) **145**, 281 (1951); vgl. auch **145**, 279 (1951).

[8] BACHRACH, E., u. N. GUILLOT: Déséquilibres ioniques et survie des grenouilles à haute température. C. r. Soc. Biol. (Paris) **136**, 537 (1942); vgl. auch C. r. Acad. Sci. (Paris) **212**, 929 (1941).

[9] SCHLIEPER, C., I. BLÄSING u. E. HALSBAND: Experimentelle Veränderungen der Temperaturtoleranz bei stenothermen und eurythermen Wassertieren. Zool. Anz. **149**, 163 (1952), vgl. auch E. SCHMITT, S. 37, Fußnote 4.

biologischen Effekten (z. B. der Wasserpermeabilität) hing die Richtung der Beeinflussung von der Menge der zugesetzten Ca-Ionen ab (vgl. Kessler und Ruhland[1]). — Steiner[2] konnte für den Herzschlag von Limnaea-Embryonen eine optimale Salzkonzentration angeben; in unter- und überoptimalen Konzentrationen verschob sich das Geschwindigkeitsoptimum und -maximum nach tieferen Temperaturen hin.

Nach Merker[3] sind bereits die *Salze des Süßwassers* von Einfluß auf die Hitzeresistenz der dort lebenden Tiere. Bei im Brackwasser vorkommenden Arten (Nereis diversicolor, Gammarus duebeni und Sphaeroma hookeri) stieg die obere Letaltemperatur mit steigendem Salzgehalt des Meerwassers (Kinne[4]). Die Hitzeresistenz der Flunder Pleuronectes flesus ist nach Waede[5] unabhängig von der Salzkonzentration des Außenmediums, die der Scholle P. platessa nimmt mit sinkendem Salzgehalt ab (vgl. auch Panikkar u. Mitarb.[6])

Andere Theorien. Auf die Theorie, daß es bei extremen Temperaturen zu einer Ansammlung von schädigenden Stoffwechselprodukten kommt, die schließlich letal wirken, sei nur hingewiesen (vgl. Bélehrádek[7], S. 213).

b) Die Wirkung tiefer Temperaturen.

α) Allgemeines über eine Kälteeinwirkung.

Unterschiedliche Kälteresistenz. Die *sehr unterschiedliche* Resistenz der verschiedenen Arten, Rassen und auch Zellen oder Organe des gleichen Organismus gegenüber *extrem niedrigen* Temperaturen ist (besonders an den Nutzpflanzen) nicht minder eingehend untersucht worden (vgl. Levitt[8, 9] Luyet und Gehenio[10], Scarth[11], Ullrich[12] u. a.). Die untere Letaltemperatur kann *über*, in anderen Fällen aber auch erheblich *unter dem Nullpunkt* liegen. In Sibirien (Werchojansk) gedeihen z. B. bei Minimaltemperaturen von —67,8°C Lärchenwälder. Manche Insekten lassen sich bis auf —20° bis —30° unterkühlen (Salt[13]). Oft ist untersucht worden, bei welchen Temperaturen bestimmte Funktionen aufhören. Bei manchen Winterpflanzen ohne ausgesprochene Winterruhe (Weizen, Gerste, Spinat) hörte z. B. die Assimilation bei —2° bis —3° und die Atmung bei —6° bis —7° auf (Zeller[14]). Tiere, die wie der Gletscherfloh (Isotoma saltans)

---

[1] Kessler, W., u. W. Ruhland: Weitere Untersuchungen über die inneren Ursachen der Kälteresistenz. Planta (Berlin) **28**, 159 (1938); vgl. auch **24**, 312 (1935).

[2] Steiner, G.: Der Einfluß der Salzkonzentration auf die Temperaturabhängigkeit verschiedener Lebensvorgänge. Z. vergl. Physiol. **21**, 666 (1935).

[3] Merker, E.: Der Einfluß des Salzgehaltes im Wohnwasser auf die Wärmebeständigkeit von Süßwassertieren. Internat. Rev. Hydrobiol. u. Hydrogr. **43**, 1 (1943).

[4] Kinne, O.: Experimentelle Untersuchungen über den Einfluß des Salzgehaltes auf die Hitzeresistenz von Brackwassertieren. Zool. Anz. **152**, 10 (1954).

[5] Waede, M.: Beobachtungen zur osmotischen, chemischen und thermischen Resistenz der Scholle (Pleuronectes platessa) und Flunder (P. flesus). Kieler Meeresforsch. **10**, 58 (1954).

[6] Panikkar, N. K., P. R. S. Tampi u. R. Viswanathan: Some aspects of adaptation in Chanos chanos (Forskål). Proc. Indian Acad. Sci., Sect. B **37**, 203 (1953).

[7] Siehe S. 1, Fußnote 1.

[8] Siehe S. 1, Fußnote 3.

[9] Siehe S. 50, Fußnote 12.

[10] Siehe S. 1, Fußnote 2.

[11] Scarth, G. W.: Cell physiological studies of frost resistance. New Phytologist **43**, 1 (1944).

[12] Ullrich, H.: Biologische Kältewirkungen und plasmatische Frostresistenz. Protoplasma (Wien) **38**, 165 (1943).

[13] Salt, R. W.: Cold and cold-blooded animals. Cold Symp., Sect. V, Roy. Soc. Canada **1949**, 177.

[14] Zeller, O.: Über Assimilation und Atmung der Pflanzen bei tiefen Temperaturen. Planta (Berlin) **39**, 500 (1951).

noch bei 0° aktiv sind, zeigen bei diesen Temperaturen noch einen verhältnismäßig hohen Stoffwechsel (CAPPELLETTO[1]). Er soll auf dem Gletschereis bei Sonnenschein herumhüpfen, bei Nacht an der Unterlage anfrieren, um nach dem Auftauen wieder auf die Nahrungssuche zu gehen (HESSE und DOFLEIN[2], S. 75). Winterfliegen (Chionea araneoides) liefen noch bei —6° munter auf dem Schnee herum (SPEYER[3], S. 92, vgl. auch SAILER[4]). B. HEYDEMANN (Diss. Kiel 1953, unveröfftl.) fand neuerdings eine ganze Reihe von Arthropoden, die auch oder sogar hauptsächlich in den Herbst-Wintermonaten auf der Bodenoberfläche von Kulturfeldern vorkommen. Dennoch dürfte keine dieser Arten ihre ganze Entwicklung unter 0° durchführen. Staphyliniden schwärmten nach FRANZ[5] bei 2°. Auch Mikroorganismen vertragen bekanntlich sehr lange Kälteeinwirkungen; so fand HISCOX[6] lebensfähige Zellen von Streptococcus faecalis nach einer 7 jährigen Aufbewahrung im Kühlhaus. Samen kann man bei —4° 17 Jahre und mehr keimfähig halten (vgl. CROCKER und BARTON[7], S. 146). — Bei vielen tropischen Organismen liegt die untere Letaltemperatur erheblich über 0°. Nach einem relativ kalten Winter (minimalste Temp. 7°) war der Strand der Bermuda-Inseln mit toten Fischen und anderen Tieren bedeckt (VERRILL[8], vgl. auch DOUDOROFF[9], HESSE und DOFLEIN[2], S. 73, SCHOLANDER u. Mitarb.[10]). Dasselbe gilt für Tropenpflanzen (vgl. BĚLEHRÁDEK[11], S. 137 ff, WALTER[12], S. 56, HILTNER[13] S. 369). Obere und untere Letaltemperaturen können sich sogar in beiden Geschlechtern unterscheiden (z. B. bei Nonnenraupen nach ZWÖLFER[14]).

Die untere Grenztemperatur beeinflussende Faktoren. Auch die untere Grenztemperatur kann durch viele Faktoren beeinflußt werden, z. B. Trockenheit, Licht usw. (vgl. BĚLEHRÁDEK[11]). Bei Pflanzen ist oft der Einfluß der Düngung untersucht worden (LEVITT[15], S. 59ff.). N-Zufuhr setzt die Frostresistenz im allgemeinen herab (GESSNER und ZWERENZ[16] u. a.), ein zu großer Mangel kann sich aber in gleicher Weise auswirken. K-Zufuhr erhöht sie meist, oft (jedoch nicht immer — WILHELM[17], CHRISTOFF[18]) auch eine P-Düngung. Wachsende

---

[1] CAPPELLETTO, A.: Ricerche sul ricambio respiratorio dell'Isitoma saltans NIC. Arch. Fisiol. **38**, 433 (1939).

[2] HESSE, R., u. F. DOFLEIN: Tierbau und Tierleben. Jena 1943 (bearb. v. R. HESSE).

[3] Siehe S. 47, Fußnote 4.

[4] SAILER, R. I.: A thermophobic insect. Science (Lancaster, Pa.) **112**, 743 (1950).

[5] FRANZ, H.: Beobachtungen über das Vorkommen von Koleopteren und anderen Insekten auf Schnee. Koleopt. Rundschau **21**, 9 (1935); vgl. auch Biol. generalis (Wien) **18**, 1 (1950); **19**, 299 (1951).

[6] HISCOX, E. R.: Two samples of 7-year-old Cheddar cheese. J. Dairy Res. **17**, 336 (1950).

[7] CROCKER, W., u. L. V. BARTON: Physiology of seeds. Waltham (USA) 1953.

[8] VERRILL: J. Ecology **18**, 10 (1937); zit. nach HEILBRUNN, S. 47, Fußnote 1. S. 431.

[9] DOUDOROFF, P.: The resistance and acclimatication of marine fishes to temperature changes. I a. II. Biol. Bull. **83**, 219 (1942); **88**, 194 (1945).

[10] SCHOLANDER, P. F., W. FLAGG, V. WALTERS u. L. IRVING: Climatic adaptation in arctic and tropical poikilothermes. Physiol. Zool. **26**, 67 (1953).

[11] Siehe S. 1, Fußnote 1.

[12] WALTER, H.: Einführung in die Phytologie. III. Grundlagen der Pflanzenverbreitung. Ludwigsburg 1951.

[13] HILTNER, E.: In P. Sorauer, Handbuch der Pflanzenkrankheiten. Bd. 1, S. 318 (1933).

[14] ZWÖLFER, W.: Studien zur Ökologie, insbesondere zur Bevölkerungslehre der Nonne Lymantria monacha L. (Vermehrungspotential und Sterblichkeit der Entwicklungsstufen in ihren Beziehungen zu Temperatur und Luftfeuchtigkeit). Z. angew. Entomol. **20**, 1 (1934).

[15] Siehe S. 1, Fußnote 3.

[16] GESSNER, F., u. F. ZWERENZ: Über die Erhöhung der Kälteresistenz der Pflanzen bei Stickstoffmangel. Naturwiss. **37**, 453 (1950).

[17] WILHELM, A. F.: Untersuchungen über die Kälteresistenz winterfester Kulturpflanzen unter besonderer Berücksichtigung des Einflusses verschiedener Mineralsalzernährung und des N-Stoffwechsels. Phytopath. Z. **8**, 111 (1935).

[18] CHRISTOFF, M. A.: Untersuchungen über die Kältefestigkeit der Wintergerste. Z. Pflanzenzüchtg. **23**, 47 (1939).

Gewebe sind meist frostempfindlicher als ruhende (Kessler und Ruhland[1] u. a.); winterfeste Pflanzen schließen vor dem Einsetzen der Herbstfröste das Wachstum ab. Reiche N-Zufuhr regt aber das Wachstum an. Sie führt auch (im Gegensatz zum K) nicht zu einer Zuckeranreicherung und damit zu einer Abhärtung (vgl. auch Belkin[2]). Nach Timofeeva-Tiulina[3] erhöhen gute Kulturbedingungen der Elterngeneration beim Winterweizen die Frostresistenz. Bei Insekten steigerte reichliche Ernährung die Widerstandsfähigkeit gegen Kälte (Payne[4]). Salt[5] fand das Umgekehrte bei den Larven von Agriotes orthogonia und Ephestia kühniella. Bei Pflanzen ist auch die Bodenbeschaffenheit von Einfluß (Rodinov und Zelenskii[6] u. a.). Ferner spielt oft das Alter der Organismen eine Rolle. Ältere Puppen von Hypoderma lineata, Spirorbis und Fische konnten stärker abgekühlt werden als jüngere (Salt[5], Poljanskij[7], Borodin[8], Samokhvalova[9]; vgl. auch Běleh-rádek[10], Tab. LXIII, S. 135 und 153). Blutläuse von kleinerer Größe und solche mit wenigen Eiern und Embryonen waren widerstandsfähiger (Ehrenhardt)[11]. Auch bei Pflanzen sind die Ergebnisse ähnlicher Untersuchungen wechselnd; es besteht nicht immer eine einfache Abhängigkeit. So können junge Blätter vom Frost mehr leiden als ältere, ganz junge aber am widerstandsfähigsten sein (Müller-Thurgau)[12]. Beim Winterweizen waren ältere Blätter empfindlicher als junge. Junge Blätter sind aber in den allerersten Entwicklungsstadien und den in lebhafter Tätigkeit befindlichen Wachstumszonen besonders empfindlich (Diehl[13], vgl. auch Fuchs[14], Paech[15], Gardner[16] u. a.).

β) Über die Ursachen der Kälteschäden.

Kälteschäden ohne Eisbildung. Es ist schwierig, die Kälteschäden *ohne Eisbildung* oder sogar bei Letaltemperaturen *über dem Nullpunkt* zu erklären. Wahrscheinlich kommt es zu Störungen des Zellstoffwechsels oder von Organfunktionen. Durch unterschiedliche Temperaturkoeffizienten der voneinander abhängigen Stoffwechselprozesse kann es zu Unstimmigkeiten kommen (vgl. S. 39). Bei Bohnen, Tomaten und Tabakpflanzen, die schon bei Temperaturen knapp über 0° erkranken, soll die niedrige Temperatur die Transpiration zu stark hemmen, so daß die Wasserbilanz gestört wird. Auch soll die Überführung von Eiweißstoffen in

---

[1] Siehe S. 52, Fußnote 1.

[2] Belkin, N. I.: Fermentative Merkmale der Frosthärte der Winterweizen im Zusammenhang mit Abhärtung und Düngung. Biochimija **16**, 429 (1951); Ber. wiss. Biol. **77**, 268 (1952).

[3] Timofeeva-Tiulina, M. T.: Training of plant — a potent means of increasing the hardiness of winter wheat. Soviet Plant Indust. Rec. **1**, 37 (1940).

[4] Payne, N. M.: Freezing and survival of insects at low temperatures. J. of Morph. **43**, 521 (1926); vgl. auch J. Ecology **7**, 99 (1926); **8**, 194 (1927); Quart. Rev. Biol. **1**, 270 (1926).

[5] Salt, R. W.: The influence of food on cold hardiness of insects. Canad. Entomol. **85**, 261 (1953).

[6] Rodinov, A., u. M. Zelenskii: Winterhärte von Äpfeln und Pflaumen in Beziehung zur Bodenbeschaffenheit. Jarivizatsiia **1**, 108 (1941).

[7] Poljanskij, J. I.: Jahreszeitliche Veränderungen der Temperaturempfindlichkeit des Borstenwurmes Spirorbis borealis Daudin. Dokl. Acad. Nauk SSSR, N. S. **76**, 751 (1951); Ber. wiss. Biol. **74**, 241 (1951/52).

[8] Borodin, N. A.: The anabiosis or phenomenon of resuscitation of fishes after being frozen. Zool. Jb. (allg. Zool. u. Physiol.) **53**, 313 (1934).

[9] Samokhvalova, G. V.: On the influence of low temperatures in fish. C. r. Acad. Sci. URSS N. S. **20**, 475 (1938).

[10] Siehe S. 1, Fußnote 1.

[11] Ehrenhardt, H.: Experimentelle Untersuchungen und Freilandbeobachtungen über den Einfluß von Kälte und Eis auf die Blutlaus. Arb. physiol. angew. Entomol. Berlin-Dahlem **6**, 257 (1939).

[12] Müller-Thurgau, H.: Über das Gefrieren und Erfrieren der Pflanzen. II. Landw. Jb. **15**, 453 (1886).

[13] Diehl, R.: Quelques aspects de la résistance au froid chez les céréales d'hiver. Ann. Inst. Nat. Rech. agronom., Sér. B **2**, 257 (1952).

[14] Fuchs, W. H.: Zur Analyse des physiologischen Zustandes der Pflanzen im Zusammenhang mit Temperatureinflüssen. Kühn-Arch. **38**, 232 (1933).

[15] Paech, K.: Veränderungen des Plasmas während des Alterns pflanzlicher Zellen, zugleich ein Beitrag zur Kenntnis der Narkose von Pflanzen. Planta (Berlin) **31**, 295 (1940).

[16] Gardner, V. R.: Winter hardiness in juvenile and adult forms of certain conifers. Bot. Gaz. **105**, 408 (1944).

einfachere N-Verbindungen zu einer störenden Verarmung an diesen führen (Wilhelm[1], vgl. auch Ullrich[2], S. 171). Nach Ullrich und v. Veen[3] ist ferner mit kolloidalen Entmischungserscheinungen im Plasma zu rechnen. Lhérisson[4] sieht im hohen Ansteigen der Viscosität eine Gefahr. Bei tropischen Pflanzen konnten lokale Zellschädigungen mit Kongregationsbildungen beobachtet werden (Spranger[5]). Ein schneller Temperaturfall wird meist besonders schlecht vertragen.

Der Kirschlorbeer (Prunus laurocerasus) erleidet nach Zeller[6] wahrscheinlich dadurch Schäden, daß bei einer Kälteperiode der Gaswechsel zwar zunächst ganz ruht, dann aber die Stoffbilanz stark negativ wird, indem eine Atmung in der Nacht, aber keine Assimilation am Tage stattfindet. Es konnte sogar zu einer CO_2-Ausscheidung bei Licht kommen. Diese Pflanze ist in Gebieten mit sehr milden Wintern beheimatet.

Gesetzmäßigkeiten des Gefrierens. Zum Verständnis der Probleme bei *tiefen* Letaltemperaturen sollen zunächst die Gesetzmäßigkeiten des Gefrierens erörtert werden, d. h. des Kristallisierens bzw. Verglasens einer Flüssigkeit, wobei der flüssige in den festen Aggregatzustand übergeht. Beim Abkühlen einer Flüssigkeit fällt die Temperatur zunächst unter den Gefrierpunkt (Unterkühlung). Nur beim Vorhandensein von Impfkristallen kann die Kristallisation gleich einsetzen, z. B. die Eisbildung in reinem Wasser bei 0°. Ohne solche beginnt diese bei etwa —20°. Die Kristallisation hängt nach Tammann[7] von 2 Faktoren ab, der *spontanen Bildungsgeschwindigkeit von Kristallkernen* und *der Wachstumsgeschwindigkeit schon vorhandener Kristalle*. Die Temperaturabhängigkeit beider Prozesse ist verschieden. Beim ersten steigt die Geschwindigkeit mit abnehmender Temperatur bis zu einem Maximum und fällt dann wieder. Eine spontane Keimbildung setzt voraus, daß beide Geschwindigkeiten einen meßbaren Wert haben. Sie beginnt bei höheren Temperaturen, wenn Verunreinigungen oder gelöste Stoffe vorhanden sind. Stäbchenförmige Eiweißsole begünstigen die Keimbildung, kugelige vermindern sie (Weber und Püllen)[8]. Je *größer* das Verhältnis von Keimbildungsgeschwindigkeit zu Kristallwachstumsgeschwindigkeit ist, je *kleiner* werden die gebildeten Kristalle.

Das erste Eis, welches sich in einer verdünnten wäßrigen Lösung bildet, ist kristallisiertes Wasser in reinem Zustand. Der noch flüssige Teil wird bei zunehmender Eisbildung immer konzentrierter. Sein Gefrierpunkt wird um so mehr herabgesetzt, je mehr Teilchen (Ionen bzw. Moleküle) in der Raumeinheit gelöst sind. Schließlich überschreitet die Konzentration der Flüssigkeit das Löslichkeitsprodukt der gelösten Stoffe, und diese scheiden sich dann gemischt mit Eis ab (eutektischer Punkt, über weitere Komplikationen vgl. Luyet und Gehenio[9], S. 132 ff., Nord und Bier[10], S. 152). — Beim Einsetzen der Eisbildung steigt die Temperatur der unterkühlten Lösung durch das Freiwerden der Kristallisationswärme. Dabei wird der Gefrierpunkt nur dann erreicht, wenn keine Wärme abfließen kann, was beim natürlichen Gefrieren von Organismen meist nicht der Fall ist.

Die Keimwachstumsgeschwindigkeit steigt mit fallender Temperatur bis zu einem konstanten Wert, um dann schließlich wieder abzufallen, da die zunehmende Zähigkeit der Flüssigkeit sie hemmt. So kommt es bei sehr raschen starken Abkühlungen (wie beim Eintauchen der Objekte in flüssige Gase) trotz einiger vielleicht gebildeter Kristallisationskeime zu keiner nennenswerten Kristallbildung, da der in Frage kommende Temperaturbereich zu

---

[1] Wilhelm, A. F.: Untersuchungen über das Verhalten sog. nicht eisbeständiger Kulturpflanzen bei niederen Temperaturen, unter besonderer Berücksichtigung des Einflusses verschiedener Mineralsalzernährung und des N-Stoffwechsels. Phytopath. Z. 8, 337 (1935).

[2] Siehe S. 52, Fußnote 12.

[3] Ullrich, H., u. P. v. Veen: Weitere Untersuchungen über das Ausfrieren von Kolloiden und Kolloidgemischen im Hinblick auf die plasmatische Frostresistenzforschung an Pflanzen. Kolloid-Z. 100, 388 (1942).

[4] Lhérisson, C.: De la valeur relative des coefficients thermiques en biologie. Protoplasma (Wien) 31, 535 (1938).

[5] Spranger, E.: Das Erfrieren der Pflanzen über 0° mit besonderer Berücksichtigung der Warmhauspflanzen. Gartenbauwiss. 16, 90 (1941).

[6] Siehe S. 52, Fußnote 14.

[7] Tammann, G.: Aggregatzustände. 2. Aufl. Leipzig 1923.

[8] Weber, H. H., u. C. Püllen: Untersuchungen an Eiweißsystemen. II. Die Gefriergeschwindigkeit und Teilchengestalt in Eiweißlösungen. Biochem. Z. 266, 153 (1933).

[9] Siehe S. 1, Fußnote 2.

[10] Siehe S. 15, Fußnote 9.

schnell durchlaufen worden ist. Man spricht dann von einer *Verglasung* (Vitrifikation), also einer Erstarrung der Ordnung ohne Neuordnung zu Kristallen.

Beim Gefrieren kolloidaler Lösungen wird natürlich je nach den vorhandenen Kräften den Hydrathüllen ein Teil des locker gebundenen Wassers entzogen, bis auch hier bei einem gewissen eutektischen Punkt die Teilchen in den Kristallisationsprozeß einbezogen werden.

Tiefe Letaltemperaturen. Manche Organismen mit Letaltemperaturen unter $0°$ vertragen nur *Unterkühlungen,* andere *auch Eisbildung,* in diesem Fall aber im allgemeinen nur eine solche *zwischen den Zellen* (intercellular), viel weniger und nur *in geringem Umfang eine solche in den Zellen* (intracellular). Bei den Pflanzen sind größere luftgefüllte Intercellularräume vorhanden; die Zellen sind von einer dünnen Flüssigkeitsschicht (Nährflüssigkeit nach Strugger) umgeben. Auch die tierischen Zellen „schwimmen" bei den Metazoen in Hämolymphe (Wirbellose) oder Lymphe (Wirbeltiere). Somit kann auch bei ihnen die Eisbildung intercellular erfolgen (Chambers und Hale[1], vgl. auch Steiner[2], S. 383ff), doch ist die Zellage in vielen Geweben sehr dicht, und es besteht stets die Gefahr einer gefährlichen intracellularen Eisbildung. Dies mag einer der Gründe sein, warum *viele Tiere nur Unterkühlungen, sehr viele Pflanzen auch eine Eisbildung* vertragen. Tiere können im Gegensatz zu den Pflanzen einer sehr extremen Kälte meist ausweichen. Natürlich gilt das Gesagte nur als allgemeine Regel. Puppen von Croesus septemtrionalis vertrugen nach Kozhantschikov[3] sogar mehrfaches Gefrieren und Wiederauftauen. Selbst Fische können nach Borodin eine gewisse Eisbildung überleben (vgl. auch Macko und Selivanova[4], Luyet und Gehenio[5], S. 82ff). Vergiftungen durch das abgetötete Gewebe führen dennoch oft zu einem späteren Tod.

γ) Unterkühlungen.

Temperatur und Zeitfaktor. Die Eisbildung, welche für die hier interessierenden Organismen tödlich wirkt, tritt um so leichter ein, je mehr die Temperatur in dem in der Natur in Frage kommenden Bereich unter $0°$ fällt, je *tiefere Unterkühlungstemperaturen* also erreicht werden. Andererseits ist sie bei einer bestimmten Unterkühlungstemperatur um so wahrscheinlicher, je *mehr Zeit* zur Verfügung steht, da dann die Wahrscheinlichkeit des Auftretens einer Molekülkonstellation entsprechend dem Kristall zunimmt (Salt[6]). Es besteht nach Luyet und Gehenio[5] keine einfache Beziehung, da sich der unterkühlte Zustand bei einer tiefen Temperatur evtl. nur wenige Stunden hält, bei einer etwas höheren aber manchmal Jahre. Nach Payne[7] können manche Insekten mäßig kalte Temperaturen lange vertragen, nicht jedoch sehr tiefe; für andere gilt gerade das Umgekehrte.

Geschwindigkeit der Abkühlung. Auch die *Geschwindigkeit der Abkühlung* kann wichtig sein; der Zeitfaktor soll hier nur insofern interessieren, als noch keine die Resistenz ändernden Regulationen stattfinden können. Schockwirkungen können evtl. mit hineinspielen. Bei der Kartoffel lag der tiefste Unterkühlungspunkt bei rascher Abkühlung höher als bei langsamer (Jones u. Mitarb.[8], Wright und

---

[1] Chambers, W. H., u. H. P. Hale: The formation of ice in protoplasm. Proc. Roy. Soc. London B. **110,** 336 (1932).

[2] Siehe S. 15, Fußnote 9.

[3] Kozhantschikov, I. W.: Physiological conditions of cold hardiness in insects. Bull. Entomol. Res. **29,** 253 (1938).

[4] Macko, S. N., u. V. M. Selivanova: Die Wiederherstellung der Lebensfunktionen bei Wirbeltieren nach dem Einfrieren und ihre Abhängigkeit von der Dauer der Kältestarre. Dokl. Acad. Nauk SSSR **69,** 469 (1949); Ber. wiss. Biol. **77,** 89 (1952).

[5] Siehe S. 1, Fußnote 2.

[6] Salt, R. W.: Time as a factor in the freezing of undercooled insects. Canad. J. Res. D **28,** 285 (1950).

[7] Siehe S. 54, Fußnote 4.

[8] Jones, L. R., M. Miller u. E. Bailey: Frost necrosis of potato tubers. Wisc. Agr. Exper. Sta. Res. Bull. **46,** 1 (1919).

TAYLOR[1]), doch konnte in anderen Fällen diese Abhängigkeit nicht festgestellt werden (Pflanzen — VOIGTLÄNDER[2], Insekten — SALT[3]).

Impfkristalle. *Impfkristalle* von dem gefrorenen oberflächlichen Wasser führen, wenn sie durch Wundstellen u. a. in die Gewebe gelangen, zu einer raschen Eisbildung. So war der Unterkühlungspunkt bei äußerlich feuchten Insekten stark heraufgesetzt (HODSON[4], S. 297 ff.). Die Chitinpanzer der Insekten, Eihüllen, Wachsüberzüge bei Pflanzen u. a. gewähren dagegen einen gewissen Schutz (vgl. HARVEY[5], HODSON[4], S. 276, SALT[6]).

Die Bedeutung des Wassergehaltes. Ein *abnehmender Gehalt* an freiem Plasmawasser muß Unterkühlungen deshalb *erleichtern*, weil es, wie erwähnt, bei der ersten Keimbildung auf eine gewisse Beweglichkeit der Moleküle ankommt, damit sie sich zu der durch die Kristallstruktur vorgeschriebenen Weise zusammenfinden. Die Wahrscheinlichkeit dafür nimmt mit abnehmendem Gehalt an freiem Wasser im Plasma ab. Pflanzengewebe mit geringem Wassergehalt neigt beim Abkühlen weniger zur Eisbildung und kann stärker unterkühlt werden (vgl. WIEGAND[7], STUCKEY und CURTIS[8], ULLRICH und MÄDE[9]). Bei Tieren nimmt der Wassergehalt in winterlichen Ruhestadien für gewöhnlich ab; dies steigert die Kältefestigkeit (SACHAROV[10], BĚLEHRÁDEK[11], S. 78, LUDWIG[12], S. 115, HODSON[4] u. a.)

Nach USCHATINSKAJA[13] sinkt bei überwinternden Insekten (Bruchus pisorum und Raupen von Carpocapsa pomonella) das Körpergewicht bei den tiefen Temperaturen. Über 0° ging dies auf Kosten des Körperfettes, unter 0° auf Kosten der Körperflüssigkeit. Das Erwachen der Insekten im Frühjahr war eng mit einer Vermehrung des Wassergehalts verknüpft. Die aktive Lebenstätigkeit begann erst mit dem Erreichen eines für jede Art und jedes Entwicklungsstadium spezifischen Minimums. Das gilt nicht für Insekten, die bei Temperaturen über 0° überwintern; eine kurzfristige Erwärmung im Winter führte bei ihnen zum Erwachen und bei nachfolgenden Frösten zum Massensterben. Für die bei Minustemperaturen überwinternden Arten erhöhte dagegen eine kurze Erwärmung die Widerstandskraft gegen spätere Kälteschübe. — Beim Kartoffelkäfer hängen das Erwachen und die dafür kennzeichnende Stoffwechselsteigerung nicht mit dem Wassergehalt des Gewebes zusammen (PRECHT)[14].

Nicht immer ließ sich bei Insekten jedoch eine Beziehung zwischen der Unterkühlungsfähigkeit und dem Wassergehalt feststellen (vgl. WIGGLESWORTH[15], S. 445). Es ist ferner auffällig, daß manche Insekten im Gegensatz zu anderen sogar verhältnismäßig *feuchte*

---

[1] WRIGHT, R. C., u. G. F. TAYLOR: Freezing injury to potatoes when undercooled. U. S. Dept. Agr. Bull. **916**, 1 (1921).

[2] VOIGTLÄNDER, H.: Unterkühlung und Kältetod der Pflanzen. Beitr. Biol. Pflanz. **9**, 359 (1909).

[3] Siehe S. 56, Fußnote 6.

[4] HODSON, A. C.: Some aspects of the role of water in insect hibernation. Ecol. Mon. **7**, 271 (1937).

[5] HARVEY, R. B.: Hardening process in plants and development from frost injury. J. Agr. Res. **15**, 83 (1918).

[6] SALT, R. W.: Studies in the freezing process of insects. Univ. Minn. Exper. Sta. Tech. Bull. **1936**, 116.

[7] WIEGAND, K. M.: Some studies regarding the biology of buds and twigs in winter. Bot. Gaz. **41**, 373 (1906).

[8] STUCKEY, I. H., u. O. F. CURTIS: Ice formation and the death of plant cells by freezing. Plant Physiol. **13**, 815 (1938).

[9] ULLRICH, H., u. A. MÄDE: Studien über die Ursachen der Frostresistenz. I u. II. Planta (Berlin) **28**, 344 (1934); **31**, 251 (1940).

[10] SACHAROV, N. L.: Studies in cold resistance of insects. J. Ecology **11**, 505 (1930).

[11] Siehe S. 1, Fußnote 1.

[12] Siehe S. 50, Fußnote 8.

[13] USCHATINSKAJA, R. S.: Die Richtung einiger im Körper von Insekten bei niedriger Temperatur verlaufender Prozesse. Dokl. Acad. Nauk SSSR **68**, 1101 (1949); Ber. wiss. Biol. **77**, 77 (1952).

[14] Siehe S. 35, Fußnote 3.

[15] WIGGLESWORTH, V. B.: The principles of insect physiology. London, New York 1950.

Winterquartiere aufsuchen. Die latente Wärme des Wassers soll einen zu raschen Temperaturabfall verhindern. Einzelne Fälle liegen kompliziert. Leptocoris trivittatus sucht z. B. zur Überwinterung trockene Stellen auf. Wenn die Tiere mäßig niedrigen Temperaturen ausgesetzt werden, nimmt die Überlebenschance mit abnehmender atmosphärischer Feuchtigkeit ab. Beträgt die Temperatur jedoch —14°, so liegt ein deutliches Minimum der Mortalität bei 60% rel. Feuchtigkeit (Hodson[1], S. 294; vgl. auch Ludwig[2], S. 116).

Manche Insekten (Vorratsschädlinge, Wasserinsekten und die Honigbiene) können nach Hodson[1] (S. 274) ihren Wassergehalt nicht genügend regulieren und überleben darum niedere Temperaturen nicht.

Es kommt letztlich nicht auf die Abnahme des Gesamtwassergehaltes an, sondern auf eine *Verminderung des freien Wassers*. Dies kann auch wie bei den Bakteriensporen durch eine Überführung des freien in *gebundenes* Wasser erreicht werden (Friedman und Henry[3]). Bei solchen Stadien tritt ähnlich wie bei den sehr wasserarmen Tieren in Anabiosezuständen (Tardigraden, manche Rotatorien und andere Moosbewohner) bei tiefen Temperaturen sicherlich keine Eisbildung mehr auf; dies erklärt ihre äußerst große Hitze- und Kälteresistenz.

Auch manche Insekten sollen ihre Winterfestigkeit durch eine Überführung von freiem in gebundenes Wasser erhöhen (Robinson, zit. nach Tischler[4]), doch konnten Ditman u. Mitarb.[5] bei Verwendung von Temperaturen unter dem Unterkühlungspunkt nicht alle Ergebnisse bestätigen. Alle Untersuchungen über dieses sehr wichtige Problem leiden an der Unsicherheit der Bestimmungsmethoden für gebundenes Wasser (vgl. zur Kritik Weismann[6], Chandler[7]). Besonders pflanzliche Objekte eignen sich schlecht für derartige Untersuchungen, da (wegen der Zellmembranen und der großen Vacuole) das Plasma nur einen kleinen Teil des Frischgewichts ausmacht; nur dessen freies Wasser interessiert aber.

Man kann bei Insekten auch durch einen *künstlichen Wasserentzug die Kältefestigkeit erhöhen* (Payne[8], Chauvin[9], S. 531, Salt[10], S. 179). Bei diesen Versuchen wird der osmotische Druck des Zellinhalts gleichzeitig verändert. Bei natürlichen, langsam verlaufenden Umstellungen wie den später zu erörternden Regulationen können sich in den Zellen mehrere Faktoren unabhängig voneinander ändern. So kann sich z. B. bei gleichbleibendem Gesamtwassergehalt der Zellen der Gehalt an osmotisch wirksamen Nichtelektrolyten und Elektrolyten ändern. Dies führt allerdings zu einer Vermehrung des gebundenen auf Kosten des freien Zellwassers. Wahrscheinlich kann aber auch das gleiche Eiweißmolekül seine Wasserbindungskräfte ändern. Bei den Pflanzenzellen muß der osmotische Druck des Plasmas mit dem des Vacuoleninhaltes im Gleichgewicht stehen. Eine Steigerung des osmotischen Druckes der Zellen ohne wesentliche Änderung des Wassergehaltes dürfte auch die Unterkühlungsfähigkeit erhöhen (vgl. jedoch Voigtländer[11], S. 372). Da die Zellen und auch Gesamtorganismen viele Möglichkeiten haben, diese (wie auch die Resistenz einer Eisbildung gegenüber) zu verändern, werden wir die *Suche nach einem einzigen Prinzip aufgeben* müssen und besonders beim Art- und Rassenvergleich, bei dem evtl. noch erbliche Unterschiede (verschiedene Resistenz der Eiweiße usw.) hinzukommen, keine einheitlichen Ergebnisse erwarten können.

---

[1] Siehe S. 57, Fußnote 4.

[2] Siehe S. 50, Fußnote 8.

[3] Siehe S. 50, Fußnote 4.

[4] Tischler, W.: Grundzüge der terrestrischen Tierökologie. Braunschweig 1949.

[5] Ditman, L. P., G. B. Vogt u. D. R. Smith: The relation of unfreezable water to cold-hardiness of insects. J. econ. Entomol. **35**, 265 (1942).

[6] Weismann, O.: Eine theoretische und experimentelle Kritik der "bound water" Theorie. Protoplasma (Wien) **31**, 27 (1938).

[7] Chandler, R. C.: Bound water in plant sap and some effects of temperatures and nutrition thereon. Plant Physiol. **16**, 785 (1941).

[8] Siehe S. 54, Fußnote 4.

[9] Chauvin, R.: Physiologie de l'insecte. Den Haag 1949.

[10] Siehe S. 52, Fußnote 13.

[11] Siehe S. 57, Fußnote 2.

δ) Eisbildung.

Intercellulare Eisbildung. Es wurde erwähnt, daß bei den bis zu einem gewissen Grade eisbeständigen Arten die Eiskristalle zumindest bei langsamem Gefrieren *intercellular* (oder tracheidal) entstehen. Die Flüssigkeit[1] an den Außenwänden der Zellen hat einen höheren Gefrierpunkt als der Zellinhalt. Hier beginnt dann (besonders beim Vorhandensein von Impfkristallen) die Eisbildung; die Restflüssigkeit konzentriert sich. Wasser wird aus entfernten Bereichen, und, wenn die Wasserdampfspannung unter die des Zellinhalts fällt, auch aus diesem angezogen. Auch der Turgordruck des Zellinhalts hat auf dessen Wasserdampfspannung einen Einfluß (vgl. HEISS[2]). Der Zellinhalt muß natürlich unterkühlt bleiben. Im Plasmagerüst ist eine geeignete Molekülkonstellation für die Eisbildung weniger wahrscheinlich; außerdem wirkt die Plasmamembran als *Barriere* für die äußeren Impfkristalle (CHAMBERS und HALE[3] u. a.). So greift die Eisbildung meist nicht auf die Zellen über. Die intercellularen Kristalle können größer als die Zellen werden. Der Wasserentzug kann zum Schrumpfen der ganzen Zellen oder besonders der Protoplasten führen.

Intracellulare Eiskristalle. Bei *rascher* Temperatursenkung kann der Unterkühlungspunkt des Zellinneren schnell unterschritten werden, so daß der Wasserentzug nicht so schnell stattfinden kann. Dann kommt es zu einer *intracellularen* Eisbildung, die mehr schädigt als die intercellulare und nur in geringerem Umfang überlebt wird. Eiskristalle sollen zunächst im Plasma, dann in den Vacuolen und zuletzt in den Plastiden auftreten (STUCKEY und CURTIS[4]). Ist die Wasserpermeabilität sehr gering, so kann es auch bei einem langsamen Gefrieren zu einer intracellularen Eisbildung kommen (LEVITT[5]). Beim raschen Gefrieren ist das Kristallgefüge feinkörniger; das ist einer der Gründe, warum es in der Gefriertechnik bevorzugt angewandt wird (Schnellgefriermethoden, vgl. KLINKE[6]). Bei manchen Zellen sollen wegen der Kleinheit der intracellularen Capillarräume keine Eiskristalle auftreten (vgl. Teil II).

Verglasung. Verlaufen die Abkühlung und die Wiedererwärmung außerordentlich rasch, so wird der erwähnte Bereich der Kristallbildung zu schnell durchlaufen. Es kommt dann zu einer Verglasung, die weit schonender ist als die Kristallbildung. Dieses Phänomen dürfte in der freien Natur sehr selten vorkommen, doch finden viele Experimente, bei denen z. B. wasserarme, genügend kleine Objekte sogar ein Gefrieren in flüssigen Gasen überlebt haben, hierin ihre Erklärung (vgl. LUYET[7]). Es zeigt auch, daß bei all diesen Organismen die niedrige Temperatur selbst nicht schadet (vgl. Teil II).

Ursache der Schäden. Sehr oft ist die Frage diskutiert worden, *wann* die Schäden bei einer Eisbildung eintreten und *wodurch*. Da sowohl die *Geschwindigkeit* des Gefrierens als die des Auftauens und auch die *Dauer* des gefrorenen Zustands auf das Ausmaß der Schäden einen Einfluß haben können, sind alle drei Phasen gesondert zu betrachten.

Schäden beim Gefrieren. Nach Göppert (1871) können gewisse Farbwirkungen (so die Umwandlung des Glycosids Indican in Indigoblau), die sonst beim Zerreiben der Zellen zu beobachten sind, während der Eisbildung auftreten (vgl. WARTENBERG[8]). Mit zunehmender *Geschwindigkeit der Abkühlung wachsen* meist die

---

[1] Auch wenn diese aus reinem Wasser bestände, wie früher angenommen wurde, muß es zur intercellularen Eisbildung kommen (nach Å. ÅKERMAN: Studien über den Kältetod und die Kälteresistenz der Pflanzen. Lund 1927, S. 14).

[2] HEISS, R.: Grundlagen der Gefrierkonservierung von Lebensmitteln. Chemiker-Z. **66**, 498 (1942).

[3] Siehe S. 56, Fußnote 1.

[4] Siehe S. 57, Fußnote 8.

[5] Siehe S. 1, Fußnote 3.

[6] KLINKE, J.: Die Kälteresistenz tierischer Gewebe. Z. Kälteindustr. **48**, 137 (1942).

[7] LUYET, B. J.: Survival of cells, tissues and organisms after ultra-rapid freezing. Freezing a. Drying **1951**, 3.

[8] Siehe S. 45, Fußnote 1.

Frostschäden; im wesentlichen hängt dies wohl mit der steigenden Gefahr einer intracellularen Eisbildung zusammen. In der Natur kommt es zu so schnellen Abkühlungen wohl nur selten, z. B. an der Südseite von Bäumen, deren Temperatur im Gegensatz zur Nordseite bei Sonnenbestrahlung stark ansteigen kann, hinterher aber wieder rasch abkühlt (Eggert[1], vgl. auch Chandler[2], Siminovitch und Scarth[3], Ferkl[4]) . Nach Levitt[5] ist die Geschwindigkeit des Gefrierens nur auf abgehärtete Kohlzellen von Einfluß, nicht bei Pflanzen aus hoher Adaptationstemperatur. Im ersten Fall schadet nur die intracellulare Eisbildung, im zweiten auch die extracellulare.

Die Ursache der Schäden hat man im Anschluß an Müller-Thurgau vielfach im *Wasserentzug* bei der inter- und intracellularen Eisbildung gesehen (durch Konzentrierung schädigender Zellstoffe, durch Bildung neuer Bindungen wie beim Entwässern von Eiweißlösungen, durch Änderung der Adsorptionsfähigkeit des Plasmas, durch Aussalzen der Eiweiße oder durch die oft entstehende Plasmolyse, wobei nach Iljin[6] das Abreißen der Protoplasten von den Zellwänden besonders schädigen soll). Austrocknungs- und Kälteresistenz laufen oft parallel und weisen gemeinsame Züge auf (vgl. Scarth[7]). Es gibt allerdings Pflanzen, die kaum eine Austrocknung vertragen, dennoch sehr kältefest sind (Irmscher[8], S. 417, vgl. auch Chandler[9]).

Es ist durchaus möglich, daß bei Arten, die *empfindlich gegenüber einer Austrocknung* sind, auch der Wasserentzug durch die Eiskristalle zu Schäden führt. Man kann für die meisten Organismen eine Grenze der Austrocknungsfähigkeit angeben. Diese wird besonders dann leicht unterschritten, wenn nach Kälteperioden die Temperatur und damit auch die Transpiration ansteigen, Wasser aber wegen des gefrorenen Bodens noch nicht zur Verfügung steht (*Frosttrocknis*, vgl. Walter[10], S. 60). — Auch für Tiere hat diese Austrocknungstheorie Bedeutung erlangt. Moran[11] unterscheidet beim Amphibienmuskel drei Zonen des Wasserentzuges, ganz gleich, ob dieser durch ein Gefrieren oder durch Trocknen erfolgt: "1. up to 40% over which the original state is completely recovered by restoring water; 2. 40—78% in which the physiological activity progressively diminishes but its physico-chemical properties are unaltered; 3. beyond 78% in which the muscle immediately dies" (S. 194). — Gegen die generelle Gültigkeit der Austrocknungstheorie spricht aber die Beobachtung, daß man durch einen künstlichen Wasserentzug aus den Zellen oder durch eine künstliche Anreicherung an osmotisch wirksamen Substanzen (auch Nichtelektrolyten) die Frostresistenz

[1] Eggert, R.: Cambium temperatures of peach and apple trees in winter. Proc. Amer. Soc. Hort. Sci. **45**, 33 (1944).

[2] Chandler, W. H.: The killing of plant tissue by low temperature. Mo. Agr. Exper. Sta. Res. Bull. 8 (1913).

[3] Siminovitch, D., u. G. W. Scarth: A study of the mechanism of frost injury to plants. Canad. J. Res. C **16**, 467 (1938).

[4] Ferkl, F.: The result of temperature measurement in fruit trees. Biol. Abstr. **27**, 20431 (1953).

[5] Levitt, J.: The relation of cabbage hardiness to bound water, unfrozen water, and cell concentration when frozen. Plant Physiol. **14**, 93 (1939).

[6] Iljin, W. S.: Über den Kältetod der Pflanzen und seine Ursachen. Protoplasma (Wien) **20**, 105 (1934); vgl. auch **10**, 379 (1930).

[7] Scarth, G. W.: Dehydration injury and resistance. Plant Physiol. **16**, 171 (1941).

[8] Irmscher, E.: Über die Resistenz der Laubmoose gegen Austrocknung und Kälte. Jb. wiss. Bot. **50**, 387 (1912).

[9] Chandler, W. H.: Trees in two climates. Univ. Calif. Press 1945.

[10] Siehe S. 53, Fußnote 12.

[11] Moran, T.: Critical temperature of freezing. — Living muscle. Proc. Roy. Soc. London B. **105**, 177 (1930); vgl. auch A **112**, 30 (1926).

sehr oft *erhöhen* kann, vorausgesetzt, das Minimum der Austrocknung wird nicht unterschritten (Eifrig[1] u. a., vgl. Levitt[2], S. 71 ff).

Eine Steigerung nur des *osmotischen Druckes des Zellinhalts* muß bewirken, daß der Wasserentzug durch die intercellularen Eiskristalle erst bei einer stärkeren Konzentrierung der Zwischenzellflüssigkeit stattfindet. Bei allen Temperaturen über dem jetzt herabgesetzten Gefrierpunkt des Zellinhalts werden somit der Wasserentzug und damit auch die Menge des gebildeten Eises geringer sein. Darüber hinaus steigt der Anteil des gebundenen, z. T. nicht entziehbaren Wassers an. Die großen Effekte sieht man beim Gefrieren von Lösungen. Ein Unterschied von 0,5 mol in der Zuckerkonzentration ergibt eine Differenz der Gefrierpunktserniedrigung von 0,93°. Um $^7/_8$ des Wassers in Eis zu überführen, sind bei einer 0,5 molaren Lösung eine Temperatur von —7,44°, bei einer 1 molaren —14,88° nötig (Åkerman[3], S. 49). — Eine Verminderung nur der Menge des freien Zellwassers wird für alle Temperaturen die Menge des gebildeten Eises herabsetzen.

So hat man zur Erklärung der Frostschäden auch der entstehenden Eismenge eine besondere Bedeutung zugemessen und dabei im Anschluß an Maximov[4] u. a. an eine *mechanische Wirkung des Eises* gedacht. Nach Lepeschkin[5] wird das Plasma von Spirogyrazellen besonders leicht durch Druck coaguliert, wenn die Zellen vorher plasmolysiert sind; dies ist sicherlich bei der intercellularen Eisbildung oft der Fall. Andererseits kann das Plasma vieler Organismen sehr hohe Drucke überleben; in anderen Fällen genügt der Einstich einer Nadel, um Coagulation herbeizuführen. Nach Iljin[6] sollen die intercellularen Eiskristalle die Zellen nicht zerdrücken, wie wir dies mit einem Blatt zwischen den Fingern machen würden, da in den Intercellularen der Pflanzen meist genug Platz für ein Ausdehnen der Eiskristalle vorhanden ist; die dort befindliche Luft kann austreten. Nach ihm sollen die mechanischen Schäden erst bei dem durch den Wasserentzug verursachten Schrumpfungsprozeß der Protoplasten eintreten.

Bei einer zusätzlichen, besonders schädigenden intracellularen Eisbildung kann das Plasma natürlich zwischen dem inneren und äußeren Eis gequetscht werden (Iljin[6], S. 141). Eine mechanisch coagulierende Wirkung einer Eisbildung ist auch von kolloiden Lösungen bekannt. Bei Eiweißen treten die erwähnten Aggregationen und Desaggregationen auf (S. 15). Auch Fermentlösungen können durch ein Gefrieren in ihrer Aktivität beeinflußt werden (Lynen[7] u. a.). Nach Kavanau[8] soll in vivo eine Inaktivierung von Enzymen durch Bildung neuer Brücken zwischen den Peptidketten bereits bei Temperaturen stattfinden, die den normalen Letaltemperaturen entsprechen; bei reinen Fermentlösungen in vitro geschieht dies erst bei viel tieferen Temperaturen.

---

[1] Eifrig, H.: Der Einfluß verschiedener Temperaturen auf die Keimfähigkeit von Brassica-Samen in Beziehung zum Feuchtigkeitsgehalt derselben. Saatgutwirtsch. **2**, 280 (1950).

[2] Siehe S. 1, Fußnote 3.

[3] Siehe S. 59, Fußnote 1.

[4] Maximov, N. A.: Experimentelle und kritische Untersuchungen über das Gefrieren und Erfrieren der Pflanzen. Jb. wiss. Bot. **53**, 327 (1914); vgl. auch Protoplasma (Wien) **7**, 259 (1929); Ber. dtsch. bot. Ges. **30**, 52, 293, 504 (1912).

[5] Lepeschkin, W.: Zur Kenntnis der Plasmamembran. Ber. dtsch. bot. Ges. **28**, 91 (1910); vgl. auch Protoplasma (Wien) **25**, 300 (1936).

[6] Iljin, W. S.: The point of death of plants at low temperatures. Bull. Ass. russe Rech. sci. Prague **1**, 135 (1934).

[7] Lynen, F.: Über den Stoffwechsel tierischer Gewebe nach dem Einfrieren in flüssiger Luft. II. Versuche an Nierenextrakten. Z. physiol. Chem. **281**, 83 (1944), vgl. auch Z. angew. Chemie **52**, 440 (1939).

[8] Kavanau, J. L.: Enzyme kinetics and the rate of biological processes. J. Gen. Physiol. **34**, 193 (1950).

Bei der von uns untersuchten Hefe Torulopsis kefyr wird die Gärung schon durch ein einmaliges Gefrieren stark gehemmt, die Dehydrasenaktivität aber erst durch ein mehrfaches. Die sehr leicht beeinträchtigte Permeabilität der Zellmembranen wirkt sich durch den Verdünnungseffekt nur auf den ersten Prozeß aus. Die Kälteresistenz der Dehydrasen schwankte für die verschiedenen, völlig gleich angesetzten Hefekulturen erheblich. Sie nahm aber mit zunehmendem Alter der Kulturen (bei abnehmendem Wassergehalt und etwa gleichbleibendem osmotischem Druck) zu. Es wurde allerdings nicht untersucht, ob die beobachteten Schäden speziell beim Gefrieren auftraten und nicht erst beim Auftauen.

Schäden beim Auftauen. Es ist eine Erfahrung der Praktiker, daß *schnelles Auftauen* gefrorenen Pflanzen mehr *schadet* als langsames. In der Natur hat dieser Faktor geringere Bedeutung, da das Auftauen meist langsam genug erfolgt. Man hat die Schäden vielfach auf einen zu schnellen Wassereinstrom in das entwässerte und geschrumpfte Plasma zurückgeführt. Andererseits ist aber gerade der abgehärtete Zustand bei Pflanzen durch eine erhöhte Permeabilität von Plasmamembran und Tonoplast ausgezeichnet (S. 75). Auf diese Weise kann das Schmelzwasser gleich in Plasma und Vacuole gelangen und führt nicht zu einer schnelleren Ausdehnung der Zellwand als des Protoplasten (Pseudoplasmolyse, Iljin[1]). Durch Zugabe von steigenden Zuckerkonzentrationen und anderer Substanzen zur Flüssigkeit außerhalb der Zellen wurden die Schäden durch das Auftauen gemildert (Iljin[2], vgl. auch Chandler[3]). Auch nach Scarth[4] ist eine häufige Todesursache "the rupture of the rigid ectoplasma on deplasmolysis" (S. 178). Nach Kessler und Ruhland[5] treten Schäden beim Auftauen durch eine disharmonische Quellung der verschiedenen Plasmakomponenten auf. Es muß bei diesen Versuchen in jedem Fall nachgewiesen werden, daß die Schäden nicht schon vor dem Auftauen entstanden sind. Levitt[6] (S. 29 ff.) weist auf die sehr unterschiedlichen Befunde der zahlreichen Bearbeiter hin. Nach Åkerman[7] wirkt rasches Auftauen bei Pflanzen unter bestimmten Bedingungen zweifellos schädigender als langsames, besonders, wenn viel Eis vorhanden ist. Es ist oft wichtig, daß *nach* dem Auftauen die Lebensbedingungen für die stets durch das Gefrieren stark beanspruchten Pflanzen günstig sind, sonst kann noch zu diesem Zeitpunkt das Überleben in Frage gestellt sein.

Schäden im gefrorenen Zustand. Je *länger* der gefrorene Zustand dauert, um so *größer* sind manchmal die Schäden. Man muß allerdings kurzfristige Versuche, bei denen evtl. noch kein Gleichgewicht eingetreten ist und somit die Stärke der Eisbildung unterschiedlich sein kann, unterscheiden von den hier allein interessierenden langfristigen, bei denen bei einer maximalen Eisbildung unter den gegebenen Bedingungen die Schädigung von der Lagerzeit und evtl. auch Lagertemperatur abhängt. Solche Fälle sind für die Pflanzen bekannt (Levitt[6], S. 45). Auch bei Mikroorganismen konnten Schäden in allen drei diskutierten Phasen auftreten (Stille[8]). Je länger die Lagerzeiten und je höher die Lagertemperaturen waren, um so leichter trat bei Escherichia coli nach Weiser u. Hargiss[9] der "storage death"

---

[1] Siehe S. 61, Fußnote 6.

[2] Iljin, W. S.: The relation of cell sap concentration to cold resistance in plants. Bull. Ass. russe Rech. sci. Prague **3**, 33 (1935).

[3] Siehe S. 60, Fußnote 9.

[4] Siehe S. 60, Fußnote 7.

[5] Siehe S. 52, Fußnote 1.

[6] Siehe S. 1, Fußnote 3.

[7] Åkerman, Å.: Über die Bedeutung der Art des Auftauens für die Erhaltung gefrorener Pflanzen. Botan. Not. **1919**, 49, 105.

[8] Stille, B.: Untersuchungen über den Kältetod von Mikroorganismen. Arch. Mikrobiol. **14**, 554 (1950).

[9] Weiser, R. S., u. C. O. Hargiss: Studies on the death of bacteria at low temperatures. II. The comparative effects of crystallization, vitromelting and devitrification on the mortality of Escherichia coli. J. Bacter. **52**, 71 (1946); vgl. auch **50**, 413 (1945); ferner Nature (London) **168**, 990 (1951).

ein; Entsprechendes fanden HAINES[1] und STILLE[2] für andere Mikroorganismen. Nach STILLE[2] deutet der immer wieder beobachtete exponentielle Absterbeverlauf darauf hin, daß (entsprechend der Treffertheorie von JORDAN) „der Kältetod primär durch die Zerstörung eines lebenswichtigen engbegrenzten Teiles der Zelle herbeigeführt wird, bei dem es sich möglicherweise nur um eine besonders empfindliche Molekülgruppe handelt" (S. 584).

Auch bei gefrorenen Eiweißlösungen traten die erwähnten Änderungen der Partikelgröße (S. 15) bei zunehmender Dauer dieses Zustandes vermehrt auf.

Wiederholtes Gefrieren. Ein *wiederholtes Gefrieren* und Wiederauftauen verstärkt ganz allgemein die Schäden. Dies konnten wir auch bei der von uns untersuchten Hefe Torulopsis kefyr feststellen (CHRISTOPHERSEN und PRECHT[3], vgl. auch GOETZ und GOETZ[4]).

Kennzeichen einer Kälteresistenz. Als Kriterien der Kälteresistenz haben wir kennengelernt: hoher *osmotischer Wert* (z. B. erzeugt durch hohen Zuckergehalt), *geringer Gehalt* der Zellen an *freiem Wasser* und evtl. *Vermehrung des gebundenen Wassers, erhöhte Permeabilität* der Zellmembranen, Schutzeinrichtungen gegen das Eindringen von Impfkristallen (wahrscheinlich kommt noch die *Kleinheit der Zellen* hinzu — ILJIN[5], S. 145, CHANDLER[6], S. 10). Sicherlich bestehen noch viele weitere (besonders schwer faßbare) *plasmatische* Kriterien, die auch einen Art- und Rassenvergleich oft nur bedingt zulassen. Die Angabe *eines dieser Merkmale ist meist unzureichend.* Es gibt z. B. Pflanzenzellen, die einen hohen osmotischen Wert besitzen und zugleich kältempfindlich sind (WALTER[7], BIEBL[8] u. a.). Dennoch kann man oft gültige Regeln aufstellen. So ist z. B. bei Getreidearten und anderen Pflanzen der Zuckergehalt ein Indizium für die Frosthärte (CHRISTOFF[9], ÅKERMAN[10], ANDERSSON[11] u. a.). SIMINOVITCH und BRIGGS[12] beobachteten bei Robinia pseudoacacia eine bessere Korrelation zwischen jahreszeitlicher Kälteresistenz und dem Gehalt an (durch Wasser extrahierbaren) Proteinen als mit dem Zuckergehalt. Nach IVANOV[13] besteht bei Citrus eine umgekehrte Beziehung zum Gehalt an reduziertem Glutathion. Dies aktiviert das Wachstum. Wachsende Pflanzenteile sind meist wasserreich und wegen des Aufbaues arm an Reservestoffen, darum auch meist kälteempfindlich. — Es ist nicht erstaunlich, daß sich die Organismen bei den noch zu erörternden verschiedenen Regulationen der Kälteresistenz der oben genannten Mittel bedienen, wobei wiederum von vornherein nicht zu erwarten ist, daß die Regulationen alle auf ein einziges Prinzip zurückführbar sind.

---

[1] HAINES, R. B.: The effect of freezing on bacteria. Proc. Roy. Soc. London B **124**, 451 (1938).

[2] Siehe S. 62, Fußnote 8.

[3] CHRISTOPHERSEN, J., u. H. PRECHT: Über die Kälteresistenz von Hefezellen. Erscheint in Kürze.

[4] GOETZ, A., u. S. S. GOETZ: Vitrification and crystallization of protophyta at low temperatures. Amer. Phil. Soc. Proc. **79**, 361 (1938).

[5] Siehe S. 61, Fußnote 6.

[6] Siehe S. 60, Fußnote 9.

[7] Siehe S. 53, Fußnote 12.

[8] Siehe S. 12, Fußnote 9.

[9] Siehe S. 53, Fußnote 18.

[10] Siehe S. 59, Fußnote 1.

[11] Siehe S. 39, Fußnote 5.

[12] SIMINOVITCH, D., u. D. R. BRIGGS: The chemistry of the living bark of the black locust tree in relation to frost hardiness. I and II. Arch. of Biochem. **23**, 8, 18 (1949).

[13] IVANOV, S. M.: Activity of growth processes. Principal factor in frost resistance of citrus plants. C. r. (Dokl.) Acad. Sci. URSS **22**, 277 (1939).

Ionen. Auch die Kälteresistenz kann wie die Wärmeresistenz durch die Einwirkung verschiedener Ionen beeinflußt und auch durch Schutzstoffe gesteigert werden (vgl. z. B. Stille[1], S. 569).

Schäden. Auf die Art der sichtbaren Kälteschäden soll ebensowenig eingegangen werden wie auf die durch Hitzeeinwirkung entstandenen Schäden (vgl. hierzu Bĕlehrádek[2], Wartenberg[3]). Über Schäden durch zu kühle Lagerung von Früchten vgl. Miller[4].

ε) Gefriertrocknung.

Es sei noch kurz auf die heute bereits industriell angewandte Methode des *Gefriertrocknens* eingegangen. Sie dient zur Konservierung von lebenden Bakterien, Viren, Antibiotica und Geweben zur histologischen und histochemischen Untersuchung oder Transplantation usw. Durch rasches Gefrieren wird möglichst ein Verglasungszustand erzeugt, durch anschließende Trocknung das Eis in Wasserdampf verwandelt (Sublimation). Bakterien können z. B. in diesem Zustand auch nach langer Lagerung bei Zimmertemperatur ihre charakteristischen Eigenschaften beibehalten und nach Flüssigkeitszusatz weitergezüchtet werden. In den getrockneten Präparaten nimmt allerdings *die Überlebensrate mit der Zeit* der Lagerung *ab*, und zwar bei höheren Aufbewahrungstemperaturen schneller als bei niederen. Dennoch ist eine Lagerung bis zu 10 Jahren durchaus möglich. Bei der Gefriertrocknung der Bakterien wird die Überlebensrate nach einer Durchtränkung mit einer kolloidalen Schutzlösung erhöht. Für das Überleben darf oft eine Restflüssigkeitsmenge nicht unterschritten werden (z. B. 25% bei gefriergetrockneten Hautläppchen nach Billingham und Medawar[5], vgl. die eingehende Zusammenfassung von Neumann[6]).

c) Hierarchische Systeme.

Die Grenztemperaturen verschiedener Lebensprozesse des gleichen Individuums. Die Minimal- und Maximaltemperaturen für die einzelnen Lebensprozesse der gleichen Individuen unterscheiden sich oft erheblich. Interessant ist die Frage, in welcher Weise die Grenztemperaturen sich bei einer Überordnung mehrerer Organsysteme ändern. Nach Busnel und Grenier-Darlu[7] hat bei Insekten eine Exstirpation des Cerebralganglions keinen Einfluß auf die obere Letaltemperatur. Bei Organsystemen läßt sich deutlich eine Regel erkennen. Kozhantschikov[8] fand z. B. als untere Grenze für den Gasaustausch des Gewebes von Blatta eine Temperatur von 0°, für die Reizbarkeit der Nerven von 5°, für rhythmische Herz- und Atemtätigkeit von 10°. Das Maximum für die Atemfrequenz und den Gasaustausch der Zellen liegt bei 45°, für die Reizbarkeit bei 40°, für die Herztätigkeit bei 35°. Der Bereich ist also für den Zellstoffwechsel am größten und *wird bei einer Überordnung der Systeme immer enger.* Der Ernährungsprozeß des Tieres hatte den engsten Bereich. Nach Orr[9] steigt beim Frosch (R. pipiens) die obere Letaltemperatur für die genannten Erscheinungen in folgender Reihenfolge an: Gesamtorganismus, muskuläres System, Herz, nervöses Gewebe (vgl. jedoch

---

[1] Siehe S. 62, Fußnote 8.

[2] Siehe S. 1, Fußnote 1.

[3] Siehe S. 45, Fußnote 1.

[4] Miller, E. V.: The specific effects of certain temperatures on stored fruits, vegetables, and flower bulbs. Sci. Month. **62**, 173 (1946).

[5] Billingham, R. E., u. P. B. Medawar: The technique of free skin grafting in mammals. J. of Exper. Biol. **28**, 385 (1951).

[6] Neumann, K.: Grundriß der Gefriertrocknung. Göttingen 1952.

[7] Busnel, R. G., u. G. Grenier-Darlu: Localisation de la sensibilité thermique chez les insectes. C. r. Soc. Biol. (Paris) **135**, 1538 (1941).

[8] Siehe S. 24, Fußnote 3.

[9] Orr, P. R.: Heat death. Biol. Bull. **91**, 232 (1946).

BRACHET[1]). Schon beim Streifenpräparat des Froschherzens befindet sich die obere Temperaturgrenze für die spontane Rhythmik bei 20—35° (GELLHORN[2]), für die Leitungsgeschwindigkeit des stillgelegten Streifens jedoch bei 35—45° (BENTHE[3]). Die Grenze für das intakte Herz liegt am tiefsten (vgl. ferner ANDERSEN[4]). Auch innerhalb eines Systems können Unterschiede bestehen. So liegen nach WOLF[5] die Grenzen für die rhythmische Aktivität der Endostylarterie bei 5° und 30°, für die der Vena subintestinalis bei 1° und 25°. Die *Bewegung* der Tiere hat meist einen engeren Grenzbereich als die Lebensresistenz; darum kann man vor den letalen Temperaturen oft solche angeben, bei denen eine *Wärme-bzw. Kältestarre* eintritt. Nach EDWARDS[6] stellen vor allem die in Winterruhe verfallenden Arthropodenarten in der kalten Jahreszeit die Bewegungen weit oberhalb der unteren Letaltemperatur ein. Manche Tagfalter verfallen bereits bei 15° in eine Starre (SPEYER[7], S. 95). Die untere Grenze unterscheidet sich sogar oft für die verschiedenen Bewegungsformen. Bei Glossina palpalis hören bei 21° der spontane Flug, bei 14° der Flug nach Reizung, bei 10° das Kriechen und bei 8° alle Bewegungen auf (MELLANBY[8]).

Hitzeschädigung bei höheren Organismen. Bei Tieren wird der Tod aus den dargelegten Gründen auch oft nicht durch eine Schädigung des Zellstoffwechsels, sondern durch eine solche *von übergeordneten Organfunktionen* mit einem engeren Bereich verursacht. Durch die Ausschaltung der übergeordneten Systeme der Atembewegung wie des Blutkreislaufes usw. kann dann sekundär der Zellstoffwechsel ungenügend mit Sauerstoff versorgt werden. Schon WINTERSTEIN hat die verhältnismäßig niedrigen oberen Letaltemperaturen vieler höherer Kaltblüter (S. 47) durch die nicht mehr ausreichende Sauerstoffversorgung der Gewebe erklärt. Experimente an Fischen haben jedoch gezeigt, daß die obere Letaltemperatur weitgehend unabhängig vom Sauerstoffpartialdruck ist (BRETT[9]). FRAENKEL und HERFORD[10] stellten das gleiche für Insekten fest, doch ist hier die Gaszufuhr zu den Geweben durch die Tracheen ja durch einen direkten Weg gewährleistet. Nach GRODZINSKI[11] soll aber die Körpermuskulatur bei Fischen leicht hitzegeschädigt werden, wodurch dann auch die Atembewegungen aufhören. Diese Erstickung kann natürlich nicht durch erhöhten Sauerstoffpartialdruck verhindert werden. v. SKRAMLIK[12] mißt bei Fischen dem Vagusschock große Bedeutung für den Hitzetod bei.

---

[1] BRACHET, J.: Paralysie thermique et métabolisme du tissu nerveux. Arch. internat. Physiol. **51**, 195 (1941).

[2] GELLHORN, E.: Beiträge zur allgemeinen Physiologie der Temperaturwirkung. Pflügers Arch. **203**, 141 (1924).

[3] Siehe S. 18, Fußnote 9.

[4] ANDERSEN, K. T.: Die Abhängigkeit der Herzschlagzahl und der Atembewegungen bei Knochenfischen von der Keimlingsgröße und der Temperatur. Entwicklungsphysiologische Untersuchungen an Bachforellen-Keimlingen (Trutta fario L.). Z. vergl. Physiol. **11**, 56 (1930).

[5] WOLF, H.: Über die Beeinflussung der Kreislauftätigkeit bei Amphioxus lanceolatus Y. Pflügers Arch. **244**, 736 (1941).

[6] Siehe S. 18, Fußnote 4.

[7] Siehe S. 47, Fußnote 4.

[8] MELLANBY, K.: Experimental work with the tsetse-fly, Glossina palpalis, in Uganda. Bull. Entomol. Res. **27**, 611 (1936).

[9] Siehe S. 45, Fußnote 16.

[10] FRAENKEL, G. S., u. G. V. B. HERFORD: The physiological action of abnormally high temperatures on poikilotherm animals. II. The respiration at high sublethal and lethal temperatures. J. of Exper. Biol. **17**, 386 (1940).

[11] GRODZINSKI, Z.: The influence of temperature upon the rate of the heart in the embryos of teleost fishes. Bull. Intern. Acad. Polon. Sci. et Lettr. Cl. Sci. Math. et Nat. B. Sci. (Zool.) **2**, 225 (1948); Biol. Abstr. **23**, 29354 (1949).

[12] v. SKRAMLIK, E.: Der Vagusschock. Jenaische Z. med. Naturwiss. **78**, 208 (1947).

Beispiel. An einem Beispiel sei der zu beobachtende Verlauf von Hitzeeinwirkungen auf höhere Tiere (Karauschen) geschildert (nach Christophersen und Precht[1]). Bei einer Steigerung der Versuchstemperatur beginnen plötzlich heftiges Atmen, oft aufgeregtes Umherschwimmen, Maulsperre und Gleichgewichtsstörungen. Je nach der Höhe der Adaptationstemperatur waren diese Symptome verschieden. So trat die Maulsperre nur bei hohen Temperaturen auf, die lediglich von den warmadaptierten Fischen erreicht wurden. Eine Beeinträchtigung des Zellstoffwechsels findet merkbar erst bei viel höheren Temperaturen statt.

Kälteschädigung bei höheren Organismen. Entsprechendes gilt für die Kälteschäden. Bei Fischen sollen bei rascher Abkühlung Störungen der Atmung auftreten (Weigmann[2], Doudoroff[3]), bei langsamer eine Beeinträchtigung der Osmoregulation (z. B. bei Fundulus parvipinnis nach Doudoroff[3]), was zu einer bereits schädigenden Entwässerung der Gewebe führte, die durch eine Verdünnung des zum Versuch benutzten Seewassers vermindert werden konnte. Macko und Selivanova[4] messen bei Fröschen der Unterbrechung des Blutkreislaufes durch die tiefen Temperaturen besondere Bedeutung bei; sogar Eisbildung im Gewebe wurde beobachtet. Die Probleme liegen hier komplizierter als bei der Untersuchung der Resistenz von Zellen und Geweben. Jedoch dürfte auch diese bei höheren Tieren nicht ganz bedeutungslos sein (vgl. S. 69).

d) Allgemeine Resistenz.

Durch eine Verminderung des Gehaltes an freiem Wasser (und eine evtl. gleichzeitig vorhandene Vermehrung des gebundenen Wassers) wird meist eine Erhöhung der Hitze- *und* Kälteresistenz bewirkt, wobei eine damit verbundene Erhöhung des osmotischen Wertes des Plasmas ebenfalls die Kälteresistenz vermehrt. Hierin mag *ein* Grund für das oft *gleichzeitige Auftreten* einer *Resistenz nach beiden Seiten* liegen, was dann häufig verbunden ist mit einer *allgemeinen Resistenz* (gegen Gifte, Salze usw.). Der mit einem niedrigen Gehalt an freiem Zellwasser oft verbundene erhöhte osmotische Druck mag ferner die oft zu beobachtende Parallelität zwischen Kälteresistenz und Widerstandsfähigkeit gegen Austrocknung erklären (vgl. hierzu Walter[5], S. 277, Kozhantshikov[6], Bünning und Herdtle[7], Sumner und Wells[8], Whiteside[9], Schlieper u. Mitarb.[10], Levitt[11], Levitt und Nelson[12], Waede[13]). Nach Scarth[14] erhöht eine große Fähigkeit der Zellen, eine Plasmolyse zu ertragen, gleichzeitig die Frost- und Austrocknungsresistenz. Wahrscheinlich kann sich auch im Bau der einzelnen Eiweiße eine besondere Resistenz gegen die verschiedensten Eingriffe ausprägen. Bei den Versuchen von Lange[15] an verschiedenen Flechten waren die Resistenzreihen gegen Hitze und Austrocknung

---

[1] Siehe S. 35, Fußnote 10.

[2] Weigmann, R.: Zur Kältebeständigkeit poikilothermer Tiere. Untersuchungen an Schnecken und Fischen. Biol. Zbl. **56**, 301 (1936).

[3] Siehe S. 53, Fußnote 9.

[4] Siehe S. 56, Fußnote 4.

[5] Siehe S. 53, Fußnote 12.

[6] Kozhantschikov, I. W.: Zur Frage nach dem Temperaturoptimum des Lebens. II. Z. angew. Entomol. **20**, 590 (1934).

[7] Bünning, E., u. H. Herdtle: Physiologische Untersuchungen an thermophilen Blaualgen. Z. Naturforsch. **1**, 93 (1946).

[8] Sumner, F. B., u. N. A. Wells: Some relation between respiratory metabolism in fishes and susceptibility to certain anesthetics and lethal agents. Biol. Bull. **69**, 368 (1935).

[9] Whiteside, A. G. O.: Effect of soil drought on wheat plant. Sci. Agr. **21**, 320 (1941).

[10] Siehe S. 51, Fußnote 9.

[11] Siehe S. 50, Fußnote 12.

[12] Levitt, J., u. R. C. Nelson: The relative resistance of morphologically different orangepeel cells to various injury factors. Biodynamica **4**, 57 (1942).

[13] Siehe S. 52, Fußnote 5.

[14] Siehe S. 60, Fußnote 7.

[15] Lange, O. L.: Hitze- und Trockenresistenz der Flechten in Beziehung zu ihrer Verbreitung. Flora (Jena) **140**, 39 (1953).

fast identisch. PISEK und LARCHER[1] fanden eine auffällige jahreszeitliche Parallelität von Frost- und Austrocknungsresistenz bei Immergrünen. Selbst ein Verwöhnungsversuch im Januar (Überführung von Proben von *Pinus cembra, Rhododendron ferrugineum* und *Hedera helix* vom Freien in Zimmertemperatur) hatte den erwarteten Erfolg. Sämtliche Versuchsobjekte senkten ihre Austrocknungsresistenz bezeichnenderweise zwar nicht bis aufs Sommerminimum (endogene Rhythmik), wohl aber auf das herbstliche Ausmaß. „Man kann jedoch deshalb nicht erwarten, daß bei bestimmter Änderung der plasmatischen Grundlage die Frosthärte, die Austrocknungsresistenz oder gar die reichlich komplexe Dürreresistenz sich alle stets gleichzeitig in ähnlichem Ausmaße ändern müßten. Jede dieser Resistenzen umfaßt außer der gemeinsamen Teileigenschaft der plasmatischen Resistenz noch andere Eigenschaften oder hängt von verschiedenen Umständen ab" (S. 45).

In Erkenntnis der Resistenzverschiebungen nach beiden Extremtemperaturen hat man auch die Erklärungsversuche, die zunächst nur für die Erklärung einer Resistenz nach einer Seite anwendbar erscheinen (wie die Abhängigkeit der Hitzeresistenz vom Schmelzpunkt der Fette und Lipoide), auf eine Eignung zur Erklärung der gleichzeitigen Resistenz nach der anderen Seite geprüft. HEILBRUNN[2] sieht als entscheidend die Freisetzung von Calcium an, und diese soll nicht nur durch hohe, sondern auch durch sehr niedrige Temperaturen erreicht werden (S. 432).

2. Regulationen.

Resistenzadaptationen. Die bisher besprochene *Leistungsadaptation* führt nach einem Wechsel der Anpassungstemperatur zu einer Änderung der Meßwerte im normalen Temperaturbereich in Richtung des Pfeiles 1 der Abb. 9. Eine evtl. vorhandene *Resistenzadaptation* gegenüber extremen Temperaturen, bei der eine *Kälte-* und eine *Hitzeadaptation* unterschieden werden können, führt im letzteren Falle durch einen entsprechenden Regulationsvorgang bei einem Wechsel der Adaptationstemperatur zu einer Verschiebung der Umkehrpunkte von Kurven oder der oberen Letaltemperaturen in Richtung des Pfeiles 2; für die Kälteadaptation gilt Entsprechendes im unteren Temperaturbereich. Diese Untersuchungen haben auch viele Aufschlüsse über das bereits diskutierte allgemeine Resistenzproblem erbracht, weil hier die Hitze- und Kälteresistenz des gleichen Versuchsmaterials geändert werden, und wir also nicht auf den viel unsichereren Art- und Rassenvergleich angewiesen sind. Da es sich wie bei der Leistungsadaptation zeitlich betrachtet um einen langsamen Anpassungsvorgang handelt, werden wir auch mit tiefergreifenden Änderungen zu rechnen haben, die wir bis heute noch nicht fassen können. Wir müssen uns darauf beschränken, eine Änderung der Faktoren zu betrachten, die wir bereits als Kriterien für die Hitze- und Kälteresistenz der Organismen kennengelernt haben.

Vorkommen. Eine *Hitzeadaptation* werden wir bei den Organismen erwarten können, die mit einem zu *starken Ansteigen der Temperatur* ihrer Biotope zu rechnen haben und diese Gefahren dadurch mildern. Für die *Kälteadaptation gilt das gleiche nach der anderen Seite.* Bei *stark eurythermen Tieren* in wechselnden Temperaturen kann evtl. *beides vorhanden* sein. Es ist unwahrscheinlich, daß extrem stenotherm lebende Organismen wie z. B. die Warmblüterparasiten überhaupt über eine Resistenzadaptation verfügen. Nach REIN[3] kommt eine Kälteadaptation erwartungsgemäß weniger bei subtropischen oder gar tropischen Gewächsen vor. Neuerdings stellte man aber Abhärtungserscheinungen gegen tiefe Temperaturen

---

[1] PISEK, A., u. W. LARCHER: Zusammenhang zwischen Austrocknungsresistenz und Frosthärte bei Immergrünen. Protoplasma (Wien) **44**, 30 (1954).

[2] Siehe S. 47, Fußnote 1.

[3] REIN, R.: Untersuchungen über den Kältetod der Pflanzen. Z. Naturwiss. **80**, 1 (1908).

sogar bei Pflanzen fest, deren Letaltemperaturen über 0° liegen (Seible[1], Spranger[2]).

Besonders bei Versuchen mit sich rasch vermehrenden Einzellern muß darauf geachtet werden, daß eine Resistenzadaptation nicht nur vorgetäuscht wird durch eine Selektion resistenter Individuen (vgl. S. 172).

a) Hitzeadaptation.

Beispiele. Eine Hitzeadaptation ist bei sehr vielen Organismen (besonders Tieren und Mikroorganismen) vorhanden. Die Hitzeresistenz wächst oft nicht unerheblich mit steigernder Adaptationstemperatur. Die Anpassung kann sich in der Letaltemperatur der Organismen und auch am Umkehrpunkt vieler Leistungskurven zeigen (vgl. Abb. 9 [Pfeil 2], 10). Bei Karauschen liegt z. B. bei ziemlich rascher Temperatursteigerung die Grenze der ersten sichtbaren Schäden bei 37,6° (Adaptationstemp. 26°) bzw. 24,2° (Adaptationstemp. 1° — Christophersen und Precht[3]). Bei der Hefe Torulopsis kefyr beobachtet man diese Verlagerung des Umkehrpunktes nach höheren Temperaturen hin bei Fermenten, deren Aktivität mit steigender Adaptationstemperatur sowohl zu- (Peroxydase) als auch abnimmt (Dehydrasen) (Christophersen und Precht[4]). Bei sehr hohen Adaptationstemperaturen kann die Hitzeresistenz in einzelnen Fällen auch wieder geringer werden. So nahm sie bei Clostridium botulinum-Sporen mit steigender Anpassungstemperatur bis 37° zu, darüber hinaus aber wieder ab (Sugiyama[5]).

Die Bedeutung des Wassergehaltes der Zellen. Ein Mittel, um die Hitzeresistenz von Zellen zu beeinflussen, ist die künstliche Veränderung des Gehaltes *an freiem Wasser.* Solche Versuche sind von vielen Autoren und auch von uns an der Hefe Torulopsis kefyr mit Erfolg gemacht worden (S. 34). Bei dieser Hefe spielen eine Änderung des *freien* Wassers im Plasma und wahrscheinlich eine entgegengesetzte des *gebundenen* ebenfalls bei der natürlichen Hitzeadaptation eine Rolle, wenn sie diese auch nicht allein ausmachen. In einem solchen Falle müßte sich bei einer Änderung des Gehaltes an freiem Wasser die Resistenz aller Fermentwirkungen und der Vermehrungsfähigkeit stets parallel ändern; dies war keinesfalls immer der Fall (Christophersen und Precht[6, 7]).

Der abnehmende Wassergehalt der Hefezellen mit steigender Adaptationstemperatur bewirkt (trotz etwa gleichbleibendem osmotischem Druck) anscheinend, daß sich als Nebeneffekt (neben der an dieser Stelle nicht interessierenden Leistungsadaptation von Fermentreaktionen) auch eine Vermehrung der Kälteresistenz (gemessen an der Dehydrasenaktivität) bemerkbar macht. Für die viel kälteempfindlichere Gärung scheint für ein bestimmtes Alter der Kultur Entsprechendes zu gelten, doch erschwert die große Variabilität bei beiden Prozessen exakte Aussagen. Der Wassergehalt ist nur *ein* bestimmender Faktor; außerdem ist, vom biologischen Nutzen aus betrachtet, eine Schwankung bei einem Nebeneffekt gleichgültig (Christophersen und Precht[8]). Umgekehrt kann bei höheren Pflanzen und auch bei Streptokokken die Hitzeresistenz mit *fallender* Adaptationstemperatur zunehmen, was für sich allein betrachtet paradox

---

[1] Seible, D.: Ein Beitrag zur Frage der Kälteschäden an Pflanzen bei Temperaturen über dem Gefrierpunkt. Beitr. Biol. Pflanz. **26**, 289 (1939).

[2] Siehe S. 55, Fußnote 5.

[3] Siehe S. 35, Fußnote 10.

[4] Siehe S. 43, Fußnote 5.

[5] Siehe S. 49, Fußnote 10.

[6] Siehe S. 44, Fußnote 1.

[7] Siehe S. 32, Fußnote 4.

[8] Siehe S. 9, Fußnote 3.

anmuten muß (SAPPER[1], ANDERSON und MEANWELL[2]). Sicherlich ist der biologische Nutzen in der zweifellos gleichzeitig ansteigenden Kältefestigkeit zu suchen.

Regulierungen nach beiden Seiten. Natürlich kann die Wassergehaltsänderung nur eine *sinnvolle Regulierung nach einer Seite* leisten; bei kältegefährdeten Organismen dürfte der Gehalt an freiem Wasser im Plasma mit fallender Adaptationstemperatur *abnehmen*, um eine Kälteresistenz zu erzeugen (Nebeneffekt: Hitzeresistenz), bei hitzegefährdeten Organismen dagegen mit steigender Anpassungstemperatur *zunehmen*, um die Organismen hitzeresistenter zu machen (Nebeneffekt: Kälteresistenz). Bei manchen Organismen scheint eine Resistenzadaptation auszureichen, die nur sinnvoll nach einer Seite hin ist (bei der Hefe z. B. zur Erzeugung der Hitzeresistenz mit steigender Adaptationstemperatur). Am vollkommensten ist natürlich eine Regulierung, bei *der mit steigender Anpassungstemperatur die Hitzeresistenz und Kälteempfindlichkeit zunehmen, mit fallender die Kälteresistenz und die Hitzeempfindlichkeit.* Eine sinnvolle Regulation hinsichtlich ihrer Letaltemperaturen nach beiden Seiten haben z. B. die Fische (DOUDOROFF[3]). Die Dehydrasenaktivität des Gewebes von kaltadaptierten Karauschen ist deutlich kälteresistenter als die von warmadaptierten Tieren; dieses muß schließlich wohl auch die Gewebsatmung im gleichen Sinne beeinflussen, was allerdings bei den Versuchen von SUHRMANN[4] nicht festgestellt werden konnte. Auch bei der Kälteadaptation scheint eine Wassergehaltsregulierung (Abnahme mit fallender Adaptationstemperatur) oft eine Rolle zu spielen (vgl. S. 70). Die Dehydrasenaktivität und die Gewebsatmung werden durch diese Kälteanpassung gleichzeitig hitzeresistenter, was ebenso wie das erwähnte zwangsläufige Auftreten des Adaptationstyps 5 im normalen Temperaturbereich als Nebeneffekt angesehen

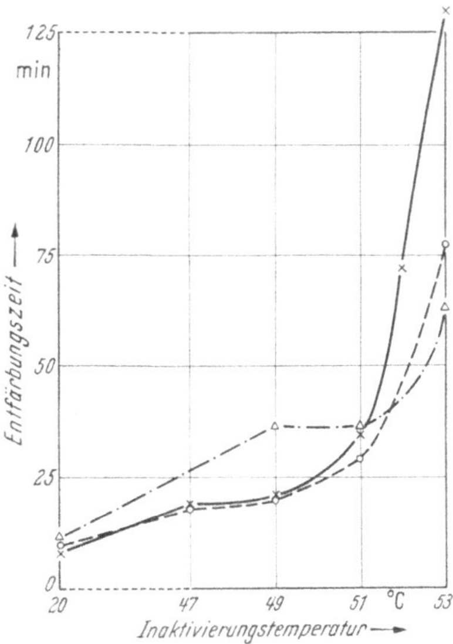

Abb. 18. Hitzeresistenz der Leberdehydrasen von Karauschen. Die Entfärbungszeit in THUNBERG-Versuchen ist der Fermentaktivität umgekehrt proportional. Zeit der Hitzeeinwirkung: 5 min. Versuchstemperatur: 30°. Adaptationstemperatur bei △ — · △: 1°, bei ○ - - ○: 8,5°, bei × — ×: 26° (nach Werten von CHRISTOPHERSEN und PRECHT).

wird. Diese Vermehrung der Hitzeresistenz der Gewebe machte sich z. T. erst nach einer merkwürdigen Überschneidung der Kurven bemerkbar (Abb. 18), die sich auch bei den Versuchen von Frl. SUHRMANN zeigte. Die Zunahme kommt aber nicht zum Tragen, da die Letaltemperatur des Gesamttieres *weit unterhalb* der Temperaturen liegt, bei denen diese Hitzeschäden beim Gewebe auftreten. Die Letaltemperatur des intakten Tieres zeigt nun aber ebenso wie die Gesamtatmung der Fische eine sinnvolle Hitzeadaptation (größere Hitzeresistenz bei hohen Adaptationstemperaturen — CHRISTOPHERSEN und PRECHT[5]). Die *Umkehr* der Hitzeresistenz muß also schon bei verhältnismäßig niedrigen Temperaturen erfolgt sein.

---

[1] Siehe S. 45, Fußnote 15.

[2] ANDERSON, E. B., u. L. J. MEANWELL: Studies in the bacteriology of low temperature pasteurisation. II. The heat resistance of a thermoduric Streptococcus grown at different temperatures. J. Dairy Res. 7, 182 (1936).

[3] Siehe S. 53, Fußnote 9.

[4] Siehe S. 28, Fußnote 12.

[5] Siehe S. 35, Fußnote 10.

Wahrscheinlich handelt es sich um einen vorgeschalteten zweiten Mechanismus. Durch *thyreostatisch wirksame Substanzen* (Thioharnstoff) wird auch er wie die Leistungsadaptation des intakten Tieres beeinflußt (vgl. S. 35). Bei so vorbehandelten Fischen ist die Wirkung der Adaptationstemperatur *abgeschwächt*; die Unterschiede in der Hitzeresistenz sind also geringer als normal (Suhrmann[1]).

b) Kälteadaptation.

Beispiele. Diese Resistenzadaptation ist besonders eingehend bei den Nutzpflanzen untersucht worden. Plötzliche Kälteeinbrüche, die wegen der vorhergehenden hohen Adaptationstemperaturen nicht oder wenig abgehärtete Pflanzen treffen, wirken sich bekanntlich besonders katastrophal aus (vgl. S. 82). Nach Brierley[2] kann schon eine Schneedecke eine genügende Abhärtung verhindern. Auch viele Tiere verfügen über eine entsprechende Kälteadaptation wie die in dieser Hinsicht eingehender untersuchten Pflanzen. Das Beispiel der Fische wurde schon erwähnt. Die Letaltemperatur von Girella nigricans betrug z. B. bei einer Adaptationstemperatur von 28°: 13°, bei 12°: 4,5° (Doudoroff[3]). Bei kaltadaptierten Insekten konnte Payne[4] durch Erhöhung der Adaptationstemperatur den Unterkühlungspunkt von —17° auf —2,5° und den Gefrierpunkt von —12° auf—1,4° heraufsetzen. Auch die untere Grenze der Aktivität wird beeinflußt (vgl. Wigglesworth[5], S. 442.)

Ursache oder Begleiterscheinung. Bei den im folgenden erörterten Kennzeichen dieser Regulation ist die Entscheidung der Frage stets schwierig, ob es sich um *entscheidende Faktoren* oder *Begleiterscheinungen* handelt. Es scheint in dem einen Fall dieser, in einem anderen Fall ein anderer Faktor von größerer Bedeutung zu sein. Es sollen zunächst die allgemeinen, zunächst an Pflanzen erkannten Gesetzmäßigkeiten erörtert und dann an einem Beispiel die Notwendigkeit einer Analyse jedes Einzelfalles gezeigt werden.

Die Bedeutung des Wassergehaltes der Zellen. Kennzeichnend ist für viele Fälle eine mehr oder weniger große *Abnahme des Wassergehaltes*, und zwar sicherlich des Gehaltes des Plasmas an *freiem Wasser* (beobachtet z. B. beim Winterweizen — Tumanow[6], Schaffnit und Lüdtke[7], Mudra[8], Kohl — Harvey[9], Rosa[10] u. a., Fischgewebe — Christophersen und Precht[11], Hoar und Cottle[12]). Bei der Überführung von abgehärtetem Getreide in höhere Temperaturen stieg nach Laude[13] der Wassergehalt jedoch nur 9 Tage, die Kälteempfindlichkeit aber etwa 2 Wochen. Es wird vermutet, daß sich nach den 9 Tagen das Verhältnis von freiem

---

[1] Siehe S. 28, Fußnote 12.

[2] Brierley, W. G.: A note on an unusual case of cold injury to the Haralson apple. Amer. Soc. Hort. Sci. 40, 236 (1942).

[3] Siehe S. 53, Fußnote 9.

[4] Siehe S. 54, Fußnote 4.

[5] Siehe S. 57, Fußnote 15.

[6] Tumanow, I. I.: Das Abhärten winteranueller Pflanzen gegen niedrige Temperaturen. Phytopath. Z. 3, 303 (1931).

[7] Schaffnit, E., u. M. Lüdtke: Beiträge zur Kenntnis von Kältewirkungen auf die pflanzliche Zelle. Phytopath. Z. 4, 329 (1932).

[8] Mudra, A.: Zur Physiologie der Kälteresistenz des Winterweizens. Planta (Berlin) 18, 435 (1932).

[9] Siehe S. 57, Fußnote 5.

[10] Rosa, J. T.: Investigation on hardening process in vegetable plants. Mo. Agr. Exper. Sta. Res. Bull. 48, 5 (1921).

[11] Siehe S. 35, Fußnote 10.

[12] Siehe S. 39, Fußnote 7.

[13] Laude, H. H.: Cold resistance of winter wheat, rye, barley and oats in transition from dormancy to active growth. J. Agr. Res. 54, 899 (1937); vgl. auch 54, 919 (1937).

zu gebundenem Wasser weiter vergrößert. Man muß bei diesen Untersuchungen von einer aktiven Zellregulierung eine mehr passiv aufgedrängte Wassergehaltsänderung (z. B. durch eine stärkere Abdrosselung der Wasseraufnahme durch die Wurzeln und der Wasserleitung als der Transpiration durch die tiefen Temperaturen — vgl. FUCHS[1], S. 14, GRAHLE[2]) unterscheiden. Der Wassergehalt einer Zelle kann absolut oder aber bei gleichem Absolutwert prozentual durch Vermehrung der Trockensubstanz abnehmen. Auch durch das letztere wird die Zelle bei intercellularer Eisbildung weniger schrumpfen. — Ein *künstlicher* Entzug von freiem Zellwasser steigert die Kälteresistenz meist weniger stark als ein gleicher beim natürlichen Abhärtungsvorgang, da es sich beim Gehalt an freiem Wasser nur um *einen* regulativen Faktor der natürlichen Adaptation handelt. Aus Viscositätsund vielen anderen Messungen ist geschlossen worden, daß sich das *gebundene* Zellwasser pro Trockensubstanz beim Abhärtungsvorgang oft *erhöht* (vgl. KESSLER und RUHLAND[3], ULLRICH[4] u. a.). Sicherlich sind dadurch eine größere Schutzwirkung gegenüber mechanischen Schäden und eine geringere Schrumpfung der Zellen gegeben. Bei der Enthärtung steht gleich Wasser zur Verfügung und vermindert die Gefahr der Frosttrocknis (S. 60). — Wegen der erwähnten methodischen Unsicherheiten (S. 58) stehen andere Autoren wie z. B. LEVITT[5] diesen Befunden skeptisch gegenüber, obgleich er selbst beim Kohl Entsprechendes fand. Bei Catalpa und Liriodendron soll die Zunahme des gebundenen Wassers im wesentlichen in der Vacuole stattfinden (LEVITT und SCARTH[6]). Tierische Gewebe würden sich für diese Untersuchungen besser eignen.

Die Viscosität des Plasmas nimmt bekanntlich auch bei raschen Temperatursenkungen (vgl. S. 25) zu. Nach KESSLER und RUHLAND[3] handelt es sich bei den Viscositätsänderungen während des Abhärtungsvorgangs aber *um echte Regulationen*, die nicht einfach durch ein rasches Erwärmen wieder beseitigt werden können. LEVITT[5], der zu abweichenden Ergebnissen gelangt war, schlägt folgende vermittelnde Deutung vor: Das unplasmolysierte Plasma ist viscoser in den abgehärteten Zellen; wenn den gehärteten und nicht gehärteten Zellen Wasser mit der gleichen Kraft entzogen wird, bekommt das Plasma der nicht abgehärteten Zellen eine höhere Konsistenz. — Die veränderte Viscosität kann mit einer Änderung der Hydratation der Makromoleküle zusammenhängen, braucht es aber nicht unbedingt.

Austrocknung. Wichtig ist, daß das *abgehärtete* Plasma jede *Austrocknung* (auch durch die Eisbildung) *besser* übersteht als das nicht abgehärtete. So kann die Resistenz gegenüber einer Austrocknung direkt als Maß für den Grad der Frostabhärtung verwandt werden (vgl. SIMINOVITSCH und BRIGGS[7], ferner S. 66).

Osmotischer Druck. Oft ist die Kälteadaptation durch *Änderungen des osmotischen Wertes* von Plasma und Vacuoleninhalt gekennzeichnet (z. B. bei Moosen —

---

[1] FUCHS, W. H.: Die Veränderung der Struktur und Reaktion der Zelle bei Abkühlung. Kühn-Arch. **39**, 1 (1935).

[2] GRAHLE, A.: Vergleichende Untersuchungen über strukturelle und osmotische Eigenschaften der Nadeln verschiedener Pinus-Arten. Jb. Bot. **78**, 203 (1933).

[3] Siehe S. 52, Fußnote 1.

[4] Siehe S. 50, Fußnote 12.

[5] Siehe S. 1, Fußnote 3.

[6] LEVITT, J., u. G. W. SCARTH: Frost-hardening studies with living cells. I. Canad. J. Res. C **14**, 267 (1936).

[7] SIMINOVITCH, D., u. D. R. BRIGGS: Studies on the chemistry of the living bark of the black locust tree in relation to its frost hardiness. III. The validity of plasmolysis and desiccation tests for determing the frost hardiness of bark tissue. Plant Physiol. **28**, 15 (1953); vgl. auch **28**, 629 (1953).

Irmscher[1], Winterweizen — Newton[2], Mudra[3], Fuchs[4], S. 258, Kohl — Harvey[5], Rosa[6], Greathouse[7]). Dies kann aus der bereits besprochenen Wasserabnahme resultieren, oft aber auch aus einer Anreicherung der Zellen mit osmotisch wirksamen Stoffen, vor allem Zucker bei Pflanzen. Bei nicht eisbeständigen Pflanzen soll nach Seible[8] bei der Abhärtung nur der Gesamtsalzgehalt der Zellen vermehrt werden.

Walter[9] (S. 271ff.) hält den osmotischen Druck für den besten Indicator der Wasserbilanz. Im Anschluß an die Theorie der Dürreresistenz von Stocker entwickelt er folgende Vorstellungen: Bei der Dürre zieht die Erhöhung des osmotischen Druckes eine Hydraturabnahme des Plasmas nach sich. Es tritt eine Plasmaentquellung ein. Da das Quellwasser im Plasma an den einzelnen Seitenketten in ganz verschiedenem Maße angelagert ist, wird der plötzliche Wasserverlust das Plasmagerüst auflockern. Es können eine vorübergehende Permeabilitätserhöhung und Viscositätserniedrigung eintreten. Adsorptiv gebundene Fermente werden in Freiheit gesetzt, wodurch hydrolytische Spaltungen (z. B. von Stärke in Zucker) begünstigt werden. Zugleich setzt der Abhärtungsvorgang ein. Die Wasserbilanz wird durch Transpirationseinschränkung bei einem höheren osmotischen Wert wieder hergestellt, Seitenketten der Eiweißmoleküle werden wieder verknüpft, die Viscosität wird erhöht und die Permeabilität herabgesetzt, die Enzyme werden gebunden und der Stoffwechsel in der synthetischen Richtung verstärkt.

Ganz analog soll die Kälteresistenz sich ändern. Der eigentlichen Kälteabhärtung geht eine Übergangsreaktion voraus. Die Auflockerung des Plasmagerüstes scheint eine direkte Wirkung des Kältereizes zu sein und nicht nur die Folge des Wasserentzugs bei der Eisbildung, da eine Abhärtung auch bei Temperaturen über 0° eintreten kann. Bei der Stabilisierung des Plasmagerüstes kälteabgehärteter Pflanzen soll eine Veränderung in der Richtung eintreten, daß trotz der geringeren Hydratur die Hydratation des Plasmas vielleicht infolge anderer elektrischer Aufladung eine größere ist als im nicht abgehärteten Zustand. Das Plasma nimmt Wasser auf und an Volumen zu. Der osmotische Wert als charakteristische Größe ist im kälteresistenten Zustand höher als im Sommer. — Bei der Verweichlichung durch hohe Temperaturen finden umgekehrt verlaufende Vorgänge statt.

Stärke-Zucker-Umwandlung. Der *Zuckergehalt* der Pflanzenzellen *ändert sich* bei der Kälteadaptation oft *entgegengesetzt wie der Stärkegehalt* (Famintzin und Borodin[10] u.a.). Zweige von Ilex und Taxus, die Lidfors[11] im Dezember ins warme Zimmer überführte und die keine Stärke regenerierten, blieben kälteresistent im Gegensatz zu im Februar-März untersuchten Zweigen, die eine Stärkeanreicherung zeigten. Bei Winterversuchen an Tilia war die Stärkebildung kaltadaptierter Pflanzen durch Wärmebehandlung stets reversibel (Weber[12], S.976,

---

[1] Siehe S. 60, Fußnote 8.

[2] Newton, R.: A comparative study of winter wheat varieties with special reference to winter killing. J. Agr. Sci. **12**, 1 (1922).

[3] Siehe S. 70, Fußnote 8.

[4] Siehe S. 54, Fußnote 14.

[5] Siehe S. 57, Fußnote 5.

[6] Siehe S. 70, Fußnote 10.

[7] Greathouse, G. A.: Effects of physical environment on the physicochemical properties of plant saps, and the relation of these properties to leaf temperature. Plant Physiol. **7**, 349 (1932).

[8] Siehe S. 68, Fußnote 1.

[9] Siehe S. 53, Fußnote 12.

[10] Famintzin, A., u. J. Borodin: Über transitorische Stärkebildung bei der Birke. Bot. Ztg. **25**, 385 (1867).

[11] Lidfors, B.: Die wintergrüne Flora, eine biologische Untersuchung. Lunds Univ. Årsskr. N. F. **2**, Afd. 2, Nr. 13 (1907).

[12] Weber, F.: Untersuchungen über die Wandlungen des Stärke- und Fettgehaltes der Pflanzen, insbesondere der Bäume. Sitzgsber. math. naturwiss. Kl. Akad. Wiss. Wien **118** (Abtl. I), 967 (1909).

vgl. auch HARVEY[1], NIKLEWSKI[2], POJARKOVA[3], SIMINOVITCH u. Mitarb.[4] u. a.). Bekannt ist das Süßwerden von zu kalt gelagerten Kartoffelknollen, welches nach Überführung in höhere Temperaturen zurückgeht und bereits von MÜLLER-THURGAU als eine Umwandlung Zucker/Stärke gedeutet wurde. MEEUSE[5] führt die Zuckeransammlung in Kartoffeln auf veränderte fermentative Gleichgewichte zurück (vgl. auch HANSEN[6]). — Diese Umwandlungen finden auch unabhängig vom Licht statt. Nach BALDE[7] erfolgt z. B. bei völlig etiolierten Weizen-Keimlingen eine Zuckeranreicherung bei Abkühlung. Auffällig ist, daß eine Zuckeransammlung oft vor allem in den der Witterung am meisten ausgesetzten Pflanzenteilen zu beobachten ist (weniger in den Wurzeln oder inneren Stammteilen von Bäumen). Dennoch sind die letzteren nicht ausgesprochen kälteempfindlich, obgleich ein Unterschied zu den zuckerreichen Geweben zu bestehen scheint (STEINMETZ und HILBORN[8]). Der Stärkereichtum der Wurzeln beruht nicht auf einer höheren Bodentemperatur (PRESTON und PHILLIPS[9]). Mit Verlagerungen der Kohlenhydrate in der Pflanze muß stets gerechnet werden (GRANDFIELD[10]).

Hemicellulosen-Zucker-Umwandlung: ANDERSSON schließt sich nicht der Auffassung von JANSSEN[11] und VASSILJEV[12] an, nach denen bei den Abhärtungen auch Hemicellulosen zu Zucker gespalten werden können.

Die Bedeutung der Photosynthese. Nicht immer spielt jedoch nur die gespeicherte Stärke eine Rolle. Schon TUMANOW[13] stellte fest, daß beim Winterweizen bei Temperaturen über 0° im Dunkeln ein rascher Verbrauch der Kohlenhydrate stattfindet, so daß die Kälteresistenz schnell absinkt. Nur die Anwesenheit großer Kohlenhydratvorräte und Temperaturen unter 0°, die Wachstum und Atmung genügend hemmten, waren imstande, die schädliche Wirkung des Verdunkelns auf die Frosthärte auszuschalten.

[1] Siehe S. 57, Fußnote 5.

[2] NIKLEWSKI, B.: Untersuchungen über die Umwandlung einiger stickstofffreier Reservestoffe während der Winterperiode der Bäume. Beih. Bot. Zbl. **19** (1. Abtl.), 68 (1906).

[3] POJARKOVA, A.: Winterruhe, Reservestoffe und Kälteresistenz bei Holzpflanzen. Ber. dtsch. bot. Ges. **42**, 420 (1924).

[4] SIMINOVITCH, D., C. M. WILSON u. D. R. BRIGGS: Studies on the chemistry of living bark of the black locust in relation to its frost hardiness. V. Seasonal transformations and variations in carbohydrates: starch-sucrose interconversions. Plant Physiol. **28**, 383 (1953).

[5] MEEUSE, B. J. D.: Oriënterende onderzoekingen over de vorming van rietsuiker uit zetmeel in planten bij lage temperatuur. Techn. Hoogeschool te Delft 1943.

[6] HANSEN, F.: Untersuchungen über Lagerung von Kartoffeln. Tidsskr. Planteavl. **56**, 222 (1953); Ber. wiss. Biol. **87**, 126 (1954).

[7] BALDE, H.: Vergleichende chemische und refractometrische Untersuchungen an Weizenkeimlingen unter besonderer Berücksichtigung der Frosthärte der untersuchten Sorten. Angew. Bot. **12**, 177 (1930).

[8] STEINMETZ, F. H., u. M. T. HILBORN: A histological evaluation of low temperature injury to apple trees. Maine Agr. Exper. Sta. Bull. **388**, 1 (1937); zit. nach LEVITT, S. 1, Fußnote 3.

[9] PRESTON, J. F., u. F. J. PHILLIPS: Seasonal variation in the food reserves of trees. Forestry Quart. **9**, 232 (1930).

[10] GRANDFIELD, C. O.: Food reserves and their translocation to the crown buds as related to cold and drought resistance in alfalfa. J. Agric. Res. **67**, 33 (1943).

[11] JANSSEN, G.: Effect of date of seeding of winter wheat upon some physiological changes of the plant during winter season. J. Amer. Soc. Agron. **21**, 168 (1929).

[12] VASSILJEV, I. M.: Untersuchungen über die Dynamik der Kohlehydrate bei dem Weizen. I. Einfluß der Wasserversorgung auf die Umwandlung der Kohlehydrate. Wiss. Arch. Landw. A **7**, 126 (1931).

[13] Siehe S. 70, Fußnote 6.

Die Untersuchungen von Andersson[1] an Wintergetreide führten zur genaueren Einsicht in die Bedeutung der *Photosynthese* für die Abhärtung. Dic Zuckerzunahme bei niedriger Adaptationstemperatur resultiert aus einer stärkeren Abnahme der Atmung mit fallender Temperatur als der Assimilation. Dies führt zu einem täglichen Assimilationsüberschuß, wodurch der Zuckergehalt wie auch der Trockensubstanzgehalt vermehrt werden. Die Zunahme dauert etwa 3 Wochen. Auf diese Weise hat auch der Lichtfaktor einen Einfluß auf den Abhärtungsvorgang. Die Kälteresistenz steigt mit dem Zuckergehalt. Dieser kann Werte von 67,9% der Trockensubstanz und 23,4% des Grüngewichts erreichen. Die Zuckerablagerung erfolgt anfangs als Monosaccharid, der Disaccharidgehalt ist dann niedrig; wenn die Abhärtung ein gewisses Maß erreicht hat, werden Disaccharide angereichert, während der Gehalt an Monosacchariden konstant bleibt oder etwas abnimmt. Bei den winterfesten Sorten erfolgt die Zuckeransammlung schneller und erreicht höhere Werte als bei den kälteempfindlichen. Das Wachstum sistiert während dieser Zeit. Am Ende des Abhärtungsvorganges ist wieder ein Ausgleich zwischen Atmungs- und Assimilationsintensität eingetreten (vgl. S. 39). Nach Überführung in höhere Temperaturen brechen sowohl die Zuckerspeicherung als auch die Abhärtung bei beginnendem Wachstum ab (vgl. hierzu auch Åkerman[2]).

Vorkommen von Änderungen des osmotischen Druckes. Nach Levitt und Scarth[3] steigt der osmotische Druck nach einer Senkung der Adaptationstemperatur *nur bei den Pflanzen*, die (wie Kohl und Klee) *abhärtbar* sind, nicht bei nichtabhärtbaren Arten (Ricinus, Sonnenblumen). — Nicht zu der allgemeinen Regel paßt es, daß corticale Zellen von Bäumen die höchsten osmotischen Werte erreichen können, bevor die Kälteresistenz überhaupt ansteigt (Levitt[4], S. 89).

Künstliche Änderungen des osmotischen Druckes. Man kann auch durch eine *künstliche Steigerung* des osmotischen Druckes der Zellen durch Einführung von Zucker oder anderen in die Zelle leicht eindringenden, osmotisch wirksamen Substanzen die Kälteresistenz erhöhen, doch ist das erreichte Ausmaß wie bei den künstlichen Änderungen des Wassergehaltes *meist geringer* als beim natürlichen Abhärtungsvorgang (Lidfors[5], Åkerman[6], Dexter[7], Iljin[8]).

Schutzwirkungen. Oft ist auch von einer Schutzwirkung des Zuckers gesprochen worden, z. B. gegen Ausfällungen und Ausflockungen der Eiweiße (Lidfors[5], Schaffnit[9]). Ob dieses für die Kälteresistenz Bedeutung hat, ist nicht sicher zu sagen (vgl. auch Fuchs[10]).

Die Bedeutung der Eiweiße. Mit dem abnehmenden Wassergehalt steigt natürlich der Gesamtstickstoffgehalt der Zellen. Auch das kann oft als Kennzeichen des Abhärtungsvorganges gewertet werden. Außerdem findet vielfach mit der Abhärtung eine *Aufspaltung komplexer Eiweiße* statt, so daß der Gehalt an

---

[1] Siehe S. 39, Fußnote 5.

[2] Åkerman, Å.: Einige Experimente über das Überwintern von Wintergetreide und Winterabhärtung von verschiedenen Winterweizensorten (Schwed.). Lantbruks Åkad. Handl. och Tidskr. (Stockh.) **84**, 192 (1945).

[3] Siehe S. 71, Fußnote 6.

[4] Siehe S. 1, Fußnote 3.

[5] Siehe S. 72, Fußnote 11.

[6] Siehe S. 59, Fußnote 1.

[7] Dexter, S. T.: Growth, organic nitrogen fractions, and buffer capacity in relation to hardiness of plants. Plant Physiol. **10**, 149 (1935).

[8] Siehe S. 62, Fußnote 2.

[9] Schaffnit, E.: Studien über den Einfluß niederer Temperaturen auf die pflanzliche Zelle. Mitt. K. Wilh. Inst. Landwirtsch. Bromberg **3**, 93 (1910); vgl. auch Z. allg. Physiol. **12**, 323 (1911).

[10] Siehe S. 17, Fußnote 1.

Polypeptiden und kleinmolekularen wasserlöslichen Stickstoffverbindungen ansteigt (WILHELM[1, 2], JANSSEN[3] u. a., vgl. auch FUCHS[4]).

Beim Wintergetreide steht nach DEXTER[5] der Gehalt an löslichem organischem Stickstoff in keinem ursächlichen Zusammenhang mit der Winterhärte. SIMINOVITCH und BRIGGS[6, 7] fanden stets eine enge Korrelation zwischen Frosthärte und wasserlöslichen Proteinen bei ihrem Versuchsobjekt (Minimum im Sommer). "Synthesis, in autumn, of the water-soluble proteins is dependent upon prior accumulation in the bark tissue of some factor(s) which must reach the bark cells through phloem transport before their isolation, by ringing, from the leaves (or root) of the black locust tree. This factor appears to be mobilized from the leaves only in the late summer and autumn, reaching maximal transport in September just prior to leaf abscission" (S. 198).

Permeabilitätsänderungen der Membranen. Ein weiteres von KESSLER und RUHLAND[8], SCARTH und LEVITT[9] u. a. beobachtetes reversibles Kennzeichen des Abhärtungsvorganges ist eine *Permeabilitätssteigerung von Zellmembran und Tonoplast* gegenüber Elektrolyten und Nichtelektrolyten (einschließlich Wasser). (SHESTAKOV und SERGEEV[10] behaupten für den Winterweizen das Gegenteil.) Wasser kann schnell zu den intercellularen Eiskristallen hingelangen, wodurch die Gefahr einer intracellularen Eisbildung vermindert wird. Allerdings kann das Wasser nach dem Auftauen schnell in die Zellen eindringen, was manche Autoren für gefährlich halten (vgl. S. 62). Das Plasma der abgehärteten Zellen ist dagegen offenbar ziemlich unempfindlich. Die Membranen sind in diesem Zustand anscheinend dehnbarer und die ganzen Zellen weniger druckempfindlich als bei nicht abgehärteten (DEXTER[11], LEVITT und SIMINOVITCH[12], vgl. auch ULLRICH[13], S. 180). Die gleiche Eismenge ruft nach SULAKADZE[14] bei abgehärteten Winterweizenpflanzen weniger Schäden hervor als bei nicht abgehärteten. SCARTH[15] hält die gesteigerte Fähigkeit der abgehärteten Zellen, durch Verfestigung des Ectoplasmas eine Plasmaolyse besser zu überstehen, für ein besonders wichtiges Kennzeichen des Abhärtungsvorganges.

Frosttrocknis. Bei der Frosttrocknis werden, wie beschrieben, schädigende Werte des osmotischen Druckes erreicht. WALTER[16] (S. 277) erwähnt, daß diese

---

[1] Siehe S. 53, Fußnote 17.

[2] Siehe S. 55, Fußnote 1.

[3] Siehe S. 73, Fußnote 11.

[4] Siehe S. 71, Fußnote 1.

[5] Siehe S. 74, Fußnote 7.

[6] SIMINOVITCH, D., u. D. R. BRIGGS: Studies on the chemistry of the living bark of the black locust tree in relation to frost hardiness. IV. Effects of ringing on translocation, protein synthesis and the development of hardiness. Plant Physiol. **28**, 177 (1953).

[7] Siehe S. 63, Fußnote 12.

[8] Siehe S. 52, Fußnote 1.

[9] SCARTH, G. W., u. J. LEVITT: The frost-hardening mechanism of plant cells. Plant Physiol. **12**, 51 (1937).

[10] SHESTAKOV, V. E., u. L. J. SERGEEV: Die Veränderungen der Frostresistenz und der Protoplasmaeigenschaften der Zellen bei Winterweizen im Verlauf der Photophase. Züchter **11**, 29 (1939).

[11] DEXTER, S.T.: Studies of the hardiness in plant: a modification of the NEWTON pressure method for modification for small samples. Plant Physiol. **7**, 721 (1932).

[12] LEVITT, J., u. D. SIMINOVITCH: The relation between frost-resistance and the physical state of protoplasma. I. Canad. J. Res. C **18**, 550 (1940).

[13] Siehe S. 52, Fußnote 12.

[14] SULAKADZE, T. S.: Amounts of ice on frozen winter plants. C. r. Acad. Sci. USSR N. s. **23**, 373 (1939).

[15] Siehe S. 60, Fußnote 7.

[16] Siehe S. 53, Fußnote 12.

Schädigungsgrenze bei abgehärteten und nicht abgehärteten Exemplaren deutlich verschieden liegen kann, was auf weitere plasmatische Unterschiede hindeutet.

Die Bedeutung der Photoperiodizität. Auch die *Photoperiodizität* kann bei Pflanzen auf den Abhärtungsvorgang Einfluß haben, z. T. wegen der Ansammlung von Assimilaten und der Beeinflussung des Wachstums (vgl. S. 54). Die Erlangung einer großen Kältefestigkeit findet normalerweise *unter Kurztagsbedingungen* statt. Diese erwiesen sich in manchen Fällen als besonders günstig (Ivanov[1], Sato[2], Rudorf[3] u. a.). Nach Moschkow[4] ist eine optimale Tageslänge feststellbar. An der kritischen Grenze genügten kleine auf die dunkle oder helle Tageszeit entfallende Intervalle, um die Frostresistenz wesentlich zu beeinflussen. Bei Robinia pseudo-acacia und Cydonia vulgaris genügte, wenn man die Enden des Hauptsprosses 25—30 kurzen Tagen aussetzte, um die Resistenz zu steigern (vgl. auch Tysdal[5]).

Weitere Faktoren. Auf die unklaren Beziehungen des Abhärtungsvorganges zum Fettgehalt der Zellen soll nicht eingegangen werden (vgl. Levitt[6], S. 113). Zu erwähnen sind noch *enzymatische Untersuchungen*. So soll bei der Invertase-aktivität das Verhältnis von synthetischer zu hydrolytischer Tätigkeit sich mit der Adaptationstemperatur ändern; es war bei kaltadaptierten Gräsern (Lolium und Bromus) etwas höher als den warmadaptierten Gewächshauspflanzen (Morosov[7]).

Beispiel einer Untersuchung. Am Beispiel der Kälteadaptation des Kohls seien die Sonderprobleme jedes Einzelfalles geschildert. Die untere Temperatur, bei der unter den von Levitt[8] benutzten Versuchsbedingungen in 50% der Fälle Schäden auftraten, verschob sich durch eine Adaptation an tiefe Temperaturen von —1,8 auf —5,6°. Bei der gleichen niedrigen Versuchstemperatur war bei den nicht-abgehärteten Blättern die Eisbildung viel stärker und der Gehalt an ungefrorenem Wasser geringer als bei den abgehärteten. Vergleicht man aber die gebildeten Mengen an Eis bei den jeweiligen unteren Grenztemperaturen (die also beim abgehärteten Kohl tiefer liegen), so sind diese (bezogen auf g Frischgewicht) bei den abgehärteten Exemplaren größer. Dies deutet auf plasmatische Unterschiede hin. Bei der jeweiligen Letaltemperatur war der Wasserverlust der Zellen der kälteempfindlichen Kohlblätter so stark, daß die Schrumpfung $^1/_2$ des Volumens der Zellen betrug, bei den resistenteren abgehärteten $^1/_3$. Die letzteren halten das Wasser fester und vertragen einen stärkeren Wasserverlust.

Auch hier änderte sich die Permeabilität der Membranen mit der Adaptationstemperatur. Es werden folgende Schlußfolgerungen gezogen: When subjected to its critical freezing temperature the unhardened plant is only $1^1/_3°$ below its freezing point. Under this small gradient ice formation is relatively slow. The permeability rate (even that of unhardened plants) is sufficient to keep up with it and so to permit extracellular ice formation. In this case, however, protoplasmic strain (nach Iljin) kills the cells. — On account of its greater resistance to protoplasmic strain, the cell, after hardening, is now able to withstand a lower temperature. But this increases the gradient between the temperature and its freezing point, until at the critical freezing temperature the two are 4.5° apart. The gradient is now more than three times as large as in the case of the unhardened cells when subjected to their critical freezing temperature, and therefore overbalances the greater permeability (which is only about twice that in the unhardened cells). Furthermore, on account of the lower temperature, the permeability is decreased ($Q_{10} = 2.2$). It is, therefore, not surprising that the exosmosis of water from the cell is no longer able to keep up with the rapid ice

[1] Ivanov, S. M.: Frost resistance of citrus plants as controlled by daylength. C. r. (Dokl.) Acad. Sci. USSR N. s. **28**, 736 (1940); vgl. auch **25**, 440, 444 (1939).

[2] Sato, Y. et al.: Factors effecting cold resistance in tree seedlings. Bull. Coll. Exp. Forests (Hokkaido Univ.) **15**, 63 (1952).

[3] Rudorf, W.: Keimstimmung und Photoperiode in ihrer Bedeutung für die Kälteresistenz. Züchter **10**, 238 (1938).

[4] Moschkov, B. S.: Photoperiodismus und Frosthärte ausdauernder Gewächse. Planta (Berlin) **23**, 774 (1935).

[5] Tysdal, H. M.: Influence of light, temperature and soil moisture on the hardening process in alfalfa. J. Agr. Res. **46**, 483 (1933).

[6] Siehe S. 1, Fußnote 3.

[7] Morosov, A. S.: Effect of temperature on the reversible activity of invertase in forage grasses as dependent on their cold and heat resistance. C. r. Acad. Sci. USSR N. s. **23**, 949 (1939).

[8] Siehe S. 60, Fußnote 5.

formation, and intracellular ice begins to form. — Instead of resistance to protoplasmic strain being the limiting factor, as when the cabbage cell is in the unhardened state, it is replaced by the other factor — permeability — which is now insufficiently high. With a more gradual temperature drop the situation is reversed. Intracellular ice formation is prevented and lower temperature is withstood, until the protoplasmic strain (which is now once more the limiting factor) is increased sufficiently to injure the cell (S. 108).

c) Die Geschwindigkeit von Hitze- und Kälteadaptation.

Der genaue Verlauf der Hitzeadaptation ist für Fische untersucht worden (DOUDOROFF[1], BRETT[2] — Abb. 19 u. 20). Die *Zunahme der Hitzeresistenz* nach

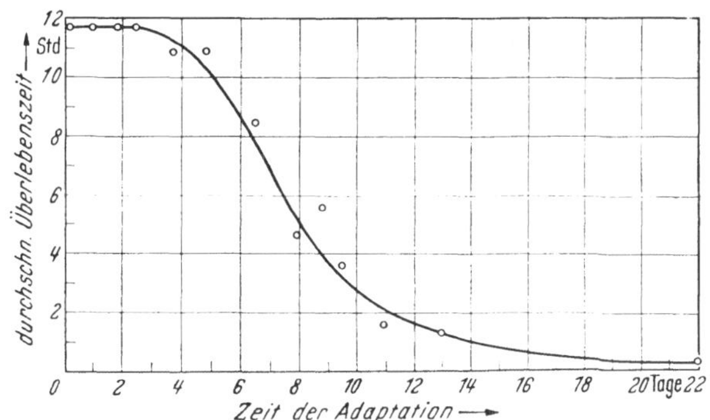

Abb. 19. Die durchschnittliche Überlebenszeit von Pimephales promelas bei 32,6° nach einem Senken der Adaptationstemperatur (24° → 16°) (nach BRETT).

Überführung in hohe Adaptationstemperaturen erfolgt *schneller als* deren *Abnahme* nach einer Senkung der Anpassungstemperatur (vgl. auch BĚLEHRÁDEK[3], Tab. LXII, S. 134, MELLANBY[4, 5]). Für Fische sind ungewöhnlich lange Nachwirkungen (von 1 Monat) einer kurzfristigen Erhöhung der Adaptationstemperatur

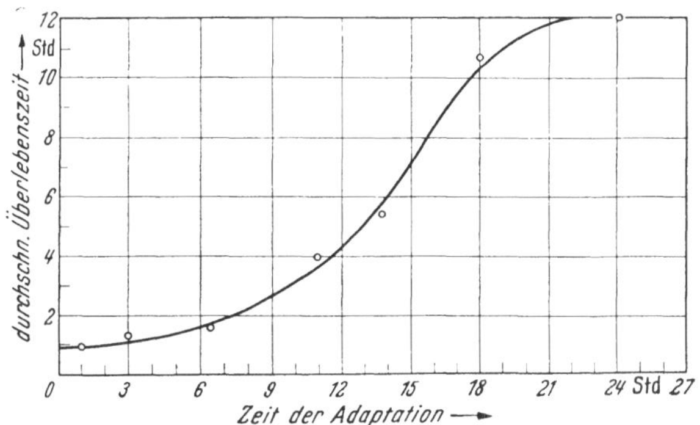

Abb. 20. Die durchschnittliche Überlebenszeit von Ameiurus nebulosus bei 35,5° nach einem Steigen der Adaptationstemperatur (20° → 28°) (nach BRETT).

(von 2—3 Tagen) festgestellt worden (SUMNER und DOUDOROFF[6]). Dies deutet auf tiefgreifende Änderungen hin und kann kaum durch Faktoren wie den Schmelzpunkt der Fette, Änderung des Wassergehaltes usw. verstanden werden.

---

[1] Siehe S. 53, Fußnote 9.

[2] Siehe S. 45, Fußnote 16.

[3] Siehe S. 1, Fußnote 1.

[4] MELLANBY, K.: Temperature acclimatization in amphibia. J. of Physiol. **98**, 27 (1940), (Proc. Physiol. Soc.).

[5] Siehe S. 41, Fußnote 3.

[6] SUMNER, F. B., u. P. DOUDOROFF: Some experiments upon temperature acclimatization and respiratory metabolism in fishes. Biol. Bull. **74**, 403 (1938).

Bei entsprechenden Untersuchungen der *Kälteresistenz* war bei Fischen kein wesentlicher Unterschied der Regulationsgeschwindigkeit bei einer Steigerung und Senkung der Adaptationstemperatur festzustellen (Doudoroff[1], Abb. 21). Hier wird also nicht einfach die Geschwindigkeit des Regulationsvorganges mit der Temperatur gesteigert. Auch diese Untersuchungen deuten auf eine grundsätzliche Verschiedenheit der Hitze- und Kälteadaptation hin (vgl. S. 69). Bei Weizenpflanzen ist die Geschwindigkeit, mit der der kälteresistente Zustand bei hohen Adaptationstemperaturen verloren wird, um einige Male *größer* als diejenige, mit der sie diesen nach einer erneuten Senkung der Anpassungstemperatur wiederherstellen. Bei mäßiger Erwärmung gehen der Trockensubstanzgehalt und der

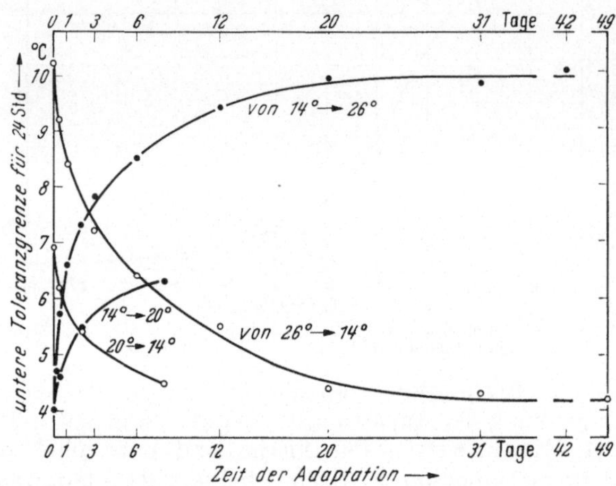

Abb. 21. Geschwindigkeit der Kälteadaptation nach Änderung der Adaptationstemperatur bei Girella (wie in der Abbildung angegeben) (nach Doudoroff).

osmotische Wert (und auch die Kältefestigkeit) schneller zurück als der langsamer abfallende Zuckerspiegel (Tumanow[2]). Auch bei der Abhärtung ändern sich die einzelnen Faktoren zeitlich betrachtet verschieden schnell (Mudra[3], vgl. auch Fuchs[4]). Die Kältefestigkeit nimmt bei der Abhärtung zunächst schnell, dann immer langsamer zu, um beim Winterweizen nach 2—3 Wochen oder nach noch längerer Zeit abgeschlossen zu sein (Laude[5], Andersson[6]). Beim Kohl verläuft die Enthärtung im Gewächshaus bei Zimmertemperatur oder im Dunkeln bei 18° so schnell oder sogar *langsamer* als die Abhärtung (Harvey[7], S. 93).

d) Inkonstante Vorbehandlung.

Im allgemeinen werden bei den Versuchen zur Erfassung der Leistungs- und Resistenzadaptation die Anpassungstemperaturen konstant gehalten. Im natürlichen Lebensraum findet mit dem Tag-Nachtwechsel auch meist eine mehr oder weniger große *Temperaturschwankung* statt, so daß mit besonderen Anpassungen an diese natürliche inkonstante Vorbehandlung gerechnet werden muß. Fische, die im 12 Std.-Zyklus an 10°, 20° und 30° gewöhnt wurden, waren hitzeresistenter

---

[1] Siehe S. 53, Fußnote 9.
[2] Siehe S. 70, Fußnote 6.
[3] Siehe S. 70, Fußnote 8.
[4] Siehe S. 54, Fußnote 14.
[5] Siehe S. 70, Fußnote 13.
[6] Siehe S. 39, Fußnote 5.
[7] Siehe S. 57, Fußnote 5.

als die Kontrolltiere bei 20°; das war auch dann noch der Fall, als die Kaltperioden doppelt so lang waren wie die Warmperioden (SUMNER und DOUDOROFF[1]). Dieses liegt am soeben erwähnten Zeitfaktor, der für eine Erhöhung oder Senkung der Adaptationstemperatur so unterschiedlich sein kann, daß sich nach LOEB und WASTENEYS[2] bei einigen Fischen die Hitzeresistenz bereits erhöhte, wenn die hohen Adaptationstemperaturen täglich nur einige Stunden einwirkten. Andererseits waren die von SUMNER und DOUDOROFF untersuchten Fische mit alternierenden Anpassungstemperaturen weniger resistent gegenüber einer Temperatur von 0—1° als die Kontrollen.

Als *kältegefährdet* sind besonders viele *Pflanzen* anzusehen, da sie den tiefen Temperaturen nicht ausweichen können. Es wäre sehr nachteilig, wenn die größere Geschwindigkeit, mit der, wie erwähnt, der winterfeste Zustand nach Überführung in hohe Anpassungstemperaturen manchmal verloren wird, bei der so oft schwankenden Temperatur eine Kälteanpassung kaum zuließe. Dies wird schon dadurch verhindert, daß beim Tag-Nachtwechsel Licht- und Temperaturänderungen verknüpft sind. Bei den höheren Tagestemperaturen werden Zucker angereichert, nachts wegen der tiefen Temperatur aber kaum durch die Atmung verbraucht. So kann diese *inkonstante Vorbehandlung* anscheinend sogar besonders *günstig für die Abhärtung* sein. Nach TYSDAL[3] war die Kälteresistenz von Luzerne größer, wenn die Pflanzen 16 Std. bei 0° und tags bei 20° gehalten wurden als bei dauernder Aufbewahrung bei 0°. Sie war am geringsten bei Pflanzen, die tags 8 Std. einer tiefen Temperatur ausgesetzt und in der übrigen Zeit in einem dunklen, warmen Raum aufbewahrt waren. In ähnlichen Versuchen von DEXTER[4, 5] verhielten sich die einzelnen Pflanzenarten sehr unterschiedlich (vgl. auch TUMANOW[6]). Nach HARVEY[7] sollen die von ihm im Dunkeln untersuchten Kohlpflanzen nach einem 12std. Wechsel von 0° und 10° kälteresistenter sein als solche, die an 5° angepaßt waren. Schon 1 Std. täglich in 5 Tagen der Kälte ausgesetzt erhöhte die Frostresistenz, 4 Std. täglich waren so wirkungsvoll wie dauernde Überführung in die Kälte. BRIERLEY u. Mitarb.[8] untersuchten bei Himbeeren, wieviel Stunden man die Pflanzen täglich in die höheren Temperaturen überführen muß, um die Kälteresistenz zu brechen. Eine Überführung von 2 Std. an 3 Tagen bzw. 4 Std. an 2 Tagen genügte zur merklichen Herabsetzung der Resistenz. Nach LIDFORS[9] kommt es nach seinen Untersuchungen an immergrünen Gewächsen dabei aber sehr auf die *Jahreszeit* an. Nur im späten Winter hat kurzfristige Wärmebehandlung diesen Effekt.

e) Weitere Adaptationserscheinungen.

Es sind viele Beobachtungen über chemische Veränderungen der Organismen mit der Adaptationstemperatur beschrieben worden, ohne daß es in jedem Fall möglich ist, diese mit der Leistungs- oder Resistenzadaptation in bestimmte Verbindung zu bringen (Änderungen

---

[1] Siehe S. 77, Fußnote 6.

[2] LOEB, J., u. H. WASTENEYS: On the adaptation of fish (Fundulus) to high temperatures. J. of Exp. Zool. **12**, 543 (1912).

[3] Siehe S. 76, Fußnote 5.

[4] DEXTER, S. T.: Effect of several environmental factors on the hardening of plants. Plant Physiol. **8**, 123 (1933).

[5] Siehe S. 74, Fußnote 7.

[6] Siehe S. 70, Fußnote 6.

[7] HARVEY, R. B.: Time and temperature factors in hardening plants. J. Amer. Bot. **17**, 212 (1930); vgl. auch J. Forestry **28**, 50 (1930).

[8] BRIERLEY, W. G., R. H. LANDON u. R. J. STADTHERR: The effect of daily alterations between 27 and 39 degrees F on retention or loss of cold resistance in the Latham raspberry. Amer. Soc. Hortic. Sci. **59**, 173 (1952).

[9] Siehe S. 72, Fußnote 11.

bei Fischen — STROGANOV[1], PLATNER[2], HOAR und COTTLE[3], MUSACCHIA u. Mitarb.[4] — und anderen Organismen — vgl. BĚLEHRÁDEK[5], S. 85, HAMNER und NIGHTINGALE[6], REID[7], COUTEAUX-BERGETON[8], GUSTAFSON[9], ferner PUCHER und Mitarb.[10]). — Auch diese Untersuchungen zeigen wie die bisher erörterten die tiefgreifenden Veränderungen nach einem Wechsel der Adaptationstemperatur.

3. Jahreszeitliche Unterschiede von Hitze- und Kälteresistenz und -adaptation.

Jahresperiodizität. Man muß wie bei der Leistungsadaptation so auch bei der Resistenzadaptation nach beiden Seiten von den *Wirkungen der Adaptationstemperatur* evtl. hinzukommende *temperaturunabhängige jahreszeitliche Umstellungen der Resistenz*, die oft mit bestimmten Wachstums- und Ruhephasen zusammenhängen, unterscheiden. Es kommt als Komplikation hinzu, daß sich auch das *Ausmaß der Resistenzadaptation* jahreszeitlich ändern kann. Die Adaptation und die jahreszeitliche Umstellung wirken meist im gleichen Sinne und auch die Mittel der Resistenzänderung entsprechen sich. Durch diese Summierung beider Effekte können dann z. B. Bäume und Sträucher im Winter evtl. Temperaturen von — 20 bis — 50° überleben, während sie im Sommer bei —5° getötet werden.

Besonders eingehend ist dieses Problem an der Kälteresistenz der Pflanzen studiert worden. Es ist seit langem bekannt, daß die erwähnten Kriterien der Kältefestigkeit sich im Laufe des Jahres ändern. So wird z. B. der Verlauf der osmotischen Jahreskurve von Ilex, Hedera und Pinus vor allem durch eine Änderung des Zuckergehaltes bedingt, bei Buxus in erster Linie durch Schwankungen des Wassergehaltes und bei Taxus durch beide Momente (STEINER[11], vgl. auch ULMER[12]). Es war nun interessant, daß *nicht in jedem Fall die Adaptationstemperatur* für derartige Veränderungen *verantwortlich* gemacht werden konnte (vgl. JONES und BRADLES[13]). Es läßt sich oft beobachten, daß die Gewinnung der Frosthärte im Herbst der Jahreszeit vorauseilt, während sie Ende des Winters schon bei ziemlich tiefen Temperaturen abzusinken beginnt (vgl. ULMER[12], S. 586).

Auch die S. 72 erwähnten Versuche von WEBER[14] mit Tiliaästen fielen zu anderen Jahreszeiten anders aus. So erfolgt im Frühling im Gegensatz zum Winter selbst bei der relativ tiefen Temperatur von 0° bereits Stärkeregeneration. In der

---

[1] Siehe S. 28, Fußnote 4.

[2] PLATNER, W. S.: Effects of low temperature on magnesium content of blood, body fluids and tissues od goldfish and turtle. Amer. J. Physiol. **161**, 399 (1950).

[3] Siehe S. 39, Fußnote 9.

[4] MUSACCHIA, X. J., M. CLARK u. C. G. WILBER: Temperature effects on tissue chemistry of the arctic sculpin. Federat. Proc. **11**, 111 (1952).

[5] Siehe S. 1, Fußnote 1.

[6] HAMNER, K. C., u. G. F. NIGHTINGALE: Ascorbic acid content in pine-apples as correlated with environmental factors and plant composition. Food Res. **11**, 535 (1946).

[7] REID, M. E.: Relation of temperature to the ascorbic acid-content of cowpea plants. Bull. Torrey Bot. Club **68**, 519 (1941).

[8] COUTEAUX-BERGETON, M.: Variations du taux de glycogène dans différents organes de l'huître. Bull. Soc. Zool. France **71**, 121 (1947).

[9] Siehe S. 31, Fußnote 3.

[10] PUCHER, G. W., C. S. LEAVENWORTH, W. D. GINTER u. H. B. VICKERY: Studies in the metabolism of crassulacean plants: The effect of temperature upon the culture of excised leaves of Bryophyllum calycinum. Plant Physiol. **23**, 123 (1948).

[11] STEINER, M.: Zum Chemismus der osmotischen Jahresschwankungen einiger immergrüner Holzgewächse. Jb. wiss. Bot. **78**, 564 (1933).

[12] ULMER, W.: Über den Jahresgang der Frosthärte einiger immergrüner Arten der alpinen Stufe, sowie der Zirbe und Fichte. Unter Berücksichtigung von osmotischem Wert, Zuckerspiegel und Wassergehalt. Jb. wiss. Bot. **84**, 553 (1937).

[13] JONES, C. H., u. J. L. BRADLES: The carbohydrate contents of the maple tree. Vermont Agr. Exper. Sta. Bull. **358**, 1 (1933).

[14] Siehe S. 72, Fußnote 12.

ersten *Sommerhälfte* wird auch durch längere Einwirkung von winterlichen Temperaturen *kein Stärkeschwund* erzeugt. Nach Lewis und Tuttle[1] findet die Stärkeanreicherung in den Zellen von Picea canadensis im Frühling auch bei tiefen Temperaturen und ohne Einfluß der Photosynthese statt. Es wurden bereits die Befunde von Lidfors erwähnt, nach denen die zu den temperatur*un*abhängigen jahreszeitlichen Veränderungen hinzukommende Resistenzadaptation in den einzelnen Zeiten sehr unterschiedlichen Effekt hatte (S. 72).

Versuche mit exakter Trennung beider Phänomene bei Pflanzen. Sehr exakt sind *alle drei Phänomene* von Pisek[2] getrennt worden. Sie bestimmen bei den verschiedenen untersuchten Pflanzenarten in unterschiedlichem Ausmaß deren

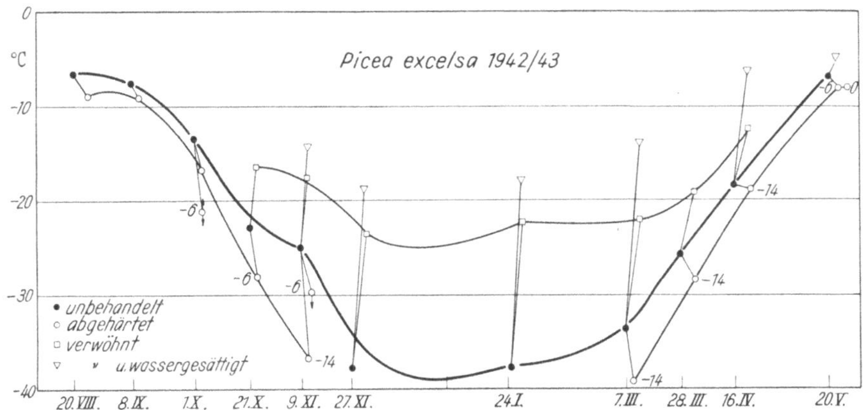

Abb. 22. Jahresgang der Frosthärte letztjähriger Nadeln der Fichte bei unbehandelten, abgehärteten, verwöhnten und außerdem wassergesättigten Proben. Die Zahlen bei den Kurvenpunkten geben die bei der Abhärtung jeweils angewandten Temperaturen wieder (nach Pisek und Schliessl).

Winterfestigkeit. Im Sommer war es nicht möglich, die Pflanzen durch Herabsetzung der Adaptationstemperatur so winterfest zu machen wie in der kalten Jahreszeit. Dies gelang bei der Zirbe erst im Herbst, und zwar zu einer Zeit, als sie im jahreszeitlich bedingten Anstieg zum Wintermaximum begriffen war, dieses aber noch längst nicht erreicht hatte. Umgekehrt konnte man im Winter nicht durch ein Steigern der Adaptationstemperatur die Kälteempfindlichkeit des Sommers erzeugen. Das Ausmaß der Beeinflußbarkeit durch die Adaptationstemperatur war jahreszeitlich deutlich verschieden (vgl. Abb. 22).

Bei der Alpenrose war der Einfluß der Jahreszeit schwächer, der der Adaptationstemperatur stärker. Die Nadelhölzer gehörten zum entgegengesetzten Typ. Bei der Alpenrose verlief der osmotische Wert (geändert durch Umwandlung Stärke-Monosaccharid) der Kälteresistenz parallel, aber die Änderungen entsprachen sich nicht in quantitativer Hinsicht (besonders gilt dies für Änderungen der Adaptationstemperatur allein). Bei Pinus cembra war die Jahreskurve des osmotischen Wertes ausgeglichener, die Änderungen der Resistenz durch Anpassung an verschiedene Temperaturen waren offensichtlich unabhängig von diesem. Junge Triebe waren nach Pisek nicht abhärtbar und fallen darum Frösten sehr leicht zum Opfer.

---

[1] Lewis, F. J., u. G. M. Tuttle: On the phenomena seasonal changes in the organisation in leaf cells of Picea canadensis. New Phytologist **22**, 225 (1923); vgl. auch Ann. of Bot. **34**, 405 (1920).

[2] Pisek, A.: Frosthärte und Zusammensetzung des Zellsaftes von Rhododendron ferrugineum, Pinus cembra und Picea excelsa. Protoplasma (Wien) **39**, 129 (1950); vgl. auch Naturwiss. **39**, 73 (1952).

Es ist wesentlich, daß für die Untersuchung der jahreszeitlichen Änderung des osmotischen Druckes solche Objekte verwandt werden, bei denen vor allem die Erlangung einer Kälteresistenz betroffen wird. Kompliziertere Verhältnisse liegen vor, wenn auch Änderungen zur Erlangung einer Dürreresistenz stattfinden (vgl. Walter[1], S. 286 ff).

Zustandsänderungen. Eine jahreszeitlich bedingte Änderung der Resistenz kann sich am äußerlich gleichbleibenden Objekt zeigen (vgl. S. 81). Sie ist weniger verwunderlich, wenn dieses offensichtlich seinen Zustand geändert hat. Es ist nicht zu erwarten, daß ein bereits im Schossen befindlicher Keimling sich genau so gut gegen Kälte abhärten läßt wie ein solcher im winterlichen Ruhestadium. Darum gelingt auch oft eine erneute Abhärtung schlechter als das erste Mal (vgl. Dexter[2]). Die oft gemachte Erfahrung, daß plötzlich einsetzende Herbst- und Frühlingsfröste starke Schäden verursachen, kann also einmal an der hohen Adaptationstemperatur liegen, zum anderen daran, daß die Resistenz jahreszeitlich noch nicht zu- bzw. bereits wieder abgenommen hat, wobei sich der Zustand des Organismus wesentlich geändert haben kann.

Verschiedene Sorten der gleichen Pflanze können sich natürlich hinsichtlich dieser Dinge unterschiedlich verhalten, so daß an Keimpflanzen oder Feldpflanzen im Herbst gewonnene Rangordnungen der sorteneigentümlichen Kälteresistenz für den Spätwinter und das Frühjahr nicht zu gelten brauchen (vgl. Fuchs[3], S. 66).

Gleiche Probleme bei Tieren. Auch die Resistenz der Tiere muß unter den gleichen Gesichtspunkten betrachtet werden. Wir konnten z. B. selbst bei langsamer Überführung Karauschen nur in der kalten Jahreszeit in einem Kühlraum mit einer Wassertemperatur von etwa 0° halten, nicht im Sommer. Bei Planaria alpina lag der Umkehrpunkt der Kurven des Sauerstoffverbrauchs (bei mindestens dreitägiger Anpassung an die einzelnen Versuchstemperaturen) im Sommer deutlich bei höheren Temperaturen als im Winter (Schlieper und Bläsing[4]). Nach Payne[5] waren andererseits bei manchen Insekten (Vorratsschädlingen und Wasserinsekten, die nie in Temperaturen unter 0° leben) die jahreszeitlichen Schwankungen von Unterkühlungs- und Gefrierpunkt gering.

Ruhestadien. Man kann nach dem bisher Erörterten vermuten, daß die bei vielen Tieren und Pflanzen vorhandenen, z. T. obligatorischen Ruheperioden mit meist stark gedrosseltem Stoffwechsel schon an sich sehr resistent gegenüber extremen Temperaturen sind. Im allgemeinen trifft dies zu. Diese Feststellung wird durch die oft gemachte Beobachtung kompliziert, daß die Ruheperioden zwar oft am Anfang des Winters durch tiefe Temperaturen induziert, später aber gerade durch diese gebrochen werden (vgl. S. 109, ferner Rudorf[6, 7]). Mit dem Absinken der Temperatur findet andererseits aber die Abhärtung statt. Durch die Einwirkung von niedrigen Temperaturen wird mit der aufgehobenen Ruheperiode auch oft die

---

[1] Siehe S. 53, Fußnote 12.

[2] Dexter, S. T.: Effect of periods of warm weather upon the winter hardened condition of a plant. Plant Physiol. **16**, 181 (1941).

[3] W. H. Fuchs [Die Verhütung nicht parasitärer Erkrankungen bei Getreide auf dem Wege der Züchtung. Ber. oberhess. Ges. Natur- u. Heilk. Gießen, N. F. Naturwiss. Abt. **25**, 51 (1952)] betont, „daß Fröste gleicher Strenge 1. um so stärker die Pflanzen belasten, je früher im Herbst und — vor allem — je später im Frühjahr sie auftreten, 2. um so gefährlicher sind, je schneller die Temperatur abfällt, und 3. um so größere Schäden stiften, je häufiger sie — von Tauwetter unterbrochen — auftreten, und je rascher der Wechsel eintritt" (S. 60).

[4] Schlieper, C., u. I. Bläsing: Über Unterschiede in dem individuellen und ökologischen Temperaturbereich von Planaria alpina Dana. Arch. f. Hydrobiol. **47**, 411 (1953).

[5] Siehe S. 54, Fußnote 4.

[6] Rudorf, W.: Entwicklungsphysiologische Untersuchungen, Keimstimmung durch Temperatur und Entwicklungsabänderungen an der ergrünten Pflanze durch Temperatur, Photoperiode und andere Faktoren. Forschungsdienst, Sonderdienst **16**, 253 (1941).

[7] Siehe S. 76, Fußnote 3.

Winterfestigkeit beeinflußt; nach TUMANOW[1] macht sich dies aber erst bemerkbar, wenn die Außenbedingungen den Beginn des Wachstums zulassen (z. B. beim Wintergetreide unter einer dicken Schneedecke oder nach vorübergehendem Tauwetter — vgl. auch Symp.[2], S. 11 ff., CHANDLER[3], S. 16). Eine erneute Abhärtung durch tiefe Temperaturen war dann nicht mehr möglich. BRIERLEY[4] macht mit Recht auf die Komplexität dieser ganzen Erscheinung aufmerksam.

Es wird noch erwähnt, daß die Keimfreudigkeit von Samen auch unter konstanten Bedingungen jahreszeitliche Unterschiede aufweisen kann. In den Monaten tiefster Samenruhe (etwa April—Juli) stimulierte eine Hitzeeinwirkung die Keimfähigkeit von Digitalis lutea-Samen sogar, während sie im weniger resistenten Zustand zur Schädigung oder zum Absterben führte. Das Stadium der Hitzeresistenz war durch einen geringen Wassergehalt ausgezeichnet (vgl. S. 50, BÜNNING und BAUER[5]).

Hormone. Nach STIER und TAYLOR[6] wird die obere Temperaturgrenze einer Organfunktion (des Schlagens des Froschherzens in situ) durch Hypophysenpräparate heraufgesetzt. Die Autoren erreichten dadurch bei Winterfröschen die sonst nur im Sommer zu beobachtende höhere Grenze. Die Aktivität vieler innersekretorischer Drüsen macht aber bekanntlich einen jahreszeitlichen Wechsel durch. Nach GELLHORN[7] setzen Tyramin und Adrenalin die obere Grenze für die Automatie des Froschherzstreifens herauf (vgl. auch S. 70).

III. Gemeinsame Erklärungsmöglichkeiten von Leistungs- und Resistenzadaptation.

Die *Resistenzadaptation* betrifft im allgemeinen eine Regulierung der *Lebensresistenz* extrem hohen bzw. niedrigen Temperaturen gegenüber. Wir wandten diesen Ausdruck aber auch auf die Extrembereiche einzelner Leistungskurven (z. B. beim Sauerstoffverbrauch) an, wobei bereits der Umkehrpunkt als ein Phänomen der oberen Grenze angesehen wurde. Erhält man trotz verschiedener Anpassungstemperaturen im normalen Temperaturbereich gleiche Abhängigkeitskurven für die Leistung (z. B. die Kurve A_1A_2 im Schema der Abb. 9 entsprechend dem Typ 4), so können der Umkehrpunkt und auch der obere Nullwert bei höheren Adaptationstemperaturen weiter nach rechts verschoben sein. In diesem Fall zeigt die gemessene Leistung eine Hitzeadaptation bei fehlender Leistungsadaptation. Die Grenze des Lebens kann davon unabhängig sein.

Dies gilt besonders für die untere Grenze. Es ist durchaus möglich, daß der Sauerstoffverbrauch oder eine Fermentaktivität praktisch erlöschen, bevor die untere Lebensgrenze erreicht ist. So könnte rein theoretisch die Lebensresistenz eine Anpassung zeigen, die gemessene Leistung dagegen nicht oder umgekehrt. Wenn aber die Leistungskurven schon eine Temperaturadaptation im normalen Temperaturbereich zeigen, so werden im allgemeinen die unteren Nullwerte der

---

[1] Siehe S. 70, Fußnote 6.

[2] Symposium: Vernalization and Photoperiodism. Waltham, Mass. 1948 (herausgegeb. v. A. E. MURNEEK u. R. O. WHYTE).

[3] Siehe S. 60, Fußnote 9.

[4] BRIERLEY, W. G.: The winter hardiness complex in deciduous woody plants. Proc. Amer. Soc. Hortic. Sci. **50**, 10 (1947).

[5] BÜNNING, E., u. E. W. BAUER: Über die Ursachen endogener Keimfähigkeitsschwankungen in Samen. Z. Bot. **40**, 67 (1952).

[6] STIER, T. J. B., u. J. E. TAYLOR: The seasonal variation of behaviour of the intact frog heart. J. Cell. a. Comp. Physiol. **14**, 309 (1939).

[7] Siehe S. 65, Fußnote 2.

6*

verschiedenen Leistungskurven auch bei verschiedenen Temperaturen liegen, d. h. für die gemessenen Leistungen sind Leistungs- und Kälteadaptation meist gekoppelt. Ein gleicher unterer Nullpunkt wäre nur denkbar, wenn sich die Q_{10}-Werte der verschiedenen Kurven im unteren Temperaturbereich sehr unterschieden. In diesem Fall bestände die Koppelung nicht. Ist jedoch für eine gemessene Leistung eine Kälteadaptation vorhanden, so dürfte diese ganz generell mit einer Leistungsadaptation verbunden sein. — Bei den meisten Untersuchungen wird, wie erwähnt, nur die Lebensresistenz gemessen und der Ausdruck Resistenzadaptation nur auf diese angewandt.

Die *Resistenzadaptation* ist anscheinend *verbreiteter als die Leistungsadaptation* im normalen Temperaturbereich. Es wurde erwähnt, daß nach den Versuchen von Andersson[1] beide miteinander gekoppelt sein können (vgl. S. 74). Über das allgemeine Vorkommen beider Erscheinungen wurde bereits gesprochen. Eisenia foetida zeigte nach Kirberger[2] eine Hitzeanpassung aber keine Leistungsadaptation. Bei Agriotes-Larven war nur die untere Letaltemperatur von der Vorbehandlung abhängig, nicht die obere. Bei den von Raffy untersuchten Insekten hatte die Adaptationstemperatur keinen Einfluß auf beide Letaltemperaturen (vgl. hierzu Precht[3], S. 31). Alle gegen Kälte abhärtbaren Pflanzen brauchen auch keine gleichzeitige Hitzeadaptation zu zeigen (Pfeiffer[4], Scarth und Levitt[5]). Dennoch bedeutet, wie erwähnt, eine Resistenzsteigerung nach einer Seite oft eine allgemeine Resistenzzunahme, somit auch eine Temperaturresistenzvermehrung nach der anderen Seite (S. 66). Es wurde ferner erwähnt, daß eine Resistenzadaptation mit einer Leistungsadaptation verbunden sein kann, wenn z. B. beides durch eine *Änderung des Wassergehaltes* der Zellen bewirkt wird. So wird bei der Hefe Torulopsis kefyr eine Zunahme der Hitzeresistenz u. a. auch durch eine Verminderung des Gehaltes an freiem Wasser und wahrscheinlich einer entgegengesetzten an gebundenem Wasser des Plasmas mit steigender Adaptationstemperatur erreicht. Dies hat eine Leistungsadaptation der Dehydrasenaktivität nach Typ 3 zur Folge, die hier allerdings nur als Nebeneffekt zu betrachten ist, da sie sich bei der Atmung nicht bemerkbar macht. Es ist aber denkbar, daß in anderen Fällen diese *eine* Regulierung für *beide* Adaptationen (und zwar solche, die auch biologische Bedeutung haben) ausreicht, wenn die Natur sich im allgemeinen auch nicht nur solch einfacher Mittel bedient (Christophersen und Precht[6]). Eine Erhöhung der Adaptationstemperatur würde dann eine Zunahme der Hitzeresistenz (und evtl. auch Kälteresistenz) und bei genügend starker Abnahme des Wassergehaltes eine Drosselung der Leistungswerte im normalen Temperaturbereich entsprechend den Typen 3—1 zur Folge haben. Bei einer Abnahme des Gehaltes an freiem Wasser (und evtl. einer Zunahme des gebundenen) mit fallender Adaptationstemperatur werden die Kälteresistenz (und die Hitzeresistenz) gesteigert; bei einer geringen Abnahme können die Reaktionen im normalen Temperaturbereich durch die Konzentrierung evtl. rascher verlaufen (Adaptationstyp 3), bei weiterer Abnahme des Gehaltes an freiem Wasser aber über den Ausgangswert hinaus verlangsamt werden (Adaptationstyp 5, vgl. S. 39). Diese zunächst mehr theoretischen Ausführungen können vielleicht zum Verständnis späterer Befunde beitragen.

---

[1] Siehe S. 39, Fußnote 5.

[2] Siehe S. 17, Fußnote 4.

[3] Siehe S. 16, Fußnote 1.

[4] Pfeiffer, M.: Frostuntersuchungen an Fichtentrieben. Tharant. Forst. Jb. 84, 664 (1933).

[5] Siehe S. 75, Fußnote 9.

[6] Siehe S. 3, Fußnote 9.

Auch bei *Organfunktionen* können gemeinsame Erklärungsmöglichkeiten gegeben sein. Nach Benthe[1] beruht, wie erwähnt, beim Froschherzstreifen der leitungsfördernde Einfluß einer Temperaturerhöhung auf einer steigenden aber zunächst noch begrenzten Depolarisation der Membranen, der Wärmeblock aber auf einem zu starken Permeabilitätsanstieg. Durch eine Erhöhung der Adaptationstemperatur wird die Ausgangslage der Membranstabilität für jede Versuchstemperatur erniedrigt und damit gleichzeitig die Grenztemperatur, bei der der Wärmeschock eintritt, gesteigert.

B. Sich ändernde Reaktionssysteme.

I. Der normale Temperaturbereich.

1. Die Geschwindigkeit der Änderung der Systeme.

a) Konstante Temperaturbedingungen.

α) *Der Verlauf der Abhängigkeitskurven.*

Versuchsbedingungen. Bei allen Entwicklungsprozessen und dem Wachstum, das im allgemeinen mit einer Differenzierung verbunden ist, *ändert sich* das untersuchte Reaktionssystem. Die Zeit dieser Veränderung wird meist als Maß verwandt und ihre Dauer bei verschiedenen konstanten Temperaturen bestimmt. Wir haben bei den sich nicht ändernden Reaktionssystemen rasche und sehr langsame Temperaturänderungen unterschieden; ältere Autoren haben die Versuchstemperatur meist nur ziemlich rasch verändert und diese Unterscheidung weiter nicht beachtet. Dasselbe gilt für die Versuche mit sich ändernden Reaktionssystemen, nur daß hier im Gegensatz zu den ersteren gerade meist die an bestimmte Temperaturen voll adaptierten Organismen zur Untersuchung gelangten. Evtl. vorhandene Adaptationserscheinungen mußten also in diese Messungen mit eingehen. Wir beginnen wegen dieser üblichen Versuchsausführung hier mit der Schilderung der Änderung der Systeme unter konstanten Temperaturbedingungen.

Kurvenverlauf. Die Änderung der Systeme spielt sich zwischen *zwei Grenztemperaturen* ab. So beginnt die Entwicklung bei einem Nullpunkt, auf dessen Problematik später eingegangen wird (S. 104). Die Geschwindigkeit nimmt dann bis zu einer *optimalen* Temperatur *zu*, darüberhinaus wieder *ab*. Nehmen wir die Dauer eines Entwicklungsstadiums oder die ganze Lebensdauer als Maß, so erhalten wir eine Kurve mit einem Minimum bei einer „optimalen" Temperatur[2]. Jede Art, Rasse und selbst jedes Entwicklungsstadium der gleichen Art kann durch einen besonderen Kurvenverlauf ausgezeichnet sein.

Steigung der Kurven. Die Steigung der Kurven, die wir — um überhaupt ein Maß zu haben — wieder in Q_{10}-Werten ausdrücken können, kann große *biologische Bedeutung* haben. Bei zwei in Mitteleuropa häufigen Wanzen (Eurygaster maura und Palomena prasina) fallen z. B. nach Tischler[3, 4] Begattung, Eiablage und Vorkommen der jungen Larven in die gleiche Zeit. Die ersten Imagines

---

[1] Siehe S. 18, Fußnote 9.

[2] Die optimalen Temperaturen werden hier (im Gegensatz zum Umkehrpunkt der Kurven sich nicht ändernder Reaktionssysteme) beim Kapitel „normaler Temperaturbereich" behandelt (Begründung S. 93).

[3] Tischler, W.: Zur Ökologie der wichtigsten in Deutschland an Getreide schädlichen Pentatomiden. I u. II. Z. Morph. u. Ökol. Tiere **34**, 317 (1938); **35**, 251 (1939).

[4] Siehe S. 58, Fußnote 4.

von E. erscheinen aber mindestens einen Monat früher als die von P. Dies liegt daran, daß die Temperaturabhängigkeitskurven der Entwicklung bei P. vom 3. Larvenstadium an sehr flach verlaufen. Steigende Sommertemperaturen verkürzen die Entwicklungszeit bei P. somit weniger als bei E. — Auch bei vielen anderen Tieren war die Entwicklung in den einzelnen Lebensabschnitten durch die Temperatur sehr unterschiedlich stark beeinflußbar (vgl. z. B. Weber[1], S. 605, Ljubitzky[2], Gilchrist[3]).

Das *Gefüge eines Organismus* kann durch die Temperatur dadurch *verändert* werden, daß die einzelnen Entwicklungsprozesse *verschiedene* Q_{10}-*Werte* aufweisen. So war z. B. bei Fischen (Salmo) bei 5° die Blutzirkulation früher entwickelt als die Leber, bei 14° war das Umgekehrte der Fall (Hayes[4]). Bei Amphibien hielt niedrige Temperatur die Ausbildung der Reflexe gegenüber den äußeren Körperformen stärker zurück als höhere (DuShane und Hutshinson[5]). Schließlich kann das gleiche sogar für die verschiedenen Partien eines Organs gelten (z. B. die Augenpartien einer Drosophila-Mutante — Hersh[6]). Auf diese Weise kann die Züchtungstemperatur auch Einfluß auf die äußere Körperform der Entwicklungsstadien haben. Es wird später erörtert, daß dies sogar für das fertige Produkt der Entwicklung gelten kann (S. 119). — Erwähnt sei in diesem Zusammenhang eine Beobachtung von Seidel[7]. Er setzte Strahlenstichdefekte beim Embryo der Libelle Platicnemis. Bei tiefer Temperatur vollzog sich die Heilung reibungslos. Eine Erhöhung der Temperatur beschleunigte den Differenzierungsprozeß mehr als den Heilungsprozeß und leistete darum Defektbildungen Vorschub.

Bei Molchlarven kann man durch stärkere Erwärmung des Vorder- als des Hinterendes abnorme „Dickköpfe" erzeugen (Klatt[8]).

Optimale Temperaturen. Auch die Optimaltemperaturen können für die Entwicklung jeder Art und Rasse, für die Entwicklungsstadien und evtl. schon für jeden Entwicklungsprozeß *verschieden* sein. Frühlingsblüher haben natürlich für die Blütenbildung tiefere Optimaltemperaturen als Pflanzen, die erst im Sommer zur Blüte gelangen. Bei einer Irisart erfolgte optimale Blütenbildung z. B. bei 9°, bei Tulpen bei 30° (Blaauw[9] u. Mitarb., vgl. Bünning[10], S. 468). Das Öffnen und Schließen mancher Blüten (z. B. von Crocus und einigen Tulpensorten) werden durch den täglichen Temperaturwechsel bedingt (thermonastische Bewegungen). Die Wachstumsoptima des Mesophylls beider Seiten der Perigonblätter differieren

---

[1] Weber, H.: Lebensweise und Umweltbeziehungen von Trialeurodes vaporariorum (Westwood) (Homoptera-Aleurodina). Z. Morph. u. Ökol. Tiere **23**, 575 (1931).

[2] Ljubitzky, A. I.: Zur Erforschung des Temperatureffektes in der Morphogenese. II. Einfluß der Temperatur auf die Entwicklungsgeschwindigkeit und Wachstum des Embryos von Salmo trutta L. m. fario. Zool. Jb. (allg. Zool. u. Physiol.) **54**, 405 (1935).

[3] Gilchrist, F. G.: The time relation of determination in early amphibian development. J. of Exper. Zool. **66**, 15 (1933).

[4] Hayes, F. R.: The growth, general chemistry, and temperature relations of salmonid eggs. Quart. Rev. Biol. **24**, 281 (1949); vgl. auch Canad. J. Zool. **31**, 42 (1953).

[5] DuShane, G. P., u. C. Hutchinson: The effect of temperature on the development of form and behaviour in amphibian embryos. J. of Exper. Zool. **87**, 245 (1941).

[6] Hersh, A. H.: Organic correlation and its modification in the barseries of Drosophila. J. of Exper. Zool. **50**, 239 (1928).

[7] Seidel, F.: Der Anlageplan im Libellenei, zugleich eine Untersuchung über die allgemeinen Bedingungen für defekte Entwicklung und Regulation. Roux' Arch. **132**, 671 (1935).

[8] Klatt, B.: Versuche zur Änderung des Wachstumsgefälles bei Molchlarven. Zool. Anz. **154**, 49 (1955).

[9] Blaauw, A. H.: Lit. in Verh. Akad. Wetensch. Amsterdam **37**, Nr. 1, 91 (1938); vgl. auch **56**, 81 (1952).

[10] Siehe S. 3, Fußnote 4.

unter normalen Umständen um etwa 10° (Wood[1]). Abb. 23[2] gibt die Verschiebung des Optimums während des Wachstums von Cucumis melo in einem räumlichen Diagramm wieder (vgl. ferner Abb. 24[3]).

Auch für die *einzelnen Synthesen* können sich die optimalen Temperaturen sehr unterscheiden. Die Bildung von Alanin, Glycin und Serin war bei Scenedesmus nahezu unabhängig von der Temperatur, die Optima für Asparaginsäure und Saccharose unterschieden sich

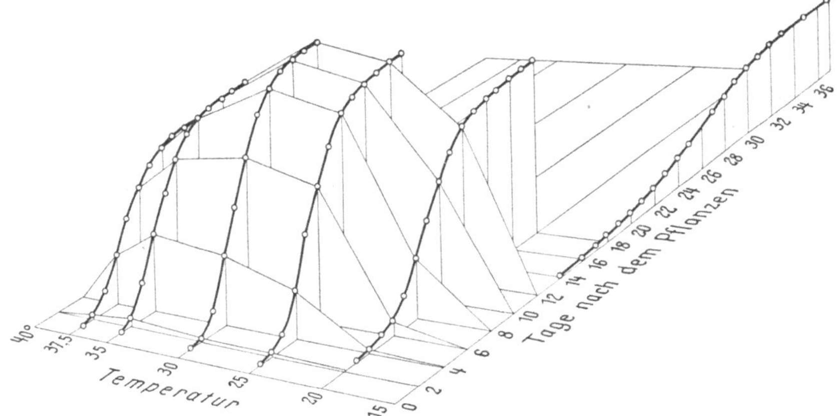

Abb. 23. Dreidimensionales Diagramm, welches die beobachteten Höhen von Cucumis-Hypokotylen (festgestellt an markierten Punkten) für die ganze Wachstumsperiode bei verschiedenen Temperaturen zeigt (nach Pearl u. Mitarb.).

z. B. "As the temperature rises from 25° to 37°C, the passage from the hexose phosphates to free sucrose is greatly accelerated, so that more of the assimilated carbon reaches sucrose and less accumulates in the phosphates. Above 37°C, the access to the glycolytic branch becomes more difficult, presumably as the result of heat deactivation of an enzyme, so that the radio-activity decreases simultaneously both in the phosphates and in sucrose. However, this decrease benefits the competing malic-aspartic reservoir, into which C^{14} now accumulates more rapidly, until a temperature is reached at which C^{14} ceases to be incorporated into the regenerative cycle" (Ouellet[4], S. 318). — Bei Mikroorganismen kann sich die Lage des Wachstumsoptimums auch mit der *Zusammensetzung des Nährmediums* ändern (Levine und Ordal[5]).

Besonders eingehend sind *Schadinsekten* auf all diese Probleme hin untersucht worden (vgl. besonders Uvarov[6]). Bei einigen Insekten (z. B. der Baumwolleule Prodenia littoralis) fällt die Temperatur der geringsten *Mortalität* (s. u.) mit

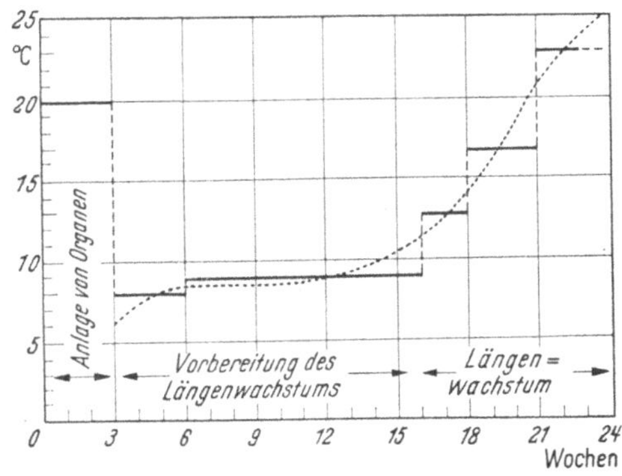

Abb. 24. Optimaltemperaturen während der Entwicklung von Tulpenknospen (var. W. Copland) vom Hervorkommen aus dem Erdboden bis zur Blüte (nach Hartsema u. Mitarb., vgl. S. 103).

---

[1] Wood, W. M. L.: Thermonasty in tulip and crocus flowers. J. of Exper. Bot. **4**, 65 (1953).

[2] Pearl, R., T. I. Edwards u. J. R. Miner: The growth of Cucumis melo seedlings at different temperatures. J. Gen. Physiol. **17**, 687 (1934).

[3] Siehe S. 83, Fußnote 2, S. 146.

[4] Ouellet, C.: The path of carbon in photosynthese. XII. Some temperature effects. J. of Exper. Bot. **2**, 316 (1951).

[5] Levine, S., u. Z. J. Ordal: Factors influencing the morphology of Blastomyces dermatitides. J. Bacter. **52**, 687 (1946).

[6] Siehe S. 50, Fußnote 10.

der des *kürzesten Individualzyklus* zusammen (Janisch[1], vgl. auch Andersen[2]). Das gleiche gilt für das Raupenstadium von Loxostege sticticalis, nicht jedoch für das gesondert betrachtete erste Raupenstadium, für die Ei- und Puppenzeit (Kozhantschikov[3]). Die Temperatur der geringsten Mortalität ändert sich hier in der Ontogenie. Auch bei Agrotis segetum nimmt sie vom Ei bis zur Puppe in den einzelnen Entwicklungsstadien ab. Dies steht in Beziehung zu biologischen Besonderheiten der beiden Arten. So befindet sich das Ei von A. auf der Erdoberfläche oder an unteren Blättern; die Raupe entwickelt sich in der oberen Bodenschicht, die Puppe liegt im Boden in 15—20 cm Tiefe.

Mortalität. Nicht alle Tiere erreichen die durch die Temperaturkurve charakterisierte Lebensdauer, sondern sterben aus vielerlei Gründen früher. Auch diese *Mortalität* ist *temperaturabhängig*. Ihre Bedeutung zeigte sich z. B. bei Untersuchungen von Zwölfer[4] an der Forleule, die unter verschiedenen Temperatur- und Feuchtigkeitsbedingungen gezüchtet wurde. Selbst bei sehr optimalen Bedingungen (17—18° und 80—90% relativer Luftfeuchtigkeit) starben 30% der Raupen. Die Mortalität war bei Ips typographus u. U. sogar am größten bei der Temperatur der größten Entwicklungsgeschwindigkeit (Schimitschek[5], vgl. auch Voûte[6]). Nicht immer ist ein scharfes Optimum vorhanden. Für die Eier der sogenannten weißen Fliege Trialeurodes vaporariorum hatte das Vitalitätsoptimum (0% Mortalität) für das an der lebenden, ungeschädigten Pflanze sitzende Ei eine solche Breite, daß es vom Entwicklungsnullpunkt bis zum Entwicklungsoptimum reichte. Temperatureinflüsse können aber auf dem Umweg über eine Schädigung der Wirtspflanze auch auf die Eier wirksam werden. Bei der Imago weist die Abhängigkeitskurve der Mortalität (Dauer bis zur 100%igen Mortalität) von der Temperatur bei fressenden Tieren ein deutliches Maximum bei ~ 13° auf, bei Hungertieren ein solches bei — 4°/— 5°. Die Entwicklungsoptima liegen etwa bei 30° (Weber[7]).

Eizahl. Obgleich sich mit steigender Temperatur die Dauer des Lebens bis zu einem Minimalwert verkürzt, die Zahl der pro Zeiteinheit abgelegten Eier aber zunimmt, braucht sich dies nicht auszugleichen. So nimmt bei Kleidermotten die Gesamtzahl der abgelegten Eier mit steigender Temperatur ab (Titschack[8]). Entscheidend für die spätere Eizahl können bei Schmetterlingen sogar die Temperaturverhältnisse während des Puppenstadiums sein (Eidmann[9]).

Häutungszahl. Bei Insekten mit nicht-fixierter Häutungszahl kann diese auch durch die Temperatur beeinflußt werden. Die Zahl nimmt meist mit steigender Temperatur zu, gelegentlich auch ab (vgl. Chauvin[10], S.43, Tischler[11], S.112).

---

[1] Janisch, E.: Experimentelle Untersuchungen über die Wirkung der Umweltfaktoren auf Insekten. I u. II. Z. Morph. u. Ökol. Tiere **17**, 339 (1930); **22**, 287 (1931).

[2] Andersen, K. T.: Experimentelle Untersuchungen über den Einfluß der Temperatur auf die Eierzeugung von Insekten. Biol. Zbl. **54**, 478 (1934).

[3] Kozhantschikov, I. W.: Zur Frage des Temperaturoptimums des Lebens. V. Über die Beziehungen der Entwicklungsgeschwindigkeit zum vitalen Optimum der Insekten. Z. angew. Entomol. **22**, 452 (1936).

[4] Zwölfer, W.: Zur Theorie der Insektenepidemien. Biol. Zbl. **50**, 724 (1930).

[5] Schimitschek, E.: Forstentomologische Untersuchungen aus dem Gebiete von Lunz. I. Standortsklima und Kleinklima in ihren Beziehungen zum Entwicklungsablauf und zur Mortalität von Insekten. Z. angew. Entomol. **18**, 460 (1931).

[6] Voûte, A. D.: Die Eientwicklung der Mehlmotte, Ephestia kühniella Zell., bei konstanten und schwankenden Temperaturen. Z. angew. Entomol. **22**, 1, 165 (1936).

[7] Siehe S. 86, Fußnote 1.

[8] Titschack, E.: Untersuchungen über den Temperatureinfluß auf die Kleidermotte (Tineola biselliella Hum.). Z. wiss. Zool. **124**, 213 (1925).

[9] Eidmann, H.: Influence of temperature on the number of eggs in Lepidoptera. Trans. 4th Int. Congr. Ent., Ithaca **2**, 355 (1929).

[10] Siehe S. 58, Fußnote 9. — [11] Siehe S. 58, Fußnote 4.

„Die" Optimaltemperatur. Damit bei Schadinsekten eine Massenvermehrung erfolgt, müssen mehrere Prozesse günstig aufeinander abgestimmt sein. Die angewandte Entomologie interessiert sich für die Angabe *der* Optimaltemperatur eines Schadinsekts, das ist jene Temperatur, die im Experiment (evtl. unter zusätzlich optimalen anderen Bedingungen hinsichtlich Feuchtigkeit usw.) zur *größten Produktion von Individuen* führt, um Rückschlüsse auf die optimalen Bedingungen für das gefürchtete *Massenauftreten* in der Natur ziehen zu können. In diese Temperatur gehen dann *mehrere* sich keinesfalls immer deckende *Optima* ein (Optimum der größten Eiproduktion, der vollständigsten Eiablage, der schnellsten Entwicklung bis zur Geschlechtsreife, der geringsten Mortalität usw.).

Die Wirkung von Temperaturen oberhalb des Optimums. In diesem Abschnitt soll nicht die obere Grenztemperatur, sondern nur das Kurvenstück oberhalb des Optimums interessieren, welches bei Maximumkurven abfällt, bei Minimumkurven ansteigt. Wodurch kommt der Abfall (bzw. Anstieg) zustande? Manchmal können durch die hohen Temperaturen offenbar *Schädigungen* entstehen. So hing bei den Versuchen von Talma[1] an der Gartenkresse (Lepidium sativum) die Lage des Optimums von der Versuchsdauer ab. Brachte man Keimwurzeln in verschiedene Temperaturen, so trat bei einer Versuchsdauer von 3,5 Std. die größte Verlängerung bei 30° ein, nach 7 Std. bei 29°, nach 14 Std. bei 27,2° (vgl. hierzu Walter[2], S. 130). Es bleibt allerdings zu untersuchen, ob Schockwirkungen oder Anpassungserscheinungen mitgespielt haben, die ein derartiges Ergebnis auch erklären würden.

Sicherlich kann man *nicht in jedem Fall* einfach von *Schädigungen* durch die überoptimalen aber noch unter der oberen Grenztemperatur liegenden Temperaturen sprechen. Nicht immer findet mit der Versuchsdauer eine Verschiebung des Optimums statt. Da es sich hier meist um Dauerversuche bei diesen überoptimalen Temperaturen handelt, muß es zu neuen *Gleichgewichtseinstellungen* kommen (vgl. S. 15). Bei Pflanzen kann evtl. schon das mit steigender Temperatur zunehmende *Mißverhältnis zwischen Atmung und Assimilation* zu einer Abnahme des Assimilationsüberschusses führen. Darum haben auch sekundäre Faktoren, wie das Licht und der CO_2-Reichtum der Luft (der evtl. in der Nähe von vulkanischen Eruptionsstellen erhöht sein kann) auf die Lage des Optimums einen Einfluß.

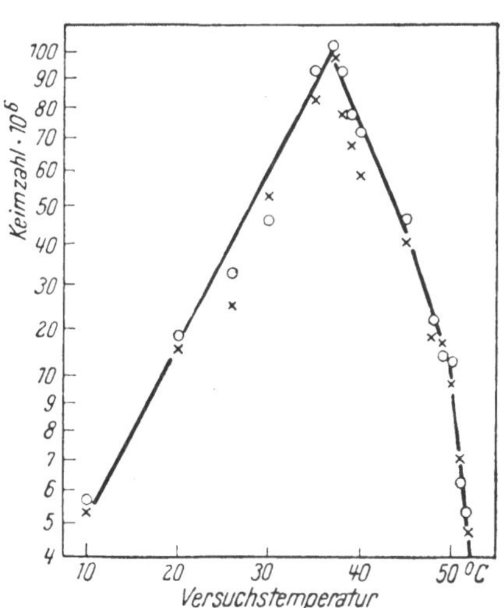

Abb. 25. Die Vermehrung von unterschiedlich adaptierten Hefen (Torulopsis kefyr) in verschiedenen Versuchstemperaturen, × = 20°-Hefe, ○ = 41°-Hefe. 0-Wert = 36 · 10⁴/cm³, Vermehrungszeit = 6 Std. (nach Christophersen und Precht).

Auch die von uns untersuchte Hefe Torulopsis kefyr läßt sich in einem großen Bereich oberhalb der Optimaltemperatur gut züchten (Abb. 25). Evtl. sind nur die verschiedenen, an den Synthesen beteiligten Teilprozesse in ihrer Geschwindigkeit nicht mehr optimal aufeinander abgestimmt. Nach Johnson und

---

[1] Talma, E. G. C., Het verband tusschen de Temperatuur en den Lengtegroei van Wortels van *Lepidium sativum*. Diss. Utrecht 1917.

[2] Walter, H.: Die Grundlagen des Pflanzenlebens. I. Stuttgart 1947.

Lewin[1] sollen die neuen Gleichgewichtseinstellungen durch die (wahrscheinlich im allgemeinen seltenen) reversiblen Denaturierungen zustande kommen (vgl. S. 11 und Teil II).

β) Mathematische Interpretierung der Abhängigkeitskurven.

Empirisch gefundene Formeln. Man hat natürlich versucht, die gefundenen Kurven mathematisch zu interpretieren. Empirisch ermittelte Formeln solch komplexer Lebensprozesse können für den praktischen Gebrauch von Vorteil sein, weil man von wenigen gemessenen Kurvenpunkten auf andere schließen kann. Dem Verständnis dient nur, wenn auch für diese Lebensprozesse die Gültigkeit von physikalisch-chemischen Gesetzen nachgewiesen wird (vgl. S. 8).

Aktivierungsenergien. Es sei zunächst der Kurvenast bis zum Optimum (Maximum oder Minimum) betrachtet. *Man kann kaum erwarten*, daß auch sich ändernde Reaktionssysteme häufig durch *konstante μ-Werte* ausgezeichnet sind, da dann eine geschwindigkeitsbestimmende Reaktion oder auch mehrere Prozesse trotz der Änderung der Systeme entscheidend bleiben müßten (vgl. Gray[2]). Crozier[3] hat allerdings auch für manche Entwicklungsprozesse für gewisse Temperaturbereiche konstante μ-Werte errechnet. Für die präpupale Entwicklung von Drosophila melanogaster gibt Bliss[4] für einen Temperaturbereich von 12—30° 3 mit steigender Temperatur abnehmende μ-Werte an (vgl. auch Phelps[5]). Ein sich wenig änderndes Reaktionssystem, die Lebensdauer von Blütenpollen, war für einen großen Temperaturbereich durch einen konstanten μ-Wert ausgezeichnet (Bredemann u. Mitarb.[6]). Einige konstante μ-Werte erhielt Christophersen für Teilungen und Sprossungen von Mikroorganismen; auch in diesen Fällen kann man wohl von sich wenig ändernden Systemen sprechen (vgl. Teil II).

Temperatursummenregel (Wärmesummenregel). Die Frage, ob überhaupt exponentielle oder andersartige Abhängigkeit besteht, ist deshalb so *schwer zu entscheiden*, weil in dem biologisch hauptsächlich interessierenden mittleren Temperaturbereich die verschiedenartigen Kurven sich *fast decken* und mit der üblichen Streuung der Meßwerte (vgl. hierzu Kaufmann[7]) zu rechnen ist. Manche Autoren (Blunck[8] u. a.) haben den Abhängigkeitskurven eine *Hyperbelfunktion* zugrunde gelegt. Die sogenannte *Wärmesummenregel* lautet:

$$t\,(T-k) = C.$$

Sie besagt, daß das Produkt aus der Entwicklungszeit (t) und der Temperatur, die über dem Entwicklungsnullpunkt liegt ($T-k$), konstant ist ($T=$ Versuchstemperatur, $K=$ Temperatur des Entwicklungsnullpunktes, $C=$ Thermal-

---

[1] Johnson, F. H., u. I. Lewin: The growth rate of E. coli in relation to temperature, quinine and coenzyme. J. Cell. a. Comp. Physiol. **28**, 47 (1946).

[2] Gray, J.: The growth of fish. III. The effect of temperature on the development of the eggs of Salmo fario. Brit. J. Exper. Biol. **6**, 125 (1929).

[3] Crozier, W. J.: On curves of growth, especially in relation to temperature. J. Gen. Physiol. **10**, 53 (1926).

[4] Bliss, C. I.: Temperature characteristics for prepuperal development in Drosophila melanogaster. J. Gen. Physiol. **9**, 467 (1926).

[5] Phelps, A.: Growth of protozoa in pure culture. III. Effect of temperature upon the division rate. J. of Exper. Zool. **102**, 277 (1946).

[6] Bredemann, G., K. Garber, P. Harteck u. K. A. Suhr: Die Temperaturabhängigkeit der Lebensdauer von Blütenpollen. Naturwiss. **34**, 279 (1947).

[7] Kaufmann, O.: Einige Bemerkungen über den Einfluß von Temperaturschwankungen auf die Entwicklungsdauer und Streuung bei Insekten und seine graphische Darstellung durch Kettenlinie und Hyperbel. Z. Morph. u. Ökol. Tiere **25**, 353 (1932).

[8] Blunck, H.: Die Entwicklung von Dytiscus marginalis L. vom Ei bis zur Imago. I u. II. Z. wiss. Zool. **111**, 76 (1914); **121**, 171 (1923).

konstante). Die von den Organismen zur Entwicklung benötigte Wärmemenge soll konstant und unabhängig von der Versuchstemperatur sein. Uvarov[1] (S. 7) wendet ein, daß eine *Wärmemenge in cal gemessen* werden müßte. Ein sich entwickelnder Organismus kann nicht aus einer gleichförmig warmen Umgebung Wärmemengen entziehen. Insofern sind das Wort Wärmesummenregel und alle sich daraus in dieser Hinsicht ergebenden Deutungen falsch. Dies bedeutet noch nicht, daß die empirisch gefundene Formel nicht zutreffen kann. Viele Autoren ziehen aber aus dem besagten Grunde die Bezeichnung *Temperatursummenregel* der älteren vor.

Die Formel erfaßt natürlich nur den *unteroptimalen* Temperaturbereich, doch hat dieser für den Praktiker im wesentlichen allein Bedeutung. Die Gültigkeit der Formel konnte für viele Fälle nachgewiesen werden (z. B. für die Entwicklung von Dytiscus — Blunck[2], weitere Beispiele bei Bonnemaison[3], S. 128, vgl. auch Reiff[4]). Nach Zwölfer[5] ist die Hyperbelfunktion für die Entwicklung der Nonne (Lymantria monacha) innerhalb eines je nach dem Stadium wechselnden Temperaturbereichs anwendbar; für die Totalentwicklung ist dieser ziemlich beschränkt. Auch bei dieser Art besitzt wie bei anderen *jede Entwicklungsstufe ihren besonderen k-Wert und ihre Thermalkonstante.* Die Wärmesumme kann sich für männliche und weibliche Schmetterlinge unterscheiden (Kozhantschikov[6]). Auch Larven und Puppen von Drosophila entwickeln sich in beiden Geschlechtern verschieden schnell (Bonnier[7]).

Logistische Kurven. Setzt man in der oben genannten Formel für die Entwicklungszeit die reziproke Entwicklungsgeschwindigkeit ein, so geht die gleichseitige Hyperbel in eine Gerade über, die die Temperaturachse im Entwicklungsnullpunkt (k) schneidet. Seine Bestimmung auf diese Weise hat vielfach Kritik ausgelöst (Shelford[8] u. a.). Die Geradlinigkeit der Kurve der Entwicklungsgeschwindigkeit gilt oft nur für einen mittleren Bereich und auch dort evtl. nur angenähert. In Wirklichkeit soll die Kurve bis zum Optimum *schwach S-förmig* verlaufen. Der Entwicklungsnullpunkt liegt danach für gewöhnlich bei etwas *tieferen* Temperaturen, als das Berechnungsverfahren nach der Temperatursummenregel ergibt. Davidson[9] u. a. benutzen aus diesen Gründen neuerdings eine andere Formel:

$$y = K/(1 + e^{a - bx})$$

(K = berechnete Konstante, die die obere Asymptote der Kurve darstellt — vgl. Abb. 26; y = Prozentsatz der sich entwickelnden Eier bei der konstanten Temperatur x; a = Konstante [Ursprung der Kurve auf der Temperaturachse]; b = Konstante [Parameter der Geschwindigkeitszunahme].)

---

[1] Siehe S. 50, Fußnote 10.

[2] Siehe S. 90, Fußnote 8.

[3] Bonnemaison, L.: Actions des températures constantes ou variables sur le développement d'un Hémiptère: Eurydema ornatum L. (Pentat.). Ann. Epiphyt. **12**, 115 (1946).

[4] Reiff, M.: Untersuchungen zum Lebenszyklus der Frostspanner Cheimatobia (Operophtera) brumata L. u. Hibernia defoliaria CL. Mitt. schweiz. entomol. Ges. **26**, 129 (1953).

[5] Zwölfer, W.: Die Temperaturabhängigkeit der Entwicklung der Nonne (Lymantria monacha L.) und ihre bevölkerungswiss. Auswertung. Z. angew. Entomol. **21**, 333 (1934).

[6] Kozhantschikov, I. W.: The problem of the vital thermal optimum. VIII. On the lability of insect development to thermal stimuli. Rev. Appl. Entomol. **35**, 342 (1947) (Ref.).

[7] Bonnier, G.: Temperature and time of development of two sexes in Drosophila. Brit. J. Exper. Biol. **4**, 186 (1926).

[8] Shelford, V. E.: Laboratory and field ecology. 1929.

[9] Davidson, J.: On the speed of development of insect eggs at constant temperatures. Austral. J. Exper. Biol. a. Med. Sci. **20**, 233 (1942); vgl. auch J. Anim. Ecol. **13**, 26 (1944).

Nach Browning[1] treten auch bei der Verwendung dieser Formel Schwierigkeiten dadurch auf, daß jeder kleine Entwicklungsschritt sich von anderen in
seiner Temperaturabhängigkeit unterscheiden kann. Die Werte jenseits des Optimums werden natürlich auch durch diese Formel nicht erfaßt. Dies hält Davidson[2]
für überflüssig, da jenes Kurvenstück oft kurz ist und bei längerer Zucht meist
schon Schäden durch die hohen Temperaturen entstehen.

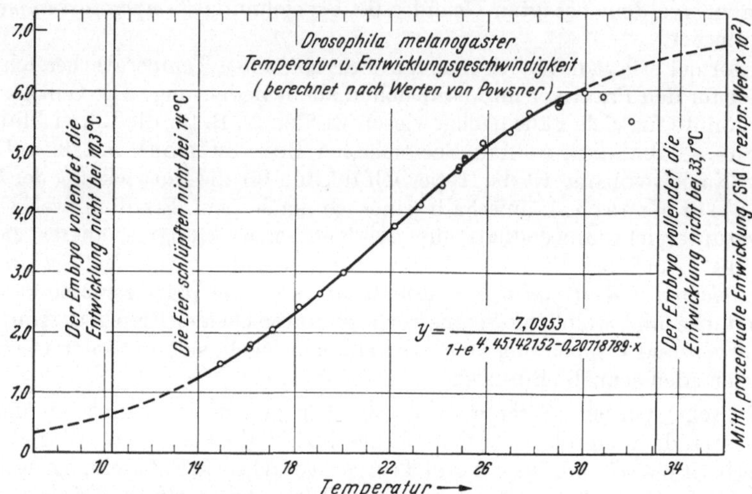

$$y = \frac{7,0953}{1+e^{4,45142152-0,20718789 \cdot x}}$$

Abb. 26. Die Entwicklungsgeschwindigkeit von Drosophila melanogaster bei verschiedenen konstanten
Temperaturen (nach Davidson).

Kettenlinien. Es wurde erwähnt, daß man nicht immer von direkten Schäden
sprechen kann (S. 89). Darum könnte man versucht sein, auch diesen *oberen
Bereich* der Kurven mathematisch mitzuerfassen. Dies gelingt nach Janisch[3],
wenn man die Abhängigkeitskurven als *symmetrische oder asymmetrische Kettenlinien* auffaßt. J. glaubt an eine generelle Bedeutung des Exponentialgesetzes für
die verschiedensten Lebensprozesse. Alle empirischen Formeln sind aber im wesentlichen nur für den praktischen Gebrauch dienlich. Dieses Ziel wird besser durch
einfache Formeln erreicht. Das ist der Grund, warum sich die Praxis auch heute
noch mit Erfolg der einfachen Temperatursummenregel bedient, wobei die Frage
meist nicht sehr entscheidend ist, ob sie ganz exakt zutrifft oder nur ange-
näherte Werte liefert (vgl. auch Martini in Friedrichs[4]).

Auf weitere Formeln soll nicht eingegangen werden (vgl. z. B. Bĕlehrádek[5], Chauvin[6], S. 526 ff., Wigglesworth[7], S. 448).

---

[1] Browning, T. O.: The influence of temperature on the rate of development of insects,
with special reference to the eggs of Gryllulus commodus Walker. Austral. J. Sci. Res.
Ser. B **5**, 96 (1952).

[2] Siehe S. 91, Fußnote 9.

[3] Janisch, E.: Das Exponentialgesetz als Grundlage einer vergleichenden Biologie.
Abh. Theorie organ. Entwicklung 1927, H. 2.

[4] Friedrichs, K.: Die Grundlagen und Gesetzmäßigkeiten der land- und forstwirtschaft-
lichen Zoologie, insbesondere Entomologie. 1930; vgl. auch Z. angew. Entomol. **14**, 273
(1929).

[5] Siehe S. 1, Fußnote 1.

[6] Siehe S. 58, Fußnote 9.

[7] Siehe S. 57, Fußnote 15.

γ) *Atmung und Nahrungsverbrauch.*

Atmung. Man hat die *energetischen Verhältnisse* der Entwicklung bei verschiedenen Temperaturen untersucht, um auch von dieser Seite her die Temperatursummenregel zu verstehen. Ein Erfolg dieser Bemühungen war kaum zu erwarten, da keine einfachen Beziehungen zwischen Atmung oder der aufgenommenen Nahrung mit den Wachstums- und Entwicklungsprozessen bestehen. Bei Tenebrio molitor ist die CO_2-Abgabe pro Puppenentwicklung für alle Temperaturen konstant (KROGH[1]). Die von KOZHANTSCHIKOV[2] untersuchten Raupenstadien von Loxostege sticticalis, Agrotis segetum und Ephestia kühniella zeigten keine Konstanz der Temperatursummen; die aufgenommene und verdaute Nahrung sowie der verbrauchte Sauerstoff waren am geringsten bei einer Temperatur rascher Entwicklung (vgl. auch KOZHANTSCHIKOV und MASLOWA[3]). Nach GROMADSKA[4] fällt das Optimum der geringsten CO_2-Produktion im Puppenstadium von Ephestia kühniella, Tribolium confusum und Drosophila melanogaster mit dem der geringsten Mortalität zusammen. Die Gesamtmenge der während des Puppenstadiums von Galleria mellonella gewechselten Gase (O_2 und CO_2) war bei 30° am minimalsten, darüber und darunter stieg sie an (CRESCITELLI[5], vgl. auch BELL[6]).

Der Quotient Wachstumsgröße/Atmungsgröße hat für Aspergillus niger ein Temperaturoptimum bei 25°; bei höheren und niedrigeren Temperaturen wird die Energie weniger gut ausgenutzt. Auch bei Phaseolus multiflorus liegt das *Optimum der Wachstumskurve bei tieferen Temperaturen als der Umkehrpunkt der Atmungskurven.* Aus diesem Grunde kann man mit Recht den Bereich um die Optimaltemperaturen von Wachstums- und Entwicklungsprozessen zum „normalen" Temperaturbereich zählen im Gegensatz zum Umkehrpunkt der Kurven von Prozessen der sich nicht ändernden Reaktionssysteme (vgl. S. 85). Das gleiche fanden wir für die Hefe Torulopsis kefyr (CHRISTOPHERSEN und PRECHT[7]).

Es sei an dieser Stelle nochmals auf die Tatsache hingewiesen, daß die Umwandlung von Baumaterialien in Körpersubstanz insgesamt betrachtet keine Energiezufuhr erfordert, sondern Energie freiwerden läßt. (vgl. S. 3). Bekanntlich ist aber für den Wachstumsvorgang dennoch eine Energiezufuhr notwendig. Dies kann nach BÜNNING[8] (S. 87 ff.) nur so verstanden werden, daß die Atmungsenergie die Bedingungen schafft und erhält, die jenen freiwilligen Prozeß ermöglichen. Auch der nichtwachsende Organismus verbraucht Energie zur Erhaltung seiner Strukturen, und zwar um so mehr, je komplizierter und labiler sie sind (vgl. NETTER[9]). Durch die Differenzierungsvorgänge wird die Labilität zunehmen.

---

[1] KROGH, A.: On the rate of development and CO_2-production of Tenebrio molitor at different temperatures. Z. allg. Physiol. **16**, 163 (1914).

[2] KOZHANTSCHIKOV, I. W., : Zur Frage nach dem Temperaturoptimum des Lebens. VI. Über die physiologische Bedeutung der Wärmesumme bei Insekten. Zool. Anz. **113**, 7 (1936).

[3] KOZHANTSCHIKOV, I. W., u. E. MASLOWA: Zur Frage nach dem Temperaturoptimum des Lebens. IV. Über die Totalmenge des verbrauchten Sauerstoffs während der Puppenmetamorphose. Zool. Jb. (allg. Zool. u. Physiol.) **55**, 219 (1935).

[4] GROMADSKA, M.: The influence of constant and alternating temperatures upon CO_2-production of some insects chrysalids. Studia Soc. Sci. Torunensis Sect. E (Zool.) **2**, 27 (1949).

[5] Siehe S. 26, Fußnote 2.

[6] BELL, J.: The heat production and oxygen consumption of pupae of Galleria mellonella at different constant temperatures. Physiol. Zool. **13**, 73 (1940).

[7] Siehe S. 18, Fußnote 8.

[8] Siehe S. 3, Fußnote 4.

[9] NETTER, H.: Zur Energetik der stationären chemischen Zustände in der Zelle. Naturwiss. **40**, 260 (1953).

Nahrungsverbrauch. Ein ähnlich *wechselndes Bild* ergaben Messungen der aufgenommenen *Nahrungsmenge*. Nach Parker[1] ist bei Melanoplus atlantis die Gesamtmenge der innerhalb eines Lebensabschnitts gefressenen Nahrung bei den verschiedenen Züchtungstemperaturen ziemlich gleich. Titschack[2] beobachtete bei Kleidermotten einen Mehrverbrauch an Nahrung und eine bessere Ausnutzung bei tiefen Temperaturen. Die Larven eines Rüsselkäfers (Phytonomus punctatus) fraßen nach Kaufmann[3] bei 21° mehr als bei 28°, obgleich sie sich bei der letzten Temperatur erheblich schneller entwickelten. Der Bereich der geringsten Sterblichkeit lag etwa bei 21°. Es ist bei solchen Messungen zu berücksichtigen, daß die Ausnutzung der Nahrung (Verhältnis zwischen aufgenommener Nahrung und abgegebener Kotmenge) auch bei konstanten Temperaturen während der Entwicklung nicht gleich zu bleiben braucht; beim Kiefernspanner wird jene z. B. mit zunehmender Raupengröße schlechter (Schwertfeger[4], vgl. ferner Sattler[5]). Nach Løvtrup[6] soll bei Amblystoma mexicanum die für einen bestimmten Entwicklungsabschnitt benötigte Energie von der Temperatur unabhängig sein; dies besagt jedoch nicht, daß die Ent-

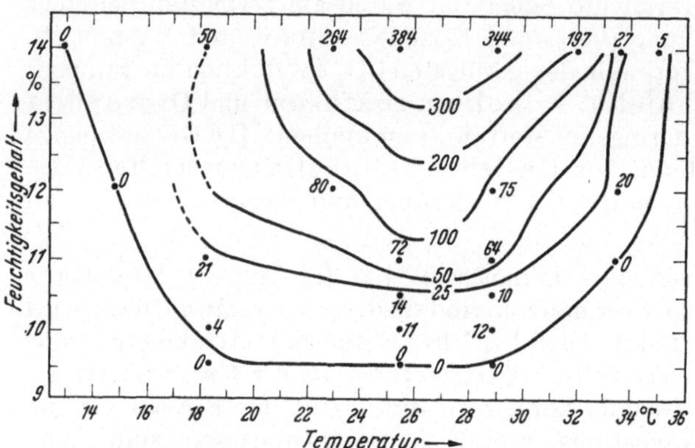

Abb. 27. Linien gleicher Eiproduktion von Calandra oryzae. Die experimentell gefundenen Werte sind eingetragen (nach Birch).

wicklung bei allen Temperaturen mit gleicher Wirksamkeit fortschreitet, zumal gefunden wurde, daß bei höheren Temperaturen ziemlich viel Reservestoffe ohne entsprechenden Sauerstoffverbrauch verloren gingen.

Bei Streptokokken wurde die Lactosemenge gemessen, die zur Verdoppelung einer Zelle benötigt wird; der Wirkungsgrad vergrößert sich mit abnehmender Züchtungstemperatur (Dorn und Rahn[7]). Nach Robbins und Kavanagh[8] war der Wirkungsgrad, mit dem kleine Mengen Thiamin von Phycomyces zur Produktion von Trockensubstanz verwandt werden, bei niederen Züchtungstemperaturen größer als bei höheren. Der Nutzen eines Übermaßes an Thiazol war größer bei 25° als bei 10°.

[1] Parker, J. R.: Some effects of temperature and moisture upon Melanoplus mexicanus Saussure and Camnula pellucida Scudder. Bull. Univ. Montana Agric. Exper. Stat. **223**, 132 (1930); vgl. auch Trans. 4th Int. Congr. Ent. Ithaca **2**, 322 (1929).

[2] Siehe S. 88, Fußnote 8.

[3] Kaufmann, O.: Beziehungen zwischen Entwicklungsdauer, Eigengewicht und Gewicht der gefressenen Nahrungsmenge bei Larven von Phytonomus punctatus F. Arb. physiol. angew. Ent. Berlin-Dahlem **10**, 105 (1943).

[4] Schwertfeger, F.: Untersuchungen über Dauer des Eistadiums, Wachstum und Stoffwechsel des Kiefernspanners (Bupalus piniarius L.). Z. angew. Entomol. **16**, 513 (1930).

[5] Sattler, H.: Die Entwicklung der Nonne, Lymantria monacha, in ihrer Abhängigkeit von der Nahrungsqualität. Z. angew. Entomol. **25**, 543 (1939).

[6] Løvtrup, S.: Utilization of reserve material during amphibian embryogenesis at different temperatures. C. r. Trav. Labor. Carlsberg, Sér. chim. **28**, 400 (1953); vgl. auch **28**, 444 (1953).

[7] Dorn, F. L., u. O. Rahn: Definition versus measurement of optimal temperature. Arch. Mikrobiol. **10**, 6 (1939).

[8] Robbins, W. J., u. F. Kavanagh: Temperature, thiamine and growth of Phycomyces. Bull. Torrey Bot. Club **71**, 1 (1944).

δ) *Mehrere variable Faktoren.*

Um den Temperatureinfluß allein zu erfassen, muß man im Versuch natürlich alle anderen Faktoren möglichst konstant halten. Will man jedoch die Experimente den natürlichen Bedingungen im Freien mit einer Vielzahl von Faktoren mehr angleichen, so sind *mehrere Faktoren* zu berücksichtigen. Bei zwei Faktoren kann man die Ergebnisse in räumlichen Diagrammen oder wie in Abb. 27[1] wiedergeben. Auf die vielen Arbeiten, die außer der Temperatur weitere Faktoren berücksichtigt haben (z. B. Feuchtigkeit bei der Entwicklung von Insekten, Besiedlungsdichte bei Daphniden — PRATT[2], Nahrungszufuhr und Assimilationsmöglichkeiten bei Pflanzen — vgl. SCHOENBORN[3], BÜNNING[4] u. a.) kann nicht näher eingegangen werden.

b) Inkonstante Temperaturbedingungen.

Rhythmen. Der Praktiker muß mit den Temperaturschwankungen des *Tag-Nachtwechsels* rechnen; für ihn sind die Ergebnisse von Versuchen mit konstanten Temperaturen nur bedingt verwendbar. Man hat darum auch im Experiment die Wirkung *inkonstanter* Temperaturen auf Wachstums- und Entwicklungsprozesse untersucht. Die Aktivität der Tiere und viele hier interessierende Prozesse zeigen bekanntlich eine deutliche Tagesperiodizität. Wenn diese Tagesrhythmen auch meist durch den Licht –Dunkelwechsel oder auch durch den Wechsel von höheren und niederen Temperaturen regulierbar sind, so handelt es sich nach BÜNNING[4] (S. 81) doch nicht nur um ein „Nachschwingen" der zuvor induzierten Rhythmen. Eine inkonstante Temperatureinwirkung ist nach ihm dem Wachstum usw. besonders dann förderlich, wenn dadurch der bereits z. T. erblich fixierte Tagesrhythmus unterstützt wird und hinderlich, wenn sie diesem entgegenläuft.

Theoretische Gesichtspunkte: KAUFMANN[5] macht auf *wichtige theoretische Gesichtspunkte* aufmerksam. Liegt der Temperaturabhängigkeit eine *exponentielle* Abhängigkeit zugrunde, so muß sich jede Abweichung von konstanten Temperaturbedingungen im Optimum als eine Entwicklungsverzögerung auswirken, ganz gleich, ob sie nach oben oder unten erfolgt. Bei den Kurvenpunkten des ansteigenden Schenkels (Abb. 28) kann sich eine Temperaturschwankung in einer noch größeren Beschleunigung oder Verzögerung der Entwicklung ausdrücken. „Es entspricht dem Wesen der Exponentialkurve, daß eine Temperaturschwankung nach oben in der Regel nicht durch eine gleich weite nach unten ausgeglichen werden kann" (S. 354). Bei einer konstanten Temperatur von 15° entwickeln sich Mehlmotteneier in 17,2 Tagen. Verwendet man wechselnde Temperaturen von 10 und 20° mit gleichen Expositionszeiten (Mittel wieder 15°), so muß die Entwicklung 13,8 Tage dauern.

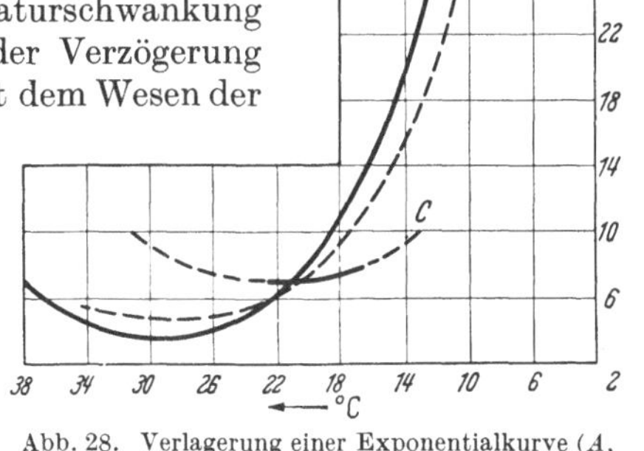

Abb. 28. Verlagerung einer Exponentialkurve (*A*, nach JANISCH) bei regelmäßigem Temperaturwechsel von ± 5° *(B)* und ± 9,5° *(C)* um ein angenommenes Mittel (nach KAUFMANN).

---

[1] BIRCH, L. C.: A contribution to the ecology of Calandra oryeae L. and Rhizopertha dominica FAB. (Coleoptera) in stored wheat. Transact. Roy. Soc. S. Austral. **69**, 140 (1945).

[2] PRATT, D. M.: Analysis of population development in Daphnia at different temperatures. Biol. Bull. **85**, 116 (1943).

[3] SCHOENBORN, H. W.: The relation of temperature to growth of Astasia (Protozoa) in pure culture. J. of Exper. Zool. **105**, 269 (1947).

[4] Siehe S. 3, Fußnote 4.

[5] Siehe S. 90, Fußnote 7.

Von der *Hyperbel* ausgegangen ergeben sich andere Verhältnisse. Ein regelmäßiger Temperaturwechsel um 15° von ± 5° bewirkt rechnerisch nur eine ganz geringe Veränderung der Entwicklungsdauer, die vernachlässigt werden kann.

Befunde an Tieren. Die Wirkung von kontrollierten inkonstanten Temperaturen auf Entwicklungsprozesse ist besonders bei Insekten oft untersucht worden. Bei der Aphide Toxoptera graminum ist die Fruchtbarkeit bei konstanten Temperaturen größer, die Lebenslänge wird jedoch durch alternierende Temperaturen (mit gleichem Mittelwert) erhöht (Headlee[1]). Sehr oft beobachtete man eine *Entwicklungsbeschleunigung* durch den Temperaturwechsel gegenüber konstanten Temperaturen. Dies gilt z. B. für die Entwicklung von Polychrosis (Stellwaag[2]); die Beschleunigung nahm nach der Seite der niederen Temperaturen zu (vgl. auch Johnson[3], Parker[4], Uvarov[5], Chauvin[6], S. 530, Mikulski[7] u. a.). Bei Eutettix tenellus nahm die Beschleunigung prozentual zu, wenn die täglichen Expositionszeiten bei den höheren Temperaturen verkürzt wurden, und die Differenz zwischen den beiden alternierenden Temperaturen anstieg (Harries[8]). — In anderen Fällen *unterscheiden sich die Ergebnisse von Versuchen mit konstanten und alternierenden Temperaturen mit gleichen Mitteln nicht* (z. B. bei der Eientwicklung von Lymantria dispar nach Rubtssow[9], vgl. auch Munger und Cressman[10], Birch[11] u. a.). Die Larven von Galleria mellonella zeigten hinsichtlich der Entwicklungsgeschwindigkeit bei beiden Versuchsbedingungen keine Unterschiede; sie lebten aber bei wechselnden Temperaturen länger, auch wuchs die Eiproduktion eines Pärchens (Destouches[12]). Nach Bonnemaison[13] war die Larvenentwicklung von Eurydema ornatum im ersten (nicht fressenden) Entwicklungsstadium bei konstanten und inkonstanten Temperaturen etwa gleich, nicht jedoch bei anderen Stadien, wenn bei dem Temperaturwechsel eine sehr niedrige Temperatur einwirkte, die etwas über oder unter dem Entwicklungsnullpunkt lag (vgl. auch Headlee[14]). Kurzfristige Einwirkung von Temperaturen unter diesem

---

[1] Headlee, T. J.: Some data on the effect of temperature and moisture on the rate of insect metabolism. J. of Econ. Ent. **7**, 413 (1914).

[2] Stellwaag, F.: Die Einwirkung schwankender Freilandtemperaturen auf Insekten. Anz. Schädlingskd. **16**, 109 (1940).

[3] Johnson, C. G.: Development hatching and mortality of the eggs of Cimex lectularius L. (Hemiptera) in relation to climate, with observations on the effects of preconditioning to temperature. Parasitology **32**, 127 (1940).

[4] Siehe S. 94, Fußnote 1.

[5] Siehe S. 50, Fußnote 10.

[6] Siehe S. 58, Fußnote 9.

[7] Mikulski, J. S.: The influence of some environmental factors upon the development of eggs of alder leaf-beetle (Agelastica alni L., Col.). Zool. Polon. **4**, 35 (1940/47); vgl. auch Math. et Natur. Sér. B: Sci. Nat. 2 (Zool.) Bull. Intern. Acad. Polon. Sci. et Lettr. Cl. Sci. **1948**, 27; Biol. Abstr. **23**, 14165 (1949).

[8] Harries, F. H.: Some effects of alternating temperature and exposure to cold on embryonic development of the beet leafhopper. J. Econ. Ent. **36**, 505 (1943).

[9] Rubtssow, J. A.: The effect of constant and variable temperatures on the development of the eggs of the gipsy moth (Porthetria dispar L.). Plant Protect (russ.) **1938**, 25; zit. nach Bonnemaison, S. 91, Fußnote 3.

[10] Munger, F., u. A. W. Cressman: Effect of constant and fluctuating temperatures on the rate of development of California red scab. J. Econ. Entom. **41**, 424 (1948).

[11] Birch, L. C.: The influence of temperatures above the development zero on the development of the eggs of Austroicetes cruciata Sauss (Orthoptera). Austral. J. Exper. Biol. a. Med. Sci. **20**, 17 (1942).

[12] Destouches, L.: Prolongation de la vie chez lies Galleria mellonella. C. r. Acad. Sci. (Paris) **172**, 998 (1921).

[13] Siehe S. 91, Fußnote 3.

[14] Headlee, T. J.: Further studies of the relation effects on insect metabolism of temperatures derived from constant and variable sources. J. Econ. Entom. **34**, 171 (1941); vgl. auch **33**, 361 (1940).

Punkt sollen in diesem Zusammenhang nicht interessieren, da in einigen Fällen (evtl. durch Schädigungen) die spätere Entwicklung immer verzögert wird (Mehlmotteneier, Bettwanzen, Prodenia — HASE[1, 2], JANISCH[3]), oder umgekehrt die später zu diskutierenden Stimulationswirkungen vorliegen.

Befunde an Pflanzen. Auch Pflanzen sind im Experiment oft alternierenden Temperaturen unterworfen worden (HARTMANN[4], SHI-WEI LOO[5] u. a.). Sehr oft erwies sich ein Wechsel zwischen kühleren Nachttemperaturen und wärmeren am Tage günstiger als konstante Temperaturen, die dem Mittel der alternierenden Temperaturen entsprachen. Auch für die Keimung sind viele Beispiele bekannt (vgl. CROCKER[6] und BARTON, S. 87 ff.). In solchen Fällen kann natürlich der *Assimilationsgewinn* entscheidend sein; er ist am Tage groß und nimmt durch die bei den niederen Temperaturen eingeschränkte Atmung in der Nacht nicht wesentlich ab (vgl. TAKESHIMA[7]).

Nicht immer dürfte jedoch eine so einfache Erklärung ausreichend sein. Den nächtlichen Temperaturen kann schon dadurch eine besondere Bedeutung zukommen, daß das Wachstum oft im wesentlichen nachts erfolgt, nach Versuchen von SCHWEMMLE[8] sogar besonders am Anfang der Dunkelperiode. Die Erscheinung eines unterschiedlichen Temperaturoptimums für verschiedene Tageszeiten bezeichnet WENT als *Thermoperiodizität* (Symp.[9], S. 154). Bei den gleichen Tagestemperaturen kann das

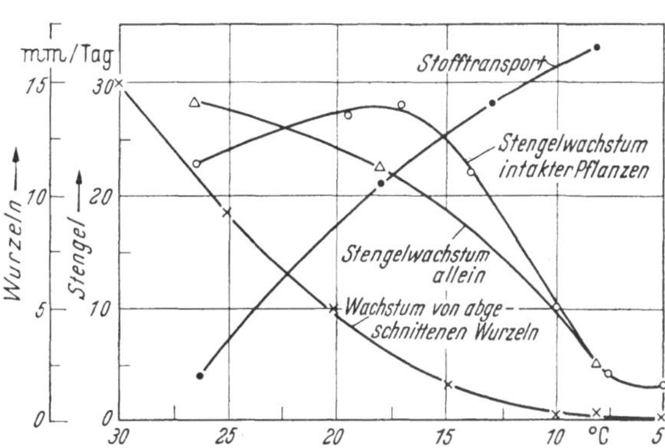

Abb. 29. Beziehungen zwischen Nachttemperaturen und verschiedenen Wachstumsprozessen der Tomate (nach WENT, Symp., S. 156).

tiefere nächtliche Optimum evtl. sogar für die einzelnen Organe der Pflanze bei verschiedenen Temperaturen liegen (Abb. 29, vgl. auch HIESEY[10]). Für Tomaten war von allen Bedingungen eine Tagestemperatur von 26,5° und eine Nachttemperatur von 18° am günstigsten für das Wachstum; die Stammverlängerung erfolgte im wesentlichen nachts. Die Zuckerkonzentration der Blätter von Pflanzen, die auch nachts bei 26,5° gehalten wurden, war morgens größer als bei den genannten

---

[1] HASE, A.: Über Temperaturversuche mit den Eiern der Mehlmotte (Ephestia kühniella ZELL.). Arb. Biol. Reichsanst. Land. Forstw. Berl. **15**, 109 (1927).

[2] HASE, A.: Weitere Versuche zur Kenntnis der Bettwanzen Cimex lectularius L. und C. rotundatus SIGN. Z. Parasitenkd. **2**, 368 (1930).

[3] Siehe S. 88, Fußnote 1.

[4] HARTMANN, H. F.: Some effects of temperature and photoperiod on flower formation and runner production in the strawberry. Plant Physiol. **22**, 407 (1947).

[5] SHI-WEI LOO: Preliminary experiment on the cultivation of Baeria chrysostoma under steril conditions. Amer. J. Bot. **33**, 382 (1946).

[6] Siehe S. 53, Fußnote 7.

[7] TAKESHIMA, H.: Studies on the relation between the temperature difference of day and night and the fructification of soybeans. Proc. Crop. Sci. Soc. (Japan) **21**, 119 (1952); Biol. Abstr. **28**, 1729 (1954).

[8] SCHWEMMLE, B.: Über die tagesperiodischen Änderungen des Reaktionsvermögens von Keimpflanzen auf niedrige Temperatur. Planta (Berlin) **43**, 98 (1953).

[9] Siehe S. 83, Fußnote 2.

[10] HIESEY, W. M.: Growth and development of species and hybrids of Poa under controlled temperatures. Amer. J. Bot. **40**, 205 (1953).

optimalen Temperaturbedingungen. Am Tage ist nach Went[1] die Photosynthese entscheidend für das Wachstum, nachts wird es durch zwei andere Faktoren kontrolliert. 18° ist deshalb so günstig, weil darüber die Geschwindigkeit des Zuckertransports ungünstig wird, darunter das Wachstum selbst (vgl. Symp.[2], S. 145 ff.). (Andere Autoren haben im Gegensatz zu Went für den Stofftransport Temperaturkoeffizienten >1 gefunden — vgl. hierzu Hull[3], Böhning u. Mitarb.[4]).

Auch die optimale Nachttemperatur kann sich im Laufe der Entwicklung ändern (z. B. bei Capsicum annuum — Dorland und Went, Symp.[2], S. 154). Hohe, den Tagestemperaturen entsprechende Nachttemperaturen können bisweilen direkt schädlich wirken (Lewis und Went[5]).

Gültigkeit der Temperatursummenregel. Den Praktiker interessiert natürlich die Frage, ob die an sich bequem anwendbare Wärmesummenregel auch für die *schwankenden Freilandverhältnisse* unter *Verwendung der Tagesmitteltemperaturen* benutzt werden kann. In den Fällen, wo konstante Temperaturen und gleiche Mittel von wechselnden Temperaturen zu etwa gleichen Ergebnissen geführt haben, ist dies natürlich grundsätzlich möglich (vgl. Schrödter und Köhler[6], Fuchs und Mühlendyck[7], Arzt und Ludwig[8] u. a.). Für das Wachstum von Salat war die Temperatursummenregel weniger anwendbar, wenn es sich über lange Zeiträume ausdehnte. "The degree-day summations and their multiplies with the average day length of the period of growth were fairly consistent between years for the plantings made in any given month between March and late August" (Madariaga und Knott[9]). Nach Zwölfer[10] stellen die üblichen Monatsmitteltemperaturen eine für praktische Zwecke brauchbare Grundlage zur Berechnung der Erscheinungszeiten der jüngeren Entwicklungsstadien der Nonne dar. So spielt die Temperatursummenregel auch für den Pflanzenschutzwarndienst eine gewisse Rolle (vgl. z. B. Glenn[11], Uvarov[12], S. 180, Bolle[13]).

Es ist natürlich *nicht* zu erwarten, daß die Anwendung dieser Regel *in jedem Fall* zu befriedigenden Ergebnissen führt. Berücksichtigt man noch die vielen anderen Faktoren, die im Freien hinzukommen können, so wird die *Skepsis*

---

[1] Went, F. W.: Plant growth under controlled conditions. III. Correlation between various physiological processes and growth in the tomato plant. Amer. J. Bot. **31**, 597 (1944); vgl. auch **31**, 135 (1944).

[2] Siehe S. 83, Fußnote 2.

[3] Hull, H. M.: Carbohydrate translocation in tomato and sugar beet with particular reference to temperature. Amer. J. Bot. **39**, 661 (1952).

[4] Böhning, R. H., C. A. Swanson u. A. J. Linck: The effect of hypocotyl temperature on translocation of carbohydrates from bean leaves. Plant Physiol. **27**, 417 (1952).

[5] Lewis, H., u. F. W. Went: Plant growth under controlled conditions. IV. Response of California annuals to photoperiod and temperature. Amer. J. Bot. **32**, 1 (1945).

[6] Schrödter, H., u. H. Köhler: Untersuchungen über den Einfluß der Temperatur auf das Auftreten des Himbeerrutensterbens. Nachr.bl. dtsch. Pflanzenschutzd. **6**, 109 (1952).

[7] Fuchs, W. H., u. E. Mühlendyck: Über den Einfluß der Aussaatzeit und der Temperatur auf die Entwicklung von Erbsensorten. Z. Pflanzenzüchtg. **30**, 172 (1951).

[8] Arzt, T., u. W. Ludwig: Untersuchungen zur „Temperatursummenregel" an Huflattich und Salweide. Biol. Zbl. **65**, 1 (1946).

[9] Madariaga, F. J., u. J. E. Knott: Temperature summations in relation to lettuce growth. Proc. Amer. Soc. Hort. Sci. **58**, 147 (1951).

[10] Siehe S. 91, Fußnote 5.

[11] Glenn, F. W.: A problem in the relation of temperature to rate of insect development. Kansas Univ. Sci. Bull. **14**, 317 (1922); vgl. auch J. Econ. Ent. **15**, 193 (1922); Bull. Illinois Nat. Hist. Surv. **14**, 219 (1922).

[12] Siehe S. 50, Fußnote 10.

[13] Bolle, F.: Versuch eines Krautfäule-Warndienstes in Schleswig-Holstein. Nachr.bl. dtsch. Pflanzenschutzd. **4**, 168 (1952).

mancher Autoren verständlich, Rückschlüsse aus den Laboratoriumsexperimenten auf die Freilandverhältnisse zu ziehen (vgl. z. B. SCHWERTFEGER[1], BONNEMAISON[2]). Es kommt als weitere Komplikation hinzu, daß besonders bei Sonnenbestrahlung die Körpertemperatur der Organismen wesentlich von der meist nur gemessenen Lufttemperatur abweichen kann (vgl. S. 139).

Atmung. Auch für den Energiewechsel ganzer Entwicklungsstadien ist die Wirkung alternierender Temperaturen untersucht worden. Bei Ephestia kühniella und Drosophila melanogaster war das in der Puppenzeit produzierte CO_2 für mittlere Temperaturen eines Wechsels größer als für die gleichen konstanten Temperaturen; bei Tribolium confusum ergab sich kein Unterschied (GROMADSKA[3]).

Schockwirkungen. Plötzliche größere Temperaturschwankungen können auch bei den Wachstums- und Entwicklungsprozessen zu Schockwirkungen führen. Solche *Thermowachstumsreaktionen* beobachtete z. B. ERMAN[4] an Avena-Koleoptilen. Etwa 6 min nach einem plötzlichen Temperaturanstieg zeigte die Wachstumsgeschwindigkeit ein Maximum, nach etwa weiteren 30 min ein Minimum; erst später stellte sich der Endwert ein.

c) Regulationen.

Allgemeines. Unsere Kenntnisse über *Adaptationserscheinungen* bei sich ändernden Reaktionssystemen sind noch *sehr lückenhaft*, die vorliegenden Ergebnisse z. T. auch nicht sehr überzeugend und statistisch kaum gesichert. Ferner spielen besonders bei Verwendung von Temperaturen außerhalb der Entwicklungsgrenzen sehr leicht ganz andere Effekte mit hinein. Bei einer Adaptation der Änderung der Systeme müßte es sich um eine Anpassung an einen langfristigen Temperaturwechsel im normalen Bereich handeln, die stets reversibel ist. Existiert eine Anpassung entsprechend dem häufigsten Typ 3 bei sich nicht ändernden Reaktionssystemen, so müßte jede Adaptation an höhere Temperaturen einen Verzögerungseffekt, jede an niedrigere Temperaturen einen Beschleunigungseffekt zur Folge haben.

Über das *Vorkommen* solcher Regulationen kann noch kaum Endgültiges ausgesagt werden. Sehr groß können die Effekte einer evtl. übersehenen Adaptation meist *nicht* sein, da sie sich in den beschriebenen Züchtungsversuchen bei konstanten Temperaturen ausgewirkt haben müßte. Die Q_{10}-Werte der gewonnenen Abhängigkeitskurven haben im allgemeinen aber normale Größe und nähern sich nicht 1 wie beim Typ 3 oder erreichen sogar 1 im Fall des Typs 2 bei sich nicht ändernden Reaktionssystemen (vgl. S. 26). Es wäre aber erstaunlich, wenn Regulationen im wesentlichen auf die letzteren Systeme beschränkt wären. Wenn auch, wie erwähnt, keine direkten Beziehungen zwischen dem Aufbau und den energieliefernden Prozessen zu bestehen brauchen (S. 93), so muß doch ganz allgemein Energie für den Aufbau zur Verfügung gestellt werden. Es wäre also interessant, das Vorkommen von Regulationen beim Baustoffwechsel von solchen Organismen zu untersuchen, für deren Betriebsstoffwechsel sie bekannt sind. Dabei darf man aber nicht ohne weiteres das Ergebnis von Züchtungsversuchen bei konstanten Temperaturen mit energetischen Messungen bei einem raschen

---

[1] SCHWERTFEGER, F.: Über die Ursachen des Massenwechsels der Insekten. Z. angew. Entomol. **28**, 254 (1941).

[2] Siehe S. 91, Fußnote 3.

[3] Siehe S. 93, Fußnote 4.

[4] ERMAN, C.: Thermowachstumsreaktionen bei Koleoptilen von Avena sativa. Ber. dtsch. bot. Ges. **44**, 432 (1926).

Temperaturwechsel vergleichen, wie z. B. Rathjen[1] es tut, da beim Züchtungsversuch Tiere vorliegen, die an jede Versuchstemperatur angepaßt sind, bei den letztgenannten Versuchen dies aber nicht der Fall ist.

Es wurde für die sich nicht ändernden Reaktionssysteme diskutiert, wann ein *Zusammentreffen* von Leistungs- und Resistenzadaptation zu erwarten ist (S. 83). Für die sich ändernden Reaktionssysteme liegen die Probleme insofern anders, als sowohl der Umkehrpunkt als auch der noch höhere Temperaturbereich zum „normalen" Bereich zu rechnen sind. Außerdem sind hier meistens die Wachstums- und Vermehrungsgrenzen enger als die Lebensgrenzen. Es kann auf eine nochmalige Erörterung verzichtet werden, da hinsichtlich einer Koppelung von Leistungs- und Resistenzadaptation für den oberen und unteren Temperaturbereich der sich ändernden Reaktionssysteme gilt, was für den unteren Bereich der sich nicht ändernden Systeme erörtert wurde.

Befunde an Einzellern. Adaptationserscheinungen müßten sich besonders deutlich bei sich rasch vermehrenden Einzellern nachweisen lassen, da die Veränderung der Systeme (Vermehrung) in kurzer Zeit nach der Änderung der Züchtungstemperatur gemessen werden kann. Sie waren bei der Vermehrung der Hefe Torulopsis kefyr *nicht nachweisbar*. Bei dem Versuch der Abb. 25 gingen wir von Aufschwemmungen der bei 20 und 41° gärend vorgezüchteten Hefe mit bekannter Keimzahl aus und stellten die Vermehrung bei verschiedenen Versuchstemperaturen in 6 Std. fest. Das gleiche Ergebnis hatte ein weiterer Versuch bei einer Dauer von 90 min. Auch die Vermehrungsgeschwindigkeit von Bact. lactis aerogenes zeigte keine Adaptation (Hinshelwood[2], S. 263). Es gibt aber Fälle einer Resistenzadaptation bei sich ändernden Reaktionssystemen, die nach dem soeben Erörterten sicherlich mit einer Leistungsadaptation im normalen Bereich gekoppelt sind (vgl. S. 108, ferner das Problem der Kalthefen der Brauerei im Teil II).

Befunde an Vielzellern. Läßt man Eier mancher Amphibien sich bei einer höheren Temperatur entwickeln, überführt sie dann in eine niedrigere und bringt sie anschließend in die ursprüngliche zurück, so wird die Entwicklung gegenüber Kontrollen *beschleunigt*, die ihre ganze Entwicklung bei den höheren Temperaturen durchgemacht haben, und zwar über einen längeren Zeitraum (Buchanan[3], Ryan[4], Cortelyou[5], vgl. auch Stockard[6], S. 125). Für eine vorübergehende Temperatursteigerung gilt das Umgekehrte. Es handelt sich hier um langfristige Umstimmungen. Bei den Versuchen von Buchanan tritt bei einem 6 std. Wechsel der Temperatur zwischen 5 und 21° bei Amblystoma punctatum keine Änderung der Entwicklungsgeschwindigkeit gegenüber Kontrollen bei 13° ein, bei einem 12- und noch mehr 24 std. Wechsel war eine Entwicklungsbeschleunigung bemerkbar. Wenn dies mit einer Adaptation im obigen Sinne zusammenhängen soll, müßte die Anpassung an tiefere Temperaturen schneller verlaufen (?). Nach Cortelyou[5] betraf die Entwicklungsbeschleunigung nach dem Kälteaufenthalt nicht alle Organe gleichmäßig, sondern besonders die für das Larvenleben notwendigen.

---

[1] Rathjen, W.: Experimentelle Untersuchungen zur Biologie und Ökologie von Enoicyla pusilla Burm. Z. Morph. u. Ökol. Tiere **35**, 14 (1939).

[2] Hinshelwood, C. N.: The chemical kinetics of the bacterial cell. Oxford 1947.

[3] Buchanan, J. W.: Development rate and alternating temperatures. J. of Exper. Zool. **83**, 235 (1940); vgl. auch **79**, 109 (1938).

[4] Ryan, F. J.: Temperature change and the subsequent rate of development. J. of Exper. Zool. **88**, 25 (1941).

[5] Cortelyou, J. R.: The effect of low temperature on Amblystoma punctatum in relation to developmental acceleration. Growth **14**, 327 (1950).

[6] Stockard, C. R.: Development rate and structural expression. Amer. J. Anat. **28**, 115 (1921).

Wird ein Teil der Entwicklung von Mehlmotteneiern in einer niedrigeren Temperatur, die weitere in einer höheren (aber $< 26°$) durchlaufen, so wirkt sich dies verzögernd auf die Gesamtentwicklung aus, eine umgekehrte Reihenfolge beschleunigend (Voŭte[1]). Vielleicht liegen Hemmwirkungen durch die tiefen Temperaturen vor. Es wäre verfrüht, hier von einem Typ 5 ähnlich wie bei den sich nicht ändernden Reaktionssystemen zu sprechen.

Diese wenigen Andeutungen mögen zeigen, wie *dringlich eine weitere Bearbeitung* dieser Probleme ist.

2. Jahreszeitliche Periodizität.

Allgemeines. In unseren Breiten beherrscht der Wechsel von warmer und kalter Jahreszeit das Bild von Flora und Fauna. In den Tropen kann ein Wechsel von Feucht- und Trockenperioden an die Stelle des Temperaturwechsels treten. Alle Organismen müssen sich bei uns dem Temperaturwechsel anpassen. Am auffälligsten prägt sich dies im herbstlichen Abwurf des Laubes der Bäume aus. Durch ihn wird eine große Transpirationsfläche beseitigt, deren Wasserbedarf aus dem gefrorenen Boden nicht gedeckt werden könnte. Je mildere Winter ein Klima hat, um so mehr nehmen immergrüne Laubhölzer zu. Für die Änderung der Systeme bleibt wie bei den früher erörterten Prozessen (S. 42) zu untersuchen, inwieweit eine *Jahresperiodizität* auf eine Änderung der *Adaptationstemperatur* zurückführbar ist und inwieweit eine *temperaturunabhängige Periodizität* eine Rolle spielt. Da über Adaptationserscheinungen im normalen Temperaturbereich, wie erwähnt, wenig bekannt ist, soll hier nur das zuletztgenannte Problem interessieren.

Temperaturunabhängige Periodizität bei Tieren. Deutliche Zeichen einer solchen Periodizität machten sich z. B. bei der Eiablage von Planorbis corneus (Precht[2]) bemerkbar. Sie wurde im Gegensatz zu Limnaea truncatula (Kendall[3]) in den Monaten Oktober/November auch bei hohen, sonst günstigen Temperaturen unterbrochen. Im Freien wird sie somit zu Anfang der kalten Jahreszeit auch aus „endogenen" Gründen ausbleiben, später nur wegen der niedrigen Temperatur. Bei Schnecken soll allerdings auch die Tageslänge eine Rolle spielen können. Zunächst für „endogen" gehaltene Faktoren können somit durchaus eine äußere Ursache haben. Für unsere Probleme ist nur wichtig, daß sie nicht direkt von der Temperatur abhängen.

Manche *Insekten* suchen bekanntlich schon bei sommerlichen Temperaturen ihre Winterquartiere auf, der Apfelblütenstecher z. B. schon Anfang Juli. Ende März kommt er bei wesentlich tieferen Temperaturen wieder hervor. Der Apfelblattsauger (Psylla mali) entwickelt sich nach vieljährigen Untersuchungen von Speyer[4] stets etwa vom 1. März ab; von diesem Termin ab muß eine Temperatursumme von 181° bis zum Schlüpfen der Eier erreicht werden (vgl. auch Speyer[5], S. 124 ff.). Nonneneier machen in den Monaten Juli—September eine temperaturunabhängige Zwangsruhe durch. Sie schlüpfen erst bei höheren Temperaturen ab November. Es ist gleichgültig, ob sie zuvor einer konstant hohen Temperatur oder der normalen Herbstkälte ausgesetzt waren (Tuleschkov[6], S. 106).

---

[1] Siehe S. 88, Fußnote 6.

[2] Precht, H.: Zur Kopulation und Eiablage einiger Planorbiden. Zool. Anz. **115**, 80 (1936).

[3] Kendall, S. B.: The life history of Limnaea truncatula under laboratory conditions. J. of Helminth. **27**, 17 (1953).

[4] Speyer, W.: Die Entwicklung von Psylla mali Schm. Arb. physiol. angew. Entomol. Berlin-Dahlem **3**, 267 (1936).

[5] Siehe S. 47, Fußnote 4.

[6] Tuleschkov, K.: Über Ursachen der Überwinterung der Lymantria dispar, L. monacha und anderen Lymantriiden im Eistadium. Z. angew. Entomol. **22**, 97 (1936).

Pictet[1] hielt Raupen von Lasiocampa quercus auch im Winter bei hohen Temperaturen. Sie verpuppten sich bereits im Winter, das Puppenstadium dauerte aber entsprechend länger. Nach mehreren Generationen konnte durch die konstanten hohen Temperaturen die Tendenz zur Winterruhe *beseitigt* werden. In diesem Fall ist also letzthin die Temperatur doch für die Periodizität entscheidend. Da die Umstellung aber sehr lange dauert, müssen wir in diesbezüglichen Experimenten zunächst jedenfalls mit einer „temperatur*un*abhängigen" Jahresrhythmik rechnen.

Temperaturunabhängige Periodizität bei Pflanzen. Für Pflanzen gilt im Prinzip das gleiche (vgl. Bünning[2], S. 54 u. 72 ff.). Die winterliche Ruhe unserer Bäume ist sehr verschieden tief (tief z. B. bei Eichen, Buchen und Linden). Sie kann oft am Beginn der kalten Jahreszeit sehr schwierig unterbrochen werden, am Ende des Winters wird sie dann nur durch die tiefen Außentemperaturen aufrechterhalten. Bei der Buche und anderen erst spät im Frühling austreibenden Bäumen wird sie meist erst bei geeigneten Lichtverhältnissen (Tageslängen) unterbrochen.

Es ist bei manchen Baumtrieben zwar durch verschiedene Kunstgriffe (Entblätterung, Verdunkelung usw.) gelungen, sie dauernd am Wachstum zu halten (Klebs[3]). Dasselbe gelang bei isolierten Wurzeln in Nährlösungen. Dennoch müssen wir auch bei den Pflanzen im Experiment mit *temperaturunabhängigen Rhythmen* rechnen. Dies zeigt sich z. B., wenn Holzgewächse unserer Breiten in die gleichmäßig temperierten Tropen verpflanzt werden. Die Rhythmen bleiben bestehen, verlieren aber die Beziehung zum Jahreswechsel. So können die verschiedenen Zweige eines Baumes in unterschiedlichen Phasen begriffen sein. Zurückverpflanzt paßt sich die Rhythmik wieder der Jahresperiodizität an. Periodische Erscheinungen konnten selbst in *Gewebskulturen* beobachtet werden (Capilleti[4]).

Eine Jahresrhythmik kann sich ferner in der *Keimfreudigkeit von Samen* auch unter konstanten Außenbedingungen äußern. Sie war bei Digitalis lutea von März bis Juli am geringsten. Der Wassergehalt wies zur Zeit der tiefsten Ruhe ein Minimum auf, die Quellungsgeschwindigkeit änderte sich wenig, die Katalaseaktivität etwas mit den Wassergehaltsänderungen (Bünning und Bauer[5]). Die endogene Rhythmik war nachweislich *unabhängig* von den äußeren *Temperaturbedingungen*. Auch Wasserentzug im Exsiccator, Lagerung in O_2, N_2 oder CO_2 sowie starke Schädigung vor der Lagerung durch Hitze oder mechanische Einwirkungen beeinflußten die Geschwindigkeit nicht merklich. Von Einfluß auf die Rhythmik waren jedoch die Bedingungen, unter denen die Samen reiften (Bünning und Müssle[6], vgl. auch Crocker und Barton[7], S. 90).

Anpassungen an den Jahreswechsel. Auch in ihrer Abhängigkeit von der Temperatur zeigen die Organismen unserer Breiten vielfach Besonderheiten, durch die sie im Freien dem Jahreswechsel angepaßt sind, durch die sie dann aber auch mehr oder weniger jahreszeitlich gebunden sind. So zeigen die Optimaltemperaturen oft eine solche Anpassung. Das Optimum für die Entwicklung der Tulpen-

---

[1] Pictet, A.: Recherches expérimentales sur l'hibernation de Lasiocampa quercus. Bull. Soc. lépidopt. Genève **2**, 179 (1913).

[2] Siehe S. 3, Fußnote 4.

[3] Klebs, G.: Über das Treiben der einheimischen Bäume, speziell der Buche. Abh. Heidelberg. Akad. Wiss., Math.-Naturwiss. Kl. 3. Abh. 1914; vgl. auch Sitzgsber. Akad. 23. Abh. 1911; Jb. wiss. Bot. **56**, 734 (1915).

[4] Capilleti, C.: Colture di tessuti vegetali II u. III. Atti Acad. Sci. Torino **77**, 293, 481 (1942).

[5] Siehe S. 83, Fußnote 5.

[6] Bünning, E., u. L. Müssle: Der Verlauf der endogenen Jahresrhythmik in Samen unter dem Einfluß verschiedenartiger Außenfaktoren. Z. Naturforsch. **6**b, 108 (1951).

[7] Siehe S. 53, Fußnote 7.

zwiebeln verschiebt sich z. B. von 20° (zur Zeit der Anlage der Blütenteile) zum Winter auf 8—9° (Entwicklung der Blütenteile), um nach einigen Monaten, wenn die ersten Blätter hervorkommen, auf 13° und schließlich auf 23° zu steigen (Abb. 24 nach Hartsema u. Mitarb.[1]).

Andersen[2] führte Versuche mit einem jahreszeitlich kaum gebundenen Speicherschädling (Calandra granaria) und einem stark jahreszeitlich festgelegten Käfer (Sitona lineatus) aus. Bei S. dauert die Reifezeit vom Schlüpfen im Sommer/Herbst bis Ende April des nächsten Jahres. Mit zunehmender Aufenthaltsdauer in einer für die Eiablage ungünstigen niederen Temperatur zu Beginn der Fortpflanzung nehmen die Gesamteierzeugung und die Dauer der Eiablage auch bei späteren günstigen Temperaturbedingungen ab. Die Reifezeit kann kaum 4 Wochen ohne merkliche Beeinträchtigung der Gesamteimenge verlängert werden. Schiebt man den Beginn der Eiablage um $1/4$ Jahr hinaus, so legen die Tiere nachher fast keine Eier mehr. Bei C. kommen zu allen Jahreszeiten alle Entwicklungsstufen nebeneinander vor. Die Reifezeit kann bis zu einem halben Jahr hinausgezögert werden (bei 12°), ohne daß in der später einwirkenden günstigen Temperatur die Eiablage bedeutend vermindert wäre. S. ist in seiner Eiablage stark jahreszeitlich gebunden, C. nicht.

Die eingehender erst später zu diskutierenden *Ruhestadien* vieler Organismen bedingen auch oft eine Einpassung in den natürlichen Jahreswechsel. Die Generationszahl von *polyvoltinen* Insekten (mit mehreren Generationen/Jahr) hängt oft nur von den Witterungsverhältnissen ab, z. B. bei Kartoffelkäfer, Kohlweißling und Leptocoris trivittatus (Drees[3], Blunck,[4] Tinker[5], Barnes[6]). Wenn die Entwicklung von *univoltinen* Insekten durch besonders günstige Sommertemperaturen beschleunigt wird, ist meist das Ruhestadium verlängert, so daß weiterhin eine Generation auf ein Jahr entfällt. Es wird oft deshalb keine weitere Generation ausgebildet, weil die Ruhestadien nicht eher auf Temperaturreize mit Weiterentwicklung ansprechen, bis tiefe, winterliche Temperaturen auf sie eingewirkt haben. Hier liegen also *besondere Temperaturprobleme* vor (vgl. S. 109).

II. Extreme Temperaturen.

1. Die Temperaturgrenzen für die Änderung der Systeme.

a) Allgemeine Resistenz.

Jedes Entwicklungsstadium eines Individuums kann unterschiedliche Temperaturgrenzen der Lebensresistenz aufweisen, und diese Änderung der Lebensresistenz im Laufe der Entwicklung kann deutliche Beziehungen zur Biologie der Arten erkennen lassen (vgl. Ludwig[7] u. a.). Es wurde schon erwähnt, daß ganz allgemein

---

[1] Hartsema, A. M., I. Luyten u. A. H. Blaauw: De optimale temperaturen van bloemaanleg tot bloei (Snelle bloei van Darwintulpen, II) (var. W. Copland). Verh. Kon. Akad. Wetensch. Amsterd. II **27**, 1 (1930).

[2] Andersen, K. T.: Experimentelle Untersuchungen über den Einfluß der Temperatur auf die Eierzeugung von Insekten. Biol. Zbl. **55**, 571 (1935).

[3] Drees, H.: Der Kartoffelkäfer, sein Auftreten und seine Bekämpfung im Jahre 1952. Ref. Pflanzenschutz, Bundesmin. Bonn.

[4] Blunck, H.: Zur Kenntnis des Massenwechsels von Pieris brassicae L. mit besonderer Berücksichtigung des Dürrejahres 1947. Z. angew. Entomol. **32**, 141 (1951).

[5] Tinker, M. E.: The seasonal behaviour and ecology of the boxelder bug Leptocoris trivittatus in Minnesota. J. Ecology **33**, 407 (1952).

[6] Barnes, H. F.: Studies of fluctuations in insect populations. IV. The arabis midge, Dasyneura arabis (Cecidomyiidae). J. Anim. Ecol. **4**, 119 (1935); Rev. Appl. Entomol. **24 A**, 56 (1936).

[7] Ludwig, D.: Development of cold hardiness in the larva of the Japanese beetle (Popillia japonica Newm.). J. Ecology **9**, 303 (1928); vgl. auch Physiol. Zool. **1**, 358 (1928).

wachsendes Gewebe empfindlich gegenüber extremen Temperaturen ist. Dasselbe gilt für *Geschlechtszellen* (Bělehrádek[1], S. 205, Chauvin[2], S. 496, Cowles[3]). Auch dadurch kann ein Jahreszyklus der Vermehrung erzeugt werden, der manchmal ausschließlich *temperaturbedingt* ist. Nach Ifft[4] kann die normalerweise im Winter eintretende Degeneration der Spermatocyten und Spermatidien bei Triturus viridescens auch im Sommer durch Temperaturen unter 12° erreicht, dagegen im Winter durch hohe Temperaturen verhindert werden. Entsprechendes gilt nach Galgano[5] für Rana esculenta, nach Witschi[6] jedoch nicht für eine bestimmte Rasse von R. temporaria. — Wenn durch diese Temperatureinwirkungen die Wachstums- und Vermehrungsprozesse auch indirekt betroffen werden, so interessieren diese Probleme hier weniger, weil es sich um die Resistenz von Organismen und Geweben handelt, die bereits in einem früheren Abschnitt diskutiert wurde (S. 43).

b) Der Entwicklungsnullpunkt.

Änderung der Lage des Entwicklungsnullpunktes in der Ontogenie. Der schon erwähnte *Entwicklungsnullpunkt* liegt für die einzelnen Entwicklungsstadien einer Art oftmals bei unterschiedlichen Temperaturen (z. B. beim Ei des Gelbrandkäfers bei 0°, bei der Junglarve bei 1°, bei Larven im 2. Stadium bei 3° und bei älteren Larven bei 3,8° — nach Blunck[7]). Frühlingsstadien hatten bei Insekten erwartungsgemäß einen tieferen Entwicklungsnullpunkt als Sommerstadien (Zwölfer[8]). Natürlich liegen die Grenzen für die einzelnen Arten sehr unterschiedlich hoch; manche vermehren sich noch in sehr extremen Biotopen (vgl. S. 52). Bei Pflanzen lag bei Frühlingsblühern die untere Grenze im allgemeinen tiefer als bei Sommerblühern. Samen von Axyris amarantoides sollen schon im gefrorenen Boden keimen (Aamodt[9]). Die Zahl der Mikroorganismen, die sich noch bei — 4° oder — 7° vermehren, ist nicht gering (vgl. Horowitz-Wlassowa und Grinberg[10], Stille[11]). Bei ihnen wird im Experiment aus versuchstechnischen Gründen Lebensresistenz und Resistenz der Vermehrungsfähigkeit meist gleichgesetzt.

Die Kenntnis der Grenzen hat natürlich auch für die Praxis Bedeutung. Der *Aussaattermin der Kulturpflanzen* im Frühling muß sich nach dem Temperaturminimum richten, weil die Saat möglichst früh erfolgen soll, andererseits aber erst dann, wenn die Temperaturen eine rasche Keimung ermöglichen. Das ist (nach Walter[12], S. 131) beim Sommergetreide der Fall, wenn die Tagesmitteltemperaturen 5° erreichen, bei Zuckerrüben 8°, bei Sonnenblumen 10° und beim Mais 12°.

Die Wirkung von Temperaturen unter dem Nullpunkt. Überwinternde, meist an die Kälte besonders angepaßte Stadien müssen natürlich ohne Schaden bei

---

[1] Siehe S. 1, Fußnote 1.

[2] Siehe S. 58, Fußnote 9.

[3] Cowless, R. B.: Heat-induced sterility and its possible bearing on evolution. Amer. Nat. **79**, 160 (1945).

[4] Ifft, J. D.: The effect of environmental factors on the sperm cycle of Triturus viridescens. Biol. Bull. **83**, 111 (1942).

[5] Galgano, M.: Intorno all'influenza del clima sulla spermatogenesi di Rana esculenta L. Arch. ital. Anat. **35**, 511 (1936); vgl. auch Boll. Zool. 18, 109 (1951).

[6] Witschi, E.: Die Entwicklung der Keimzellen von Rana temporaria L. I. Urkeimzellen und Spermatogenese. Z. Zellenlehre **1**, 523 (1924).

[7] Siehe S. 90, Fußnote 8.

[8] Siehe S. 91, Fußnote 5.

[9] Aamodt, O. S.: Germination of russian pigweed seeds in ice and on frozen soil. Sci. Agric. **15**, 507 (1935).

[10] Horowitz-Wlassowa, L. M., u. L. D. Grinberg: Zur Frage über psychrophile Mikroben. Zbl. Bakter. II **89**, 54 (1933).

[11] Siehe S. 62, Fußnote 8.

[12] Siehe S. 89, Fußnote 2.

Temperaturen unterhalb des Entwicklungsnullpunktes aufbewahrt werden können. Manchmal sind die tiefen Temperaturen sogar zur weiteren Entwicklung notwendig (S. 109). Auch perennierende Pflanzen wachsen in jedem Frühjahr von neuem. Aber späterhin *nach begonnener Entwicklung* kann man die Temperaturen nicht immer ohne Schaden für die Organismen lange unter den Nullpunkt senken, die Entwicklung also stillstehen lassen (vgl. S. 97, ferner LENGERKEN[1] u. a.). Bei den Experimenten von VOŪTE[2] an Mehlmotteneiern wirkten die extrem tiefen Temperaturen, bei denen kein Schlüpfen mehr erfolgte, nicht sofort tödlich. Die Eier entwickelten sich vielmehr noch ziemlich weit, aber die Embryonen starben vor der völligen Entwicklung ab. Obgleich sich die Eier bei konstanten Temperaturen nur innerhalb der Grenzen von 10—33° entwickelten, schlüpfte bei alternierenden Temperaturen von 5 und 35° ein Teil der Eier (vgl. auch WEBER[3], S. 646). Es ist also *nicht* so, daß unterhalb der Temperatur, von der ab kein Schlüpfen mehr erfolgt, alle Entwicklungsprozesse *schlagartig stillstehen.* Zu ganz ähnlichen Ergebnissen war HASE[4] gelangt. Mit zunehmender Lagerzeit von Bettwanzeneiern bei 2° entwickelten sich später bei 25° immer weniger. Nach einer Lagerzeit von 29 Tagen schlüpften z. B. später normal: 12,5%; es entwickelten sich nicht: 77,1%; es entwickelten sich, ohne zu schlüpfen: 10,4% (vgl. auch CHURCH und SALT[5]).

STOCKARD[6] unterscheidet bei Fischen "moments of indifference", in denen die Entwicklung durch Überführung in tiefe Temperaturen ohne Schaden stark verlangsamt oder sogar abgestoppt werden kann, von "critical moments", wo wichtige Entwicklungsschritte stattfinden (z. B. Gastrulation), deren Abstoppen zu Mißbildungen und hoher Sterblichkeit führt. Das totale Abstoppen der Entwicklung war gefährlicher als eine starke Verlangsamung.

Zum Begriff Entwicklungsnullpunkt. Soll der in der Praxis bewährte Begriff eines Entwicklungsnullpunktes beibehalten werden, so kann darunter nur die konstante (oder evtl. auch mittlere) Temperatur verstanden werden, bis zu der die Entwicklung bei einem zu bestimmenden hohen Prozentsatz der Organismen *normal zu Ende* verläuft. Man kann einen solchen Entwicklungsnullpunkt für die ganze Entwicklung oder z. B. für jedes Larvenstadium angeben; beides braucht sich nicht zu decken. Es ist allerdings nicht immer leicht anzugeben, was eine *normale* Entwicklung ist, da die unteren Grenzen sich schon für die einzelnen Synthesen unterscheiden können, und ein Ausfall einzelner dieser Aufbauprozesse nicht immer letal wirken muß. Nach schon älteren Befunden von VÖCHTING[7] bildet eine Kartoffelsorte (Marjolin) bei Temperaturen kurz oberhalb der unteren Wachstumsgrenze lediglich Knollen, bei 9—12° auch Laubtriebe; bei 20° sah man keine Knollen mehr. Ein Teil der formativen Wirkungen der Temperatur (S. 119) kann somit einfach durch verschiedene Temperaturgrenzen der einzelnen Prozesse erklärt werden.

c) Die obere Grenztemperatur.

Für die obere Grenztemperatur *gilt ganz Entsprechendes* wie für den Entwicklungsnullpunkt. Auch sie kann sich in der Entwicklung ändern. Nach WIESNER[8] findet

---

[1] v. LENGERKEN, H.: Beeinflussung des Lebenszyklus von Tenebrio molitor L. durch äußere Faktoren. Verh. dtsch. zool. Ges. **30**, 132 (1925).

[2] Siehe S. 88, Fußnote 6.

[3] Siehe S. 86, Fußnote 1.

[4] Siehe S. 97, Fußnote 2.

[5] CHURCH, N. S., u. R. W. SALT: Some effects of temperature on development and diapause in eggs of Melanoplus bivittatus (SAY) (Orthoptera: Acrididae). Canad. J. Zool. **30**, 173 (1952).

[6] Siehe S. 100, Fußnote 6.

[7] VÖCHTING, H.: Über die Keimung der Kartoffelknollen. Bot. Ztg. **60**, 87 (1902) (1. Abt.).

[8] WIESNER: Sitzgsber. Wien **67**, 1873; zit. nach BENECKE u. JOST, S. 106, Fußnote 1.

z. B. die Keimung der Sporen bei Penicillium zwischen 1,5 und 43°, das weitere Wachstum des Mycels zwischen 2,5 und 40° und die Sporenbildung nur zwischen 3 und 40° statt. Bisweilen vertragen die Organismen auch Temperaturen oberhalb dieser Grenze. Penicillium konnte z. B. viele Tage einer Temperatur ausgesetzt werden, die 1° über der Wachstumsgrenze lag (Benecke und Jost[1], S. 38). Auch Tulpen und Hyazinthenzwiebeln können ohne Schaden bei so hohen Temperaturen gelagert werden, bei denen sich der Vegetationspunkt nicht mehr entwickelt (vgl. Symp.[2], S. 149). In anderen Fällen ist dies *nicht* möglich (vgl. Uvarov[3], S. 21). Auch bei den schon erwähnten Versuchen von Voùte[4] wirkten Temperaturen unter dem Entwicklungsnullpunkt weit weniger schädigend als solche über der oberen Grenze der Entwicklung.

d) Die Bedeutung der Grenzen für die Verbreitung der Organismen.

Es wurde erwähnt, daß die Grenzen der Entwicklungsprozesse meist enger sind als die Lebensresistenz der Organismen. Hinzu kommt die Temperaturempfindlichkeit von speziell der Vermehrung dienenden Zellen und Geweben. Manche Akte des Vermehrungsprozesses können ganz besonders enge Temperaturgrenzen aufweisen. Dieses gilt z. B. für die Eiablage. Der sonst ziemlich eurytherme Karpfen laicht z. B. nur über 18°, Malariamücken legen ihre Eier nur über 12,2° ab (vgl. Uvarov[3], S. 47, Chauvin[5], S. 496, Hesse und Doflein[6], S. 97). Bei Pecten yessoensis kann die Laichzeit unter ungünstigen Temperaturbedingungen ganz ausfallen (Yamanoto[7]). Der Temperaturbereich für die Fortpflanzung einer Population von Sagitta elegans im Gebiet von Plymouth betrug nach Russel[8] höchstens 4° (10—14°), für S. setosa war er sogar noch enger (vgl. auch Friedrich[9]). Bei Pflanzen sind der Blütenbildung oft enge Temperaturgrenzen gesetzt. — All diese Beobachtungen zeigen, daß für die später zu diskutierende Abhängigkeit der *Verbreitung* der Organismen von der Temperatur den *Entwicklungs- und Vermehrungsprozessen eine besondere Bedeutung* zukommt, wobei aber zu berücksichtigen ist, daß sie meist auf bestimmte Jahreszeiten beschränkt sind.

Bei Mysis oculata werden speziell die Reifung und Fortpflanzung zunächst betroffen, nicht das Wachstum, welches über einen größeren Bereich normale Temperaturabhängigkeit zeigt. Die im Salzwasser lebende Form pflanzt sich nur bei höheren Temperaturen fort, die im Süßwasser lebende Reliktform nur bei tiefen. Interessant ist die Beobachtung von Kinne[10], daß mit zunehmendem Alter der untersuchten Krebse (Neomysis vulgaris, Sphaeroma hookeri) die Grenzen für die Reifung etwas erweitert werden, so daß sie schließlich auch noch unter ungünstigeren Bedingungen zustande kommt.

---

[1] Benecke, W., u. L. Jost: Pflanzenphysiologie. Jena 1923.

[2] Siehe S. 83, Fußnote 2.

[3] Siehe S. 50, Fußnote 10.

[4] Siehe S. 88, Fußnote 6.

[5] Siehe S. 58, Fußnote 9.

[6] Siehe S. 53, Fußnote 2.

[7] Yamanoto, G.: Ecological note of the spawning cycle of the scallop, Pecten yessoensis Jay, in Mutsu Bay. Sci. Rep. Tôhoku Univ., 4. Ser. (biol.) 18, No. 4 (1950); vgl. auch Bull. Jap. Soc. Sci. Fish 17, 53 (1951).

[8] Russel, F. S.: On the biology of Sagitta. The breeding and growth of Sagitta elegans Verrill in the Plymouth arae 1930—1931. J. Mar. Biol. Assoc. U. K. Plymouth 18, 131 (1932).

[9] Friedrich, H.: Materialien zur Frage der Artbildung in der Fauna marinen Pelagials. Veröff. Inst. Meeresforsch. Bremerhaven 3, 159 (1955).

[10] Kinne, O.: Neomysis vulgaris Thompson, eine autökologisch-biologische Studie. Biol. Zbl. 74, 160 (1955).

c) Weitere Faktoren.

Viele Faktoren können die Lage der Temperaturgrenzen der Änderung der Systeme beeinflussen. Hier sei kurz auf die *Ernährungsbedingungen* eingegangen. Das optimale Nährmedium von Pasteurella pestis mußte bei höheren Züchtungstemperaturen zusätzlich Aminosäuren, Biotin und Pantothenate enthalten (HILLS und SPURR[1]). Dies muß auch Einfluß auf die oberen Grenztemperaturen haben. Bei einer Neurospora-Mutante war oberhalb von 28° ein Riboflavinzusatz notwendig (MITCHELL und HOULAHAN[2]). Bei einer Mutante von Escherichia coli zeichnete sich das Ferment, welches Pantothenate synthetisierte, durch größere Hitzeempfindlichkeit aus; über 30° mußten darum Pantothenate dem Nährmedium zugesetzt werden (MAAS und DAVIS[3]). CAMPBELL und

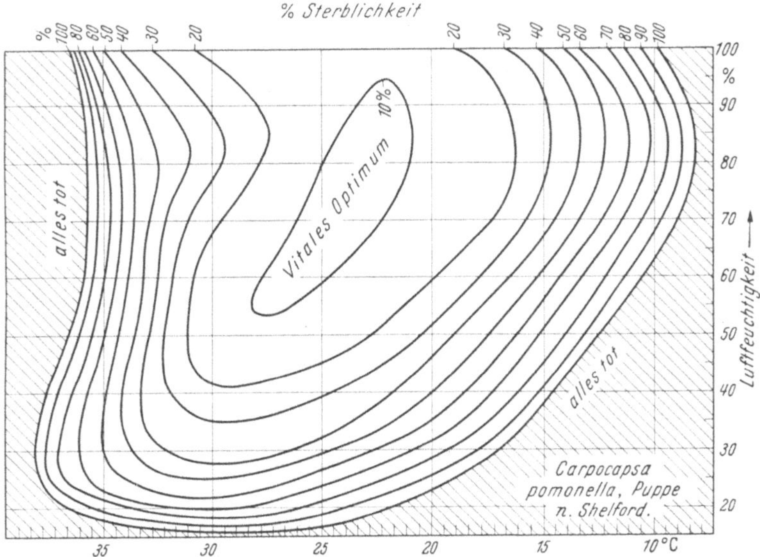

Abb. 30. Mortalität von Carpocapsa pomonella bei veränderter Temperatur und Luftfeuchtigkeit (aus WEBER[4], S. 361).

WILLIAMS[5] untersuchten mehrere fakultativ bzw. obligat thermophile Bakterien. Eine Gruppe brauchte zusätzliche Nähr- und Wuchsstoffe bei einer Erhöhung der Wachstumstemperatur, eine zweite bei einer Erniedrigung und eine dritte wurde durch Temperaturveränderung in ihren Ernährungsbedingungen nicht beeinflußt. — Nach WERNER[6] können Larven von Potosia cuprea nicht unterhalb von 10° wachsen, weil bei dieser Temperatur das Minimum der Cellulosespaltung ihrer symbiontischen Bakterien liegt.

Oft ist der Einfluß der *Feuchtigkeit* auf die Grenztemperaturen untersucht worden. SHELFORD gelangte bei seinen Versuchen zu einer Zone der geringsten Sterblichkeit (*vitales Optimum*, Abb. 30). Auf das komplizierte Zusammenspiel

---

[1] HILLS, G. M., u. E. D. SPURR: The effect of temperature on the nutritional requirements of Pasteurella pestis. J. Gen. Microbiol. **6**, 64 (1952).

[2] MITCHELL, H. K., u. M. B. HOULAHAN: Neurospora. IV. A temperature sensitive riboflavinless mutant. Amer. J. Bot. **33**, 31 (1946).

[3] MAAS, W. K., u. B. D. DAVIS: Production of an altered pantothenate-synthesizing enzyme by a temperature-sensitive mutant of E. coli. Proc. Nat. Acad. Sci. **38**, 785 (1952).

[4] WEBER, H.: Grundriß der Insektenkunde. Stuttgart 1954.

[5] CAMPBELL, JR. L. L., u. O. B. WILLIAMS: The effect of temperature on the nutritional requirements of facultative and obligate thermophilic bacteria. J. Bacter. **65**, 141 (1953).

[6] WERNER, E.: Die Ernährung der Larve von Potosia cuprea FBR. (Cetonia floricola HBST.). Z. Morph. u. Ökol. Tiere **6**, 150 (1926).

mehrerer Faktoren und deren Einfluß auf die Mortalität soll nicht weiter eingegangen werden (vgl. Uvarov[1], S. 81 ff.).

f) Regulationen.

Auch für die Grenztemperaturen der Änderung der Reaktionssysteme ist die Frage der Existenz einer *Resistenzadaptation* zu untersuchen. Hier interessieren die Grenztemperaturen, deren Überschreiten nur die Wachstums- und Entwicklungsprozesse hemmt; wenn die Extremtemperaturen direkte Schäden erzeugen, berühren wir schon weitgehend die Probleme der Resistenzadaptation bei sich nicht ändernden Reaktionssystemen.

Eine Adaptation an niedere Temperaturen stellte Pehrson[2] für das Wachstum von Phacidium infestans fest (vgl. ferner Teil II). Ein an 0° angepaßtes Mycelium wuchs gut bei —3°, nicht ein an 15° adaptiertes. Nach Smith[3] sind die Teilungen von kaltadaptierten Chilomonas paramecium nach Überführung in höhere Temperaturen in den ersten 48 Std. gehemmt; die Werte schwankten sehr.

Wir haben bei der Hefe Torulopsis kefyr mit verschiedenen Methoden diese Fragen zu klären versucht. Die bei 20 und 40° gezüchteten Hefen wurden in einem ersten Versuch für eine bestimmte Zeitdauer einer Hitze- oder Kälteeinwirkung ausgesetzt und hinterher die Vermehrungsfähigkeit geprüft. Besonders die Hitzeresistenz stieg mit zunehmender Adaptationstemperatur. Es handelt sich hierbei aber nur um eine Resistenzadaptation eines sich nicht ändernden Reaktionssystems. Will man allein Adaptationserscheinungen der Vermehrungsgrenzen untersuchen, so muß man anders vorgehen, nämlich wie bei dem bereits geschilderten Versuch der Abb. 25. Adaptationserscheinungen müßten an ihren Nachwirkungen deutlich werden. Die Abbildung zeigt, daß alle drei Kardinalpunkte (Minimal-, Optimal- und Maximaltemperatur) nicht von der Anpassungstemperatur abhängen (Christophersen und Precht[4]).

g) Jahreszeitliche Unterschiede.

Die Temperaturgrenzen für die Veränderung der Reaktionssysteme können auch von dem jahreszeitlich bedingten physiologischen Zustand der Organismen abhängen. Auch hier muß die Wirkung der Adaptationstemperatur von der einer *temperaturunabhängigen* Periodizität getrennt werden. Ein Jahreszeiteneinfluß zeigte sich z. B. bei der Keimung von Phleum pratense (Gordon[5]).

2. Andersartige Wirkungen extremer Temperaturen.

a) Ruhezustände und ihre Induzierung bzw. Brechung durch Temperaturreize.

α) Diapausen bei Insekten und ihre Beendigung durch Temperaturreize.

Fakultative und obligatorische Ruhezustände. Die Ruhezustände von Insekten sind von vielen Autoren eingehend untersucht worden (vgl. Pflugfelder[6],

---

[1] Siehe S. 50, Fußnote 10.

[2] Pehrson, S. O.: Studies of the growth physiology of Phacidium infestans Karst. Physiol. Plantarium **1**, 38 (1948).

[3] Smith, J. A.: Some effects of temperature on the frequency of division and on the volume of starch and fat in Chilomonas paramecium. Biol. Bull. **79**, 379 (1940).

[4] Siehe S. 18, Fußnote 8.

[5] Gordon, E. M.: Light- and temperature-sensitiveness in germinating seed of timothy (Phleum pratense L.). Sci. Agricult. **31**, 71 (1951).

[6] Pflugfelder, O.: Entwicklungsphysiologie der Insekten. Probleme der Biologie. Bd. 5, 1952.

AGRELL[1], ANDREWARTHA[2] u. a.). Wenn sie bei Eiern, Larven oder Puppen auftreten, spricht man von *Diapausen*. LEES[3] unterscheidet *fakultative* Ruhezustände, die durch Außenfaktoren ausgelöst werden und *obligatorische*, stets auftretende (or it may be that they are induced by such a wide range of conditions that it is difficult to recognise the "factors" as separat entities — S. 735).

Tiefe Temperaturen. Daß die Einwirkung niederer Temperaturen auf die Eier mancher Insekten die spätere Entwicklung beschleunigt, beschreibt schon DUCLAUX (1869). Nach ACQUA[4] sind die Eier der Seidenspinner im Winter bei 3—4° aufzubewahren; bei einer Überwinterung bei 14—15° findet kein Schlüpfen statt. Der besondere Charakter dieser Stimulationswirkungen geht aus den Untersuchungen von PARKER[5] an Feldheuschrecken hervor. Die Eier wurden zunächst normalen Temperaturen ausgesetzt, dann tiefen (0 und 8°) und schließlich wieder in die normale Temperatur zurückgebracht. Die Kälteeinwirkung verursachte eine Entwicklungsbeschleunigung, und zwar die Temperatur von 0° bemerkenswerterweise mehr als 8°. Der Effekt nahm mit der Dauer der Lagerung bei den tiefen Temperaturen zu. Auch larvale und pupale Diapausen werden oft nur *durch eine Kälteeinwirkung gebrochen*. In diesen Fällen haben Temperaturen unter dem Entwicklungsnullpunkt keine hemmende oder gar schädigende Wirkung, sie beschleunigen vielmehr die Entwicklung oder sind zu ihrer Auslösung direkt notwendig.

Jede Art weist ihre Besonderheiten auf. Die Puppendiapause der Kirschfliege (Rhagoletis cerasi) sei als Beispiel etwas ausführlicher geschildert (nach WIESMANN[6]). Der Entwicklungsnullpunkt liegt bei 10°. Dauernd bei 22° aufbewahrte Puppen verharren mehr als 3 Jahre in der Diapause. In den Monaten August—Okt. konnte der Ruhezustand auch durch tiefe Temperaturen unter 0° in 30 Tagen nicht gebrochen werden. Eine Aufbewahrung von 2 Monaten bei 4° hatte die ersten Teilerfolge eines Schlüpfens bei höheren Temperaturen, in 6 Monaten konnte die Diapause durch die tiefe Temperatur völlig gebrochen werden. 10—12° erzeugte auch bei längerer Einwirkung nie eine völlige Aufhebung der Ruhe. —

Hohe Temperaturen. Eine Beendigung mancher Diapausen konnte durch kurze *Bäder in heißem Wasser* erreicht werden, deren Temperatur meist ziemlich nahe bei der oberen Letaltemperatur liegen mußte. Bei der Kirschfliege versagte allerdings dieses Mittel. Auf die Diapause der Eier von Gryllulus commodus hat hohe Temperatur einen doppelten Effekt. Wenn sie vor der niederen Temperatur geboten wird, verstärkt sie die Diapause; andererseits regt sie die Weiterentwicklung an (BROWNING[7]). Bei den Raupen von Fumea crassiorella besteht eine obligatorische Phase der Diapausebereitschaft. Ihr Beginn und Abschluß werden aber durch Temperaturerniedrigung bzw. -erhöhung ausgelöst (MATTHES[8]).

Zur Ursachenfrage. Nach ANDREWARTHA[2] muß die Entwicklung in morphologischer und physiologischer Hinsicht vollendet werden (morphogenesis und physiogenesis). "Diapause may then be considered as a stage in physiogenesis which must be completed as a prerequisite for the resumption of morphogenesis"

[1] AGRELL, I.: The diapause problem. L'année biol. **27**, 287 (1951).

[2] ANDREWARTHA, H. G.: Diapause in relation to the ecology of insects. Biol. Rev. Cambridge Phil. Soc. **27**, 50 (1952).

[3] LEES, A. D.: The physiology of diapause. Sci. Progr. (London) **38**, 735 (1950).

[4] ACQUA, C.: Temperature e umidita nella vita del baco du seta. Boll. Staz. Gelsicolt. Ascoli Pinceno 8, 183 (1929); **3**, 59 (1924); zit. nach UVAROV, S. 50, Fußnote 10.

[5] Siehe S. 94, Fußnote 1.

[6] WIESMANN, R.: Untersuchungen über die Diapause der Puppe der Kirschfliege Rhagoletis cerasi L. (Dipt. Trypetid.). Mitt. Schweiz. Entomol. Ges. **23**, 207 (1950); vgl. auch Schweiz. Z. Obst- und Weinbau **46**, 505 (1937).

[7] BROWNING, T. O.: The influence of temperature on the completion of diapause in the eggs of Gryllulus commodus WALKER. Austral. J. Sci. Res. B **5**, 112 (1952); vgl. auch J. of Exper. Biol. **30**, 104 (1953).

[8] MATTHES, E.: Diapause, Bivoltinismus und zweimalige Überwinterung bei Fumea crassiorella (Lepd., Psychidae). Mem. estud. Museu. Zool. Univ. Coimbra **1953**, No. 220.

(S. 52). Er spricht darum von "diapause development". Bei Austroicetes cruciata-Eiern überschneiden sich die Temperaturbereiche, welche die Diapauseentwicklung (A) und die Postdiapauseentwicklung (B) begünstigen (Abb. 31). Bei der obligatorischen Diapause von Cephus cinctus-Larven unterscheidet Salt[1] im Anschluß an Vorstellungen von Bodine 2 Hemmfaktoren der weiteren Entwicklung (x und y). x wird durch die Temperaturen vom Unterkühlungspunkt bis zum Entwicklungsnullpunkt beseitigt, y durch niedere und höhere Temperaturen. Wenn die x-Faktorreaktion abgelaufen ist, ist die Diapause gebrochen, aber sie ist nicht eliminiert, bevor auch die y-Faktorreaktion vollständig abgelaufen ist.

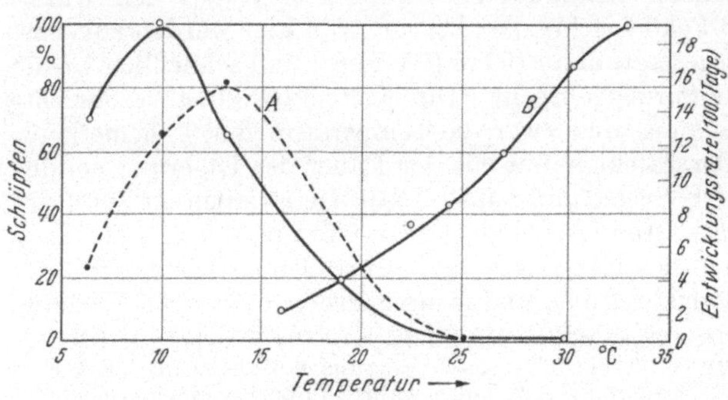

Abb. 31. Der Einfluß der Temperatur auf "diapause development" und "morphogenesis" des Embryos von Austroicetes cruciata. *A* Die zugehörige linke Ordinate zeigt den Prozentsatz von Eiern, die ihre Diapauseentwicklung in 60 Tagen bei den betreffenden Temperaturen beenden. *B* Die zugehörige rechte Ordinate zeigt das Ausmaß der täglichen Postdiapauseentwicklung bei den betreffenden Temperaturen. Ausgezogene Linien: Eier von Südaustralien, gestrichelte Linie: Eier von Westaustralien (nach Andrewartha).

Nach einer Aufbewahrung von 50 Tagen bei 10° beginnt die präpupale Weiterentwicklung nach 42 Tagen bei 25°, nach einer Lagerung von 90 Tagen nach etwa 24 Tagen. In den zusätzlichen 40 Tagen bei 10° war der y-Faktor genau so stark reduziert worden wie in den 18 Tagen bei 25°. — Wenn die x-Faktorreaktion abgelaufen ist, der y-Faktor aber noch wirkt, so kann die Diapause durch höhere Temperaturen wieder erzeugt werden, wie dies auch in der Natur bei einem zweijährigen Zyklus vorkommt.

Wenn auch der y-Faktor eliminiert ist, beginnt die Postembryonalentwicklung unwiderruflich.

Einen *genaueren Einblick* in die Kälteeinwirkung auf Diapausen erbrachten Untersuchungen von Williams[2] an Platysamia-Puppen. Exstirpierte man gleich nach der Rückkehr in die Wärme das Gehirn, so verharrten die Puppen weiterhin bis zu 2 Jahren in der Diapause. Durch die Kälte werden neurosekretorische Ganglienzellen, die in 2 Gruppen im Gehirn vorhanden sind, zur Sekretion angeregt. Die Hormone wirken zunächst auf ein sekundäres Zentrum ein (Prothorakaldrüsen).

β) Imaginale Ruhestadien bei Insekten und ihre Beendigung durch Temperaturreize.

Auch für die Beendigung der weniger untersuchten *imaginalen Ruhestadien* kann eine Wirkung von tiefen Temperaturen vorteilhaft oder notwendig sein. Beim überwinternden Kartoffelkäfer wirkten allerdings niedrige Temperaturen stets verlängernd auf die Ruhezeit (de Wilde[3]), dagegen erwachte z. B. der Erlenblattkäfer (Agelastica alni) nicht bei dauerndem Aufenthalt bei Zimmertemperatur, sondern erst nach längerer Aufbewahrung bei 10° bei Rückführung in 20° (Beaumont[4]).

[1] Salt, R. W.: Some effects of temperature on the production and elimination of diapause in the wheat stem sawfly, Cephus cinctus Nort. Canad. J. Res. D. **25**, 66 (1947).

[2] Williams, C. M.: Biochemical mechanism in insect growth and metamorphosis. Harvard Univ. Federat. Proc. **10**, 546 (1951). (Referat zahlreicher Arbeiten.)

[3] Wilde, J. de: La diapause imaginale chez les insectes. Acta néerl. physiol. **17**, 26 (1949).

[4] Beaumont, G.: Diapause imaginale obligatoire et réactivation chez le Coléoptère Agelastica alni Redt. C. r. Acad. Sci. (Paris) **218**, 213 (1944).

Bei diesen Versuchen mit imaginalen Ruhestadien erfaßt man natürlich die Wirkung der Temperatur auf diese selbst, ohne daß Entwicklungshemmungen mit besonderer Problematik die Verhältnisse komplizieren. Nur die Gonadenentwicklung setzt meist erst nach dem Ruhestadium ein, doch dürfte dieser „Entwicklungshemmung" nicht entscheidende Bedeutung für den Gesamtstoffwechsel des Tieres zukommen. Man kann ein völliges Erwachen nicht lediglich aus den Bewegungen der Tiere erschließen. Überführt man z. B. den Kartoffelkäfer aus der Winterruhe in hohe Temperaturen oder stört ihn auch nur, so beginnt er alsbald sich zu bewegen. Die Ankurbelung des Stoffwechsels durch die hohen Temperaturen ist aber ein sehr *langsamer Prozeß*, der sich über viele Tage, evtl. Wochen erstreckt (PRECHT[1]).

Es wurde erwähnt, daß der winterruhende Käfer eine Temperaturadaptation nach Typ 3 zeigt. Mißt man also den Sauerstoffverbrauch oder eine Fermentaktivität stets unter den *gleichen* Versuchsbedingungen aber nach *verschiedener Vorbehandlung*, wobei die Tiere in der höchsten Temperaturstufe besonders lange verbracht haben müssen, so erhalten wir ein Bild wie in Abb. 32. Der Abfall der Werte im unteren Temperaturgebiet wird durch die Adaptation bewirkt, der steile Anstieg nach der Aufbewahrung in hohen Temperaturen aber durch das Erwachen.

Winterstarre. Bei anderen Insekten soll nur eine Kältestarre vorliegen, also lediglich ein Aufhören der Bewegungen und eine Reduzierung des Stoffwechsels durch die winterlichen Temperaturen, *ohne* daß ein echtes Ruhestadium mit *physiologischen Besonderheiten* vorhanden ist. In diesem Fall lägen also nur früher erörterte Probleme vor. Die Kurve in Abb. 32 müßte völlig horizontal verlaufen oder beim Vorhandensein einer Temperaturadaptation schräg abwärts (ohne den Anstieg bei hohen Temperaturen).

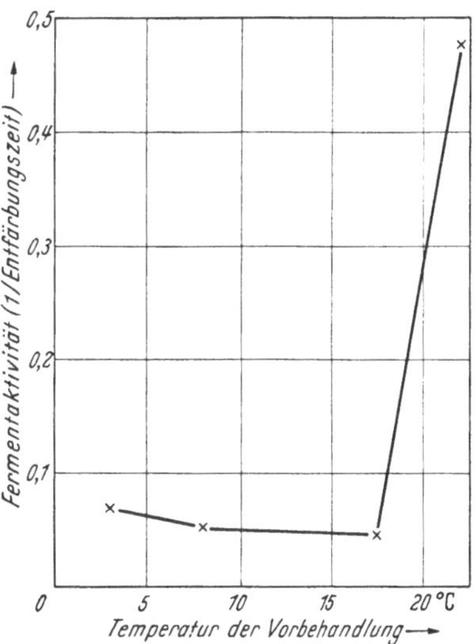

Abb. 32. Abhängigkeit der Succinodehydrasenaktivität von der Temperatur der Vorbehandlung beim Kartoffelkäfer am Ende der Winterruhe. Methodik nach THUNBERG, Versuchstemperatur stets 30° (nach Werten von PRECHT).

γ) Ruhestadien bei Pflanzen und ihre Beendigung durch Temperaturreize.

Tiefe Temperaturen. Für viele pflanzliche Ruhestadien gilt im Prinzip das gleiche. „Die niedere Temperatur kann auf die spätere Entwicklung der Knollen günstig wirken, sie kann aber auch durch Einwirkung auf die junge Pflanze die spätere Entwicklung beschleunigen, einerlei ob diese Einwirkung noch während der Samenreife auf den jungen Embryo oder nach der Samenreife auf die junge Keimpflanze erfolgt. Im einen Fall befindet sich die Pflanze schon, im anderen Fall noch in der „Winterphase" der endogenen Rhythmik. Bei einigen Pflanzen muß die niedere Temperatur auf den gequollenen Samen einwirken (Pinus usw.), bei anderen bleibt das erste Keimlingsstadium ohne diese Temperaturen stecken (Viburnum usw.). Vorher ist Kälte wirkungslos. Bei Convallaria muß Kälte

---

[1] Siehe S. 35, Fußnote 3.

beim Beginn der Sproßentwicklung geboten werden" (Bünning[1], S. 61, 486, vgl. auch Bennett[2], Symp[3]., S. 150 ff., Crocker und Barton[4], S. 130 ff.).

Es sei noch auf eine Beobachtung von Stokes[5] hingewiesen, nach der Embryonen von Heracleum sphondylium *rascher wachsen,* wenn sie einige Zeit Temperaturen von 2—5° ausgesetzt waren. Aus 8 Wochen bei diesen Temperaturen angekeimten Samen konnten papierchromatographisch erheblich mehr Glykokoll und Arginin erhalten werden als aus Samen, die bei Zimmertemperatur angekeimt worden waren; in diesem Falle herrschte Alanin vor. Die Stimulation durch die Kältebehandlung beruht nicht auf einer beschleunigten Hydrolyse der Reservestärke sondern auf einem *aktiven Proteinabbau.*

Nach Everani u. Mitarb.[6] zeigen Sommersprosse von Gladiolus ein tiefes Ruhestadium, welches im Gegensatz zum kürzeren der Wintersprosse durch niedere Temperaturen verkürzt wird. Alternierendes Erhitzen auf 35° und Abkühlen auf 4° stimulierte das Sprossen und Blühen mehr als nur eine Kältebehandlung. Nach Cooper[7] ist die Ruhe von Pfirsichbäumen durch mehrere Faktoren zu brechen, z. B. durch Trockenheit und heißes Wetter; normalerweise geschieht dies durch tiefe Temperaturen, und zwar müssen diese um so länger einwirken, je höher der Kohlenhydratgehalt ist.

Dauer der Einwirkung. Die niederen Temperaturen brauchen bei manchen Arten nur kurz einzuwirken. So keimen Saprolegniaceenzygoten schon nach wenigen Tagen oder Stunden, wenn sie einem einmaligen kurzen Durchfrieren ausgesetzt werden; sonst benötigen sie eine Ruhezeit von mehreren Monaten. Bei anderen Arten ist eine längere Kälteeinwirkung notwendig. Das Kältebedürfnis kann sich sogar für Blatt- und Blütenknospen des gleichen Baumes unterscheiden (vgl. Chandler[8], S. 17 ff.).

Hohe Temperaturen. Hohe Temperaturen gehören zu den Reizen, die bei langer Einwirkung schädigen, bei kürzerer Anwendung aber auch pflanzliche Ruhezustände beenden können. Heißwasserbäder führen durch die kombinierte Wirkung von Quellung und hoher Temperatur zum Abbruch der Keimruhe. Manchmal (wie beim Klee, der Luzerne u. a.) wird durch die Behandlung im wesentlichen nur die *harte Samenschale* als Keimungshindernis beseitigt (vgl. Bünning[1], S. 64).

Neuerdings hat Linskens[9] die Wirkung von Heißwasserbädern untersucht, wie sie in der landwirtschaftlichen Praxis zur thermischen Desinfektion matricaler Mycele von Ustilago tritici und U. nuda in Weizen- und Gerstensamen angewandt werden. Das Bad wirkt zunächst nur quellend; nach der Herausnahme der Samen setzt schlagartig eine Streckung des Embryos ein, bis das Wachstum durch die bei fortschreitender Rücktrocknung zunehmende Schrumpfung aufgehoben wird. Atmungs-, Aktivitätsmessungen von Fermenten usw. zeigten, daß Stoffwechselprozesse eingeleitet werden, bis sie erst allmählich durch die anschließende Trocknung unterbunden werden. Die Atmung steigt z. B. durch die hohe Temperatur des Bades, sinkt dann beim Beginn der Trocknung ab, um zu einem zweiten Maximum anzusteigen. Schließlich geht sie zurück, doch nicht ganz auf den Ausgangswert. Linskens stellte deutliche Ähnlichkeiten mit den Wirkungen von Warmbädern zum Zwecke des Frühtreibens fest.

Das Frühtreiben. In den Gärtnereien hat bekanntlich das *Frühtreiben von Blumen* größere Bedeutung erlangt. Es gelingt meist im Herbst und Frühjahr

---

[1] Siehe S. 3, Fußnote 4.

[2] Bennett, J. P.: Temperature and bud rest period. Blue Anchor **27**, 17, 31 (1950); vgl. auch California Agric. **3**, 9, 12 (1949).

[3] Siehe S. 83, Fußnote 2.

[4] Siehe S. 53, Fußnote 7.

[5] Stokes, P.: The stimulation of growth by low temperature in embryos of Heracleum sphondylium L. J. of Exper. Bot. **4**, 222 (1953).

[6] Everani, M., E. Konis u. D. Zirkin: The breaking of the rest period of Gladiolus corms. Palestine J. Bot. Jerusalem Ser. **5**, 32 (1950).

[7] Cooper, J. R.: Factors affecting winter injury to peach trees. Arkansas Agric. Exper. Stat. Bull. **536**, 1 (1953).

[8] Siehe S. 60, Fußnote 9.

[9] Linskens, H. F.: Untersuchungen über die Änderungen des physiolog. Verhaltens von Weizen- und Gerstensamen nach Heißwasserbädern. Züchter **20**, 168 (1950).

leichter als im Winter. Bringt man Zweige von Flieder, Forsythien usw. im Spätherbst für 9—12 Std. in Wasser von 30—35°, so treiben sie im Warmhaus nach 14 Tagen, und zwar viele Wochen vor nichtbehandelten Kontrollen. Nach Vegis[1] hat das Treiben sehr *hohe Temperaturkoeffizienten*. Mit steigender Temperatur muß die Badezeit stark verkürzt werden, wenn man Schäden vermeiden will. Man kann dieses Frühtreiben auch durch andere Mittel erreichen. Nach Gassner[2] handelt es sich dabei um solche Mittel, die alle zu leichten Schäden führen (vgl. hierzu Huber[3]).

Die Bedeutung von Auxin: Manche Autoren vermuten, daß die Ruheperiode und ihre Brechung mit dem *Auxinproblem* zusammenhängen. "The tissue-bound auxin disappears (durch die Kälte) from the buds, some buds such as terminal ones on a tree accumulating less auxin and requiring less chilling to break their rest periods than others do" (Chandler[4], S. 20).

δ) Die Bedeutung der Temperatur für die Induzierung von Ruhephasen.

Primäre Ruhephasen. Der Eintritt in eine Diapause erfolgt, wie erwähnt, bei den Entwicklungsstadien mancher Insekten obligatorisch, bei anderen durch verschiedene Außenfaktoren. Als solche erwähnt Dickson[5] die *Temperatur* (hohe, mittlere und niedere), Feuchtigkeit, Nahrung und die Photoperiodizität (vgl. Bondarenko[6], Way und Hopkins[7], Lees[8]). Bei vielen unserer Bäume löst die abnehmende Tageslänge die Ruhephase aus, bei vielen anderen Pflanzen ist es die niedere Temperatur. Bei den von Dickson[5] untersuchten Insekten wirkten bei Grapholitha molesta mittlere Temperaturen auslösend für die Diapause, höhere und niedere verhinderten sie; Carpocapsa pomonella benötigte etwas höhere Temperaturen, Lucilia sericata dagegen tiefe Temperaturen. Auch bei anderen Insekten begünstigt besonders niedrige Temperatur den Eintritt der Diapause (Ditman u. Mitarb.[9], Prebble[10], Lees[8], vgl. auch Emmer[11]).

Manchmal dürfte die Temperatur nur auf *indirekte Weise* wirksam sein. Nach Steinberg[12] und Kamensky wirkten bei Loxostege besonders eine Herabsetzung des Stoffwechsels und der Wachstumsgeschwindigkeit auslösend für die Diapause im letzten Larvenstadium, somit auch alle Faktoren, die wie eine Temperaturerniedrigung dazu führen. Bei Spalangia drosophilae war sogar

---

[1] Vegis, A.: Über das Frühtreiben der Winterknospen von Hydrocharis morsus ranae L. durch hochtemperierte Warmbäder. Jb. wiss. Bot. **75**, 726 (1932).

[2] Gassner, G.: Ruheperioden. Handwörterbuch der Naturwissenschaften Bd. 8, S. 646, 1933.

[3] Huber, B.: Pflanzenphysiologie, Heidelberg 1949.

[4] Siehe S. 60, Fußnote 9.

[5] Dickson, R. C.: Factors governing the induction of diapause in the oriental fruit moth. Ann. Ent. Soc. Amer. **42**, 511 (1949).

[6] Bondarenko, N. V.: Der Einfluß des verkürzten Tages auf den Jahreszyklus der Entwicklung der Spinnmücke Tetranychus urticae Koch. Dokl. Akad. Nauk USSR N. S. **70**, 1077 (1950); Ber. wiss. Biol. **70**, 383 (1950/51).

[7] Way, M. J., u. B. A. Hopkins: The influence of photoperiod and temperature on the induction of diapause in Diataraxia oleracea L. (Lepidopt.). J. of Exper. Biol. **27**, 365 (1950).

[8] Lees, A. D.: Environmental factors controlling the evocation and termination of diapause in the fruit tree red spider mite Metatetranychus ulni Koch. Ann. Appl. Biol. **40**, 449 (1953); vgl. auch **40**, 487 (1953).

[9] Ditman, L. P., G. S. Weiland u. J. H. Guill jr.: The metabolism in the corn earth worm. III. Weight, water, and diapause. J. of Econ. Ent. **33**, 282 (1940).

[10] Prebble, M. L.: The diapause and related phenomena in Gilpinia polytoma (Hartig). I. Factors influencing the inception of diapause. Canad. J. Res. D. Zool. Sci. **19**, 295 (1941).

[11] Emmer, A. M.: Einige Fragen zur Theorie der Diapause bei Insekten. Uspechi Sovrem. Biol. **35**, 395 (1953); Ber. wiss. Biol. **87**, 364 (1954).

[12] Steinberg, D., u. S. A. Kamensky; Les prémises oecologiques de la diapause de Loxostege sticticalis. Bull. Biol. **70**, 145 (1936).

eine Temperatureinwirkung auf das Muttertier entscheidend für die Diapause-bereitschaft der nächsten Generation; niedere Temperatur hemmte sie (Simmonds[1], S. 400). Das sich entwickelnde Weibchen zeigte bei niedrigen Züchtungstempera-turen selbst eine größere Diapausebereitschaft als bei höheren (vgl. die Kritik bei Andrewartha[2], S. 83).

Der Eintritt in die Puppendiapause des Seidenspinners konnte von Fukuda[3] genauer geklärt werden. Er untersuchte uni-, bi- und multivoltine Rassen (vgl. S. 103). Wenn Puppen der ersten Rasse auch bei tiefen Temperaturen aufbewahrt wurden, legten die meisten der sich entwickelnden Schmetterlinge Diapauseeier. Eier der bivoltinen Rasse lieferten bei 25° Tiere, die Diapauseeier legten, bei 15° aber solche, bei denen die hervorgehenden Falter Nicht-Diapauseeier produzierten. Die Eigenschaft der Eier wird durch das Oberschlundganglion während der Puppenruhe bestimmt; es kann über die Schlundkonnektive das Unterschlundganglion so beeinflussen, daß dieses einen Diapausefaktor (nach Hasegawa ein Hormon) aus-schüttet. Bei der univoltinen Rasse geschieht das immer, bei der bivoltinen bei hohen Temperaturen. Bei der streng multivoltinen Rasse hätte das Unterschlundganglion ebenfalls die Fähigkeit, diesen Faktor auszuscheiden, es wird aber daran stets durch das Oberschlundganglion gehindert.

Andrewartha[2] gelangt nach einer eingehenden Besprechung vieler Beispiele der Literatur zu der Ansicht, daß bei der fakultativen Diapause die auslösenden Reize nicht direkt die Sekretion innersekretorischer Drüsen beeinflussen, sondern über andere Organe und Gewebe. "A theory is advanced which attributes diapause to the accumulation of "intractable" stores of food materials in the tissues of the diapausing individual.—In the non-diapausing individual the mechanism (production of the moulting hormone) is invoked automatically after a certain prerequisite amount of food has been ingested and metabolized. In the individual in which diapause has been determined the mechanism fails due to the fact that the food that has been laid down in the fat-body (or yolk) is intractable and may be used only after an adequate exposure to low temperature, or in certain instances in response to some other appropriate stimulus from the environment" (S. 100, 95).

Induzierung von sekundären Ruhephasen. Vegis[4] hat an Winterknospen von Stratiotes aloides, die im November unter Eis nach der Beendigung der natür-lichen Ruheperiode gesammelt wurden, die Möglichkeiten der *Induzierung einer sekundären Ruhephase* untersucht. Dies kann durch Temperaturen erreicht werden, die über der maximalen Temperatur des Streckungswachstums liegen. Es genügt, wenn sie einige Stunden täglich abwechselnd mit einer niederen Temperatur auf die Knospen wirken. Diese Induzierung gelang selbst bis in den April hinein. Es macht sich, nachdem die hohe Temperatur eine gewisse Zeit gewirkt hat, dann aber eine Gegenreaktion des Protoplasmas durch eine Zunahme der Aktivität bemerkbar, die im Endresultat dazu führen kann, daß die Knospen bei derselben hohen Temperatur, die den Ruhezustand hervorgebracht hat, wieder aus der Ruhe treten. Auch bei diesem künstlichen Ruhestadium lassen sich wie beim natürlichen die Perioden der Vorruhe, Mittelruhe und Nachruhe unterscheiden. Bei weniger hohen Temperaturen (z. B. 20° und 12 Std. langer täglicher Belichtung) kann die sekundäre Ruhe Monate dauern. Im Freien erfahren die Knospen unter dem Einfluß der während des Winters herrschenden niedrigen Wassertemperaturen Zustandsänderungen, die bewirken, daß die späteren hohen Temperaturen nicht mehr imstande sind, sie sekundär in Ruhe zu zwingen. Durch tiefe Temperaturen (z. B. 5°) wurde auch die sekundäre Ruhe abgekürzt.

---

[1] Simmonds, F. J.: The influence of maternal physiology on the incidence of diapause. Philos. Trans. B. **233**, 385 (1948).

[2] Siehe S. 109, Fußnote 2.

[3] Fukuda, S.: Determination of voltinism in the univoltine and multivoltine silkworm. Proc. Japan. Acad. **29**, 381, 385 (1953); vgl. auch Annotat. Zool. Jap. **25**, 149 (1952).

[4] Vegis, A.: Durch hohe Temperaturen bedingter Wiedereintritt des Ruhezustandes bei den Winterknospen. Sv. Bot. Tidskr. **43**, 671 (1949).

b) Keimstimmung (Vernalisation, Jarowisation).

Zum Begriff Keimstimmung. Durch das künstliche Verfahren der *Keimstimmung* (auch Vernalisation oder Jarowisation genannt) bezweckt man im wesentlichen eine Beeinflussung der *späteren Entwicklung* der Pflanzen. Bei dem zumeist benutzten Getreide wird die zu schildernde Temperaturbehandlung am *gequollenen angekeimten* Korn durchgeführt. Die Wirkung ist nicht eine bloße Wachstumsbeschleunigung, wie sie bisher erwähnt wurde, sondern eine *Beschleunigung der Blütenbildung unter Verkürzung der vegetativen Phase der Pflanze* (vgl. HÄNSEL[1]). Die Anzahl der Blattanlagen betrug z. B. beim vernalisierten Winterroggen 7 oder einige mehr, bei nicht behandelten Sämlingen aber bis 25, worauf sich erst dann die Blütenanlagen im Vegetationskegel differenzierten. Nichtbehandelte Pflanzen haben oft mehr Schoßreiser, vernalisierte Exemplare zeigen einen aufrechteren Wuchs. Über chemische Unterschiede vgl. MELCHERS und LANG[2], DUPÉRON[3], CROCKER und BARTON[8], S. 209. Auch die Winterfestigkeit wird durch die meist übliche Kältebehandlung erhöht (höherer osm. Druck usw., KLIUČNIKOVA[4], VOSS[5]).

Die Behandlung kann schon *sehr früh*, und zwar auch vor dem natürlichen Ruhestadium vorgenommen werden, nach GREGORY und PURVIS[6] beim Getreide bereits 5 Tage nach der Bestäubung, wenn der Embryo erst 8 Zellen enthält. Die Wirkung bleibt also lange latent erhalten.

Praktische Bedeutung. Durch die Temperaturbehandlung, die im Freien zu bestimmten Jahreszeiten erfolgt, künstlich aber zu einem früheren Termin gegeben werden kann, können z. B. *winterannuelle Pflanzen* wie viele Wintergetreidesorten in *sommerannuelle* verwandelt werden. Ohne diese Behandlung schoßt bekanntlich Wintergetreide, welches man im Frühjahr aussät, nicht oder nur verspätet und erzeugt darum keine oder nur ungenügend ausgebildete Körner. Durch die künstliche Temperaturbehandlung kann Wintergetreide auch in solchen Gegenden angepflanzt werden, wo ein zu kurzer Sommer den Anbau unrentabel oder unmöglich machte. Evtl. können auch *zwei Ernten* erzielt werden, wo man ohne Vernalisation nur mit einer zu rechnen hatte. Dieses auf Versuche von KLIPPART, KLEBS und vor allem GASSNER zurückgehende Verfahren soll besonders in Rußland unter der Leitung von LYSENKO die *Getreideernten ganz erheblich gesteigert* haben (vgl. Symp.[7], S. 8). In den USA, Deuchland, England und anderen Staaten wendet man dieses Verfahren kaum an (CROCKER und BARTON[8], S. 212).

· Auch an manchen *zweijährigen Pflanzen* kann eine Vernalisation (allerdings nicht der Samen) vorgenommen werden, wodurch sie *einjährig* werden. Hier ist die Einwirkung von tiefen Temperaturen oft sogar obligatorisch für eine Blütenbildung, so daß es sich nicht nur um eine Beschleunigung handelt. MELCHERS und

---

[1] HÄNSEL, H.: Vernalisation bei negativen Temperaturen. Wetter u. Klima **3**, 44 (1951).

[2] MELCHERS, G., u. A. LANG: Zur Physiologie der Blütenbildung. Biol. Zbl. **67**, 105 (1948); vgl. auch Z. Naturforsch. **2b**, 444 (1947).

[3] DUPÉRON, R.: Influence de la vernalisation sur l'évolution des glucides au cours de la germination. C. r. Acad. Sci. (Paris) **230**, 225 (1950).

[4] KLIUČNIKOVA, M. I.: On the physiological characteristics of yarovized and non-yarovized Perilla. C. r. Acad. Sci. (URSS) **14**, 219 (1937); Ber. wiss. Biol **42**, 660 (1937).

[5] VOSS, J.: Versuche zur Unterscheidung deutscher Winter- von Sommergetreidesorten und zur Entwicklungsbeschleunigung von Wintergersten. Züchter **11**, 113 (1939).

[6] PURVIS, O. N., u. F. G. GREGORY: Studies in vernalisation. Ann. Bot., N. S. **16**, 1 (1952); **12**, 183 (1948); **11**, 269 (1947); 8, 285 (1944) usw.; Nature (London) **161**, 859 (1948); **155**, 113 (1945); **145**, 462 (1940); vgl. auch Symp. S. 83, Fußnote 2, S. 37/38.

[7] Siehe S. 83, Fußnote 2.

[8] Siehe S. 53, Fußnote 7.

Lang[1] sind besonders auf Grund ihrer Untersuchungen am zweijährigen Bilsenkraut (Hyoscyamus niger) zu der Auffassung gelangt, daß die Probleme hier ganz ähnlich wie bei den Winterannuellen liegen. Die tiefe Temperatur muß auf die meristimatischen Zellen des Vegetationspunktes einwirken; eine Abkühlung der Blätter oder Wurzel ist wirkungslos.

Der Lichtfaktor. Außer der Temperatur kommt dem *Lichtfaktor für die Blütenbildung eine große Bedeutung* zu. Anscheinend sind die durch extreme Temperaturen und die von der Tageslänge abhängigen Vorgänge hintereinander geschaltet (vgl. S. 119); auf diese Probleme muß darum zum Verständnis der Keimstimmung kurz eingegangen werden (vgl. Symp.[2], Bünning[3], Borthwick u. Mitarb.[4] u. a.). Bei südlicheren Kulturpflanzen (z. B. Mais, Hirse, Sojabohne), die auf einen Kurztag eingestellt sind, fördert der lange Tag (über 14 Std.) das vegetative Wachstum, hemmt aber die Blütenbildung. Nördliche Pflanzen des natürlichen Langtags (z. B. Hafer, Gerste, Roggen, Weizen) schreiten auch unter diesen Bedingungen zur Blütenbildung. Bei den *Langtagspflanzen* wird die Blütenbildung mit *zunehmender* Tageslänge, bei den *Kurztagspflanzen* (innerhalb des natürlichen Tagesbereichs) mit *abnehmender* Tageslänge gefördert. Bei anderen *tagneutralen* Pflanzen hat die Tageslänge keinen oder nur sehr geringen Einfluß. Rudorf[5] unterscheidet als 4. Gruppe die *Mitteltagspflanzen.* — Auch für die Wirkung der Tageslänge besteht eine sensible Periode (vgl. S. 128). Die kritische Tageslänge (Tageslängengrenzwert) hängt bei Langtagspflanzen auch von der Temperatur ab; sie wird mit abnehmender Temperatur oft kürzer. Darum können auch Langtagspflanzen im tropischen *Gebirge* trotz der kurzen Tage blühen (Bünning[6], vgl. auch Melchers und Lang[1]). Oft liegen allerdings verwickelte Beziehungen vor. So kommt die Tabaksorte Maryland Mammoth bei kühlen Temperaturen sowohl bei kurzem als auch bei langem Tag (verzögert) zur Blüte, bei hohen Temperaturen dagegen nur bei kurzem Tag (andere Beispiele bei Rudorf[5], S. 253 ff).

Keimstimmung durch hohe Temperaturen. Es gelingt im allgemeinen besser, die Langtagspflanzen durch eine künstliche Keimstimmung mit tiefen Temperaturen nach Norden vorzuschieben als die südlichen wärmeliebenden Kurztagspflanzen in die gemäßigte Zone zu verpflanzen. Eine Kältebehandlung hemmt oft deren Blütenbildung, bei der Sojabohne z. B. durch eine Wirkung während der Dunkelperiode auf die Blätter (Parker und Borthwick[7], vgl. auch Melchers und Lang[1], S. 129, Wellensiek[8], Fukui und Yarimizu[9] u. a.). Beim Mais, der Hirse und einigen Sojabohnensorten kann das Blühen aber durch eine 10—15 tägige *Keimstimmung bei hohen Temperaturen* vorverlegt werden. Man kann sie dadurch in höheren Breitengraden anpflanzen. DieWärmebehandlung ist allerdings mit gewissen *Schwierigkeiten* verbunden. Auch die Lichtverhältnisse bei der Behandlung sind wichtig, es muß ein zu starkes Längenwachstum vermieden werden, ferner ein Befall der Keimlinge durch Pilze und Bakterien während der Behand-

---

[1] Siehe S. 115, Fußnote 2.

[2] Siehe S. 83, Fußnote 2.

[3] Siehe S. 3, Fußnote 4.

[4] Borthwick, H. A., S. B. Hendricks u. M. W. Parker: The reaction controlling floral initiation. Proc. Nat. Acad. Sci. **38**, 929 (1952).

[5] Rudorf, W.: Entwicklungsphysiologische Untersuchungen. Keimstimmung durch Temperatur und Entwicklungsabänderungen an der ergrünten Pflanze durch Temperatur, Photoperiode und andere Faktoren. Forschungsdienst, Sonderdienst **16**, 253 (1941).

[6] Bünning, E.: Über die Beschleunigung des Blühens in tropischen Gebirgen. Biol. Zbl. **67**, 3 (1948).

[7] Parker, M. W., u. H. A. Borthwick: Influence of temperature on photoperiodic reactions in leaf blade of Biloxi soybean. Bot. Gaz. **104**, 612 (1943); vgl. auch **102**, 792 (1941); **101**, 145 (1939).

[8] Wellensiek, S. J.: Photoperiodism and temperature in Perilla. K. Acad. Wetensch. Amsterd. Proc. Sect. Sci. **55**, 701 (1952).

[9] Fukui, J., u. H. Yarimizu: On the influence of the day-length and temperature upon the ripening period of soybeans. Proc. Crop. Sci. Soc. (Japan) **21**, 123 (1952); Biol. Abstr. **28**, 1773 (1954).

lung (vgl. RUDORF u. Mitarb.[1], KOBLET[2], SIRCAR und GHOSH[3], CROCKER und BARTON[4], S. 206).

Keimstimmung durch tiefe Temperaturen. Es soll darum in den weiteren Ausführungen nur auf die für die Praxis viel *bedeutsamere Keimstimmung durch tiefe Temperaturen* eingegangen werden. Das durch Befeuchten angekeimte Getreide wird z. B. für gewöhnlich (je nach Art und Sorte bis 65 Tage) Temperaturen von 0—5° ausgesetzt. Die Schale soll bei diesem Ankeimen nicht durchbrochen werden (vgl. CROCKER und BARTON[4], S. 205). Temperaturen unter dem Gefrierpunkt des Zellsaftes haben keine entwicklungsbeschleunigende Wirkung (vgl. HÄNSEL[5]). *Mit zunehmender Länge der Kältevorbehandlung nimmt die Dauer der vegetativen Phase immer mehr ab,* bis asymptotisch ein Endwert erreicht wird. Dies geschah z. B. beim Winterhafer (var. Eckendorfer) nach 80 Tagen, beim Senf nach 50 Tagen (v. DENFFER[6]). Die Wirkung ist beim Winterroggen besonders unter Langtagsbedingungen sichtbar, da kurze Tage allein schon ähnliche Effekte hervorrufen (PURVIS[7]). Die Keimstimmung gelingt beim Winterroggen sogar an herausgenommenen Embryoteilen, wenn nur der Sproßscheitel anwesend ist (PURVIS).

Devernalisation. Durch *hohe Temperaturen* kann die Wirkung einer solchen Keimstimmung oftmals *rückgängig* gemacht werden, in anderen Fällen wie bei Sinapis alba gelang dies unter gewissen Bedingungen nicht (SEN und CHAKRAVARTI[8]). Wenn beim Petkus-Winterroggen in aufeinanderfolgenden Tagen Temperaturen von 1 und 20° abwechselnd geboten wurden, unterblieb eine Keimstimmung (GREGORY und PURVIS). Wiederholte kurze Expositionszeiten bei hohen Temperaturen waren wirkungsvoller als eine gleichlange Behandlung mit längeren Perioden. In einigen Experimenten boten PURVIS und GREGORY die hohen Temperaturen erst nach einer abgeschlossenen Vernalisation von 6 Wochen. Bei 20° gelang keine Devernalisation, wohl bei 35°. Nach sehr langer Zeit nach der abgeschlossenen Vernalisation war keine Devernalisation mehr möglich. Sehr wohl kann aber nach erfolgreicher Devernalisation eine erneute Keimstimmung vorgenommen werden. Bei Hyoscyamus niger gelang ein Rückgängigmachen des Vernalisationseffektes nur bis spätestens 4 Tage nach erfolgreicher Kältebehandlung (LANG und MELCHERS[9]). Der Effekt der Keimstimmung wird also *in einem Zeitprozeß,* der beim Roggen Wochen dauert, immer weniger reversibel. Nach SEN und CHAKRAVARTI[8] soll bei Brassica juncea die Wirkung der Kältebehandlung nach Austrocknung trotz wärmerer Perioden jahrelang erhalten bleiben.

Die Devernalisation kann im Gegensatz zur Vernalisation auch *anaerob* erfolgen. Die letztere ist anfangs an eine Zufuhr von Kohlenhydraten (nicht von Stickstoffverbindungen) gebunden (PURVIS). Dies deutet auf chemische Veränderungen

---

[1] RUDORF, W., G. STELZNER u. J. HARTISCH: Untersuchungen zur Methodik einer Keimstimmung bei Wärme. Angew. Bot. **19**, 491 (1937).

[2] KOBLET, R.: Die Beeinflussung des Pflanzenwachstums durch Saatgutbehandlung. Landw. Jb. Schweiz **56**, 278 (1942).

[3] SIRCAR, S. M., u. B. N. GHOSH: Effects of high temperature and short days on vernalization response of summer varieties of rice. Nature (London) **159**, 605 (1947).

[4] Siehe S. 53, Fußnote 7.

[5] Siehe S. 115, Fußnote 1.

[6] v. DENFFER, D.: Über das Zusammenwirken von Keimstimmung und täglicher Belichtungsdauer auf die Entwicklung von Sinapis und Hordeum. Jb. wiss. Bot. **88**, 759 (1939).

[7] Siehe S. 115, Fußnote 6.

[8] SEN, B., u. S. C. CHAKRAVARTI: Effect of high temperature on vernalised mustard seed. Nature (London) **157**, 266 (1946); vgl. auch **149**, 139 (1942); Curr. Sci. **14**, 124 (1945).

[9] Siehe S. 115, Fußnote 2.

118   H. Precht: Wechselwarme Tiere und Pflanzen.

oxydativer Natur hin. Bei der Vernalisation von isolierten Embryonen waren im
Gegensatz zu den intakten Samen die ersten Wochen der Kältebehandlung unwirksam, in dieser Zeit mußten aber gerade Kohlenhydrate zugeführt werden.

Friend und Gregory[1] beschreiben neuerdings einen *weiteren Temperatureffekt* nach verlängerter Behandlung nicht optimal vernalisierter Körner von Petkus-Winterroggen mit devernalisierenden Temperaturen. Nachbehandlung mit 20° führte bei schwächerer Kältebehandlung (4 Wochen) zunächst zur Devernalisation, bei verlängerter Wärmebehandlung trat zunehmend eine Beschleunigung der Entwicklung gegenüber den allein mit Kälte behandelten Kontrollen ein, die im günstigsten Fall einer 3 wöchigen zusätzlichen Vernalisation entsprach. Es wird angenommen, daß der Endeffekt der Wärmebehandlung von dem Verhältnis zweier Reaktionen aus der zur Blütenbildung führenden Reaktionskette abhängig ist: 1. Devernalisation durch Zerstörung eines thermolabilen Zwischenproduktes, 2. Förderung der autokatalytischen Vermehrung des thermostabilen Endproduktes.

Zur Ursachenfrage. Man hat sich natürlich um eine genauere Einsicht in diese ganzen Erscheinungen bemüht. Es kann nur auf wenige diesbezügliche Versuche eingegangen werden. Russische Autoren sehen die sensible Phase für eine Keimstimmung nur als eine von mehreren *Entwicklungsphasen* an (vgl. Symp.[2], S. 8). Wachstum und Entwicklung (d. h. quantitative und qualitative Veränderungen) werden streng geschieden. Die Vernalisationstechnik soll das Wachstum hemmen, um die Bildung von Sämlingen zu verhindern, die Entwicklung unter den für sie günstigen Bedingungen (nämlich niedrigen Temperaturen) aber beschleunigen. Melchers und Lang[3] halten die Annahme von Temperaturkoeffizienten < 1, also eine Geschwindigkeitszunahme mit fallender Temperatur, nicht für notwendig, da die Vernalisation evtl. in mehreren Teilvorgängen abläuft, die Q_{10}-Werte > 1 haben (vgl. S. 22). „Die Bedeutung der Kälte würde nur darin liegen, daß der zur Erreichung der irreversiblen Endstufe erforderliche Gleichgewichtszustand zwischen diesen Teilvorgängen nur in tiefen Temperaturen eintritt" (S. 118).

Sehr oft ist angenommen worden, daß durch die Keimstimmung (und Lichtbehandlung) *bestimmte Substanzen* erzeugt werden, die für die späteren Erscheinungen dann verantwortlich sind (vgl. z. B. die Versuche von Stout[4] an ein- und zweijährigen Sorten der Zuckerrübe). Die fraglichen Substanzen müßten im Embryo entstehen, nach den Versuchen von David und Séchet[5] nicht im Endosperm. Auch Gerhard[6] konnte beim Winterweizen keinen Einfluß „vernalisierter" Endosperme auf nichtbehandelte Embryonen feststellen. Andererseits sprachen die aus dem Endosperm isolierten Roggenembryonen oft etwas weniger gut auf die Keimstimmung an, als wenn sie mit dem Endosperm in Kontakt blieben. Es handelt sich bei diesen Substanzen nicht um Auxin oder Heteroauxin (vgl. Hatcher[7], aber auch Leopold und Guernsey[8]).

Bei dem schon erwähnten Bilsenkraut konnten Melchers und Lang die Wirkung der tiefen Temperatur bei der zweijährigen Rasse dadurch ersetzen,

---

[1] Friend, D. J. C., u. F. G. Gregory: Acceleration of flowering in partially vernalized grain of Petkus winter rye by subsequent treatment at high temperature. Nature (London) **172**, 667 (1953).

[2] Siehe S. 83, Fußnote 2.

[3] Siehe S. 115, Fußnote 2.

[4] Stout, M.: Relation of temperature to reproduction in sugar beets. J. Agric. Res. **72**, 46 (1946); vgl. auch Bot. Gaz. **110**, 438 (1949).

[5] David, R., u. J. Séchet: Le rôle respectif de l'albumen et de l'embryon dans le développement du blé d'hiver printanisé. C. r. Soc. Biol. (Paris) **142**, 72 (1948).

[6] Gerhard, E.: Über die Entwicklung der Pflanzen unter dem Einfluß der Tageslänge und der Temperatur im Jugendstadium. J. Landwirtsch. **87**, 161 (1940).

[7] Hatcher, E. S. J.: Studies in the vernalisation of cereals. IX. Auxin production during development and ripening of the anther and carpel of spring and winter rye. Ann. of Bot., N. S. **9**, 235 (1945).

[8] Leopold, A. C., u. F. S. Guernsey: Flower initiation in the Alaska pea. II. Chemical vernalization. Amer. J. Bot. **41**, 181 (1954).

daß sie neben den einjährigen Vegetationspunkt ein Reis einer anderen einjährigen Rasse oder ein Reis eines vernalisierten Exemplars transplantierten. Es erwies sich als ausreichend, wenn ein Reis von verwandten Arten genommen wurde (z. B. von Nicotiana tabacum).

Purvis und Gregory[1] (1952) gelangen auf Grund ihrer vielen eingehenden Untersuchungen zu folgendem Schema:

$$A \rightleftharpoons A' \rightarrow \overset{\overset{E}{\uparrow}}{B} \rightleftharpoons C \rightarrow D$$

"A represents the precursor from which a specific substance B is produced. The first reaction ($A \rightleftharpoons A'$) is reversible by high temperature. $A' \rightarrow B$ can proceed at either normal or low temperatures. The substance C is produced by a reversible reaction proceeding forward in darkness (short-day induction) and reversed in light. The reaction $C \rightarrow D$ proceeds only in light. C and D may regarded as substances responsible for flower initiation and development, and these reactions occur in the terminal meristem. The substance B, alternatively, may be converted into the substance E, which is a vegetative hormone favoring leaf production. — In spring rye the stage A' is (im Gegensatz zu den im Schema angegebenen Verhältnissen beim Winterroggen) entirely absent, and the reaction $A \rightarrow B$ is genetically controlled and is independent of temperature of germination. There is evidence of a slight reversal $B \rightarrow A$ by high temperature in spring rye. The substance B in spring rye is evidently nearly thermostable, and a similar substance accumulates in the grain of winter rye as vernalisation proceeds. After 12 weeks' vernalisation the reactions $A \rightarrow A' \rightarrow B$ are complete and heat treatment then has no devernalising effect on winter rye" (S. 18). — Über vermutliche indirekte Beziehungen zur Bildung von Blühhormonen, weitere Faktoren, welche die Blütenbildung beeinflussen und künstliche Lichtbehandlungen vgl. Melchers und Lang[2] (S. 162), Härtel[3], Lang[4].

c) Thermische Parthenogenese.

Morgan[5] regte bereits um die Jahrhundertwende unbefruchtete Seeigeleier durch niedrige Temperaturen zur Entwicklung an. Bei Seesterneiern waren neben vielen anderen Mitteln *niedrige und hohe Temperaturen* wirksam. Ähnliche Beobachtungen liegen für Pflanzen vor (vgl. Bělehrádek, S. 226). Es entstehen dann haploide Individuen. Damit berühren wir Probleme des nächsten Abschnitts.

III. Formative Wirkungen durch normale und extreme Temperaturen.

1. Modifikationen.

Formmerkmale. Bei Tieren und Pflanzen sind viele Beispiele für *formative Temperaturwirkungen* bekannt. Sie können die äußere Form betreffen. Bei Tulpen wird z. B. der Blütenboden bei tiefen Temperaturen breiter und die Zahl der Blütenteile gegenüber höheren Temperaturen vermehrt (Blaauw u. Mitarb.[6], vgl. Abb. 33). Bei überoptimalen Temperaturen wird die Zuwachszone vieler Pflanzenwurzeln gegenüber der im Optimum verkürzt (Popovici[7]). Die Internodiallänge wird oft durch die Wachstumstemperatur beeinflußt, bei Ranunculus hirtus auch die Blattform (Fisher[8]). Manchmal ist nur die nächtliche Temperatur für solche Modifikationen verantwortlich (Lewis und Went[9], vgl. ferner

---

[1] Siehe, S. 115, Fußnote 6.

[2] Siehe, S. 115, Fußnote 2.

[3] Härtel, O.: Über Blühreife und Blühhormone. Neue Erkenntnisse über den Entwicklungsablauf bei den Pflanzen. Garten-Z. Illustr. Flora **70**, 160 (1947).

[4] Lang, A.: Physiology of flowering. Ann Rev. Plant Physiol. **3**, 265 (1952).

[5] Morgan, T. H.: Roux' Arch. **10**, 489 (1900); zit nach Bělehrádek, S. 1, Fußnote 1.

[6] Siehe S. 86, Fußnote 9.

[7] Popovici, A.: Der Einfluß der Vegetationsbedingungen auf die Länge der wachsenden Zone. Bot. Zbl. **81**, 33 (1900).

[8] Fisher, F.J.F.: Effect of temperature on leaf-shape in Ranunculus. Nature (London) **173**, 406 (1954).

[9] Siehe S. 98, Fußnote 5.

Resende[1]). — Bei einer Drosophila-Mutante nimmt die Flügellänge bis 29°, der Optimaltemperatur für die Entwicklung, mit der Temperatur laufend etwas, darüber stark zu (Harnly[2], Riedel[3], vgl. auch Friedland und Harnly[4], Stalker und Carson[5]). Auch die Zahl der Ommatidien kann von der Züchtungstemperatur abhängen (Abb. 34[6], vgl. auch Krafka[7]). Bei Drosophila kann der Umfang einer vielseitigen Genwirkung *(Polyphänie)* mit der Züchtungstemperatur wechseln. Eine bestimmte rezessive Mutante von D. funebris bewirkte z. B. schon bei Zimmertemperatur bei einem Teil der Tiere Verkürzungen der Flügeladern und Augenrauheit. Bei einer Steigerung der Temperatur nahmen diese und andere Anomalien zu (Timoféeff-Ressowsky, vgl. hierzu Kühn[8], S. 140, Goldschmidt[9]). Durch *extrem hohe* Temperaturen können bei Drosophila nach Henke[10] *drei Gruppen von Modifikationen* ausgelöst werden: Defekt-

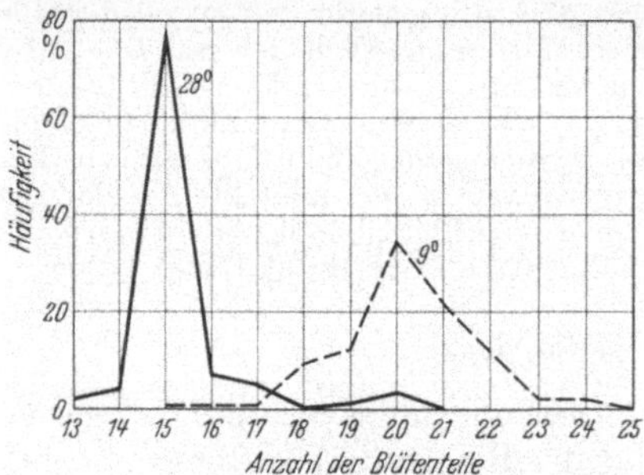

Abb. 33. Abhängigkeit der Zahl der Blütenteile (Perigon-, Staub- und Fruchtblätter) von der Züchtungstemperatur bei der Tulpe "Pride of Harlem" (die Temperatur ist in der Abbildung angegeben) (nach Blaauw u. Mitarb., aus Bünning[11]).

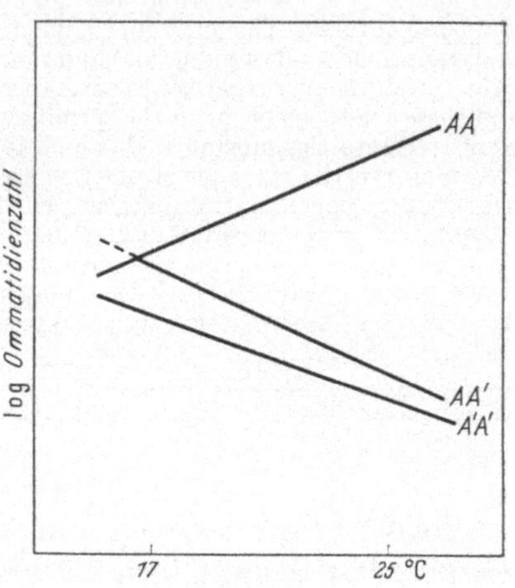

Abb. 34. Beziehung zwischen Temperatur und Ommatidienzahl bei Mutanten von Drosophila melanogaster. AA Infrabar, $A'A'$ Bar, AA' Barinfrabar (heterozygot) (nach Hersh).

bildungen, Änderung der räumlichen Anordnung an sich nicht veränderter Entwicklungsvorgänge und überzählige Bildungen. Auch Wirbeltiere sind ver-

[1] Resende, F.: Acçao morfogenética do frio e do fotoperiodismo no „habitus" vegetativo de Bryophyllum daigremontianum. Bol. Soc. portug. Cie. nat. **3**, 2. Sér. (vol. 18). Fasc. 2, 256 (1951), vgl. auch Portugal Acta Biol., Sér. A 1 (1944—1946).

[2] Harnly, M. H.: The critical temperature for lengthening of the vestigial wings of Drosophila melanogaster with sexually dimorphic effects. J. of Exper. Zool. **56**, 363 (1930).

[3] Riedel, H.: Der Einfluß der Entwicklungstemperatur auf Flügel- und Tibialänge von Drosophila melanogaster (wild, vestigal und der reziproken Kreuzungen). Arch. Entw.-mechan. **132**, 463 (1935).

[4] Friedland, B. L., u. M. H. Harnly: The effect of temperature on the wings of dimorphos/dimorphos vestigial-pennant/vestigial in Drosophila melanogaster. Biol. Bull. **88**, 247 (1945).

[5] Stalker, H. D., u. H. L. Carson: Morphological variations in Drosophila robusta Sturtevant. Evolution (New York) **1**, 237 (1947).

[6] Hersh, A. H.: On mendelian dominance and the serial order of phenotypic effects in the bar series of Drosophila melanogaster. Amer. Natural. **68**, 186 (1934); vgl. auch Gen. J. Physiol. **17**, 487 (1934).

[7] Krafka, jr. J.: The effect of temperature upon number in the bar-eyed mutant of Drosophila I—III. J. Gen. Physiol. **2**, 409—464 (1920).

[8] Kühn, A.: Grundriß der Vererbungslehre. Heidelberg 1950.

[9] Goldschmidt, R.: Physiological genetics. New York 1938.

[10] Henke, K.: Einfache Grundvorgänge in der tierischen Entwicklung I. u. II. Naturwiss. **34/35**, (1947/48); vgl. auch Z. vergl. Physiol **1**, 293 (1924); Nachr. Akad. Wiss. Göttingen, math.-phys. Kl., Biol.-Physiol. Chem Abt. **1946**, 3.

[11] Siehe S. 3, Fußnote 4.

schiedentlich untersucht worden; bei ihnen konnten gleichfalls temperaturbedingte phänotypische Effekte beobachtet werden (vgl. z. B. Gabriel[1], Hempel[2], Fox[3]).

Farbe. Den Schmetterlingssammlern ist ein farbiger *Saisondimorphismus* mancher Arten zwischen Frühlings- und Sommerformen bekannt. Schon früh wurde auch seine Ursache in der verschiedenen Temperatur erkannt (Dorfmeier, Weismann u. a.). Es ließen sich durch abgestufte Temperaturwirkungen sogar *Zwischenformen* züchten (z. B. zwischen Araschnia levana und prorsa, Süffert[4]), wodurch ein Anschluß an den Polymorphismus gewonnen ist. Die zentraleuropäischen Vanessa urticae konnten durch eine Kälteeinwirkung auf die Puppen in die Form V. polaris von Lappland verwandelt werden; nach Hitzebehandlung glichen sie der sardinischen Form V. ichnusa, die selbst aber genetisch in ihrer Farbe festliegt (Standfuss[5]). Goldschmidt[6] (S. 4 ff.) spricht in solchen Fällen von *Phänokopien* (vgl. auch Lorković[7], Hovanitz[8]).

Alternierende und fluktuierende Modifizierbarkeit. Durch extremere Temperaturen werden meist einzelne Entwicklungsschritte oder Vorstufen dazu ausgelöst oder gehemmt (vgl. Henke u. Mitarb.[9]). Schwieriger verständlich sind die Fälle, wo ein Temperaturwechsel im normalen Bereich zu einer *stetigen* Veränderung des betreffenden körperlichen Merkmals führt. Wenn zur Realisierung des betreffenden Merkmals mehrere Prozesse mit unterschiedlichen Temperaturkoeffizienten beteiligt sind, muß die Züchtungstemperatur von Einfluß sein (Goldschmidt[6], S. 44 ff.).

Ein Beispiel einer *alternierenden* Modifizierbarkeit bietet die Blütenfarbe von Primula sinensis. Es existiert ein Umschlagspunkt für die umweltbedingte Merkmalsausbildung. Die Blüten sind unter normalen Temperaturverhältnissen rot, über 30° farblos. Gewisse Dahlien verhalten sich gerade umgekehrt (vgl. Harder[10]). Ist der Umschlag in solchen Fällen vollständig, so entstehen 2 Gruppen von Organismen; ist er unvollständig, so können zweigipflige Kurven entstehen (Abb. 35). Bei einer dauernden Zucht bei 18° besitzen nur wenige Mehlmotten entschuppte Flügelbezirke. Wenn sie bei der Raupenentwicklung in 25° umgesetzt werden, „so steigt mit der Dauer dieses Aufenthaltes der Kurvengipfel in den höheren Glasflügligkeitsklassen an, die Häufigkeit der normalen sinkt, während die niederen Klassen nicht häufiger werden" (Kühn[11], S. 34). Phänokopien kann man durch einen Mangel an Linolensäure im Futter erzeugen.

---

[1] Gabriel, M. L.: Factors affecting the number and form of vertebrae in Fundulus heteroclitus. J. of Exper. Zool. **95**, 105 (1944).

[2] Hempel, G.: Die Temperaturabhängigkeit der Wirbelzahl beim Hering (Clupea harengus L.) Naturwiss. **40**, 467 (1953).

[3] Fox, W.: Effect of temperature on development of scutellation in the garter snake, Thamnophis elegans atratus. Copeia No. 4, 252 (1948).

[4] Süffert, F.: Bestimmungsfaktoren des Zeichnungsmusters beim Saisondimorphismus von Araschnia levana-prorsa. Biol. Zbl. **44**, 173 (1924).

[5] Standfuss, M.: Handbuch der paläarktischen Großschmetterlinge. Jena 1896.

[6] Siehe S. 120, Fußnote 9.

[7] Lorković, Z.: Modifikationen und Rassen von Everes argiades Pall. und ihre Beziehungen zu den klimatischen Faktoren ihrer Verbreitungsgebiete. Mitt. Münch. ent. Ges. **33**, 431 (1943).

[8] Hovanitz, W.: The combined effects of genetics and environmental variations upon the composition of Colias populations (Lepidoptera). Ann. Ent. Soc. Amer. **38**, 482 (1945).

[9] Henke, K., E. v. Finck u. S.-Y. Ma: Über sensible Perioden für die Auslösung von Hitzemodifikationen bei Drosophila und die Beziehungen zwischen Modifikationen und Mutationen. Z. Abstammungslehre **79**, 267 (1941), vgl. auch Biol. Zbl. **62**, 379 (1942).

[10] Harder, R.: Über Farb- und Musterungsänderungen bei Blüten. Naturwiss. **26**, 713 (1938).

[11] Siehe S. 120, Fußnote 8.

Ein schönes Beispiel einer *fluktuierenden* Modifizierbarkeit bietet die Pigmentierung und Färbung der Schlupfwespe Habrobracon juglandis (Schlottke[1]). Mit fallender Züchtungstemperatur werden die Tiere laufend größer und dunkler. Die Ausbildung des Pigments erfolgt in der Puppenruhe und kann während dieser Zeit durch die Temperatur beeinflußt werden. Aber schon vorher laufen Prozesse ab, die mit der Pigmentbildung zusammenhängen und von der Temperatur ab-

hängen. So wirken kurzdauernde schwache Hitzereize während der ganzen Entwicklung aufhellend, starke verdunkelnd. Ein Maximum der Sensibilität der Pigmentbildung gegenüber Temperatureinwirkungen liegt in der Zeit vom Einspinnen der Maden bis nach der Häutung zur Puppe. Es ließen sich sogar Wirkungen erzielen, wenn die Mütter vor der Eiablage höheren Temperaturen ausgesetzt wurden, als jene die Eibildungszellen noch in einem frühen Wachstumsstadium enthielten (*Prädisposition*). Durch extreme Tem-

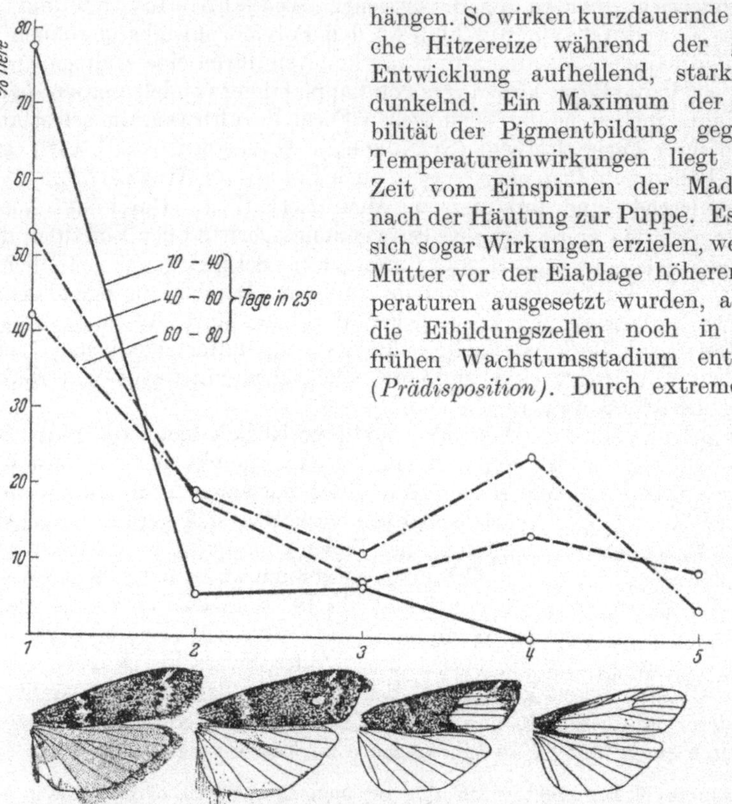

Abb. 35. Ausprägungsgrade des Merkmals „Glasflügligkeit" bei einer Rasse von Ephestia kühniella nach verschieden langem Aufenthalt während der Raupenzeit in der Zuchttemperatur 25°. Unten Flügel, welche die Klassengrenze bilden (nach Kühn und Henke).

peraturen wird eine dunkle Pigmentierung erzielt, die bis in die zweite Generation bemerkbar ist *(Dauermodifikation,* vgl. auch die Versuche von Henke[2] an Pyrrhocoris, ferner v. Finck[2], Kühn[3], S. 195 ff.).

Geschlechterverhältnis. Auch das Geschlechterverhältnis kann durch die Temperatur beeinflußt werden. Höhere Temperatur begünstigt z. B. bei Talaeporia tubulosa die Wanderung des Geschlechtschromosoms in den Eikern, niedrige Temperatur eine solche in den Richtungskörper. Wenn die Eier also bei *hohen* Temperaturen aufbewahrt werden, resultiert ein *Männchenüberschuß* (Seiler[4]). Bei Gammarus duebeni wirkten bei einem Versuch Temperaturen

---

[1] Schlottke, E.: Über die Variabilität der schwarzen Pigmentierung und ihre Beeinflußbarkeit durch Temperaturen bei Habrobracon juglandis. Z. vergl. Physiol. **3**, 692 (1926).

[2] Siehe S. 120, Fußnote 10 und S. 121, Fußnote 9.

[3] Siehe S. 120, Fußnote 8.

[4] Seiler, J.: Geschlechtschromosomen bei Lepidopteren. I. Experimentelle Beeinflussung der geschlechtsbestimmenden Reifeteilung bei Talaeporia tubulosa Retz. Arch. Zellforsch. **15**, 249 (1920).

unter 5° männchenbestimmend, über 6° weibchenbestimmend. Innerhalb des kritischen Temperaturbereichs (5—6°) bestand ein Brutsatz aus Männchen und Weibchen. Die Lage des kritischen Bereichs konnte durch eine *Adaptation* an höhere Temperaturen nach der gleichen Seite hin verschoben werden (KINNE[1], vgl. ferner GOULD[2], HAUENSCHILD[3]). BIER[4] konnte durch Temperatureinflüsse bei Formica rufa die Oogeneseform und damit das Verhältnis von ♀ und ☿ beeinflussen, SANDFORD[5] den Intersexualitätgrad bei Daphnia longispina. Es gibt Formen der Gattung Saprolegniä, deren Oosporen zur Membranbildung schreiten, ohne daß eine Befruchtung bzw. das Anlegen von Antheridienschläuchen erfolgt. Die Zahlen der mit und ohne Antheridienschläuchen versehenen Oogonien wurden ermittelt; der Männchenwert wuchs mit der Temperatur.

Vermehrungsart. SCHLÖSSER[6] hat an diesen Pilzen weitere interessante Feststellungen gemacht. Wenn bei manchen Formen die Periode der Zoosporangienbildung bei mittleren Temperaturen bereits vorüber war und die Geschlechtsorgane sich ausbildeten, so wurde durch eine plötzliche Temperaturerhöhung um mindestens 3° erreicht, daß sich die Geschlechtsorgane zu Zoosporangien umbildeten, sofern noch keine Befruchtung eingetreten war *(fakultative haploide Parthenogenese)*. Durch günstige Variation der Temperaturbedingungen konnte der im Gang befindliche Rückbildungsprozeß an älteren Oogonien wieder in einen rechtläufigen verwandelt werden. — Bei niedrigen Temperaturen bildeten sich meist keine Zoosporangien, so daß nach einer Zeit vegetativen Wachstums gleich Geschlechtsorgane entstanden (vgl. hierzu auch OLTMANNS[7], BONNER u. SLIFKIN[8]).

Hydroidpolypen kann man jahrelang rein ungeschlechtlich züchten, durch Temperaturänderungen u. a. aber zur Erzeugung von Geschlechtsorganen anregen (GOETSCH[9]). Klone parthenogenetischer Weibchen mehrerer Cladocerenarten ergaben bei einwandfreien Kulturmethoden selbst für Jahre nur sich parthenogenetisch vermehrende Weibchen. Durch verschiedene Mittel (auch hohe und niedrige Temperaturen) gelang es leicht, einen größeren Prozentsatz von Männchen und miktischen Weibchen zu erhalten. Nach MORTIMER[10] kann ein Weibchen 3 Sorten von Eiern ausbilden. Ob es Subitaneier oder Männchen und Dauereier hervorbringt, hängt von den Außenbedingungen ab (vgl. auch HARTMANN[11], S. 435).

[1] KINNE, O.: Zur Biologie und Physiologie von Gammarus duebeni LILLJ. VII. Über die Temperaturabhängigkeit der Geschlechtsbestimmung. Biol. Zbl. **72**, 260 (1953); vgl. auch Mikrokosmos **42**, 193 (1953).

[2] GOULD, H. N.: The effect of temperature on growth and sexual changes in Crepidula plana. Bull. Biol. **97**, 239 (1949).

[3] HAUENSCHILD, C.: Neue Versuche über phänotypische Geschlechtsbestimmung bei Polychäten. Prakt. Hell. Hydrobiol. Inst. **6**, 5 (1952).

[4] BIER, K.: Über den Saisondimorphismus der Oogenese von Formica rufa rufopratensis minor Gössw. und dessen Bedeutung für die Kastendetermination. Biol Zbl. **73**, 170 (1954).

[5] SANDFORD, K. K.: The effect of temperature on the intersex character of Daphnia longispina. Physiol. Zool. **20**, 325 (1947).

[6] SCHLÖSSER, L. A.: Geschlechterverteilung und fakultative Parthenogenese bei Saprolegniaceen. Planta (Berlin) **8**, 529 (1929).

[7] OLTMANNS, F.: Morphologie und Biologie der Algen. Jena 1922.

[8] BONNER, J. T., u. M. K. SLIFKIN: A study of the control of differentiation: The proportions of stalk and spore cells in the slime mold Dictyostelium discoideum. Amer. J. Bot. **36**, 727 (1949).

[9] GOETSCH, W.: Beiträge zum Unsterblichkeitsproblem der Metazoen I—III. Biol. Zbl. **41/42** (1921/22).

[10] MORTIMER, C. H.: Experimentelle und cytologische Untersuchungen über den Generationswechsel der Cladoceren. Zool. Jb. (allg. Zool. u. Physiol.) **56**, 323 (1936); vgl. auch M. v. DEHN, **58**, 241 (1937).

[11] HARTMANN, M.: Allgemeine Biologie. Stuttgart 1953.

Cyclomorphosen bei Süßwasserplanktern. Unter einer *Cyclomorphose* versteht man die Erscheinung, daß eine Art im Laufe der aufeinanderfolgenden Generationen einen *Gestaltwechsel* durchmacht. Es war seit langem aufgefallen, daß manche Süßwasserplanktonorganismen (unter den Daphnien z. B. Bosmina coregoni, Daphnia longispina, D. cucullata, einige Rädertiere und Ceratien) im Winter ziemlich gleichförmig aussehen, im Sommer aber vielerlei Fortsätze und Kopfanhänge usw. ausbilden (Abb. 36, vgl. Jacobs[1], Wesenberg-Lund[2]). Diese Formen erscheinen im Frühling, wenn die Wassertemperatur etwa

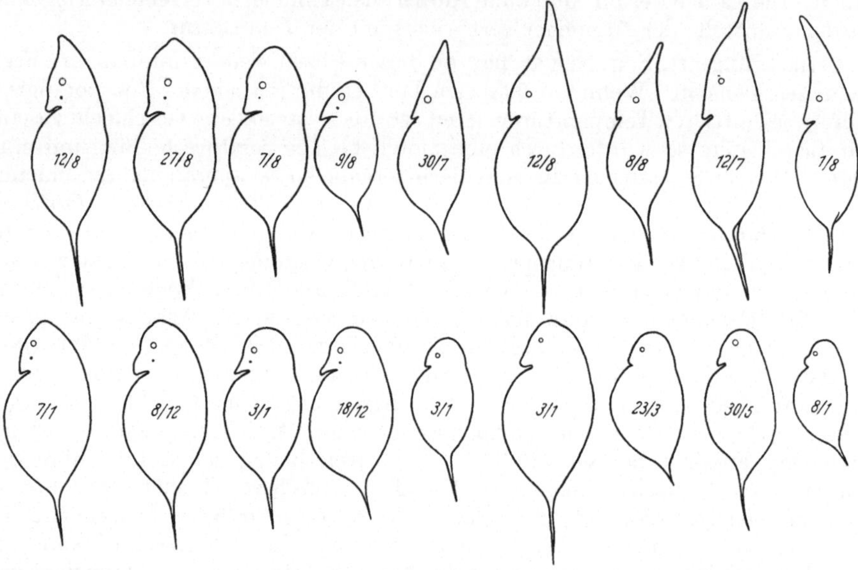

Abb. 36. Sommerrassen und Winterrassen von Daphnia longispina O. F. M. und D. cucullata Sars aus verschiedenen dänischen Seen. Obere Reihe Sommerrassen, untere Winterrasssen; die Sommerrassen sind sehr verschieden. Von links nach rechts: D. longispina aus dem Esrom-, Viborg-, Hald- und Sorösee; D. cucullata aus dem Fure-, Esrom-, Hald-, Viborg- und Juelsee. Im Winter kann man nicht einmal die beiden Arten voneinander unterscheiden (nach Wesenberg-Lund).

12—16° erreicht und verschwinden im Herbst bei etwa der gleichen Temperatur. Kompliziert werden die Untersuchungen über den Einfluß von Außenfaktoren auf diese Erscheinungen dadurch, daß gerade Daphnien sehr viele erblich *verschiedene Lokalrassen* bilden. Hier interessiert natürlich nur der Temperatureinfluß auf rassisch gleiches Material.

Wesenberg-Lund[2] u. a. sehen die Bedeutung dieser Bildungen bei den Sommerformen (Verlängerung der Körperachse, starke Entwicklung von Auslegern, Stachelbildung, Entwicklung von Gallertmänteln) in einem größeren *Formwiderstand*, der das Schweben zu einer Zeit erleichtern soll, wenn die höhere Wassertemperatur das Sinken begünstigt. Nach Woltereck[3] sollen diese Bildungen die Plankter in bestimmten Wasserschichten halten; er faßt sie in erster Linie als *Steuer-* und *Stabilisierungsorgane* auf. Zwischen beiden Auffassungen besteht nach Wesenberg-Lund[2] (S. 465) kein Gegensatz. Bei den Organismen, die ein

[1] Jacobs, W.: Das Schweben der Wasserorganismen. Erg. Biol. 11, 131 (1935).
[2] Wesenberg-Lund, C.: Biologie der Süßwassertiere. Wirbellose Tiere. Wien 1939.
[3] Woltereck, R.: Über Funktion, Herkunft und Entstehungsursachen der sog. Schwebefortsätze pelagischer Cladoceren. Zoologica 67, H. 67 (1913); vgl. auch Z. Abstammungslehre 67, 173 (1934).

Absinken aktiv durch Bewegung wieder ausgleichen, besteht dann ein Vorteil, wenn das Absinken durch die Fortsätze gehindert, die aktive Aufwärtsbewegung aber (durch Drehung der Körperachse usw.) durch sie nicht beeinträchtigt wird. Nach Hsi-Ming Kiang[1] lassen sich bei Daphnien nicht alle Änderungen der Körperform mit der Schwebetheorie in Einklang bringen. Oberhalb einer optimalen Temperatur tritt wieder eine Reduktion von Kopfhöhe und Körpergröße ein.

Man hat bei Daphnien auch *experimentell* durch Züchtung in verschiedenen Temperaturen entsprechende Formen erzielen können (Ostwald[2] u. a.). Krätschmar[3] und Luntz[4] fanden in ähnlichen Experimenten mit Rädertieren keinen Einfluß der Temperatur auf die äußere Körperform. Die Sinkgeschwindigkeit war aber nach Luntz bei den Warmtieren doch geringer als bei den Kältetieren, was auf ein geringeres spez. Gewicht zurückzuführen war (Kältetiere 1,025, Warmtiere 1,020). Luntz konnte an im Sommer gefangenen, stärker bedornten Exemplaren von Brachionus bakeri auch ein langsameres Sinken als bei den im Frühling gefangenen Formen trotz gleichen spez. Gewichtes nachweisen. Sogar die Art der Nahrung kann bei Rädertieren die Bedornung beeinflussen.

Endgröße. Die schon erwähnte Schlupfwespe Habrobracon ist eins von vielen Beispielen, wo die erreichte *Endgröße durch die Züchtungstemperatur beeinflußt* wird. Schon R. Hertwig[5] fand, daß bei manchen Protozoen (z. B. Dileptus anser) die Endgröße der Zellen mit steigender Züchtungstemperatur abnahm; das gleiche galt für Zysten von Actinosphaerium und das Verhältnis Kern-/Plasmavolumen von Paramaecium caudatum (weitere Beispiele bei Bělehrádek[6], S. 94, Hesse und Doflein[7], S. 81, v. Bertalanffy[8], S. 354). Nach Chambers[9] hatte der bei tiefen Temperaturen gezüchtete größere Frosch gegenüber dem Warmfrosch auch die größeren Zellen. Die Kaltfrösche wiesen eine Verschiebung der Kern-Plasmarelation zugunsten des Kerns auf. Hartmann[10] untersuchte andere Amphibien. Auch er stellt als allgemeinstes Ergebnis eine ,,Verkleinerung der Kerne, Zellen und achromatischen Nucleolen sowie der Nucleolenzahl und Kernplasmarelation bei hoher Temperatur fest, gleichgültig ob ihr Eier und Embryonen während der ganzen Entwicklung oder erst erwachsene Tiere ausgesetzt werden. — Die Einflußnahme auf alle oben zitierten Größen und Größenrelationen hängt neben den durch den Entwicklungszustand gegebenen Verhältnissen noch von der Funktionsleistung der Zelle ab und ist überhaupt bei verschiedenen Gewebetypen typisch verschieden'' (S. 174, vgl. auch Fauré-Fremiet[11], S. 88 ff.). Auch die Nierenentwicklung wurde durch die Züchtungstemperatur beeinflußt.

[1] Hsi-Ming Kiang: Über die Cyclomorphose der Daphnien einiger Voralpenseen. Internat. Rev. d. Hydrobiol. 41, 345 (1942);

[2] Ostwald, W.: Experimentelle Untersuchungen über den Saisonpolymorphismus bei Daphnien. Arch. Entw.mechan. 18, 415 (1904).

[3] Krätschmar, H.: Über den Polymorphismus von Anuraea aculeata Ehrbg. Internat. Rev. d. Hydrobiol. 1, 623 (1908).

[4] Luntz, A.: Weitere Untersuchungen über die Sinkgeschwindigkeit von Süßwasserorganismen. Zool. Jb. (allg. Zool. u. Physiol.) 46, 465 (1929); vgl. auch 44, 451 (1928).

[5] Hertwig, R.: Wechselverhältnis von Kern und Protoplasma. München 1903; vgl. auch Sitzgsber. Ges. Morph. Physiol. München 18, 77 (1903).

[6] Siehe S. 1, Fußnote 1.

[7] Siehe S. 53, Fußnote 2.

[8] Siehe S. 3, Fußnote 2.

[9] Chambers, R.: Einfluß der Eigröße und der Temperatur auf das Wachstum und die Größe des Frosches und dessen Zellen. Arch. mikrosk. Anat. 72, 607 (1908).

[10] Hartmann, O.: Über den Einfluß der Temperatur auf Größe und Beschaffenheit von Zelle und Kern im Zusammenhang mit der Beeinflussung von Funktion, Wachstum und Differenzierung der Zellen und Organe. Roux' Arch. 44, 114 (1918); vgl. auch Arch. Zellforsch. 15, 1, 160, 177 (1918).

[11] Fauré-Fremiet, E.: La cinétique du developpement. Paris 1925.

Bei Salix-Wurzeln nahmen mit steigender Temperatur der Kerndurchmesser (k) und auch das Verhältnis $\frac{n^3}{k^3}$ (n = Durchm. des Nucleolus) ab (Ehrenberg[1]).

Kann[2] untersuchte die Temperaturwirkung auf die Epidermiszellen des Femurs von Dixippus-Larven. Von 15—20° nahmen Zellzahl und Zellgröße mit steigender Temperatur zu, über 20° aber die Zellzahl ab; die Größe der Zellen stieg weiter an. Der erste Prozeß wirkte sich aber letzthin auf die Größe der Larven aus. Natürlich handelt es sich bei der oft zu beobachtenden Größenzunahme mit fallender Züchtungstemperatur nur um eine Regel, die nicht immer gilt. Es sollen hier auch nur die Fälle interessieren, wo sich im Experiment bei *rassisch gleichem* Material ein Einfluß der Temperatur zeigte, nicht ein Vergleich evtl. erbungleicher geographischer Rassen.

Nutzen und Erklärungsversuche der Größenregel. Bei Warmblütern ist ein Nutzen der Größenzunahme mit fallender Temperatur darin zu sehen, daß die Wärmeabgabe durch die Abnahme des Quotienten Oberfläche/Volumen herabgesetzt wird. Die *Deutung* im Sinne eines *Nutzens* ist bei wechselwarmen Organismen *schwieriger*. Auch bei ihnen ist die Atmung oftmals oberflächenabhängig. Die größeren Organismen aus kälteren Biotopen müßten danach meist die geringere Atmungsintensität aufweisen; gerade das Gegenteil ist oft der Fall (vgl. S. 173). Alpatov[3] führt die Abnahme der Zellgröße von Paramaecium mit steigender Temperatur einfach darauf zurück, daß die Teilungsgeschwindigkeit mit der Temperatur stärker anwächst als der Aufbau.

Neuerdings hat sich besonders v. Bertalanffy[4] um eine *theoretische Deutung* dieser Erscheinungen bemüht. Er ordnet unterschiedlichen *Stoffwechseltypen* auch besondere *Wachstumstypen* zu. Bei Fischen und Muscheln ist z. B. der Sauerstoffverbrauch von der Körperoberfläche abhängig, bei manchen Insekten[5] und Heliciden vom Gewicht. Die erstgenannte Gruppe weist proportionales, die letzte exponentielles Wachstum auf. Beides kann man durch folgende Formel ausdrücken:

$$\frac{dg}{dt} = \eta\, g^{\frac{2}{3}} - \chi\, g \qquad \text{bzw.} \qquad \frac{dg}{dt} = \eta\, g - \chi\, g$$

(η und χ sind Konstanten des Auf- und Abbaues, g = Gewicht, t = Zeit). Beim ersten Typ strebt das Wachstum einem *stationären* Zustand zu; die Wachstumskurven für Gewicht und Länge sind verschieden. Beim Typ 2 ist das Wachstum *unbegrenzt* und nimmt sogar mit steigender Körpergröße zu; es wird höchstens durch Metamorphosen usw. unterbrochen.— Für den Aufbau soll beim Typ 1 die Größe der die Nahrung aufnehmenden Oberfläche limitierend sein. Da an ihnen Diffusionsprozesse usw. mit niedrigem Temperaturkoeffizienten mitbeteiligt sind (vgl. S. 5), der Abbau aber die Q_{10}-Werte von chemischen Reaktionen aufweist,

---

[1] Ehrenberg, L.: Influence of temperature on the nucleolus and its coacervate nature. Hereditas **32**, 407 (1946).

[2] Kann, F.: Temperatureinflüsse auf die Wachstumsstadien von Dixippus (Carausius) morosus Br. u. Redt. Biol. generalis (Wien) **13**, 25 (1937); vgl. auch Akad. Anz. Akad. Wiss. Wien **1**, 1 (1933).

[3] Alpatov, W. W.: Über die Abhängigkeit der Körpergröße bei einzelligen Organismen von der Temperatur im Zusammenhang mit der ungleichen Einwirkung der Temperatur auf verschiedene Funktionen. Bjul. moskov. Olsč. Jspyt. Prir. **44**, 221 (1935); Ber. wiss. Biol. **37**, 57 (1936).

[4] Siehe S. 3, Fußnote 2.

[5] Der Sauerstoffverbrauch mancher Schmetterlingsraupen steigt proportional L^3, wobei unter L die dritte Wurzel aus dem Gewicht zu verstehen ist. Bei 5 verschiedenen Stadien der Seidenspinnerraupe steigt aber auch die Oberfläche des Tracheensystems mit einer Potenz von L, die etwas oberhalb von 3 liegt, aber noch in die Fehlerbreite von 3 fällt (W. Ludwig u. M. Sattel, mündl. Mittlg.).

muß bei einer Temperatursteigerung die Konstante χ mehr ansteigen als die Konstante η, die Endgröße darum abnehmen. Für den anderen Wachstumstyp müßte dies nicht gelten.

Wir haben die Gültigkeit dieser Hypothese an einem einfachen Organismus (der Hefe Torulopsis kefyr) nachgeprüft (CHRISTOPHERSEN und PRECHT[1]). Die CO_2-Produktion der anaerob gezüchteten Hefe ist, wie erwähnt, bei nicht zu alten Kulturen ziemlich unabhängig von der Züchtungstemperatur; es besteht also Gewichtsabhängigkeit der Atmung (Typ 2). Die Zellgröße nimmt im Gegensatz zu anderen Versuchsobjekten mit steigender Züchtungstemperatur *zu*. Außerdem runden sich die Zellen immer mehr ab; auch dadurch wird das Verhältnis Oberfläche/Volumen zuungunsten der Oberfläche verschoben. Es war zunächst zu untersuchen, ob die Sprossung (entsprechend den Versuchen von ALPATOV) durch eine eigene Temperaturabhängigkeit das Ergebnis bedingte. Sie weist ein Temperaturoptimum bei 37° auf (Abb. 25), die Zellgrößen steigen jedoch bis zu den untersuchten Temperaturen von 46° an. Diese Erklärungsmöglichkeit entfällt also.

Die *Größe der Oberfläche* kann hier für die Nahrungsaufnahme *nicht limitierend* sein; es ist sehr unwahrscheinlich, daß es die Permeabilität ist. Auch die letztere hat oft sehr hohe Temperaturkoeffizienten (WARTIOVAARA[2]), dieses deutet wie auch andere Untersuchungen auf ihren chemischen Charakter hin, was sich mit der vorgeschlagenen Erklärung nicht vereinbaren läßt. Nach v. BERTALANFFY nimmt die Zellgröße beim Stoffwechseltyp 2 nicht mit steigender Züchtungstemperatur ab; das Größerwerden der Hefezellen kann sie nicht erklären.

Zum Teil mag das Größerwerden der Zellen damit zusammenhängen, daß bei gleichem Stoffdurchgang durch die Zelloberfläche bei hohen Temperaturen *mehr freie, verwertbare Energie* zur Verfügung steht. In der thermodynamischen Grundgleichung (S. 3) ist nämlich das letzte Glied ($T \cdot \varDelta S$) nicht zu vernachlässigen, da es mit der Temperatur ansteigt. Bei den beiden von uns verwandten Züchtungstemperaturen von 20° und 40° macht der Unterschied für die alkoholische Gärung ($\varDelta S = 0{,}127$) 2,4 kcal aus. Möglicherweise ist der Einfluß des Entropiegliedes bei einer entscheidenden Zwischenreaktion noch größer (CHRISTOPHERSEN und PRECHT[3]).

Neuerdings hat MARGALEF[4] gefunden, daß die Größe von Chlorophyceenzellen mit steigender Züchtungstemperatur abnimmt. Die kleinen Zellen atmen stärker als die größeren, doch war der Temperaturkoeffizient größer bei den großen Zellen aus niedrigerer Adaptationstemperatur. Der Stoffwechsel schien etwa dem Trockengewicht zu entsprechen, welches bei den kleineren Zellen größer war. Die Größenreduktion wird als eine Anpassung an das Schweben der Zellen im Wasser verstanden, nicht als eine solche an den unterschiedlichen Sauerstoffverbrauch bei verschiedenen Temperaturen.

Die *Größenreduktion* mit steigender Temperatur gilt auch für *viele Insekten* (TITSCHACK[5] u. a.), obgleich ihre Atmung für gewöhnlich gewichtsabhängig sein soll (KITTEL[6] u. a.), was jedoch durch den erwähnten Befund von LUDWIG in neuem Lichte erscheint. Hier können allerdings die Metamorphosen usw. mit

---

[1] CHRISTOPHERSEN, J., u. H. PRECHT: Über den Einfluß der Wachstumstemperatur auf die Größe von Hefezellen. Zbl. Bakter. II **108**, 1 (1954).

[2] WARTIOVAARA, V.: Über die Temperaturabhängigkeit der Protoplasmapermeabilität. Ann. Bot. Soc. Zool.-Bot. fenn. Vanamo **16**, 1 (1942); vgl. auch Physiol. Plantarium **2**, 184 (1949).

[3] Siehe S. 18, Fußnote 8.

[4] MARGALEF, R.: Estudios experimentales sobre las modificaciones inducidas por diferentes temperatures en células de cloroficeas. Publ. Inst. Biol. Aplicada **12**, 5 (1953); Biol Abstr. **28**, 23439 (1954).

[5] Siehe S. 88, Fußnote 8.

[6] KITTEL, A.: Sauerstoffverbrauch der Insekten in Abhängigkeit von der Körpergröße. Z. vergl. Physiol. **28**, 533 (1941).

besonderer Temperaturabhängigkeit das Bild komplizieren. Nach Titschack waren die verpuppungsreifen Kälteraupen der Kleidermotte schon bedeutend schwerer als die Wärmetiere. Ihre Vergrößerung wurde von Häutung zu Häutung deutlicher sichtbar (vgl. auch Hesse und Doflein[1], S. 81 ff.).

2. Die sensible Periode.

Beispiele bei Tieren. Der Temperaturreiz ist meist, wie schon des öfteren erwähnt wurde, nur in einem *bestimmten Lebensabschnitt*, in einer zeitlich mehr oder weniger ausgedehnten *sensiblen Periode* wirksam. Für die erwähnte Temperaturabwandlung der Färbung bei Tagschmetterlingen konnte Kühn[2] die sensible Periode genauer abgrenzen (Abb. 37). Vorder- und Hinterflügel können sich sogar unterschiedlich verhalten. Die Versuche zeigten, daß diejenigen Zeichnungselemente, welche sich in ihrer Abänderung in der Artenreihe als zusammengehörig erwiesen, auch im Temperaturexperiment gemeinsam modifizierbar waren.

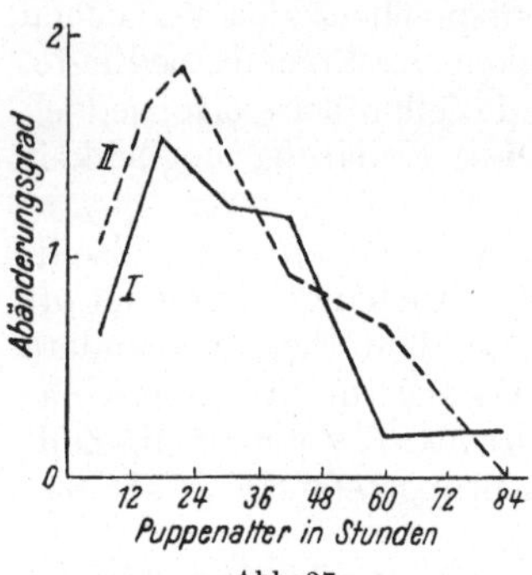

Abb. 37.
Abhängigkeit des Abänderungsgrades der Schmetterlinge von dem Puppenalter, in welchem die Abkühlung vorgenommen wurde. I Tagpfauenauge, II Kleiner Fuchs (nach Kühn).

Für eine Reihe von Modifikationen bestehen *zwei* oder selbst *drei* deutlich *getrennte sensible Phasen*. Je zwei durch lange nicht reagierende Entwicklungsabschnitte getrennte sensible Perioden wurden z. B. bei Drosophila für Unterbrechungen der Queradern, dachförmige Flügelstellung, gespornte Hintertibien und entpigmentierte Thoraxborsten festgestellt. Für verkleinerte Flügel, gespreizte Flügelstellung, abnormes Abdomen, rauhe Augen und verkrüppelte Beine bestehen je drei Perioden, die durch weniger oder gar nicht reaktionsfähige Entwicklungsabschnitte getrennt sind. Die meisten sensiblen Phasen lagen zwischen dem späten Larvenzustand und der jungen bis mittelalten Puppe, doch konnten sie auch auf alle anderen Entwicklungsstadien entfallen (Henke u. Mitarb.[3]).

Phänokopien. Als weiteres Beispiel sei die Differenzierung des Flügelmusters von Ephestia kühniella erwähnt. Die Ausdehnung des Symmetriefeldes, das bei der Wildform in einer bestimmten Breite ausgebildet wird und jederseits von einer hellen und einer dunklen Binde begrenzt ist, wird durch die Mutation Sy verschmälert, durch Syb verbreitert. In einer sensiblen Phase wird das Symmetriefeld in einem 1. Abschnitt (0—36 Std. d. Puppenruhe) durch einen Hitzereiz vergrößert, in einem 2. Abschnitt (36—72 Std.) verkleinert; dadurch wird im ersten Fall derselbe Phänotypus wie durch die Mutation Syb, im zweiten Fall der Phänotypus der Mutation Sy hervorgerufen (*Phänokopien*). In ihrer Wirkung auf den Ausbreitungsvorgang addieren bzw. subtrahieren sich Genwirkungen und Hitzereize (Henke[4], Kühn[5], S. 156 ff., vgl. auch Child u. Mitarb.[6]). „Aus der relativen Lage der sensiblen Periode einer Modifikation und der phänotypischen Phase bei einer Mutante mit ähnlichem Phänotypus ergibt sich, ob die Modifikation als echte,

---

[1] Siehe S. 53, Fußnote 2.

[2] Kühn, A.: Über die Änderung des Zeichnungsmusters von Schmetterlingen durch Temperaturreize und das Grundschema der Nymphalidenzeichnung. Nachr. Ges. Wiss. Göttingen, math.-phys. Kl. **1927**, 120.

[3] Siehe S. 121, Fußnote 9.

[4] Siehe S. 120, Fußnote 10.

[5] Siehe S. 120, Fußnote 8.

[6] Child, G. P., R. Blanc u. H. H. Plough: Somatic effects of temperature on development in Drosophila melanogaster. I. Phenocopies and reversal of dominance. Physiol. Zool. **13**, 56 (1940); vgl. auch **13**, 65 (1940).

d. h. durch die gleiche Abänderung des Entwicklungsverlaufs entstandene Phäno-
kopie der Mutation in Betracht kommt" (HENKE u. Mitarb.[1], S. 310). Wenn die
sensible Periode der Modifikation später liegt als die phänokritische Phase der
ähnlichen Mutante, so kann der Temperaturreiz nicht die gleiche Abänderung des
Entwicklungsverlaufes wie die Mutante bedingt haben. Echte Phänokopien können
nur vorliegen, wenn die sensiblen Phasen früher liegen als die phänokritischen
Phasen der ähnlichen Mutantenmerkmale oder mit ihnen zusammenfallen.

Länge der Periode. Abb. 38 von STANLEY[2] zeigt die temperaturabhängige
Länge der sensiblen Periode für die schon erwähnte Beeinflussung der Flügellänge

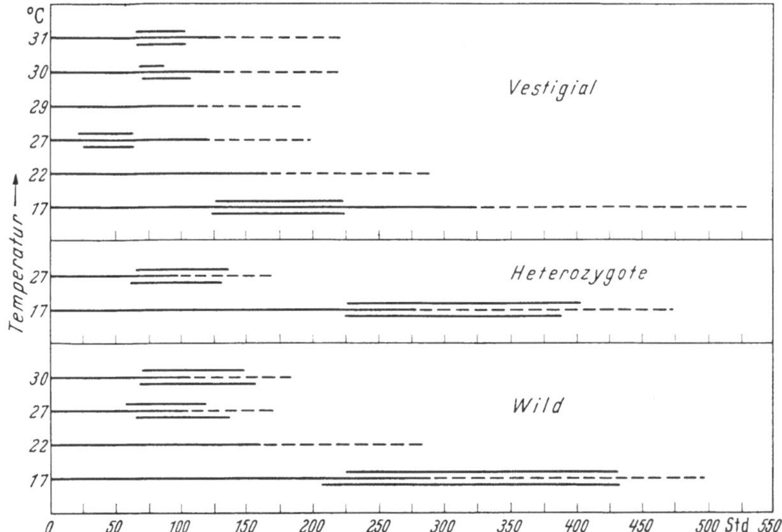

Abb. 38. Lage und Länge der sensiblen Perioden für die Beeinflussung der Flügellänge durch hohe Temperaturen
bei Drosophila. Die ausgezogenen Linien stellen die Larvalperioden dar, die gestrichelten die Puppenzeit. Darüber sind die sensiblen Perioden bei verschiedenen Züchtungstemperaturen für Weibchen, darunter für Männchen
eingezeichnet (nach STANLEY).

einer Drosophila-Mutante, vg-Heterozygoten und einem Wildstamm (vgl. auch
GOLDSCHMIDT[3], S. 18). *Der Beginn der Periode fällt meist mit bestimmten Entwicklungsstadien zusammen*, die natürlich bei verschiedenen Züchtungstemperaturen unterschiedlich schnell erreicht werden (vgl. hierzu auch CHILD[4]). Bei der mit
der Züchtungstemperatur sich ändernden Ommatidienzahl von Drosophila (Bar)
war die Länge der sensiblen Periode (in Prozenten des Larvalstadiums) jedoch
nicht bei allen Temperaturen gleich, sondern nahm mit steigender Temperatur ab
(DRIVER[5]).

Zustandsänderungen. Nach VOGT[6] zeigen die Gene deformed und antennaless
bei Drosophila polare Manifestierungsschwankungen. Das Gen ant. bewirkt
z. B. Antennenverdoppelung oder Verlust einer oder beider Antennen. Durch

<hr>

[1] Siehe S. 121, Fußnote 9.

[2] STANLEY, W. F.: The effect of temperature upon wing size in Drosophila melanogaster. J. of Exper. Zool. **69**, 459 (1935); vgl. auch Physiol. Zool. **4**, 394 (1931).

[3] Siehe S. 120, Fußnote 9.

[4] CHILD, G. P.: Phenogenetic studies on scute-1 of Drosophila melanogaster I—III.
Genetics **20**, 109, 127 (1935); **21**, 806 (1936).

[5] DRIVER, E. C.: Temperature and gene expression in Drosophila. J. of Exper. Zool.
59, 1 (1931); vgl. auch O. W. DRIVER: **59**, 29 (1931).

[6] VOGT, M.: Zur labilen Determination der Imaginalscheiben von Drosophila. V. Beiträge zur Manifestierung der Mutante antennaless. Biol. Zbl. **66**, 388 (1947); vgl. auch **66**,
81 (1947); Z. Naturforsch. **1**, 469 (1946).

Kälteeinwirkung auf ganz junge Larven (0—12 Std.) wird die Antennenverdoppelung häufiger. In der (um ein Larvenalter von 36 Std. liegenden) zweiten sensiblen Periode führt der gleiche Kältereiz zur vermehrten Unterdrückung der Antennenbildung. In der Antennenanlage muß zwischen den beiden Perioden eine *physiologische Zustandsänderung* erfolgt sein.

Beispiele bei Pflanzen. Auch für die Beeinflussung der Blütenfärbung von Petunien konnte die Länge der sensiblen Phase genau bestimmt werden. Bei einem Klon sprachen die Knospen bis zu einer Länge von 1 mm noch nicht auf Temperatur und Licht an, dann setzte die sensible Periode ein, um bei weiterem Wachstum von 2—2,5 mm an wieder zu enden. Die Differenzierung ist in diesem sensiblen Stadium noch wenig fortgeschritten. So ist das Muster noch nicht ausgebildet, auch die Anthocyanbildung setzt erst in einem späteren Knospenstadium ein. Nur wenn die gesamte sensible Periode bei Temperaturen von 30—35° zugebracht wird, sind die Blüten später einfarbig blau. Die sensible Phase dauert bei niederen Temperaturen länger (langsameres Wachstum); sie ist an ein *bestimmtes Größenstadium* der Knospen geknüpft. — Bei Mimulus liegt die sensible Periode viel näher am Aufblühtermin, bei Dahlia variabilis ist sie ausgedehnter. Wenn hohe und niedrige Temperaturen nacheinander einwirken, können Zwischenmuster entstehen. Bei Calceolaria ist sogar die *Reihenfolge* der Temperaturreize wichtig. Bei dieser Pflanze decken sich für verschiedene Teile des Musters die sensiblen Phasen nicht ganz (aus Harder[1]).

3. Mutationen.

Durch Bestrahlungen, chemische Mittel und auch *Temperaturschocks* (Hitze und Kälte) kann man bekanntlich Erbänderungen vermehrt erzielen. Die *Mutationshäufigkeit* ist auch im normalen Temperaturbereich von der Züchtungstemperatur abhängig (Q_{10} zwischen 14 und 28° bei Drosophila: 3—5, vgl. Dotterweich[2], S. 424 ff.). Durch die Temperaturschocks wird manchmal auch die Länge der Chromosomen sichtbar verändert (Brauer[3], vgl. auch Sengün[4]). Durch die Temperatur kann man ferner die *Chiasmenhäufigkeit* und damit die des *Genaustausches* beeinflussen. Schon Plough[5] fand ein crossing-over-Minimum bei milden Züchtungstemperaturen bei den Autosomen von Drosophila melanogaster. Auch der Positionseffekt war temperaturabhängig (neuere Literatur bei E. Goldschmidt[6]). Bauer[7] konnte bei Drosophila durch tiefe Temperaturen Polyploide erzeugen, Briggs[8] bei Fröschen durch Hitze (vgl. auch Fischberg[9], Beachell und Jones[10]). Auf diese in andere Gebiete führenden Probleme soll nicht weiter eingegangen werden.

---

[1] Siehe S. 121, Fußnote 10.

[2] Dotterweich, H.: Die Auslösung von Mutationen durch Follikelhormon und zusätzlichem Wärmeschock bei Drosophila melanogaster. Biol. generalis (Wien) 17, 419 (1943).

[3] Brauer, J.: Experimentelle Untersuchungen an Wurzelspitzenmitosen von Vicia faba. III. Einfluß der Temperatur. Planta (Berlin) 38, 91 (1950); vgl. ferner S. 120, Fußnote 1.

[4] Sengün, A.: Über die Wirkung der Temperatur auf die Riesenchromosomen der Chironomus-Larven. Rev. Faculté Sci. Univ. d'Istanbul, sér. B 17, 357 (1952).

[5] Plough, H. H.: The effect of temperature on crossing-over in Drosophila. J. of Exper. Zool. 24, 147 (1917); vgl. auch 32, 187 (1921).

[6] Goldschmidt, E.: The influence of temperature on synapsis in hybrid salivary glands. Biol. Bull. 103, 67 (1952).

[7] Bauer, H.: Auslösung von Polyploidie durch Kälte bei Drosophila melanogaster. Z. Naturforsch. 1, 35 (1946).

[8] Briggs, R.: The experimental production and development of triploid frog embryos. J. of Exper. Zool. 106, 237 (1947).

[9] Fischberg, M.: Experimentelle Auslösung von Heteroploidie durch Kältebehandlung der Eier von Triton alpestris aus verschiedenen Populationen. Genetics 24, 212 (1948).

[10] Beachell, H. M., u. J. W. Jones: Tetraploids induced in rice by temperature and colchicine treatments. J. Amer. Soc. Agr. 37, 165 (1945).

C. Körpertemperatur und Außentemperatur.

I. Wärmeproduktion und -abgabe.

Wir sind bisher stillschweigend von der Voraussetzung ausgegangen, daß die Körpertemperatur bei den wechselwarmen Organismen der Außentemperatur *entspricht*; *dies trifft nicht immer zu*.

Wärmeproduktion. Auch wechselwarme Organismen produzieren wie die Warmblüter Wärme, in tätigen Organen (bei Muskelbewegungen usw.) gleichfalls vermehrt. Das Ausmaß der Wärmeproduktion ist allerdings meist geringer als bei den Warmblütern. Die Wärme wird aber an die Körperoberfläche geleitet und dort abgegeben und nicht wie bei den Vögeln und Säugetieren zur Konstanthaltung der Körpertemperatur eingefangen.

Bedeutung der Körpergröße. Bei Betrachtung eines Einzelindividuums kommt es für das Verhältnis von produzierter zu abgegebener Wärme natürlich sehr auf das Verhältnis Oberfläche:Volumen an. Dieses nimmt mit zunehmender Körpergröße *ab*, d. h. die Wärmeabgabe wird eingeschränkt, die Produktion nimmt zu (vgl. GUNN[1], S. 310).

Übertemperaturen durch Wärmeproduktion. Übertemperaturen werden entstehen, wenn die Wärmeabgabe eingeschränkt oder die Wärmeproduktion besonders groß ist. Aus den eben erwähnten Gründen sind jene besonders bei *großen Organismen* zu erwarten. Bei Thunfischen und anderen Scombriden konnten Übertemperaturen über 10° gemessen werden, da die starken Muskelschichten die Wärmeleitfähigkeit des Körpers sehr herabsetzen (vgl. PORTIER[2], S. 79, GUNN[1], S. 295). Eine brütende Python, die um die Eier gewunden ist, zeigt meßbare Übertemperaturen (BENEDICT[3]).

Auch für *Pflanzen* lassen sich viele Beispiele für Übertemperaturen angeben, die durch die Atmungswärme bedingt sind (vgl. HUBER[4], S. 87 ff.). Für dünne Blätter beträgt diese nur wenige hundertstel Grad; sogar die Reizerscheinungen im Mimosengelenk bedingen nach BÜNNING einen Temperaturanstieg von 0,002°. Ins Gewicht fällt ein solcher bei massigen Organen. An Übertemperaturen wurden z. B. gemessen: bei Blütenzapfen von Cycadeen bis 13°, beim Öffnen von Blütenständen von Palmen bis 10°, bei Araceenkolben bis 20° (aus HUBER[4], S. 89, vgl. auch HUMMEL[5], HERFS[6]). Bei den als Blütenfallen dienenden Kolben des Aronstabes scheint es weniger die Wärme als der Duft zu sein, der die Insekten anzieht. Blütenköpfchen werden von Insekten nachts gern als Unterschlupf und somit als „geheiztes Stübchen" benutzt (v. FRISCH[7], S. 111). Die Erhitzung von dichtgelagertem Heu kommt weniger durch die Atmungswärme der bereits abgetöteten höheren Pflanzen als vielmehr durch die von Mikroorganismen zustande (vgl. Teil II).

Aus verständlichen Gründen können auch *Massenansammlungen* von Tieren z. B. Insekten nach HASE[8]) zu beträchtlichen Übertemperaturen führen.

---

[1] GUNN, D. L.: Body temperature in poikilothermal animals. Biol. Rev. Cambridge Philos. Soc. **17**, 293 (1942).

[2] PORTIER, P.: Physiologie des animaux marins. Paris 1938.

[3] BENEDICT, F. G.: The physiology of large reptiles. Publ. Carneg. Inst. No. 425 (1932); vgl. auch No. 503 (1938).

[4] HUBER, B.: Der Wärmehaushalt der Pflanzen. Naturwiss. u. Landwirtsch. **17** (1935).

[5] HUMMEL, K.: Über Temperaturen in Winterknospen bei Frostwitterung. Meteorol. Rdsch. **1**, 147 (1947).

[6] HERFS, A.: Tier und Pflanze. Höfsche Briefe z. Wissensch. u. Prax. Sonderh. 1950.

[7] v. FRISCH, K.: Du und das Leben. Berlin 1944.

[8] HASE, A.: Über Wärmeentwicklung in Kolonien von Wachsmottenraupen. Naturwiss. **14**, 995 (1926).

Bei *intensiver Muskeltätigkeit* kann die Wärmeproduktion so groß sein, daß auch kleinere Tiere Übertemperaturen zeigen. Extremitätenbewegung steigerte bei Carabiden die Temperatur etwa um 2° (Krogerus[1], S. 111, vgl. auch Morrow und Mauro[2]). Besonders wirksam ist eine *Betätigung der Flugmuskeln.* Manche Nachtschmetterlinge können erst abfliegen, wenn sie durch Schwirren ihre Temperatur gesteigert haben (beim Wolfsmilchschwärmer z. B. bei einer Thoraxtemperatur von 34°). Bei höheren Umgebungstemperaturen gelingt dieses ohne Schwirren (Dotterweich[3], vgl. auch Bodenheimer[4]). Bei Geotrupes wird die Temperatur durch Muskelkontraktionen ohne sichtbaren Flügelschlag gesteigert (Krogh und Zeuthen[5]). Heuschrecken, die wenig Flügelschläge pro Zeiteinheit aufweisen, zeigen nach einem Flug kaum Übertemperaturen (Bodenheimer[6], S. 455). Auch erhöhte *Verdauungstätigkeit* kann die Körpertemperatur über die der Umgebung steigern (Benedict und Fox[7]).

Wärmeabgabe durch Leitung. Neben der Wärmeleitung der Körperschichten ist auch die *Leichtigkeit der Ableitung* der Wärme von der Körperoberfläche zu berücksichtigen. Wasser ist ein guter Wärmeleiter, Luft ein schlechter. Darum neigen terrestische Formen mehr zu Übertemperaturen.

Wärmeabgabe durch Konvektion. Es handelt sich bei der Konvektion um einen Wärmetransport durch Materialtransport, z. B. eine Wärmeableitung durch das fließende Blut, durch die Ventilationen der Lunge, durch Luftbewegungen außerhalb des Körpers (Wind oder aufsteigende warme Luft).

Wärmeabgabe durch Strahlung. Die Strahlung eines Körpers ist im biologischen Temperaturbereich sehr langwellig (um 10 μ); sie beträgt pro cm^2 Oberfläche eines schwarzen Körpers:

$$S = T^4 \cdot 5{,}75 \cdot 10^{-9} \mathrm{mW/cm^2} \cdot \mathrm{grad^4}$$

(T = abs. Temperatur in Grad Kelvin, Stefan-Boltzmannsches Gesetz). Von Bedeutung sind die *Farbe* und andere *Materialeigenschaften* der Körper. Dunkle Körper absorbieren Wärmestrahlen stärker als helle, sie strahlen aber auch stärker ab. Dies gilt natürlich nur für den Wellenbereich, der für die Aufnahme bzw. Abgabe von Wärmestrahlen durch die entsprechenden Pigmente von Bedeutung ist. Wenn wir den Begriff Farbe, wie in der Biologie üblich, nur für die *sichtbaren* Erscheinungen anwenden, so dürfte im allgemeinen die Bedeutung dieser Farben zum langwelligen, ultraroten Bereich hin immer mehr abnehmen, da die soeben erwähnte Voraussetzung immer weniger erfüllt ist. Somit können sichtbare Farben unter Umständen nur verhältnismäßig geringen Einfluß auf Wärmeaufnahme und -abgabe haben (vgl. Teil III). Wegen der verschiedenen Materialeigenschaften kann die Ausstrahlung von Körpern (nach Wellington[8] z. B. bei

---

[1] Krogerus, H.: Ökologische Untersuchungen über Uferinsekten. Acta zool. fenn. **53**, 1 (1948).

[2] Morrow jr., J. E., u. A. Mauro: Body temperatures of some marine fishes. Copeia **1950**, 108.

[3] Dotterweich, H.: Beiträge zur Nervenphysiologie der Insekten. Zool. Jb. (allg. Zool. u. Physiol.) **44**, 400 (1928).

[4] Bodenheimer, F. S.: Über dieTemperaturabhängigkeiten der Insekten. Zool. Jb. (Syst.) **66**, 113 (1934).

[5] Krogh, A., u. E. Zeuthen: The mechanism of flight preparation in some insects. J. of Exper. Biol. **18**, 1 (1941).

[6] Bodenheimer, F. S.: Studien zur Epidemiologie, Ökologie und Physiologie der afrikanischen Wanderheuschrecke (Schistocerca gregaria Forsk.). Z. angew. Entomol. **15**, 435 (1930); vgl. auch **16**, 433 (1930).

[7] Benedict, F. G., u. E. L. Fox: Body temperature and heat regulation of large snakes. Proc. Nat. Acad Sci. **17**, 584 (1931).

[8] Wellington, W. C.: Effects of radiation on the temperatures of insects habitants, Sci. Agric. (Ottawa) **30**, 209 (1950).

Pflanzen) besonders in klaren Nächten größer sein als die der Luft; es können darum in ihnen Untertemperaturen gegenüber der Luft auftreten.

Wärmeentzug durch Wasserverdunstung. Die Größe der Wasserverdunstung hängt natürlich vom *Feuchtigkeitsgehalt der Luft* ab; dieser hat darum bisweilen auch einen Einfluß auf die Körpertemperatur der terrestrischen Organismen. Als Beispiel seien Messungen von EDNEY[1] an Asseln und Blatta (bei 20 und 37°) in feuchter und trockener Luft angeführt. In feuchter Luft ergaben sich keine größeren Übertemperaturen als 0,1°, in trockener Luft wiesen die Tiere nach 30 min folgende Untertemperaturen auf: Oniscus: 1,5 und 2,7°, Porcellio: 0,4 und 1,3°, Blatta: 0,7 und 2,4°. Nach KOIDSUMI[2] soll bei Insekten der weitaus größte Teil der Wärme nicht durch Leitung oder Strahlung, sondern bei der Wasserverdunstung an der äußeren Körperoberfläche und besonders den ventilierten inneren atmenden Flächen abgegeben werden. DAVIES und EDNEY[3] konnten deren große Bedeutung auch für Lycosa amentata zeigen. "If the lung-boog spiracles are kept open by exposing spiders to 10% CO_2 in air, evaporation increases by nearly 50% (from 16 to 23% of body weight in 24 hr.)" (S. 581, vgl. auch WALOFF[4]). In sehr trockener Luft ist die Verdunstungsrate bei Insekten evtl. niedriger als nach dem DALTON-schen Gesetz zu erwarten ist. Dies kann durch eine Regulierung der Stigmen-öffnungen bedingt werden, außerdem kann nach WIGGLESWORTH[5] (S. 433 ff.) die Diffusion des Wassers durch die Tracheenwände evtl. zum limitierenden Faktor werden (vgl. S. 134). BODENHEIMER und SAMBURSKI[6] fanden bei Überführung von Insekten in konstant anderstemperierte Umgebungen keine besonderen Regula-tionen. Bei weichhäutigen Amphibien spielt die Abkühlung durch Wasser-verdunstung eine besonders große Rolle (vgl. GUNN[7], S. 306). Die verhornte Reptilienhaut schränkt sie natürlich ein, dennoch kann sie z. B. bei Schlangen in trockener Luft eine Rolle spielen. — Es sei noch erwähnt, daß die Verdunstung auch bei wasserdampfgesättigter Luft weitergehen kann, wenn der Körper durch die innere Wärmeproduktion oder aus anderen Gründen eine etwas höhere Tem-peratur besitzt als die umgebende Luft (vgl. ADOLPH[8], MELLANBY[9]).

Auch bei Pflanzen hat man Untertemperaturen feststellen können, die durch die Wasserdampfabgabe beim Transpirationsprozeß bedingt wurden (vgl. ULL-RICH[10]). HUBER[11] (S. 81 ff.) warnt vor zu leichtfertigen Deutungen, da die Ver-hältnisse oft wenig übersichtlich sind.

Weitere, die Wasserverdunstung beeinflussende Faktoren. Von großer Be-deutung sind *Luftbewegungen*, die eine Sättigung des Raumes nahe der Körper-oberfläche verhindern (vgl. RAMSAY[12]). Auch die *Temperatur* hat einen Einfluß auf die Wasserverdunstung, und zwar nach WIGGLESWORTH[5] (S. 432) aus folgenden

---

[1] EDNEY, E. B.: The body temperature of woodlice. J. of Exper. Biol. **28**, 271 (1951); vgl. auch **28**, 91 (1951).

[2] KOIDSUMI, K.: Experimentelle Studien über die Transpiration und den Wärmehaushalt bei Insekten. Mem. Fac. Sci. Agric. Taihoku Imp. Univ. **12**, 1 (1934).

[3] DAVIES, M. E., u. E. B. EDNEY: The evaporation of water from spiders. J. of Exper. Biol. **29**, 571 (1952).

[4] WALOFF, N.: The mechanisms of humidity reactions of terrestrial isopods. J. of Exper. Biol. **18**, 115 (1942).

[5] Siehe S. 57, Fußnote 15.

[6] BODENHEIMER, F. S., u. K. SAMBURSKI: Über den Wärmeausgleich bei Insekten. Zool. Anz. **86**, 208 (1930).

[7] Siehe S. 131, Fußnote 1.

[8] ADOLPH, E. F.: The vapour tension relations of frogs. Biol. Bull. **62**, 112 (1932).

[9] MELLANBY, K.: The body temperature of the frog. J. of Exper. Biol. **18**, 55 (1942).

[10] ULLRICH, H.: Kältefragen aus der Pflanzenphysiologie. Klin. Wschr. **1944**, 189.

[11] Siehe S. 131, Fußnote 4.

[12] RAMSAY, J. A.: The evaporation of water from the cockroach. J. of Exper. Biol. **12**, 355 (1935).

Gründen: Die Temperatur kann die Diffusion verändern, ferner die Wasserpermeabilität durch die Oberflächenschichten, die Intensität der Atembewegungen, die Häufigkeit der Öffnungen der Stigmen usw. (vgl. auch Mellanby[1]). Bei höheren Temperaturen kann die Permeabilität durch eine Veränderung der Wachsschicht der Oberfläche plötzlich stark ansteigen und damit auch die Verdunstung (bei Blatta zwischen 30 und 36° z. B. um das 6fache — Gunn[2], vgl. auch Ramsay[3], Mazek-Fialla[4]). Nach Koidsumi[5] wird bei den Larven und Puppen von Dictyoploca japonica der Wasserhaushalt besonders durch die Eigenschaft der Oberfläche bestimmt. Die Menge des epicuticularen Lipoids nimmt mit steigender Züchtungstemperatur zu und hat dann einen höheren Schmelzpunkt.

Bei niederen Temperaturen ist bei Insekten die Wärmeproduktion oft etwas größer als die Wärmeabgabe bei der Wasserverdunstung, und bei hohen Temperaturen kann das Umgekehrte der Fall sein. Bei Schaben lag der *Umschlagspunkt* bei 22° (Necheles[6], vgl. auch Pirch[7] u. a.). Krogerus[8] fand Entsprechendes bei Carabiden; je mehr die Temperatur bei nicht mit Feuchtigkeit gesättigter Luft über diesen Punkt stieg, je größer wurden die Untertemperaturen. Bei hohen Temperaturen setzten Pumpbewegungen des Abdomens und Heben der Deckflügel ein, was als aktive Wärmeregulation gedeutet wird. Nach Schmidt[9] verläuft bei Carabiden die Transpirationskurve dem Sättigungsdefizit parallel, dann folgt ein *Regulationsintervall* (durch Stigmenschluß), in dem die Transpiration vermindert wird, um nach diesem Intervall stärker als die physikalische Transpiration anzusteigen (verstärkte Ventilation). Das Regulationsintervall entspricht etwa der später zu erörternden, von den Tieren freiwillig aufgesuchten Zone in einem Temperaturgefälle. So wird die Wahl dieser Zone nicht mehr als das Aufsuchen einer bestimmten Temperatur, sondern einer geeigneten Transpiration aufgefaßt. Die sogenannte Vorzugstemperatur (vgl. S. 152) liegt jeweils am Ende des Regulationsbereichs. — Schmidt[9] untersuchte auch die Abhängigkeit der Transpirationsrate vom *Wassergehalt* der Tiere.

Berücksichtigung der Körpertemperatur bei Versuchen. Bei den meisten Messungen der Temperaturabhängigkeit von Lebensprozessen wird eine evtl. Abweichung der Körpertemperatur von der allein gemessenen Umgebungstemperatur in Kauf genommen und vernachlässigt. Neuerdings stellte auch Marzusch[10] bei den Messungen des Sauerstoffverbrauches von Kartoffelkäfern fest, daß sich die Körpertemperatur genügend schnell und mit ausreichender Genauigkeit auf veränderte Versuchstemperaturen einstellt (vgl. auch Mazek-Fialla[4]). Fehler können jedoch

---

[1] Mellanby, K.: The evaporation of water from insects. Biol. Rev. Cambridge Phil. Soc. **10**, 317 (1935).

[2] Gunn, D. L.: The temperature and humidity of the cockroach I—III. J. of Exper. Biol. **10**, 274 (1933); **12**, 185 (1935); Z. vergl. Physiol. **20**, 617 (1934).

[3] Siehe S. 133, Fußnote 12.

[4] Mazek-Fialla, K.: Die Körpertemperatur poikilothermer Tiere in Abhängigkeit vom Kleinklima. Z. wiss. Zool. **154**, 170 (1941).

[5] Koidsumi, K.: Effects of environmental factors upon the interrelationship between the amount and the melting-point of the epicuticular lipid in some insects. Annotat. Zool. Jap. **26**, 168 (1953); Ber. wiss. Biol. **89**, 307 (1954).

[6] Necheles, H.: Über Wärmeregulation bei wechselwarmen Tieren. Pflügers Arch. **204**, 72 (1924).

[7] Pirch, G. B.: Studies on the temperature of individual insects with special reference to the honeybee. J. Agricult. Res. **24**, 275 (1923).

[8] Siehe S. 132, Fußnote 1.

[9] Schmidt, G.: Über die Bedeutung des Wassers im Leben der Carabiden (Ins., Coleopt.) Physiologisch-ökologische Studien über Vorzugstemperatur, Transpiration und Stoffwechsel. Diss. Münster 1954 (Anleitung: F. Krüger).

[10] Siehe S. 18, Fußnote 1.

leicht entstehen, wenn man z. B. die obere Letaltemperatur von terrestrischen Organismen genau kennen will und die Messungen in trockener Luft ausführt (vgl. WIGGLESWORTH[1], S. 439, EDNEY[2]). *In diesen und ähnlichen Fällen muß die Körpertemperatur selbst gemessen werden.*

II. Der Einfluß der Sonnenstrahlen.

Der Wärmeumsatz. Völlig andere Verhältnisse liegen vor, wenn die Organismen von der Sonne beschienen werden. Die Erde empfängt an der oberen Grenze ihrer Lufthülle eine Sonnenstrahlung von etwa 2 cal/cm² (= 139,5 mW/cm²) in der Minute bei senkrechtem Einfall. Bis zur Erreichung der Bodenoberfläche oder eines daraufbefindlichen Organismus treten mancherlei Verluste ein (vgl. besonders GEIGER[3]). WALTER[4] charakterisiert den Wärmeumsatz der Bodenoberfläche durch das Schema der Abb. 39. Mit zunehmender Höhe über dem Meeresspiegel nimmt bei abnehmender Lufttemperatur die Sonnenstrahlung zu.

Im Sonnenlicht betragen die längsten Wellenlängen etwa 3 μ. Bei mittlerer Sonnenhöhe entfallen etwa 40 % der Gesamtenergie auf das Ultrarote (KRÜGER[5], S. 67, D'ANS und LAX[6], S. 1264/1265).

Die *Luft* läßt die sichtbaren Strahlen fast vollkommen durch, dagegen wird die langwellige Strahlung des Erd-

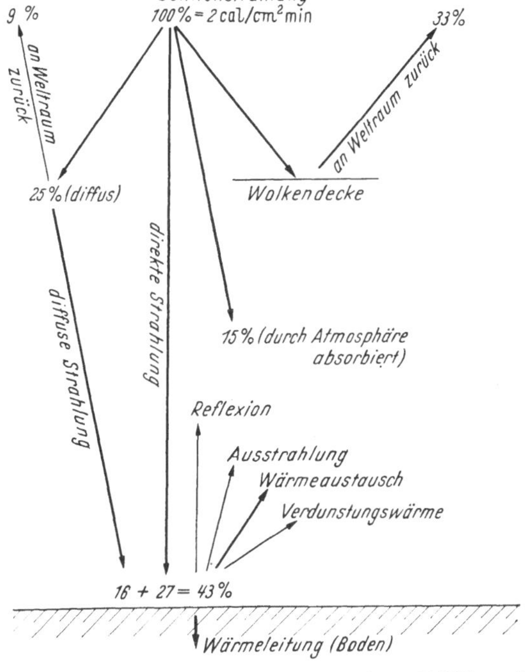

Abb. 39. Der Wärmeumsatz an der Erdoberfläche um die Mittagszeit. Die Zahlen sind Mittelwerte (nach WALTER).

bodens (besonders von Wasserdampf und CO_2) stark absorbiert und führt zu einer Erwärmung der unteren Luftschichten. Dies bedingt eine Gegenstrahlung der Atmosphäre. Für einen *Körper über dem Boden* kommt außer der direkten Sonnenbestrahlung und der langwelligen Strahlung des Erdbodens u. a. noch die reflektierte Sonnenstrahlung als Energiequelle in Frage. Die beiden zuletztgenannten Faktoren sollen auf bodennahe Organismen unter Umständen sogar wirksamer sein können als die direkte Sonnenbestrahlung. Mit zunehmender Entfernung vom Boden nimmt die Wirksamkeit dieser Rückstrahlung ab, während der Wärmewert der direkten Sonnenstrahlen gleich bleibt (MAZEK-FIALLA, S. 201).

---

[1] Siehe S. 57, Fußnote 15.
[2] Siehe S. 133, Fußnote 1.
[3] GEIGER, R.: Das Klima der bodennahen Luftschicht. Die Wissenschaft Bd. 78, 1950.
[4] Siehe S. 53, Fußnote 12.
[5] KRÜGER, P.: Über die Bedeutung der ultraroten Strahlen für den Wärmehaushalt der Poikilothermen. Biol. Zbl. **49**, 65 (1929); vgl. auch Z. Morph. u. Ökol. Tiere **22**, 759 (1931).
[6] D'ANS, J., u. E. LAX: Taschenbuch für Chemiker und Physiker. Heidelberg 1949.

Parry[1] gibt den Wärmeaustausch eines Körpers über einer Grasfläche in 2 Std. an (mittags an einem Sonnentage mit fast fehlender Bewölkung in Südengland):

Direkte Sonnenstrahlung	Gewinn 90 mW/cm²	normal für Sonnenstrahlen
Diffuse Sonnenstrahlen	Gewinn 30 mW/cm²	an horizontaler, aufwärts gerichteter Fläche
Reflektierte Sonnenstrahlen	Gewinn Reflektionskraft des Grases ungefähr 20%	
Atmosphärische langwellige Strahlung .	Gewinn 35 mW/cm²	an horizontaler, aufwärts- gerichteter Fläche
Langwellige Abstrahlung zum Himmel	Verlust 55 mW/cm²	von horizontaler, aufwärts- gerichteter Fläche
Langwelliger Strahlungsaustausch zwischen Körper und Boden	Gewinn 10 mW/cm²	an horizontaler, abwärts- gerichteter Fläche

Thermische Trägheit. Die Größe der Einstrahlung und der Wärmeaustausch bestimmen, wie besonders Huber[2] (S. 67) hervorhebt, die *Gleichgewichtstemperatur* eines beschienenen Körpers; seine innere Beschaffenheit, seine Masse und spezifische Wärme spielen dabei keine Rolle. Sie sind aber entscheidend für die *Geschwindigkeit*, mit der die Gleichgewichtstemperatur erreicht wird. Der Widerstand gegen eine Änderung der bestehenden Temperatur wird als *thermische Trägheit* bezeichnet. Sie ist z. B. für dünne Blätter gering, für massige Organe (Opuntiensprosse usw.) hoch. Schlecht wärmeleitende Hüllen usw. beeinflussen sie.

Unterschiedliche Erwärmung. Körper, die bei einer einseitigen Wärmeeinstrahlung wegen ihrer Dicke und geringen Wärmeleitfähigkeit auf den Rückseiten kühler sind, müssen im Gleichgewichtszustand auf der bestrahlten Seite um den Betrag heißer sein, um den die Rückseiten kühler sind als ein gleichmäßig temperierter Vergleichskörper.

Übertemperaturen bei Tieren. Die ultraroten Strahlen können (besonders bei Hochgebirgstieren) bis tief unter die Haut eindringen (Krüger[3]). Die Erwärmung in der Sonne erfolgt anfangs sehr schnell, und zwar bei kleinerer Masse schneller als bei größerer. So erreichte eine Eidechse ziemlich schnell Übertemperaturen von 30°, Carabiden bis 20° (vgl. Strelnikov[4], Krüger und Duspiva[5], Krogerus[6]). Die einzelnen Körperpartien können dabei verschiedene Temperaturen aufweisen. Die der Sonne direkt ausgesetzte Rückenhaut einer Eidechse war z. B. 3—5° wärmer als der übrige Körper. Die subelytralen Lufträume mancher Käfer bilden einen Wärmeschutz (vgl. Krüger und Duspiva[5]). Für die Höhe der Übertemperatur ist natürlich entscheidend, in welcher Richtung die Körperachse der Organismen zu den Sonnenstrahlen verläuft (vgl. Motomura[7], Parry[1] u. a.). Eine an der Sonne vorbeiziehende Wolke kann schon zu einer Abkühlung führen (vgl. Strelnikov[4], Bodenheimer[8], Wellington[9]).

Wärmeabgabe der erwärmten Tiere. Nach Parry soll bei den von der Sonne beschienenen Insekten die Wasserverdunstung für die Abkühlung eine geringere Bedeutung haben als der Wärmeverlust durch Strahlung und Erwärmung der

---

[1] Parry, D. A.: Factors determing the temperature of terrestrial arthropods in sunlight. J. of Exper. Biol. **28**, 445 (1951).

[2] Siehe S. 131, Fußnote 4.

[3] Siehe S. 135, Fußnote 5.

[4] Strelnikov, I. D.: Influence des radiations solaires sur la température du corps des insects. C. r. Acad. Sci (Paris) **192**, 1317 (1931).

[5] Krüger, P., u. F. Duspiva: Der Einfluß der Sonnenstrahlen auf die Lebensvorgänge der Poikilothermen. Biol. generalis (Wien) **9**, 168 (1933).

[6] Siehe S. 132, Fußnote 1.

[7] Motomura, J.: Effective temperature in some insects. Scitaigaku Kenkyu **9**, 139 (1943).

[8] Siehe S. 132, Fußnote 6.

[9] Siehe S. 132, Fußnote 8.

umgebenden Luft. "Convection depends on the size of the body in such a way that the temperature of similar animals in similar circumstances will vary as about the square root or the linear dimension" (S. 459). Nach EDNEY[1] hat für Asseln die *Wasserverdunstung* jedoch eine *größere Bedeutung*, wie ein Vergleich zwischen lebenden, frisch getöteten und ausgetrockneten Tieren zeigt (Abb. 40).

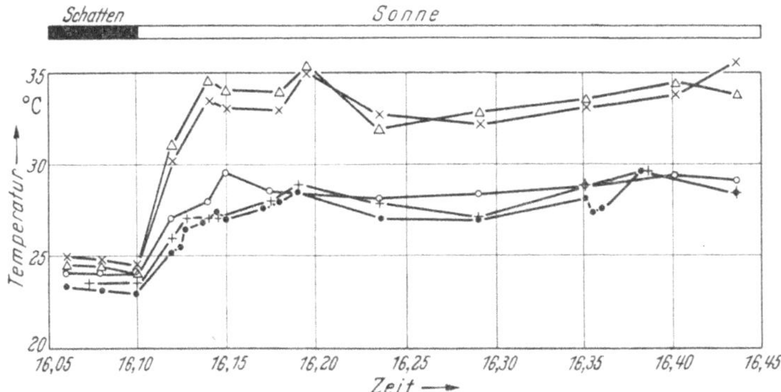

Abb. 40. Ein Vergleich der Körpertemperatur von lebenden und toten Li gia mit der Temperatur von Luft und Boden. ●—● lebend, ×—× tot, getrocknet, +—+ frisch getötet, o—o Luft, 5 mm über dem Boden, △—△ Boden (Wald). Versuchsdatum 25. 7. 1952, rel. Luftfeuchtigkeit 45—52%, Windgeschwindigkeit 200 cm/sec (nach EDNEY).

Nach EDER[2] können sich besonders solche Insekten der Sonnenbestrahlung aussetzen, die wie z. B. viele Heuschrecken starke cuticuläre Transpiration aufweisen, während Insekten des anderen Extrems (wie viele Käfer) ohne diese Fähigkeiten die Sonnenbestrahlung meiden (vgl. auch KÜHNELT[3]).

MAZEK-FIALLA[4] führte interessante Messungen der Körpertemperatur von Wechselkröten (Bufo viridis) aus. Durch eine verschieden hohe Verdunstungsrate wird die Körpertemperatur ziemlich konstant gehalten. Bei verstärkter Strahlungsintensität und hoher Lufttrockenheit werden oft zu hohe Verdunstungswerte erreicht; die Tiere schützen sich dagegen durch ein Vergraben.

Aufenthaltsort	Einstrahlung in %	Luft-temp. neben d. Tier	Körper-temp. des Tieres	Meßstelle am Tierkörper	rel. Feuchtigkeit in %	Boden-temp.
				Unter der		
Feuchte Wiese im Gras	83	21,0	24,0	Rückenhaut	90	19,0
Feuchte Wiese im Gras	83	21,0	22,0	Körpermitte	90	19,0
Feuchte Wiese im Gras	83	21,0	21,0	Bauchhaut	90	19,0
Xerotherme Lokalität (auf Sand)	Trübe,	19,0	19,5	Rückenhaut	85	19,0
Xerotherme Lokalität (auf Sand)	fast keine	19,0	19,5	Körpermitte	85	19,0
Xerotherme Lokalität (auf Sand)	Sonne	19,0	19,5	Bauchhaut	85	19,0
Xerotherme Lokalität (auf Sand)	100	31,0	27,0	Rückenhaut	52	40,0
Xerotherme Lokalität (auf Sand)	100	31,0	28,0	Körpermitte	52	40,0
Xerotherme Lokalität (auf Sand)	100	31,0	28,5	Bauchhaut	52	40,0

Die Bedeutung der Färbung. Für den Grad der Erwärmung ist natürlich entscheidend, in welchem Maße die Körperoberfläche die Strahlen *reflektiert*. Schon

[1] EDNEY, E. B.: The temperature of woodlice in the sun. J. of Exper. Biol. **30**, 331 (1953); vgl. auch Nature (London) **170**, 586 (1952).

[2] EDER, R.: Die kutikulare Transpiration der Insekten und ihre Abhängigkeit vom Aufbau des Integuments. Zool. Jb. (allg. Zool. u. Physiol.) **60**, 204 (1940).

[3] KÜHNELT, W.: Beiträge zur Kenntnis des Wasserhaushaltes der Insekten. Verh. 7. int. Kongr. Entomol. **2**, 797 (1939); vgl. auch Bioklim. Beiblätter H. 1, 11 (1936).

[4] Siehe S. 134, Fußnote 4.

Walsingham (1885, zit. nach Uvarov[1]) weist darauf hin, daß die Dunkelfärbung (Melanismus) bei Schmetterlingen *in arktischen Gegenden* und dem Hochgebirge besonders *häufig* ist (vgl. Vorbrodt[2], Handschin[3] u. a.). Wenn zwei Farbvarianten einer Heuschrecke Calliptamus (Kripa) coelesyriensis der Sonne ausgesetzt wurden, war die Körpertemperatur der dunklen Variante 4—5° höher als die der rötlich-gelben (Buxton[4]).

Duspiva und Cerny[5] haben die Bedeutung der Färbung der Käferrelytren für die Erwärmung in der Sonne untersucht. Den stärksten Einfluß hatten die *Pigmentfarben*. Die Reflexion erreichte auch nach den Messungen von Bockhorn[6] im Ultraroten eine derartige Höhe, daß sie sich im Wärmehaushalt bemerkbar machen muß — hellgefärbte Sonnentiere werden sich in der Sonne weniger hoch erwärmen. Die Gesamtreflexion der *Interferenzfarben* bleibt hinter der der Pigmentfarben zurück. „Ihr Maximum im Sichtbaren hat für den Wärmehaushalt nichts zu sagen, da es mit wenigen Ausnahmen gar nicht hoch genug liegt, sondern nur durch die spektrale Reinheit auffällt." (Bockhorn, S. 361.) Viele metallfarbene Sonnentiere wie Potosia und Buprestiden zeigen daher oft hohe Übertemperaturen bei Sonnenbestrahlung (vgl. auch Rücker[7], Krogerus[8], S. 115).

Farbwechsel. Eine *regulatorische Änderung der Körperfarbe* muß auch für die Körpertemperatur Bedeutung haben. Ein Farbwechsel wird nicht nur durch das Licht, sondern manchmal auch durch Temperaturreize ausgelöst. Bei Dixippus wird selbst die Farbstoffmenge durch die Temperatur beeinflußt (morphologischer Farbwechsel — Giersberg[9]). Oft ist eine Deutung des biologischen Nutzens eines temperaturbedingten Farbwechsels schwierig (vgl. v. Buddenbrock[10], S. 971, Brown und Sandeen[11] u. a.). Ganz sicher ist ein solcher bei vielen Reptilien vorhanden. *In einem mittleren Temperaturbereich ist das Licht für den Farbwechsel entscheidend, oberhalb und unterhalb einer bestimmten Grenze aber die Temperatur* (z. B. bei Phrynosoma blainvillei unter 15° und über 32° — Parker[12], vgl. auch Redfield[13]). Die ausgebreiteten dunklen Chromatophoren sollen die Absorption der Wärmestrahlen bei tiefen Temperaturen vergrößern, das Erbleichen der Tiere bei hohen Temperaturen stellt durch Erhöhung der Reflektion einen Schutz gegen

---

[1] Siehe S. 50, Fußnote 10.

[2] Vorbrodt, C.: Schmetterlinge der Schneestufe der schweizerischen Hochgebirge. Internat. Ent. Z. **15/16** (1922).

[3] Handschin, E.: Über die Collembolenfauna der Nivalstufe. Rev. suisse Zool. **27**, 65 (1919); vgl. auch **32**, 65 (1925).

[4] Buxton, P. A.: Heat, moisture and animal life in deserts. Proc. Roy. Soc. (London) B **96**, 123 (1924).

[5] Duspiva, F., u. M. Cerny: Die Bedeutung der Farbe für die Erwärmung der Käferelytren durch sichtbares Licht und Ultrarot. Z. vergl. Physiol. **21**, 267 (1935).

[6] Bockhorn, W.: Reflexionsmessungen an Insektenoberflächen im sichtbaren Spektrum und im kurzwelligen Ultrarot. Strahlenther. **61**, 346 (1938).

[7] Rücker, F.: Über die Ultrarot-Reflexion tierischer Körperoberflächen. Z. vergl. Physiol. **21**, 275 (1935); vgl. auch Pflügers Arch. **231**, 729 (1933); **231**, 742 (1933).

[8] Siehe S. 132, Fußnote 1.

[9] Giersberg, H.: Über den morphologischen und physiologischen Farbwechsel der Stabheuschrecke Dixippus (Carausius) morosus. Z. vergl. Physiol. **7**, 657 (1928).

[10] Siehe S. 16, Fußnote 2.

[11] Brown jr., F. A., u. M. I. Sandeen: Responses of chromatophores of the fiddless crabb, Uca, to light and temperatures. Physiol. Zool. **21**, 361 (1948).

[12] Parker, G. H.: The influence of light and heat on the movement of the melanophore pigment especially in lizards. J. of Exper. Zool. **3**, 401 (1906).

[13] Redfield, A. C.: The physiology of melanophores of the horned toad Phrynosoma. J. of Exper. Zool. **26**, 275 (1918).

eine zu starke Überhitzung dar. Außerdem setzt eine rasche Atmung (Polypnoe) ein, welche dem Hacheln der Hunde vergleichbar ist (vgl. COLE[1]). Nach SMITH[2] reagierten auch isolierte Hautstücke von Anolis equestris auf beide Grenztemperaturen ganz ähnlich; die Farbzellen sprechen also direkt auf die Temperatur an.

Die Bedeutung einer Erwärmung durch die Sonne. Übertemperaturen können für viele weitere Tiere bedeutsam sein. Sie suchen oft sonnenbeschienene Plätze mit hohen Temperaturen aktiv auf. Die Körpertemperatur von Schistocerca gregaria beträgt infolge der strahlenden Wärme meist 40—45°; bei dieser Temperatur liegt auch das Entwicklungsoptimum. Gerade während der Entwicklungszeit dieses Schädlings herrschen sonnige Tage vor. Es ist verständlich, daß die Entwicklungsdaten für Schistocerca sich sehr schlecht mit den an Wetterstationen gemessenen durchschnittlichen Lufttemperaturen des betreffenden Ortes in Beziehung setzen lassen (BODENHEIMER[3], S. 453). Dieses dürfte auch für manche andere Schädlinge gelten und besonders *eine Prognose* für den Pflanzenschutzwarndienst *erschweren* (vgl. S. 98).

Übertemperaturen bei Pflanzen. Die unbeweglichen Pflanzen können nicht ausweichen und sind darum, falls es sich nicht um ausgesprochene Schattenpflanzen handelt, einem stärkeren Temperaturwechsel durch unterschiedliche Sonnenbestrahlung ausgesetzt. Nach SEYBOLD[4] werden von den grünen Pflanzen 8—20% des sichtbaren (besonders grünen) Lichtes und 45% des ultraroten ($\lambda = 0,8\mu$) reflektiert. Die Reflexion ist nicht nur auf die Oberfläche beschränkt, sondern läßt sich an jeder Schicht, besonders an luftführenden Interzellularen, nachweisen. Häufiger ist die Transmission von Blättern gemessen worden. Nach Abzug von beidem erhält man die Absorption, die bereits für die verschiedenen Teile des Blattes und auch Blattgewebe recht unterschiedlich sein kann; sie ist besonders für die Chloroplasten hoch. So sind bei panaschierten Blättern die weißen Teile kühler als die grünen (vgl. HUBER[5], S. 49 ff. GEIGER[6], S. 266 ff.). Die CO_2-Assimilation verbraucht nur einen Teil der absorbierten Energie.

Die Wurzeltemperaturen entsprechen meistens denen des angrenzenden Bodens, dagegen *weichen Blatt- und Stengeltemperaturen oft recht erheblich von der Lufttemperatur ab.* Obgleich die dünnen Flächen der Blätter meist ziemlich wärmedurchlässig sind und ihre Bewegung den Wärmeaustausch begünstigt, können Übertemperaturen entstehen. Thermoelektrische Messungen der Blattemperatur von Kartoffeln und Tomaten ergaben z. B. bei Besonnung Übertemperaturen von 3—8°, im Schatten Untertemperaturen bis zu 0,8° gegenüber der Luft. Zwischen senkrecht und parallel zur Sonne orientierten Blättern ergaben sich Temperaturunterschiede von 3,2°. Die Temperaturabweichung von der Luft ließ sich durch eine Wärmehaushaltsgleichung, welche Einstrahlung, Wärmeentzug durch Transpiration und den Wärmeaustausch berücksichtigte, im voraus berechnen (WAGGONER und SHAW[7]). Die Temperaturdifferenzen zwischen Blättern und Umgebung

---

[1] COLE, M. C.: Experiments on tolerance of high temperature in lizards with reference to adaptive coloration. J. Ecology **24**, 94 (1943).

[2] SMITH, D. C.: The direct effect of temperature changes upon the melanophores of the lizard Anolis equestris, Proc. Nat. Acad. Sci. (USA) **15** (1929).

[3] Siehe S. 132, Fußnote 6.

[4] SEYBOLD, A.: Über den Lichtfaktor photophysiologischer Prozesse. Jb. wiss. Bot. **82**, 741 (1936).

[5] Siehe S. 131, Fußnote 4.

[6] Siehe S. 135, Fußnote 3.

[7] WAGGONER, P. E., u. R. H. SHAW: Temperature of potato and tomato leaves. Plant Physiol. **27**, 710 (1952); vgl. auch Phytopathology **43**, 317 (1953).

sind bei den Messungen der Transpirationsrate zu berücksichtigen. Konis[1] stellte zwischen vertikal und horizontal gestellten Blättern Temperaturdifferenzen von 3,3—7,3° und gleichzeitig größere Transpirationsunterschiede fest. Ein Haarfilz schirmt die Strahlung natürlich ab.

Fleischige Pflanzen. Besonders große Übertemperaturen beobachtete man bei *fleischigen* Blättern und Sprossen, da diese sich bei länger dauernder Besonnung dadurch stark erwärmen, daß sie wegen ihrer kleinen Oberfläche einen geringen Wärmeaustausch mit der Luft haben und auch wenig transpirieren. Vor allem gilt dieses für *Succulente*. Die Übertemperatur betrug z. B. an der Vorderseite von Opuntienflachsprossen bei senkrechtem Sonneneinfall 30° (Huber[2], vgl. auch Konis[3]). Die Schattenseite kann wesentlich kühler sein. Eine Übersicht über viele Temperaturmessungen von Pflanzen und ihrer Teile gibt Fritsche[4] (vgl. auch Huber[5], S. 95 ff., Walter[6], S. 32 ff.).

Schäden durch eine Sonnenbestrahlung. Auch bei anderen Pflanzenteilen hat man hohe Übertemperaturen gemessen (in Weintrauben z. B. 40° — Zschokke[7]), die nicht ungefährlich sind. Die Cambiumtemperatur der Südseite einer freistehenden Fichte betrug z. B. 55° (Hartwig,[8] S. 228), die Übertemperatur bei einem Pfirsichbaum 30,5° (Eggert[9]). Junge Holzpflanzen werden manchmal an der Stelle geschädigt, wo das Stämmchen die heiße Bodenoberfläche berührt (vgl. Huber[5], S. 125). Dennoch ist festzustellen, daß Sonnen- und Rindenbrandschäden durch direkte Sonnenbestrahlung *verhältnismäßig selten* sind (vgl. Hartwig[8], Wartenberg[10], S. 577, Walter[6], S. 34).

Schäden bei Pflanzen entstehen bisweilen durch ein rasches Erwärmen von gefrorenen Pflanzenteilen und durch ein schnelles Gefrieren nach dem Aufhören der Sonnenbestrahlung (vgl. 60).

Bei Insekten sollen Verluste durch hohe Temperaturen infolge von Sonnenbestrahlung oft erheblich sein (vgl. Uvarov[11], S. 137).

Entstehung von Mikroklimaten. Die mikroklimatischen Unterschiede durch die einseitige Sonnenbestrahlung von Pflanzen können für Tiere Bedeutung haben. So schlüpften die an der Südseite eines Baumes befindlichen Kokons des Apfelwicklers Carpocapsa pomonella als erste, die der Ostseite mit 6 Tagen, der Westseite mit 10 Tagen und die der Nordseite mit 15 Tagen Verspätung (Walter[6], S. 41). Bei der orientalischen Pfirsichmotte betrug die Differenz des Schlüpfens 26—28 Tage (Temperaturdifferenz an den verschiedenen Seiten des Baumes bis 20° — Peterson und Haeussler[12]).

---

[1] Konis, E.: The effect of the leaf temperatures on transpiration. J. Ecology **31**, 147 (1950).

[2] Huber, B.: Einige Grundfragen des Wärmehaushaltes der Pflanzen. I. Die Ursachen der hohen Sukkulenten-Temperaturen. Ber. dtsch. bot. Ges. **50**, 68 (1932).

[3] Konis, E.: On the temperature of Opuntia joints. Palestine J. Bot. Jerusalem Ser. **5**, 46 (1950).

[4] Fritsche, G.: Untersuchungen über die Gewebstemperaturen von Strandpflanzen unter dem Einflusse der Insolation. Beih. z. Bot. Zbl. **50**, I 251 (1933).

[5] Siehe S. 131, Fußnote 4.

[6] Siehe S. 53, Fußnote 12.

[7] Zschokke, A.: Sonnenbrand-, Hitzetod- und Austrocknungsschäden an Reben. Gartenbauwiss. **4**, 196 (1931).

[8] Hartwig, R.: Lehrbuch der Pflanzenkrankheiten. Berlin 1900.

[9] Siehe S. 60, Fußnote 1.

[10] Siehe S. 45, Fußnote 1.

[11] Siehe S. 50, Fußnote 10.

[12] Peterson, A., u. G. J. Haeussler: Determination of the spring-brood emergence of oriental peach moth and codling moth by various methods. J. Agricult. Res. **37**, 399 (1928).

D. Temperatur und Verhalten.

I. Die Temperaturabhängigkeit der Bewegungsgeschwindigkeit und anderer Tätigkeit.

Es wurde schon erwähnt, daß die Bewegungsgeschwindigkeit von Tieren mit steigender Temperatur im allgemeinen ansteigt (S. 18, vgl. z. B. Brandt[1], Andersen[2]). Es handelt sich bei diesem Abschnitt eigentlich um Probleme von früheren Kapiteln; darum erübrigt sich eine eingehendere Darstellung. Bei Heuschrecken ist auch die Zahl der Stridulationen pro Zeiteinheit von der Temperatur abhängig (Matthews[3] u. a.), nach Zippelius[4] sogar der Rhythmus. In Amerika soll man die Grille Oecanthus niveus sogar als Thermometer benutzen; aus der Zahl der Zirplaute pro Minute kann man auf einfache Weise die Temperatur berechnen (vgl. Lutz[5]). Nach Viaud[6] beschleunigt sich die pos. phototaktische Bewegung von Planarien mit zunehmender Temperatur bis zu der Vorzugstemperatur (vgl. S. 152), oberhalb derselben verlangsamt sie sich. Negativ phototaktisches Kriechen wird in gewissen Fällen auch oberhalb der Vorzugstemperatur beschleunigt. Weber[7] unterscheidet bei seinen eingehenden Untersuchungen der sogenannten weißen Fliege ein Temperaturmaximum der Schreitgeschwindigkeit von einem höheren der Beweglichkeit überhaupt (ungerichtete Bewegungen, Suchflüge usw.). Das erste Maximum fällt etwa mit dem Entwicklungsoptimum zusammen, das zweite wird dagegen durch Temperaturen, die weit oberhalb des später erörterten Präferendums liegen, immer noch gesteigert bis nahe zum Eintritt der Wärmestarre und des Hitzetodes. Dies ist vom biologischen Nutzen aus betrachtet wichtig, da eine Steigerung der Beweglichkeit, insbesondere der Suchflüge, ein Entkommen aus der verderblich hohen Temperatur erleichtert. Physiologisch betrachtet bedeutet die starke Beweglichkeit bei den hohen Temperaturen eine schwere Belastung für den Organismus (Weber, S. 686).

Grenztemperaturen. Mit diesem Beispiel berühren wir bereits das Problem der Grenztemperaturen für Bewegungen und andere Tätigkeiten. Die Grenzen liegen, wie erwähnt, meist enger als die Lebensgrenzen und können für die einzelnen Bewegungsformen deutlich gestaffelt sein (vgl. S. 65, ferner Vité[8]). Bodenheimer und Klein[9] unterscheiden bei Insekten mehrere allerdings nicht immer scharf zu trennende Temperaturbereiche: Beginn der Kältestarre — schwache Bewegungen der Antennen und Extremitäten — unterbrochenes Kriechen — normale Aktivität — starke Aktivität — höchste Erregung — Beginn der Wärmeparalyse. Die verschiedenen Temperaturgrenzen können sich nicht nur für die einzelnen Arten, sondern auch für die Entwicklungsstadien der gleichen Art unterscheiden.

---

[1] Brandt, H.: Die Abhängigkeit der Bewegungsgeschwindigkeit der Nonnenraupe (Lymantria monacha) von der Temperatur. Z. vergl. Physiol. **23**, 715 (1936).

[2] Andersen, K. T.: Die Lupinenblattrandkäfer Sitona griseus F. u. Sitona gressorius F. Z. angew. Entomol. **24**, 325 (1938).

[3] Matthews, H. D.: On the stridulation of insects. Science (Lancaster Pa.) N. S. **95**, 324 (1942).

[4] Zippelius, H.-M.: Die Paarungsbiologie einiger Orthopterenarten. Z. Tierpsychol. **6**, 372 (1949).

[5] Lutz, F. E.: The insect glee club at the microphone. Natur. History **42**, 338 (1938).

[6] Viaud, G.: Recherches expérimentales sur le phototropisme des Planaires. Behaviour **2**, 163 (1950).

[7] Siehe S. 86, Fußnote 1.

[8] Vité, J. P.: Temperaturversuche an Ips typographus L. Zool. Anz. **149**, 195 (1952).

[9] Siehe S. 47, Fußnote 10.

Von zahlreichen, biologisch interessanten Beobachtungen seien nur einige aufgeführt. Zwischen der Flugtätigkeit vieler Insekten und der Temperatur bestehen oft enge Beziehungen. Die Massenwanderungen von Heuschrecken beginnen z. B. bei bestimmten Temperaturen (vgl. Uvarov[1], S. 87, Gunn u. Mitarb.[2]). Bodenheimer[3] (S. 476) konnte für die wandernden Larven von Schistocerca gregaria direkt einen *temperaturbedingten „Stundenplan"* aufstellen (in Klammern Bodentemperaturen).

Vor Sonnenaufgang: 5—6[h] (17—20°): Tiere meist an Pflanzen, ein kleiner Teil in langsamer Wanderung.

Nach Sonnenaufgang: 6—8.30[h] (20—26°): Beschleunigte Wanderung. Wenn 20° erreicht ist, dichte Ansammlungen an warmen, sonnigen Plätzen. Breitseite der Sonne zugekehrt. Die Wanderung wird dann eingestellt. Kein Tier mehr an Pflanzen. 8—16[h] (27—37°): Über 27° beginnt die reguläre Wanderung. 12—14[h] (40—50°): Wenn die Temperatur am Boden in der Mittagssonne 40° überschreitet, wird Wanderung eingestellt. Der Körper ist jetzt in Richtung der Sonnenstrahlen orientiert. Ein Teil klettert bis in die äußersten Zweigspitzen von Pflanzen. 15—16[h] (27—40°): Viele Tiere fressen auf Pflanzen. 16—17.30[h] (27—20°): Dichte Ansammlung an warmen Plätzen in der Sonne (wie morgens).

Nach Sonnenuntergang: unter 20°: Tiere zerstreuen sich und begeben sich auf Pflanzen zur Übernachtung.

Nachts: Tiere sitzen an Pflanzen, vornehmlich Gebüschen. Ein kleiner Teil übernachtet am Boden. — In sehr warmen Nächten kann auch die Wanderung fortdauern.

Auch für den Beginn der *Lachswanderung* im Frühling ist die Temperatur entscheidend. Fallende Temperatur kann eine Umkehr und Stromaufwärtsschwimmen auslösen (White[4], vgl. auch Verwey[5]). Das *Aufsuchen und Abwandern der Insekten* von Winterquartieren kann durch bestimmte Temperaturen ausgelöst werden (vgl. Tinker[6], Holmquist[7]). Nach Krogerus[8] (S. 87) herrscht auch in der Tagrhythmik von Carabiden der Uferzone ein augenfälliger Unterschied zwischen dem Vorsommer und dem Hochsommer. Im Vorsommer sind die Tiere in der Anspülzone nur tagsüber in Bewegung. Im Hochsommer laufen sie auch zur heißesten Tageszeit herum, halten sich aber fast ausschließlich im Bodensubstrat oder unter dichter Vegetation auf. Zu dieser Zeit sind sie aber auch nachts in Bewegung und können dann auf dem Boden herumlaufend beobachtet werden; um diese Zeit ist die Temperatur der Bodenschicht auch des Nachts für die Bewegung hoch genug.

Nach Bodenstein und Klein[9] liegt die Aktivitätsphase der Ernteameise (Messor semirufus) im Winter in den Mittagsstunden, im Frühjahr abends, im Sommer während der ganzen Nacht und im Herbst in der ersten Nachthälfte (vgl. S. 47). Die Minimal- und Maximaltemperaturen unterscheiden sich jahreszeitlich sehr stark (untere Grenze im April 3,5°, im September 21,1°). — Auch bei solchen Untersuchungen ist der Einfluß der Adaptationstemperatur zu berücksichtigen. Veränderungen während des Jahres oder des Tages können durch die Temperatur bedingt werden, oder aber diese Periodizität hängt zumindest nicht direkt von ihr ab (vgl. Uvarov[1], S. 102, Schneirla in Roeder[10], S. 688 ff.).

II. Der Einfluß auf taktische Orientierungen.

Die Temperatur kann auch die Reaktionen auf andere Reize beeinflussen. Dies zeigt sich besonders bei der *taktischen Orientierung*. Es ist oftmals beobachtet worden, daß *die Richtung der Phototaxis* von der Temperatur abhängt. Die Fliege Eristalis tenax ist zwischen 10 und 30° meist positiv, außerhalb dieser Grenzen negativ phototaktisch. Die obere Grenze des Umschlags ändert sich mit dem Alter

---

[1] Siehe S. 50, Fußnote 10.

[2] Gunn, D. L., u. Mitarb.: Mast departure of locust swarms in relation to temperature. Nature (London) **156**, 628 (1945), vgl. auch R. Chauvin: Ann. Epiphyt. **13**, 1 (1947).

[3] Siehe S. 132, Fußnote 6.

[4] White, H. C.: Migrating behaviour of sea-running Salvelinus fontinalis. J. Fish. Res. Bd. Canada **5**, 258 (1941).

[5] Verwey, J.: Migration in birds and fishes. Bijdr. Dierkd. **28**, 477 (1949).

[6] Siehe S. 103, Fußnote 5.

[7] Holmquist, A. M.: Studies in arthropod hibernation. I. Ecological survey of hibernating species from forest environment of the Chicago region. Ann. Ent. Soc. Amer. **19**, 395 (1926).

[8] Siehe S. 132, Fußnote 1.

[9] Siehe S. 47, Fußnote 10.

[10] Insect Physiology, edit. by K. R. Roeder. New York, London 1953.

der Tiere (DOLLEY und GOLDEN[1]; weitere Beispiele: der Käfer Taphrocerus, die Fliege Pollenia, Bienen, Copepoden usw. — CHAPMAN[2], DE COURSEY[3], GOETZE[4], S. 254, RUSSEL[5]). In der Natur wird durch eine Phototaxis im allgemeinen ein *Indifferenzbereich der Lichtintensität* aufgesucht, in dem diese Reaktionen erlöschen, dafür aber andere an die Stelle der Phototaxis treten (z. B. die Photomenotaxis, die eine ganz andere biologische Bedeutung hat — vgl. BAUERS[6], PRECHT[7]). Das Aufsuchen einer Indifferenzzone (eines *Präferendums*) kann in einem Lichtgefälle gezeigt werden. Lichtintensitäten *unterhalb* dieses Bereichs lösen *positive* Phototaxis, *oberhalb negative* aus. Die Lage dieser Zone liegt nicht starr fest, sondern kann durch Außenfaktoren, aber auch spontan verschoben werden. Ein solcher Außenfaktor ist in manchen Fällen, wie die Beispiele zeigen, *die Temperatur*. Höhere Wirbeltiere zeigen für gewöhnlich keine Phototaxis, in einigen Fällen z. B. als Fluchtreaktion. Ob dieses auch auf der Basis einer Präferendumverschiebung verstanden werden kann, bleibt zu untersuchen.

Eine *geotaktische Orientierung* muß ganz anders verlaufen, da das natürliche Schwerereizfeld nie ein Gefälle hat. Ein Tier kann somit nur *zu bestimmten Zeiten* positiv oder negativ geotaktisch werden, später wird es wieder indifferent. Auch hierauf kann die *Temperatur* einen Einfluß haben (z. B. bei Nematoden nach BUCKLEY[8], LYNCH[9]). Bei der sogenannten weißen Fliege liegt das Temperaturoptimum für die positive Phototaxis bei etwa 35°, das für die negative Geotaxis bei 20°; je nach der Temperatur überwiegt die eine oder andere Reaktion (WEBER[10], S. 689). — Auch die *Chemotaxis* menschlicher Leukocyten wird durch die Temperatur beeinflußt (FUKUSHIMA u. Mitarb.)[11].

III. Der Einfluß der Temperatur auf Lernen, Gedächtnis usw.

Ameisen (Camponotus herculeanus) mußten ein Labyrinth passieren, um einen Ort mit unangenehmem Duft zu verlassen. Zwischen 15 und 25° fand HOAGLAND keinen Unterschied im Lernerfolg, über 25° nahm jedoch die Zahl der notwendigen Versuche zur Beherrschung der Aufgabe ab. Ein Wiedererlernen nach einem Aufenthalt von 18 Std. bei bestimmten Temperaturen wurde durch höhere

---

[1] DOLLEY, W. L., u. L. H. GOLDEN: The effect of sex and age on the temperature at which reversal in reaction to light in Eristalis tenax occurs. Biol. Bull. **92**, 178 (1947); vgl. auch Anat. Rec. **99**, 117 (1947).

[2] CHAPMAN, R. N.: Observations on the life-history of Taphrocerus gracilis SAY. Mem. Cornell Univ. Agric. Exper. Stat. **67**, 13 (1923).

[3] COURSEY, R. M. DE: A bionomical study of the cluster-fly Pollenia rudis FAB. Ann. Ent. Soc. Amer. **20**, 368 (1927).

[4] GOETZE, G.: Untersuchungen über das Vorkommen und die Bedeutung der Ocellen-Stirnaugen. Zool. Jb. (allg. Zool. u. Physiol.) **44**, 211 (1927).

[5] RUSSEL, F. S.: The vertical distribution of plankton in the sea. Biol. Rev. **2**, 213 (1927); vgl. auch H. B. MOORE u. Mitarb.: Bull. Mar. Sci. Gulf. a. Carribbean **3**, 83 (1953).

[6] BAUERS, C.: Über die Orientierung wirbelloser Tiere zum Licht. Zool. Jb. (allg. Zool. u. Physiol.) **64**, 348 (1953).

[7] PRECHT, H.: Über die Orientierung der Tiere zum Licht. Verh. dtsch. Zoologen in Wilhelmshaven **1951**, 242.

[8] BUCKLEY, J. J. C.: Observations on the vertical migrations of infective larvae of certain bursata nematodes. J. Helminth. **18**, 173 (1940).

[9] LYNCH, W. F.: The behaviour and metamorphosis of the larvae of Bugula neritina L. Experimental modification of the length of the freeswimming period and the responses of the larvae to light and gravity. Biol. Bull. **92**, 115 (1947).

[10] Siehe S. 86, Fußnote 1.

[11] FUKUSHIMA, K., N. SENDA u. H. INUI: Studies in tropism of leucocytes. I. Influences of temperature of external world upon the chemotropism of human neutrophilic leucocytes. Med. J. Osaka Univ. **2**, 75 (1951).

Temperaturen erschwert (vgl. Schneirla in Roeder[1], S. 738). Piéron[2] untersuchte die Ermüdung von Limnaea stagnalis gegenüber mechanischen Reizen und einer Herabsetzung der Lichtintensität bei verschiedenen Temperaturen (Reize alle 10 sec). Die notwendige Reizzahl bis zum Verschwinden der Reaktionen nahm mit steigender Temperatur ab, nach 10 min war die Nachwirkung der vorhergehenden Ermüdung jedoch bei den tieferen Temperaturen am stärksten.

French[3] fand bei Dressurversuchen mit Goldfischen, daß sie bei einem Aufenthalt in *hohen* Temperaturen ihre vorher gelernte Aufgabe (Orientierung in einem Labyrinth) *gründlicher vergessen* als in tiefen Temperaturen. Jones[4] macht darauf aufmerksam, daß bei diesen Versuchen die *Adaptation* mit hineingespielt haben kann, und zwar insofern, als die aus den niederen Temperaturen stammenden Fische nach der Rückkehr in die gleichen Versuchstemperaturen wegen des Adaptationstyps 3 einen intensiveren Stoffwechsel haben als die vorher warm aufbewahrten Tiere und darum auch bessere Leistungen bei dem erneuten Lernen zeigen können.

Viele Tiere haben ein *Zeitgedächtnis*. Sie können darauf dressiert werden, ihr Futter zu bestimmten Tageszeiten zu suchen. Nach Grabensberger[5] zeigten Bienen bei hohen Temperaturen eine Tendenz, sich zu verfrühen und bei niedrigen, sich zu verspäten.

Hess[6] untersuchte kürzlich den Einfluß der Temperatur auf die Dauer bis zum Reagieren auf Attrappen beim Kampffisch (Betta splendens). Die Reaktionsdauer stieg proportional zur auslösenden Wirkung des Reizkomplexes und zur Temperatur. Die proportionale Zunahme der Reaktionsdauer auf jede Attrappe von einer Temperaturstufe zur nächsten war immer die gleiche.

IV. Der Temperatursinn.

1. Receptoren und ihre Funktion.

Receptoren. Das Temperaturproblem hat noch eine ganz andere Seite, die bisher gar nicht berührt wurde, dies ist *der Temperatursinn*. Wir können über die Sinnesempfindungen der Tiere nichts aussagen, sondern nur *ihr Verhalten* nach den verschiedensten Reizen studieren, dabei evtl. die als Receptoren funktionierenden Sinneszellen ausschalten oder Aktionsströme in den gereizten Sinneszellen oder -organen bzw. den ableitenden Nerven messen. Bei der Untersuchung des Temperatursinnes der wechselwarmen Tiere kommt als erschwerend hinzu, daß wir über die Anatomie der Receptoren für Temperaturreize sehr wenig wissen. Es fehlt im allgemeinen der Nachweis, daß es sich bei den vielen entdeckten, in Frage kommenden Receptoren auch wirklich um solche handelt, für die der adäquate Reiz die Temperatur ist. Mit einiger Wahrscheinlichkeit kann man z. B. nach Slifer[7] segmental angeordnete Stellen der Heuschrecke Locusta migratoria migratorioides mit dünner Cuticula und einer einschichtigen Lage von verzahnten

---

[1] Siehe S. 142, Fußnote 10.

[2] Piéron, H.: Sur l'accélération avec la température, de l'évolution des processus mnémoniques. C. r. Soc. Biol. (Paris) **135**, 631 (1941).

[3] French, J. W.: The effect of temperature on the retention of a maze habit in fish. J. of Exper. Psychol. **31**, 79 (1942).

[4] Jones, F. N.: An alternative explanation of the effect to temperature upon retention in the goldfish. J. of Exper. Psychol. **35**, 76 (1945).

[5] Grabensberger, W.: Das Zeitgedächtnis von Ameisen, Termiten, Bienen und Wespen. Z. vergl. Physiol. **20**, 1, 338, 501 (1934); vgl. auch H. Kalmus **20**, 405 (1934).

[6] Hess, E. H.: Temperature as a regulator of the attack-response of Betta splendens. Z. Tierpsychol. **9**, 378 (1952).

[7] Slifer, E. H.: Some unusual structures in Locusta migratoria migratoroides and their probable function as thermoreceptors. Proc. Roy. Soc. (London) B **138**, 414 (1951).

Zellen, die von dünnen Nervenfasern versorgt werden, als Thermoreceptoren ansehen (über fragliche Fälle vgl. HERTER[1], S. 15).

Aus der Beobachtung von verschiedenen Reaktionen und Latenzzeiten bei Kälte- und Wärmereizen schließt MORGAN[2] beim Frosch auf *zwei Receptorensysteme*, wie sie auch für den Menschen angenommen werden (vgl. Teil III). Nach DIJKGRAAF[3] geht aus Differenzdressuren an Fischen hervor, daß für diese Tiere „warm" und „kalt" auch qualitativ verschiedene Sinneseindrücke sind.

Über die Funktion der Thermoreceptoren. Bei der Untersuchung des psychogalvanischen Reflexes des Frosches war der Galvanometerausschlag *nur von der Reiztemperatur*, nicht von der Temperaturänderung, d. h. der vorigen Temperatur abhängig (HAHN u. Mitarb.[4], HAHN[5]). HERTER[6] konnte Entsprechendes für bestimmte Reaktionen bei Egeln feststellen. Bei Fischen (Fundulus) war die Chromatophorenreaktion jedoch *verschieden*, je nachdem sie aus kälterem oder wärmerem Wasser in 20° übergeführt wurden (SMITH[7]). Die hier berührten Probleme der Funktion der Thermoreceptoren sind im wesentlichen an Warmblütern studiert worden. Besonders durch HENSEL u. Mitarb. ist neuerdings ein tieferer Einblick gelungen. Die Receptoren senden auch in Ruhe *Dauerimpulse* zum Zentralnervensystem. Sie sprechen nur auf einen *kleinen Temperaturbereich* an, wobei die Impulszahl zunächst mit der Temperatur ansteigt, um dann wieder abzufallen. Die Erregung ist aber nicht nur von der *Temperatur* sondern auch von der *Zeit* abhängig. Bei *schnellen* Abwärtssprüngen der Temperatur kommt es bei den Kältereceptoren zu einer „überschießenden" Erregung, bis dann eine Adaptation auf einen anderen Dauerwert erfolgt, welcher der neuen konstanten Temperatur entspricht; bei Aufwärtssprüngen kommt es zu einer „überschießenden" Hemmung der Entladung. *Langsame* Abkühlung von zeitlich linearem Verlauf führt zu einer sich kontinuierlich ändernden Entladungsfrequenz des Receptors. Die Wärmereceptoren besitzen ein anderes Frequenzmaximum der stationären Entladungen bei konstanten Temperaturen; es liegt zwischen 38 und 43° (anstatt zwischen 20 und 34°). Sie verhalten sich gegenüber Temperatursprüngen gerade umgekehrt wie die Kältereceptoren. Ihre stationären temperaturabhängigen Dauerentladungen zeigen eine weniger regelmäßige Impulsfolge.

Beim *Menschen* kann man auch die *Temperaturempfindungen* mitregistrieren. Die zentrale Schwelle liegt höher als die der Receptoren. Dieser Ausdruck besagt, daß eine gewisse, an die zentralen Teile des Nervensystems gelangende Impulszahl und -frequenz überschritten werden muß, bevor eine bewußte Temperaturempfindung eintritt. Die zentrale „Gesamtwirkung" kann einmal durch „zeitliche Summation" der afferenten Impulse zustande kommen. Hierbei kommt es auf die Impulsfrequenz und -zahl der einzelnen afferenten Faser an. Zum anderen ist die „räumliche Summation" der afferenten Impulse wichtig, wobei der entscheidende Faktor die Zahl der Fasern ist, die gleichzeitig erregt sind (aus HENSEL[8], Näheres im Teil III, vgl. auch ZOTTERMAN[9]).

---

[1] Siehe S. 47, Fußnote 5.

[2] MORGAN, A. H.: The temperature senses in the frog's skin. J. of Exper. Zool. **35**, 83 (1922).

[3] DIJKGRAAF, S.: Untersuchungen über den Temperatursinn der Fische. Z. vergl. Physiol. **27**, 587 (1940); vgl. auch Experientia (Basel) 8, 205 (1952).

[4] HAHN, H., K. BOSHAMER u. I. GOLDSCHEIDER: Die Reize und die Reizbedingungen des Temperatursinnes. Pflügers Arch. **217**, 36 (1927).

[5] HAHN, H.: Beiträge zur Reizphysiologie. Heidelberg 1949.

[6] HERTER, K.: Temperaturversuche mit Egeln. Z. vergl. Physiol. **10**, 248 (1929).

[7] SMITH, D. C.: The effect of temperature on the melanophores of fishes. J. of Exper. Zool. **52**, 183 (1928).

[8] HENSEL, H., Physiologie der Thermoreception. Erg. Physiol. **47**, 166 (1952).

[9] ZOTTERMAN, Y.: Thermal receptors. Annual Rev. Physiol. **15**, 357 (1953).

Spezielle Receptoren. Bei *Fischen* soll nach elektrophysiologischen Untersuchungen von Hoagland und Rubin[1] das *Seitenliniensystem*, welches heute im allgemeinen als Receptor für Ferntastreize angesehen wird, auf Temperaturreize ansprechen, desgleichen die sogenannten Lorenzini*schen Ampullen* am Kopf der *Selachier*, die auch als Druckreceptoren gedeutet werden. Nach Dijkgraaf[2] ist durch seine Dressurversuche mit intakten Fischen und solchen mit durchschnittenen Seitenliniennerven entschieden, daß diese Organe *nicht* als Thermoreceptoren funktionieren; die gleiche Bedeutung der Lorenzinischen Ampullen wurde von ihm früher bezweifelt (vgl. auch Andrews[3]). Ein Schluß aus *Aktionsstrommessungen* auf die *natürliche Bedeutung* von Sinneszellen und -organen ist nach ihm und anderen Autoren nur bedingt möglich, da bei solchen Untersuchungen stets auch sehr viele inadäquate Reize wirksam sind, d. h., die Potenz der Sinneszellen ist größer als ihre normale biologische Bedeutung. So werden z. B. auch die Mechanoreceptoren der Säugetierhaut durch thermische Reize erregt. Hensel[4] (S. 263 ff.) weist aber darauf hin, daß schon die elektrophysiologischen Untersuchungen von Sand[5] ergeben haben, daß die Lorenzinischen Ampullen höchst empfindlich gegen Temperaturreize sind, aber im Gegensatz zu den Seitenlinien praktisch unerregbar durch mechanische Reize, so daß die Annahme spezifischer Thermoreceptoren nicht von der Hand zu weisen ist. Durch seine eigenen, noch unveröffentlichten Untersuchungen an Scyllium konnten die Befunde von Sand an Raja bestätigt werden. Er stellte darüber hinaus fest, daß die Impulsladung der Ampullen auf thermische Reize sich in allen entscheidenden Punkten wie die der Kälterezeptoren der Warmblüter verhält (vgl. Teil III). Bei *konstanter* Temperatur zeigt die Einzelfaser eine *stationäre Entladung*, deren Frequenz ein Maximum bis zu 50 Imp./sec erreicht, das bei den einzelnen Receptoren zwischen 15 und 22° liegt. Im kälteren und wärmeren Temperaturbereich nimmt die Impulsfrequenz schließlich bis zum Wert 0 ab, wobei die Hemmung völlig reversibel ist. Das Maximum der Gesamtentladung im Nerven der Lorenzinischen Ampullen liegt bei 20°. Schnelle *Abkühlungen* bewirken an der Einzelfaser vorübergehende *Frequenzerhöhungen* bis zu 200 Imp./sec, *Erwärmungen* eine spiegelbildliche vorübergehende *Hemmung* der Entladung. Schon Abkühlung von 0,05° vermögen die Impulsfrequenz deutlich zu erhöhen. Die Befunde gelten für die Ampullen in situ wie im herauspräparierten Zustand. Selbst grobe mechanische Reize, die die Ampullen deutlich deformieren, ändern meist die Entladungsfrequenz überhaupt nicht, während die Seitenlinienorgane auf den leisesten mechanischen Reiz mit kräftigen Impulssalven reagieren. — Hensel gibt zu, daß über die natürliche Bedeutung der Lorenzinischen Ampullen durch elektrophysiologische Untersuchungen allein kaum Auskunft zu gewinnen ist; dies gilt nach ihm aber auch für viele Dressurversuche, da z. B. die Tatsache, daß man einen Fisch auf bestimmte Fütterungstemperaturen dressieren kann, wenig darüber aussagt, welche Rolle sein Temperatursinn im natürlichen Leben spielt.

Auch die *Grubenorgane* am Kopf mancher Schlangen (Crotalus u. a.) sollen als empfindliche Thermoreceptoren funktionieren und besonders auf die strahlende Energie von warmblütigen Beutetieren ansprechen (G. K. Noble und A. Schmidt).

---

[1] Rubin, M. A.: Thermal reception in fishes. J. Gen. Physiol. **18** (1935).

[2] Siehe S. 145, Fußnote 3.

[3] Andrews, C. W.: Sensitivity of fish to light and the lateral line system. Physiol. Zool. **25**, 240 (1952).

[4] Siehe S. 145, Fußnote 8.

[5] Sand, A.: The function of the ampullae of Lorenzini, with some observations on the effect of temperature on sensory rhythm. Proc. Roy. Soc. (London) B **125**, 524 (1938)

Neuerdings führten BULLOCK und COWLES[1] Aktionsstrommessungen an diesen Organen aus. "Any warm or any cold object causes a transient response with a threshold that can be roughly indicated by the human hand at 30 cm distance or by a glass of water 1° above or below a glass of water at the neutral temperature, held close to the pit" (S. 542). Die „neutrale" Temperatur hängt nicht von der Körpertemperatur ab, sondern entspricht der durchschnittlichen Strahlung aller Umweltobjekte. Kältere Objekte hemmen die Nervenaktivität, selbst wenn sie wärmer als der Schlangenkörper sind. Wenn sie nicht zu warm sind, erfolgt alsbald eine Adaptation. Entfernt man dann das Reizobjekt, so hat dies einen umgekehrten Effekt als sein Erscheinen. Das Auftauchen wärmerer Objekte führt zunächst zu einer Erhöhung der Nervenaktivität. Auch ihr Verschwinden kann angezeigt werden. — Da elektrophysiologische Untersuchungen besonders an den Receptoren von Warmblütern ausgeführt worden sind, werden die allgemeineren Gesichtspunkte ausführlicher im Teil III behandelt.

Die Lokalisation der Receptoren. Im allgemeinen ist nur nach der *Lokalisation eines Temperatursinnes* gefragt worden. Bei den *Wirbeltieren* ist meist die *ganze Haut* temperaturempfindlich, allerdings in unterschiedlichem Ausmaß. Eine Cocainisierung der Haut setzt beim Frosch die Grenze für Hitzereize herauf, die Reaktionen auf Kältereize erlöschen ganz. Entfernung von Hautpartien soll nach MORGAN[2] die Temperaturempfindlichkeit aufheben, was von v. BUDDENBROCK[3] (S. 376) jedoch nicht bestätigt werden konnte.

Auch bei den *Insekten* sind die einzelnen Körperpartien sehr *unterschiedlich* temperaturempfindlich. Eine besondere Bedeutung für die Perzeption von Temperaturreizen haben meist die *Antennen* bzw. *bestimmte Antennenglieder*, was durch Amputationsversuche leicht festgestellt werden kann. Dies gilt z. B. für das vorderste Glied bei Pyrrhocoris, das 3. Glied bei der Bettwanze, die letzten 5 Glieder bei Bienen usw. (GEBHARDT[4], SIOLI[5], HERAN[6]). Bei der zuerst genannten Wanze ist die betreffende Stelle mit dünnwandigen Sinneshaaren besetzt, die als Receptoren angesehen werden. Oft sind auch andere Körperteile temperaturempfindlich, bei Liogryllus campestris z. B. die Maxillar- und Labialtaster, die Vorderbeine, Cerci, Legeröhre, Mittel- und Hinterbeine, Flügel, Abdomen, Halsschild und Kopf (Scheitel) (HERTER[7], weitere Beispiele bei HERTER[8], S. 19).

Bei Paramaecium und Stentor sollen nach ALVERDES[9] und BRAMSTEDT[10] nur die Vorderenden temperaturempfindlich sein (vgl. jedoch KOEHLER[11]).

---

[1] BULLOCK, T. H., u. R. B. COWLES: Physiology of an infrared receptor: The facial pit of pit vipers. Science (Lancaster/Pa.) **115**, 541 (1952); vgl. auch Federat. Proc. **12**, 22, 666 (1953); ferner Sympos. „Nerve Impulse", J. Macy Found. Caldwell, N. J. 1954.

[2] Siehe S. 145, Fußnote 2.

[3] BUDDENBROCK, W. v.: Vergleichende Physiologie. Bd. I, 1952.

[4] GEBHARDT, H.: Lokalisatorischer Nachweis von Temperaturrezeptoren bei Dorcus parallelepipedus L. und Pyrrhocoris apterus L. Experientia (Basel) **7**, 302 (1951); vgl. auch Zool. Jb. (allg. Zool. u. Physiol.) **63**, 558 (1953).

[5] SIOLI, H.: Thermotaxis und Perzeption von Wärmestrahlen bei der Bettwanze (Cimex lectularius L.). Zool. Jb. (allg. Zool. u. Physiol.) **58**, 284 (1937).

[6] HERAN, H.: Untersuchungen über den Temperatursinn der Honigbiene (Apis mellifica) unter besonderer Berücksichtigung der Wahrnehmung strahlender Wärme. Z. vergl. Physiol. **34**, 179 (1952).

[7] HERTER, K.: Untersuchungen über den Temperatursinn einiger Insekten. Z. vergl. Physiol. **1**, 221 (1924).

[8] Siehe S. 47, Fußnote 5.

[9] ALVERDES, F.: Zur Lokalisation des chemischen und thermischen Sinnes bei Paramaecium und Stentor. Zool. Anz. **55**, 19 (1922).

[10] BRAMSTEDT, F.: Die Lokalisation des chemischen und thermischen Sinnes bei Paramaecium. Zool. Anz. **112**, 257 (1935).

[11] KOEHLER, O.: Beiträge zum Verhalten von Paramaecium-Teilstücken. Verh. dtsch. zool. Ges. **1934**, 74.

Unterschiedsempfindlichkeit. Man kann die *Unterschiedsempfindlichkeit* für Temperaturreize z. B. in einem Intensitätsgefälle untersuchen (vgl. S. 149). Manche Insekten reagierten auf eine Änderung der Temperatur um etwa $1/4°$ (Herter[1], S. 167, Heran[2]). Fische konnten auf einen Temperaturunterschied von 1° dressiert werden (Dijkgraaf[3]), Bienen auf 2° (Heran[2]). Egel unterschieden 3° (v. Baal[4]). Bettwanzen reagierten auf 1 cm entfernte Körper, deren Temperatur 1° über der der Umgebung lag (Sioli[5]). Die Unterschiedsempfindlichkeit kann selbst *temperaturabhängig* sein; sie nimmt dann mit steigender Temperatur zu (Herter[1], S. 167). Nach Bonner u. Mitarb.[6] reagierten die Pseudoplasmodien von Dictyostelium discoideum thermotaktisch auf ein Temperaturgefälle von 0,05°/cm; bei phobischem Reagieren (vgl. S. 153) besagt dies allein noch nichts über die Unterschiedsempfindlichkeit.

Im folgenden sollen Reaktionen beschrieben werden, die wahrscheinlich als Leistungen des Temperatursinnes anzusehen sind, nicht als eine bloße Temperaturwirkung auf zentralnervöse Prozesse. Eine *exakte* Trennung ist allerdings wegen unserer geringen Kenntnisse *kaum möglich*. Auf eine ausführliche Darstellung kann verzichtet werden, weil diese Probleme für die große und eingehend untersuchte Gruppe der Insekten vor kurzem von Herter[1, 7] eingehend geschildert worden sind.

2. Ungerichtete Reaktionen.

Zu den *ungerichteten Reaktionen* zählt Herter[1] (S. 24) die *Putzbewegungen von Insekten*, die besonders durch hohe Temperaturen ausgelöst werden. Daß die Perzeption der Temperatur durch Receptoren erfolgt, wird aus folgender Beobachtung geschlossen: Wenn einem Glied eine heiße Nadel genähert wird, so putzt das Tier es. Nähert man daraufhin die Nadel einem anderen Gliede (etwa einem Hinterbein), so wird oft das erste Glied freigelassen und das zuletzt gereizte zum Munde geführt und geputzt. Es bleibt aber zu erwägen, ob keine Schmerzreaktionen vorliegen. Herter glaubt, daß durch dieses Wärmeputzen evtl. ein Übermaß an Erregung „abreagiert" wird. — Ferner werden die Beeinflussungen von *Starrezuständen* erwähnt (z. B. die Katalepsie von Stabheuschrecken, die durch hohe Temperaturen aufgehoben wird — Steiniger[8]) und temperaturbedingte *Ansammlungen* von Insekten.

Es ist aber im allgemeinen noch nicht zu entscheiden, ob diese Reaktionen dem Kapitel Aktivität (S. 141) zuzuordnen sind, wo nur der die Bewegungen erzeugende Mechanismus durch die Temperatur beeinflußt wird, oder zum obigen Abschnitt gehören, wobei vorausgesetzt wird, daß die Perzeption der Temperaturreize über spezifische Receptoren erfolgt.

3. Taktische Orientierung in thermischen Reizfeldern.

Zum Begriff Taxis. Mit größerer Sicherheit kann man die hier zu erörternden Verhaltensweisen als dem Temperatursinn zuzuordnende Reaktionen ansehen. Der Gebrauch des Wortes *Taxis* ist neuerdings *uneinheitlich* geworden. Bisher

---

[1] Siehe S. 47, Fußnote 5.

[2] Siehe S. 147, Fußnote 6.

[3] Siehe S. 145, Fußnote 3.

[4] Baal, I. v.: Versuche über den Temperatursinn an Blutegeln. Z. vergl. Physiol. **7**, 436 (1928).

[5] Siehe S. 147, Fußnote 5.

[6] Bonner, J. T., W. W. Clarke jr., C. L. Neely jr. u. M. K. Slifkin: The orientation to light and the extremely sensitive orientation to temperature gradients in the slime mold Dictyostelium discoideum. J. Cellul. a. Comp. Physiol. **36**, 149 (1950).

[7] Herter, K.: Die Beziehungen zwischen der Ökologie und der Thermotaxis der Tiere. Biol. generalis (Wien) **17**, 243 (1943); vgl. auch Slg. Göschen **973**, (1950).

[8] Steiniger, F.: Die Erscheinungen der Katalepsie bei Stabheuschrecken und Wasserläufern. Z. Morph. u. Ökol. Tiere **26**, 591 (1933).

bezeichnete man damit *direkt oder indirekt gerichtete Orientierungsreaktionen (mit und ohne Fortbewegung) in Reizfeldern* (vgl. PRECHT[1]) und auch die bisher gebrauchten Begriffe (z. B. Phototaxis und Geotaxis — S. 143) wurden so verwandt. Einige Autoren (z. B. KOEHLER[2], TINBERGEN[3]) verstehen darunter nur die Einstellungsreaktionen selbst — ohne die Komponente der Fortbewegung. Taxien kommen dann vielen Handlungen zu (Instinkthandlungen, Willenshandlungen usw.). Ich halte die ältere Nomenklatur für die glücklichere, doch soll auf das Für und Wider dieser lediglich nomenklatorischen und darum zweitrangigen Frage nicht eingegangen werden (vgl. PRECHT[1]).

Thermische Reizfelder. Es ist wichtig, sich zunächst stets über die Natur der in Frage kommenden *Reizfelder* Gedanken zu machen, da dies die Analyse der

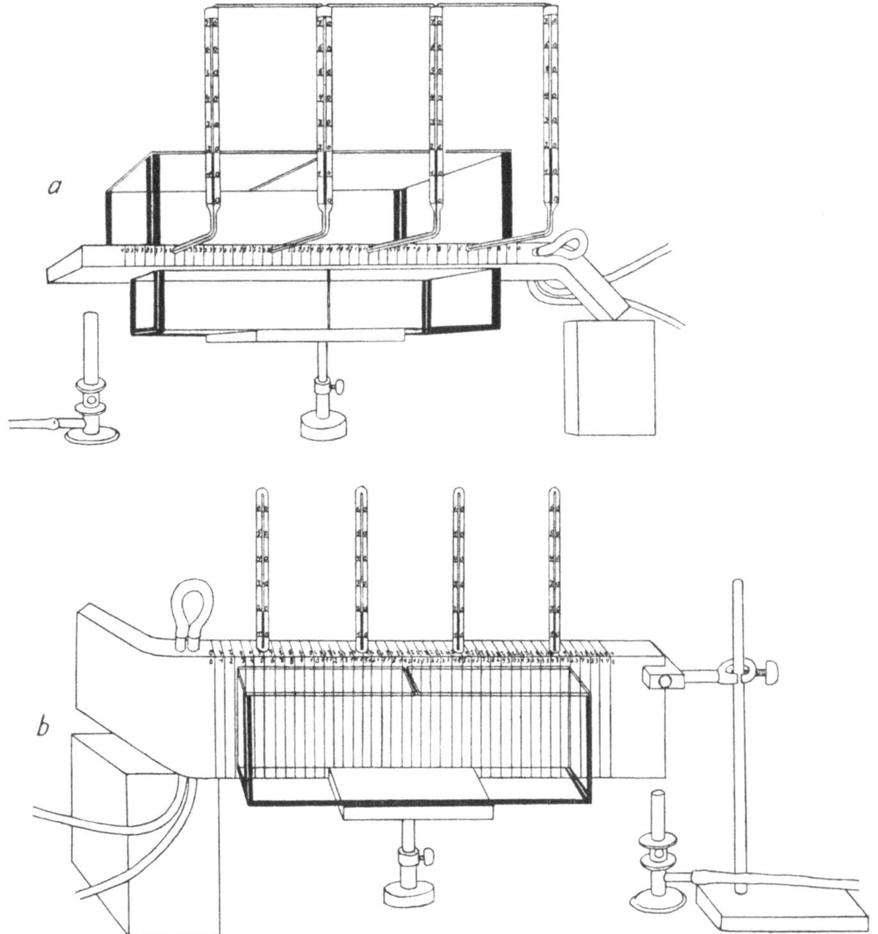

Abb. 41. Verschiedene Temperaturorgeln. Horizontale (a) und vertikale (b) Laufläche (nach HERTER).

Orientierungsreaktionen sehr erleichtert. *Thermische Reizfelder* stimmen in vielen Punkten mit den *Lichtreizfeldern* überein. Ich habe Reizfelder *mit und ohne Gefälle*

[1] PRECHT, H.: Das Taxis-Problem in der Zoologie. Z. wiss. Zool. **156**, 1 (1942).
[2] KOEHLER, O.: Die Analyse der Taxisanteile instinktartigen Verhaltens. Symposia. f. Soc. Exper. Biol. No. 4, 269 (1950).
[3] TINBERGEN, N.: Instinktlehre. Berlin, Hamburg 1952.

unterschieden (Precht[1], von dem schwer vergleichbaren Tastreizfeld soll hier abgesehen werden). Manche Reizfelder können in beiden Formen auftreten. Man kann z. B. ein Lichtgefälle erzeugen, andererseits hat das parallelstrahlige Sonnenlicht praktisch kein Gefälle. Im Wasser wird durch die Absorption ein Intensitätsgefälle erzeugt, bei dem aber noch eine Vorzugsrichtung vorhanden ist. Ähnliches gilt für die thermischen Reizfelder. Mit Hilfe einer „Temperaturorgel" (Abb. 41) kann man ein Temperaturgefälle erzeugen[2]. Ein gebräuchlicher Heizofen (mit Reflektor) wirft die Wärmestrahlen gebündelt in den Raum. Auch jetzt ist ein Gefälle vorhanden, man kann jedoch ohne weiteres wie beim Licht eine bestrahlte von einer Schattenseite unterscheiden, d. h. es ist eine bevorzugte Strahlungsrichtung vorhanden.

Art der Reaktionen. Alle taktischen Reaktionen verlaufen direkt oder indirekt gerichtet; sie dienen der Orientierung in Reizfeldern. Man muß *die Reaktionen* in solchen Reizfeldern *zunächst einmal erfassen, dann ihre Analyse* versuchen. Beides darf nicht vermengt werden, z. B. Termini der Analyse zur ersten Einteilung verwandt werden. Ich habe bloße Einstellungsreaktionen *(einfache Reaktionen)* von *zusammengesetzten Reaktionen* unterschieden, die aus Einstellungsreaktionen und Fortbewegungskomponente bestehen. Eine Aufzählung der besser bekannten Lichtreaktionen mag das erläutern. Einfache Reaktionen sind z. B. die sogenannte lichtsymmetrische Einstellung und die Lichtrückenorientierung, zusammengesetzte Reaktionen die Phototaxis und Photomenotaxis. (Die letztere steht also der Phototaxis gegenüber, nicht der Telo- oder Tropotaxis. Dieses sind Termini einer Analyse, und auch für die Photomenotaxis können die gleichen Funktionsprinzipien aufgestellt werden.) Es sollen also auch für die thermischen Reizfelder zunächst nur die zu beobachtenden Reaktionen (ohne Analyse) aufgezählt werden.

Einfache Reaktionen. Die Heuschrecke Schistocerca gregaria reguliert ihre Körpertemperatur dadurch, daß sie *den Sonnenstrahlen mehr die Breit-* oder *die Längsseite ihres Körpers aussetzt.* Die Tiere stellen ihren Körper so ein, daß er morgens der Sonne seitwärts ausgesetzt ist. Wird es gegen Mittag zu heiß, so kehren sie die Schmalseite der Sonne zu (vgl. S. 142). Die Körpertemperatur kann dadurch um 2—4° geändert werden. Auch der optische Sinn scheint in einem gewissen Umfang an der Reaktion beteiligt zu sein, doch wirkt im wesentlichen strahlende Wärme richtend (Fraenkel[3], Bodenheimer[4]). Ähnliche Reaktionen zeigen auch andere Heuschrecken, ferner z. B. die Tsetsefliege Glossina (Jack[5]). Schon Radl[6] schreibt, daß sich manche *Schmetterlinge* beim Sonnen stets so hinsetzen, daß die ausgebreiteten Flügel *möglichst senkrecht* von den Strahlen getroffen werden. Steht die Sonne hoch, dann setzen sich die Tiere mit jetzt geschlossenen Flügeln so, daß eine möglichst *kleine* Fläche ihres Körpers getroffen wird. Die Längsachse weist in Richtung der Sonnenstrahlen. Auch der Samtfalter Satyrus semele setzt sich bei kühlerem Wetter so, daß die Längsachse quer zu den einfallenden Sonnenstrahlen steht; die Flügel werden bei diesem Sichsonnen nicht gespreizt

---

[1] Siehe S. 143, Fußnote 7.

[2] E. Palmen u. H. Suomalainen [Experimentelle Untersuchungen über die Transpiration bei einigen Arthropoden, insbesondere Käfern. Ann. Zool. Soc. zool.-bot. fenn. (Vanamo) 11, 1 (1945)] machen darauf aufmerksam, daß durch die Einwirkung der rel. Luftfeuchtigkeit und die temperaturabhängige Transpiration sehr leicht auch der Faktor Feuchtigkeit bei den Versuchen mit Temperaturorgeln hineinspielt.

[3] Fraenkel, G.: Die Orientierung von Schistocerca gregaria zu strahlender Wärme. Z. vergl. Physiol. 13, 300 (1930); vgl. auch Biol. Zbl. 49, 657 (1929).

[4] Siehe S. 132, Fußnote 6.

[5] Jack, R. W.: Mem. Dept. Agric No. 1, S. Rhodesia 1—203 (1939).

[6] Radl, E.: Untersuchungen über den Phototropismus der Tiere. Leipzig 1903.

(Tinbergen[1] u. Mitarb., vgl. auch Baerends[2], S. 83). Es ist bei diesen Reaktionen stets zu untersuchen, ob der Lichtsinn (auch ein evtl. vorhandener Hautlichtsinn) an der Orientierung beteiligt ist. Nach neueren Versuchen von Vielmetter[3] kann der Kaisermantel (Argynnis paphia) an einem windstillen Sommertag seine Übertemperatur um 17° ändern und hat so die Möglichkeit, bei konstanter Körpertemperatur Außenschwankungen zu kompensieren. Die Sonnstellung ist besonders deutlich, wenn der optimale Temperaturbereich unterschritten wird. Unter 24° werden die Tiere unruhig und suchen strahlungsexponierte Orte auf. Beim Überschreiten des optimalen Temperaturbereichs wird die Wärmeschutzstellung mit geschlossenen Flügeln eingenommen. Die Sonnstellung wird rein optisch gesteuert, die Wärmeschutzstellung ist eine thermische Orientierung.

Zu einem Vergleich fordern einmal die sogenannten Kompaßpflanzen heraus, die durch ihre Blattstellung einen Schutz gegen übermäßige Strahlung und damit Erwärmung erreichen und zum anderen die Pflanzen, welche ihre Blätter und andere Organe innerhalb kurzer Zeit den Strahlungsverhältnissen entsprechend umstellen können. Man ist immer von neuem erstaunt, wie etwa Coronilla montana und Melilotus officinalis der sinkenden Sonne ihre Blätter nachdrehen, so daß sie das späte Licht in voller Fläche genießen, während viele dieser Pflanzen vor der vollen Mittagssonne einen schützenden „Tagesschlaf" eingehen, d. h. ihre Blättchen durch Hebung oder Senkung in Schräglage bringen, wie das jedermann von der Robinie kennt (Huber[4], S. 44). In den Tropen kann die Stellungsänderung von Blattfiedern der Leguminosen die Physiognomie der Landschaft bestimmen. Für den Wärmehaushalt der Pflanze sind diese Erscheinungen sehr bedeutsam. Es liegen jedoch nicht immer reine thermonastische Bewegungen vor, wie sie bereits erwähnt wurden (S. 86), sondern es sind z. T. (wie bei der Robinie) Reaktionen auf das sichtbare Licht; in anderen Fällen induzierten nur Wärmestrahlen. Alle durch Wachstumsvorgänge ausgelösten Reaktionen werden nicht als Taxien, sondern als Tropismen bezeichnet; es liegt außerdem natürlich keine Perzeption der Temperaturreize durch Receptoren wie beim Temperatursinn der Tiere vor.

Zusammengesetzte Reaktionen. Als solche sind die Thermotaxis und die allerdings noch unklare Thermomenotaxis zu nennen. Durch die *Thermotaxis* werden die beweglichen Tiere und auch einige pflanzliche Objekte (z. B. die erwähnten Plasmodien von Dictyostelium discoideum) bei vorhandenem *Temperaturgefälle* in einen bestimmten, mehr oder weniger breiten Intensitätsbereich geführt, den man meist als *Präferendum* oder *Vorzugsbereich* bezeichnet; in diesem sind sie dem Außenreiz gegenüber indifferent und kommen oft zur Ruhe. Die außerhalb des Präferendums gelegenen Temperaturen lösen, je nachdem ob sie niedriger oder höher sind, positive oder negative Thermotaxis aus; Ähnliches wurde für die Phototaxis geschildert (vgl. S. 143).

Auch *lokalisierte Wärmequellen* werden oft gerichtet angesteuert; solches Verhalten erleichtert z. B. den Warmblüterparasiten die Wirtsfindung. — Die *Thermomenotaxis* soll nur kurz erwähnt werden. Nach Homp[5] kriecht z. B. Pediculus vestimenti oftmals kreisförmig um eine Wärmequelle herum. Dies wird als eine Aufrechterhaltung eines Reizungleichgewichtes, also als eine Thermomenotaxis nach tropotaktischem Prinzip gedeutet (vgl. hierzu S. 153).

Vorzugstemperaturen. Es sollen zunächst die Reaktionen in einem Temperaturgefälle erörtert werden. Es sind viele Temperaturorgeln konstruiert worden, auch für im Wasser lebende Tiere (Herter[6], Krüger[7] u. a.). Bei Versuchen

---

[1] Tinbergen, N., B. J. D. Meeuse, L. K. Boerema u. W. W. Varossieau: Die Balz des Samtfalters Eumenis (= Satyrus) semele L. Z. Tierpsychol. **5**, 182 (1942).

[2] Baerends, G. P.: Fortpflanzungsverhalten und Orientierung der Grabwespe Ammophila campestris Jur. Tijdschr. v. Entomol. **84**, 68 (1941).

[3] Vielmetter, W.: Die Temperaturregulation des Kaisermantels in der Sonnenstrahlung. Naturwiss. **22**, 535 (1954).

[4] Siehe S. 131, Fußnote 4.

[5] Homp, R.: Wärmeorientierung von Pediculus vestimenti. Z. vergl. Physiol. **26**, 1 (1939).

[6] Siehe S. 47, Fußnote 5.

[7] Krüger, F.: Zwei neue Temperaturorgeln. Verh. dtsch. Zool. Wilhelmshaven **1951**, 263.

mit *terrestrischen* Tieren wird im allgemeinen nur die *Unterlagentemperatur* gemessen, die nicht unbedingt mit der Körpertemperatur übereinzustimmen braucht. Es ergeben sich in Massenversuchen meist *Maximumkurven der Verteilung* in einem solchen Temperaturgefälle (Abb. 42). Herter u. a. geben als sogenannte *Vorzugstemperatur* (VT) das variationsstatistische Mittel aller Ablesungen an, das nicht mit dem Kurvenmaximum zusammenzufallen braucht. Der Begriff einer VT ist nach Bodenheimer und Schenkin[1] jedoch eine Fiktion, da stets eine größere *Temperaturspanne* (4—6° bzw. 10—14°) einen Prozentsatz von 50 bzw. 80% aller Individuen beherbergt. Auch sie erachten die Angabe eines variationsstatistischen oder des arithmetischen Mittels als einen guten Anhalt für eine schnelle Orientierung (vgl. hierzu die Abb. 2 von Homp). Auch Jakovlev und Krüger[2] beobachteten bei Acrididen Zonenbreiten bis zu 10°. Sie sprechen der Temperatur eine maßgebliche Bedeutung für die Gebundenheit der einzelnen Arten an die für sie spezifischen Mikroklimazonen aus mehreren Gründen ab.

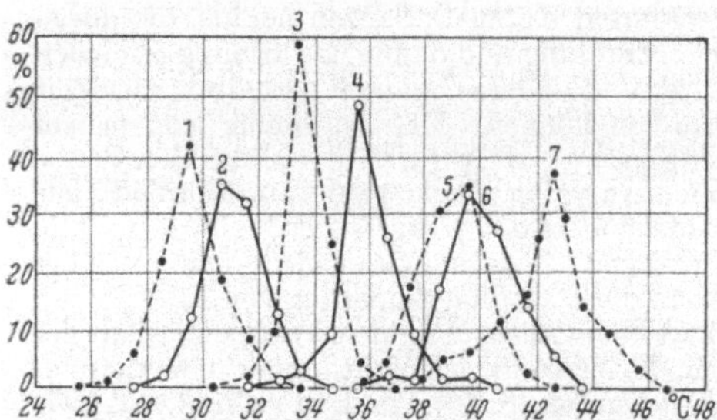

Abb. 42. Streuungskurven der Vorzugstemperaturwerte einiger Insekten (Vorratsschädlinge). Abszisse: Bodentemperaturen. Ordinate: Anzahl der Beobachtungen (%). 1: Dermestes lardarius (Speckkäfer), 2: Blatta orientalis (Küchenschabe), 3: Phyllodromia germanica (Deutsche Schabe), 4: Gryllus domesticus (Heimchen), 5: Calandra granaria (Kornkäfer), 6: Calandra oryzae (Reiskäfer), 7: Zabrotes subfasciatus (Brasilbohnenkäfer) (nach Herter).

Es gelingt jedoch oft, die Tiere zum Aufsuchen des Präferendums zu veranlassen, wenn die Temperatur die Grenzen dieser Zone über- oder unterschreitet. Durch eine Messung der minimalsten Temperatur, die zu einer Reaktion führt, kann die schon erwähnte Unterschiedsempfindlichkeit ermittelt werden (S. 148).

Herter[3] (S. 166) mißt der Vorzugstemperatur eine speziellere Bedeutung zu. Ein breiterer Bereich bzw. eine größere Standardabweichung, die für die VT-Werte berechnet wird, deutet nach ihm auf eine gröbere Unterschiedsempfindlichkeit hin, es sei denn, andere Faktoren haben zu einer Streuung der Werte geführt. Bei den Versuchen im Lichtgefälle haben wir uns der Deutung als Indifferenzbereich angeschlossen (vgl. Bauers[4], Tab. 22 u. 23, aber auch Viaud[5]).

Analyse des Aufsuchens eines Präferendums. Eine taktische Orientierung in Reizfeldern verläuft *stets direkt oder indirekt gerichtet*; ein *zufälliges* Aufsuchen eines Vorzugsbereichs und ein Zurruhekommen darin könnte man *nicht* als Thermotaxis bezeichnen. Der Eindruck des Zufälligen entsteht auch bei den Versuchen mit der Temperaturorgel. Man beobachtet zwar in einem Bereich oberhalb des Präferendums oft ungerichtete Schreckreaktionen, die zu einem Richtungswechsel und oft zur Umkehr führen, bei den tiefen Temperaturen zwingt aber oft nur das Ende des Glaskäfigs zum Umwenden. Bei Sarcoptes scabiei fehlte anscheinend auch die negative Thermotaxis, so daß im Gefälle stets die Gefahr des Hitzetodes bestand (Mellanby u. Mitarb.[6]).

---

[1] Bodenheimer, F. S., u. D. Schenkin: Über die Temperaturabhängigkeiten von Insekten. I. Über die Vorzugstemperatur einiger Insekten. Z. vergl. Physiol. 8, 1 (1929).

[2] Jakovlev, V., u. F. Krüger: Untersuchungen über die Vorzugstemperatur einiger Acrididen. Biol. Zbl. 73, 633 (1954).

[3] Siehe S. 47, Fußnote 5.

[4] Siehe S. 143, Fußnote 6.

[5] Viaud, G.: Les tropismes. Presse Univ. de France, coll. «Que sais-je ?» (1951).

[6] Mellanby, K., C. G. Johnson, W. C. Bartley u. P. Brown: Experiments on the survival and behaviour of the itch mite, Sarcoptes scabiei Deg. var. hominis. Bull. Entom. Res. 33, 267 (1942).

Die Thermotaxis erlaubt *beweglichen* Tieren, *unzusagende Temperaturen zu meiden*. *Sessile* Tiere aus Biotopen mit Temperaturschwankungen müssen diese vertragen können (z. B. Tiere der Litoralfauna nach BERZELIUS[1]). Sehr bewegliche Tiere wie Eidechsen und Schlangen können durch ein Aufsuchen der geeigneten Bereiche ihre *Körpertemperatur weitgehend konstant* halten (BOGERT[2], vgl. jedoch auch CHERNOMORDIKOV[3]). Zu verschiedenen Gattungen gehörende Arten, die nebeneinander vorkommen, können durch diese "behavioral thermoregulation" ganz verschiedene Körpertemperaturen aufrechterhalten. Bis zu einem gewissen Grade dürfte dies auch für Wirbellose (z. B. viele Insekten) gelten. Es mag aber kein Zufall sein, daß gerade die hochorganisierten kaltblütigen Wirbeltiere einer „Warmblütigkeit" zustreben, die bei den noch höher organisierten Vögeln und Säugetieren mit anderen Mitteln in noch exakterer Weise erreicht wird.

Es besteht also zweifellos das Problem der Orientierung in einem Temperaturgefälle; eine bloß mögliche Zufallsorientierung würde die Bedeutung dieser Regulierung in der freien Natur sehr herabsetzen. Welches sind die bisher bekannten hauptsächlichsten taktischen Orientierungsprinzipien? KÜHN[4] unterscheidet bekanntlich das *phobische* und *topische* Prinzip: „Die phobische Reaktion wird ausgelöst durch eine Veränderung der Reizintensität in der Zeit, die topische Reaktion durch verschiedene räumliche Einwirkung des Reizmittels auf den Organismus. Bei der Phobotaxis wird der reaktionslose Zustand oder Indifferenzzustand als durch „Probieren", durch die „Versuchs- und Irrtumsmethode" (JENNINGS) gefunden." Bei den *topischen* Reaktionen unterscheidet man die *Tropo- und Telotaxis*, die Gleichgewichts- und Reizpunkteinstellung (z. B. das Fixieren im optischen Sektor) (vgl. PRECHT[5]). Einer von ULLYOTT[6] entdeckten Orientierung in einem Lichtgefälle, die in der Zusammenfassung von FRAENKEL und GUNN[7] als *Klinokinese* bezeichnet wird, messe ich, wenn überhaupt, so nur eine sehr untergeordnete Bedeutung zu; dies dürfte auch für ein Temperaturgefälle gelten (vgl. BAUERS[8], PRECHT[9,10]). Wir haben uns also im wesentlichen mit den von KÜHN geprägten Begriffen auseinanderzusetzen; leider haben diese im englischsprachigen Schrifttum wenig Anklang gefunden. Meines Erachtens kann man sie mit gewissen Modifizierungen auch heute noch mit Erfolg verwenden. Es ist dabei nur zu berücksichtigen, daß ein Tier über *mehrere* Orientierungsprinzipien verfügen kann, die nach Bedarf eingesetzt werden, ferner, daß die Funktion *eines* Sinnesorganes schon *mehrere* dieser Prinzipien in sich schließen kann, wie v. HOLST und seine Schüler z. B. überzeugend für die statischen Sinnesorgane nachwiesen.

Eine Analyse der Einstellungsreaktionen beginnt man tunlichst mit einer *Untersuchung des Reizfeldes*. Das Wärmegefälle wird in den Temperaturorgeln in der Luft über der Schiene im wesentlichen durch *Konvektion* erzeugt und erhalten,

---

[1] BERZELIUS, B.: Über temperaturbedingte Tierwanderungen in der Ostsee. Oikos **1**, 29 (1949).

[2] BOGERT, C. M.: Thermoregulation in reptiles, a factor in evolution. Evolution **3**, 195 (1949); vgl. auch Bull. Amer. Mus. Nat. Hist. **83**, 261 (1944); **86**, 327 (1946); Zoologica (New York) **38**, 63 (1953).

[3] CHERNOMORDIKOV, V. V.: On temperature reactions of reptiles. Žool. Ž. **22**, 274 (1943).

[4] KÜHN, A.: Phototropismus und Phototaxis der Tiere. Handb. norm. path. Physiol. **12**, 17 (1929); vgl. auch: Die Orientierung der Tiere im Raum. Jena 1919.

[5] Siehe S. 149, Fußnote 1.

[6] ULLYOTT, P.: The behaviour of Dendrocoelum lacteum. II. Responses in non-directional gradients. J. of Exper. Biol. **13**, 265 (1936).

[7] FRAENKEL, G., u. L. D. GUNN: The orientation of animals, kineses, taxes and compass reactions. Oxford 1940.

[8] Siehe S. 143, Fußnote 6.

[9] Siehe S. 143, Fußnote 7.

[10] PRECHT, H.: Experimentelle Untersuchungen über Geotaxis, Geomenotaxis und Schwerezugbegrenzung. Z. wiss. Zool. **156**, 332 (1944).

nicht so sehr durch eine Wärmestrahlung. Wir werden darum vor allem auch *phobische* Orientierungen zu erwarten haben. Bei positiver Thermotaxis muß die Reizintensität zeitlich zunehmen; eine Abnahme führt dann zu einer Reaktion, und zwar entweder zu einer ungerichteten sogenannten Schreckreaktion, die nur zu einem Richtungswechsel Anlaß gibt, oder zu einer mehr oder weniger gerichteten Einstellung. So kann ein Tier das Gefälle nach allen Seiten abtasten und sinngemäß abweichen. Bei der phobischen Orientierung kann dieses Abtasten bei sehr steilem Gefälle evtl. nur mit beweglichen Körperanhängen (z. B. Antennen) erfolgen, wobei die Kriechspur dann ziemlich gerichtet verläuft. Sie allein erlaubt somit keine Entscheidung über die Art der Orientierung. Der Abstand der Thermoreceptoren dürfte besonders bei kleinen Tieren und weniger steilem Gefälle im allgemeinen nicht ausreichen, um eine sonst durchaus mögliche tropotaktische Orientierung zuzulassen.

Analyse des Aufsuchens lokalisierter Wärmequellen. Da, wie erwähnt, das Reizfeld in diesen Fällen ganz anders ist als in der Temperaturorgel, kann auch mit anderen Orientierungsarten gerechnet werden. Es liegt eine *Wärmestrahlung mit bevorzugter Richtung* vor. Die Strahlen haben eine deutliche *Schattenwirkung.* Homp[1] hat die Temperaturverhältnisse um eine stehende künstliche Wärmequelle (Wärmefinger) gemessen. Unmittelbar am Finger erwärmt sich die Papierunterlage stärker als die Luft, in größerer Entfernung (6 cm) ist eine Erwärmung von Luft und Unterlage noch nachweisbar. In Fingernähe von 0,5 cm gibt es bei einer Fingertemperatur von 72,5° eine Temperaturerhöhung der Luft bis zu 3,6°; bei einer Fingertemperatur von 49° beträgt sie 2,1° (in 6 cm Abstand reduziert sich der Unterschied auf 0,5°). Die Erwärmung der Unterlage soll nur in Fingernähe eine Rolle spielen.

Auch beim Aufsuchen von lokalisierten Wärmequellen kann die Orientierung *phobisch* verlaufen und, wenn die Suchbewegungen wie bei der blutsaugenden Wanze Rhodnius prolixus auf die beweglichen Antennen beschränkt bleiben, sogar ziemlich gerichtet erfolgen (Wigglesworth und Gillett[2]). Es genügt dann ein Sinnesorgan zur Orientierung (vgl. auch Wigglesworth[3], S. 206, Sioli[4]).

Durch die *Strahlenwirkung* wird auch ein Intensitätsgefälle erzeugt, da die Tiere in der Nähe einer strahlenden Wärmequelle mehr bestrahlt werden als in größerer Entfernung. Durch die Schattenwirkung ist aber die Möglichkeit einer *topischen* Orientierung besonders gegeben, vorausgesetzt, die Strahlung ist stark genug. Dies ist nach Homp jedoch im allgemeinen nicht der Fall. Darum soll auch bei Pediculus vestimenti und Rhodnius prolixus eine Orientierung nach der Strahlung kaum eine Rolle spielen. Daß eine tropotaktische Orientierung möglich ist, beweisen Kreisbewegungen mancher Tiere nach einseitiger Fühleramputation (vgl. Homp[1]). Dann herrscht maximales Reizungleichgewicht. Solche Versuche besagen aber nicht unbedingt, daß die Orientierung normalerweise auch tropotaktisch verläuft. Eine solche würde nur möglich sein, wenn das Temperaturgefälle so steil ist, daß die meist ziemlich nahe beieinanderliegenden Thermoreceptoren verschieden stark gereizt werden (v. Buddenbrock).

Das Problem, ob tropotaktische oder telotaktische Orientierung vorherrscht, sucht man manchmal dadurch zu klären, daß man *zwei* Reizquellen bietet. Ein *Resultantenlauf* soll für Tropotaxis sprechen. Eine exakte Entscheidung ist jedoch auf diese Weise *nicht möglich*, da, wie schon Kühn und v. Buddenbrock betonen, ein *zentrales* Problem vorliegen kann. Auch

---

[1] Siehe S. 151, Fußnote 5.
[2] Wigglesworth, V. B., u. J. D. Gillett: The function of the antennae in Rhodnius prolixus and the mechanism of orientation to the host. J. of Exper. Biol 11, 120 (1934).
[3] Siehe S. 57, Fußnote 15.
[4] Siehe S. 147, Fußnote 5.

ein sich telotaktisch orientierendes Tier muß, wenn es eine Reizquelle gerichtet ansteuern soll, die andere zentral als Reiz ausschalten können. Dieses ist jedoch z. B. bei den entsprechenden Zweilichtversuchen nachweislich nicht immer der Fall; das Tier bewegt sich dann auch auf der Resultanten (vgl. PRECHT[1], S. 51).

Analyse von einfachen Reaktionen. Die S. 151 schon erwähnte Wärmeschutzstellung von Argynnis paphia wurde in einem Wärmestrahlungsfeld zweier sich kreuzender Strahlenbündel untersucht. Die Falter drehen sich dabei nicht durch Probieren in eine Stellung minimaler Absorption, sondern streben eine seitensymmetrische Reizverteilung (Tropotaxis) an, obwohl damit — paradoxerweise — eine Stellung maximaler Wärmeabsorption verbunden ist (VIELMETTER).

Die VT beeinflussende Faktoren. Es bleibt zu erwähnen, daß die *Vorzugstemperatur keine Konstante* ist, sondern von inneren und äußeren Faktoren (z. B. Licht, Luftfeuchtigkeit vor und während des Versuches, Hungerzustand, Tastreize usw.) abhängen kann (vgl. HERTER[2], S. 123 ff., AGRELL[3]). Hier interessiert vor allem, daß sowohl die *Ausgangstemperatur* kürzere Zeit vor Beginn des Versuches als auch die *Adaptationstemperatur*, die längere Zeit vor dem Versuch eingewirkt hat, die Höhe der VT beeinflussen können. NIESCHULZ[4] erhielt für die VT von Stomoxys calcitrans während des ganzen Jahres ziemlich gleiche Werte, CAMPBELL[5] für den Schnellkäfer Limonius californicus Anfang September viel höhere Werte als später zum Winter hin (vgl. auch MARTINI und TEUBNER[6]). Bei solchen Feststellungen muß wieder zwischen einem Einfluß der *Adaptationstemperatur* und dem Mitwirken einer *temperaturunabhängigen Jahresperiodizität* unterschieden werden. Der letzte Faktor scheint bei den Versuchen von CAMPBELL[5] im wesentlichen die Unterschiede verursacht zu haben. Nach SULLIVAN und FISHER[7] stieg bei Forellen (Salvelinus fontinalis) in den Monaten Februar und März die VT unabhängig von der Adaptationstemperatur. Aber auch der Einfluß der Adaptationstemperatur ist manchmal recht deutlich. Das zeigte sich z. B. bei den Versuchen von BODENHEIMER und SCHENKIN[8] mit Tribolium confusum; Adaptationstemperatur 15—17°, VT im Licht: 26,57 ± 0,79°, im Dunkeln: 28,06 ± 0,74°; Adaptationstemperatur 25°, VT im Licht: 9,12 ± 0,84° im Dunkeln 10,74 ± 0,56°. Bei den Käfern, die 1 Monat bei 25° gehalten worden waren, trat nach einem 1—2 stdg. Aufenthalt bei Zimmertemperatur zwar eine gewisse Steigerung der VT ein, es zeigten sich aber noch Nachwirkungen des Wärmeaufenthaltes bis zu einem Monat. Wegen dieser Veränderungen ist die VT nach v. BUDDENBROCK[9] (S. 380) „keine sinnesphysiologische, sondern eine zentralnervöse Angelegenheit". Beim Menschen kommen aber anscheinend auch Änderungen der Erregbarkeit der Thermoreceptoren durch langfristige Akklimatisationen vor (HENSEL[10], S. 257).

---

[1] Siehe S. 149, Fußnote 1.

[2] Siehe S. 47, Fußnote 5.

[3] AGRELL, I.: The effect of the physiological state of insects (Carabidae) on their thermal preference. Opusc. Entomol. **12**, 127 (1947).

[4] NIESCHULZ, O.: Über die Vorzugstemperatur von Stomoxys calcitrans. Z. angew. Entomol. **21**, 224 (1934).

[5] CAMPBELL, R. E.: Temperature and moisture preferences in wireworms. J. Ecology **18**, 479 (1937).

[6] MARTINI, E., u. E. TEUBNER: Über das Verhalten von Stechmücken, besonders von Anopheles maculipennis, bei verschiedenen Temperaturen und Luftfeuchtigkeiten. Arch. Schiffs- u. Tropenhyg. **37**, 1 (1933).

[7] SULLIVAN, C. M., u. K. C. FISHER: Seasonal fluctuations in the selected temperature of speckled trout, Salvelinus fontinalis (MITCHILL). J. Fish. Res. Bd. Can. **10**, 187 (1952).

[8] Siehe S. 152, Fußnote 1.

[9] Siehe S. 147, Fußnote 3.

[10] Siehe S. 145, Fußnote 8.

Die Beobachtung, daß sich die Käfer in den Versuchen von Bodenheimer und Schenkin[1] gleich zu Beginn überstürzt in das kältere Ende des Gefälles begaben, deutet darauf hin, daß sie durch diese Verschiebung des Präferendums offenbar einem *Daueraufenthalt* bei den hohen Temperaturen *entgehen* sollen. Auch in anderen Versuchen zeigte sich eine Abhängigkeit der Lage des Präferendums von der Adaptationstemperatur; so konnte Heran[2] die VT der winterlichen Stockbiene durch eine Erhöhung der Adaptationstemperatur auf 32,8° *steigern*. In wieder anderen Fällen konnte diese Abhängigkeit nicht festgestellt werden (vgl. Herter[3], S. 128). Oft steigt die VT auch mit steigender *Ausgangstemperatur* (z. B. bei Formica rufa nach Herter).

Ist die VT ein Artcharakteristikum? Die VT ist, wie erwähnt, insofern *keine charakteristische Größe* für eine Art, als sie von vielen Faktoren abhängen kann (S. 155). Ihre Größe kann sich aber auch unter ziemlich gleichbleibenden Bedingungen *mit der Entwicklung ändern*. Sie ist nach Herter[3] bei den Raupen des großen Kohlweißlings (Pieris brassicae) kleiner als bei den Imagines; beim Kiefernspinner (Dendrolimus pini) ist das Umgekehrte der Fall (S. 88). Bei den im Sommer unter Moos gefangenen Larven von Boreus nivalis betrug sie 33,83 $\pm$ 0,25°, bei den auf Schnee gefangenen Imagines 9,81 $\pm$ 0,18°. Bei den im Dung lebenden Larven von Musca domestica ändert sich die Höhe der VT mit der Entwicklung; entsprechende Gebiete im Dunghaufen wurden aktiv aufgesucht (Thomson und Thomson[4]). In anderen Fällen konnte keine Änderung der VT in der Ontogenie festgestellt werden (z. B. bei Schweineläusen Haematopinus suis und Tenebrio molitor — Weber[5], Herter[3], S. 87). Die *verschiedenen Geschlechter und auch Kasten* von sozial lebenden Hymenopteren und Termiten können bisweilen eine *unterschiedliche* VT aufweisen.

Die Bedeutung eines Präferendums für die Tiere. Auf die Bedeutung als "*behavioral thermoregulation*" wurde schon hingewiesen (S. 153). Temperaturen außerhalb des Präferendums führen, soweit sie noch in den Aktivitätsgrenzen liegen, zu einem Inunruheversetzen der Tiere und zu *Suchbewegungen*. Viele Biotope enthalten kleinere Bereiche mit sehr unterschiedlichen Temperaturen (vgl. S. 163); darum werden diese Suchbewegungen oft Erfolg haben und zum Auffinden des geeigneten Mikroklimas auch bei solchen Tieren führen, die sich nicht über größere Strecken fortbewegen können .— Schon durch die *Selektion* wird natürlich eine Anpassung der Temperaturbedürfnisse einer Art an ihren Lebensraum erreicht. Mutative Veränderungen können hinzukommen. Die durch die Temperatur abgesteckten Lebensgrenzen sind bei Arten und evtl. schon Rassen (Krumbiegel[6]) aus warmen und kalten Biotopen deutlich verschieden (vgl. S. 158); mit diesen Grenzen verschiebt sich im allgemeinen entsprechend die VT (Petersen[7] u. a.). Durch das aktive Aufsuchen der zusagenden Temperaturbereiche wird eine noch *bessere Anpassung* gewährleistet; durch die Möglichkeit, lebensgefährdende Temperaturen zu vermeiden, wird der *Lebensraum* der Arten *vergrößert*. Wegen der unterschiedlichen klein- und mikroklimatischen Bereiche der meisten Biotope ist auch *nicht* zu erwarten, daß man

---

[1] Siehe S. 152, Fußnote 1.

[2] Siehe S. 147, Fußnote 6.

[3] Siehe S. 47, Fußnote 5.

[4] Thomsen, E., u. M. Thomsen: Über das Thermopräferendum der Larven einiger Fliegenarten. Z. vergl. Physiol. **24**, 343 (1937).

[5] Weber, H.: Biologische Untersuchungen an der Schweinelaus (Haematopinus suis). Z. vergl. Physiol. **9**, 564 (1929).

[6] Krumbiegel, I.: Untersuchungen über physiologische Rassenbildungen. Zool. Jb. (Syst.) **63**, 183 (1932); vgl. auch Verh. dtsch. zool. Ges. **1931**, 219.

[7] Petersen, B.: The heat rigor temperature of Swedish mountain Lepidoptera. Entomol. Tidskr. **69**, 135 (1948).

jedem Biotop eine *bestimmte* VT-*Höhe* zuordnen kann, die man bei allen in ihm lebenden Tierarten finden müßte. So müssen Wüstentiere nicht unbedingt eine sehr hohe VT haben, da es auch in diesem sehr warmen Biotop relativ kühle Lebensräume gibt (z. B. Keilschleichen nach HERTER[1], S. 269). Zum anderen ist die *Herkunft der Arten* zu berücksichtigen. Manche Gruppen haben im allgemeinen höhere VT-Werte als andere (Acridier z. B. höhere als Locustiden, Cerambyciden höhere als Carabiden). Die Cerambyciden sollen in warmen Gebieten entstanden sein, die Carabiden in kälteren. Wichtig ist, daß die erwähnten *Optima für das höchste Vermehrungspotential* (S. 89) oft ziemlich gut mit den experimentell ermittelten VT-Werten übereinstimmen (vgl. z. B. ANDERSEN[2]). Es kann sich auch um die Zone des *geringsten Gesamtenergieverbrauchs* eines Entwicklungsabschnittes oder des Lebens handeln, doch wurde schon erwähnt, daß die Ergebnisse dieser Messungen recht unterschiedlich sind (S. 93). Nach FISHER und ELSON[3] fielen bei Salmo salar und Salvelinus fontinalis die Temperaturen der stärksten Wirkung von elektrischen Reizen mit den VT-Werten zusammen.

Manchmal zeigen auch die Temperaturkurven *des Sauerstoffverbrauchs* im Bereich des Präferendums *Unregelmäßigkeiten* oder sogar *Minima* (KOZHANTSCHIKOV[4], KRÜGER[5], HERTER[6], S. 346), und zwar bei ziemlich raschem Temperaturwechsel, doch gilt dies für viele andere Fälle nicht. Bei Messungen an intakten Tieren können solche Effekte natürlich leicht durch die *verminderte Beweglichkeit* im Bereich des Präferendums vorgetäuscht werden. Nach unseren Erfahrungen können solche Bewegungseffekte auch dann in Erscheinung treten, wenn sie rein äußerlich gar nicht wahrnehmbar sind, und die Tiere sich scheinbar ganz ruhig verhalten. Eine Narkotisierung brachte diese Unregelmäßigkeiten bei Knochenfischen zum Verschwinden (SCHMEING-ENGBERDING[7]). KROGH, der im allgemeinen mit narkotisierten Tieren arbeitete, berichtet nichts von solchen Regulationszonen (vgl. S. 22). Eine verminderte Beweglichkeit würde, wie erwähnt, dem Wesen des Präferendums entsprechen.

HERTER, der beste Kenner dieser Probleme, gibt in seinem kürzlich erschienenen Buch zahlreiche überzeugende Beispiele für die *engen Beziehungen*, die man trotz der erwähnten Besonderheiten zwischen der Temperatur des größeren oder kleineren Wohnraums und der VT feststellen kann. Neuerdings fand SCHMIDT[8] daß die im Walde lebenden Carabiden rel. geringe, Freilandformen eine rel. hohe VT haben. Auf seine Deutung des Präferendums wurde schon S. 134 hingewiesen. Die VT ist für zahlreiche Insekten bekannt.

Höhe der VT-Werte. BODENHEIMER u. a. haben eingewandt, daß die in den Temperaturorgeln gemessenen VT-Werte sehr oft ganz *unnatürlich hoch* lägen; derartig hohe Temperaturen kämen oft in den zugehörigen Lebensräumen gar nicht vor. HERTER betont, daß im Experiment nur die *Unterlagentemperatur* gemessen wird, die meist höher ist als die Körpertemperatur. Ferner können durch die *Sonnenbestrahlung* Tiere und der Boden erstaunlich hohe Temperaturen annehmen.

[1] Siehe S. 148, Fußnote 7.

[2] Siehe S. 88, Fußnote 2.

[3] FISHER, K. C., u. P. F. ELSON: The selected temperature of atlantic salmon and speckled trout and the effect of temperature on the response to an electrical stimulus. Physiol. Zool. **23**, 27 (1950).

[4] KOZHANTSCHIKOV, I. W.: Die physiologische Charakteristik des Temperaturoptimums der Insektenentwicklung. 6. Congr. Int. Entomol. Madrid **1935**, 59.

[5] Siehe S. 151, Fußnote 7.

[6] Siehe S. 47, Fußnote 5.

[7] SCHMEING-ENGBERDING, F.: Die Vorzugstemperatur einiger Knochenfische und ihre stoffwechselphysiologische Bedeutung. Diss. Münster, 1952; Ber. wiss. Biol. **87**, 112 (1954).

[8] Siehe S. 134, Fußnote 9.

Aber auch bei Betrachtung ausgesprochen *schattenliebender* bzw. *nächtlich lebender Tiere* bzw. *Wasserinsekten* muß man diesen Eindruck gewinnen. So haben viele Carabiden (wie z. B. Carabus granulatus) Vorzugstemperaturen von etwa 30°, viele Wasserkäfer über 25° und die Wanze Aphelocheirus aestivalis aus kühlen, strömenden Gewässern etwa 20°. Auch die von Krumbiegel[1] für mehrere Carabus-Arten ermittelten Werte bei einer Temperaturmessung über dem Orgelboden lagen z. T. hoch. Die Feststellung, daß in den Biotopen dieser Arten gelegentlich solch hohe Temperaturen vorkommen, kann diesen Einwand nicht ganz entkräften, da nach dem Gesagten die Tiere dann während der ganzen übrigen Zeit ein permanentes Suchen nach geeigneten Temperaturbedingungen zeigen müßten, vorausgesetzt das Präferendum ist nicht sehr breit; das trifft aber auch für die meisten Versuche in der Temperaturorgel nicht zu. Man muß sich natürlich vor einer zu starken Schematisierung hüten. Es stehen einer direkten Übertragbarkeit dieser experimentellen Ergebnisse einige Schwierigkeiten entgegen, die aber weniger ins Gewicht fallen, wenn man sich mit Vergleichen begnügt und die Werte mehr als *relativ* betrachtet. Dann ergeben sich die erwähnten interessanten und eindeutigen Beziehungen. Es sei in diesem Zusammenhang nochmals auf die Beobachtung hingewiesen, daß ein langer Aufenthalt bei den zunächst angestrebten hohen Temperaturen zu einer Senkung der VT führen kann (S. 155, 156). Lithobius zeigte eine „richtige" tiefe und eine hohe VT (Bauer 1955).

Die Bedeutung von Änderungen des Präferendums. Auch einer *Verschiebung des Präferendums* kann große biologische Bedeutung zukommen. Die VT der Warmblüterparasiten unter den Insekten entspricht etwa der Hauttemperatur ihrer Wirte. Sie ist bei der Bettwanze und anderen *temporären* Parasiten nach einer *Fütterung* deutlich *herabgesetzt* (Cimex lectularius hungrig: 32,78 ± 0,25°, satt: 27,69 ± 0,13°); das hungrige Tier „sucht" den Wirt, das satte den Versteckplatz. *Permanente* Parasiten wie der Igelfloh (Archaeopsylla erinacei) zeigten diese Abhängigkeit der VT vom Hungerzustand *nicht* (Sgonina[2]). Wesentlich dürfte zunächst das Auslösen von Suchbewegungen bei der hungrigen Wanze sein. Auf kürzere Entfernung wird die Thermotaxis auch die Wirtsfindung direkt ermöglichen. Nach Rivnay[3] sollen Wanzen den menschlichen Körper aus 3—4 cm Entfernung thermotaktisch ansteuern können (vgl. Hase[4]).

Beispiel für eine klinische Bedeutung der VT. Schließlich sei noch eine medizinisch bedeutsame Temperaturwirkung erwähnt. Kleiderläuse verlassen oft stark fiebernde Menschen. Sie können so den kranken Menschen mit einem gesunden vertauschen; dies erhöht für den Menschen die Gefahr der Fleckfieberübertragung (Martini, S. 129).[5]

4. Andersartige Verhaltensweisen.

Was sind Instinkt- und Triebhandlungen? Obgleich besonders durch die Arbeiten von Lorenz u. Mitarb. das Instinktproblem in völlig neuer Sicht erscheint, ist eine *Abgrenzung* des *instinktiven Verhaltens* von andersartigem vorerst *schwer durchführbar*. Solche Trennungen sind bei der Vielgestaltigkeit des Lebendigen immer etwas willkürlich, dennoch aber für unser Verständnis sehr nützlich. Ich habe kürzlich eine solche Abgrenzung versucht und als Instinkthandlungen nur solche angeborenen Verhaltensweisen aufgefaßt, die eine vorerst

---

[1] Siehe S. 156, Fußnote 6.

[2] Sgonina, K.; Die Reizphysiologie des Igelflohes (Archaeopsylla erinacei Bouché) u. seiner Larve. Z. Parasitenkd. **7**, 539 (1935).

[3] Rivnay, E.: Studies in tropism of the bed bug Cimex lectularius. Parasitology **24**, 121 (1932).

[4] Hase, A.: Beiträge zu einer Biologie der Kleiderlaus (Pediculus corporis de Geer = vestimenti Nitzsch). Z. angew. Entomol. **2**, 265 (1915).

[5] Martini, E.: Lehrbuch der medizinischen Entomologie. 4. Aufl. Jena 1952.

nicht weiter definierbare *Instinkterregung* verbrauchen (wie etwa ein Motor den Treibstoff, nach dessen Verbrauch er nicht mehr läuft). Instinkthandlungen sind im Gegensatz zu anderen Handlungen (z. B. Taxien) darum mehr oder weniger *leicht* ermüdbar. Die von uns untersuchten Springspinnen waren insofern ein besonders geeignetes Objekt, als die Erregung von Instinkthandlungen desselben Funktionskreises (z. B. Beutekreis) aus dem gleichen „Vorratsbehälter" gespeist wurde, so daß durch einen starken Erregungsverbrauch alle in Mitleidenschaft gezogen wurden (DREES[1], PRECHT[2]).

Ich habe *triebgebundene und nichttriebgebundene* Instinkthandlungen unterschieden (Beispiel für die ersteren: Beutefanghandlung, nur bei vorhandenem Hungertrieb auslösbar; Beispiel für die letzteren: Fluchtsprung der Springspinnen.) Eine fastende Spinne wird durch den aufkommenden Hungertrieb in einen bestimmten *Funktionskreis* eingeklinkt, d. h. sie spricht dann mit Hilfe von *angeborenen auslösenden Mechanismen* (AAMs) auf bestimmte *Signale der Außenwelt* an, die im allgemeinen den Beuteobjekten anhaften. Damit sie mit größerer Sicherheit auf diese Signale trifft, wird z. B. die Art Epiblemum scenicum in Unruhe versetzt; sie führt ungerichtete Suchbewegungen *(eine Triebhandlung)* aus, wie wir sie an den Häuserwänden leicht beobachten können. Komplizierungen dieses einfachen Verhaltens sollen hier nicht interessieren (vgl. LORENZ[3]).

Wir können unterscheiden:

1. Ein Getriebenwerden aus *inneren* Gründen (z. B. Hunger). Das „Suchen" nach Signalen zum Ablauf von Instinkthandlungen (Beutefang) verbraucht bei Epiblemum nachweislich keine Instinkterregung, des Beutekreises ist also wohl keine Instinkthandlung und wird als Triebhandlung bezeichnet. Das Suchen nach einem Ruheplatz kann dort zum Anfertigen eines Wohngespinstes führen; dieser Spinnvorgang verbraucht Erregung. Wenn jedoch das alte Wohngespinst bezogen wird oder wenn andere Tiere sich z. B. am Ruheplatz nur hinlegen, so muß damit gerechnet werden, daß an dem ganzen Verhalten gar keine eigentliche Instinkthandlung beteiligt ist (vgl. hierzu HOLZAPFEL[4]).

2. Ein Getriebenwerden aus *äußeren* Gründen, ohne daß dieses auf die Auslösung einer erregungsverbrauchenden Instinkthandlung gerichtet ist. Ein versprengtes Herdentier „sucht" den Verband und beruhigt sich erst nach dessen Auffindung (HOLZAPFEL). Ein Tier in unzusagenden Licht- und Temperaturbedingungen „sucht" den zusagenden Bereich (das Präferendum) durch Photobzw. Thermotaxis. Das sehr *schwer* ermüdbare phototaktische „Suchen" verbraucht bei Epiblemum nachweislich keine Instinkterregung, des Beutekreises das thermotaktische vermutlich ebensowenig (PRECHT).

Das „Suchen" kann völlig *ungerichtet* verlaufen, oder das Tier spricht auf gewisse Außenreize schon angeboren mit mehr oder weniger *gerichteten* Suchhandlungen an, ohne daß dies erregungsverbrauchende Instinkthandlungen sein müssen. Ein hungriger Karpfen durchwühlt den Boden, also einen bestimmten Sektor der Umwelt, eine hungrige Stabheuschrecke (auch ein Beispiel für 1) wird negativ geotaktisch, spricht also taktisch (und damit direkt oder indirekt gerichtet) auf ein stets vorhandenes Reizfeld an. Auch das von der Herde versprengte Tier (als Beispiel für 2) kann ungerichtet suchen; die Phototaxis und Thermotaxis in

<hr>

[1] DREES, O.: Untersuchungen über die angeborenen Verhaltensweisen bei Springspinnen (Salticidae). Z. Tierpsychol. **9**, 169 (1952).

[2] PRECHT, H.: Über das angeborene Verhalten von Tieren. Versuche an Springspinnen (Salticidae). Z. Tierpsychol. **9**, 207 (1952), und unveröffentliche Versuche.

[3] LORENZ, K.: Die Entwicklung der vergleichenden Verhaltensforschung in den letzten 12 Jahren. Verh. dtsch. Zool. in Freiburg/Br. **1952**, 36.

[4] HOLZAPFEL, M.: Triebbedingte Ruhezustände als Ziel von Appetenzhandlungen. Naturwiss. **28**, 273 (1940).

Reizfeldern verlaufen wieder mehr oder weniger direkt gerichtet. Schließlich kann *Erfahrungsbildung* die ursprünglich durch ein Getriebenwerden ausgelöste Handlung modifizieren; ein hungriger Fuchs sucht auf bekannten Wegen den Hühnerstall. Bei höheren Tieren kann eine *Vorstellung des später zu erwartenden Zieles* hinzukommen (vgl. Precht[1]). Es braucht keine sehr komplizierte Zielvorstellung zu sein, und es wird sich meist wohl nur um das Anstreben des lustbetonten Ablaufs der Instinkthandlung, eine Geschmacksempfindung usw. handeln. Ein solches *Appetenzverhalten* (Anstreben eines zukünftigen Zieles) dürfte den niederen Tieren wie den Springspinnen noch ganz fehlen und kann auch bei den höheren Tieren erst nachträglich (nach Kenntnis dieses Zieles) hinzukommen. Ein versprengtes Herdentier kann evtl. im eigentlichen Sinne des Wortes suchen, das ein Präferendum „suchende" Insekt wird zweifellos nur durch die unzusagende Umgebung getrieben ohne Appetenz nach einem Ziel. Man müßte somit für alle diese Handlungen einen übergeordneten Terminus schaffen. Triebhandlung paßt mehr für ein Getriebenwerden aus inneren Gründen (z. B. Hunger), Appetenzverhalten für das Anstreben eines Zieles, beides also nur für einige der hier zusammengefaßten Handlungen.

Die Temperatur als Auslösereiz für Instinkthandlungen. Wie erwähnt ist es unwahrscheinlich, daß das thermotaktische Aufsuchen eines Präferendums Instinkterregung verbraucht. Nicht so wahrscheinlich ist dieses für die Fälle (z. B. die hungrige Bettwanze), wo die höhere Temperatur Beute bedeutet. Nach Hase[2] reagieren andere Wanzen (Triatomiden), die saugen und sich in „Fraßstarre" befinden, auf einen Wärmereiz mit Flucht. Schließlich gibt es Verhaltensweisen, die durch Temperaturreize ausgelöst werden, welche man mit ziemlicher Sicherheit als *Instinkthandlungen* in unserem Sinne bezeichnen kann. Es wäre erwünscht, andere Objekte daraufhin zu untersuchen, ob auch bei ihnen eine Trennung zwischen leicht ermüdbaren, erregungsverbrauchenden und andersartigen angeborenen Verhaltensweisen experimentell nachweisbar ist wie bei den Springspinnen.

Viele Instinkthandlungen dienen der Regulation der Nesttemperatur bei *sozial lebenden Hymenopteren.* Z. T. kann man diese Verhaltensweisen schon bei Versuchen mit der Temperaturorgel beobachten (vgl. Herter[3], S. 300, Lavie und Roth[4]). — *Ameisen* transportieren ihre Brut im Nest stets an Orte mit bestimmten, für die Entwicklung geeigneten Temperaturbedingungen. Formica rufa hält im Sommer im Inneren ihrer Kuppelnester in etwa 15—50 cm Tiefe eine Temperatur von 23—29° aufrecht. Bei Sonnenschein werden die Öffnungen in der Kuppel erweitert, bei drohender Abkühlung evtl. ganz geschlossen (Steiner[5]). Diese Regulierung hört im Winter auf. Die Überwinterung vieler Ameisenarten beschreibt Eidmann[6]. Die Ameisen der gemäßigten und kalten Klimate verbringen den Winter in der Tiefe ihrer Nester dicht zusammengedrängt als Überwinterungstraube. Auch besondere Neststrukturen (Überwinterungskammern) können vorhanden sein. Manche Arten bauen sogar abseits des Nestes ein besonderes Winternest, in welches die Kolonie bei Eintritt der kalten Jahreszeit übersiedelt, um im Frühjahr wieder in das Hauptnest zurückzukehren. Bei jenen Arten, welche wie Lasius flavus sich durch Trophobiose mit Wurzelläusen ernähren, überwintern

---

[1] Precht, H.: Die Entwicklung des Verstandes. Vjschr. wiss. Pädagog. **1951**, 12 (H. 1).

[2] Hase, A.: Über Starrezustände der blutsaugenden Insekten, insbesondere der Wanzen. 2. Mitt. betr. Panstrongylus (Triatoma) geniculata Pinto. Z. Parasitenkd. **5**, 708 (1933).

[3] Siehe S. 47, Fußnote 5.

[4] Lavie, P., u. M. Roth: Sur le thermopréférendum et la production de chaleur chez les abeilles. Physiol. comp. et oecol. (Den Haag) **3**, 57 (1953).

[5] Steiner, A.: Über den sozialen Wärmehaushalt der Waldameise. Z. vergl. Physiol. **2**, 23 (1924); vgl. auch Beih. z. Schweiz. Bienen-Ztg. **2**, 139 (1947).

[6] Eidmann, H.: Die Überwinterung der Ameisen. Z. Morph. u. Ökol. Tiere **39**, 217 (1942).

die Wurzelläuse im Nest. In den Wurzelausställen bleiben einige Arbeiter als Wächter zurück, die zwar bei entsprechend tiefen Temperaturen in Starre verfallen, sich aber der Überwinterungstraube nicht anschließen. Für die Auslösung vieler Verhaltensweisen ist die Temperatur verantwortlich zu machen. So wird die Bildung und Auflösung der Wintertraube durch die Temperatur bestimmt. Die Wächter bilden die Peripherie der Traube und verlassen sie als erste wieder. Das gleiche gilt für den Verschluß der Nesteingänge mit Erde und anderem Nestmaterial im Herbst (z. B. bei Formica fusca). Bei Camponotus herculeanus fand jener auch dann statt, wenn die Kolonie in der Wärme gehalten wurde; er war also jahreszeitlich festgelegt.

Der *Feldwespe* Polistes gallica gelingt es bei hohen Temperaturen, die der Entwicklung der Brut abträglich sind, durch zwei Mittel eine Abkühlung des Stockes herbeizuführen, und zwar durch *Fächeln* und durch einen *Wassertransport* (STEINER[1]). Das Fächeln wird zwischen 31,5 und 35,7° ausgelöst. Seine wirkliche Bedeutung erlangt es erst zusammen mit dem Wassertransport, der von 34—37,5° beginnt. Je höher die Temperatur ansteigt, um so mehr Ausflüge werden unternommen, um Wasser einzutragen, welches durch seine Verdunstung die Stocktemperatur senkt. Das Tätigkeitsschema einer Feldwespe lautet dann: Abflug — Wasseraufnahme im Gelände — Einflug — Zellbesuch mit Wasserabgabe — Fächeln — Abflug. Fällt die Nesttemperatur, so erfolgt zwischen 35 und 31° ein *Umschlag*, indem jetzt Wasser von den Waben durch Aufsaugen und späteres Ausspeien entfernt wird (Entwicklungsoptimum der Brut; 35,5°).

Während Polistes Wasser nur in einzelnen Tropfen niederlegt, breitet Vespa es meist aus. Vespa verwendet auch Sekrete ihrer Larven als Kühlmittel. Bei Polistes übt besonders die Stammutter den Wassertransport aus, die Arbeiterinnen treten nur ergänzend und unter Umständen stellvertretend ein; bei Vespa beteiligen sich alle eingeflogenen Arbeiterinnen an der Nestkühlung (WEYRAUCH[2]). Eine Regulierung der Stocktemperatur durch schnelle Flügelschläge und dadurch erhöhte Wärmeproduktion spielt bei Vespa eine große Rolle.

Auch die *Honigbienen* (Apis mellifica) verfügen über eine ähnliche Regulation. Sinkt die Temperatur des Stockes im Winter etwa unter 13°, so bilden die Tiere die bekannte Wintertraube. Eine Zusammenscharung muß zumindest bei den inneren Bienen die Körpertemperatur erhöhen (vgl. S. 131). Sinkt die Temperatur um einige Grade weiter, so werden die oberflächlich sitzenden Bienen unruhig. Sie versuchen ins Innere der Traube zu gelangen und erreichen schließlich, daß alle Bienen lebhaft werden (Hinterleibschütteln, Flügelschlag usw.) und auch Nahrung aufnehmen. Dadurch steigt die Temperatur wieder bis auf etwa 24—25° an (*Heizsprung* nach ARMBRUSTER[3], vgl. auch HESS[4]). Ein solcher Temperaturzyklus verbraucht unter normalen Bedingungen etwa 20 g Zucker mit einer Produktion von 80 cal. Spätere Autoren fanden jedoch auch im Winter größere Temperaturkonstanz. Im Sommer wird die Temperatur im Brutnest ziemlich konstant gehalten (34—36°, HIMMER[5], HESS[4], CHAUVIN[6], S. 544, MATHIS[7]). Bei kühler

---

[1] STEINER, A.: Die Temperaturregulierung im Nest der Feldwespe (Polistes gallica var. biglumis L.) Z. vergl. Physiol. **11**, 461 (1930).

[2] WEYRAUCH, W.: Das Verhalten sozialer Wespen bei Nestüberhitzung. Z. vergl. Physiol. **23**, 51 (1936).

[3] ARMBRUSTER, L.: Der Wärmehaushalt im Bienenvolk. Berlin 1923.

[4] HESS, W. R.: Die Temperaturregulierung im Bienenvolk. Z. vergl. Physiol. **4**, 465 (1926)

[5] HIMMER, A.: Der soziale Wärmehaushalt der Honigbiene. Erlangen Jb. Bienenkd. **4**, 1 (1926); Z. vergl. Physiol. **5**, 375 (1927); **13**, 748 (1931); Biol. Zbl. **53**, 270 (1933).

[6] Siehe S. 58, Fußnote 9.

[7] MATHIS, M.: Mise en évidence dans une colonie d'abeilles d'un centre thermique autorégulateur résistance de ce centre aux chocs thermiques. Ann. des Sci. natur. Zool., Sér. 11, **14**, 433 (1952).

Witterung drängen sich die Arbeitsbienen auf den Waben zusammen und bedecken die Brutzellen mit den Körpern (v. Frisch[1], S. 33). Gegen eine Überhitzung schützen sie sich durch Auseinanderrücken auf den Waben, Fächeln und schließlich durch einen *Wassertransport*. Sie spucken das eingetragene Wasser auf die Zellränder und verteilen es mit den Mandibeln. Wenn Wasser nur ungenügend zur Verfügung steht, wird auch verdünnter Honig verwandt. Die Wasserverdunstung wird daneben auch noch durch andere Bienen intensiviert, die unter ständigem Rüsselausschlagen Tröpfchen aus ihrem Munde auswürgen und diese mit dem Rüssel filmartig ausziehen. Die Arbeiten werden von harmonisch zusammenarbeitenden Trupps ausgeführt; es gibt solche für das Wassertragen, das Abnehmen und Verteilen im Stock, für das Wasserspucken und Rüsselschlagen sowie das Fächeln. Die Verständigung der Wassersammlerinnen über den jeweiligen Wasserbedarf erfolgt über jene Bienen, die im Stock das eingebrachte Wasser abnehmen, und zwar richten sie sich nach dem Eifer, mit dem es genommen wird (nach Lindauer[2]).

Kompaßnester der Termiten. Tropische Termiten legen ihre Baue so an, daß die Mittagssonne die Schmalseite trifft; sie sind so vor allzu starker Strahlung geschützt. In diesen Fällen dürften die Einstellungsreaktionen bei den Instinkthandlungen des Bauens durch das Licht oder evtl. auch die Wärmestrahlen beeinflußt werden (vgl. Geiger[3], S. 361).

E. Die Bedeutung des Temperaturfaktors für die Verbreitung der wechselwarmen Organismen.

Für *tier- und pflanzengeographische Probleme* ist die *Temperatur* ein *bedeutender Faktor*, allerdings *einer unter mehreren* (hinzu kommen Niederschlagsmenge, Wind usw.), so daß meist eine Kombination von Faktoren entscheidend ist. Selbst in extremen Biotopen, wie z. B. im Hochgebirge, ist ein ganzer Komplex von biotischen und abiotischen Faktoren zu berücksichtigen (vgl. Schmölzer[4] u. a.). Dennoch kann die Bedeutung des Temperaturfaktors in einigen Fällen so hervortreten, daß eine Begrenzung der Verbreitung im wesentlichen durch ihn erkennbar ist. Besonders demonstrativ sind Fälle einer ähnlichen Besiedlung von gleichförmig temperierten, sonst aber völlig verschiedenen Biotopen. Man findet z. B. in Mitteleuropa arktische Tiere in Hochmooren, weil das dortige Klima hinsichtlich der Temperatur (allerdings auch Feuchtigkeit) ähnliche Verhältnisse aufweist wie die Tundra.

I. Temperaturbedingungen verschiedener Lebensräume.

Makroklima. Sehr oft ist die Änderung der Lebewelt mit zunehmender Breite bzw. Höhe des Standortes über dem Meer untersucht worden. Die *verschiedenen Lebensräume* sollen kurz skizziert werden. In den *Tropen* müssen die Organismen neben einer für manche Biotope (Wüsten) notwendigen großen Dürreresistenz über eine genügende Hitzeresistenz verfügen. In den *Subtropen* ist der Tag-Nachtwechsel der Temperatur erheblich, so daß auch eine gewisse Kälteresistenz entscheidend wird. Auch im *gemäßigten* Klima ist besonders seine Unregelmäßigkeit zu überbrücken. In *polaren* Gebieten wird vor allem die Kälteresistenz wichtig.

---

[1] v. Frisch, K.: Aus dem Leben der Bienen. Wien 1948.

[2] Lindauer, M.: Die Temperaturregulierung der Bienen bei Stocküberhitzung. Naturwiss. **38**, 308 (1951); vgl. auch Z. vergl. Physiol. **36**, 391 (1954).

[3] Siehe S. 135, Fußnote 3.

[4] Schmölzer, K.: Der Einfluß des Klimas auf die tierische Besiedlung der Hochalpen am Beispiel der östlichen Brennerberge. Wetter u. Leben **4**, 139 (1952).

Innerhalb der gemäßigten Zone sind ein mehr *kontinentales* Klima (größere Gegensätze zwischen Tag und Nacht und Sommer und Winter) und ein mehr ausgeglichenes *maritimes* Klima zu unterscheiden.

Um das *Makroklima* zu erfassen, werden in vielen Stationen meist 3 mal täglich Temperaturmessungen durchgeführt, über dem Lande stets unter bestimmten Standardbedingungen (z. B. 2 m über kurz geschorenen Rasenflächen). Nach Jesser u. Mitarb.[1] ist in den Fällen, wo nur eine tägliche Messung durchgeführt werden kann, die 14 Uhr-Temperatur ziemlich geeignet, um für die warme Jahreszeit die Vegetationsbedingungen zu charakterisieren. Dimitz[2] empfiehlt auch die Messung der Erdbodenminimumtemperatur, die ganz erheblich von den üblichen meteorologischen Temperaturmessungen über dem Erdboden abweichen kann. *Ungenügend* bleibt immer die Angabe der mittleren Jahrestemperatur, da z. B. die 10°-Jahresisotherme etwa durch Irland, Karlsruhe, Wien und Odessa verläuft. In Irland ist der Winter milde, der Sommer aber so kühl, daß Getreide nicht ordentlich ausreift. Odessa hat kalte Winter, im Sommer reifen aber Zucker- und Wassermelonen (vgl. Walter[3]).

Mikro- und Ökoklima. Diese grob umrissenen makroklimatischen Bedingungen bestimmen zwar bei einer Begrenzung durch den Temperaturfaktor die Verbreitung der Organismen, sie lassen aber keine feinere Präzisierung zu. Während sich in höheren Lufträumen Gegensätze meist bald ausgleichen, können sie im bodennahen Luftraum nebeneinander bestehen bleiben. Man unterscheidet von dem Makroklima ein oft anderes *Ökoklima* (= Standortsklima) und ein noch enger begrenztes *Mikroklima*. Die Temperaturunterschiede können schon auf kleinstem Raum beträchtlich sein. Mazek-Fialla maß z. B. in einer xeromorphen Lokalität auf kleinsten Flächen Unterschiede in der Bodentemperatur von nahezu 7° und Rückstrahlungsdifferenzen von 23%.

Eine umfassende Darstellung des Klimas der bodennahen Luftschichten verdanken wir Geiger[4]; ein genaueres Eingehen auf die zahlreichen dort angeschnittenen Probleme erübrigt sich deshalb. In kürzerer Form geht auch Walter[3] auf sie ein (vgl. auch Brunt[5]). Für den Boden z. B. trifft er (S. 21) folgende Feststellungen: Je geringer die Wärmeleitfähigkeit und die spezifische Wärme eines Bodens sind, desto stärker wird er sich bei Einstrahlung erwärmen, einen desto höheren Anteil der absorbierten Wärme wird er auch an die darüber befindliche Luft abgeben. Gleichzeitig wird dieser Boden aber auch um so weniger Wärme speichern. Er muß deshalb nachts stärker abkühlen, was im gleichen Sinne für die bodennahe Luftschicht gilt. Es liegen also unter diesen Umständen extreme Temperaturverhältnisse vor. Andere Bedingungen sind gegeben, wenn wir nicht den nackten Boden, sondern den bewachsenen Boden und den Wärmeumsatz der Vegetationsschicht betrachten. Ein Teil der Strahlungsenergie wird bereits von den Pflanzen absorbiert und gelangt nicht mehr zum Boden. Für den Vegetationsraum ergeben sich besondere Verhältnisse, je nachdem es sich um offene Gesellschaften mit spärlichem Pflanzenbewuchs, um geschlossene niedrige oder höhere Pflanzendecken oder hochwüchsige, geschlossene Wälder handelt. Im letzten Fall kann man ein extremeres Kronenraum-, ein mehr ausgeglichenes Stammraum- und ein Waldbodenklima unterscheiden. Natürlich ist auch die Geländeform von Bedeutung.

---

[1] Jesser, E., L. Dimitz u. H. Wilfinger: Die 14-Uhr-Temperatur, ein wichtiger Klimafaktor für das Pflanzenleben. Wetter u. Leben 5, 57 (1952).

[2] Dimitz, L.: Hüttenminimum oder Erdbodenminimum? Wetter u. Leben. Febr. Heft 1949, vgl. auch Juli-Heft 1949.

[3] Siehe S. 53, Fußnote 12.

[4] Siehe S. 135, Fußnote 3.

[5] Brunt, D.: Basis of micro-climatology. Nature (London) 171, 322 (1953).

Die Temperaturunterschiede in kleineren Räumen geben den beweglichen Tieren Gelegenheit, unzusagenden Temperaturen auszuweichen. Die Bedingungen an beiden Seiten der Knicks (Wallhecken) unserer schleswig-holsteinischen Heimat unterscheiden sich hinreichend klimatisch und damit auch in ihrer Besiedlung (Tischler[1]). Krogerus[2] untersuchte das Nord- und Südufer von Seen, welche der Sonnenbestrahlung in verschiedenem Maße ausgesetzt waren. In einem Kiefernwald war nach Sanders und Shelford[3] die Temperaturschwankung in Strauchhöhe am geringsten; hier fanden sie die größte Artenzahl an Tieren.

Temperaturbedingungen in Gewässern. In Gewässern liegen besondere Temperaturbedingungen vor. Während in fließenden Gewässern meist ziemliche Konstanz herrscht, findet sich in den *Seen* oft eine starke Schichtung. In den Sommermonaten ist die obere Wasserschicht warm. In einer gewissen Tiefe nimmt die Temperatur dann ziemlich sprunghaft ab, um unter 200 m fast konstant zu bleiben. Im Herbst verschwindet die *Sprungschicht*, weil eine Durchmischung stattfindet, um sich dann im Frühjahr neu zu bilden (vgl. Ruttner[4], S. 24, Hofstetter[5]).

In *Flüssen* herrscht im Sommer am Ursprung meist die niedrigste Temperatur, im Winter weisen oft die Quellen und Quelläufe die höchsten Temperaturen auf. Die unteren Flußstrecken können dann niedriger temperiert sein. Die Quellteile eines Flußsystems haben somit die geringsten thermischen Schwankungsamplituden im Jahr und beherbergen oft Organismen, die auf eine solche Konstanz angewiesen sind (kaltstenotherme Organismen, vgl. S. 169). In Seen kommen diese in den Tiefen nur dort vor, wo genügend Sauerstoff zur Verfügung steht, also in typisch oligotrophen Seen (vgl. Thienemann[6]).

Auch in *ozeanischen* Warmwassergebieten findet man in 100—200 m Tiefe eine stark markierte *Sprungschicht*, welche die untere Grenze des vertikalen Austausches des an der Oberfläche erwärmten Wassers darstellt. Im Atlantischen Ozean z.B. breitet sich darunter ein kühleres subtropisches Unterwasser aus, unter der 10°-Isotherme das subpolare Zwischenwasser und zuunterst das Bodenwasser (vgl. Ekman[7], ferner Sverdrup u. Mitarb.[8]). Die bis in die größten Tiefen besiedelte Tiefsee hat ziemlich konstante Temperaturen um 0° (+ 4 bis — 1°).

Im Mittelmeer herrscht unter 2000 m eine Temperatur von 13—13,8°.

II. Temperaturbedingte Verbreitungsgrenzen.

Die Bedeutung des Makroklimas für die Verbreitung. Hier interessieren nur die Fälle, bei denen dem Temperaturfaktor solches Gewicht zukommt, daß seine Bedeutung für die Verbreitung ohne weiteres sichtbar ist. Natürlich können nur *einige Beispiele* aufgezählt werden. Der äquatoriale Regenwald, der kalttemperierte Laubwald und der arktische Nadelwald werden in ihren Grenzen deutlich durch die Temperatur bestimmt. Riffkorallen sind auf warme Meere mit einer Mindest-

[1] Tischler, W.: Biozönotische Untersuchungen an Wallhecken. Zool. Jb. (Syst.) **77**, 283 (1948).

[2] Krogerus, R.: Mikroklima und Artverteilung. Acta Soc. Faun. et Flor. fenn. **60**, 290 (1937).

[3] Sanders, N. J., u. V. E. Shelford: A quantitative and seasonal study of pinedune animal community. J. Ecology **3**, 306 (1922).

[4] Ruttner, F.: Grundriß der Limnologie. Berlin 1952.

[5] Hofstetter, G.: Die interdiurne Veränderlichkeit von Seeoberflächen- und Seeabflußtemperaturen. Arch. Meteorolog., Geophys. u. Bioklimatol. Ser. B **4**, 281 (1953).

[6] Thienemann, A.: Fluß und See. Gewässer u. Abwässer **13** (1953).

[7] Ekman, S.: Zoogeography of the sea. London 1953.

[8] Sverdrup, H. U., M. W. Johnson u. R. H. Fleming: The oceans — their physics, chemistry and general biology. New York 1946.

temperatur von 20° beschränkt. Das Vorkommen der Malaria ist bekanntlich durch die untere Entwicklungsgrenze der Parasiten bei 15—17° bestimmt und nicht durch die tiefer liegende der Mücke (MARTINI[1]). Die Verbreitung vieler Tier- und Pflanzenarten deckt sich etwa mit dem Verlauf der *Isothermen kältester oder wärmster Monate, dem Verlauf der Linien bestimmter Jahresminima, Jahresmitteltemperaturen oder jenen bestimmter Jahresschwankungen der Temperatur* (vgl. HILTNER[2], S. 363, UVAROV[3], S. 121, TISCHLER[4], S. 263). Die Baumgrenze in den Alpen und auch zum Norden fällt ungefähr mit der Juliisotherme von 10° zusammen. Sie liegt an den Südhängen von Bergen meist einige hundert Meter höher als an den Nordhängen (Näheres bei WALTER[5], S. 66 ff.). Juliisothermen sollen auch die Nordgrenze bei Libellen charakterisieren (SØMME[6]). Die nördliche Grenze des Spargelkäfers Crioceris asparagi in Nordamerika fällt mit der Jahresminimumisotherme von —23° zusammen (SANDERSON[7], vgl. ferner LINDROTH[8] u. a.). Die stark temperaturbedingte Verbreitungsgrenze von Phytonomus variabilis liegt im wesentlichen innerhalb der Jahresisothermen von 5 und 20° (KAUFMANN[9]).

Es wird meist angenommen, daß das Fehlen der alpinen Pflanzenarten im Tiefland hauptsächlich auf den Wettbewerb mit anderen Arten zurückzuführen ist, denn viele alpine Pflanzen lassen sich in botanischen Gärten leicht kultivieren und fruchten auch reichlich. Nach DAHL[10] trifft jedoch dies nicht für alle zu (z. B. nicht für Salix herbacea, Ranunculus glacialis, R. platanifolius u. a.). Sie halten die hohen Sommertemperaturen in Oslo nicht aus. Für das Fehlen dieser Arten in SW-Skandinavien müssen allerdings andere Ursachen maßgebend sein, evtl. die geringe Schneedecke im Winter und das zu frühe Austreiben.

Die *geringen Temperaturveränderungen*, die makroklimatisch im Laufe der letzten Jahre in Schleswig-Holstein erfolgt sind, machen es wahrscheinlich, daß Pflanzenarten wie Trapa natans, Carex pauciflora, C. chordorhiza u. a., die hier an ihrer nördlichen bzw. südlichen Verbreitungsgrenze standen, ausgestorben sind (RAABE[11]). Auch für Tiere gibt es genügend Beispiele, wo die Verbreitung Klimaschwankungen in der Gegenwart oder in historischer Zeit parallel läuft. So hat man die etappenweisen Verbreitungsänderungen von Schmetterlingen und anderen Tieren in Nordeuropa genau untersucht. Die Makrelen sind neuerdings bis in den östlichen Finnischen Meerbusen vorgedrungen, Heringe und Kabeljaue bis zur Karischen Bucht, die ersteren auch bis Grönland (vgl. RENSCH[12], S. 127).

Die oft beobachtete hohe *Wintersterblichkeit* von Insekten durch Kälte ist ein entscheidender Faktor zur Verhütung von Massenvermehrungen der Schädlinge

---

[1] MARTINI, E.: Klima und Seuchen vom Standpunkte des Entomologen. Verh. 4. Int. Kongr. Entomol. Ithaca **2**, 463 (1929).

[2] Siehe S. 53, Fußnote 13.

[3] Siehe S. 50, Fußnote 10.

[4] TISCHLER, W.: Klima, Witterung und Tierwelt. In Klima, Wetter, Mensch. Heidelberg 1952.

[5] Siehe S. 53, Fußnote 12.

[6] SØMME, S.: Contributions to the biology of Norwegian fish food animals. III. Zoogeographische Studien über norwegische Odonaten. Avh. Norske Vidensk. Akad. Oslo Nr. 12, (1937); zit. nach HERTER, S. 47, Fußnote 5.

[7] SANDERSON, E. D.: The influence of minimum temperature in limiting the northern distribution of insects. J. Econ. Ent. **1**, 245 (1908).

[8] LINDROTH, C. H.: Die skandinavische Käferfauna als Ergebnis der letzten Vereisung. Verh. 7. Int. Kongr. f. Entomol. **1**, 240 (1939).

[9] KAUFMANN, O.: Der Luzerneblattnager (Phytonomus variabilis HERBST). I. u. II. Z. angew. Entomol. **26**, 312, 387 (1939).

[10] DAHL, E.: On the relation between summer temperature and the distribution of alpine vascular plants in the lowlands of Fennoscandia. Oikos (Copenh.) **3**, 22 (1951).

[11] RAABE, E.-W.: Über die Verarmung der Landschaft. Schr. Naturw. Verein Schlesw.-Holst. **27**, 171 (1955).

[12] RENSCH, B.: Die Verbreitung der Tierwelt im Raum. Handb. Biologie **5**, 125 (1950).

(vgl. Uvarov[1], S. 138). Abnorm kalte Winter können zur totalen Vernichtung einzelner Arten führen (vgl. Newcomer[2]).

Die Bedeutung von Mikro- und Ökoklima für die Verbreitung. Die mikroklimatischen Bedingungen erlauben vielen Arten ein Vorkommen in sonst makroklimatisch ungünstigen Bereichen. Wie bei dem nicht auf so kleine Bezirke beschränkten Ökoklima kann eine Besiedlung außerhalb des Bereichs des zusagenden Makroklimas von einer früheren allgemeinen Besiedlung herrühren. Nach der Änderung des Klimas blieben dann einzelne Besiedlungsstellen inselartig zurück. Als solches *Relikt* sei nur die thermophile Gottesanbeterin (Mantis religiosa) am Kaiserstuhl genannt. Die Arten können auch durch *aktive Bewegung* oder *Verschleppung* in andere Gebiete vorgedrungen sein. Als Beispiel für das letztere sind viele Hausbewohner und Speicherschädlinge zu nennen. Die gemeine Bettwanze z. B., die aus Indien oder dem Orient stammt, ist heute bis in den hohen Norden unter Ausnutzung der Wärme menschlicher Behausungen verbreitet (vgl. Herter[3], S. 317, ferner Omori[4]). Die Eier und Larven des Hakenwurms (Ancylostoma duodenale), die an tropische Temperaturen angepaßt sind, findet man bei uns in Tunnels und Bergschächten. In den unterirdischen Heizanlagen von Paris hält sich als Gast aus wärmeren Ländern der die Pest übertragende Rattenfloh (Loemopsylla cheopis) — vgl. Geiger[5], S. 356 ff., ferner Grimm[6].

Parasit und Wirt. Die Verbreitung der Wirte braucht sich nicht immer mit der der Parasiten zu decken. Dies kann durch *verschiedene Temperaturansprüche* beider Arten bedingt sein. Für Pflanzen sind viele derartige Fälle bekannt (vgl. Lundegårdh[7], S. 113, Dickson und Holbert[8], Cartwright u. Mitarb.[9], Kassanis[10]), desgleichen für Tiere. So waren nach Ahmad und Ghulamullah[11] hohe Temperaturen für den Parasiten Microbracon greeni lefroyi ungünstiger, tiefe für den Wirt Earias fabia (vgl. auch Binet[12]). Die unterschiedlichen Temperaturgrenzen von Wirt und Parasit können auch damit zusammenhängen, daß die Möglichkeit einer *Antikörperbildung* durch den Wirt an bestimmte Temperaturgrenzen gebunden ist (vgl. Bissert[13]). Sogar die geringe Temperatursteigerung des Menschen beim Fieber kann für Typhusbakterien zu einer

---

[1] Siehe S. 50, Fußnote 10.

[2] Newcomer, E. J.: Winter killing of codling-moth larvae. J. Econ. Ent. **13**, 441 (1920).

[3] Siehe S. 47, Fußnote 5.

[4] Omori, N.: Comparative studies on the ecology and physiology of common and tropical bedbugs, with special reference to the reactions to temperature and moisture. J. Med. Assoc. Formosa **40**, 555, 647 (1941).

[5] Siehe S. 135, Fußnote 3.

[6] Grimm, H.: Kleintierwelt, Kleinklima und Mikroklima. Z. angew. Meteorol. **54**, 25 (1937).

[7] Siehe S. 45, Fußnote 10.

[8] Dickson, J. G., u. J. R. Holbert: The relation of temperature to the development of disease in plants. Amer. Natural. **62**, Nr. 6 (1928).

[9] Cartwright, W. B., R. M. Caldwell u. L. E. Compton: Relation of temperature to the expression of resistance in wheats to hessian fly. J. Amer. Soc. Agron. **38**, 259 (1946).

[10] Kassanis, B.: Some effects of high temperature on the susceptibility of plants to infection with viruses. Ann. Appl. Biol. **39**, 358 (1952).

[11] Ahmad, T., u. Ghulamullah: Ecological studies on the spotted bollworms of cotton and their parasites. II. The fecundity and longevity of Earias fabia and its parasite, Microbracon greeni lefroyi under different conditions of temperature and humidity. Indian J. Ent. **3**, 245 (1941).

[12] Binet, K. A.: The effect of temperature on nonspecific infections of fish. J. of Path. **58**, 251 (1946).

[13] Bissert, K. A.: The effect of temperature upon antibody production in cold-blooded vertebrates. J. of Path. **60**, 87 (1948).

Verminderung des Antigens Vi und damit zu einer Mobilisierung der Abwehr des Wirtes führen (Jude und Nicolle[1]).

In diesem Zusammenhang sei erwähnt, daß sich bei Drosophila der Tumorfaktor *tu* bei 24° in 66% der Tiere manifestiert. Nach einer 24stündigen Temperaturerhöhung sinkt die Penetranz bis auf 39%. Je später in der Larvenzeit die hohe Temperatur einwirkt, desto mehr Tiere sind tumorfrei (Ghelelovitch[2]).

III. Ursachen der Begrenzung.

Grenztemperaturen. Eine Limitierung des Vorkommens kann durch die *Grenztemperaturen des Lebens* der erwachsenen Organismen oder empfindlicher Entwicklungsstadien bedingt werden. Es wurde schon erwähnt, daß *Entwicklungs- und Vermehrungsprozesse* meist engere Temperaturgrenzen aufweisen als das Leben selbst (S. 106); sie sind jedoch meist auf günstige Jahreszeiten beschränkt. Hutchins[3] unterscheidet für marine Organismen vier Möglichkeiten (s. Diagramm). Im einfachsten Fall (1) sind die extremen Letaltemperaturen für die nördliche und südliche Verbreitung entscheidend, und zwar die Wintertemperatur für die nördliche und die Sommertemperatur für die südliche.

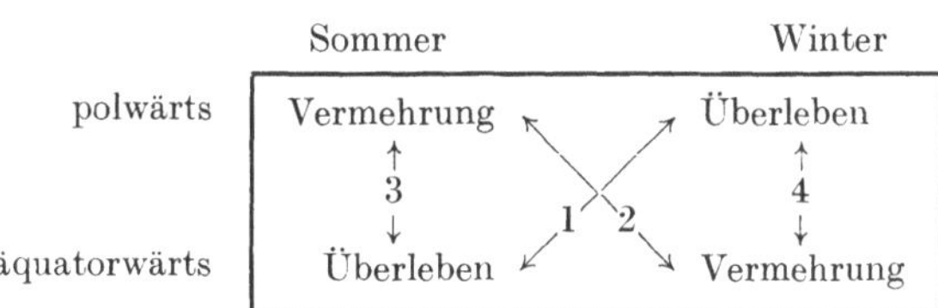

Beim Typ 2 sind die Temperaturgrenzen der Vermehrung entscheidend, und zwar im Sommer polwärts und im Winter äquatorwärts. Die Typen 3 und 4 sind kombiniert, der eine gilt für den Sommer, der andere für den Winter. Als komplizierterer Fall wird die Verbreitung von Balanus amphitrite erwähnt. Die nördliche Grenze wird einerseits durch die Unfähigkeit bestimmt, monatliche Durchschnittstemperaturen unter 7,2° zu ertragen, zum anderen durch Unterbindung der Vermehrung, wenn die durchschnittliche Monatstemperatur im Sommer nicht über 18,3° steigt. — "Zones of the four types have distinctive configurations around the world, and independent patterns of north-south occurrence. These facts depend on differences in distribution of summer and winter temperatures" (S. 335). Hutchins bringt mehrere Beispiele für diese temperaturbedingten Verbreitungsgrenzen bei Tieren (vgl. auch Orton[4]).

Bei Pflanzen kann die Bodentemperatur wegen der erwähnten *Frosttrocknisgefahr* für die Verbreitung besonders wichtig sein. Die arktischen Lufttemperaturen würden manchmal ein höheres Pflanzenleben noch zulassen. Walter[5] (S. 63) berichtet über diesbezügliche Erfahrungen in extrem kalten Wintern. Das Abwerfen des Laubes und die damit verbundene Verringerung der transpirierenden Fläche wird als Anpassung gegen diese Frosttrocknis aufgefaßt; es ist darum erstaunlich, daß immergrüne Nadelwälder weiter nach Norden und im Gebirge

---

[1] Jude, A., u. P. Nicolle: Variations antigéniques et biologiques du bacille typhique et évolution de la fièvre typhoide. Bull. Acad. Nat. de Méd. **137**, 169 (1953).

[2] Ghelelovitch, S.: Influence de la température sur le développement d'une tumeur héréditaire chez la Drosophile (Drosophila melanogaster Meig.). C. r. Acad. Sci. (Paris) **237**, 1445 (1953).

[3] Hutchins, L. W.: The basis for temperature zonation in geographical distribution. Contr. No. 374 from Woods Hole Oceanogr. Inst. **1947**, 325.

[4] Orton, J. H.: Sea temperature, breeding and distribution in marin animals. J. Mar. Biol. Assoc. U. K. N. S. **12**, 339 (1920).

[5] Siehe S. 53, Fußnote 12.

höher vordringen als die Laubwälder. Sie sollen nach mehreren Autoren aber besser gegen Wasserverluste geschützt sein als die blattlosen einjährigen Triebe der Laubbäume (vgl. Walter[1], S. 61). — Nach Grigoreva[2] sollen in der nördlichen Polarzone die Wurzeln mancher Pflanzen bis in Tiefen reichen, wo sogar im Sommer noch Temperaturen von —0,5 bis —0,8° herrschen; die Lehre von der „physiologischen Trockenheit" gefrorener Böden bedarf nach ihm einer Revision.

Verschiedene Temperaturkoeffizienten von Lebensprozessen. Zu einem meist nicht plötzlichen, aber doch langsamen Absterben muß es kommen, wenn die Temperaturen so ungünstig werden, daß Lebensprozesse mit *verschiedenen Temperaturkoeffizienten* nicht mehr aufeinander abgestimmt sind und auch eine Adaptation fehlt oder ungenügend ist. Durch den Assimilationsüberschuß muß ein nötiger *Vorrat an Winterreserven* in Rhizomen, Knollen und Stämmen angehäuft werden. Es kann dabei entscheidend sein, daß die Nachttemperaturen genügend tief sind, um den Verbrauch einzuschränken. In Gegenden mit wärmerem Klima versagt nach Stocker[3] (S. 217) die an die Kälte angepaßte Pflanze, weil die stark gesteigerte Atmung die synthetisierten Reserven aufzehrt; andererseits verkümmert die Tropenpflanze bei niedrigen Temperaturen, weil die Atmung nicht mehr die nötige Energie liefert. Die Beschränkung auf Berge kann dadurch verursacht sein, daß die Atmung bei den höheren Temperaturen der tieferen Gegenden zu stark ansteigt, ohne daß die Assimilation nachkommt. Bei guten Lichtverhältnissen ist ein weiterer Abstieg möglich, ebenso wenn die CO_2-Konzentration (in der Nähe vulkanischer Tätigkeit) ansteigt; beides vermehrt die Assimilation (vgl. Bünning[4], S. 166). Bünning und Herdtle[5] untersuchten das Verhältnis von Assimilation und Atmung bei einer thermophilen Blaualge (Oscillatoria geminata). Bei ihr besteht eine für andere Pflanzen nicht übliche *Ähnlichkeit* in der Temperaturabhängigkeit beider Prozesse. Hierdurch wird erreicht, daß auch bei hohen Temperaturen des Wohngebietes noch ein Assimilationsüberschuß erreicht werden kann. Die thermophilen Blaualgen waren nur unter den für andere Arten ungünstigen extrem hohen Temperaturen diesen überlegen; ihr Wachstum ist unter normalen Temperaturbedingungen zu schwach.

Ruhestadien und Überwinterung. Es ist ferner entscheidend, ob die Organismen sehr ungünstige Jahreszeiten in *besonderen Zuständen* (Samen, Rhizomen, Diapausen usw.) überdauern können, die geschützt liegen und sich auch meist durch eine erhöhte Resistenz gegenüber extremen Temperaturen auszeichnen. Auch ausgewachsene Organismen können, wie erwähnt, eine Winterruhe mit physiologischen Besonderheiten zeigen. Unsere Schmetterlinge überwintern zu 67% als Raupen, Laufkäfer zu 80% als Imago. Nach Westen und Süden nimmt die Zahl, die als Larve überwintert, zu (vgl. Tischler[6]).

Schließlich sei auch in diesem Zusammenhang erwähnt, daß oft niedrige Temperaturen *zur Brechung der Ruhestadien* notwendig sind. Manche Obstbäume können aus unseren Breiten nicht in die Tropen verpflanzt werden, weil die niedrigen Temperaturen zur Brechung der winterlichen Ruhephase fehlen (vgl. Bünning[4], S. 475, Chandler[7], S. 17 ff.).

---

[1] Siehe S. 53, Fußnote 12.

[2] Grigoreva, V. G.: Die Lebenstätigkeit der Pflanzenwurzeln in kalten Böden. Priroda (Leningrad) **1953**, 101; Ber. wiss. Biol. **85**, 52 (1953).

[3] Siehe S. 39, Fußnote 3.

[4] Siehe S. 3, Fußnote 4.

[5] Siehe S. 66, Fußnote 7.

[6] Tischler, W.: Die Überwinterungsverhältnisse der landwirtschaftlichen Schädlinge. Z. angew. Entomol. **32**, 184 (1951).

[7] Siehe S. 60, Fußnote 9.

Wanderungen. Sehr bewegliche Arten können ihren Lebensraum dadurch wesentlich erweitern, daß sie ungünstigen Temperaturbedingungen durch *größere Wanderungen* ausweichen. So können weit entfernte *Winterquartiere* aufgesucht werden. Die Wanze Eurygaster intergriceps fliegt dabei über 100 km von der Ebene ins Gebirge. Sogar dem Vogelzug vergleichbare Wanderungen kommen bei Schmetterlingen vor (z. B. bei Danais plexippus, vgl. Schneirla in Roeder[1], S. 719).

Entwicklungs- und Vermehrungsmöglichkeit. Es ist natürlich notwendig, daß genügend warme Tage im Jahr für die Entwicklung und Vermehrung der Organismen zur Verfügung stehen. Da bei Pflanzen im maritimen Klima die Vegetationszeit (über 10°) oft sehr lang ist, die Tagesmittel aber auch im Sommer nicht viel darüber hinausgehen, während im kontinentalen Klima bei kürzerer Vegetationszeit die Sommer heißer sind, hat man die *Temperatursummenregel* für die Erklärung von Verbreitungsgrenzen herangezogen. Eine Temperatursumme von 1000° ist das Minimum für den Ackerbau. In den feuchten gleichtemperierten Tropen werden Werte von 9000° und mehr erreicht (Walter[2], S. 55). Dieser Faktor scheint auch für die schon erwähnte Trapa natans von Bedeutung zu sein; sie stirbt bei uns aus, weil das Klima Schleswig-Holsteins vom kontinentalen zum mehr atlantischen überwechselt (Raabe[3]). Auch für die Nonne hat Zwölfer[4] (S. 376) die Nordgrenze, die vertikale obere Grenze wie auch die Südgrenze und vertikale untere Grenze mit den zur Entwicklung günstigen Monatsmitteltemperaturen in Beziehung gebracht. Enquist berücksichtigte die täglichen Temperaturmaxima und -minima und erhielt für Ilex aquifolium und Fagus silvaticus eine gute Übereinstimmung zwischen seinen Temperaturkurven und dem Verbreitungsgebiet (Lit. und Kritik bei Lundegårdh[5], S. 149).

Massenwechsel. Die angewandte Entomologie interessiert weniger die Verbreitungsgrenzen, also die Temperaturbedingungen, die zum Aussterben einer Art führen, sondern diejenigen, die zu einer *Massenvermehrung* Anlaß geben. Um nur ein Beispiel zu nennen, soll nach Zweigelt[6] eine Massenvermehrung des Maikäfers nur möglich sein, wenn die mittlere Temperatur von Mai bis Oktober mindestens 12,5° erreicht.

IV. Eurytherme und stenotherme Arten.

Beispiele. Je nach der Weite der Temperaturgrenzen hat man *eurytherme* (weite Grenzen) und *stenotherme* Arten (mit engeren Grenzen) unterschieden, wobei man die letzteren bei extremeren Lagen des engen Temperaturbereichs als *kalt- und warmstenotherm* bezeichnet. Man hat auch bei den eurythermen Arten wärme- und kälteliebende Formen unterschieden. Eurytherm wärmeliebend ist z. B. die Bettwanze, die ihre Hauptaktivität und größte „Stechlust" nur bei relativ hohen Temperaturen entfaltet. Sie wird unter 15° träge, verträgt aber doch ziemlich hohe Kältegrade für längere Zeit (darum eurytherm). Als eurytherm-kälteliebend führt Herter[7] (S. 11) den Collembolen Hypogastrura purpurascens an, der

---

[1] Siehe S. 142, Fußnote 10.

[2] Siehe S. 53, Fußnote 12.

[3] Siehe S. 165, Fußnote 11.

[4] Siehe S. 91, Fußnote 5.

[5] Siehe S. 45, Fußnote 10.

[6] Zweigelt, F.: Der Maikäfer, Studien zur Biologie und zum Vorkommen im südlichen Mitteleuropa. J. angew. Entomol. **9**, (1928).

[7] Siehe S. 47, Fußnote 5.

nach Strebel[1] sich am besten zwischen 3—15° halten läßt, dennoch aber Temperaturen von —16° bis 40° verträgt.

Hesse und Doflein[2] (S. 75) und Steiner[3] (S. 374) führen viele Beispiele für eurytherme Tiere an: u. a. die Rippenqualle Pleurobrachia pileus, die Feuerwalze Pyrosoma giganteum, die Auster (Schwankungen der Temperatur auf den flachen Austernbänken vor der schleswig-hosteinischen Küste von —2 bis 20°) und den Karpfen (5—35°). — Warmstenotherm sind viele in Aquarien gehaltene Fische (Pterophyllum scalare, Kampffische u. a.), kaltstenotherm viele Bewohner des arktischen Meeres (Calanus finmarchicus, Clione limacina usw.). Die Schnecke Bythinella dunkeri erstarrt bei 2—3° und wird bereits träge bei 12°. Nach Herter[4] (S. 326) sind ganze Insektengruppen im wesentlichen kalt- oder warmstenotherm; kaltstenotherm sind z. B. die Ephemeroidea, Perloidea, Mecoptera und Trichoptera, warmstenotherm die Japygidae, Embioidea, Phasmida, Mantodea, Blattaria, Isoptera, Zoraptera und Cicadidae. Rensch[5] (S. 127) macht darauf aufmerksam, daß *Meerestiere* im allgemeinen als verhältnismäßig stenotherm anzusehen sind, da 90% der Arten in Temperaturspannen eingepaßt sind, die eine Differenz von 19° nicht überschreiten.

Auch *Entwicklungsstadien* können sich *verschieden* verhalten. Man kann die schon erwähnte sogenannte weiße Fliege nach Weber[6] hinsichtlich ihrer Entwicklung für alle Stadien (in verschiedenem Grade) als eurytherm bezeichnen, hinsichtlich der Sterblichkeit besonders von imaginalen Hungertieren aber als ausgesprochen stenotherm. Ekman[7] macht darauf aufmerksam, daß man bei marinen Organismen eine „reproduktive" und „vegetative" Eury- uud Stenothermie unterscheiden muß. Stenothermie ist oft nur für die Vermehrungsphase zu beobachten. So läßt sich ein Fortpflanzungs- und ein steriles Zerstreuungsgebiet unterscheiden. Sind alle Entwicklungsstadien ziemlich eurytherm, so ist die Möglichkeit für eine weite Verbreitung gegeben. Besonders bei den Wasserorganismen trifft man wegen der geringeren Temperaturdifferenzen oftmals *Kosmopolitismus* an (vgl. Rensch[5], S. 127). Schlieper und Bläsing[8] betonen neuerdings mit Recht, daß die Ausdrücke eury- und stenotherm sehr willkürlich sind, da über die zulässigen Grenzen der Zuteilung nichts ausgesagt werden kann. Sie warnen auch davor, aus einer experimentellen Beobachtung der Lebensgrenzen extremen Temperaturen gegenüber ohne weiteres auf das Vorkommen zu schließen. Die Form Planaria alpina meridionalis ist z. B. außerhalb der Alpen nach ihrem Vorkommen als kaltstenotherm zu bezeichnen, in den besiedelten Alpentümpeln kommen jedoch Temperaturschwankungen bis zu 20° vor. Es scheint mehr auf eine tiefe *mittlere* Temperatur anzukommen.

V. Verschiedene Temperaturansprüche von verwandten Arten und Rassen.

Experimentelle Befunde. Es ist besonders bei den Arten mit großem Verbreitungsgebiet zu berücksichtigen, daß sie *Rassen mit verschiedenen Temperatur-*

---

[1] Strebel, O.: Biologische und physiologische Untersuchungen an Hypogastrura purpurascens und Sminthurinus niger (Apt. Coll.). Zool. Anz. 84, 97 (1929); vgl. auch Z. Morph. u. Ökol. Tiere 25, 31 (1932).

[2] Siehe S. 53, Fußnote 2.

[3] Siehe S. 15, Fußnote 9.

[4] Siehe S. 47, Fußnote 5.

[5] Siehe S. 165, Fußnote 12.

[6] Siehe S. 86, Fußnote 1.

[7] Siehe S. 164, Fußnote 7.

[8] Siehe S. 82, Fußnote 4.

ansprüchen enthalten können (vgl. JOHNSON[1] u. a.). Bei Pflanzen spricht man von Klimarassen oder Ökotypen, für deren Herausbildung aber nicht nur die Temperatur entscheidend ist (vgl. WALTER[2], S. 93 ff.). Dieser Rassenzerfall erschwert natürlich die Untersuchung der Beziehungen zwischen der Verbreitung der Arten und Umweltfaktoren erheblich. Durch mutative Änderung der Temperaturansprüche können neue Lebensräume erschlossen werden, auch wenn Konkurrenten verdrängt werden müssen. *Konkurrenzversuche mit übervölkerten Kulturen* von Drosophila melanogaster und D. funebris führte TIMOFÉEFF-RESSOWSKY[3] bei verschiedenen Züchtungstemperaturen aus. Viele Faktoren (Lage des Entwicklungsoptimums, Resistenz gegenüber davon stärker abweichenden Temperaturen usw.) bestimmen die Vitalität einer Art. D. melanogaster herrscht in der gemäßigten Zone vor, D. funebris kann weiter nach Norden vordringen. D. melanogaster hat die größere rel. Vitalität als D. funebris, doch steigt die der letzten Art deutlich mit sinkender Temperatur. In anderen Experimenten hat T. eine Standardform von D. melanogaster mit D. funebris aus 24 verschiedenen Gegenden zusammengebracht. Auf diese Weise wurden physiologische Unterschiede der morphologisch nicht unterscheidbaren geographischen Rassen erkannt. Es konnten drei „*Temperaturrassen*" von D. funebris unterschieden werden, deren *Temperaturansprüche deutliche Beziehung zu den Klimabedingungen ihrer Heimatgebiete* erkennen ließen (vgl. auch DOBZHANSKY[4], WALLACE[5], KALMUS[6], HEUTS[7], BIRCH[8], LÜERS und ULRICH[9], S. 572 und 591).

PARK[10] untersuchte neuerdings Einzel- und Mischzuchten von Tribolium confusum und T. cartaneum unter verschiedenen Temperatur- und Feuchtigkeitsbedingungen. In den Mischzuchten wird immer eine Species ausgemerzt. Bei 24° und 30% Feuchtigkeit bleibt immer confusum, bei 34° und 70% Feuchtigkeit castaneum übrig. Bei 29° und 70% Feuchtigkeit ist in den meisten Kulturen castaneum, in einem kleineren Teil confusum schließlich allein, bei den drei restlichen Kombinationen trat das Umgekehrte ein. Das Endergebnis der Mischzuchten ist nicht immer aus den durch Einzelhaltung gewonnenen Resultaten vorauszusehen, weil der Wettbewerb zwar in manchen Fällen die durch die abiotischen Bedürfnisse der Art gegebenen Züge noch verstärkt, in anderen aber gerade die im Einzelversuch eigentlich als überlegen oder zumindest gleichwertig zu bezeichnende Art benachteiligt und ausmerzt.

Für die Herausbildung von Arten ist stets eine Herabsetzung der Kreuzungsmöglichkeit der neuen Formen mit der Ausgangsrasse wichtig. Diese kann nicht

---

[1] JOHNSON, D. S.: A thermal race of Daphnia atkinsoni BAIRD, and its distributional significance. J. anim. Ecol. **21**, 118 (1952).

[2] Siehe S. 53, Fußnote 12.

[3] TIMOFÉEFF-RESSOWSKY, N.W.: Über geographische Temperaturrassen bei Drosophila funebris F. Arch. Naturgesch. N. F. **4**, 245 (1935).

[4] DOBZHANSKY, T.: Fecundity in Drosophila pseudoobscura at different temperatures. J. of Exper. Zool. **71**, 449 (1935).

[5] WALLACE, B.: Studies on "sex-ratio" in Drosophila pseudoobscura. I. Selection and "sex-ratio". Evolution (New York) **2**, 189 (1948).

[6] KALMUS, H.: Adaptive and selective responses of a population of Drosophila melanogaster containing e and e+ to differences in temperature, humidity and to selection for development speed. J. Genet. **47**, 58 (1945).

[7] HEUTS, M. J.: Adaptive properties of carriers in Drosophila pseudoobscura. Heredity **2**, 63 (1948).

[8] BIRCH, L. C.: Experimental background to the study of the distribution and abundance of insects. III. The relation between innate capacity for increase and survival of different species of beetles living together on the same food. Evolution (New York) **7**, 136 (1953).

[9] HEBERER, G.: Die Evolution der Organismen. 2. Aufl. Stuttgart 1954, mit Beiträgen von F. SCHWANITZ, H. LÜERS u. H. ULRICH.

[10] PARK, T.: Experimental studies of interspecies competition. II. Temperature, humidity, and competition in two species of Tribolium. Physiol. Zool. **27**, 177 (1954).

nur durch eine geographische Isolierung erreicht werden, sondern z. B. auch auf einer gesteigerten Paarungsabneigung beruhen, welche nach den Untersuchungen von Mayr[1] an zwei Drosophila-Arten sogar von der Temperatur abhängen kann.

Brücher[2] verglich die Vitalität einer Standardform von Antirrhinum majus unter künstlichen Klimabedingungen mit der von Mutanten; einige von ihnen waren unter bestimmten Bedingungen deutlich überlegen. Fürtauer[3] konnte nachweisen, daß eine verschiedene Reaktion zweier Formen auf Temperatur, Lichtdauer und -intensität auch im Plasma verankert sein kann. Er verglich Epilobium hirsutum mit eigenem Plasma und dem von E. luteum.

Züchtung. Die *Kulturpflanzenzüchtung* hat natürlich in großem Umfang von diesen Erkenntnissen Gebrauch gemacht und Pflanzen mit *erhöhtem Vermögen zur Resistenzadaptation* oder an sich schon *sehr frostharte Sorten* herausgezüchtet (vgl. Fuchs[4,5]). Dies ist deshalb so wichtig, weil viele Nutzpflanzen unserer Breiten (z. B. manche Getreidearten, Hülsenfrüchte, Obstbäume usw.) ursprünglich in wärmeren Gebieten beheimatet waren und darum ganz andere Temperaturansprüche stellten, als sie hier geboten werden.

VI. Erblich bedingte Anpassungserscheinungen.

Fehlerquellen bei Adaptationsversuchen. Besonders bei sich rasch vermehrenden Organismen (vor allem Mikroorganismen) muß bei den Untersuchungen über die Leistungs- und Resistenzadaptation darauf geachtet werden, daß auch beim Versuch *erbgleiches* Material vorliegt, d.h., daß während der Anpassung vor allem an extremere Temperaturen keine Selektion stattfindet. So sind z. B. die oft zitierten älteren Versuche von Dallinger[6], der Flagellaten innerhalb von 7 Jahren an eine Wachstumstemperatur von 70° gewöhnte und sie dann nicht ohne weiteres in die Ausgangstemperatur zurückbringen konnte, sicherlich im wesentlichen durch eine *Selektion resistenter Individuen* zu erklären und zum geringeren Teil durch Resistenzadaptation. Bei den von uns ausgeführten Adaptationsversuchen mit der Hefe Torulopsis kefyr haben wir immer wieder auf die Stammkultur zurückgegriffen, die selbst aus einer Einzelkultur hervorging. Die erblichen Unterschiede der einzelnen Individuen sind sicherlich auf Mutationen zurückzuführen. Bei sehr langfristigen Versuchen, die sich über Jahre erstrecken, können diese natürlich auch während der Beobachtungszeit entstanden sein.

Notwendige Unterscheidung verschiedener Anpassungen. Wir haben die *Leistungs- und Resistenzadaptation* erbgleichen[7] Materials als eine Anpassung bezeichnet, die wirkungsvoll ist, wenn die Temperaturänderungen sehr langsam erfolgen. Auch die Fähigkeit zu solchen Anpassungen kann für das Verbreitungsgebiet mitbestimmend sein. Daneben gibt es, wie eben beschrieben, schon *erblich*

---

[1] Mayr, E.: Experiments on sexual isolation in Drosophila. VII. The nature of isolating mechanisms between Drosophila pseudoobscura and D. persimilis. Proc. Nat. Acad. Sci. **32**, 128 (1946).

[2] Brücher, H.: Experimentelle Untersuchungen über den Selektionswert künstlich erzeugter Mutanten von Antirrhinum majus. Z. Bot. **39**, 1 (1943).

[3] Fürtauer, R.: Untersuchungen über die Beziehungen zwischen Photoperiode, Lichtintensität sowie Temperatur und Plasmavererbung bei Epilobium. Jb. wiss. Bot. **89**, 412 (1940).

[4] Fuchs, W. H.: Physiologische Methoden in der Pflanzenzüchtung. Kühn-Arch. **60**, 288 (1943).

[5] Siehe S. 82, Fußnote 3.

[6] Dallinger, W. H.: On series of experiments made to determine the thermal deathpoint of known Monad germs, when the heat is endured in a fluid. Roy. Microsc. Soc. J. **3**, 1 (1880).

[7] Erbgleich wird nicht im ganz strengen Sinne, sondern in der Bedeutung gleicher Rassezugehörigkeit verstanden.

festgelegte Temperaturansprüche, die von den Adaptationserscheinungen bei erbgleichem Material natürlich unterschieden werden müssen. Durch die letztere Fähigkeit wird im normalen Temperaturbereich bei den Adaptationstypen 3 bis 1 ein Standardleistungswert angestrebt, der unabhängig von der Temperatur ist. Das kaltadaptierte Individuum wird dabei bei der gleichen Versuchstemperatur die höheren Leistungswerte aufweisen als das warmadaptierte. Man hat nun auch von einer *Anpassung* gesprochen, wenn dieses schon erblich festgelegt ist, das arktische Tier also bei der gleichen Versuchstemperatur z. B. mehr Sauerstoff verbraucht als das tropische. Man konnte dies beim Art- und sogar auch Rassenvergleich feststellen. Es liegen schon viele diesbezügliche Untersuchungen vor, doch leiden sie zumeist daran, daß beide Phänomene weder bei den Untersuchungen des normalen Temperaturbereichs noch bei den über die Grenztemperaturen von verschiedenen Rassen oder verwandten Arten getrennt worden sind. Besonders wenn frisch gefangenes Material untersucht wird, stammt das arktische, vielleicht schon erblich angepaßte auch gleichzeitig aus der tieferen Adaptationstemperatur und das tropische aus der höheren. Sicherlich liegen sowohl bei den Temperaturgrenzen als auch im normalen Temperaturbereich oft beide Anpassungserscheinungen vor, so daß man wie in vielen anderen Fällen von einer *doppelten Sicherung* sprechen kann.

Beispiele für den normalen Temperaturbereich. Es wurde schon erwähnt, daß Tiere, die bei tiefen Temperaturen aktiv sind wie z. B. Isotoma saltans, dabei einen hohen Stoffwechsel aufweisen können (vgl. S. 52). Viele Autoren haben verwandte Arten oder Rassen aus verschiedenen klimatischen Gegenden miteinander verglichen (vgl. z. B. Fox und Wingfield[1], Spärck[2]). Es war früh aufgefallen, daß sich arktische und verwandte tropische Tiere bei den Temperaturen ihres Wohngebietes kaum in ihrer Lebhaftigkeit unterscheiden. Auch ihr Sauerstoffverbrauch kann annähernd gleich sein (Abb. 43); wenn bei der gleichen Versuchstemperatur untersucht wird, ist er dann verschieden. Nicht alle marinen Arten zeigten diese Anpassung (vgl. Thorsen[3]). Scholander u. Mitarb.[4] vermißten sie auch für die Landinsekten. Sie können günstige mikroklimatische Bedingungen aufsuchen oder den Sonnenschein ausnutzen und brauchen darum diese

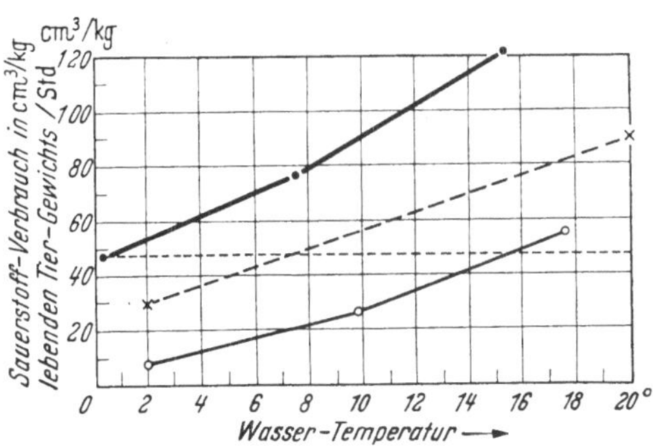

Abb. 43. Der Sauerstoffverbrauch erwachsener Mytiliden aus denselben Milieu-Typen (aus hocharktischen, borealen und tropischen Meeren) in seiner Beziehung zur Temperatur der Wohngebiete (gestrichelte Verbindungslinie) ● — ● *Modiolaria*, Ost-Grönland; × — — × *Mytilus*, Dänemark; ○ — ○ *Mytilus*, Persische Bucht (nach Thorsen).

Anpassung weniger. "On a cool day when the sun is shining, the tundra may be buzzing with different kinds of flies and mosquitoes, but as soon as a cloud

---

[1] Fox, H. M., u. C. A. Wingfield: The activity and metabolism of poikilothermal animals in different latitudes. II. Proc. Zool. Soc. Lond. **107**, 275 (1937); vgl. **106**, 945 (1936).

[2] Spärck, R.: On the relation between metabolism and temperature in some marine lamellibranchs and its ecological and zoogeographical importance. K. danske vidensk, Selsk. Biol. Medd. **13**, 1 (1936).

[3] Thorsen, G.: Zur jetzigen Lage der marinen Bodentier-Ökologie. Verh. dtsch. Zool. in Wilhelmshaven **1951**, 276.

[4] Siehe S. 53, Fußnote 10; vgl. auch Amer. J. Bot. **39**, 707 (1952).

obscures the sun all will settle down in a few seconds among the vegetation, only to rise as suddenly as they went, when the sun heats them" (S. 89). Dieselben Autoren verglichen auch die Stoffwechselintensität von arktischen und tropischen Flechten. Nicht immer war eine Anpassung im obigen Sinne deutlich, wohl aber bei den Familien der Peltigeraceae und Stictaceae. Nach kürzlichen Untersuchungen von Kühnelt[1] war der Sauerstoffverbrauch von kälteliebenden Insekten bei gleicher Versuchs- und Adaptationstemperatur (!) im allgemeinen größer als der von wärmeliebenden. — Rao[2] untersuchte kürzlich verschiedene Populationen von Mytilus californianus. Das Verhältnis zwischen Gewicht der Schale und dem der Weichteile nimmt mit zunehmender geographischer Breite zu. Bei einer bestimmten Temperatur ist die Durchspülungsrate bei Tieren höherer Breite größer als bei gleichschweren Tieren geringerer Breite. Auch die Q_{10}-Werte bei raschen Temperaturänderungen unterschieden sich (vgl. auch Rao und Bullock[3]). Die Adaptationstemperatur entsprach hier wie auch bei anderen Autoren stets der des natürlichen Wohnraumes; beide Anpassungserscheinungen können darum nicht getrennt werden.

Extremtemperaturen. Trotz der beschriebenen unterschiedlichen Breite der Temperaturgrenzen der einzelnen Arten kann man doch als *Regel* feststellen, daß beim Vergleich von Arten aus kälteren und wärmeren Gegenden nur der *Lebensbereich verschoben* ist, d. h. bei einer hohen oberen Grenze liegt auch meist die untere Grenze hoch; Entsprechendes gilt für tiefe obere Grenzen (vgl. Abb. 44[4]). Auch die Vorzugstemperatur verlagert sich entsprechend. Schon eine sinnvolle Resistenzadaptation nach beiden Seiten kann dieses bedingen (vgl. S. 69), doch dürften auch die erblich festgelegten Temperaturgrenzen diese Regel zeigen, da ein Teil der genannten Autoren von konstanten Adaptationstemperaturen ausging.

Auch *Entwicklung* und *Vermehrung* können ähnliche Temperaturanpassungen zeigen (vgl. z. B. Thorsen[5]). Bei Amphibien weisen die Temperaturgrenzen der Vermehrung deutliche Beziehung zur geographischen Verbreitung auf. Auch zwischen früh und spät laichenden Arten bestehen Unterschiede. Der Temperaturkoeffizient der Entwicklung ist bei den spät laichenden Froscharten niedriger (Moore[6]). — Ferner soll die Hitzeresistenz von Fermenten Unterschiede zeigen können (Korschujew und Koschtojanz[7], vgl. ferner Huber[8], S. 17).

Klimaregeln. Der Vergleich von *geographischen Rassen* hat auch bei den wechselwarmen Organismen zu gewissen *Klimaregeln* geführt, worunter Rensch[9] nur *erblich fixierte Unterschiede* versteht. Die soeben erörterten Befunde könnten, soweit sie nicht auf einen Einfluß der Adaptationstemperatur zurückzuführen sind, als physiologische Regel aufgefaßt werden. Auch für die meisten körperlichen Merkmale muß die Frage offen bleiben, ob wirklich erblich fixierte Unterschiede

---

[1] Kühnelt, W.: Wege zu einer Analyse der ökologischen Valenz. Verh. dtsch. Zool. in Tübingen 1954 (erscheint demnächst).

[2] Rao, K. P.: Rate of water propulsion in Mytilus californianus as a function of latitude. Biol. Bull. **104**, 171 (1953).

[3] Siehe S. 20, Fußnote 5.

[4] Siehe S. 156, Fußnote 7.

[5] Siehe S. 173, Fußnote 3.

[6] Moore, J. A.: Temperature tolerance and rates of development in the eggs of Amphibia. Ecology **20**, 459 (1939); vgl. auch Proc. Nat. Acad. Sci. **37**, 862 (1951).

[7] Korschujew, P., u. C. Koschtojanz: Materialien zur vergl. Physiologie der Verdauungsfermente. Trypsin der Kalt- und Warmblütler, ihr Temperaturoptimum und ihre Wärmebeständigkeit. Zool. J. Moskau **13**, 71 (1934); Zool. Ber. **38**, 1746 (1935/36).

[8] Siehe S. 131, Fußnote 4.

[9] Rensch, B.: Neuere Probleme der Abstammungslehre. Stuttgart 1954.

vorliegen. Nach GUNTER[1] nimmt die Körpergröße nach kälteren Gebieten hin bei vielen wechselwarmen Tieren zu (eine Ausnahme ist z. B. nach S. JOHNSEN der Seestichling, vgl. FRIEDRICH[2]); nach RENSCH[3] (S. 50) erfolgt eine Größenabnahme mehr nach pessimalen Lebensräumen hin. Bei Lurchen und Kriechtieren verringert sie sich oft nach kälteren Gegenden hin, obgleich sie bei den erwähnten Experimenten (S. 125) mit abnehmender Züchtungstemperatur zunahm. Ein

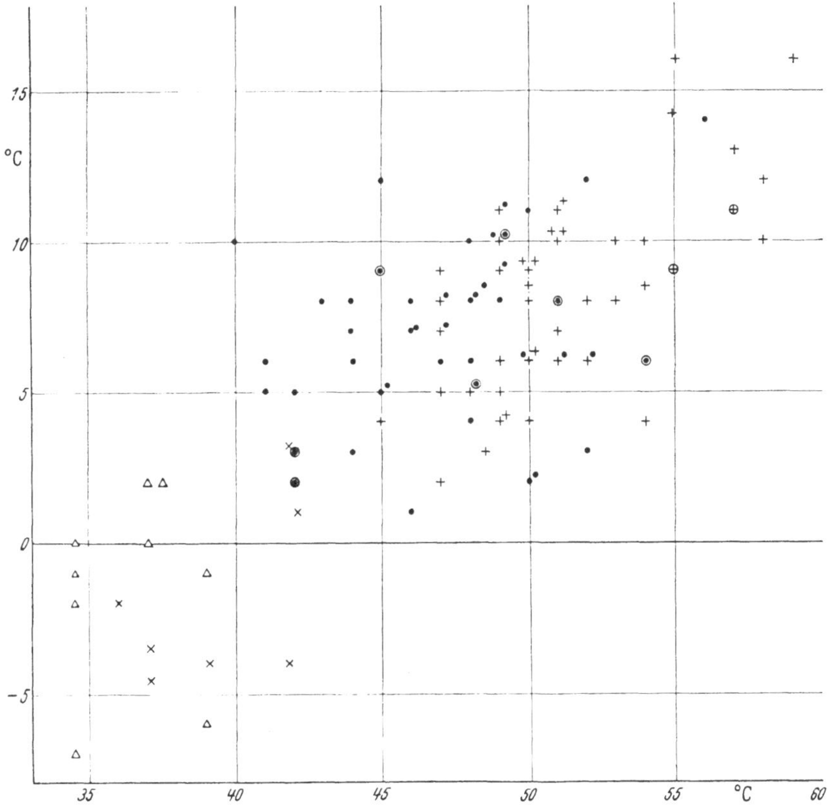

Abb. 44. Beziehung der Temperaturen von Kälte- (Abszisse) und Wärmestarre (Ordinate) bei schwedischen und finnischen Arthopoden. Werte nach verschiedenen Autoren: ● Sanddünenfauna nach KROGERUS, + Fauna der Vogelnester nach NORDBERG, △ Collembolen nach AGRELL, × Seetang-Fauna nach BACKLUND (nach PETERSEN).

Rassenvergleich müßte möglichst mit Züchtungsexperimenten unter verschiedenen Temperaturbedingungen gekoppelt werden. — Zu erwähnen ist noch ein Befund von THORSEN[4]. Er untersuchte die Verteilung der benthonischen Invertebraten, besonders der Prosobranchier. In den Kaltwassergebieten sollen Formen mit nichtpelagischer, in Warmwassergebieten solche mit pelagischer Entwicklung überwiegen, und Zwischengebiete sollen entsprechende Zwischenstufen zeigen. Dieses mag daran liegen, daß die Zeit der Phytoplanktonblüte in den Kaltwassergebieten sehr kurz ist. Das Phytoplankton stellt für die pelagischen Larven die

---

[1] GUNTER, G.: Correlation between temperature of water and size of marine fishes on the atlantic and gulf coasts of the United States. Copeia **4**, 298 (1950).

[2] Siehe S. 106, Fußnote 9.

[3] Siehe S. 174, Fußnote 9.

[4] THORSEN, G.: Reproductive and larval ecology of marin bottom invertebrates. Biol. Rev. **25**, 1 (1950).

wesentliche Ernährungsgrundlage dar. Marshall[1] fand bei Fischen aus Kaltwassergebieten größere Eier als bei verwandten Formen aus gemäßigteren Breiten. Hesse und Doflein[2] gehen auf weitere Arteigentümlichkeiten von Bewohnern kalter und warmer Meeresgebiete ein. Raunkiaer ordnet bei Pflanzen den verschiedenen Klimaten besondere Lebensformtypen zu (vgl. Walter[3], S. 69ff.).

VII. Chromosomenzahl.

Bei Pflanzen nimmt die *Zahl der Polyploiden* in auffälliger Weise mit *extremer werdenden Standortsbedingungen* (auch hinsichtlich der Temperatur) *zu.* Viele diploide Formen werden an ihren Nordgrenzen von polyploiden abgelöst, die somit neue Lebensräume erobern können (eine Ausnahme bildet z. B. das Wiesen-Lieschgras — vgl. Tischler[4]). Versuche mit künstlichen Polyploiden ergaben *wechselnde* Ergebnisse; oft waren sie wider Erwarten kälteempfindlicher als die Ausgangsformen (vgl. Kostoff[5], Nishiyama[6], Löve und Löve[7], Weichsel[8], Schlösser[9] u. a.). Smith[10] fand bei verschiedenen Getreidearten keine Abhängigkeit der Hitzeresistenz von der Chromosomenzahl. Bowden[11] untersuchte etwa 200 Arten und natürliche Varietäten von höheren Pflanzen und fand keine eindeutigen Beziehungen zwischen Winterhärte und Chromosomenzahl.

Nach Melchers[12] ist es verständlich, daß frisch hergestellte Polyploide eine bessere Anpassungsfähigkeit nicht sofort erkennen lassen. Erst mit der Zeit lassen sich in Polyploiden Gene mit selektionswürdigen Merkmalen in größerer Menge anreichern als bei Diploiden; ihre Wirkung steigt dann über die zweifache Quantität noch an.

Nach Schwanitz[13] ist bei den Polyploiden die Transpiration gegenüber den Diploiden herabgesetzt. Ganz allgemein soll bei den ersteren der Wassergehalt vermehrt sein, was sich natürlich nachteilig auf die Frostresistenz auswirkt. „Es werden infolgedessen, wenn die Pflanzen den kritischen Temperaturen bei unbewegter Luft ausgesetzt werden, die Tetraploiden früher und stärker geschädigt als die Diploiden. Wesentlich anders liegt der Fall jedoch, wenn die Temperaturen für beide Valenzstufen über dem kritischen Punkt liegen, die Pflanze aber durch

---

[1] Marshall, N. B.: Egg size in arctic, antarctic and deep-sea fishes. Evolution (Lancaster) **7**, 328 (1953).

[2] Siehe S. 53, Fußnote 2.

[3] Siehe S. 53, Fußnote 12.

[4] Tischler, G.: Über die Siedlungsfähigkeit von Polyploiden. Z. Naturforsch. **1**, 157 (1946).

[5] Kostoff, D.: Polyploidy and its role in evolution and plant breeding. Z. landw. Versuchsstat. Bulgarien **10**, 3 (1940); vgl. auch Bot. Jb. **67**, 1 (1934).

[6] Nishiyama, J.: Breeding of cold-resistant Raphanus sativus by doubling of chromosome number. Bot. a. Zool. (Syokubu a. Oyoba Dobutu) **10**, 57 (1942); vgl. auch Mem. Coll. Agricult. Kyoto Imp. Univ. **32**, 1 (1934).

[7] Löve, A., u. D. Löve: The significance of differences in distribution of diploids. Hereditas **29**, 145 (1943).

[8] Weichsel, G.: Auslösung von Polyploidie bei Lolium perenne durch Behandlung mit Colchicin. Züchter **16**, 68 (1944).

[9] Schlösser, L.-A.: Frosthärte und Polyploidie. Züchter **8**, 75 (1936).

[10] Smith, L.: Relation of Polyploidy to heat and X-ray effects in the cereals. J. of Hered. **34**, 131 (1943).

[11] Bowden, W. M.: Chromosome studies in tropical, subtropical and temperature zone plants with reference to polyploidy and winter hardiness. Genetics **26**, 140 (1941); vgl. auch Amer. J. Bot. **27**, 357 (1940).

[12] Melchers, G.: Die Ursachen für die bessere Anpassungsfähigkeit der Polyploiden. Z. Naturforsch. **1**, 160 (1946).

[13] Siehe S. 171, Fußnote 9.

stärkere Luftbewegungen größere Mengen Wasser verliert, die sie infolge der niederen Temperatur nicht ersetzen kann, so daß das Blattgewebe infolge des stärkeren Wasserverlustes abstirbt. In diesem Fall, der in der Natur zweifellos sehr häufig eintritt, müssen die Diploiden erheblich stärker geschädigt werden als die Tetraploiden" (S. 496). SCHWANITZ sieht hierin die Erklärung für das weitere Vordringen der Polyploiden nach Norden und ins Hochgebirge.

Bei Tieren kann man ganz ähnliche Beobachtungen machen. Wenn bisexuelle und polyploid parthenogenetische Rassen existieren, so dringen die letzteren meist weiter nach Norden und in ungünstigere Gebirgsgegenden vor (vgl. LÜERS und ULRICH[1]). Dies macht aber eine Erklärung notwendig, die ganz allgemein für Tiere und Pflanzen gilt. Die diploide Planarie Dendrocoelum lacteum hatte eine höhere Vorzugs- und obere Letaltemperatur als die tetraploide D. infernale (AEPPLI[2]).

VIII. Der Übergang Süßwasser — Meer.

Es ist bekannt, daß vom Meer aus in Einzelvertretern ins Süßwasser vordringende Tiergruppen dort besonders sauerstoffreiche Biotope aufsuchen, oder sie werden stenotherme Kaltwassertiere, während sie bzw. ihre nächsten Verwandten im Meer keine derartigen Biotopansprüche stellen (vgl. REMANE[3], S. 15). KINNE[4] fand dies auch für Gammarus duebeni bestätigt. Dieses Tier kann Biotope mit extremem Salzgehalt nur in einem bestimmten Temperaturbereich (4—16°, optimal 6°) besiedeln. Höhere Temperaturen setzen die Leistungsfähigkeit der Osmoregulation herab und haben eine gefährliche Abnahme der Konzentrationen des Innenmediums zur Folge. Manche Garneelen vertragen besser eine Aussüßung des Wassers bei hohen Temperaturen (PANIKKAR[5], BROEKEMA[6]); wahrscheinlich liegt hier der optimale Bereich höher.

Eine Verdünnung des Innenmediums führt wahrscheinlich zu einer Vermehrung des freien Wassers im Plasma und damit zu einer Veränderung der Temperaturgrenzen. Nach HAVINGA[7] sucht Crangon crangon im Winter tiefere, seewärts gelegene Gebiete auf, die die winterliche Abkühlung weniger zeigen und eine höhere Innenkonzentration zulassen. Besonders in den Tropen erfolgt eine stärkere Einwanderung mariner Elemente in ausgesüßtes Wasser (vgl. REMANE[3]). KINNE[4] sieht vor allem in den konstanteren Temperaturbedingungen der Tropen einen Grund für dieses stärkere Vordringen. STAMMER[8] erklärt den marinen Charakter unserer Höhlentiere durch die Annahme, daß die Besiedlung zu früheren wärmeren Zeiten (Tertiär oder früher) erfolgt ist. Die unterirdischen Refugien blieben erhalten, weil sie den folgenden Schwankungen der Oberwelt weniger ausgesetzt waren.

---

[1] Siehe S. 171, Fußnote 9.

[2] AEPPLI, E.: Natürliche Polyploidie bei den Planarien Dendrocoelum lacteum (MÜLLER) und Dendrocoelum infernale (HEINMANN). Z. Vererbungslehre **84**, 182 (1952).

[3] REMANE, A.: Einführung in die zoologische Ökologie der Nord- u. Ostsee. Tierwelt Nord- u. Ostsee Ia (1940), vgl. auch Verh. dtsch. zool. Ges. **1934**, 34.

[4] KINNE, O.: Zur Biologie und Physiologie von Gammarus duebeni LILLJ. I. Z. wiss. Zool. **157**, 427 (1953).

[5] PANIKKAR, N. K.: Influence of temperature on the osmotic behaviour of some Crustacea and its bearing on problems of animal distribution. Nature (London) **146**, 366 (1940).

[6] BROEKEMA, M. M. M.: Seasonal movements and the osmotic behaviour of the shrimp, Crangon crangon L. Arch. néerl. Zool. **6**, 1 (1941).

[7] HAVINGA, B.: Der Granat in den holländischen Gewässern. J. Cons. perm. int. exper. mer. **5**, Nr. 1 (1930).

[8] STAMMER, H.-J.: Alter und Herkunft der Tierwelt der Höhlengewässer Europas. XII. Congr. Int. de Zool. **2**, 1051 (1936/37).

Zweiter Teil

Mikroorganismen.

Von
Jes Christophersen.

Einleitung.

Eine gesonderte Behandlung des Temperatureinflusses auf Mikroorganismen im Rahmen einer allgemeinen Darstellung über die Bedeutung der Temperatur für das Leben mag dem Fernerstehenden zunächst verwunderlich erscheinen. Es sind aber zwei Gesichtspunkte, welche eine Zusammenfassung des Temperaturproblems in der Mikrobiologie gerechtfertigt erscheinen lassen. Zunächst ist es die Tatsache, daß sich die Mikrobiologie als Teildisziplin mit zunehmender Bedeutung mehr und mehr von der übrigen Biologie abgrenzt. Weiterhin ist es aber auch die hervorragende Bedeutung, welche die thermische Behandlung von Lebensmitteln zum Zwecke der Konservierung in den letzten Jahrzehnten erlangt hat. Es ist daher nicht weiter erstaunlich, daß die Mikrobiologie in den USA und anderen Ländern mit stark entwickelter Konservenindustrie als selbständiger Zweig der biologischen Wissenschaften einen wesentlich schnelleren Aufschwung genommen hat als bei uns, und an zahlreichen Hochschulen als Hauptfach gelehrt wird. Interessant ist, daß dabei bereits die „Thermobakteriologie" häufig als besonderes Arbeitsgebiet in Erscheinung tritt.

In der vorliegenden Darstellung ist nun versucht worden, im Rahmen der wechselseitigen Beziehungen zwischen Temperatur und Mikroorganismen nicht nur die rein theoretischen Probleme zu erörtern, sondern auch auf die angewandten Gebiete der Pasteurisierung und Kältebehandlung einzugehen. Dabei mußte natürlich auf eine auch nur annähernd vollständige Behandlung der rein praktischen Verfahrenstechnik verzichtet werden. Hinweise auf diese Seite des Temperaturproblems mögen aber genügen, dem Biologen, an den sich das Gesamtwerk ja hauptsächlich richtet, die nötigen Auskünfte zu geben. Andererseits findet aber auch der Praktiker eine vielleicht willkommene Gelegenheit, sich mit den Grundlagen der Hitze- und Kältewirkungen auf Mikroorganismen vertraut zu machen.

A. Der Einfluß der Temperatur auf Wachstum und Vermehrung von Mikroorganismen.

Unter *Wachstum* versteht man allgemein die *Größenzunahme* von Organismen. Es ist bei höheren Organismen stets mit einer Vermehrung von Zellen verknüpft. Bei Mikrobenpopulationen führt die Vermehrung der einzelnen Zellen ebenfalls zu meßbaren Zunahmen von Keimzahlen oder von Koloniegrößen, so daß man auch hier von einem Wachstum einer Kultur spricht. Andererseits ist aber auch eine Größenzunahme an einzelnen Zellen wahrzunehmen. Diese Größenzunahme geht der Teilung und damit der Vermehrung der Zelle häufig voraus. Im allgemeinen teilt sich die Zelle, wenn eine bestimmte Größe erreicht ist. Nach der

Teilung schreitet die Größenzunahme dann weiter fort bis zu einer nächsten Teilung. Es ist daher bei einer Betrachtung des Temperatureinflusses auf beide Prozesse erforderlich, Größenzunahme der Zelle von der Zunahme der Population begrifflich zu trennen. Wir wollen im erstgenannten Fall kurz vom Wachstum und im letztgenannten Fall von der Vermehrung der Mikroorganismen sprechen.

Das eigentliche Wachstum besteht in einer Substanzzunahme, dabei kann es sich unter Umständen lediglich um Wasser handeln (Schwellung). Eine *Vermehrung* kann dagegen auch *ohne* Substanzaufnahme durch einfache Teilung oder durch Zerfall in mehrere lebensfähige Einheiten erfolgen. Der Teilungsmechanismus kann durch äußere Einflüsse völlig gehemmt werden, so daß es beim Weiterlaufen des Wachstums zur Ausbildung von Riesenzellen oder Zellfäden kommen kann.

Wachstum und Vermehrung haben meist *unterschiedliche* Temperaturkoeffizienten. Die Substanzzunahme resultiert aus der Assimilationsgeschwindigkeit und der gegenläufigen Geschwindigkeit des Abbaues von Zellsubstanz. Beide Reaktionen werden auch ihrerseits in spezifischer Weise von der Temperatur beeinflußt, so daß Wachstum und Vermehrung in komplexer Weise miteinander verknüpft sind.

I. Der Einfluß der Temperatur auf das Wachstum von Zellen.

1. Exponentielles Wachstum.

Nach L. v. BERTALANFFY[1] hat man bei Einzellern zwischen *oberflächen-* und *gewichtsabhängigem Wachstum* zu unterscheiden. Im einfacheren Fall ist die Zunahme an Zellsubstanz der jeweilig vorhandenen Zellsubstanz proportional. Dieser Fall liegt bei stäbchenförmigen Zellen vor, bei denen das Verhältnis von Zelloberfläche zu Volumen stets gleichbleibt. Ist l_0 die Länge eines Zellfadens bei Wachstumsbeginn, so erhält man die Länge l zur Zeit t nach der einfachen Exponentialfunktion:

$$l = l_0 \cdot e^{(\eta - \varkappa)t}, \tag{1}$$

in welcher η eine Konstante für die aufbauenden und $\varkappa$ eine Konstante für die abbauenden Prozesse ist, aus deren Differenz die Wachstumsgeschwindigkeit resultiert. Die Größenzunahme einer stäbchenförmigen Zelle erfolgt also mit konstanter relativer Wachstumsgeschwindigkeit, $(dl/dt) \cdot (1/l) = \mathrm{const}$.

2. Proportionales Wachstum.

Etwas komplizierter ist das Wachstum einer Zelle, wenn Volumen und Oberfläche sich nicht im gleichen Verhältnis zueinander ändern. Diesen Fall treffen wir bei kugeligen Organismen an. Hier wächst das Volumen im Vergleich zur Oberfläche schneller. Nimmt man nun mit v. BERTALANFFY an, daß die Stoffaufnahme durch die Oberfläche limitiert wird, so gilt die Formel von SCHMALHAUSEN u. BORDZILOWSKAJA[2]:

$$\frac{dg}{dt} = \eta g^{\frac{2}{3}} - \varkappa g \, , \tag{2}$$

d. h., die Zunahme des Gewichtes (g) ergibt sich aus aufbauenden Prozessen (bezeichnet durch die Konstante η), die der Oberfläche proportional sind ($g^{\frac{2}{3}}$), und entgegenwirkenden Prozessen (bezeichnet durch die Konstante $\varkappa$). Beide

---

[1] BERTALANFFY, L. v.: Theoretische Biologie. II. Band, Stoffwechsel und Wachstum. Bern 1951.

[2] SCHMALHAUSEN, J., u. N. BORDZILOWSKAJA: Das Wachstum niederer Organismen. I. Das individuelle Wachstum der Bakterien und Hefe. Roux' Arch. **121**, 726 (1930).

hängen von der jeweiligen Masse (g) ab. Damit resultiert die Wachstumsgeschwindigkeit aus dem jeweiligen Verhältnis von Oberfläche zu Volumen, welches sich laufend zuungunsten der Oberfläche ändert (proportionales Wachstum). Mit Erlangung eines bestimmten Volumens kommt es zu einem Gleichgewicht zwischen Aufbau und Abbau, d. h. die Endgröße der Zelle ist erreicht.

Von Bertalanffy geht in seiner *dynamischen Wachstumstheorie* von der Annahme aus, daß die Prozesse der Stoffaufnahme in die Zelle physikalischer Natur sind. Es handelt sich um Diffusionsvorgänge mit relativ kleinem Temperaturkoeffizienten. Demgegenüber sind die Prozesse des Stoffabbaus innerhalb der Zelle als chemische Vorgänge mit höheren Temperaturkoeffizienten anzusehen. Bei höherer Wachstumstemperatur kommt es daher früher zu dem erwähnten Gleichgewicht zwischen oberflächenabhängigem Aufbau und gewichtsabhängigem Abbau, so daß die Endgröße der Zellen mit steigender Temperatur abnimmt.

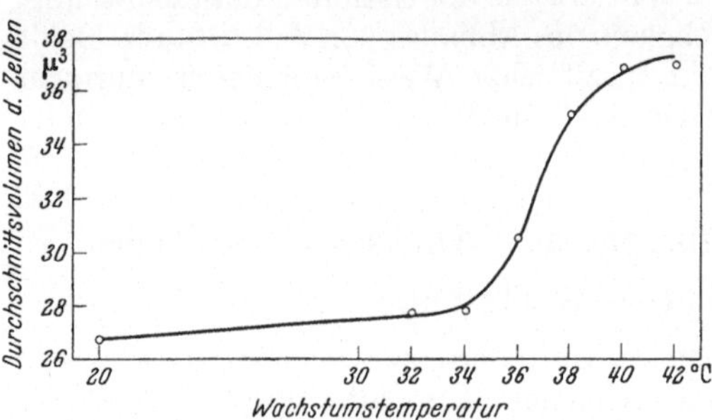

Abb. 1. Die Abhängigkeit des Volumens von Hefezellen von der Züchtungstemperatur (n. Christophersen u. Precht).

Diese bei zahlreichen Organismen beobachtete Relation wird von v. Bertalanffy als Beweis seiner Theorie angesehen. Exakte Messungen an Mikroorganismen wurden bisher noch wenig gemacht. Eine einzellige Alge zeigte nach Untersuchungen von Margaleff[1] diese Gesetzmäßigkeit (vgl. Teil I, S. 127). An Hefezellen konnte sie jedoch nicht bestätigt werden[2]. Bereits in früheren Untersuchungen über den Temperatureinfluß auf Lebensprozesse von Hefezellen konnte festgestellt werden, daß das Zellvolumen mit steigender Züchtungstemperatur zunahm, gleichzeitig war eine Abrundung der Zelle zu beobachten[3]. Bei der höheren Temperatur hatte die Hefezelle also das Bestreben, die Oberfläche mehr zu verkleinern. Die Beziehungen zwischen Volumen und Züchtungstemperatur sind in Abb. 1 dargestellt. Spätere Untersuchungen ergaben dann, daß bei nicht zu alten Kulturen die Gärung der Hefezellen nicht von der Oberfläche, sondern vom Gewicht abhängt, also der Wachstumstyp II vorliegt, mit welchem sich die Größenzunahme allerdings nicht erklären läßt.

Es muß in diesem Zusammenhang darauf hingewiesen werden, daß es nach neueren Untersuchungen überhaupt fraglich ist, ob man die Stoffaufnahme von Hefezellen als Diffusion und damit als physikalischen Prozeß ansehen darf. Beobachtungen von Rothstein, Meier u. Hurwitz[4] sowie noch unveröffentlichte Untersuchungen von Rosenberg u. Wilbrandt[5] deuten darauf hin, daß der Zuckertransport in die Zelle ein enzymatischer Vorgang ist, der mit einer Phosphorylierung an der Zelloberfläche verknüpft ist und sich durch einen hohen Temperaturkoeffizienten auszeichnet (aktiver Transport). Die Zellgröße als Funktion von Assimilationsgeschwindigkeit und Teilungsgeschwindigkeit kann, wie schon Adolph[6] hervor-

---

[1] Margalef, R.: Estudios experimentales sobre las modificaciones inducidas por diferentes temperatures en células de cloroficeas. Publ. Inst. Biol. Apl. **12**, 5 (1953).

[2] Christophersen, J., u. H. Precht: Über den Einfluß der Wachstumstemperatur auf die Größe von Hefezellen. Zbl. Bakter. II, **108**, 1 (1954).

[3] Christophersen, J., u. H. Precht: Untersuchungen über die Temperaturabhängigkeit von Lebensprozessen bei Hefen. Biol. Zbl. **69**, 300 (1950).

[4] Rothstein, A., R. Meier u. L. Hurwitz: The relationship of the cell surface to metabolism. V. The role of uranium-complexing loci of yeast in metabolism. J. Cellul. a. Comp. Physiol. **37**, 57 (1951).

[5] Rosenberg, Th.: Pers. Mitt.

[6] Adolph, E. A.: The regulation of size as illustrated in unicellular organisms. Ch. C. Thomas Publ. 1931.

hebt, demnach durchaus mit steigender Wachstumstemperatur zunehmen, wenn nämlich die Assimilationsmechanismen einen höheren Temperaturkoeffizienten haben als die Teilung. Schließlich sei noch erwähnt, daß selbst bei gleichen Q_{10}-Werten von Stoffaufnahme und Stoffverbrauch bei steigender Temperatur eine Größenzunahme resultieren kann, weil ja nach der thermodynamischen Bilanzgleichung, $\Delta G = \Delta H - T \cdot \Delta S$, welche nur für den Stoffverbrauch gilt, die verfügbare freie Energie des gleichen Umsatzes mit der Temperatur steigt (vgl. Teil I, S. 127).

3. Beziehungen zwischen Wachstumstemperatur und Zellgröße verschiedener Arten.

Ein Vergleich der Zellgröße verschiedener Arten mit unterschiedlichem Temperaturbereich der Vermehrung zeigt allerdings, daß die Zellgröße bei Arten mit hohen Optimaltemperaturen geringer ist. So zeichnen sich die in Thermalquellen vorgefundenen Blaualgen Oscillatoria filiformis und Phormidium bijahensis nach COPELAND[1] gegenüber Arten aus kälteren Gewässern durch ihre außerordentliche Kleinheit aus. Es können bei Arten und Rassen Größenunterschiede einerseits durch den beschriebenen Einfluß der Züchtungstemperatur bedingt sein, andererseits aber auch durch *erbliche Unterschiede*.

LAMANNA[2] untersuchte 105 Kulturen aerober, nicht thermophiler Bacillen und fand die bei höheren Organismen aufgestellte BERGMANNsche Regel (vgl. PRECHT, S. 174) bestätigt (vgl. Tab. 1). Es sei aber darauf hingewiesen, daß man von diesen Klimaregeln nach RENSCH nur bei erblichen Unterschieden spricht.

Tabelle 1. *Beziehung zwischen Vermehrungstemperatur und Zellgröße bei aeroben Bacillen nach* LAMANNA.

Art	Vermehrungstemperatur (°C)		mittlere Zellgröße (μ)
	Minimum	Maximum	
Bac. subtilis	15	55—60	0,62 × 2,27
Bac. vulgatus	10—15	55—60	0,56 × 2,33
	10—15	50—55	0,68 × 2,80
Bac. mesentericus.	10—15	55—60	0,62 × 2,40
	10—15	50—55	0,70 × 2,40
Bac. agri	15—20	50—60	0,53 × 2,45
Bac. cereus	10—15	40—50	1,00 × 3,60

II. Der Einfluß der Temperatur auf die Vermehrung von Mikroorganismen.

1. Vermehrungsphasen und Vermehrungskurve.

Zum Verständnis der Zusammenhänge zwischen Temperatur und Vermehrung einer Bakterienpopulation ist es erforderlich, zunächst einige Erläuterungen über das Verhalten einer Kultur bei *konstanter Temperatur* zu machen. Bekanntlich verläuft auch hier die Vermehrung der Keime nicht gleichförmig, sondern es sind nach den grundlegenden Darstellungen von MONOD[3,4] 6 Phasen zu unterscheiden, wenn man die Entwicklung einer Kultur aus einer Einsaat ruhender Zellen in eine Nährlösung verfolgt: 1. Die Latenzphase (lag phase), in welcher

---

[1] COPELAND, J. J.: Yellowstone thermal Myxophyceae. Ann. N. Y. Acad. Sci. **36**, 1 (1936).

[2] LAMANNA, C.: Relation between temperature, growth range, and size in the genus Bacillus. J. Bacter. **39**, 593 (1940).

[3] MONOD, J.: The growth of bacterial cultures. Annual Rev. Microbiol. **3**, 371 (1949).

[4] MONOD, J.: Recherches sur la croissance des cultures bactériennes. Paris: Hermann et Cie. 1942.

die Zelle sich nicht teilt, jedoch an Größe zunimmt. Sie wird mit Beginn der ersten Zellteilung abgeschlossen. 2. Die Beschleunigungsphase, in welcher die Teilungsgeschwindigkeit laufend zunimmt. 3. Die exponentielle Vermehrungsphase. Hier ist die Vermehrungsgeschwindigkeit konstant und der vorhandenen Keimzahl proportional. Sie läßt sich daher durch die bekannte Exponentialfunktion

$$N_t = N_0 \cdot 2^n \tag{3}$$

ausdrücken (N_t = Keimzahl zur Zeit t, N_0 = Anfangskeimzahl und n = Anzahl der Generationen). Trägt man die Logarithmen der Keimzahlen gegen die Zeit auf, so erhält man einen geradlinigen Anstieg der so erhaltenen Vermehrungskurve. Man bezeichnet diese Phase deshalb — allerdings weniger treffend — auch als logarithmische Phase. Es folgt 4. Die Verzögerungsphase mit abnehmender Vermehrungsgeschwindigkeit. 5. Die stationäre Phase, in welcher die Vermehrung wieder gleich Null ist. 6. Die Phase der Keimabnahme mit negativer Vermehrungsgeschwindigkeit (vgl. auch Schubert[1]). Von diesen 6 Phasen können die Latenz- und Beschleunigungsphase unter Umständen fehlen. Die Verzögerungsphase ist häufig so kurz, daß sie nicht erkannt wird. Abb. 2 zeigt eine schematische Darstellung der Vermehrung einer Bakterienkultur.

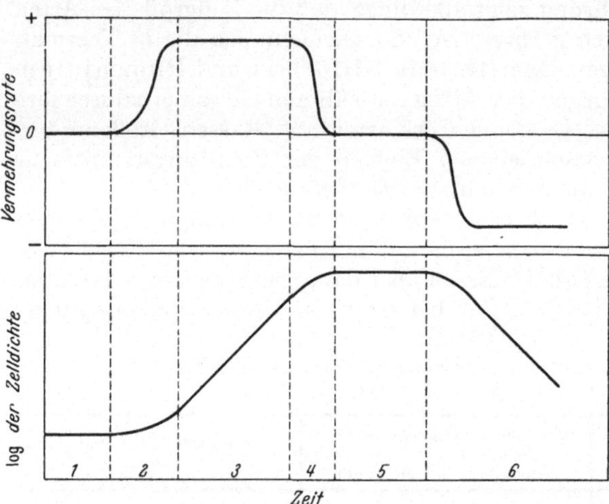

Abb. 2. Vermehrungsphasen bei Bakterien. Oben: Änderungen der Vermehrungsrate. Unten: Logarithmen der Zelldichte. Die vertikalen gestrichelten Linien grenzen die einzelnen Phasen gegeneinander ab. Erklärung im Text (n. Monod).

Die morphologischen Änderungen innerhalb der Latenzphase führen nach Henrici[2] zur weiteren Unterscheidung einer absoluten Ruhephase und einer Phase des Zellwachstums, wie sie erstmalig von Clark u. Ruehl[3] beschrieben wurden. Huntington u. Winslow[4] stellten fest, daß das durchschnittliche Zellvolumen während der Latenzphase zunimmt und ein Maximum erreicht, ehe die volle Teilungsgeschwindigkeit einsetzt, dann nimmt die Größe der Zellen wieder ab. Diese Volumenänderungen können bei der nephelometrischen Messung von Vermehrungsvorgängen eine Keimzunahme vortäuschen. Da sie in ihrem Ausmaß außerdem noch von der Temperatur abhängen können, sind sie bei der Beurteilung von Versuchen zu berücksichtigen. Ferner ist es einleuchtend, daß man bei vergleichenden Messungen von Temperatureinflüssen auf die Vermehrung von Mikrobenpopulationen nur gleiche Vermehrungsphasen gegenüberstellen

[1] Schubert, H.: Allgemeine Kinetik der bakteriellen Lebensreaktionen. Zbl. Bakter. I Orig. 157, 187 (1951).

[2] Henrici, A. T.: Morphologic variation and the rate of growth of bacteria. Springfield, Ill.: Chas. C. Thomas 1928.

[3] Clark, P. F., u. A. H. Ruehl: Morphological changes during the growth of bacteria. J. Bacter. 4, 615 (1919).

[4] Huntington, E., u. C. E. A. Winslow: Cells size and metabolic activity at various phases of bacterial cultures. J. Bacter. 33, 123 (1937).

darf, denn jede Phase ist individuell von der Temperatur abhängig. Zur Beurteilung von Vermehrungsgeschwindigkeiten ist allgemein die exponentielle Phase maßgebend, weil sie sich eindeutig fassen läßt. Die Beobachtungszeiten sollen möglichst kurz sein.

2. Einflüsse auf die Vermehrungskurve.

a) Nährstoffkonzentration.

Aus Gleichung (3) geht hervor, daß die Vermehrung während der exponentiellen Phase als *monomolekularer Prozeß* aufgefaßt werden kann. SLATOR[1] berechnet eine Vermehrungsgeschwindigkeitskonstante nach der für diese Reaktion gültigen Gleichung:

$$k = \frac{1}{t} \cdot \ln \frac{N_t}{N_0} \quad \text{oder} \quad 0{,}434 \cdot k = \frac{1}{t} \cdot \log \frac{N_t}{N_0}\,, \tag{4}$$

d. h., in der Zeit t nimmt die Keimzahl von N_0 auf N_t zu. Er nimmt nun an, daß die umgesetzte Stoffmenge (S_0 bzw. S_t) der jeweiligen Keimzahl entspricht und formuliert für den Nährstoffverbrauch:

$$0{,}434\,k = \frac{1}{t} \cdot \log \frac{S_t}{S_0}\,. \tag{5}$$

Die Konstante k ist stark von der Temperatur abhängig.

Für die Vermehrung von Populationen in einem begrenzten Lebensraum gilt die *autokatakinetische Wachstumskurve,* deren Ableitung auf Untersuchungen über den Zuwachs von Bevölkerungszahlen durch VERHULST u. PEARL zurückgeht (vgl. v. BERTALANFFY[2], S. 298 u. 368). Der Verlauf dieser Kurve wird durch die Vermehrungsgeschwindigkeit der Organismen einerseits und die Nährstoffabnahme andererseits bestimmt. M'KENDRICK u. PAI[3] betrachten unter diesem Gesichtspunkt die Vermehrung von Mikroorganismen. Bei unbegrenzter Nahrungsversorgung schreitet die Keimzunahme in einer geometrischen Reihe fort:

$$\frac{dN}{dt} = k \cdot N\,. \tag{6}$$

Berücksichtigt man die gleichzeitige Abnahme von Nährstoff und nimmt vereinfachend an, daß die Vermehrung der jeweiligen Nährstoffkonzentration proportional ist, so ergibt sich

$$\frac{dN}{dt} = k \cdot N\,(S_0 - N)\,. \tag{7}$$

$S_0 =$ Anfangskonzentration an Nährstoff, $S_0 - N =$ Konzentration zur Zeit t. Durch Integration erhält man:

$$N = \frac{S_0}{1 + \dfrac{S_0 - N_0}{N_0} \cdot e - N_0 kt} \tag{8}$$

worin N_0 der Wert von N zur Zeit $t = 0$ ist, die Zahl der ursprünglich eingeimpften Keime. k und S_0 sind die zu bestimmenden Konstanten. Bei $dN/dt = 0$, ist $N = 0$, die Vermehrung hört also auf. Aus dem sich abflachenden Verlauf der Kurven nach 8—9 Std. konnten übliche Werte für S_0 berechnet werden.

---

[1] SLATOR, A.: The rate of growth of bacteria. J. Chem. Soc. (London) **1916**, 2.

[2] Siehe S. 179, Fußnote 1.

[3] M'KENDRICK, A. G., u. M. K. PAI: The rate of multiplication of microorganisms. A mathematical study. Proc. Roy. Soc. Edinburgh **31**, 649 (1911).

b) Stoffwechselprodukte.

Autokatakinetische Vermehrungskurven haben einen S-förmigen Verlauf. Der Wendepunkt liegt symmetrisch, d. h. bei $N_t/2$. Buchanan u. Fulmer[1] prüften die Gültigkeit dieser Kurve an Messungen von Vermehrungsgeschwindigkeiten nach, die Müller[2] 1903 durchgeführt hatte, ohne eine Bestätigung zu finden. Die Abnahme der Vermehrungsgeschwindigkeit kann somit nicht allein auf die Verarmung des Substrates zurückgeführt werden, vielmehr ist auch die *Anhäufung hemmender Stoffwechselprodukte* zu berücksichtigen.

Dazu gehen Buchanan u. Fulmer von der Gleichung

$$\frac{dN_t}{dt} = k_1 \cdot N\,(S - N) \tag{9}$$

aus, in welcher N_t die Keimzahl zur Zeit t, S das verfügbare Substrat und k_1 die Vermehrungsgeschwindigkeitskonstante bedeuten. Die Bildung toxischer Stoffwechselprodukte wird vermutlich mit einer Geschwindigkeit erfolgen, die der Keimzahl proportional ist, so daß ebenfalls die durch diese Stoffe bewirkte Abnahme der Keimzahl entspricht. Die Keimreduktion wird durch eine Geschwindigkeitskonstante k_2 gekennzeichnet. Man erhält dann die Gleichung:

$$\frac{dN_t}{dt} = - k_2 \cdot N_t\,. \tag{10}$$

Durch Vereinigung beider Gleichungen ergibt sich:

$$\frac{dN_t}{dt} = k_1 N_t (S - N_t) - k_2 N_t\,. \tag{11}$$

Die Vermehrungsgeschwindigkeit durchläuft ein Maximum, welches durch Differenzierung von Gl. 11 bestimmt werden kann:

$$\frac{d^2 N_t}{dt^2} = k_1 S - 2 k_1 N - k_2\,.$$

Bei

$$N_t = \frac{k_1 S - k_2}{2 k_1} \tag{12}$$

ist die Vermehrungsgeschwindigkeit maximal und die Vermehrungskurve hat an dieser Stelle einen *Wendepunkt*. Ist k_2 so klein, daß man es vernachlässigen kann, so liegt der Wendepunkt bei $N_t = S/2$, d. h., die Kurve ist fast symmetrisch. Bei negativen Werten für k_1 liegt der *Wendepunkt* unter $N_t/2$ und bei positiven Werten für k_1 darüber.

Durch Integration von Gl. (11) erhält man:

$$t = \frac{1}{k_1 S - k_2} \cdot \ln \frac{N\,[k_1\,(S - N_0) - k_2]}{N_0\,[k_1\,(S - N_t) - k_2]}\,, \tag{13}$$

worin N_0 die Anfangskeimzahl ist. Auch wenn sich die Endkeimzahl N_t nicht mit der Temperatur ändert, hängt die Form der Kurve noch von den neuen Konstanten ab. Werden die Konstanten gleichsinnig durch die Temperatur geändert, so können die Kurven durch Verschiebung der Abszissenwerte zur Deckung gebracht werden, jedoch nicht, wenn sich die Konstanten nicht gleichsinnig ändern.

---

[1] Buchanan, R. E., u. E. J. Fulmer: Physiology and Biochemistry of Bacteria. London 1930.

[2] Müller, M.: Über das Wachstum und die Lebenstätigkeit von Bakterien sowie den Ablauf fermentativer Prozesse bei niederer Temperatur unter spezieller Berücksichtigung des Fleisches als Nahrungsmittel. Diss. Gießen 1903.

Es wurde bereits erwähnt, daß die Vermehrungskurven von Bakterienpopulationen asymmetrisch sind. Dividiert man die Endkeimzahl durch die im Wendepunkt vorhandene Keimzahl N_w, d. h. also durch die zur Zeit der minimalen Generationsdauer vorhandenen Zellen, so erhält man eine Verhältniszahl, die die Lage des Wendepunktes charakterisiert. $N_t/N_w = 2$ würde also eine symmetrische Vermehrungskurve bedeuten.

BUCHANAN u. FULMER[1] führten eine derartige Berechnung an Vermehrungsgeschwindigkeiten verschiedener Bakterien durch, die MÜLLER[2] bei unterschiedlichen Temperaturen gemessen hatte. Wie die Tab. 2 erkennen läßt, ändert sich zwar die Lage des Wendepunktes unter dem Temperatureinfluß, es ist aber keine klare Gesetzmäßigkeit zu erkennen.

Zur Beurteilung der Befunde muß allerdings bemerkt werden, daß ein scharfer Wendepunkt für die Generationszeit kaum zu ermitteln ist, weil sie über einen längeren Zeitraum ziemlich konstant bleibt, während die Keimzahl beträchtlich zunimmt. Außerdem liegen die Einzelmessungen bei den Untersuchungen von MÜLLER viel zu weit auseinander. Exaktere Untersuchungen mit modernen Methoden könnten wahrscheinlich bessere Aufschlüsse bringen.

Tabelle 2.

Bakterienart	Züchtungstemperatur (°C)	Wendepunkt N_t/N_w
Bacterium A	0	14
	6	38
	12	96
	25	130
	30	23
Bacterium B	0	88
	5—6	2
	12	55
	25	79
	30	702
Bacterium C	0	19
	3—6	980
	10—12	40
	25	175
	30	90
Bacterium D	0	4
	5	22
	12	3,82
	26	26
	30	17
Ps. fluorescens	0	600
	3—6	144
	10—12	12
	30	1,266

c) Autolyse.

Die Phase der Keimabnahme wurde von JORDAN u. JACOBS[3] sowie von JORDAN, JACOBS u. DAVIS[4] näher untersucht. MITCHEL[5] zeigt die von den genannten Autoren ermittelten Änderungen an *überlebenden* und *vermehrungsfähigen Keimen* in einer graphischen Darstellung (Abb. 3), aus welcher hervorgeht, daß die Überlebendenzahl der bei 30° gezüchteten Colibakterien offenbar am größten ist, während das Vermehrungsoptimum bei 40° liegt. MITCHEL bringt den Zusammenhang zwischen Vermehrung und beobachteter Keimzahl durch Unterscheidung von drei Vorgängen zum Ausdruck: a) Die Geschwindigkeit der Zellbildung, b) die Geschwindigkeit, mit welcher nicht vermehrungsfähige

---

[1] Siehe S. 184, Fußnote 1.

[2] Siehe S. 184, Fußnote 2.

[3] JORDAN, R. C., u. S. E. JACOBS: The effect of temperature in the growth of Bact. coli at p_H 7,0 with constant food supply. J. Gen. Microbiol. **1**, 121 (1947).

[4] JORDAN, R. C., S. E. JACOBS u. H. E. F. DAVIS: Studies in the dynamcis of disinfection. VII. The effect of lethal temperatures of Bact. coli. I. A detailed analysis of the variations of death rate with time. J. of Hyg. **45**, 136 (1947).

[5] MITCHEL, P.: Physical factors affecting growth and death in WERKMAN u. WILSON, Bacterial Physiology. New York 1951.

Zellen entstehen und c) die Geschwindigkeit, mit welcher Zellen durch Autolyse verschwinden. Die Gesamtvermehrung resultiert aus der Differenz von a) und c), während die Bildung lebender Zellen durch die Differenz von a) und b) gegeben wird. Die Autolyse wird erst bei hohen Temperaturen deutlich, so daß bis zum Temperaturoptimum totale Vermehrung und Nettovermehrung etwa identisch sind. Die Bildung nicht vermehrungsfähiger Zellen wird dagegen bei mittleren Temperaturen (25° bei E. coli) schon merklich, so daß die Zunahme lebensfähiger Zellen im Vergleich zum Gesamtzuwachs geringer wird. Bei Untersuchungen an einem Pneumokokkenstamm fand Spicer[1] bei 27° eine beträchtlich höhere Zellausbeute sowie größere Zellen als bei 37°. Die nach seinen Daten gezeichneten Vermehrungskurven (Abb. 4) lassen jedoch in den ersten 5 Std. einen schnelleren Anstieg der Vermehrungsgeschwindigkeit bei 37° erkennen. Nach

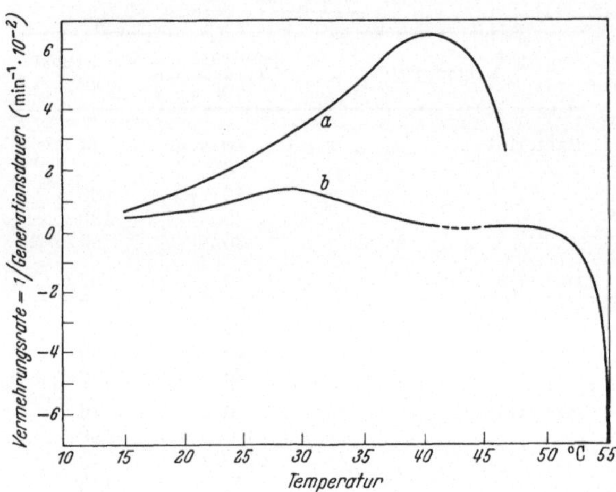

Abb. 3. Die Abhängigkeit der Vermehrungsgeschwindigkeit von der Temperatur: *a* Gesamtkeimzahl, *b* Zahl der lebenden Zellen (n. Jordan u. Jacobs).

18 Std. wird dann aber bei 27° die höhere Keimzahl erreicht. Aus dem scharfen Abfall der 37°-Kurve ist zu entnehmen, daß der Unterschied in der Zellausbeute

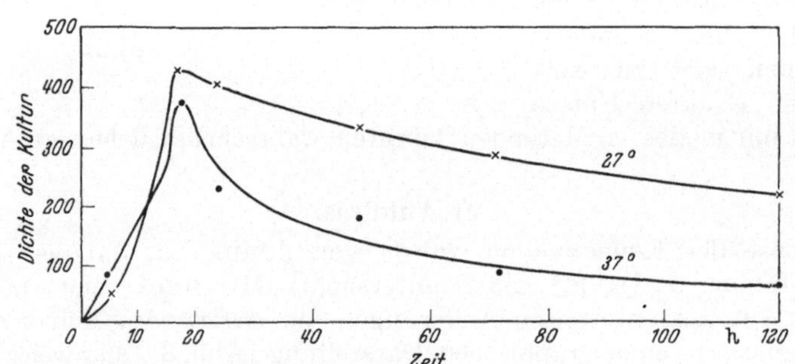

Abb. 4. Die Vermehrung von Pneumokokken bei 27 und 37° C (nach Zahlenangaben von Spicer).

auf eine Autolyse zurückzuführen ist, die bei höherer Temperatur wesentlich schneller verläuft. Diese Zusammenhänge sind besonders bei der Ermittlung von Optimaltemperaturen zu berücksichtigen (vgl. S.196).

3. Die Vermehrungsgeschwindigkeit.

a) Generationsdauer.

Unter der Generationsdauer versteht man den Zeitraum zwischen zwei Zellteilungen. Betrachtet man die Fortpflanzung einzelner Zellen innerhalb

---

[1] Spicer, S.: A study of the biological characteristics of type III Pneumococcus cultivated at temperatures below 37° C. J. Bacter. **39**, 517 (1940).

einer Population, so findet man auch bei konstanter Vermehrungsgeschwindigkeit der Gesamtpopulation *unterschiedliche Zeitabstände* im Heranwachsen der Einzelorganismen[1]. Die gemessene Generationsdauer ist also ein statistischer Mittelwert.

Praktisch erhält man die Anzahl von Generationen (n) aus der Anfangskeimzahl (N_0) und der Keimzahl N_t zur Zeit t aus der Formel von Buchner, Longard u. Riedlin[2]:

$$N_t = N_0 \cdot 2^n \quad \text{oder} \quad n = \frac{\log N_t - \log N_0}{\log 2} \tag{14}$$

Dividiert man die Beobachtungszeit (t) durch die Anzahl von Generationen (n), so erhält man die Generationsdauer (G). Monod[3] modifiziert die Formel (14) so, daß die Zahl der Zellteilungen pro Zeiteinheit (r) direkt bestimmbar wird:

$$N_t = N_0 \cdot 2^{r\,(t_2 - t_1)} . \tag{15}$$

Für r ergibt sich dann unter Verwendung des Logarithmus zur Basis 2:

$$r = \frac{\log_2 N_t - \log_2 N_0}{t_2 - t_1} = \frac{3{,}32\,(\log N_t - \log N_0)}{t_2 - t_1} = \frac{1}{G} \quad (\log_2 = 3{,}32 \cdot \log_{10}). \tag{16}$$

Voraussetzung für eine Anwendbarkeit der Formel von Monod ist die Annahme, daß alle Zellen der neuen Generation vermehrungsfähig sind. Nach Wilson[4,5] sollen jedoch nur 80% der Zellen an der weiteren Vermehrung teilnehmen, so daß nicht eine Zunahme um das Doppelte, sondern nur um das 1,6fache erfolgt. Damit wäre in die Gl. (14) bis (16) der log zur Basis 1,6 statt zur Basis 2 einzusetzen.

Die Ansichten von Wilson werden indessen von den meisten Untersuchern nicht geteilt. Bei eigenen Nachprüfungen mit Hilfe des von Wade[6] angegebenen färberischen Differenzierungsverfahrens wachsender und nicht wachsender Zellen konnten in Kulturen von E. coli, Bac. subtilis und Torulopsis kefyr während der exponentiellen Vermehrung in keinem Fall mehr als 1% ruhende Zellen nachgewiesen werden.

b) Technik der Vermehrungsmessung.

Wie schon erwähnt wurde, sind in einzelnen Vermehrungsphasen bei Mikroorganismen unterschiedliche *Größen- und Strukturänderungen* wahrzunehmen. Daraus ergibt sich, daß zwischen den gebräuchlichen Verfahren zur Ermittlung der Zellvermehrung, der direkten Keimzählung, dem gravimetrischen Verfahren und der Trübungsmessung *keine strenge Korrelation* besteht. Trotzdem verwendet man der Einfachheit wegen am liebsten das letztgenannte Verfahren, nachdem man es anhand einer direkten Keimzählung geeicht hat. Will man den Temperatureinfluß studieren, so empfiehlt es sich, diese Eichung auch für die jeweilige Züchtungstemperatur vorzunehmen, weil Größe und Struktur von Zellen, und damit ihre Lichtdurchlässigkeit, von dieser abhängen können.

---

[1] Rahn, O.: A chemical explanation of the variability of growth rate. J. Gen. Physiol. **15**, 257 (1932).

[2] Buchner, E., K. Longard u. G. Riedlin: Über die Vermehrungsgeschwindigkeit der Bakterien. Zbl. Bakter. **2**, 1 (1887).

[3] Siehe S. 181, Fußnote 3.

[4] Wilson, G. S.: The proportion of viable bacteria in young cultures with especial reference to the technique employed in counting. J. Bacter. **7**, 405 (1922).

[5] Wilson, G. S.: The proportion of viable Bacilli in agar cultures of Bac. aertrycke (mutton) with special reference to the change in size of the organismus during growth and in the opacity to which they give rise. J. of Hyg. **25**, 150 (1926).

[6] Wade, H. E., u. D. M. Morgan: Differentiation of growing and non-growing bacteria by a staining technique. Nature (London) **174**, 920 (1954).

Die Trübungsmessung erfolgt heute meist auf photoelektrischem Wege[1,2]. Dieses Verfahren eignet sich auch zur direkten Bestimmung der Generationsdauer, indem man eine sich vermehrende Population 1:1 mit Nährlösung verdünnt und die Zeit ermittelt, die bis zur Erreichung der ursprünglichen Lichtabsorption benötigt wird (Christophersen u. Thiele[3]). Bei genügend empfindlichen Meßgeräten lassen sich so außerordentlich feine Temperatureinflüsse erfassen (vgl. S. 199).

Der *Einfluß des Nährstoffverbrauches* ist für praktische Untersuchungen in geschlossenen Systemen ohne merklichen Einfluß auf die Vermehrungsgeschwindigkeit, wenn die Zahl der sich vermehrenden Keime klein gegenüber dem verfügbaren Substrat bleibt. Läßt man stets neue Nährlösung in das System einfließen und verdrängt dadurch eine gleiche Menge Kulturflüssigkeit, so stellt sich ein Gleichgewicht zwischen Vermehrungsgeschwindigkeit und Nährstoffstrom ein, welches ebenfalls temperaturabhängig ist. Diese Bedingungen wurden von Cleary u. Mitarb.[4] sowie von Monod[5] untersucht.

4. Der Einfluß der Temperatur auf die Vermehrungsgeschwindigkeit.

a) Die Temperatur/Vermehrungskurve.

Wie alle Lebewesen sind auch Mikroorganismen hinsichtlich der Temperaturabhängigkeit ihrer vitalen Funktionen durch drei *Kardinaltemperaturen* gekennzeichnet, dem *Optimum*, dem *Minimum* und dem *Maximum*. Den Temperaturbereich zwischen der unteren und der oberen Grenze, in welchem also noch eine Zellteilung stattfinden kann, wollen wir als den *Temperaturbereich der Vermehrung* bezeichnen. Als wichtigster Punkt in diesem Bereich tritt derjenige hervor, an welchem die günstigsten Bedingungen für die Vermehrung herrschen, das Vermehrungsoptimum. Zwischen Minimum und Optimum steigt die Vermehrungsgeschwindigkeit an, bzw. die Generationsdauer nimmt ab, während sich zwischen Optimum und Maximum das Entgegengesetzte vollzieht. Meist ist der ansteigende Ast länger als der absteigende.

Trägt man die nach einem üblichen Verfahren ermittelten Generationsdauern oder Teilungen pro Zeiteinheit gegen die jeweiligen Temperaturen auf, so erhält man unimodale, meist schiefe Kurvenbilder, wie es in Abb. 5 dargestellt ist. Sie dienen lediglich zur Ermittlung der Kardinaltemperaturen oder des Temperaturbereiches der Vermehrung. Für einen Vergleich mehrerer Organismen mit gleichem Kurventyp, jedoch unterschiedlichen Kardinaltemperaturen empfehlen Cohen u. Yarwood[6] auf der Ordinaten die Vermehrungsrate von 0—100% bis zum Optimum und anschließend weiter bis 0%, dem Maximum, durch Extrapolation einer typischen Vermehrungskurve aufzutragen. Die Abszisse enthält die Temperaturskala, so daß die Kurven nun als Geraden erscheinen, deren Neigungen den Vermehrungsbereich kennzeichnen (vgl. Abb. 6).

[1] Faguet, M.: Une nouvelle méthode d'étude de la multiplication microbienne. C. r. Soc. Biol. (Paris) **194**, 1763 (1935).

[2] Faguet, M. : Contribution à l'étude de la multiplication microbienne (bacterium coli). C. r. Soc. Biol. (Paris) **1**, 1027 (1932).

[3] Christophersen, J., u. H. Thiele: Über den Einfluß von Substrat und Temperatur auf die proteolytische Aktivität einiger Käsebakterien. Kieler Milchwirtsch. Forschungsber. **4**, 683 (1952).

[4] Cleary, J. P., P. J. Bread u. C. E. Clifton: Studies on certain factors influencing the size of bacterial populations. J. Bacter. **29**, 205 (1935).

[5] Monod, J.: La technique de culture continue. Théorie et applications. Ann. Inst. Pasteur **79**, 390 (1950).

[6] Cohen, M., u. C. E. Yarwood: Temperature response of fungi as a straight line transformation. Plant Physiol. **27**, 634 (1952).

b) Temperaturgruppen.

Die *Breite des Vermehrungsbereiches* sowie seine Lage im gesamten biokinetischen Temperaturgebiet sind von Art zu Art unterschiedlich. Beides sind nicht nur wichtige Differenzierungsmerkmale in der Systematik, sondern auch für praktische Belange Faktoren von nicht geringer Bedeutung.

Je nach der Lage des Vermehrungsbereiches teilt man die Mikroorganismen in eine der drei Hauptgruppen *Psychrophile*, *Mesophile* und *Thermophile* ein. Weitere Unterteilungen sind bei den Thermophilen vorgenommen worden (vgl. S. 274). Für die Kardinaltemperaturen dieser Gruppen gelten die in Tab. 3 angegebenen Temperaturbereiche.

Die Übergänge sind oft fließend, auch können Verschiebungen gegen höhere oder tiefere Temperaturen vorkommen (vgl. Adaptation S. 206 f.). Es sei ferner auf den Begriff der hitzeresistenten Keime hingewiesen (vgl. S. 252). Diese zeichnen sich zwar dadurch aus, daß sie extrem hohe Temperaturen ertragen, sich jedoch nicht bei ihnen vermehren können.

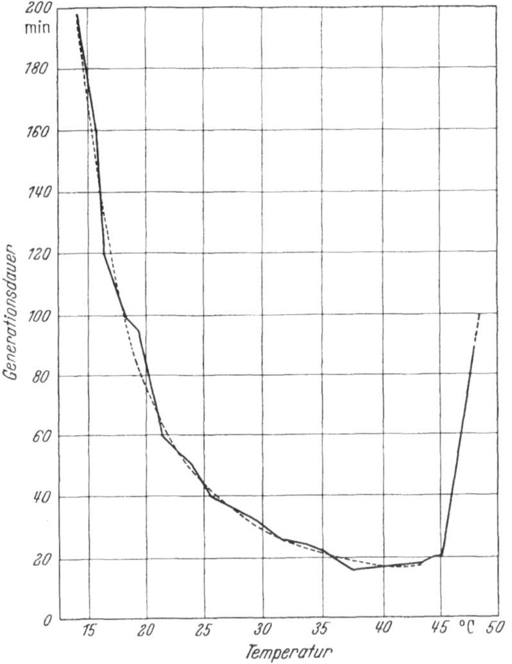

Abb. 5.
Der Einfluß der Temperatur auf die Vermehrungsgeschwindigkeit von Escherichia coli (n. BARBER).

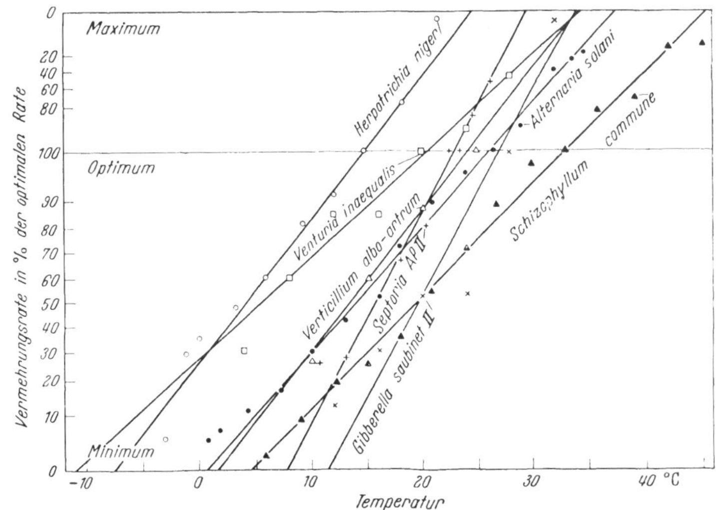

Abb. 6. Transformation des Temperatureinflusses auf die Vermehrungsgeschwindigkeit verschiedener Pilze in eine geradlinige Darstellung (n. COHEN u. YARWOOD).

Tabelle 3.

Gruppe	Temperatur-		
	Minimum	Optimum	Maximum (° C)
Psychrophile	Gefrierpunkt	10—20	30
Mesophile	20	37—40	55
Thermophile	40	55 u. höher	75—98

c) Der Temperaturkoeffizient der Vermehrung.

Der Prozeß der Bakterienvermehrung entspricht einer monomolekularen Reaktion und konnte durch die hierfür gültigen Gleichungen beschrieben werden (vgl. S. 183). Man kann daher für die exponentielle Phase eine *Geschwindigkeitskonstante der Vermehrung* angeben, die sich nach der Gleichung:

$$k = \frac{1}{t} \cdot \ln \frac{N_t}{N_0} \tag{17}$$

errechnen läßt. Aus der Generationsdauer (G) oder der in der Zeit t ermittelten Anzahl von Teilungen (t/n) läßt sich k ebenfalls bestimmen. Aus den Gl. (14) und (17) ergibt sich:

$$k = \frac{\ln 2}{G} \quad \text{oder} \quad k = \frac{n \cdot \ln 2}{t} \, .$$

Die Änderungen der Geschwindigkeiten biologischer Prozesse mit der Temperatur lassen sich entweder durch den *Temperaturkoeffizienten* (Q_{10}) oder durch das *Temperaturcharakteristikum* von Arrhenius (μ) beschreiben, wie im Teil I (Precht) ausführlich dargelegt wird. Der Temperaturkoeffizient gibt das Verhältnis der Reaktionsgeschwindigkeiten (oder ihrer Konstanten) zwischen zwei Temperaturen an, die um 10° differieren. Die Berechnung erfolgt nach der bekannten Formel:

$$\log Q_{10} = \frac{10}{\varDelta t} \cdot \log \frac{k_2}{k_1} \, . \tag{18}$$

Wie bei meist allen biologischen Prozessen nimmt auch der Temperaturkoeffizient der Bakterienvermehrung mit steigender Temperatur ab. Diese Abnahme erfolgt schon in Bereichen, in denen eine thermische Inaktivierung der Zellen noch keinen Einfluß haben kann. Natürlich ist es nicht leicht den Eintritt von thermischen Inaktivierungen exakt abzugrenzen, so daß man den Temperaturkoeffizienten der Bakterienvermehrung nur in einem kleinen Bereich als einem *unveränderten Reaktionssystem* angehörig betrachten sollte. Bei Untersuchungen über die Temperaturabhängigkeit der Vermehrung und der Säurebildung von Milchsäurebakterien zwischen 25 und 58° fand Slator[1] das Optimum der Vermehrung bei 50°. Zwischen Minimum und Optimum änderte sich der Temperaturkoeffizient aber derartig stark, daß Slator zu dem Schluß kommt: "There is little advantage to be gained by giving these quotients, for no doubt the reactions which have a controling influence on the rate of growth at one given temperature are different from what they are at an other temperature, and the figures, therefore, cannot be considered true temperature coefficients."
Für die *Änderungen der Temperaturkoeffizienten* der Vermehrungsgeschwindigkeiten möge Tab. 4 (aus Porter[2] u. Buchanan u. Fulmer[3] zusammengestellt) ein Beispiel geben:

---

[1] Siehe S. 183, Fußnote 1.

[2] Porter, J. H.: Bacterial Chemistry and Physiology, S. 172. New York: John Wiley and Sons Inc. 1946.

[3] Siehe S. 184, Fußnote 1.

Tabelle 4.

Bakterienart	Temperatur	Generationsdauer	Geschwindigkeits-konstante	Q_{10}
Lactobacillus delbrückii . .	25		0,084 ⎱	
	35		0,365 ⎰ ⟶ 4,3	
	30		0,184 ⎱	
	40		0,62 ⎰ ⟶ 3,3	
	35		0,365 ⎱	
	45		0,84 ⎰ ⟶ 2,3	
	40		0,62 ⎱	
	50		0,98 ⎰ ⟶ 1,4	
Bacterium A	0	18,4 Std. ⎱	⟶ 5,07	
	6	7,0 ⎰	⟶ 4,78	
	12	2,71	⟶ 2,65	
	25	0,773	⟶ 2,65	
	30	0,695	⟶ 1,23	

Andererseits sind aber auch sehr *konstante Temperaturkoeffizienten* beobachtet worden. So fand LANE-CLAYTON[1] zwischen 20 und 42° bei Escherichia coli $Q_{10} = 2,2$, bei Salmonella typhosa $Q_{10} = 2,1$ und bei S. enteritidis $Q_{10} = 1,5$. BARBER[2] ermittelte bei E. coli zwischen 20 und 38° einen konstanten Q_{10}-Wert von 2,1, während zwischen 15 und 22° Q_{10} mit 5,6 berechnet wurde. KANITZ[3] macht diese plötzliche Änderung der Temperaturkoeffizienten der Vermehrung von Colizellen bei 22° dadurch besonders deutlich, daß er statt der Generationsdauer deren Logarithmen gegen die Temperatur aufträgt (vgl. Abb. 7).

d) Die ARRHENIUS-Konstante.

Das Temperaturcharakteristikum von ARRHENIUS ist von der Temperatur unabhängig, solange sich das Reaktionssystem nicht ändert. Zur Berechnung dient die Gleichung:

$$\mu = 4{,}6 \cdot \frac{\log k_2 - \log k_1}{\dfrac{1}{T_1} - \dfrac{1}{T_2}} \cdot \quad (19)$$

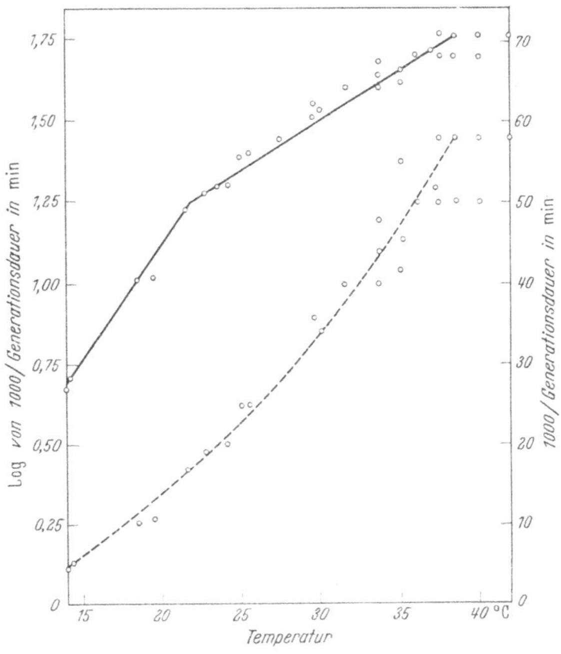

Abb. 7. Darstellung der Temperaturabhängigkeit von Vermehrungsraten a) durch Auftragen der reziproken Werte der Generationsdauer(———) und b) durch Auftragen der Logarithmen der reziproken Werte der Generationsdauer (-----) gegen die jeweiligen Vermehrungstemperaturen (BUCHANAN u. FULMER n. KANITZ).

In der physikalischen Chemie verwendet man anstelle des Symbols μ die Bezeichnung E oder A, welche die Aktivierungsenergie des Prozesses kennzeichnet. Bei biologischen

[1] LANE-CLAYTON, J. E.: Multiplication of bacteria and the influence of temperature and some other conditions. J. of Hyg. 9, 239 (1909).

[2] BARBER, M. A.: The rate of multiplication of Bacillus coli at different temperatures. J. Inf. Dis. 5, 379 (1908).

[3] KANITZ, A.: Temperatur und Lebensvorgänge. Berlin 1915.

Prozessen ist es aber nicht immer möglich, die Aktivierungsenergie physikochemisch zu interpretieren, so daß man hier das unverbindlichere „μ" beibehalten hat. Auch die Bezeichnungen Temperatur-Geschwindigkeitskonstante oder Temperaturcharakteristikum sind geläufig.

Auf die umfangreiche Diskussion seiner Bedeutung für biologische Prozesse soll hier nicht weiter eingegangen werden. Für die Beurteilung der Frage, ob sich grundsätzliche *Änderungen eines Reaktionssystemes* vollzogen haben, ist die graphische Darstellung der Logarithmen von Vermehrungsäquivalenten (Generationsdauer usw.) bezogen auf die inversen Werte der absoluten Züchtungstemperaturen von Bedeutung. Bei konstanten μ-Werten erhält man bekanntlich Geraden. Nach den starken Änderungen der Temperaturkoeffizienten ist es nicht verwunderlich, daß auch die μ-Werte in den seltensten Fällen über einen größeren Temperaturbereich konstant bleiben. Als Beispiel sei auf die in Abb. 8 wiedergegebene Darstellung der schon erwähnten Versuche von Barber[1] verwiesen. Für die Beurteilung des Temperaturcharakteristikums μ gelten die gleichen Gesichtspunkte wie für die

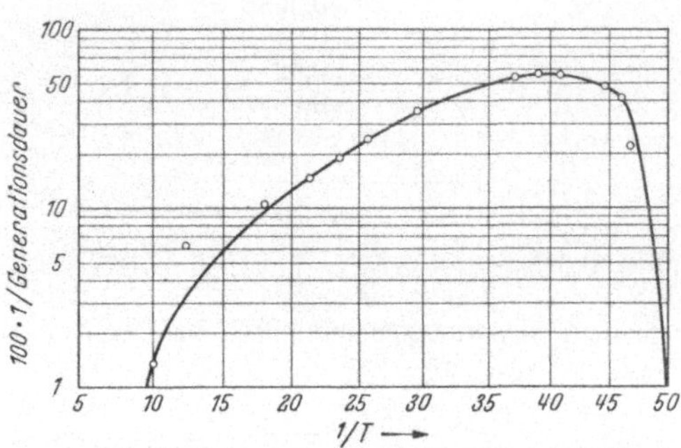

Abb. 8. Darstellung der Temperaturabhängigkeit von Vermehrungsraten durch Auftragen der Logarithmen der Generationszeiten gegen die reziproken Werte der absoluten Vermehrungstemperaturen (Zahlenangaben von Barber, zit. n. Buchanan u. Fulmer).

Beurteilung der Temperaturkoeffizienten. Der Vermehrungsvorgang ist zu komplex, als daß er wie eine chemische Reaktion durch eine einfache Gleichung dargestellt werden könnte. Dennoch sind eine Reihe von Ansätzen versucht worden, die Temperaturabhängigkeit der Bakterienvermehrung kinetisch zu interpretieren. Dabei geht man mit Recht von der Annahme aus, daß alle Lebensprozesse letzten Endes auf chemischen Reaktionen beruhen, die sich im einzelnen in ihrer Kinetik beschreiben lassen. Bevor wir auf eine Besprechung derartiger Versuche eingehen, müssen wir zunächst noch einige Faktoren behandeln, die in ihrem Einfluß auf die Temperatur/Vermehrungskurve untersucht worden sind.

5. Äußere Einflüsse auf die Temperaturabhängigkeit der Vermehrung.

a) Das Substrat.

Wir haben gesehen, daß der Vermehrungsablauf bei konstanter Temperatur von zwei Hauptfaktoren abhängig ist, der *Nährstoffverarmung* und der *Anhäufung von Stoffwechselprodukten* im Substrat. Beide Vorgänge können unterschiedlich von der Temperatur beeinflußt werden, zumal die Zellteilung mit eigener Temperaturabhängigkeit hinzukommt, und zwar hat der Abbau von Nährstoffen offenbar einen höheren Temperaturkoeffizienten als die Vermehrung. Das geht schon aus Untersuchungen von Graham-Smith[2] hervor, der zeigen konnte, daß die Zellausbeute mit steigender Temperatur abnimmt (vgl. Abb. 9). Praktische Messungen der Temperaturkoeffizienten von Stoffwechselprozessen ergeben stets höhere Werte als für die Zellteilung.

Die Zellausbeute ist weiterhin von der Art des Substrates abhängig. Untersuchungen in dieser Richtung führte Monod[3] an Colibakterien bei verschiedenen

---

[1] Siehe S. 191, Fußnote 2.

[2] Graham-Smith, G. S.: The behavior of bacteria in fluid cultures as indicated by daily estimations of the number of living organisms. J. of Hyg. **19**, 133 (1920).

[3] Siehe S. 181, Fußnote 4.

Züchtungstemperaturen durch. Wie Tab. 5 zeigt, können die Unterschiede in der Ausbeute von g Bakterientrockenmasse pro g Kohlenhydrat zwischen 23 und 41° um etwa 25% schwanken, etwa gleich groß ist der Unterschied der Ausbeute zwischen Glucose und Mannit.

Diese Beobachtungen führten nun zur weiteren Frage, ob nämlich auch die Temperaturkoeffizienten und die μ-Werte durch die Art der C-Quellen beeinflußt würden. Eine etwaige Änderung würde nach der von CROZIER[1] vorgetragenen Theorie der schrittmachenden Reaktionen bedeuten, daß die den Vermehrungsmechanismus limitierenden Prozesse in ihrer Geschwindigkeit unmittelbar vom Kohlenhydrat des Substrates abhingen. Tab. 6 bringt die von MONOD bei C-Quellen gemessenen Q_{10}-Werte, aus denen sich keine signifikanten Differenzen ergeben. Eine Darstellung der Temperaturkurven nach ARRHENIUS (Abb. 10)

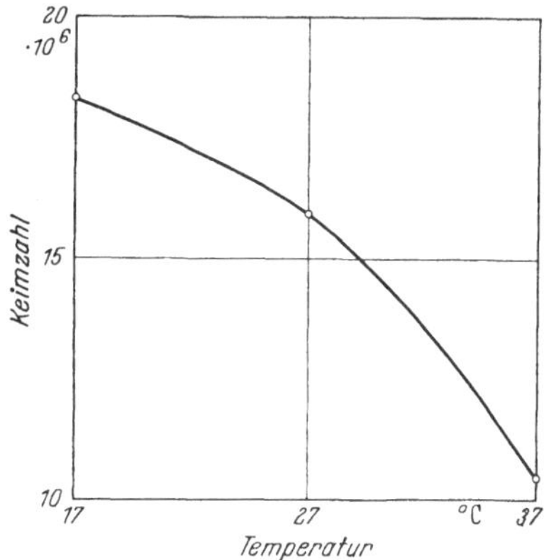

Abb. 9. Einfluß der Züchtungstemperatur auf die Ausbeute an Zellen bei gleicher Bakterieneinsaat (Abb. v. BĚLEHRÁDEK n. Zahlenangaben von GRAHAM-SMITH).

Tabelle 5.

Einfluß von Substrat und Temperatur auf die Ausbeute an Bakterienmasse nach MONOD.

Temperatur	Glucose	Mannit	Sorbit	Maltose
23	0,26	0,30	0,29	0,30
29	0,26	0,27	0,27	0,29
33	0,25	0,27	0,27	0,29
37	0,25	0,26	0,25	0,25
41	0,20	0,25	0,23	0,23

Tabelle 6.

Der Einfluß verschiedener Kohlenhydrate auf die Temperaturkoeffizienten der Vermehrungsgeschwindigkeit von E. coli *nach* MONOD.

C-Quelle	Q_{10} (23—33°)	Q_{10} (27—37°)
Glucose . . .	2,1	1,0
Mannit . . .	2,0	1,85
Sorbit	2,1	1,9
Maltose . . .	2,1	1,8

zeigt in den untersuchten Bereichen parallel verlaufende Geraden. Unter Hinweis auf die Kritik der "master reaction"-Theorie von CROZIER[1] durch BURTON[2] faßt MONOD seine Befunde zusammen: «... si l'on peut admettre que l'activité des actions enzymatiques joue un rôle

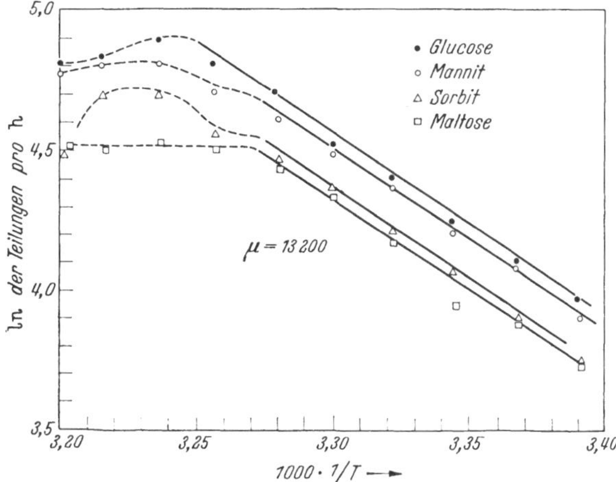

Abb. 10. Einfluß von Kohlenhydraten auf die Temperaturabhängigkeit der Vermehrung von Colibakterien. Aufgetragen sind die natürlichen Logarithmen der Vermehrungsgeschwindigkeiten gegen die reziproken Werte der absoluten Vermehrungstemperaturen (n. MONOD).

---

[1] CROZIER, W. J.: On biological oxydations as function of temperature. J. Gen. Physiol. **7**, 189 (1925).

[2] BURTON, A. C.: The basis of the principle of the master reaction in biology. J. Cellul. a. Comp. Physiol. **9**, 1 (1936).

important dans la fixation du taux de croissance, il est impossible de croire qu'elle puisse imposer sa vitesse propre à toute la chaîne des réactions de synthèses. Il n'y a pas à proprement parler de "master reactions". Lorsque l'on passe d'un substrat ternaire à un autre, la vitesse d'un certain nombre de réactions de la chaîne, et principalement de la première, se trouve modifié et l'on observe une modification corrélative, mais non proportionelle, de la vitesse de l'ensemble, c'est-à-dire du taux de croissance.»

Dagegen konnte durch *Salzkonzentrationen* eine erhebliche Beeinflussung der Temperatur/Vermehrungskurve beobachtet werden. Sherwood u. Fulmer[1] u. Fulmer[2] fanden, daß Hefezellen mindestens zwei Optimalkonzentrationen an Ammoniumchlorid in einer Nährlösung haben, die Kaliumbiphosphat und/oder Calciumchlorid enthält. Die Optimalkonzentration an Ammoniumchlorid erwies sich nun als temperaturabhängig, und zwar konnten dafür die folgenden Beziehungen aufgestellt werden

$$1.\ 0{,}0179\,\text{mol.} + 0{,}00057 \cdot t^\circ$$

oder

$$2.\ 0{,}111\,\text{mol.} + 0{,}0042 \cdot t^\circ.$$

Auch in Bierwürze bestand diese temperaturabhängige Konzentrationsbeziehung nach den Gleichungen

$$3.\ 0{,}009\,\text{mol.} + 0{,}005 \cdot t^\circ$$

oder

$$4.\ 0{,}0475\,\text{mol.} + 0{,}00177 \cdot t^\circ.$$

Aus dieser Tatsache folgte, daß der Temperaturkoeffizient für die Vermehrungsgeschwindigkeit nicht nur von der Zusammensetzung der Nährlösung abhing, sondern auch von der Konzentration der genannten Komponenten. Bei 30° war z. B. 0,0354 n Ammoniumchlorid optimal, so daß die Vermehrungsgeschwindigkeit zwischen 20 und 30° bei dieser Temperatur einen höheren Temperaturkoeffizienten hatte als bei höheren oder niederen Salzkonzentrationen. Zur Erreichung der bei einzelnen Züchtungstemperaturen optimalen Vermehrungsgeschwindigkeiten mußten also auch jeweils die optimalen Konzentrationen an Ammoniumchlorid eingestellt werden. Ein Vergleich von Temperaturkoeffizienten, die einmal bei Gegenwart und zum anderen bei Abwesenheit von NH$_4$Cl im Substrat erhalten wurden, ist in Abb. 11 veranschaulicht. Sie zeigt

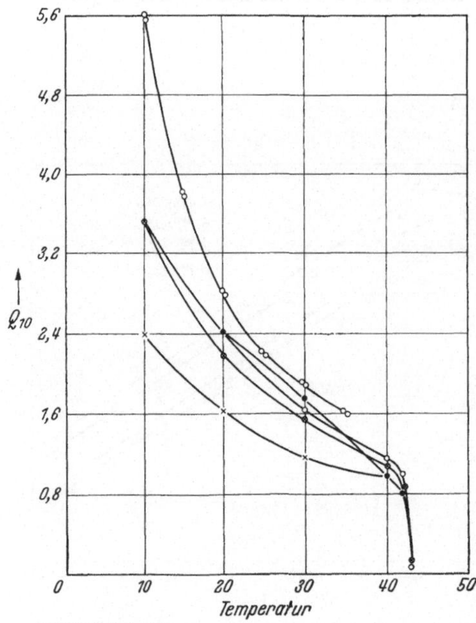

Abb. 11. Einfluß des Züchtungssubstrates auf die Änderung der Temperaturquotienten von Vermehrungsgeschwindigkeiten mit der Temperatur. —o—o— Würze ohne Ammoniumchlorid, —x—x— Würze mit einer für jede Vermehrungstemperatur optimalen Konzentration an Ammoniumchlorid, —·—·— synthetische Nährlösung mit einer für 30° optimalen Zusammensetzung, —⊗—⊗— synth. Nährlösung, für jede Temp. optimal, —∞—∞— n. Vers. v. Slator (n. Buchanan u. Fulmer).

[1] Sherwood, F. F., u. E. I. Fulmer: The effect of temperature upon the growth of yeast in various media. J. Physic. Chem. 30, 738 (1926).
[2] Fulmer, E. I.: The effect of ammonium salts upon the swelling of colloids and upon the growth of yeast at various temperatures. Colloid Symposium Monograph 2, 204 (1925).

die Änderung der Q_{10}-Werte mit steigender Temperatur. Man erkennt, daß die Abnahme von Q_{10} in einem nicht optimalen Substrat wesentlich schneller verläuft. Gleichzeitig waren die Temperaturoptima der Vermehrung in den einzelnen Substraten unterschiedlich. Trägt man die unter gleichen Bedingungen erhaltenen Logarithmen der Geschwindigkeitskonstanten nach ARRHENIUS gegen $1/T$ auf, so erhält man den in Abb. 12 gezeigten Verlauf, woraus nach der Interpretation von CROZIER hervorgeht, daß die geschwindigkeitsbestimmende Reaktion sich ständig ändert. Aus der Änderung des Vorzeichens der Neigung zwischen 30 und 40° ist die unterschiedliche Lage des Temperaturoptimums deutlich zu erkennen.

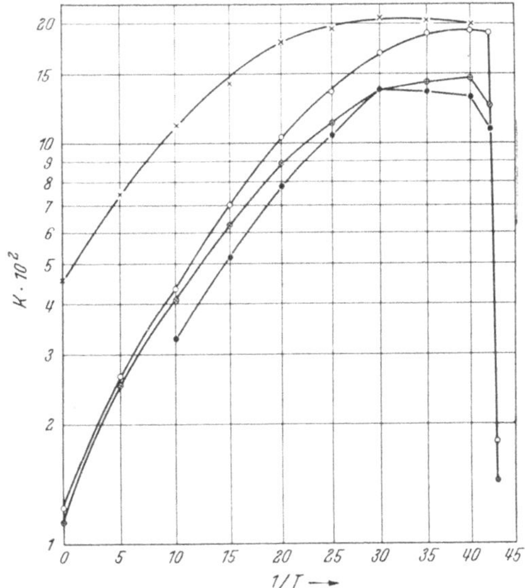

Abb. 12. Einfluß des Züchtungssubstrates auf das Temperaturcharakteristikum der Vermehrungsgeschwindigkeit, dargestellt durch Auftragung der Geschwindigkeitskonstan· ten (logarithmische Ordinateneinteilung) gegen die reziproken Werte der absoluten Temperaturen. Bedeutung der Zeichen wie in Abb. 11 (n. BUCHANAN u. FULMER).

b) Beeinflussung der Kardinaltemperaturen.

In synthetischer Nährlösung lag nach Untersuchungen von WARE[1] das Temperaturmaximum der Vermehrung von E. coli unterhalb von 44°. Durch Zugabe von Glutaminsäure oder Nicotinsäureamid konnte auch noch eine Vermehrung bei der genannten Temperatur erreicht werden. Wahrscheinlich liegt bei hohen Temperaturen eine Störung von für die Vermehrung notwendigen Enzymsynthesen vor, die sich durch die erwähnten Verbindungen beheben läßt. BACHRACH u. CARDOT[2] stellten bei Milchsäurebakterien eine Verschiebung der optimalen Vermehrungstemperatur um 4—5° bei Kultivierung in einem KCl-haltigen Nährboden fest. Dagegen konnte eine Verlagerung nicht erreicht werden, wenn Hefezellen osmotisch Wasser entzogen wurde[3]. Bei osmophilen

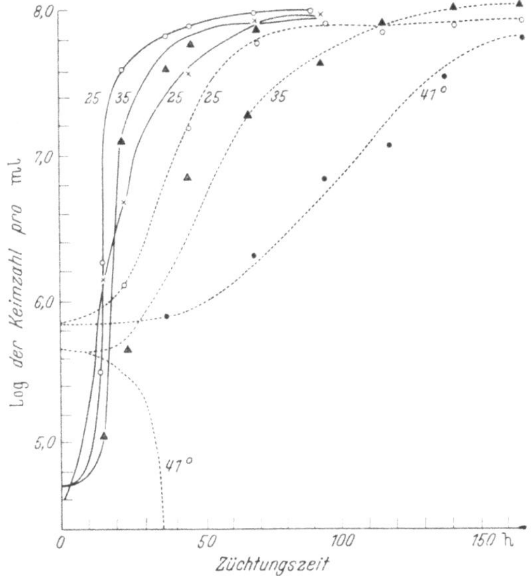

Abb. 13. Einfluß von Züchtungstemperatur und Saccharosekonzentration auf die Vermehrung von Hefezellen (Zygosaccharomyces spec.) Zuckerkonzentration: ———— 54%, ----- 5% (n. SCARR).

---

[1] WARE, G. C.: Nutritional requirement of Bacterium coli at 44°. J. Gen. Microbiol. 5, 880 (1951).

[2] BACHRACH, E., u. H. CARDOT: Fixation héréditaire des caractères acquis, constatée par la stabilité de l'optimum thermique déplacé. Arch. internat. Physiol. 24, 155 (1926).

[3] CHRISTOPHERSEN, J., u. H. SCHEER: Noch nicht veröffentlicht.

Hefen konnte Scarr[1] jedoch eine Steigerung des Vermehrungsoptimums von 25 auf 35° beobachten, wenn statt in 5%iger in 54%iger Melasse gezüchtet wurde (vgl. Abb. 13), die absolute Vermehrungsgeschwindigkeit wurde jedoch herabgesetzt. Die letztgenannte Erscheinung hängt offenbar mit den physiologisch trockneren Bedingungen bei hoher Zuckerkonzentration zusammen. Eine vorübergehende Schrumpfung wird allerdings bald aufgehoben, was bei den vorgenannten Versuchen an Torulopsis kefyr[1] nicht der Fall war. Für die Frage nach der Bedeutung der Hydratation bei Temperaturanpassungen sind diese Ergebnisse von Bedeutung (vgl. S. 84).

6. Das Temperaturoptimum der Vermehrung.

a) Definition.

Die übliche Definition der Optimaltemperatur bezieht sich auf die Geschwindigkeit von Vermehrungs- und Stoffwechselprozessen. Dorn u. Rahn[2] konnten zeigen, daß beide Vorgänge nicht die gleichen Temperaturoptima zu haben brauchen. Desgleichen sind die maximalen Ausbeuten an Zellsubstanz und an Stoffwechselprodukten nicht bei den für die Vermehrung günstigsten

Tabelle 7. *Optimaltemperaturen (°C) verschiedener Lebensprozesse nach* Dorn *und* Rahn.

	Sc. lactis	Sc. thermophilus
Wachstumsgeschwindigkeit . .	34	37
Keimzahl	25—30	37
Gärungsgeschwindigkeit . . .	40	47
Säuremenge	30	37

Temperaturen zu erwarten (vgl. S. 192). Untersuchungen an Streptococcus lactis und Sc. thermophilus ergaben folgendes Bild (Tab. 7).

b) Kinetik des Vermehrungsoptimums.

Die *Abnahme der Generationsdauer* oberhalb des Optimums ist reversibel. Verfolgt man z. B. die Teilungsgeschwindigkeit von Colibakterien, so beobachtet man bei 37° ein scharf ausgeprägtes Maximum der Temperatur/Vermehrungskurve. Oberhalb der genannten Temperatur wird die Zahl der Teilungen pro Zeiteinheit wieder geringer und fällt erst bei etwa 45° rasch ab (vgl. Abb. 14). Senkt man nun die Züchtungstemperatur z. B. von 44° auf 37°, so beobachtet man ein augenblickliches Ansteigen der Vermehrungsgeschwindigkeit. Entsprechendes Verhalten konnte übrigens auch bei Atmung und Gärung von Hefezellen festgestellt werden[3].

Die Ausbildung eines derartigen *Umkehrpunktes* von Vermehrungskurven

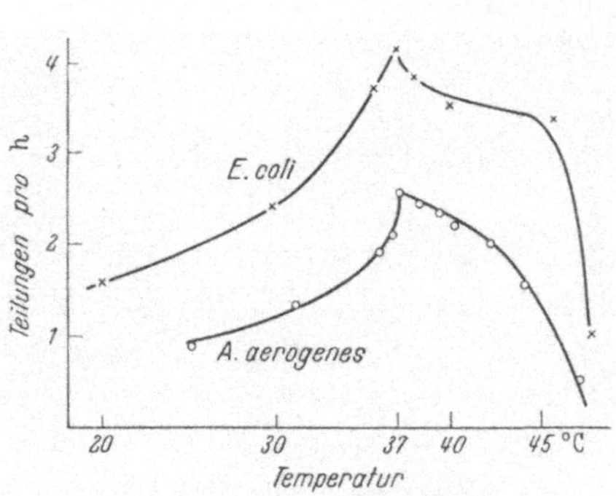

Abb. 14. Temperatur/Vermehrungskurve von Escherichia coli und Aerobacter aerogenes (n. Christophersen u. Scheer).

[1] Scarr, M. P.: Osmophilic yeast in raw beet and cane sugar and intermedia sugarrefining products. J. Gen. Microbiol. 5, 704 (1951).

[2] Dorn, F. L., u. O. Rahn: Definition versus measurement of optimal temperature. Arch. Mikrobiol. 10, 6 (1939).

[3] Christophersen, J., u. H. Precht: Über den Umkehrpunkt der Atmungskurven und die Fermentwirkungsmaxima bei Einwirkung steigender Temperaturen auf Hefen. Biol. Zbl. 70, 261 (1951).

wird von älteren Autoren (RAHN[1], HINSHELWOOD[2]) auf eine irreversible Inaktivierung eines die Zellsynthese limitierenden Enzyms zurückgeführt. JOHNSON u. LEWIN[3] vertreten dagegen die Ansicht, daß oberhalb des Vermehrungsoptimums eine reversible Enzyminaktivierung statthaben müsse, denn nur so ist die schnelle Wiederherstellung der optimalen Vermehrungsgeschwindigkeit erklärbar, die man bei Temperatursenkung aus dem überoptimalen Bereich heraus beobachtet. Es stehen somit zwei Gleichungen zur theoretischen Beschreibung der Vermehrungskurve, insbesondere des Vermehrungsoptimums zur Diskussion.

HINSHELWOOD[2] geht von dem einfachen Ansatz:

$$G = A - B$$

aus, in welchem G (growth) aus dem Aufbau von Zellsubstanz (A) und einer Inaktivierung einer unbekannten Proteinkomponente (B) resultiert. Der Prozeß A hat nun einen Temperaturkoeffizienten von der für chemische Reaktionen üblichen Größenordnung (2—3). Dementsprechend sind auch die Werte der thermodynamischen Konstanten (Aktivierungsenergie und Entropie) klein gegenüber den entsprechenden Daten der Reaktion B. Diese Reaktion wird wie alle Proteindenaturierungen außerordentlich stark von der Temperatur beschleunigt und ist mit hohen Werten für die Aktivierungsenergie und Entropie verknüpft.

Setzt man nun für die Prozesse A und B Formeln ein, welche die betreffenden Reaktionsgeschwindigkeiten genauer beschreiben, so kann man eine *theoretische Vermehrungskurve* konstruieren und diese mit tatsächlich gefundenen Kurven vergleichen. Unter Verwendung der von EYRING[4] angegebenen thermodynamischen Gleichungen für absolute Reaktionsgeschwindigkeiten kommen wir dann zu folgendem Ausdruck:

$$G = k_1 \cdot \frac{KT}{h} \cdot e^{\Delta S_1/R} \cdot e^{-E_1/RT} - k_2 \cdot \frac{KT}{h} \cdot e^{\Delta S_2/R} \cdot e^{-E_2/RT}. \tag{20}$$

Hierin bedeuten k_1 und k_2 die Umwandlungskoeffizienten der Aufbau- bzw. der Inaktivierungsreaktion (entsprechend sind auch die anderen thermodynamischen Konstanten mit den Indices 1 bzw. 2 bezeichnet), $K =$ BOLTZMANNsche Konstante, $h =$ PLANCKsches Wirkungsquantum, $T =$ absolute Versuchstemperatur $\Delta S =$ Entropiezunahme, $E =$ Aktivierungsenergie, $R =$ Gaskonstante. Wie HINSHELWOOD hervorhebt, ist das plötzliche Überhandnehmen des rechten Gliedes auf den hohen Wert für E_2 zurückzuführen, während die relativ tiefe Temperatur der Inaktivierung durch die hohe Entropiezunahme bedingt wird.

Zur praktischen Berechnung wurden die Umwandlungskoeffizienten gleich 1 gesetzt und der Einfachheit wegen die nicht exponentiellen Glieder fortgelassen. Die vereinfachte Gleichung lautet dann:

$$G = \frac{e^{\Delta S_1/R}}{e^{E_1/RT}} - \frac{e^{\Delta S_2/R}}{e^{E_2/RT}}. \tag{21}$$

Es wurden folgende Werte eingesetzt: $\Delta S_1 = 24$ cal, $\Delta S_2 = 200$ cal, $E_1 = 5000$ cal

[1] RAHN, O.: Der Einfluß der Temperatur und der Gifte auf Enzymwirkungen, Gärung und Wachstum. Biochem. Z. **72**, 351 (1915).

[2] HINSHELWOOD, C. N.: The Chemical Kinetics of the Bacterial Cell. Oxford: Clarendon Press 1947.

[3] JOHNSON, F. H., u. L. LEWIN: The growth rate of E. coli in relation to temperature, quinine, and coenzyme. J. Cellul. a. Comp. Physiol. **28**, 47 (1946).

[4] EYRING, H: The activated complex in chemical reactions. J. Chem. Phys. **3**, 107 (1935).

und $E_2 = 62\,000$ cal. Die ermittelte Vermehrungskurve zeigt den in Abb. 15 dargestellten Verlauf. Die Daten wurden so gewählt, daß der Einfluß der Inaktivierung bei 37°, dem am häufigst beobachteten Vermehrungsoptimum, deutlich wird. Das Optimum liegt dann bei etwa 40°. Auffallend ist hier der allmähliche Übergang und der sehr plötzliche Abfall, während die in Abb. 14 gezeigten Kurven einen scharfen Gipfel aufweisen.

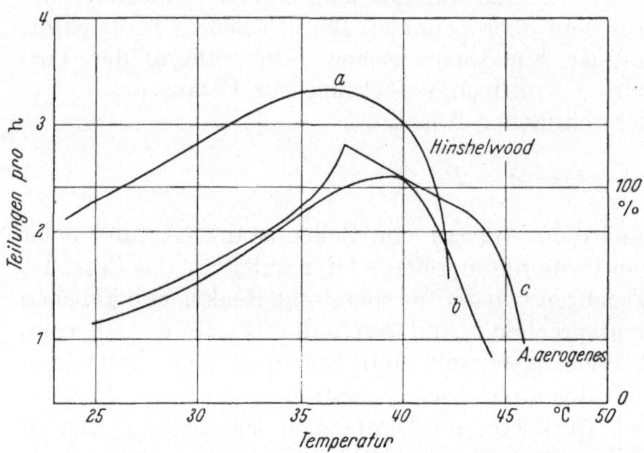

Abb. 15. Theoretische Vermehrungskurve nach Hinshelwood (a), Johnson u. Lewin (b), sowie eine experimentell ermittelte Kurve von Aerobacter aerogenes (c).

Johnson und Lewin[1] gehen bei der Aufstellung einer Vermehrungsgleichung von der Voraussetzung aus, daß sich oberhalb des Optimums ein *Gleichgewicht* zwischen normalem Enzym (E_n) und denaturiertem Enzym (E_d) einstellt, wobei die Gesamtkonzentration an Enzym E_0 ist. Die Gleichgewichtskonstante sei hier k_1 und die Substratkonzentration $[X]$. Unter Verwendung der Formel von Eyring erhält man dann für die Reaktionsgeschwindigkeit:

$$k = k_x \cdot \frac{KT}{h} \, [X] \, [E_n] \cdot e^{-\Delta E/RT} \cdot e^{-p\Delta V/RT} \cdot e^{\Delta S/R} \tag{22}$$

Für die Konzentration an normalem Enzym gilt das Gleichgewicht

$$E_n = \frac{E_0}{1 + k_1}. \tag{23}$$

setzt man für k_1 die Gleichung der Reaktionsgeschwindigkeit ein, mit welcher die Enzymumwandlung erfolgen soll, so ergibt sich unter Verwendung der Indices 1:

$$E_n = \frac{E_0}{1 + e^{-\Delta H_1/RT} \cdot e^{\Delta S_1/R}} \tag{24}$$

Ersetzt man E_n in Gl. (22) durch den erhaltenen Ausdruck, so erhält man für die Vermehrungsgeschwindigkeit:

$$G = \frac{s \cdot \dfrac{KT}{h} \, [X] \, [E_0] \cdot e^{-\Delta H_2/RT} \cdot e^{\Delta S_2/R}}{1 + e^{\Delta H_1/RT} \cdot e^{\Delta S_1/R}} \tag{25}$$

Die Größe s bedeutet hier einen unbekannten Umwandlungskoeffizienten. ΔS_2 ist ebenfalls unbekannt, da man zur Berechnung die Konzentration der reagierenden Moleküle innerhalb der Zelle kennen muß. Nimmt man nun an, daß sich $[X]$ und $[E_0]$ nicht ändern und faßt alle Konstanten einschließlich KT/h zu einer Konstanten c zusammen, so lautet die Vermehrungsformel jetzt:

$$G = \frac{c \cdot T \cdot e^{-\Delta H_2/RT}}{1 + e^{-\Delta H_1/RT} \cdot e^{\Delta S_1/R}} \tag{26}$$

---

[1] Siehe S. 197, Fußnote 3.

Für die thermodynamischen Konstanten setzen wir nun folgende Werte ein: $\Delta H_1 = 150000$ cal, $\Delta H_2 = 15000$ cal und $\Delta S_1 = 476{,}46$ cal. Drückt man die Vermehrungsgeschwindigkeit in Prozent aus und nimmt an, daß sie bei 37° optimal ist, so läßt sich c errechnen. JOHNSON u. LEWIN fanden bei E. coli das Vermehrungsoptimum bei 39° und geben c mit $0{,}3612 \cdot e^{24{,}04}$ an. Unter Verwendung von 37° als Temperaturoptimum ergibt sich für c ein Wert von $0{,}331 \cdot e^{24{,}36}$[1]. Der Vorteil dieser Rechnung besteht darin, daß man das Maßsystem der Vermehrungsgeschwindigkeit mit einbezieht.

Abb. 15 zeigt eine nach diesem Verfahren berechnete Kurve zusammen mit der nach Gl. 21 konstruierten sowie einer lichtoptisch an Aerobacter ermittelten Vermehrungskurve. Am stärksten weicht die nach der Formel von HINSHELWOOD gezeichnete Kurve vom wirklichen Verlauf ab. Aber auch der nach JOHNSON u. LEWIN berechnete Verlauf weicht durch den flachen Umkehrbereich ab. Der sehr scharf ausgeprägte Gipfelpunkt wurde bei zahlreichen untersuchten Bakterien und Hefen beobachtet[2]. Abb. 16 zeigt einige Beispiele. Auffallend ist die übereinstimmende Lage des Umkehrpunktes bei 37°, die auch bei dem thermophilen Stamm Lactobacillus delbrückii der festzustellen war. Allerdings war hier Abfall oberhalb von 37° wesentlich langsamer. Immerhin ist es naheliegend, Beziehungen zwischen dem Vermehrungsoptimum vieler Bakterien und der Körpertemperatur von Warmblütlern zu vermuten. Welcher Art diese Beziehung ist, kann zunächst nicht festgestellt werden. Bei Keimen, die sich als Parasiten oder Symbionten angepaßt haben, könnte man die Beziehung auf diesem Wege erklären. Offenbar haben aber auch andere Keime, die ihren natürlichen Standort nicht im Warmblütlerorganismus haben, das gleiche Vermehrungsoptimum. Die Temperatur von 37° muß daher wohl eine allgemeinere biologische Bedeutung haben. Da die chemische Natur zahlreicher Enzyme in Mikrobenzellen wie auch in den Zellen höherer Organismen völlig gleich ist, könnte man denken, daß bei 37° ein besonders günstiges Gleichgewicht zwischen Enzymstabilität und Stoffwechselaktivität liegt.

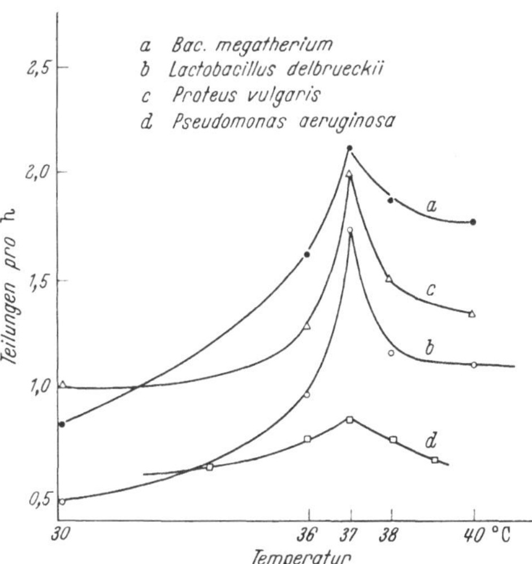

Abb. 16. Vermehrungskurven verschiedener Bakterien (n. CHRISTOPHERSEN u. SCHEER).

Die Ausbildung der Umkehrpunkte enzymatischer Reaktionen wird durch das TAMMANNsche Prinzip erklärt (s. Teil I). Die Lage des Temperaturoptimums ist demnach sowohl von der Enzym- als auch von der Substratkonzentration abhängig. Nimmt man an, daß eine limitierende Reaktion durch ein spezifisches Enzym katalysiert wird, so erhält man bei Inaktivierung dieses Enzyms die in Abb. 15 u. 16 dargestellten Kurven, ganz gleich, ob die Enzyminaktivierung reversibel oder irreversibel ist. Diese Verhältnisse werden von BUCHANAN u.

---

[1] Berechnung von c:

$$c = \frac{100 \cdot e^{\Delta H_2/RT}}{T} \cdot \left[1 + \frac{e^{\Delta S_1/R}}{e^{\Delta H_1/RT}} \right] = \frac{100}{310} \cdot e^{24{,}36} \cdot \left[1 + \frac{e^{239{,}9}}{e^{243{,}6}} \right] = 0{,}331 \cdot e^{24{,}36}$$

[2] Siehe S. 195, Fußnote 3.

Fulmer[1] durch die Abb. 17 illustriert, sie erklären jedoch nicht den tatsächlich beobachteten scharfen Knickpunkt, den viele Vermehrungskurven bei 37° zeigen. Wahrscheinlich liegen komplexere Bedingungen vor. Wir können in den meisten Fällen vier Kurvenabschnitte, bzw. drei markante Knickpunkte unterscheiden. Ein weiterer Knickpunkt ist mitunter bei 20 bis 30° anzutreffen, wie die früher schon erwähnten Änderungen des Temperaturcharakteristikums an diesem Bereich zeigen (s. S. 191). Im Bereich des Optimums ist häufig ein stärkerer Anstieg und oberhalb desselben ein stärkerer Abfall zu beobachten. Dann schließt sich im Falle der dargestellten Organismen eine Zone an,

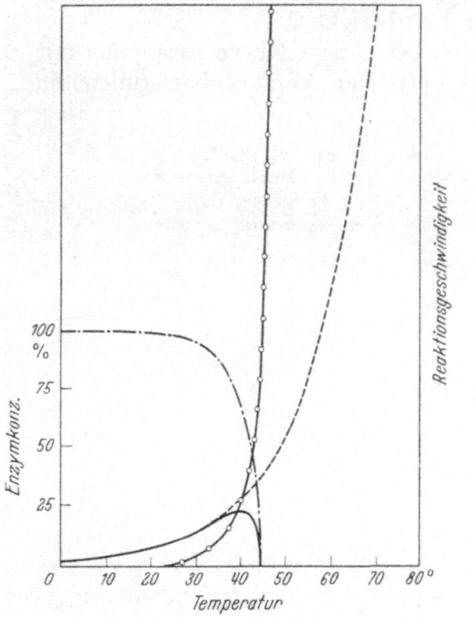

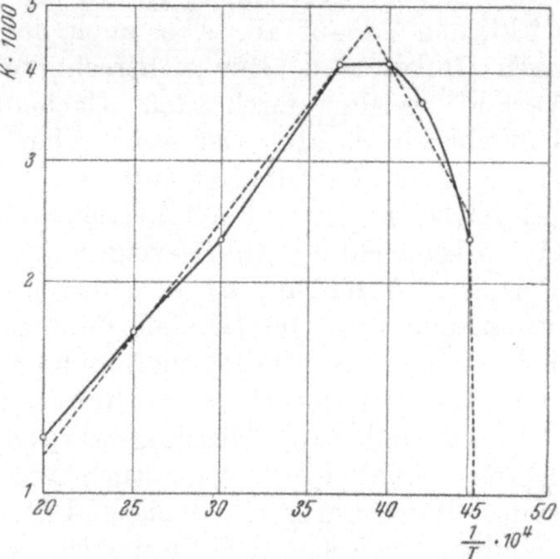

Abb. 17. Darstellung von temperaturabhängigen Prozessen, die für die Ausbildung von Temperaturoptima verantwortlich sind (n. Buchanan u. Fulmer). — — — Reaktionsgeschwindigkeit der schrittmachenden Enzymwirkung ($Q_{10} = 2$), —o—o— Reaktionsgeschwindigkeit der Enzyminaktivierung ($Q_{10} = 10$), —·—· pro Zeiteinheit verbleibende Enzymmenge in %, ------ Reaktionsgeschwindigkeit des Gesamtprozesses.

Abb. 18. Logarithmische Darstellung der gegen die reziproken Werte der absoluten Züchtungstemperaturen aufgetragenen Werte der Geschwindigkeitskonstanten für die Vermehrung von Colibakterien (n. Buchanan u. Fulmer).

in welcher der Abfall der Vermehrungsgeschwindigkeit zunächst wieder langsamer wird. Schließlich setzt bei etwa 45° wieder eine rasch um sich greifende Verzögerung ein. Aus Temperaturen oberhalb von 45° erholen sich die untersuchten Keime wesentlich langsamer als aus dem Bereich zwischen dem Optimum und 45°. Es kann daher angenommen werden, daß die rückläufige Vermehrungsaktivität im letzteren Bereich durch eine reversible Enzyminaktivierung verursacht wird, wobei sich aber das inaktivierte Enzym im temperaturabhängigen Gleichgewicht mit aktivem Enzym befindet, wie es die von Johnson u. Lewin aufgestellte Theorie voraussetzt. Dagegen müssen oberhalb von 45° weitreichendere Enzymschädigungen angenommen werden, die zwar irreversibel sind, aber durch einen erhaltengebliebenen synthetisierenden Mechanismus der Zelle bei Temperatursenkung wieder behoben werden können. Die Erholungszeit muß aus diesem Grunde länger sein als im vorgenannten Bereich.

Die erwähnten Knickpunkte im Bereich des Optimums können besonders deutlich gemacht werden, wenn man die Logarithmen der Geschwindigkeitskonstanten gegen die inversen Werte der absoluten Züchtungstemperaturen

---

[1] Siehe S. 184, Fußnote 1.

aufträgt. Abb. 18 zeigt ein Beispiel an E. coli, das BUCHANAN u. FULMER[1] bringen. Auch hier sind im Bereich der Vermehrungshemmung zwei unterschiedliche Phasen wahrzunehmen. Die ausgezogene Linie läßt überdies bei 30° den von uns hervorgehobenen Knickpunkt erkennen.

7. Die Bedeutung der Vermehrungstemperatur für die Entwicklung von Bakterienpopulationen.

Die unterschiedlichen Temperaturansprüche einzelner Arten führen bei *gemischten Populationen* stets zur Auslese von Stämmen, die durch die herrschenden Bedingungen bevorzugt sind. Diese Selektionen sind oft von erheblicher praktischer Bedeutung. Am leichtesten lassen sich Isolierungen erreichen, wenn die Optimaltemperaturen große Unterschiede aufweisen. So gelingt die Selektion thermophiler Keime leicht durch Anwendung von Züchtungstemperaturen um 60—70°. Ihre Vermehrung bei Pasteurisierungstemperaturen von 60—65° führt häufig zu einer Anreicherung von Lactobacillus thermophilus in Milch[2,3]. TAYLOR[4] bringt eine Gegenüberstellung von Keimzahlen in Rohmilch und nach der Dauerpasteurisierung von 30 min bei etwa 62°, die in Tab. 8 wiedergegeben sind (s. a. ISAACS u. GORDON[5]).

Tabelle 8. *Vermehrung thermophiler Keime während der Dauerpasteurisierung* (nach TAYLOR).

Keimzahl pro ml	
Rohmilch	pasteurisierte Milch
140000	210000
200000	55000
180000	145000
45000	390000
60000	650000
50000	485000
120000	865000
230000	125000
340000	280000
140000	880000
120000	675000

Über die *Selektion der Kompostflora* liegen Untersuchungen von WAKSMAN u. Mitarb. vor[6]. Bei der Kompostierung von Stallmist findet man etwa folgende Verteilung: 75°, wenig Actinomyceten, nur sporenbildende und celluloseabbauende Plectridien. 65°, hauptsächlich Bakterien und Actinomyceten, selten Fungi und keine tierischen Organismen. 50°, thermophile Pilze, Bakterien, Actinomyceten. 28°, hauptsächlich Bakterien, daneben Fungi, Actinomyceten und tierische Organismen.

Als Beispiel für die *Keimverteilung in* frischer und alter *Milch* in Abhängigkeit von der Temperatur sei eine Tabelle von BLACK, PROUTY u. GRAHAM[7] zitiert (Tab. 9).

Beobachtungen über Selektion der *Wasserflora* liegen von HEUKELEKIAN u. RUDOLFS[8] vor. Unter Umständen können die selektiv begünstigten Keime auch

---

[1] Siehe S. 184, Fußnote 1.

[2] AYERS, S. H., u. W. T. JOHNSON: Studies on pasteurization II. Cause and significance of pin-point colonies from pasteurized milk. J. Bacter. **9**, 285 (1924).

[3] CHARLTON, D. B.: Studies on Lactobacillus thermophilus. J. Dairy Sci. **15**, 393 (1932).

[4] TAYLOR, A. R.: Observations on the increase of bacterial count during the pasteurization process. Abstr. Bacter. **8**, 17 (1924).

[5] ISAACS, M. L., u. A. GORDON: Growth of thermophiles in pasteurizing equipment. J. Bacter. **45**, 51 (1943).

[6] WAKSMAN, S. A., T. C. GORDON u. N. HULPOI: Influence of temperature upon microbiological population and decomposition process in composts of stable manure. Soil Sci. **47**, 83 (1939).

[7] BLACK, L. A., C. C. PROUTY u. R. A. GRAHAM: The effect of pasteurization on the bacterial flora of low count milk. J. Dairy Sci **15**, 99 (1932).

[8] HEUKELEKIAN, H., u. W. RUDOLFS: Effect of temperature on bacterial numbers in digesting sewage sludge. J. Bacter. **17**, 247 (1929).

schon als Infektionen im Agar vorkommen[1,2]. Bei einem *Virus* konnte Armstrong[3] durch erhöhte Temperatur einen resistenteren Stamm heranzüchten.

Tabelle 9.

Aufbewahrungstemperatur	%Säurebildner		%Proteolyten		%Alkalibildner	
	frisch	alt	frisch	alt	frisch	alt
rohe Milch 20°	26,17	68,69	0,76	0,038	73,07	31,25
rohe Milch 7,2°	26,17	62,15	0,75	11,29	73,07	25,56
past. Milch 20°	14,64	22,51	0,62	23,74	84,74	53,76
past. Milch 7,2°	14,64	11,38	0,62	13,85	84,74	74,77

Entsprechend wirken auch tiefe Temperaturen. Durch diese lassen sich *thermophile Organismen* sehr leicht unterdrücken. Häufig sterben sie schon bei Temperaturen über 0° ab[4]. Ebenfalls sind zahlreiche Sporenbildner nicht zur Vermehrung bei 0° befähigt[5]. Nach Jezeski u. Macy[6] werden bei der *Untersuchung von Wasser* die typischen Organismen durch Bebrütungstemperaturen von 37° nicht erfaßt, vielmehr erhält man die höchsten Keimzahlen bei 20°. Aber auch bei 8° war die Keimzahl noch beträchtlich. Hauptsächlich findet man bei diesen Temperaturen proteolytische Organismen der Pseudomonasgruppe, daneben wenige Alcaligenes- und Achromobacterarten. Colibakterien vermehren sich nach Beobachtungen von Dahlberg[7] bei Kühlraumtemperatur ebenfalls schneller als die Gesamtkeimzahl. Die Bedeutung *psychrophiler Keime* für die Verderbnis von Milch bei Kühlschranktemperaturen wurde u. a. von Burgwald u. Josephson[8] näher untersucht, dabei ging die Säurebildung etwa mit der Vermehrung dieser Keime einher, während mesophile Keime und Colibakterien nur sehr langsam zunahmen.

B. Der Einfluß der Temperatur auf physiologische Eigenschaften von Mikroorganismen.

Die Grundlagen über die Temperaturabhängigkeit des Stoffwechsels von Organismen sowie von enzymatischen Reaktionen sind im Rahmen dieses Buches im Teil I eingehend erörtert worden, so daß wir uns hier auf einige Sonderprobleme der mikrobiellen Umsetzungen beschränken können. Für diese Umsetzungen gelten die allgemeinen Grundsätze der Enzymologie. Wegen ihrer relativ leichten Handhabung einerseits und ihrer dennoch beachtlichen Mannigfaltigkeit in den verschiedensten Reaktionen andererseits sind Mikroorganismen

---

[1] Muller, L.: De la présence, dans les milieux de culture traités a l'autoclave et appartement stériles, de germes «thermophiles» susceptibles de reviviscence. C. r. Soc. Biol. (Paris) **99**, 641 (1928).

[2] Muller, L.: De l'adaptation de certaines bactéries banales à des optima thermiques anormaux. C. r. Soc. Biol. (Paris) **99**, 639 (1928).

[3] Armstrong, C.: The selection of a heat-resistant strain of vaccine virus (Rabbit testicular). Publ. Health Rep. **44**, 1183 (1929).

[4] Noack, K.: Beiträge zur Biologie der thermophilen Organismen. Jb. wiss. Bot. **51**, 593 (1912).

[5] Sherman, J. M., u. G. M. Cameron u. J. C. White: The bacterial spoilage of milk held near the freezing point. J. Dairy Sci. **24**, 526 (1941).

[6] Jezeski, J. J., u. H. Macy: Cryophilic organisms in water and butter. J. Dairy Sci. **29**. 439 (1946).

[7] Dahlberg, A. C.: The relationship of the growth of all bacteria and coliform bacteria in pasteurized milk held at refrigator temperatures. J. Dairy Sci. **29**, 651 (1946).

[8] Burgwald, L. H., u. D. V. Josephson: The effect of refrigator storage on the keeping qualities of pasteurized milk. J. Dairy Sci. **30**, 371 (1947).

häufig zur Untersuchung biochemischer Reaktionen herangezogen worden. Die Fähigkeit zahlreicher Arten, bei extrem hohen oder tiefen Temperaturen zu wachsen sowie die Fähigkeit mancher Organismen, sich an veränderte Temperaturbedingungen anzupassen, ermöglichen es ferner, allgemein biologische Erkenntnisse über die Wechselwirkung von Temperatur und Lebensvorgängen zu gewinnen.

In mancher Hinsicht lassen sich Stoffwechsel- und Vermehrungsprozesse bei Mikroorganismen nicht voneinander trennen, so daß sich die bisher abgehandelten Phänomene der Temperaturabhängigkeit von Vermehrungsvorgängen weitgehend auf den Stoffwechsel übertragen lassen.

I. Stoffwechsel der Gesamtzellen.

1. Kardinaltemperaturen.

Hinsichtlich der Kardinaltemperaturen von Stoffwechselprozessen unterscheiden wir ebenfalls Minimum, Maximum und Optimum. Wie schon dargelegt wurde, besteht kein strenger Zusammenhang zwischen den Kardinaltemperaturen der Vermehrung zu denjenigen der enzymatischen Leistungen der betreffenden Organismen (s. S. 196). FOTER u. RAHN[1] untersuchten minimale Vermehrungs- und Gärungstemperaturen von Milchsäurestreptokokken und stellten fest, daß die Säurebildung auch unterhalb der Vermehrungsgrenze noch fortschreitet. Ebenfalls oberhalb des Vermehrungsmaximums können Stoffwechselprozesse noch erhalten bleiben, so daß der Temperaturbereich des Stoffwechsels denjenigen der Vermehrung in den meisten Fällen mehr oder weniger weit überschreitet. Das Stoffwechseloptimum liegt allgemein bei höheren Temperaturen als das der Zellteilung, auch wenn die Enzymbildung bei tieferen Temperaturen größer ist. So fand GÄUMANN[2], daß die Enzymsynthese eines Pilzes zwischen 10 und 20° optimal war. Das meiste Mycel wurde bei etwa 25° gebildet, während die Stoffwechselleistung ein Optimum zwischen 30 und 40° hatte (s. Abb. 19)

Die *Lage des Leistungsoptimums* ist demnach nicht von der absoluten Enzymkonzentration in der Zelle abhängig, sondern resultiert aus dem Gleichgewicht zwischen absoluter Reaktionsgeschwindigkeit, Enzymsynthese und Enzymzerfall. Die beiden erstgenannten Prozesse werden mit einem verhältnismäßig kleinen Temperaturkoeffizienten bei steigender Temperatur beschleunigt, während der letztgenannte Vorgang mit einem hohen Q_{10}-Wert verknüpft ist. Eine konstante Optimaltemperatur hat man nach RAHN[3] dort zu erwarten, wo

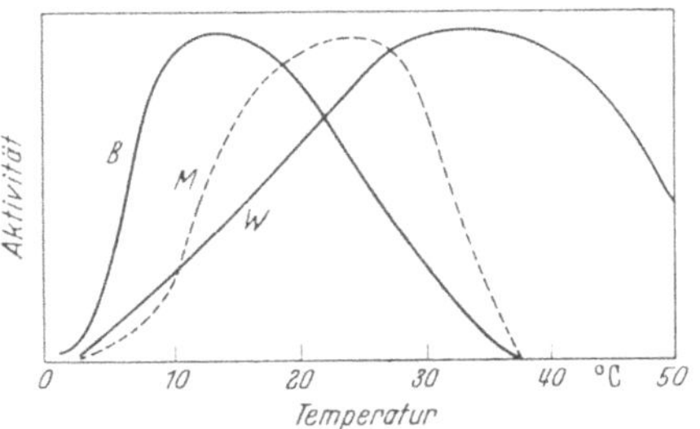

Abb. 19. Schematische Darstellung des Temperatureinflusses auf Wachstum, Enzymbildung und Enzymwirkung eines parasitischen Pilzes (n. GÄUMANN). M = Myceltrockengewicht, W = Enzymwirkung bei verschiedenen Versuchstemperaturen, B = Enzymmenge pro Einheit Trockengewicht.

die Enzymsynthese noch dem Zerfall Schritt hält. Es ist aber auch denkbar, daß dieses Gleichgewicht mit einer derartig niedrigen Enzymkonzentration verknüpft

---

[1] FOTER, M. J., u. O. RAHN: Growth and fermentation of bacteria near their minimum temperature. J. Bacter. **32**, 485 (1936).

[2] GÄUMANN, E.: Der gegenwärtige Stand botanischer Forschung in Zürich. Vjschr. naturforsch. Ges. Zürich **79**, 83 (1934).

[3] RAHN, O.: Der Einfluß der Temperatur und der Gifte auf Enzymwirkung, Gärung und Wachstum. Biochem. Z. **72**, 351 (1915).

ist, daß die Leistungsaktivität ihr Optimum schon überschritten hat. In dem von Rahn beschriebenen Punkt hätte man dann ein konstantes Maximum anzunehmen.

Die Optimaltemperatur von Stoffwechselprozessen kann sich zeitlich ändern. Ursache dafür kann die Anhäufung von Reaktionsprodukten sein. So sinkt z. B. das Gärungsoptimum bei Hefe nach Untersuchungen von Gray u. Mitarb.[1] mit steigender Alkoholkonzentration von 37,8 auf 32,2° C ab (vgl. auch Rahn[2]).

Die Tatsache, daß zahlreiche Mikroorganismen zu verschiedenartigen Stoffumsetzungen befähigt sind, welche unterschiedliche Kardinalpunkte aufweisen, führt zu temperaturabhängigen Verschiebungen in der *Zusammensetzung von Reaktionsprodukten*. So war bei proteolytisch aktiven Organismen eine besonders starke Coagulation bei höheren Temperaturen zu verzeichnen, während bei niederen Temperaturen andere Umsetzungen hervortraten (Sarkaria u. Hammer[3]). Die bei der Weingärung auftretenden Produkte zeigten ebenfalls quantitative Unterschiede (Uchimoto u. Cruess[4]).

2. Die Temperaturabhängigkeit von Stoffwechselprozessen.

Die Beschleunigung von Stoffwechselaktivitäten durch Temperaturerhöhungen läßt sich bekanntlich wie die Vermehrungsprozesse durch den Temperaturkoeffizienten oder das Temperaturcharakteristikum von Arrhenius beschreiben. Während der Q_{10}-Wert eine unverbindliche Maßzahl ist, steht die Arrhenius-Konstante in Beziehung zu einer definierten thermodynamischen Konstante, der Aktivierungsenergie bestimmter chemischer oder enzymatischer Reaktionen. Ausgehend von der Vorstellung, daß auch komplexe biologische Prozesse von einer einzigen *schrittmachenden Reaktion* beherrscht werden, und zwar von der jeweils langsamsten, haben Crozier[5] sowie viele andere Autoren nicht nur definierte Umwandlungsstufen, sondern auch komplexe Phänomene, wie Stoffwechselketten, motorische Aktivitäten oder Nervenfunktionen auf einen, durch den jeweilig gemessenen μ-Wert charakterisierten Prozeß bezogen. Diese Theorie ist vielfach diskutiert worden[6-8], ohne daß man bis heute zu einer befriedigenden Vorstellung gelangt ist.

Bei lebenden Zellen hat man bei derartigen Betrachtungen zu berücksichtigen, daß nicht nur die enzymatischen Prozesse selbst von der Temperatur beeinflußt werden, sondern daß auch die Geschwindigkeiten der Enzymbildung durch die Zellen sowie ihre Zerstörung im einzelnen temperaturabhängig sind. Darüber hinaus ändern sich die Eigenschaften der Enzyme in ihrer Affinität zu verschiedenen Substraten direkt oder indirekt mit der Temperatur. Starke Unterschiede in der Stoffwechselaktivität beobachtet man ferner in den einzelnen Vermehrungsphasen[9]. Dabei ist zu berücksichtigen, daß insbesondere lipolytische und proteolytische Enzyme von den Zellen ausgeschieden werden können und in freier Form eine andere

---

[1] Gray, W. D., W. H. Stark u. P. Kolachow: The effect of p_H and temperature on the fermentation rate of yeast. J. Bacter. **43**, 270 (1942).

[2] Rahn, O.: The decreasing rate of fermentation. J. Bacter. **18**, 207 (1942).

[3] Sarkaria, R. S., u. B. W. Hammer: Influence of temperature on the change produced in milk by certain bacteria. J. Dairy Sci. **11**, 89 (1928).

[4] Uchimoto, D., u. W. V. Cruess: Effect of temperature on certain products of vinous fermentation. Food Res. **17**, 361 (1952).

[5] Siehe S. 193, Fußnote 1.

[6] Siehe S. 193, Fußnote 2.

[7] Hoagland, H.: "Master reactions" and temperature characteristics. J. Cellul. a. Comp. Physiol. **10**, 29 (1937).

[8] Morales, M. F.: A note on limiting reactions and temperature coefficients J. Cellul. a. Comp. Physiol. **9**, 315 (1926).

[9] Walker, H. H., C.-E. A. Winslow, E. Huntington u. M. G. Mooney: The physiological youth of a bacterial culture as evidenced by cell metabolism. J. Bacter. **27**, 303 (1934).

Kinetik aufweisen[1]. Die Hefecarboxylase zeigte jedoch in reiner Form, im Macerationssaft sowie in plasmolysierten Zellen stets die gleichen Aktivierungsenergien und katalytischen Eigenschaften (HOLZER u. Mitarb.[2]).

Innerhalb kurzer Versuchszeiten ist man dennoch in der Lage, eindeutige Temperaturabhängigkeiten von enzymatischen Prozessen mit lebenden Zellen zu ermitteln. CROZIER[3] macht auf die häufig beobachteten Änderungen der μ-Werte bei etwa 15—20° aufmerksam. In der Regel nehmen diese Werte oberhalb solcher Knickpunkte ab. Für die Methylenblaureduktion durch Escherichia coli wird ein Wert von μ mit 16700 cal angegeben (Versuchsergebnisse von QUASTEL). Nach FULMER u. BUCHANAN[4] nimmt in diesem Falle μ aber bei höheren Temperaturen zu. Das Auftreten und die Lage von Knickpunkten ist bei gleichen Stämmen oft nicht einheitlich. CHRISTOPHERSEN u. SCHEER[5] stellten z. B. einen Einfluß der Vorzüchtungstemperatur fest (s. S. 219).

Praktische Bedeutung haben Berechnungen von Temperaturbeschleunigungen mikrobieller Stoffwechselprozesse u. a. bei der biologischen Abwasserreinigung erlangt (PLEISSNER[6], STREETER u. PHELPS[7], THERIAULT[8]). Bei der Hefegärung fällt der relativ hohe Temperaturkoeffizient auf, der sich mit steigender Versuchstemperatur im Gegensatz zu vielen anderen Lebensprozessen, nur wenig ändert

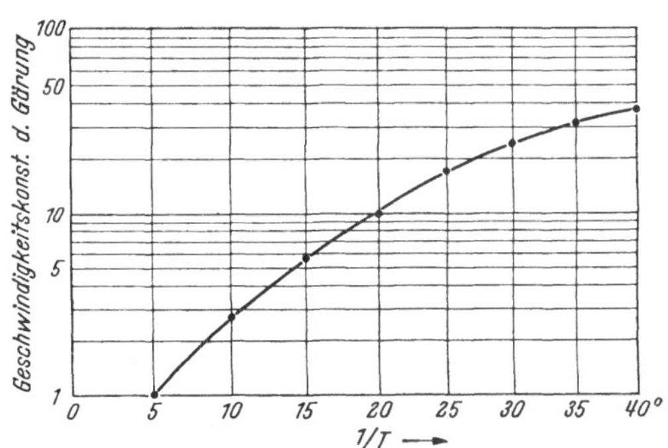

Abb. 20. Die Änderung des Temperaturcharakteristikums der Hefegärung mit der Temperatur, dargestellt durch Auftragung der Gärungsgeschwindigkeitskonstanten (logarithmische Ordinate) gegen die reziproken Werte der absoluten Versuchstemperaturen (BUCHANAN u. FULMER n. Zahlenangaben v. SLATOR).

und mitunter sogar zunimmt, wenn man nur den Zuckerabbau verfolgt (HERZOG[9,10]), wobei allerdings eine gleichzeitige Vermehrung der Hefe nicht ausgeschlossen ist. Versuche von SLATOR[11] ergaben nicht nur eine Abnahme der Q_{10}-Werte, sondern ebenfalls ein ständiges Kleinerwerden der μ-Werte mit steigender Temperatur (s. Abb. 20). Wichtig ist dabei, daß die Aktivität bei hohen Versuchstemperaturen ständig abnimmt (VAN AMSTEL u. VAN ITERSON[12]).

[1] LEMBKE, A., L. BEUERMANN u. W. KAUFMANN: Zur Kinetik der Bakterienlipase. Zbl. Bakter. I. **160**, 423 (1953).

[2] HOLZER, H., G. SCHULTZ u. C. VILLAR-PALASI: Untersuchungen über Hefecarboxylase. Tagung der Gesellschaft für Physiologische Chemie, Kiel, September 1954. Ber. üb. d. ges. Physiologie u. exp. Pharmakol. **172**, 171 (1955).

[3] Siehe S. 193, Fußnote 1.

[4] FULMER, E. I., u. BUCHANAN R. E.: The thermal increments and critical temperatures of biological reactions. Proc. Soc. Exper. Biol. a. Med. **26**, 446 (1929).

[5] Siehe S. 195, Fußnote 3.

[6] PLEISSNER, M.: Über die Abhängigkeit der Sauerstoffzehrung natürlicher Wässer von der Versuchsdauer und der Versuchstemperatur. Arb. ksl. Gesdh.amt **34**, 230 (1910).

[7] STREETER, H. W., u. E. B. PHELPS: A study of the pollution and natural purification of the Ohio River. III. Factors concerned in the phenomena of oxydation and reaeration. Publ. Health Bull. **146**, (1925).

[8] THERIAULT, E. J.: The oxygen demand of polluted waters. Publ. Health Bull. **173**, 1 (1927), U. S. Publ. Health Serv.

[9] HERZOG, R. O.: Über alkoholische Gärung. I. Z. physiol. Chem. **37**, 149 (1902).

[10] HERZOG, R. O.: Zur Biologie der Hefe. Z. physiol. Chem. **37**, 396 (1903).

[11] SLATOR, A.: Studies in fermentation. I. The chemical dynamics of alcoholic fermentations by yeast. J. Phys. Chem. Soc. (London) **89**, 128 (1906).

[12] AMSTEL, J. VAN, u. G. VAN ITERSON: Over het Temperatuuroptimum van physiologische Processen. Versl. Akad. Amsterdam, Afdl. Natuurk. **19**, 106 u. 534 (1910).

II. Anpassungserscheinungen.

1. Allgemeines.

Eine nähere Betrachtung der Beziehungen zwischen Temperatur und physiologischen Eigenschaften von Mikroorganismen macht es erforderlich, zwei grundsätzliche Phänomene zu unterscheiden: 1. Änderungen, die durch Temperaturwirkung ausgelöst werden, und 2. Änderungen, die spontan erfolgen oder durch andere als Temperatureinflüsse verursacht werden, sich aber im Verhalten der Organismen gegenüber Temperaturwirkungen äußern. Zum ersten Phänomen zählen alle echten Anpassungserscheinungen, aber auch bei Erscheinungen der zweiten Gruppe kann man unter Umständen von Temperaturanpassungen sprechen, wie durch die folgenden Darlegungen gezeigt werden wird.

E. J. Allen (zit. n. Pantin[1]) definiert: "By an adaptation we mean nothing more than a character of an organism which has anabled a species to survive itself as such, or to survive until it is transformed into another species. It is survival that gives the measure of adaptation." Diese im Hinblick auf die Phylogenie von Organismen aufgestellte Formulierung ist zu eng gefaßt. Nach Pantin[1] sind nur solche Änderungen von Eigenschaften als Adaptationen anzusehen, die die Überlebenschancen des betreffenden Organismus vergrößern, auch wenn sie unter derartig ungewöhnlichen Umständen erfolgen, auf die sich der Organismus nicht vorbereiten konnte.

Über die Adaptation von Mikroorganismen an bestimmte Substrate liegt seit den grundlegenden Untersuchungen durch Karström eine umfangreiche Literatur vor, dagegen sind unsere Kenntnisse über Temperaturanpassungen von Mikroorganismen noch sehr lückenhaft, obgleich diese Frage viel früher aufgeworfen wurde. Das liegt zum Teil daran, daß man zunächst nur eine Gewöhnung von Zellen an stark veränderte Temperaturen im Auge hatte, wie sie wohl erstmalig auf Anregung Darwins an Flagellaten durchgeführt wurde. Es handelt sich um die oft zitierten Versuche von Dallinger[2], welcher innerhalb von 7 Jahren die Wachstumstemperatur von Tetramitus rostratus, Monas dallingeri und Dallingeria drysdali bis auf 70° erhöhen konnte. Derartige Versuche sind bei Mikroorganismen in dem Ausmaße nicht gelungen. Wir müssen aber den Begriff der Temperaturadaptation weiter fassen und auch *Regulationsvorgänge*, die durch Temperaturänderungen ausgelöst werden, berücksichtigen.

Hinsichtlich der *Richtung*, in welche temperaturbedingte Regulationen im normalen Temperaturbereich verlaufen können, sei auf Teil I verwiesen. Es kommen nach Precht insgesamt 5 Möglichkeiten (Adaptationstypen 1—5) in Betracht. Neben diesen Regulationen, die Leistungsprozesse wie Stoffwechsel der Gesamtzellen, Aktivitäten einzelner Enzyme oder Vermehrungsgeschwindigkeiten betreffen, gibt es andere hinsichtlich der Fähigkeit, extreme Temperaturen zu überstehen. Es hat sich daher als zweckmäßig erwiesen, zwischen *Leistungs-* und *Resistenzadaptation* zu unterscheiden[3]. Auf die Resistenzadaptation trifft die oben zitierte Definition von Allen in erster Linie zu, während Änderungen von „Leistungen" der Zellen nicht unbedingt zu einer Verbesserung der Überlebenschancen von Zellen veränderten Temperaturen gegenüber zu führen brauchen.

---

[1] Pantin, C. F. A.: Physiological adaptation. J. Linnean Soc., London, Zool. **37**, 705 (1932).

[2] Dallinger, W. H.: The president's adress (9th Febr. 1887) J. Roy. Microsc. Soc. **7**, 185 (1887).

[3] Christophersen, J., u. H. Precht: Die Bedeutung des Wassergehaltes der Zelle für Temperaturanpassungen. Biol. Zbl. **72**, 104 (1953).

Auslösungsmechanismen.

CHODAT[1] teilt die enzymatischen Adaptationen je nach der Auslösung in selektive mutativ-selektive und induktive ein. Bei einer *selektiven Anpassung* handelt es sich um eine Aufspaltung eines Gemisches verschieden veranlagter Organismen, wobei es zur alleinigen oder bevorzugten Entwicklung der durch die Züchtungsbedingungen bevorzugten Art kommt. Der *mutativ-selektiven Adaptation* geht eine Mutation einzelner Zellen voraus, deren Nachkommen dann bei den herrschenden Bedingungen besser zur Entwicklung kommen. Bei einer *induktiven Adaptation* werden bereits vorgebildete Anlagen (konstitutionelle Enzyme) zur Ausbildung gebracht, welche die betreffenden Organismen befähigen, unter den veränderten Bedingungen zu gedeihen. Während im letztgenannten Fall die Anpassung immer nur durch das wirksame Agens ausgelöst werden kann, bestehen bei den beiden vorgenannten Erscheinungen jeweils zwei Möglichkeiten, daß die Auslösung nämlich entweder durch die veränderten Bedingungen (anaphragmatisch) oder spontan (apophragmatisch) erfolgen. Aus der Kombination der aufgezählten Auslösungsphänomene kommt CHODAT somit zu 5 verschiedenen Möglichkeiten (vgl. Tab. 10).

Tabelle 10.

Natur der Adaptation	Auslösung der Adaptation	
	anaphrag-matisch	apophrag-matisch
selektiv	1	2
mutativ-selektiv . . .	3	4
induktiv	5	

RYAN[2] vertritt die Ansicht, daß induktive enzymatische Adaptationen nur scheinbar vorliegen, in Wirklichkeit soll es sich stets um Mutationen mit anschließender Selektion handeln. Bei Temperaturanpassungen können jedoch mit Sicherheit sowohl mutative wie induktive Mechanismen beobachtet werden, wenn es auch bei manchen in der Literatur beschriebenen Erscheinungen nicht ohne weiteres möglich ist zu entscheiden, welches Phänomen vorgelegen hat.

Im Rahmen der hier zu behandelnden Änderungen von physiologischen Eigenschaften können wir auf temperaturbedingte Selektionen nicht eingehen, sie sind im Zusammenhang mit den Vermehrungsprozessen behandelt worden (s. S. 201 f.).

2. Mutative Temperaturadaptation.

a) Auslösung durch die Temperatur.

Obgleich Mikroorganismen heute in der genetischen Forschung eine beträchtliche Rolle spielen, ist die mutativ bedingte Entstehung von Organismen mit veränderten Temperaturansprüchen noch wenig untersucht worden. Es läßt sich aus den in der Literatur vorliegenden Beobachtungen nicht immer mit Bestimmtheit entscheiden, ob bei der Entwicklung hitze- oder kälteresistenter Stämme, oder bei auffallenden Verschiebungen der Vermehrungstemperaturen Mutationen, Selektionen oder Änderungen bereits vorgebildeter Eigenschaften (Induktionen) vorgelegen haben. Die schnelle Vermehrung der Mikroorganismen ist, wie HEILBRUNN[3] betont, einer der Hauptgründe dafür.

Den zweifellos bemerkenswertesten Beitrag zu dieser Frage liefert DALLINGER[4] mit den schon erwähnten Versuchen an Flagellaten. Der lange Zeitraum und die außerordentlich langsame Anpassung (zeitweise betrugen die Temperaturerhöhungen nur 0,5° innerhalb eines Monats) deuten auf eine Selektion mutierter Organismen hin. Die bei Bakterien vorliegenden Ergebnisse sind nicht so eindrucksvoll, sie haben HINSHELWOOD[5] zu der Bemerkung veranlaßt: "This form of adaptive process proves, however, to be extremly slow and difficult, if not often

---

[1] CHODAT, F.: Les ébauches de l'adaptation enzymatique. Arch. des Sci. 3, 395 (1950).
[2] RYAN, F. J.: Adaptation to use lactose in Escherichia coli, J. Gen. Microbiol. 7, 69 (1952).
[3] HEILBRUNN, L. V.: An outline of general physiology. Philadelphia, London: Saunders 1953.
[4] Siehe S. 206, Fußnote 2.
[5] Siehe S. 197, Fußnote 2.

impossible." Die ersten in dieser Richtung vorgenommenen Versuche führte Dieudonné aus, dem es gelang, Pseudomonas fluorescens durch schrittweise Temperaturerhöhungen bis auf ein Maximum von 41,5° zu steigern. Entsprechende Ergebnisse wurden auch bei anderen Bakterien erhalten.

Das Kriterium einer durch Mutation erworbenen Eigenschaft besteht darin, daß sie erhalten bleibt und höchstens durch weitere bzw. Rückmutationen wieder verlorengehen kann.

Nach Ansicht von Imsenetzki u. Solnzewa[1] sind thermophile Bakterien in der Natur durch *schrittweise Anpassung* entstanden, wie sie auch im Laboratorium durchführbar sein sollen (vgl. S. 276). Möglicherweise sind die in wärmeren Ländern angetroffenen Arten von Azotobacter mit einem relativ hohen Stoffwechseloptimum durch Mutation aus Formen mit niederem Temperaturoptimum hervorgegangen oder umgekehrt (Pathak[2]). Mischustin[3] hält solche klimatischen Anpassungen allgemein bei Bakterien für möglich. Elliker u. Frazier[4] beobachteten, daß Kulturen von Lactobacillus helveticus, die bei 40° gezüchtet wurden, eine höhere Hitzeresistenz erwarben als solche, die aus einer Temperatur von 37° stammten. Wenn die Überimpfung bei 40° alle 12 Std. erfolgte, blieb die erworbene Resistenz auch nach Rückführung in 37° lange erhalten.

Eindeutiger sind die Versuche von Melroy u. Spencer[5] an Escherichia coli. Der verwendete Stamm ging normalerweise nach 2 Tagen bei 47° ein. Bei 46° betrug die Lebensdauer 36 Tage. Auch 45° führte zu einem langsamen Absterben der Kultur, wenn nur alle 7 Tage überimpft wurde, jedoch nicht, wenn die Übertragung täglich erfolgte. Eine gleichmäßig hohe Temperatur führte also nicht zu einer Adaptation. Wurden aber hohe und tiefe Temperaturen in rhythmischen Abständen angewendet, und zwar jeweils 2 Tage 45° (später 48°) abwechselnd mit 2 Tagen 37°, so wurde ein Stamm erhalten, der bei 47° wesentlich länger am Leben blieb. Andere Keime verhielten sich entsprechend[6].

Eine schrittweise Anpassung von 30° an 55° hatten vorher schon Kluyver u. Baars[7] mit einem aus Abwasser isolierten Stamm Vibrio thermodesulfuricans durchgeführt. Aus diesen Versuchen lassen sich jedoch keine sicheren Anhaltspunkte für eine mutative Umwandlung erkennen. Die Tatsache, daß die Adaptation nur bei Verwendung großer Einsaaten gelang, spricht sogar eher für eine Selektion von sehr schwach vertretenen thermophilen Zellen. Andererseits deuten die von Starkey[8] an diesem Stamm durchgeführten Untersuchungen auf einen Fall besonders leichter Umwandelbarkeit hin. Versuche, einen Vertreter der Subtilis-Gruppe an höhere Temperaturen schrittweise anzupassen,

---

[1] Imsenecki, A., u. L. Solnzewa: The growth of aerobic thermophilic bacteria. J. Bacter. **49**, 539 (1945).

[2] Pathak, A. N.: The effect of temperature upon nitrogen fixation by Azotobacter. Proc. Bihar Acad. Agr. Sci. **1**, 109 (1953/54).

[3] Mischustin, E. N.: Untersuchungen über die Temperaturbedingungen für bakterielle Prozesse im Boden in Verbindung mit der Anpassungsfähigkeit der Bakterien an das Klima. Zbl. Bakter. II **66**, 328 (1926).

[4] Elliker, P. R., u. W. C. Frazier: Factors affecting the activity and heat resistance of swiss cheese starter cultures. I. Influence of time and temperature of incubation. J. Dairy Sci. **21**, 801 (1938).

[5] Melroy, M. B., u. R. R. Spencer: Studies of survival of unicellular species. II. Some principles involved in the survival of bacterial species. J. Nat. Cancer. Inst. (Bethesda) **10**, 11 (1949).

[6] Spencer, R. R.: The mechanism of adaptation of bacterial species to high temperatures. J. Bacter. **45**, 22 (1943).

[7] Kluyver, A. J., u. J. K. Baars: On some physiological artefacts. Proc. Kon. Akad. Wetensch. Amsterdam **35**, 370 (1932).

[8] Starkey, R. L.: A study of spore formation and other morphological characteristics of Vibrio desulfuricans. Arch. Mikrobiol. **9**, 268 (1938).

gelangen nur in einem sehr geringen Maße (Casman u. Rettger[1]), dagegen konnte Loginova[2] durch langdauernde Kultivierung einer Bierhefe bei höherer Temperatur eine Rasse erzielen, die sich morphologisch und physiologisch von der Ausgangsform unterschied. Ihr Temperaturoptimum lag um etwa 10° höher. Diese Eigenschaft war noch nach 6 Jahren erhalten. Ebenfalls aus Bacillus globigii konnte eine thermophile Variante erhalten werden, wenn die Weiterzüchtung starker Kulturübertragungen unter fortschreitenden Temperaturerhöhungen von 2° vorgenommen wurde (Mefferd u. Campbell[3]). Im Meerwasser finden sich vorwiegend kälteliebende Arten, die schon bei mittleren Temperaturen abgetötet werden. Obgleich die meisten von ZoBell u. Conn[4] isolierten Arten zunächst nur bei 18—20° anwuchsen, stiegen ihre optimalen Vermehrungstemperaturen mit der Zeit auf 30—37°, so daß die genannten Autoren eine Temperaturanpassung durch Mutation für wahrscheinlich halten.

Von praktischer Bedeutung ist das Temperaturverhalten der Käsereifungsorganismen Streptococcus thermophilus und Lactobacillus helveticus. Burkey u. Rogosa[5] konnten durch Vermehrung derartiger Kulturen bei Maximaltemperaturen und unter *Temperaturschockwirkungen* zu einer Anpassung an höhere Temperaturen kommen. Diese erworbene Eigenschaft war noch nach 6 Monaten unverändert erhalten geblieben. Andererseits beobachtet man bei Säureweckerorganismen auch einen Verlust der Eigenschaft bei den zur Käseherstellung angewendeten hohen Temperaturen zu wachsen, was vielfach auf Mutationen zurückgeführt wird.

Auch bei Phagen und Viren treten hitzeresistente Formen auf, die mit Mutationserscheinungen in Verbindung gebracht werden. So fanden Adams u. Lark[6], daß bei Hitzeabtötungsversuchen von Coliphagen in NaCl-Lösung ein Anteil von 10% überlebte. Durch weitere Kultivierung dieser Überlebenden konnten Anhaltspunkte dafür gewonnen werden, daß diese Resistenz erblich verankert war. Es wird vermutet, daß sie durch Mutation aus hitzelabilen Phagen entstehen. Die Mutante hatte dieselbe Adsorptionskonstante an die Wirtszelle wie die labile Form. Eine Anpassung durch Hitzeschockwirkungen führte Jones[7] bei Influenza-Virus durch. Bemerkenswert ist auch hier, daß durch Züchtung bei konstant hoher Temperatur (41°) keine Adaptation erreicht werden konnte.

b) Auslösung durch andere Faktoren.

Diese Erscheinungen entsprechen den anaphragmatischen Adaptationen nach dem Schema von Chodat, wenn man nur die veränderten Temperaturbedingungen als auslösendes Agens betrachtet. Schließt man sich der Auffassung vieler Genetiker an, so ist anzunehmen, daß stets Mutationen im begrenzten Umfang spontan und ungerichtet geschehen. Folglich können mutative Resistenzänderungen auch bei normalen Temperaturen erfolgen wie bei extremen, wenn eine

---

[1] Casman, E. P., u. L. F. Rettger: Limitation of bacterial growth at higher temperatures. J. Bacter. **26**, 77 (1933).

[2] Loginova, L. G.: Die Vergärung von Maltose mit thermophiler Hefe. Mikrobiologija **21**, 684 (1952).

[3] Mefferd, R. B., u. L. L. Campbell: Studies on a thermophilic variant of Bac. globigii. Texas Rep. Biol. Med. **10**, 419 (1951).

[4] ZoBell, C. E., u. J. E. Conn: Studies on the thermal sensivity of marine bacteria. J. Bacter. **40**, 223 (1940).

[5] Burkey, L. A., u. M. Rogosa: Adaptibility of thermophilic lactic acid bacterial cultures to certain environmental conditions. J. Bacter. **39**, 96 (1940).

[6] Adams, M. H., u. G. Lark: Mutation to heat resistance in coliphage T5. J. of Immun. **64**, 335 (1950).

[7] Jones, H.: Adaptation of influenza virus to heat. Proc. Exper. Soc. Biol. a. Med. **58**, 315 (1945).

Bereitschaft der Keime dazu vorhanden ist. So können sich in jeder Bakterienpopulation u. U. Keime von veränderten Temperaturansprüchen bilden. Die Tatsache jedoch, daß man gezwungen ist, zu ihrer Selektion extreme Züchtungstemperaturen anzuwenden, macht es unmöglich zu entscheiden, ob das Auftreten dieser Keime vor oder nach Veränderung der Temperatur erfolgt ist. Die Erfahrung, daß mutative Temperaturanpassungen nur bei wenigen Arten und meist unter Anwendung von Schockwirkungen erreicht werden konnten, weist auf eine erhebliche Begrenzung beider Möglichkeiten hin.

Andererseits konnten unter *anderweitig veränderten Züchtungsbedingungen* Formen erhalten werden, die sich in ihrem Temperaturverhalten von den Ausgangskulturen unterschieden. Bachrach u. Cardot[1] kultivierten ein Milchsäurebacterium bei stark erhöhtem KCl-Gehalt und erhielten dadurch einen Stamm, der sich neben einer gesteigerten Salzresistenz auch durch eine um etwa 4° höhere Optimaltemperatur der Vermehrung auszeichnete. Nach Henneberg[2] soll bei Escherichia coli eine Züchtung in Roggenschrot das Auftreten von hitzeresistenten Stämmen begünstigen. Es ist hier aber nicht zu übersehen, ob eine so erworbene Eigenschaft auf mutative Vorgänge zurückzuführen ist. Bemerkenswert ist in diesem Zusammenhang die Erhöhung der Hitzeresistenz anderer Keime durch wahrscheinlich eiweißhaltige Substanzen thermophiler Organismen. So konnten Meyer u. Lang[3] die Hitzeresistenz von Clostridium botulinum durch Kontakt mit dem sehr hitzeresistenten Stamm Plectridium caloritolerans deutlich steigern. Die gleiche Erscheinung wiesen Prévot u. Mitarb.[4] bei Einwirkung von Clostridium sporogenes var. stavangeri auf Welchia perfringens nach. Auch die Resistenz von Clostridium valerianum konnte durch Kontakt mit einem sterilen Kulturfiltrat von Cl. strasbourgensis erhöht werden (Prévot u. Thouvenot[5]). Der Grad der Resistenzsteigerung hing von der Berührungsdauer ab. Die wirksame Substanz war durch Ammoniumsulfat fällbar, es handelte sich also wahrscheinlich um Proteine. Ob es sich hierbei um einen typischen „Resistenzstoff" handelt, bleibt abzuwarten. Entsprechende Erscheinungen bei der enzymatischen Adaptation wurden von Boivin[6] an Escherichia coli beschrieben.

Yudkin[7] entwickelte neuerdings eine Theorie, die neben der spontanen Mutation und selektiven Adaptation noch einen weiteren Mechanismus möglich erscheinen läßt, den der „klonartigen Variation mit Selektion". Diese im Hinblick auf die Drogenresistenz entwickelte Theorie nimmt an, daß die für die Resistenz verantwortlichen Systeme in ungleicher Weise auf die Tochterzellen verteilt werden. Diese Vorstellungen könnten auch auf eine Temperaturanpassung angewendet werden. Hier stellt eine bestimmte hohe Temperatur eine Barriere dar; nur diejenigen Organismen, die infolge der Klonvariation dazu in der Lage sind, bleiben bei dieser Temperatur am Leben, während alle anderen Keime absterben. Bei langer Züchtung in hohen Temperaturen könnte es ähnlich wie bei der Einwirkung von Drogen zu einem immer größeren Anteil maximal resistenter Zellen kommen (vgl. auch die Betrachtungen von Harm[8] zur Frage der genetischen Reinheit von Bakterienkulturen).

[1] Siehe S. 195, Fußnote 2.

[2] Henneberg, W., u. H. Wendt: Untersuchungen über hitzeresistente Coli-Stämme. Zbl. Bakter. II. **93**, 39 (1935).

[3] Meyer, K. F., u. O. W. Lang: A highly heat resistant sporulating anaerobic bacterium. Clostridium caloritolerans. J. Inf. Dis. **39**, 321 (1926).

[4] Prévot, A. R., M. Raynaud u. H. Tataki: Recherches sur la thermorésistance de Cl. sporogenes et le phénomène d'entrainement des espèces peu résistances. Ann. Inst. Pasteur **80**, 553 (1951).

[5] Prévot, A. R., u. H. Thouvenot: Nouvelles recherches sur le phénomène d'entrainement des anaérobies a la thermorésistance.

[6] Boivin, A.: Directed mutation in colon bacilli by an inducing principle of desoxyribonucleic nature: its meaning for the general biochemistry of hederity. Cold Spring Harbor Symp. Quant. Biol. **12**, 7 (1947).

[7] Yudkin, J.: Origin of acquired drug resistance in bacteria. Nature (London) **171**, 541 (1953).

[8] Harm, W.: Genetische Betrachtungen zur Frage der Reinheit von Bakterien-Kulturen. Zbl. Bakter. I Orig. **162**, 153 (1955).

3. Induktive Temperaturanpassungen.

Unter induktiven Temperaturanpassungen verstehen wir *schnell verlaufende physiologische Änderungen* unter dem Einfluß der Temperatur. Sie können in Resistenzverschiebungen bestehen oder auch in regulativen Änderungen von Leistungen, insbesondere enzymatischer Aktivitäten. Für die Richtungen, in welcher solche Leistungsänderungen im normalen Temperaturbereich erfolgen können, hat PRECHT[1] 5 Möglichkeiten diskutiert (s. Teil I).

a) Resistenzänderungen.

Bekanntlich sind viele Organismen in der Lage, sich durch kurzes Verweilen in subletalen Temperaturbereichen eine größere Hitzeresistenz anzueignen. Bei Paramaecien beobachtete JACOBS[2] z.B., daß der Verlauf der Abtötungskurven von der Geschwindigkeit der Erwärmung abhing, er schloß daraus auf eine sehr schnell stattfindende Adaptation. Bei Bakterien ist die Hitzeresistenz auch während der einzelnen Vermehrungsphasen unterschiedlich. Unter diesem Gesichtspunkt machten ELLIKER u. FRAZIER[3] erstmalig Beobachtungen an Colibakterien. Wie die Abb. 21 zeigt, nimmt die Hitzeresistenz der bei 38°

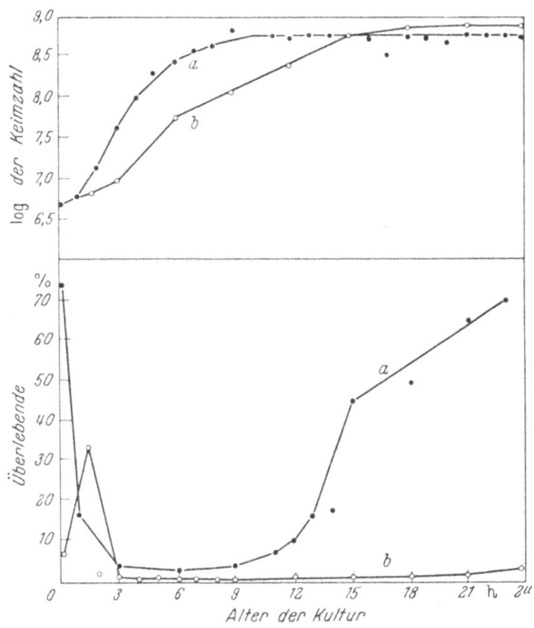

Abb. 21. Einfluß der Vermehrungstemperatur und Vermehrungsphase auf die Hitzeresistenz von Colibakterien (n. ELLIKER u. FRAZIER). Oben: Vermehrungskurven, unten: Überlebende in % nach 30 min Erhitzung auf 53° C.

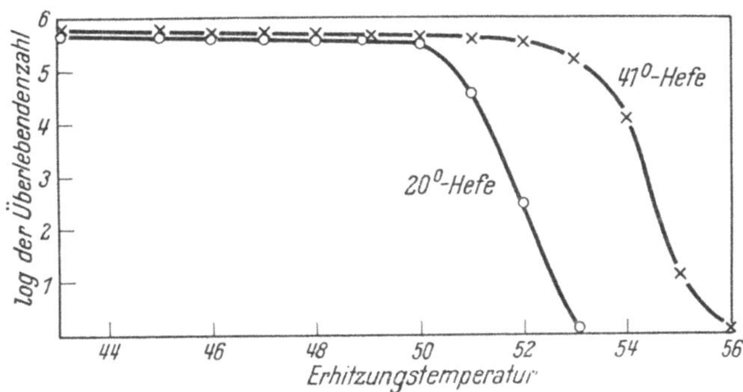

Abb. 22. Einfluß der Züchtungstemperatur auf die Hitzeresistenz von Hefezellen (n. CHRISTOPHERSEN u. PRECHT).

---

[1] PRECHT, H.: Die Temperaturabhängigkeit von Lebensprozessen. Z. Naturforsch. **4b**, 26 (1949); Verh. dtsch. Zoologen in Kiel **1948**, 376.

[2] JACOBS, M. H.: Acclimatization as a factor in affecting the upper thermal death point of organisms. J. Exper. Zool. **27**, 427 (1919).

[3] ELLIKER, P. R., u. W. C. FRAZIER: Influence of time and temperature of incubation on heat resistance of Escherichia coli. J. Bacter. **36**, 83 (1938).

gezüchteten Kultur mit Eintritt in die stationäre Vermehrungsphase wesentlich stärker zu, als die der 28°-Kultur. Auch zu Beginn der Vermehrung sind deutliche Unterschiede wahrzunehmen, die während der exponentiellen Phase erhalten bleiben, wenn sie auch durch das angewendete Nachweisverfahren (30 min Erhitzung auf 53°) nicht so klar zur Darstellung kommen. Entsprechende Beobachtungen konnten ferner an Kulturen von Lactobacillus helveticus gemacht werden. Hier betrug der Unterschied in den Züchtungstemperaturen nur 3° (37 und 40°)[1].

Deutlicher werden die induzierten Resistenzunterschiede, wenn man den Absterbeverlauf verschieden adaptierter Kulturen gegen die jeweiligen Erhitzungstemperaturen aufträgt. In Abb. 22 sind die Logarithmen der Überlebendenzahlen von Hefezellen, die bei 20 und 40° gezüchtet worden waren und sich in exponentieller Vermehrung befanden, dargestellt. Durch die höhere Anpassungstemperatur wurde demnach eine Resistenzsteigerung um 3° erreicht (nach Christophersen und Precht[2]). Scheer untersuchte das gleiche Phänomen bei verschiedenen Bakterien und fand, daß die größte Hitzeresistenz bei einer Züchtungstemperatur von 37° zu beobachten war. Ein typischer Absterbeverlauf ist in Abb. 23 an Colibakterien dargestellt. Bei diesem Beispiel handelt es sich um Bakterien, die wenige Stunden bei den unterschiedlichen Temperaturen gezüchtet worden waren. Dehnt man die Anpassung durch mehrere Passagen bei 20 und 40° über etwa eine Woche aus, so erhält man wesentlich ausgeprägtere Resistenzunterschiede, wie aus Abb. 24 hervorgeht. Es ist hier natürlich schwer zu entscheiden, ob nicht Selektionen beteiligt gewesen sind, zumal nach Rückführung des 40°-Stammes auf 20° zeitweise noch geringe Resistenzunterschiede bestehen blieben, die sich erst langsam verloren.

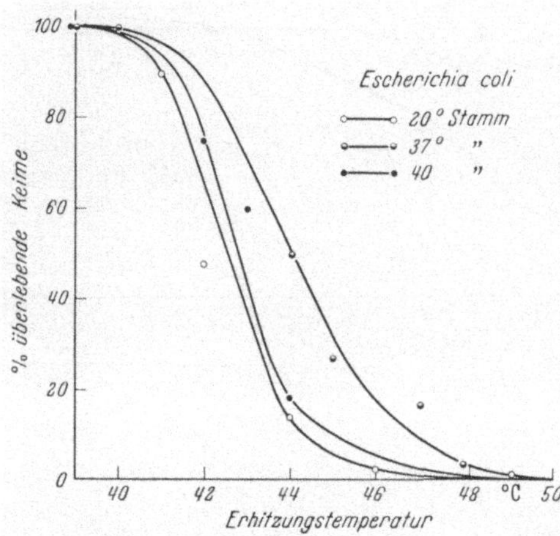

Abb. 23. Einfluß der Züchtungstemperatur auf die Hitzeresistenz von Colibakterien. Kurzfristige Anpassung (n. Christophersen u. Scheer).

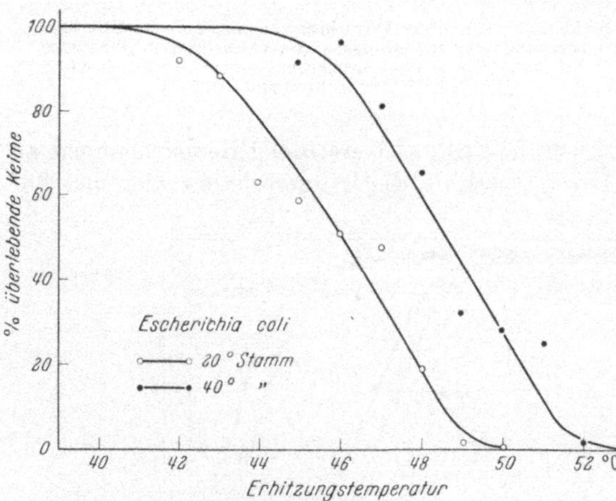

Abb. 24. Einfluß der Züchtungstemperatur auf die Hitzeresistenz von Colibakterien. Langfristige Anpassung (n. Christophersen u. Scheer).

Wie der Rückgang der Hitzeresistenz einiger Arten zeigt, wenn die Züchtungstemperatur von 37 auf 40° erhöht wird, ist eine *Resistenzsteigerung* mit der Umgebungstemperatur durchaus *nicht die Regel*. Auf die enge Beziehung

[1] Siehe S. 188, Fußnote 3.
[2] Siehe S. 180, Fußnote 3.

zwischen Vermehrungsoptimum (s. S. 251) und maximaler Thermotoleranz bei dieser Temperatur sei besonders hingewiesen. Es liegt nahe, anzunehmen, daß diese Erscheinung mit der Stabilitätsabnahme gewisser Komponenten der Zelle oberhalb der Optimaltemperatur zusammenhängt. Weitere Untersuchungen in dieser Richtung sind daher nötig.

Offenbar kommen aber auch Resistenzerhöhungen mit Temperatursenkungen unter die Optimaltemperatur vor. So konnten ANDERSON u. MEANWELL[1] bei einem Streptokokkenstamm eine Resistenzzunahme bei tiefen Züchtungstemperaturen oder bei Aufbewahrung in Kühlraumtemperatur feststellen, besonders, wenn die Kälte zu Beginn der exponentiellen Vermehrungsphase einwirkte. Auch bei Streptococcus thermophilus war eine höhere Hitzeresistenz zu beobachten, wenn der Stamm unterhalb von 40° gezüchtet wurde[2].

b) Anpassung der Vermehrung.

Die oben diskutierten Änderungen der Lebensresistenz mißt man bei höheren Organismen an der Überlebendenrate nach dem Einwirken der extremen Temperaturen. Bei Mikroorganismen benutzt man dazu im allgemeinen die Vermehrungsfähigkeit. Dadurch gewinnt man leicht den Eindruck, als ob die Vermehrungsprozesse

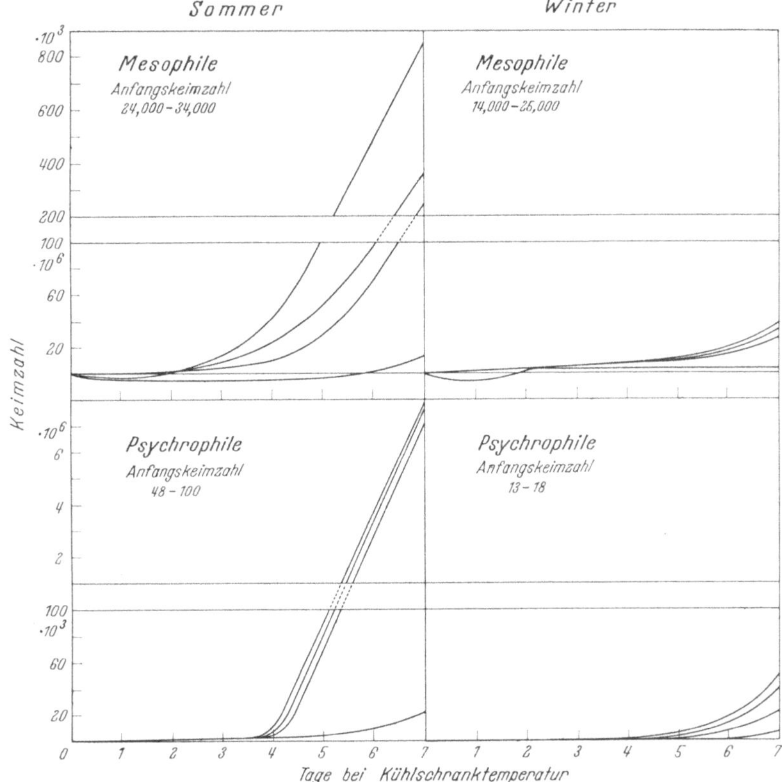

Abb. 25. Einfluß tiefer Temperaturen auf die Keimflora von Milch. Kurven von unten nach oben: 1. Probe befand sich dauernd im Kühlschrank. 2. Probe wurde täglich einmal zur Untersuchung herausgenommen. 3. Probe wurde vor der Kühlung 1 Std. bei Zimmertemperatur aufbewahrt, sonst wie Probe 2. 4. Probe wurde vor der Kühlung 2 Std. bei Zimmertemperatur belassen, sonst wie 2 u. 3 (n. BURGWALD u. JOSEPHSON).

[1] ANDERSON, E. B., u. L. J. MEANWELL: Studies in the bacteriology of low temperature pasteurization. J. Dairy Res. 7, 182 (1936).

[2] Siehe S. 208, Fußnote 4.

214   J. Christophersen: Mikroorganismen.

selbst eine Resistenzadaptation zeigen. Dies ist im allgemeinen wohl nicht der
Fall, wie auch an unseren Versuchen an Hefen hervorging (vgl. Teil I, S. 100).
Zu diesen Ergebnissen paßt auch die Feststellung, daß die Temperaturoptima der
Vermehrung im allgemeinen von der Adaptationstemperatur unabhängig sind.

Dennoch können wir das Vorkommen einer Resistenzadaptation für Vermehrungsprozesse nicht ganz leugnen. Besonders dann, wenn die Mikroorganismen
bei Temperaturen nahe ihrer Lebensgrenze gehalten wurden, ist manchmal zunächst die Vermehrungsfähigkeit erloschen, stellt sich aber nach einiger Zeit der
Anpassung wieder ein. Dies fanden z. B. Golikowa[1] bei der Minimaltemperatur
thermophiler Bakterien und Zickes[2] bei Hefen (vgl. auch Prescott u. Bates[3]).
Pseudomonas fluorescens und Flavobacterium decidosum ließen sich
nach Hess[4] in Meerwasser sogar an —3 und —6,5° anpassen. Diese Anpassung
erfolgte aber nur durch Züchtung bei +5° und führte zu Stämmen, die bei —3°
besser wuchsen als solche, die bei +20, 0 oder —3° gezüchtet worden waren.

Derartige Erscheinungen spielen auch für praktische Belange evtl. eine
Rolle. So beobachteten Burgwald u. Josephson[5] bei Aufbewahrung von
Milch unter Kühlschrankbedingungen eine Zunahme an psychrophilen auf
Kosten mesophiler Keime, die sie teilweise als Anpassung der letztgenannten
Organismen deuten. Die Keimzunahme der beiden Gruppen ist in Abb. 25
dargestellt.

c) Änderung enzymatischer Leistungen.

Auf die Möglichkeiten enzymatischer Leistungsänderungen im normalen
Temperaturbereich wurde bereits zu Beginn des Abschnittes hingewiesen. Die
sinnvollste Regulation des Stoffwechsels besteht in einer Einstellung der Aktivität
auf ein Standardmaß (Typ II nach Precht). Sehr häufig bleiben bei Mikroorganismen
derartige Regulationen aber auch aus (Typ IV) oder werden nur bis zu einem gewissen Grade
angestrebt (Typ III). Seltener laufen die durch den Temperaturwechsel ausgelösten
Änderungen in der eingeschlagenen Richtung weiter (Typ V) oder werden über die
Ausgangsleistungen hinaus zurückreguliert (Typ I).

In der älteren Literatur finden sich nur wenige Einzelbeobachtungen, die auf eine
Leistungsadaptation hindeuten. An Lacto-
bacillus bulgaricus-Kulturen stellten
Voss u. Frazier[6] unter gleichen Versuchsbedingungen eine stärkere Säurebildung fest,
wenn die Vorzüchtung im Vermehrungs-
minimum vorgenommen worden war. Dagegen war die Hitzeresistenz nach Züchtung

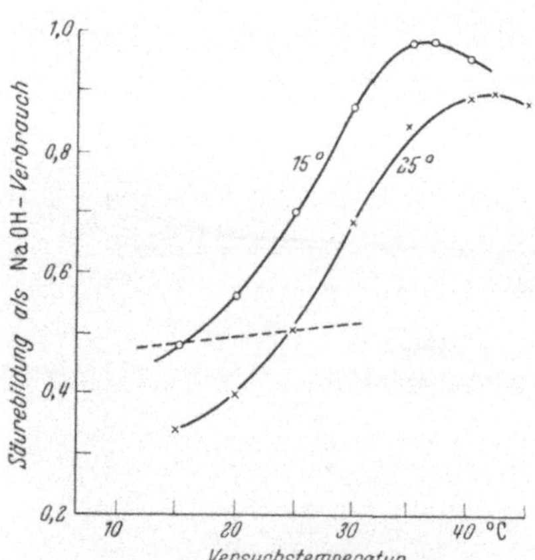

Abb. 26. Die Temperaturabhängigkeit der
Milchsäurebildung von Streptococcus cremoris
nach Anpassung an 15 und 25° (n. Hoffmann).
Die gestrichelte Linie kennzeichnet den
Leistungsanstieg nach der Adaptation.

[1] Golikowa, S. M.: Zur Frage der Thermobiose. Zbl. Bakter. II **69**, 178 (1926).
[2] Zickes, H.: Über den Einfluß der Temperatur auf die verschiedenen Funktionen der
Hefe. Zbl. Bakter. II **49**, 353 (1919); **50**, 383 (1920).
[3] Prescott, S. C., u. P. K. Bates: On the relation of refrigeration temperatures to rate
of growth of certain specific types of bacteria causing food spoilage. J. Bacter. **21**, 25 (1931).
[4] Hess, E.: Cultural characteristics of marine bacteria in relation to low temperatures
and freezing. Contrib. Canad. Biol. Fisheries, N. s. 8, 459 (1933).
[5] Siehe S. 202, Fußnote 8.
[6] Voss, J. G., u. W. C. Frazier: Influence of incubation at low temperature on heat
resistance of swiss cheese starter. J. Dairy Sci. **28**, 545 (1945).

bei Optimaltemperaturen am größten. Neuere Untersuchungen von HOFF-MANN[1] am Stoffwechsel von Milchsäurestreptokokken ergaben für die Säurebildung eine typische Leistungsadaptation, die dem Idealtyp II sehr nahekommt. In Abb. 26 ist die Temperaturabhängigkeit der Milchsäurebildung von Streptococcus cremoris-Kulturen, die an 15 und 25° angepaßt worden waren, durch ausgezogene Kurven dargestellt. Verbindet man die Punkte, in denen die Versuchstemperatur mit der jeweiligen Adaptationstemperatur übereinstimmt, so erhält man eine (gestrichelte) Kurve, die nur sehr wenig mit der Temperatur ansteigt. Das heißt also, bei längerem Aufenthalt in veränderten Temperaturen wurde die anfänglich beschleunigte Gärung wieder weitgehend auf die Ausgangsaktivität zurückreguliert.

Die manometrisch verfolgte CO_2-Entwicklung der bei unterschiedlichen Temperaturen vorgezüchteten Hefezellen zeigte dagegen keine Adaptation (CHRISTOPHERSEN u. PRECHT[2]). Auch die Atmung verhielt sich entsprechend. Dagegen nahm der Sauerstoffverbrauch von Streptococcus citrovorus mit Anpassung an höhere Temperaturen ab (s. Abb. 27).

Interessant ist, daß trotz des Fehlens dieser Regulationen im Gesamtstoffwechsel einzelne Enzymaktivitäten sich mit der Anpassung der Zellen an unterschiedliche Temperaturen ändern können. So nahm die Dehydrasenaktivität von Hefezellen mit steigender Anpassungstemperatur ab[2].

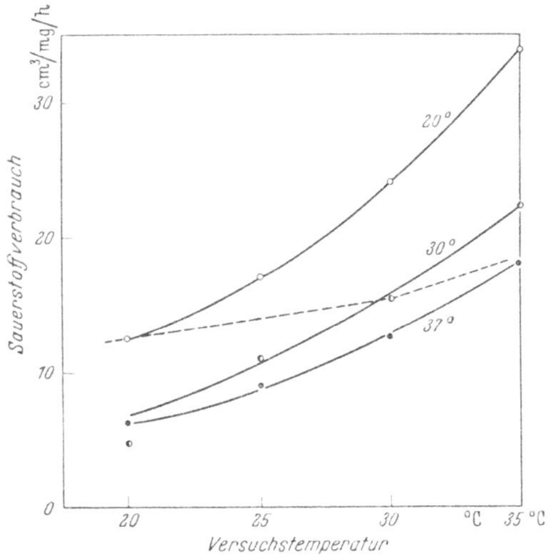

Abb. 27. Die Temperaturabhängigkeit der Atmung von Streptococcus citrovorus nach Anpassung an 20, 30 und 37° (n. HOFFMANN).

Eine Abnahme der Aktivität von Aminosäuredecarboxylasen beschreibt GALE[3] bei verschiedenen Bakterien. Auch die proteolytische Aktivität kann in verschiedenen Richtungen betroffen werden. CHRISTOPHERSEN u. THIELE[4] fanden bei Lactobacillus helveticus die in den Abb. 28 und 29 dargestellten Änderungen der Casein- und Leucylglycinspaltung, die nach dem Abfall der Adaptationskurven, welche Punkte gleicher Versuchs- und Adaptationstemperatur verbinden, auf den seltenen Typ I hindeuten. Andererseits können mit Anpassung an höhere Temperaturen auch Steigerungen der proteolytischen Aktivität vorkommen, wie aus Beobachtungen von HERRMANN[5] und IMSENETZKI[6] hervorgeht.

---

[1] HOFFMANN, U.: Der Einfluß der Züchtungstemperatur auf den Stoffwechsel von Aromabildnern. Diss. Kiel 1952.

[2] Siehe S. 180, Fußnote 3.

[3] GALE, E. F., u. H. M. R. EPPS: The effect of the p_H of the medium during growth on the enzymic activities of bacteria (Escherichia coli and Micrococcus lysodeikticus) and the biological significance of the changes produced. Biochemic. J. **36**, 624 (1942).

[4] Siehe S. 188, Fußnote 3.

[5] HERRMANN, F.: Studien über hitzeresistente Bakterien in Milch. Diss. Kiel 1932.

[6] IMSENETZKI, A. A.: Mikrobiologische Prozesse bei hohen Temperaturen. Acad. Sci. UdSSR **1944**; zit. n. HINSHELWOOD, siehe S. 197, Fußnote 2.

Das Verhalten der Katalase ist recht uneinheitlich[1,2]. Die Peroxydaseaktivität nimmt allgemein mit steigender Züchtungstemperatur zu, was möglicherweise mit einer Schutzfunktion dieses Enzyms gegen das bei hohen Temperaturen schneller anfallende und toxischer wirkende H_2O_2 zusammenhängt. Auffallend ist der hohe Gehalt an Peroxydase bei thermophilen Organismen. Casman u. Rettger[3] beobachteten bei Versuchen, Bacillus subtilis an hohe Temperaturen anzupassen, ebenfalls ein Ansteigen des Peroxydasegehaltes, während Dehydrase, Katalase und Oxydase abnahmen.

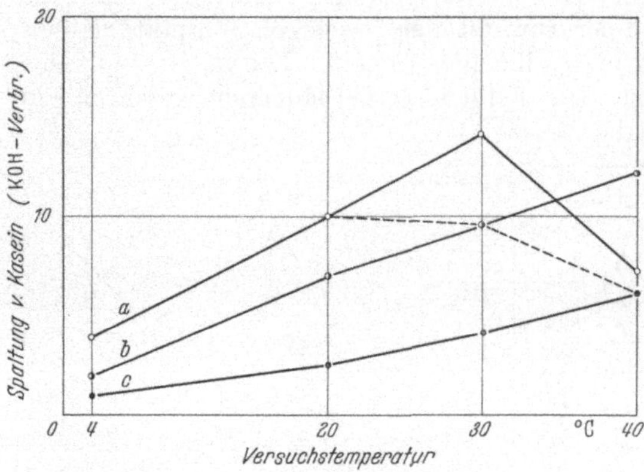

Abb. 28. Die Temperaturabhängigkeit der Caseinspaltung durch Lactobacillus helveticus nach Anpassung an 20, 30 und 40° (n. Christophersen u. Thiele).

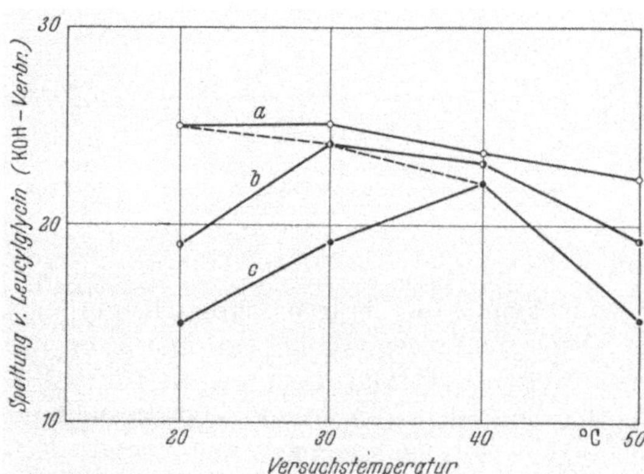

Abb. 29. Die Temperaturabhängigkeit der Leucylglycinspaltung durch Lactobacillus helveticus nach Anpassung an 20, 30 und 40° (n. Christophersen u. Thiele).

d) Sonstige Beeinflussung physiologischer Eigenschaften.

Dieudonné[4] beobachtete, daß die Farbstoffbildung von Pseudomonas fluorescens bei 35° verlorengeht. Während sie bei dieser Temperatur nach längerer Kultivierung schwach wiedererlangt werden kann, tritt sie bei höheren Temperaturen nicht wieder auf, wohl aber nach Rückführung in 22°. Die gleiche Erscheinung beobachtet man bei Serratia marcescens. Daneben ist diese Art aber noch in der Lage, weiße Varianten hervorzubringen, die auch bei tiefen Temperaturen keinen roten Farbstoff bilden. Werden Gemische roter und weißer Varianten in Phosphatpuffer aufbewahrt, so beobachtet man nach Bunting[5] bei 37° ein schnelleres Überhandnehmen der roten Zellen als bei 30 oder 18°. Die Pigmentbildung von Actinomyces coelicolor war bei 28° geringer als bei Zimmertemperatur[6]. Eingehender wurde die Carotinsynthese verschiedener Organismen in Abhängigkeit von der Temperatur untersucht. Bei 30° bildet Mycobacterium

---

[1] Bělehrádek, J.: Temperature a. living matter. Berlin 1935.

[2] Bělehrádek, J.: Le mécanisme physico-chimique de l'adaptation thermique. Protoplasma (Berlin) **12**, 406 (1931).

[3] Siehe S. 209, Fußnote 1.

[4] Dieudonné, A.: Beiträge zur Kenntnis der Anpassungsfähigkeit der Bakterien an ursprünglich ungünstige Temperaturverhältnisse. Arb. ksl. Gesdhsamt, **9**, 492 (1894); Zbl. Bakter. I Orig. **16**, 965 (1893).

[5] Bunting, M. I.: Factors affecting the distribution of color variants in ageing broth cultures of Serratia marcescens. J. Bacter. **43**, 593 (1942).

[6] Stanier, R. Y.: Agar-decomposing strains of the Actinomyces coelicolor species group. J. Bacter. **44**, 555 (1942).

phlei z. B. vorwiegend neutrale Komponenten (Leprotin, γ-Carotin und Rhodopin), während bei 37° ein Keto-Enol-Carotinoid-Chrysoflein überwiegt (Turian[1]). Bei Phycomyces blackesleeanus scheint ein Optimum der Carotinsynthese bei 25° zu liegen (Freind u. Goodwin[2]).

Bei Bierhefe bildete sich die Invertase nach v. Euler u. Cramer[3] bei 16° schneller als bei 39°, wenn auch bei längerem Verweilen in den verschiedenen Temperaturen gleiche Endwerte erreicht wurden (s. Tab. 11).

Tabelle 11. *Änderung der Invertaseaktivität von Hefezellen bei 39° und 16°* (nach v. Euler und Cramer).

Aufbewahrungszeit (h)	0	16	21	40
Aktivität ($k \cdot 10$) bei				
39°	31	49	58	(65)
16°	31	69	85	(70)

Dagegen kann die Invertasebildung bei sehr tiefen Temperaturen (5°) nach Meisenheimer u. Semper[4,5] wiederum langsamer verlaufen als bei 15°, bei 25° nahm die Aktivität des Enzyms dann wieder ab. Auch Lange[6] hatte bei höheren Temperaturen mehr Zymase, Invertase und Endotryptase festgestellt. Neuerdings berichtet Hirsch[7], daß auch die Cellulasebildung bei Neurospora crassa bei 35° etwa 5 mal so groß ist als bei 25°.

Auch für die Virulenz oder die Toxinbildung verschiedener Organismen lassen sich teilweise ausgeprägte Temperaturabhängigkeiten feststellen[8].

e) Beeinflussung des Stoffwechselweges.

Es ist bekannt, daß zahlreiche Mikroorganismen verschiedene Stoffwechselwege beschreiten können. Die Blockierung des einen oder anderen Weges kann durch spezifische Fermentgifte erreicht werden. Unter normalen Bedingungen bestehen aber die Wege nebeneinander und werden je nach Umweltbedingungen benutzt. Ein typisches Beispiel ist der oxydative und anoxydative Zuckerabbau durch Hefezellen. Eine Hemmung der Gärung kann schon durch geringe Sauerstoffspuren erfolgen. Drückt man das Verhältnis von O_2-Verbrauch zu CO_2-Entwicklung durch den *respiratorischen Quotienten* aus (CO_2/O_2), so findet man bei vielen Organismen eine Zunahme mit steigender Temperatur. Von Gréhout u. Quinquand[9] wurde sie auch bei Hefe beobachtet. Diese Erscheinung kann sowohl durch die Abnahme des Partialdruckes an

Tabelle 12.

Züchtungstemperatur (°C)	Versuchstemperatur (°C)	PMQ
20	37	2,0
41	37	3,0

[1] Turian, G.: Recherches sur la biosynthèse des caroténoides chez un bacille paratuberculeux, V. Influence de la température sur la composition du mélange pigmentaire. Helvet. chim. Acta **36**, 937 (1953).

[2] Friend, J., u. T. W. Goodwin: Studies in carotenogenesis. 12. The effect of temperature and thiamine concentration on carotenogenesis by Phycomyces blackesleeanus. Biochemic. J. **57**, 434 (1954).

[3] Euler, H. v., u. H. Cramer: Untersuchungen über die chemische Zusammensetzung und Bildung der Enzyme. X. Mitteilung. Einfluß von Temperatur und Luftzufuhr auf die Invertasebildung. Z. physiol. Chem. **89**, 272 (1914).

[4] Meisenheimer, J., u. L. Semper: Der Einfluß der Temperatur auf den Invertasegehalt. der Hefe. Biochem. Z. **67**, 164 (1914).

[5] Meisenheimer, J., u. L. Semper: Anreicherung des Invertasegehaltes lebender Hefe. II. Mitteilung über Invertase. Biochem. Z. **67**, 122 (1914).

[6] Lange, A.: Über den physiologischen Zustand der Hefe. Wschr. Brauerei **1907**, 417.

[7] Hirsch, H. M.: Temperature-dependant cellulase production by Neurospora crassa and its ecological implications. Experientia (Basel) **10**, 180 (1954).

[8] Mueller, H. J., u. P. A. Miller: Factors affecting the production of tetanus toxin: Temperature. J. Bacter. **55**, 421 (1948).

[9] Nach Bělehrádek, Siehe S. 216, Fußnote 1.

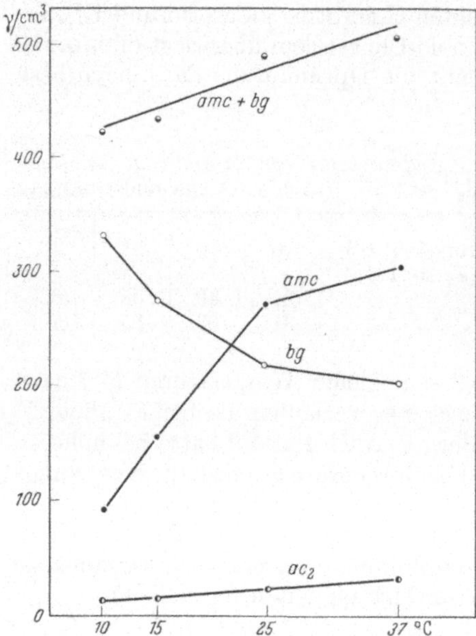

Abb. 30. Die Temperaturabhängigkeit der Bildung von C₄-Körpern durch Streptococcus cremoris. amc = Acetylmethylcarbinol, bg = Butylenglycol, ac₂ = Diacetyl (n. Hoffmann).

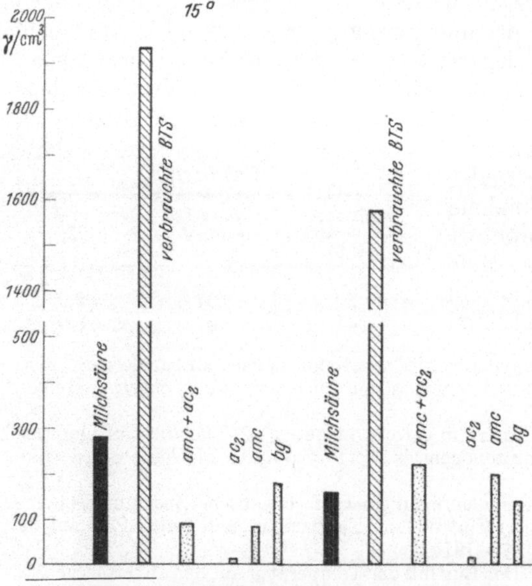

Abb. 31. Die Umwandlung von Brenztraubensäure durch Streptococcus cremoris nach Anpassung an 15 und 25° (n. Hoffmann). Die Versuchstemperatur betrug 30°, die Versuchsdauer 1 Std.

Sauerstoff im Substrat als auch durch unterschiedliche Temperaturkoeffizienten von Gärungs- und Atmungsmechanismus erklärt werden. Ebenfalls unterschiedlich adaptierte Hefezellen zeigten bei gleicher Versuchstemperatur ungleiche respiratorische Quotienten. Christophersen u. Precht[1] fanden bei Torulopsis kefyr die in Tab. 12 angegebenen Werte.

Diese Unterschiede deuten auf tiefergreifende quantitative Veränderungen im Enzymapparat hin, wie sie in Abhängigkeit von Atmung bzw. Gärung von Fink u. Just[2], v. Euler[3] und Holzweissig[4] beschrieben worden sind. Bei Streptococcus citrovorus ging die Fähigkeit der Sauerstoffaufnahme nach Anpassung an 37° verloren, war bei einem 20°-Stamm jedoch sehr ausgeprägt. Ein an 30° adaptierter Stamm nahm eine Mittelstellung ein (Bång[5]). Der gleiche Autor fand bei Streptococcus lactis unter entsprechenden Bedingungen Unterschiede der CO₂-Bildung beim Glucoseabbau und folgert daraus, daß der Stamm nach Züchtung bei höheren Temperaturen homofermentativ, dagegen bei niederen Temperaturen heterofermentativ ist.

Ausführliche Untersuchungen über den Stoffwechsel von Streptococcus cremoris unter den Einflüssen verschiedener Adaptations- und Versuchstemperaturen führte Hoffmann[6] aus. Mit der Anpassung an höhere Temperaturen nahmen die Bildung von Acetoin und Diacetyl zu und

¹ Siehe S. 180, Fußnote 3.

² Fink, H., u. F. Just: Über den Vitamin B₁-Gehalt verschiedener Hefen und seine Beeinflussung. I. Mitt. Biochem. Z. **308**, 15 (1941).

³ Euler, H. v., H. Fink u. H. Hellström: Über das Cytochrom in Hefezellen. II. Z. physiol. Chem. **169**, 10 (1927).

⁴ Holzweissig, G.: Über den Einfluß der Belüftung auf die Bildung von Aneurin, Lactoflavin, Nicotinsäureamid durch Milchzuckerhefe. Diss. Kiel 1948.

⁵ Bång, F.: Über den Stoffwechsel von Streptococcus citrovorus. Ark. Kemi, **1**, 27 (1949).

⁶ Siehe S. 215, Fußnote 1.

diejenige von Butylenglycol ab (s. Abb. 30). Auf die Adaptation der Milchsäurebildung dieses Stammes wurde schon hingewiesen (s. S. 214). In Abb. 31 ist eine Analyse eines Göransatzes dargestellt, der mit je einem an 15 und 25° adaptierten Stamm in Brenztraubensäure bei 30° durchgeführt wurde. Daraus geht hervor, daß bei niedriger Adaptationstemperatur relativ mehr Milchsäure und weniger Aromastoffe (Acetoin + Butylenglycol + Diacetyl) gebildet werden, dagegen bei höherer Adaptationstemperatur das umgekehrte Verhalten vorliegt.

Auch die Abhängigkeit der Gasbildung durch Salmonella pullorum von der Temperatur deutet auf qualitative Verschiebung im Stoffwechsel hin. GOODNER u. MAY[1] halten jedoch eine Unterteilung dieser Organismen in gasbildende und nichtgasbildende Typen für unangebracht (s. Tab. 13).

Tabelle 13. *Abhängigkeit der Gasbildung von Salmonella pullorum von der Züchtungstemperatur* (Menge nach 72 Std.).

Stamm	prozentuale Gasbildung bei				
	40°	37,5°	34,5°	30°	27,5°
12	0	25	49	38	28
102B	0	4	8	29	14
117	0	0	0	13	17
118	0	0	1	29	24

Auf die Schwierigkeiten in der Deutung von CROZIERs *Theorie der schrittmachenden Reaktionen* wurde an anderer Stelle hingewiesen. Das Auftreten von Knickpunkten in Kurven, die man bei Darstellung der Logarithmen von Leistungs-

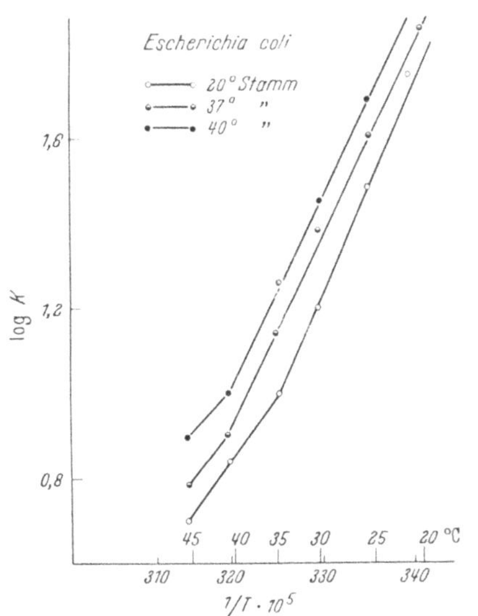

Abb. 32. Die Abhängigkeit des Temperaturcharakteristikums der Atmung von E. coli von Versuchs- und Adaptationstemperatur (n. CHRISTOPHERSEN u. SCHEER).

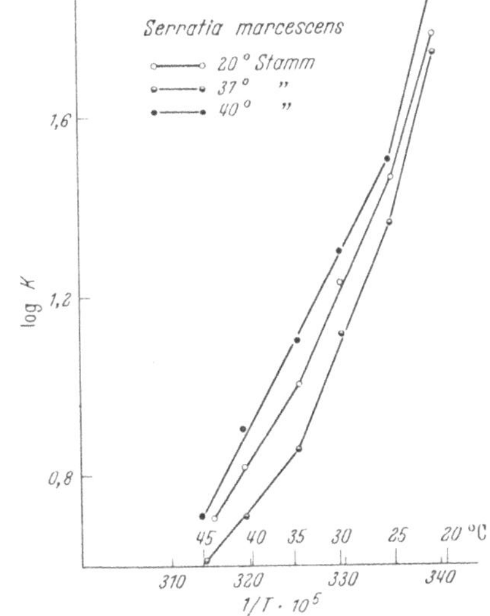

Abb. 33. Die Abhängigkeit des Temperaturcharakteristikums der Atmung von Ser. marcescens von Versuchs- und Adaptationstemperatur (n. CHRISTOPHERSEN u. SCHEER).

werten gegen die inversen Werte der absoluten Versuchstemperaturen erhält, würde u. U. auch als Änderung eines Stoffwechselweges deutbar sein. Bei Escherichia coli fand SCHEER die Verschiebung eines Knickpunktes mit der Anpassungstemperatur (s. Abb. 32). Bei Serratia marcescens ging ein Knickpunkt bei etwa 35° mit längerer Adaptation an hohe Temperaturen verloren, während ein anderer Knickpunkt bei 25° nicht verändert wurde (s. Abb. 33).

---

[1] GOODNER, K., u. H. G. MAY: The production of gas by Salmonella pullorum. R. I. Agr. Exper. Stat. Bull. **208** (1927).

C. Die Hitzeabtötung von Mikroorganismen.

Die Anwendung von Hitze zur Konservierung von Nahrungsmitteln hat von jeher eine vorherrschende Rolle gespielt. Obgleich Mikroorganismen sich stets bei Anwendung genügend hoher Temperaturen und ausreichender Erhitzungszeiten ohne Schwierigkeiten abtöten lassen, stellt die thermische Behandlung von Nahrungsmitteln doch noch ein bedeutendes Problem dar, weil durch leichte Zersetzlichkeit vieler Lebensmittel der Erhitzung eine Grenze gezogen ist. Will man also mit einem Minimum an Hitzebehandlung eine völlige Abtötung aller in Frage kommenden Keime erreichen, so setzt das eine genaue Kenntnis ihrer Hitzeresistenz sowie deren Abhängigkeit von äußeren Faktoren voraus. Darüberhinaus spielen aber auch die Mechanismen der Abtötung eine Rolle. Eine systematische Erforschung dieser Zusammenhänge hat erst in den zwanziger Jahren, namentlich in den USA, mit der industriellen Entwicklung der Konservenindustrie und der Einführung der Milchpasteurisierung eingesetzt. An der ständigen Ergänzung unserer Kenntnisse, die jedoch bei weitem noch nicht vollkommen sind, haben sich nicht nur Bakteriologen, sondern auch Chemiker, Physiker und Mathematiker maßgeblich beteiligt, denn neben dem eigentlichen Verhalten der Mikroorganismen, ergaben sich eine Reihe nicht minder wichtiger Fragen. Darunter insbesondere die Wärmeleitung und Wärmeaufnahme von Konserven, Berechnungen über anzuwendende Erhitzungszeiten und -temperaturen u. ä.

I. Die Absterbeordnung.

1. Der zeitliche Verlauf.

In der älteren bakteriologischen Literatur wird in bezug auf die Hitzeabtötung von Bakterien meist von einem „Abtötungspunkt" gesprochen, wobei von der Vorstellung ausgegangen wird, daß bei einer bestimmten Temperatur alle Keime einer Population plötzlich absterben. Obgleich Madsen u. Nyman[1] sowie unabhängig von diesen Chick[2] bereits darauf aufmerksam gemacht hatten, daß die Abtötung von Mikroorganismen ein Prozeß ist, der sich als Reaktion erster Ordnung darstellen läßt, hat sich jene Vorstellung noch lange gehalten. Gage u. Stoughton[3] verlangten z. B. nicht die Bestimmung des Abtötungspunktes der meisten Zellen, sondern denjenigen aller Zellen. Sie unterscheiden zwischen "majority thermal death point" und "absolute thermal death point". Auch in zahlreichen Arbeiten von Ayers u. Johnson[4-6] wird noch auf diese Bezeichnungen Bezug genommen. Daneben führten aber Untersuchungen von Weiss[7], Bigelow

[1] Madsen, M., u. E. Nyman: Zur Theorie der Desinfektion. Z. Hyg. **57**, 380 (1907).

[2] Chick, H.: The process of disinfection by chemical agancies and hot water, J. of Hyg. **10**, 237 (1910).

[3] Gage, S. D., u. G. V. Stoughton: A study of the laws governing the resistance of Bacterium coli to heat. Techn. Quart. **19**, 41 (1906); Science (Lancaster, Pa). **23**, 216 (1906).

[4] Ayers, S. H., u. W. T. Johnson jr.: Studies on pasteurization. I. The 'majority' and 'absolute' thermal death points of bacteria in relation to pasteurization. J. Bacter. **9**, 279 (1924).

[5] Ayers, S. H., u. W. T. Johnson: Ability of colon bacilli to survive pasteurization. J. Agr. Res. **3**, 401 (1915).

[6] Ayers, S. H., u. W. T. Johnson: Ability of Streptococci to survive pasteurization. J. Agr. Res. **2**, 321, (1914).

[7] Weiss, H.: The heat resistance of spores with special reference to the spores of Bac. botulinus. J. Inf. Dis. **28**, 70 (1921).

u. Mitarb.[1,2], ESTY u. MEYER[3] und später insbesondere von RAHN[4] zur Überzeugung, daß die Abtötung als *zeitlicher Prozeß* zu betrachten sei, der sich durch die Gleichung

$$-\frac{dN}{dt} = k \cdot N \qquad (27)$$

beschreiben läßt. Daraus ergibt sich, daß die zur völligen Abtötung einer Population erforderliche Zeit von der Anzahl der Keime abhängt. Bei Darstellung der Logarithmen der Keimzahlen gegen die Einwirkungszeiten der Temperatur erhält man im zutreffenden Falle Geraden, deren Neigungen von den jeweiligen Temperaturen abhängen (s. Abb. 34).

Die Gültigkeit dieser Formel ist in der Folgezeit vielfach diskutiert worden, insbesondere von REICHENBACH[5], indem er aus der Tatsache, daß die graphisch dargestellten Absterbekurven zuerst rasch und später langsamere Keimabnahmen erkennen lassen, herleitet, daß die Organismen einer Population *unterschiedlich resistent* sein müssen. Die Übereinstimmung mit monomolekularen Prozessen sei nur scheinbar, denn auch bei einer gleichmäßigen Verteilung der Organismen auf verschiedene Resistenzgrade läßt sich nach REICHENBACH eine Absterbekurve erhalten, deren Funktion ebenfalls eine geometrische Reihe ist. LOEB u. NORTHROP[6] glauben, daß in der ersten Zeit von Hitze- oder Giftwirkungen sogar ein vertikaler Abfall der Keimzahl erfolgt. Bei Giftwirkungen werden ferner Absterbemechanismen von höherer Ordnung diskutiert (s. FALK u. WINSLOW[7]) oder mehr oder weniger lange Latenzphasen vor Eintritt in die Absterbereaktion angenommen (COHEN[8]).

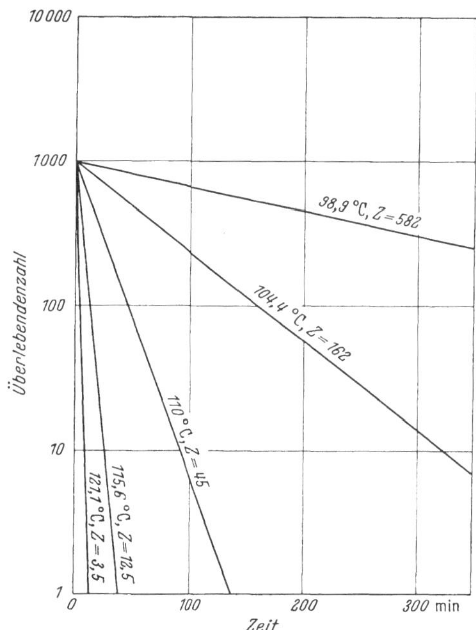

Abb. 34. Die Änderung der Keimzahl mit der Erhitzungszeit bei einer Ausgangskeimzahl von 1000 pro Raumeinheit und bei Erhitzungstemperaturen von 121,1°, 115,6°, 110°, 104,4° und 98,9°. Z bezeichnet die zur Abtötung von 90% Keimen erforderliche Zeit in min (n. TISCHER u. HURWICZ).

[1] BIGELOW, W. D.: The logarithmic nature of thermal death time curves. J. Inf. Dis. **29**, 528 (1921).

[2] BIGELOW, W. D., u. J. R. ESTY: Thermal death point in relation to time of typical thermophilic organisms. J. Inf. Dis. **27**, 602 (1920).

[3] ESTY, J. R., u. K. F. MEYER: The heat resistence of the spores of B. botulinus and allied anaerobes. J. Inf. Dis. **31**, 650 (1922).

[4] RAHN, O.: Order of death of organisms larger than bacteria. J. Gen. Physiol. **14**, 315 (1931).

[5] REICHENBACH, H.: Die Absterbeordnung der Bakterien und ihre Bedeutung für Theorie und Praxis der Desinfektion. Z. Hyg. **69**, 171 (1911).

[6] LOEB, J., u. J. H. NORTHROP: On the influence of food and temperature upon the duration of life. J. of Biol. Chem. **32**, 103 (1917).

[7] FALK, I. S., u. C.-E. WINSLOW: A contribution to the dynamics of toxicity and the theory of disinfection. J. Bacter. **11**, 1 (1926).

[8] COHEN, M., u. O. BARNETT: Disinfection studies. J. Bacter. **7**, 183 (1922).

Genauere Analysen von Absterbereaktionen hat Rahn[1] vorgenommen, wobei von der Voraussetzung ausgegangen wurde, daß alle Keime der betrachteten Suspension die gleiche Resistenz aufweisen. Der *Zelltod* wird als Aufhören der Vermehrungsfähigkeit angesehen und besteht wahrscheinlich in einer irreversiblen Schädigung eines „Steuerungszentrums", das möglicherweise der empfindlichste Teil der Zelle ist. Da eine Zelle, die durch irgendwelche Schäden (z. B. Alter, Stickstoffmangel, UV-Strahlen oder Hitze) ihre Teilungsfähigkeit verloren hat, durchaus noch in der Lage ist zu stoffwechseln, ergibt sich, daß die Grenze zwischen Leben und Tod bei Mikroorganismen eine Sache der Definition ist (s. Rahn[2]). Schrödinger[3] hat versucht, mit Hilfe der Thermodynamik (Entropie) den Zelltod absolut festzulegen.

Eine neuerliche theoretische Betrachtung des exponentiellen Absterbeverlaufes durch Tischer u. Hurwicz[4] hebt hervor, daß man sich die *Hitzewirkung nicht* als *kontinuierlich homogen* vorstellen darf. Betrachtet man z. B. die Hitze als homogene Wellenfront, welche die Bakterienpopulation in einer bestimmten Richtung durchläuft und genügend hoch ist, um alle Bakterien abzutöten, so müßten alle Keime zu einer Zeit t_i absterben, wobei die Wahrscheinlichkeit des Überlebens nur die Werte 0 oder 1 annehmen dürfte. Tatsächlich kann diese Wahrscheinlichkeit aber alle Werte zwischen 0 und 1 annehmen, so daß man sich die Hitze aus *einzelnen Energiequanten* bestehend vorzustellen hat, die den zur Verfügung stehenden Raum nicht gleichmäßig ausfüllen. Unter dieser Voraussetzung hängt die Wahrscheinlichkeit das „Steuerungszentrum" der Bakterien zu schädigen sowohl von der Konzentration an Energiequanten, als auch von der Konzentration der Keime ab.

Durch Integration der Gl. (27) nach Umformung in

$$\int \frac{dN}{N} = - k \int dt \tag{28}$$

kommt man zu:

$$\ln N = - k \cdot t + G \tag{29}$$

oder, wenn man zwischen den jeweiligen Grenzen integriert, nämlich:

$$\int_{N_0}^{N_1} \frac{dN}{N} = - k \int_{t_0}^{t_1} dt , \tag{30}$$

zu

$$\ln \frac{N_0}{N_1} = k(t_1 - t_0) . \tag{31}$$

Für die Geschwindigkeitskonstante k ergibt sich dann:

$$k = \frac{2,303}{t_1 - t_0} \log \frac{N_0}{N_t} . \tag{32}$$

N_0 ist die Anfangskeimzahl zur Zeit t_0, und N_1 ist die Überlebendenzahl zur Zeit t_1.

Zur praktischen Verwendung dieser Ableitung haben Baselt (nach Ball[5]) das Symbol Z (Zeta) und Katzin u. Mitarb.[6] die dezimale Reduktionszeit

---

[1] Siehe S. 224, Fußnote 1.

[2] Rahn, O., u. M. N. Barnes: An experimental comparsion of different criteria of death in yeast. J. Gen. Physiol. 16, 579 (1933).

[3] Schrödinger, E.: What is Life? Univ. Press Cambridge 1944.

[4] Tischer, R. G., u. H. Hurwicz: Thermal characteristics of bacterial populations. Food Res. 19, 80 (1954).

[5] Ball, C. O.: Short time pasteurization of milk. Ind. Eng. Chem. 35, 71 (1943).

[6] Katzin, L. I., L. A. Sandholzer u. M. E. Strong: Application of the decimal reduction time principle to a study of the resistance of coliform bacteria to pasteurization. J. Bacter. 45, 265 (1934).

(decimal reduction time $= D$) eingeführt. Beide Größen bezeichnen die *Neigung der Absterbekurve* und geben die Zeit an, die erforderlich ist, um bei einer gegebenen Temperatur die Keimzahl auf ein Zehntel zu vermindern. Betrachtet man Z als Zeiteinheit, so nimmt also die Keimzahl folgendermaßen ab:

Zeit als Vielfaches von Z	Zahl der überlebenden Keime
$0 \cdot Z$	1 000 000
$1 \cdot Z$	100 000
$2 \cdot Z$	10 000
$3 \cdot Z$	1 000
$4 \cdot Z$	100
$5 \cdot Z$	10
$6 \cdot Z$	1
$7 \cdot Z$	0,1

Die Berechnung von Z erfolgt durch einfache Umstellung von Gl. (32):

$$Z = D = 2{,}303/k = (t_1 - t_0)/\log (N_0/N_1) \tag{33}$$

Beispiel: $N_0 = 1\,700\,000$, $N_1 = 23$, $t_1 - t_0 = 3$ min,

$$\log (N_0/N_t) = \log (1\,700\,000/23) = \log 73\,900 = 4{,}8686$$

$$Z = 3/4{,}87 = 0{,}62.$$

Die in Abb. 34 wiedergegebenen Kurven zeigen gleichzeitig die jeweiligen Werte für Z.

STUMBO[1] gibt die Zeit, die zur Reduktion einer Keimzahl N_0 auf eine bestimmte Endkeimzahl erforderlich ist, durch die Gleichung

$$U = Z (\log N_0 + P) \tag{34}$$

an, in welcher P der Logarithmus der reziproken Anzahl der nach U min überlebenden Keime ist. Dagegen hatte BALL[2,3] U als die zur völligen Keimabtötung benötigte Zeit definiert, was jedoch eine Kenntnis der vorhandenen Keimzahl voraussetzt.

2. Abweichungen vom exponentiellen Verlauf.
a) Resistenzunterschiede.

Für die Annahme, daß alle Keime einer Bakterienpopulation die gleiche Resistenz besitzen, gibt es keinen experimentellen Beweis. Auf die Faktoren, welche die Resistenz beeinflussen, wird noch besonders eingegangen werden (s.S.237ff.). Am empfindlichsten sind sich vermehrende Zellen, während die Resistenz bei ruhenden Zellen zunimmt (s. Abb. 21 S. 211). Aber auch während der exponentiellen Vermehrungsphase durchlaufen die Zellen eine Folge verschiedener Stadien, die etwa den Teilungsphasen höherer Pflanzen entsprechen. Es wäre denkbar, daß die Bakterienzelle im Laufe solcher Phasen ihre Resistenz ändert, zumal bei Pflanzenzellen Hinweise dafür erhalten wurden, daß die Kernteilungsphasen mit Hydratationsänderungen des Plasmas verknüpft sind.

Der *Einfluß des Alters* einer Bakterienpopulation auf die Absterbeordnung ist häufig sehr ausgeprägt. So bestanden junge Parathyphus-Kulturen nach RAHN[4] offensichtlich aus recht verschieden resistenten Zellen. Im Alter von 13—18,5 Std. (exponentielle Vermehrungsphase) wurden geradlinige Absterbekurven erhalten, während alte Zellen eine nach oben gekrümmte Kurve ergeben

---

[1] STUMBO, C. R.: Thermobacteriology as applied to food processing. Adv. Food. Res. **2**, 47 (1949).

[2] BALL, C. O.: Thermal process time for canned foods. Bull. Nat. Res. Council **7**, 37 (1923).

[3] BALL, C. O.: Mathematical solution of problems on thermal processing of canned foods. Univ. Calif. Publ. Health **1**, 15 (1928).

[4] RAHN, O.: The nonlogarihtmic order of death of some bacteria. J.Gen.Physiol.**13**,395(1930).

(s. Abb. 35). Diese Erscheinung soll allerdings eine Ausnahme darstellen. Ähnliche Abweichungen wurden sonst nur bei Staphylokokken[1], Sporen[2] und Hefen[3] beobachtet. Außer bei Hefen hält Rahn eine polymolekulare Absterbeordnung nicht für wahrscheinlich, sondern führt die Zunahme der Geschwindigkeitskonstanten bei Sporen und Staphylokokken auf Klumpenbildungen zurück.

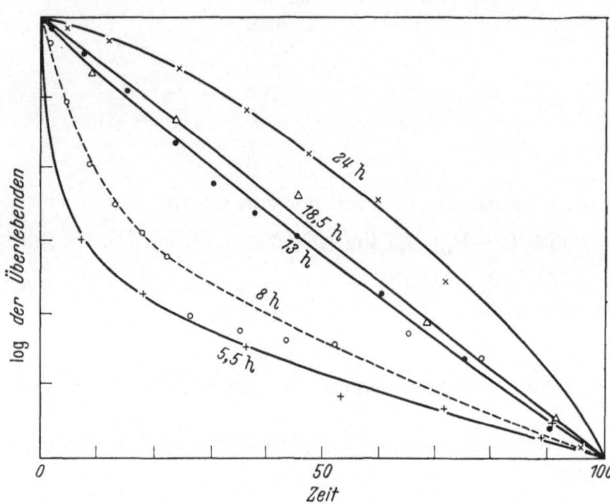

Abb. 35. Absterbeverlauf bei Erhitzung von Paratyphusbakterien aus verschiedenen alten Kulturen (n. Rahn).

Resistenzunterschiede in einer Population werden ferner von Brooks[4] für möglich gehalten, der die gleichzeitige Wirkung von zwei Faktoren betrachtet wissen will, nämlich 1. die Verteilung der Keime auf verschiedene Resistenzgrade und 2. den Ablauf der eigentlichen Abtötungsreaktion, die ihrerseits mit abnehmender Geschwindigkeit während der Erhitzung vor sich geht und möglicherweise das Ergebnis einer Serie von verknüpften Einzelreaktionen ist. Nach Ansicht von Knaysi[5] ist es zweifelhaft, daß jemals ein konstanter Wert für die Absterbegeschwindigkeitskonstante ermittelt wurde. Diese Behauptung wird durch eine Zusammenstellung entsprechend schwankender Werte aus älteren Arbeiten belegt, für die Tab. 14 einige Beispiele bringt. Knaysi[8] stützt seine Annahme einer unterschiedlichen Resistenz hauptsächlich auf mikroskopische Beobachtungen der Methylenblauaufnahme bei gleichzeitiger Giftwirkung (HgCl$_2$), wobei $\int$-förmige Überlebendenkurven erhalten

Tabelle 14. *Beispiele für die Änderung der Abtötungsgeschwindigkeitskonstanten während der Hitzeinaktivierung von Bakterien.*

Staph. aureus[6] 49,3°	E. coli[6] 52,5°	Bac. anthracis[7]	unbek. Sporenbildner[7]
0,140	0,034	0,0388	0,0677
0,147	0,114	0,0288	0,0611
0,093	0,099	0,0325	0,0495
0,085	0,139	0,0396	0,0529
0,073	0,139	0,0370	0,0948
0,052	0,142	0,0403	0,125
0,039		0,0521	0,131
0,041			0,130

[1] Siehe S. 223, Fußnote 4.

[2] Myers, R. P.: The germicidal properties of alkaline washing solutions, with special reference to the influence of hydroxyl-ion concentration, buffer index, and osmotic pressure. J. Agr. Res. 38, 521 (1929).

[3] Eijkman, C.: Die Überlebungskurve bei Abtötung von Bakterien durch Hitze. Biochem. Z. 11, 12 (1908).

[4] Brooks, S. C.: Theory of the mechanism of disinfection, hemolysis and similar processes. J. Gen. Physiol. 1, 61 (1919).

[5] Knaysi, G.: Do bacteria die logarithmically? J. Inf. Dis. 47, 322 (1930).

[6] Siehe S. 220, Fußnote 2.

[7] Siehe S. 221, Fußnote 5.

[8] Knaysi, G.: Manner of death certain bacteria and yeast when subjected to mild chemical and physical agents. J. Inf. Dis. 47, 303 (1930).

werden. Er ist der Meinung, daß solche und andere Schädigungen sich allgemein kumulativ vollziehen. An eine solche Wirkung ist vielleicht besonders bei verhältnismäßig niedrigen Erhitzungstemperaturen zu denken. LEMBKE[1] untersuchte die Absterbegeschwindigkeit von Colibakterien in Milch bei 57 und 62°. Die dafür angegebenen Konstanten zeigen besonders starke zeitliche Abnahmen, wenn die Abtötungsversuche 30 min nach Beimpfung der Milch vorgenommen wurden. Diese Erscheinung ist wahrscheinlich auf die Anwesenheit von jungen empfindlichen Zellen neben solchen, die sich noch in Ruhe befinden und daher resistenter sind, zurückzuführen (s. Tab. 15).

Tabelle 15. *Änderung der Absterbegeschwindigkeitskonstanten während der Erhitzung von Colibakterien in Milch* (nach LEMBKE).

Erhitzungszeit sec	Erhitzungstemp. °C	Absterbegeschwindigkeitskonstante bei Durchführung des Versuches			
		sofort		nach 30 min	
2	57	0,557	0,314	1,747	1,176
4		0,691	0,430	1,057	0,632
6				0,871	
8		0,542	0,319		0,454
16		0,444	0,302		0,269
2	62	1,253	0,529	1,720	2,706
4		1,226	0,961	1,538	2,175
6		1,111	0,835	1,412	1,507
8		1,099	0,955	1,240	1,362

Auch bei Hitzeabtötung von vegetativen Zellen und Sporen von Bacillus subtilis unter hohen Drucken fanden JOHNSON u. ZOBELL[2] eine nicht monomolekulare Beziehung. Bei Bakteriophagen beobachtete NANAVUTTY[3] abnehmende Geschwindigkeiten und glaubt auch hier an eine Zusammensetzung aus Einheiten mit unterschiedlicher Resistenz (s. Abb. 36). Dagegen stellten BRONSON u. PARKER[4] bei Viren eine exponentielle Absterbereaktion fest, vermeiden aber Rückschlüsse aus diesem Verlauf auf die Eigenschaft der Viren als Urpartikelchen im Hinblick auf die ebenfalls bei Bakterien beobachteten monomolekularen Absterbereaktionen. Neuere Untersuchungen an einem Vibrio-Phagen von SMITH u. KRUEGER[5] zeigen wiederum starke Abweichungen vom exponentiellen Verlauf, wobei weder verschieden resistente Typen isoliert werden

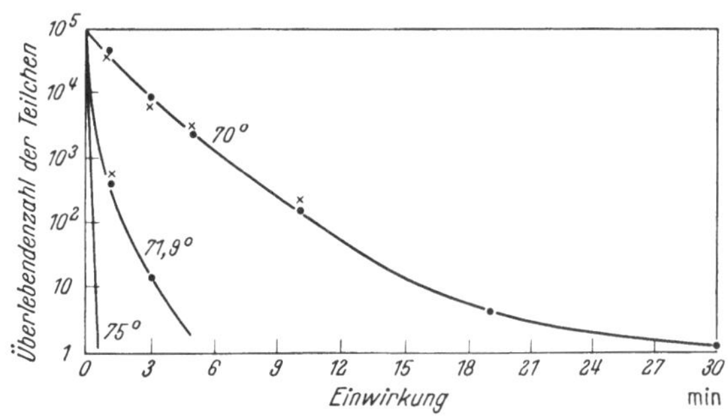

Abb. 36. Inaktivierung von Coli-Phagen bei verschiedenen Temperaturen. •• nach der Verdünnungsmethode bestimmt; × nach der Plattenmethode bestimmt (n. BRONSON u. PARKER).

den konnten noch Anhaltspunkte für eine Reaktivierung der Teilchen oder Bildung einer Schutzsubstanz während der Erhitzung zu erlangen waren.

[1] LEMBKE, A.: Die Hitzewiderstandsfähigkeit der Colibakterien und die Verwendbarkeit dieser Eigenschaft als Vergleichsmaßstab für die Beurteilung von Milcherhitzern. Zbl. Bakter. II **96**, 93 (1937).

[2] JOHNSON, F. H., u. C. E. ZOBELL: The retardation of thermal desinfection of Bacillus subtilis spores by hydrostatic pressure. J. Bacter. **57**, 353 (1949).

[3] NANAVUTTY, S.: The thermal death-rate of the bacteriophage. J. of Path. **33**, 203 (1930).

[4] BRONSON, L. H., u. R. F. PARKER: The inactivation of the virus of infectious myxomatosis by heat. J. Bacter. **45**, 177 (1943).

[5] SMITH, L. S., u. P. A. KRUEGER: Thermal shock in a new Vibrio phage. Proc. Soc. Exper. Biol. a. Med. **81**, 254 (1952).

Neuere Untersuchungen der Absterbeordnung bei Desinfektionswirkungen wurden von Eddy u. Hinshelwood[1,2,3] durchgeführt. Dabei war zu erkennen, daß die Zahl der giftresistenten Zellen während der Einwirkungszeit zunimmt. Die Giftwirkung selbst scheint in einem progressiven Zerstörungsprozeß zu bestehen, sie setzt erst nach einer gewissen Verzögerungsphase ein und ist von der Vorbehandlung der Zellen abhängig. Darüber hinaus scheint das Absterben auch durch das zufällige Zusammentreffen voneinander unabhängiger Vorgänge bedingt zu sein. Es werden folgende Phasen unterschieden: Zuerst werden wichtige Lebensfunktionen schrittweise zerstört, ohne daß die Lebensfähigkeit zunächst verlorengeht. Die Länge dieser Phase hängt weitgehend von der Vorgeschichte der Kultur ab. Dann nimmt die Absterbegeschwindigkeit zu und der Zelltod tritt ein, wenn mehrere Lebensfunktionen gleichzeitig eine kritische Abnahme erfahren haben. In diesem Zusammentreffen ist das Element des Zufalls bei der Zellabtötung zu erblicken. Sind die schädigenden Wirkungen nur schwach, so können Gewöhnungen stattfinden, wodurch die Wahrscheinlichkeit des Eintretens von Letaleffekten mit steigender Einwirkungszeit abnimmt. Eine exponentielle Absterbekurve findet man daher nur bei stark wirkenden Schädigungen, bei welchen eine Gewöhnung nicht möglich ist. Es bleibt zu untersuchen, wie weit sich diese Vorstellungen auf Temperaturschädigungen übertragen lassen. Entsprechende Verzögerungsphasen können auch hier beobachtet werden, wenn bei nicht zu hohen Temperaturen abgetötet wird.

b) Die nicht monomolekulare Absterbeordnung.

Wie durch Rahn[4] eingehend dargelegt wurde, hat man sich das für die Hitzeabtötung limitierende Steuerungszentrum der Zelle als einzelnes Molekül vorzustellen; nur dann kann man zu den bekannten geradlinigen Absterbekurven kommen, für welche sich nach Gl. (32) Geschwindigkeitskonstanten berechnen lassen. Wesentlich komplizierter liegen die Dinge, wenn mehrere Moleküle in der Zelle inaktiviert werden müssen. Gemeinsam mit W. A. Hurwitz gelangt Rahn zur Ableitung einer allgemeinen Formel:

$$Dn^{(r)} = a\left[1 - q^n - nq^{n-1}\cdot p - \frac{n(n-1)}{2}\cdot q^{n-2}p^2 - \cdots \right. \tag{35}$$
$$\left. \cdots - \frac{n(n-1)\cdots(n-r+2)}{(r-1)!}\cdot q^{n-r+1}\cdot p^{r-1}\right].$$

Es bedeuten: Dn = Zahl der abgetöteten Zellen nach der Zeit n, r = die Anzahl der zur Herbeiführung des Zelltodes zu inaktivierenden Moleküle, $q = 1 - m/a$ und $p = 1 - q = m/a$. Hierin sind a = Keimzahl pro untersuchter Raumeinheit und m = die Gesamtmenge der inaktivierten Moleküle pro Zeiteinheit.

Geht man von 1 000 000 Keimen aus und nimmt an, daß pro Zeiteinheit 90% abgetötet werden ($p = m/a = 0{,}9$ und $q = 1 - m/a = 0{,}1$), so erhält man für verschiedene Werte von r die in Abb. 37 wiedergegebenen Kurven, von welchen nur diejenige mit $r = 1$ geradlinig verläuft.

Für Absterbereaktionen, bei denen mehrere Moleküle inaktiviert werden müssen, ist die Zunahme der Geschwindigkeitskonstanten während der Erhitzung charakteristisch (nach oben gekrümmte Kurve). Dagegen findet man bei Populationen mit unterschiedlich resistenten Keimen eine Abnahme der Geschwindigkeitskonstanten (nach unten gekrümmte Kurve). Diese letztere Abweichung tritt offenbar häufiger auf, während die erstgenannte Form nach Rahn[5] relativ selten ist und sich möglicherweise durch Versuchsfehler erklären

---

[1] Eddy, A. A., u. C. Hinshelwood: Death rate of populations of Bact. lactis aerogenes. I. Active adjustment of cells to adverse environments.

[2] Eddy, A. A.: Death rate of populations of Bact. lactis aerogenes. II. Environmental and other factors influencing the form of the survival curve. Proc. Roy. Soc. (London) B **141**, 126 (1953).

[3] Eddy, A. A.: Death rates of populations of Bact. lactis aerogenes. III. Interpretation of survival curves. Proc. Roy. Soc. (London) B **141**, 137 (1953).

[4] Rahn, O.: The size of bacteria as the cause of the logarithmic order of death. J. Gen. Physiol. **13**, 179 (1929).

[5] Rahn, O.: The non-logarithmic order of death of some bacteria. J. Gen. Physiol. **13**, 395 (1930).

läßt. Dagegen lassen sich bei Organismen, die größer als Bakterien sind, meist immer zunehmende Absterbegeschwindigkeiten feststellen[1], wie z. B. bei Botrytis cinerea und Flagellaten. Hefezellen verhalten sich wenig einheitlich[2,3]. Bei Protozoen sind offenbar sowohl mehrere Moleküle zu inaktivieren als auch Resistenzunterschiede anzunehmen[4].

Den Fall zunehmender Absterbegeschwindigkeit betrachten TISCHER u. HURWICZ[5] in folgender Weise: Die Abweichung der Absterbekurven von der Linearität sei ganz allgemein dadurch bedingt, daß durch die Hitzewirkung zwar ein Teil der Zellen abstirbt, ein weiterer Teil gleichzeitig derartig geschädigt

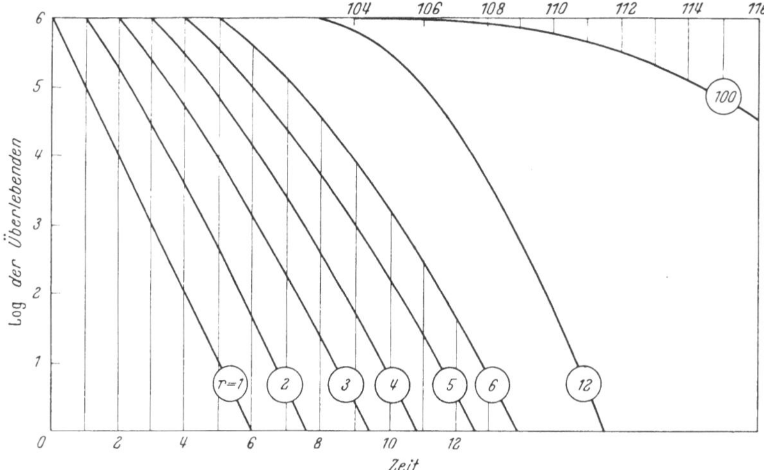

Abb. 37. Abhängigkeit der Absterbekurven von der Anzahl der zu inaktivierenden Moleküle (r) pro Zelle (n. RAHN).

wird, daß deren Hitzeempfindlichkeit bei längerer Einwirkung zunimmt. Der Ausdruck für die Neigung der Absterbekurve

$$Z = \frac{t_1 - t_0}{\log N_0/N_1} \tag{33}$$

muß um einen Ausdruck erweitert werden, welcher der Änderung von Z mit der Einwirkungszeit Rechnung trägt:

$$Z = \beta \left[\frac{t_1 - t_0}{\log N_0/N_1} \right]. \tag{36}$$

Je nach der Interpretation von β kann sich Z linear oder exponentiell mit der Zeit t ändern.

Nach Gl. (34) können wir für Z auch schreiben:

$$Z = \frac{U}{\log N_0 + P}. \tag{34a}$$

---

[1] Siehe S. 221, Fußnote 4.

[2] BEAMER, P. R., u. F. W. TANNER: Resistance of non-spore-forming bacteria to heat. Zbl. Bakter. II **100**, 81 (1939).

[3] BEAMER, P. R., u. F. W. TANNER: Heat resistance studies on selected yeasts. Zbl. Bakter. II **100**, 202 (1939).

[4] LOEFER, J. B., u. R. B. MEFFERD: Application of the most number method to determine heat sensivity of protozoa. Biol. Bull. **103**, 364 (1952).

[5] Siehe S. 222, Fußnote 4.

Hierin ist nach Stumbo P ($= \log 1/N_1$) die Wahrscheinlichkeit für das Überleben eines Keims nach einer bestimmten Behandlung und soll zeigen, daß man das Überleben von weniger als einem Keim pro Raumeinheit durch das Überleben eines Keims in mehreren Raumeinheiten ausdrücken kann.

Zum gleichen Ergebnis kann man nach Tischer u. Hurwicz bequemer kommen, wenn man nach Gl. (33) N_1 ausrechnet, die Anzahl der Überlebenden. Wenn man dabei Werte über 1 erhält, so ist der Ausdruck „Überlebenswahrscheinlichkeit" unangebracht, weil diese nur zwischen 0 und 1 liegen kann. Das umgehen Tischer u. Hurwicz, indem sie zur Zeit $t = 0$ eine Wahrscheinlichkeit von $P = 1$, und während der folgenden Zeiten t_i eine Wahrscheinlichkeit von $P \leqq 1$ annehmen.

Im Anschluß an die schon erwähnten Vorstellungen von Rahn[1], nach welchen ein einziges Molekül für den Zelltod limitierend ist, knüpfen Tischer u. Hurwicz auf Grund der vorstehenden Ableitung nun noch folgende Betrachtung: Für die Wahrscheinlichkeit des Überlebens kann es einerseits unter den herrschenden Bedingungen einen konstanten Wert geben, der zwischen 0 und 1 liegt. Das gilt für den Fall der partiellen Inaktivierung. Nimmt man aber andererseits an, daß es keine partielle Inaktivierung gibt, so kann der Wert für die Wahrscheinlichkeit nur 0 *oder* 1 sein.

Behandelt man eine Anzahl völlig identischer Keimsuspensionen in absolut gleicher Weise, so ist die Möglichkeit, daß in einem Falle nur ein Keim pro behandelter Suspension überlebt, allein von der Voraussetzung aus zu verstehen, daß die Behandlungen in ihren Wirkungen tatsächlich nicht vollkommen gleichartig waren. Wenn aber gesichert wäre, daß die Behandlungen, welche zur Reduktion der Keimzahlen auf weniger als 1 pro Suspension führen, völlig identisch sind und daß eine partielle Inaktivierung nicht erfolgt, dann kann durch keine, noch so oft durchgeführte Wiederholung des Experiments eine andere Wahrscheinlichkeit als 0 für das Überleben erlangt werden. Da man in Wirklichkeit aber bei entsprechender Prozedur tatsächlich eine Wahrscheinlichkeit für das Überleben von Keimen bei gleichartiger Behandlung gleich großer Volumina einer gleichen Keimsuspension vorfindet, kann das entweder bedeuten, daß die Behandlungen in Wirklichkeit nicht völlig gleich waren, oder daß es tatsächlich eine partielle Inaktivierung bei Bakterien gibt.

3. Einfluß der Temperatur.

a) Die Temperaturabhängigkeit der Absterbereaktion.

Als Maß für die Abtötungsgeschwindigkeit kann man nach Formel (32) ihre Geschwindigkeitskonstante angeben. Die Temperaturabhängigkeit der Absterbereaktion kann dann als Reaktion erster Ordnung durch eine Exponentialfunktion beschrieben werden, z. B. durch Angabe eines Temperaturkoeffizienten (s. Formel 18, S. 190). Trägt man die Logarithmen der Absterbegeschwindigkeitskonstanten gegen die Erhitzungstemperatur auf, so würde man bei konstantem Q_{10}-Wert eine Gerade erhalten.

Exakter wäre eine Behandlung der Temperaturabhängigkeit nach der Formel von Arrhenius (19 auf S. 191). In diesem Falle müßten die Logarithmen der Geschwindigkeitskonstanten gegen die reziproken Werte der absoluten Erhitzungstemperaturen aufgetragen werden, um einen geradlinigen Verlauf der Temperaturkurve zu erhalten. Praktisch kommt man jedoch mit der erstgenannten Darstellungsweise aus, zumal die ermittelten Absterbegeschwindigkeitskonstanten wegen ihrer zeitlichen Inkonstanz (s. Abschn. 1) einen relativ

---

[1] Siehe S. 226, Fußnote 4.

größeren Fehler einschließen, als er durch die lineare Einteilung der Temperaturachse entsteht.

In der praktischen *Pasteurisierung* arbeitet man weniger mit den Absterbegeschwindigkeitskonstanten, als vielmehr mit den zur *völligen Keimvernichtung* erforderlichen Abtötungszeiten. Wie im Abschnitt 1 gezeigt wurde, muß bei deren Angabe die Ausgangskeimzahl berücksichtigt werden. Mit beliebiger Variation der Populationsgröße kann man somit zu einer beliebigen Anzahl von Abtötungszeiten bei einer konstanten Temperatur gelangen. Die oft angegebenen Zeiten sind daher nicht als eindeutig zu bezeichnen, weil über die fraglichen Populationsgrößen meist keine Angaben gemacht werden.

Stellt man nun eine theoretische Abhängigkeitskurve dar, indem man die Logarithmen der Abtötungszeiten gegen die jeweiligen Temperaturen aufträgt, so liegt oberhalb der erhaltenen Linie ein Bezirk, in welchem keine Überlebenden angetroffen werden (s. Abb. 38), während unterhalb derselben je nach der Weite des Abstandes mehr oder weniger Überlebende zu finden sind. Nach TISCHER u. HURWICZ[1] kann man für diese Kurve folgende Differentialgleichung aufstellen:

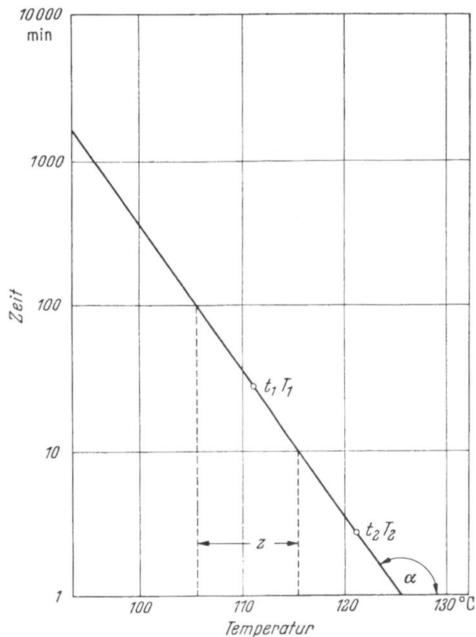

Abb. 38. Die Änderung der zur völligen Keimabtötung erforderlichen Zeit mit der Temperatur. z bedeutet die Temperaturerhöhung, welche erforderlich ist, um die Abtötungszeit auf ¹/₁₀ zu vermindern (n. TISCHER u. HURWICZ).

$$\frac{\delta^2 (\ln t)}{\delta T^2} = 0 .\tag{37}$$

Es bedeuten t = Zeit, T = Temperatur. Um zu zeigen, daß t außer von T noch von mindestens einer weiteren Variablen abhängt (Ausgangskeimzahl), wird partiell differenziert. Nimmt man dagegen eine konstante Ausgangskeimzahl an, so kann man schreiben:

$$\frac{d^2 (\ln t)}{d T^2} = 0\tag{37a}$$

und erhält durch Integration:

$$\frac{d (\ln t)}{d T} = K .\tag{37b}$$

K ist eine Integrationskonstante. Durch weitere Integration erhält man über

$$\int d(\ln t) = K \int dt\tag{37c}$$

$$\ln t = K \cdot T + K_1 .\tag{38}$$

Daraus geht hervor, daß die Abtötungskurve eine lineare Funktion mit der Steigung K ist.

---

[1] Siehe S. 222, Fußnote 4.

Integriert man Gl. 37 in den Grenzen t_1 und t_2 sowie T_1 und T_2, so erhält man:

$$\ln \frac{t_2}{t_1} = K(T_2 - T_1) \tag{39}$$

oder die übliche Gleichung für monomolekulare Reaktionen:

$$K = \frac{1}{\varDelta T} \ln \frac{t_2}{t_1}, \tag{39a}$$

in welcher

$$K = \frac{\ln t_2 - \ln t_1}{T_2 - T_1} \tag{40}$$

die wahre Neigung der thermischen Abtötungskurve ist.

Ball[1,2] führte das Symbol F zur Angabe der Abtötungszeit bei 121,1° C (250° F) ein. $F_i = U/F$ ist die in Minuten angegebene Abtötungszeit bei einer anderen Temperatur. Das Symbol z charakterisiert die Neigung der Abtötungskurve in Abhängigkeit von der Temperatur. Während Z also die zur Keimreduktion um 90% benötigte Zeit angibt, stellt z die Temperaturerhöhung dar, die erforderlich ist, um die Abtötungszeit auf ein Zehntel zu vermindern. Für z gilt demnach:

$$z = -\frac{1}{K} = \frac{T_1 - T_2}{\log t_2 - \log t_1}. \tag{41}$$

In der älteren Literatur findet man häufig Angaben über den Temperatur-koeffizienten (Q_{10}) der Hitzeabtötung von Bakterien. Q_{10} und z hängen natürlich unmittelbar miteinander zusammen, und zwar durch die Beziehung:

$$z = 10/\log Q_{10}. \tag{42}$$

Aus der Definition des Temperaturkoeffizienten durch die Formel

$$\log Q_{10} = \frac{10}{\varDelta T} \cdot (\log k_1 - \log k_2) \tag{18a}$$

läßt sich überdies Formel (40) erhalten, wenn man $\log Q_{10}/10 = K$ und für k_1 und k_2 die Abtötungszeiten t_1 und t_2 setzt.

Die praktische Anwendung dieser theoretischen Behandlung der Temperatur-Zeit-Beziehungen, die vorwiegend in angelsächsischen Ländern sehr weit getrieben wird, erhält nun eine wesentliche Einschränkung durch die Tatsache, daß die Temperaturkoeffizienten der Hitzeinaktivierung von Mikroorganismen sehr an Konstanz zu wünschen übriglassen. Tab. 16 gibt dafür ein Beispiel. Es handelt sich um Berechnungen nach Zahlenangaben von Ørskov[3] (ausgemittelte Werte).

Die außergewöhnlich hohen Temperaturkoeffizienten bei niedrigen Abtötungstemperaturen deuten darauf hin, daß die Absterbereaktion hier sehr plötzlich einsetzt, mit anderen Worten, unterhalb einer kritischen Temperatur ist praktisch kein Absterben festzustellen. Für die Berechnungen von Q_{10} oder z hat man sich

Tabelle 16. *Änderung des Q_{10}-Wertes der Hitzeabtötung von Paratyphusbakterien mit der Temperatur* (nach Ørskov).

Erhitzungs-temperatur ° C	Abtötungszeit min	Q_{10}
55	140	1370
57	33	37
59	16	44
61	7,5	99
63	3	32
65	1,5	

---

[1] Siehe S. 223, Fußnote 2.

[2] Siehe S. 223, Fußnote 3.

[3] Ørskov, S. L.: Versuche über die Thermoresistenz. Thermoresistenz in verschiedenen Nährböden. Thermoresistenz von Kulturen verschiedenen Alters. Z. Hyg. **105**, 317 (1926).

daher an Temperaturen zu halten, bei denen die Abtötungszeiten mit möglichst geringem Fehler zu messen sind. Die Temperaturdifferenz darf nicht zu weit gewählt werden[1].

b) Beziehungen zwischen Temperatur- und Zeitabhängigkeit.

Aus den Abtötungsgeschwindigkeiten (Z) bei verschiedenen Temperaturen läßt sich nach BALL eine „Phantom"-Kurve für die Abtötungszeiten berechnen. Dazu dient der Ausdruck:

$$z = \frac{T - T'}{\log (x'_{100} - Z' \log N_a/100) - \log (x_{100} - Z \log N_a/100)} \ . \tag{43}$$

Darin bedeuten: z = Neigung der Kurve, x_{100} und x'_{100} = Latenzphasen bei T und T', in denen noch keine Keimverminderung durch Hitze erfolgen, N_a = willkürlich angenommene Keimzahl zur Zeit x_a. Für x_a gilt $x_{100} - Z \log N_a/100$. Ferner ist $Z \log N_a/100 = t_1 - t_0$. Der angenommene Wert für N_a hat keinen Einfluß auf z. Setzt man z. B. $a = 90\%$, so erhält man bei Auftragung von Z gegen T eine theoretische Abtötungskurve für diesen Wert. Entsprechend kann man mit jedem anderen Wert für N_a verfahren, außer für $N_a = 0$, da in diesem Falle die Gleichung $Z = t_1 - t_0/\log N_a/N_1$ den Wert Unendlich annimmt.

Besser läßt sich die Unabhängigkeit zwischen z und N_a erkennen, wenn man x_{100} und x'_{100} gleich 0 setzt, Gl. (44) nimmt dann die Form

$$z = \frac{T - T'}{\log \left[\dfrac{- Z' \log N_a/100}{- Z \log N_a/100} \right]} ,$$

oder (44)

$$z = \frac{T - T'}{\log Z' - \log Z}$$

an.

In Abb. 39 ist eine hypothetische Kurve dargestellt, welche die Änderung von Z mit der Temperatur veranschaulicht, wenn 1000 Ausgangskeime angenommen werden. Betrachtet man die Punkte $T = 116,7°$ und $T' = 126,7°$, so läßt sich die Neigung (B) dieser Kurve ohne Schwierigkeiten berechnen:

$$B = \frac{\log 10 - \log 1}{116,7 - 126,7} = -0,1 \ . \tag{45}$$

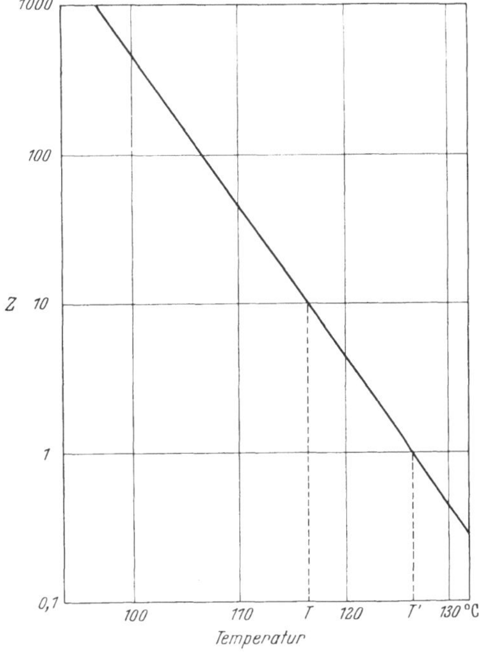

Abb. 39. Die Änderung von Z mit der Temperatur. Hypothetische Kurve (n. TISCHER u. HURWICZ).

Für die Gleichung der Z-Kurve bei einem Wert für $Z = 10$ und $T = 116,7$ erhält man:

$$\log Z = \log \alpha - 0,1 \cdot 116,7 \text{ oder}$$
$$1 = \log \alpha - 11,67$$
$$\log \alpha = 1 + 11,67 = 12,67 \ .$$

---

[1] CHRISTOPHERSEN, J.: Über Hitzeabtötung und Hitzeresistenz von Mikroorganismen. Milchwiss. **6**, 309 (1951).

Für die Gleichung der Z/T-Kurve ergibt sich dann:

$$\log Z = 12{,}67 - 0{,}1 \cdot T . \tag{46}$$

Tabelle 17. Z-*Werte von 93,3* bis *121,1°* C. $B = -0{,}1$, $\log \alpha = 12{,}67$.

T	$T \cdot 0{,}1$	$(\log \alpha) - T \cdot 0{,}1$	Z
93,3	9,33	3,3	2000
96,1	9,61	3,0	1000
98,9	9,89	2,8	631
101,7	10,17	2,5	316
104,4	10,44	2,2	158
107,2	10,72	1,9	79
110,0	11,00	1,7	55
112,8	11,28	1,4	25
115,6	11,56	1,1	13
118,3	11,83	0,8	6,3
121,1	12,11	0,5	3,16

Mit Hilfe dieser Gleichung lassen sich Z-Werte für beliebige Temperaturen ausrechnen, wie sie in Tab. 17 als Beispiel angegeben sind. Mit Hilfe dieser Daten wurde das in Abb. 40 gezeigte dreidimensionale Diagramm konstruiert, welches die Beziehungen zwischen Zeit, Temperatur und Überlebendenzahl bei 1000 Ausgangskeimen anschaulich macht.

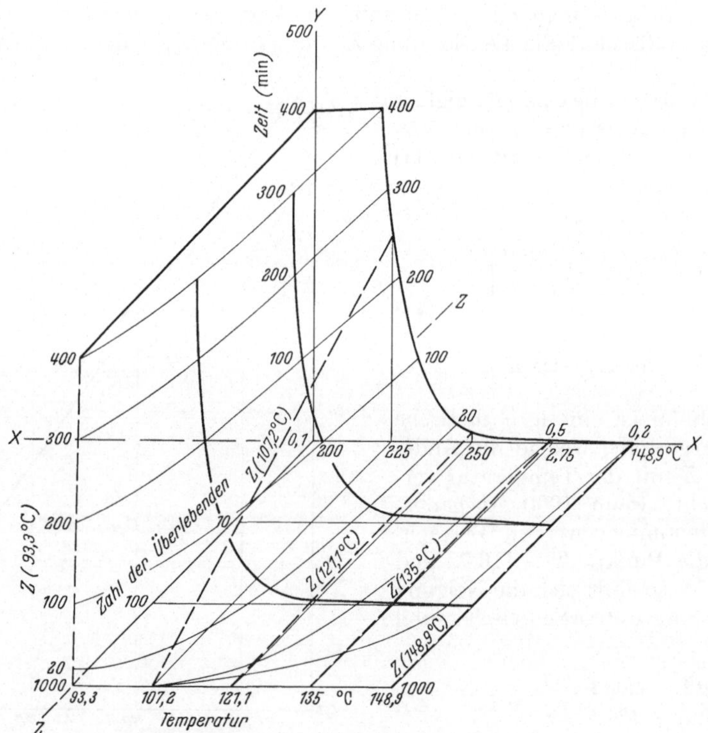

Abb. 40. Graphische Darstellung der Beziehungen zwischen Zeit, Temperatur und Zahl der überlebenden Keime bei 1000 Ausgangskeimen pro Raumeinheit (n. Tischer u. Hurwicz).

4. Die Pasteurisierung.

a) Allgemeines.

Louis Pasteur machte 1857 erstmalig darauf aufmerksam, daß man durch eine schonende Erhitzung von Milch auf 50—60° eine beträchtliche Verzögerung der Säuerung erreichen könne, weil die vorhandenen Mikroorganismen zum großen Teil bei diesen Temperaturen abgetötet werden. Auch durch entsprechende

Maßnahmen in der Kelterei und Brauerei konnte PASTEUR bekanntlich die Grundlagen für das heute weit verbreitete, ihm zu Ehren benannte Verfahren der Pasteurisierung legen (s. NORTH u. Mitarb.[1]).

Von der Pasteurisierung verlangt man eine restlose Abtötung aller pathogenen Keime, eine möglichst vollständige Vernichtung aller übrigen sporenlosen Mikroorganismen, jedoch eine möglichst schonende Behandlung des jeweiligen Substrates. Dagegen versteht man unter Sterilisation eine völlige Vernichtung aller Keime. Für das letztgenannte Verfahren sind stets Temperaturen über 100°

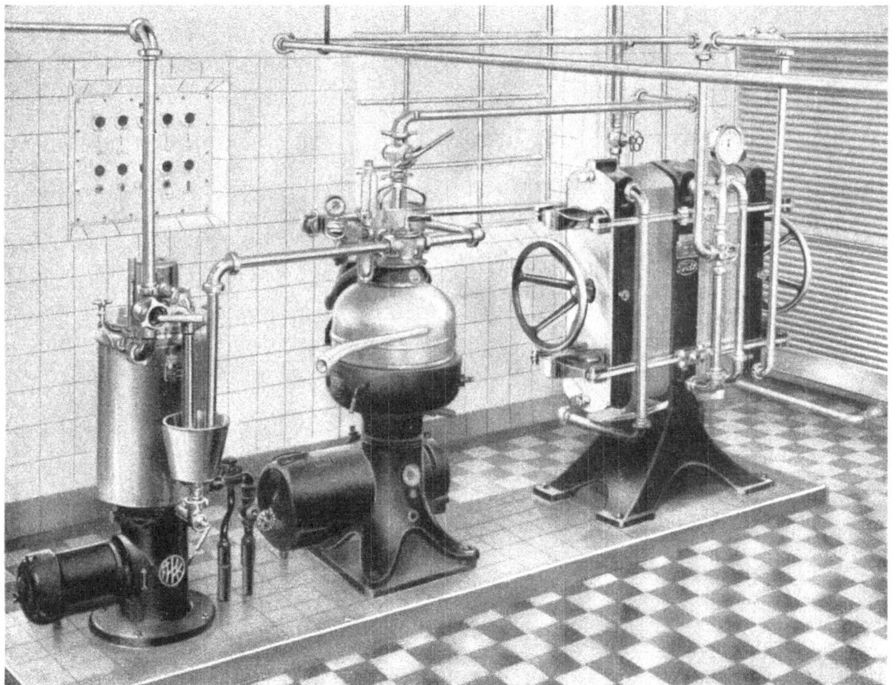

Abb. 41. Pasteurisierungsapparate. Links: Trommelerhitzer, rechts: Plattenerhitzer der Firma Tödt. In der Mitte eine Milchzentrifuge.

erforderlich, während man sich bei der Pasteurisierung allgemein mit Temperaturen unter 100° begnügt. Jedoch sind in letzter Zeit auch Verfahren entwickelt worden, bei welchen höhere Temperaturen zur Anwendung kommen, welche jedoch nur Bruchteile von Sekunden einwirken (Uperisation).

Die Pasteurisierung hat ihre hauptsächliche Bedeutung in der Milchwirtschaft erlangt und ihre wissenschaftlichen und technischen Probleme sind in erster Linie von Milchwirtschaftlern geklärt worden. WEIGMANN wies 1893 erstmalig darauf hin, daß Tuberkelbakterien durch eine 15 min während Erhitzung auf 67,7° abgetötet würden. Am Anfang der Jahrhundertwende bürgerte sich das bis in die zwanziger Jahre hinein bevorzugte Verfahren der „Dauerpasteurisierung" von Milch ein, welches in einer 30 min langen Erhitzung auf 62—65° in einer Wanne besteht. 1921 konstruierte der Italiener STASSANO ein Gerät, welches dank eines Röhrensystems eine Erhitzung von Flüssigkeiten in dünner

---

[1] NORTH, C. E., W. H. PARK, V. A. MOORE, M. J. ROSENAU, C. ARMSTRONG, A. B. WADSWORTH u. E. B. PHELPS: Commercial pasteurization. Publ. Health Bull. 147 (1925).

Schicht gestattete. Englische Konstrukteure entwickelten die sog. Plattenerhitzer, in welchen die Milch in dünner Schicht durch ein System von beheizten Metallplatten geführt wird. Derartige Konstruktionen haben sich bis heute in zahlreichen Abwandlungen wegen ihrer vielseitigen Anwendbarkeit besonders bewährt. Eine weitere Gruppe von Durchflußerhitzern arbeitet mit bewegten Heiz- oder Begrenzungsflächen, andere sind mit einem Rührwerk ausgestattet. Es handelt sich um die sog. Trommel- oder Kreiselerhitzer, welche auf eine Konstruktion von Tödt aus dem Jahre 1911 zurückgehen. Sie eignen sich wegen

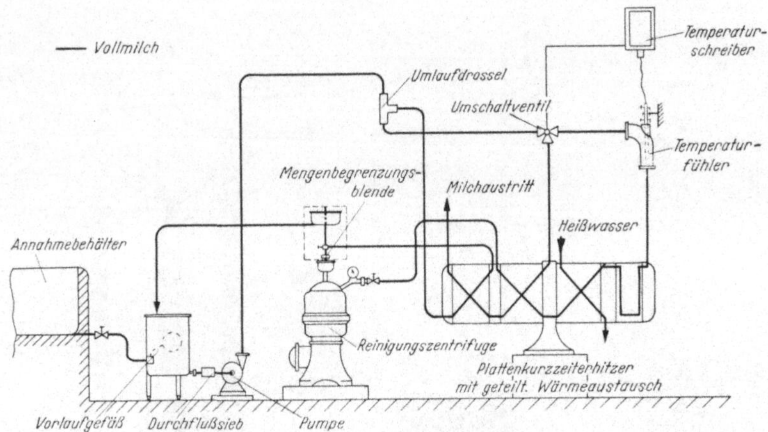

Abb. 42. Schematische Darstellung einer Milcherhitzungsanlage mit Reinigungszentrifuge und Mengenbegrenzung mit Blende und Überlaufrohr nach einem Vorschlag von Rubow u. Jelimann (n. Wälzholz).

der in ihnen herrschenden großen Turbulenzverhältnisse besonders für die Pasteurisierung von Flüssigkeiten mit höherer Viscosität (Rahm) (s. Abb. 41 und 42).

b) Erhitzungsverfahren.

Man unterscheidet je nach Temperatur- und Zeitwirkung drei Haupterhitzungsverfahren (s. Abb. 43).

α) *Die Dauerpasteurisierung* bei 62—65° und einer Einwirkungszeit von 30 min. Dieses Verfahren garantiert eine besonders schonende Behandlung der Milchbestandteile. Für den Wirkungsgrad auf Mikroorganismen wird jedoch nur eine 98,5—99%ige Abtötung angegeben.

β) Die *Kurzzeiterhitzung* auf 71—74° mit einer anschließenden Heißhaltung, die zwar zeitlich nicht festgelegt ist, jedoch im Mittel etwa 40 sec beträgt. Der Abtötungseffekt liegt bei etwa 99%. Die Rohmilcheigenschaften bleiben noch weitgehend erhalten.

γ) Die *Hocherhitzung* auf mindestens 85° C. Die Erhitzungszeit ist hier nicht festgelegt, weil die aus technischen Gründen zur Anwendung kommenden Verweilzeiten stets eine ausreichende Einwirkung bedingen. Es wird eine Keimabtötung von 99,90—99,99% erreicht, die jedoch mit einer gleichzeitigen Zerstörung der typischen Rohmilcheigenschaften verbunden ist[1].

Ein völlig neuartiges Verfahren zur Haltbarmachung von Flüssigkeiten besteht in der von Grindrod[2] entwickelten „Uperisation" (= Ultrapasteurisation). Die auf etwa 40° vorgewärmte Milch wird zunächst in einem Vakuum entgast, dann auf etwa 70—80° weiter vorgewärmt und in den sog. Uperisations-

[1] Wälzholz, G.: Die Technik in der Milchwirtschaft. Stuttgart 1953.
[2] Nach P. Haerry: „Uperisation", ein neues Verfahren zur Behandlung von Milch. Mitt. Lebensmittel. Hyg. 44, 159 (1953).

kopf gedrückt, welcher im wesentlichen aus einer Strahldüse besteht, die in ein
Gehäuse eingesetzt ist. Hier wird die Milch unter einem Druck von 4 atü durch
heißen Dampf sprungartig auf 150° erhitzt und sofort wieder in einer Expansions-
abteilung versprüht, wobei eine Abkühlung auf 80° erfolgt. Die Gesamtdauer
der Erhitzung auf 150° beträgt nur 0,75 sec. Die weitere Kühlung und Verarbeitung der Milch erfolgt in üblicher Weise. Die durch die Dampfinjektion bedingte
Verdünnung wird durch eine entsprechende Wasserverdunstung in der Expan-
sionskammer wieder völlig ausgeglichen. Das Verfahren soll sich durch eine größere

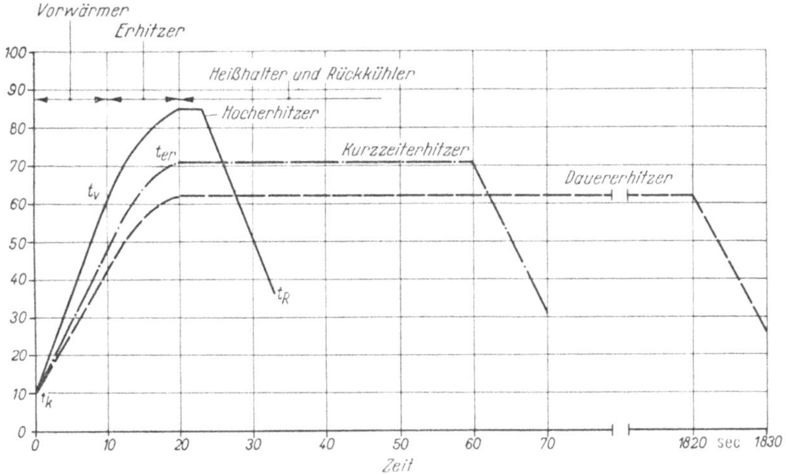

Abb. 43. Temperatur-Zeit-Diagramm der zugelassenen Milcherhitzungsverfahren (n. WÄLZHOLZ).

abtötende Wirkung auszeichnen als die oben angeführten Pasteurisierungs-
methoden (s. HAERRY[1], BROWN u. Mitarb.[1]). Es wurde auch zur Konservierung
von Obstsäften erprobt (LÜTHI[2]).

c) Die Wirksamkeit der Pasteurisierung.

Von der Milchpasteurisierung verlangt man einerseits eine möglichst schonende
Erhitzung, um die Eigenschaften der Rohmilch zu erhalten. Andererseits müssen
aber alle pathogenen Keime mit Sicherheit abgetötet werden. Als Kriterium der
Rohmilcheigenschaften betrachtet man in erster Linie das Aufrahmungsvermögen,
die Labfähigkeit sowie die Erhaltung von Milchenzymen, insbesondere der
Peroxydase und Phosphatase, während unter den in Frage kommenden pathogenen
Bakterien die Tuberkuloseerreger als die hitzeresistentesten auf alle Fälle ver-
nichtet werden müssen. Nach NORTH[3] sind zur Erfüllung dieser Forderung
Temperatur-Zeit-Kombinationen erforderlich, die in der neutralen Zone des in
Abb. 44 dargestellten Diagramms liegen. Die Hitzebeständigkeit des Auf-
rahmungsvermögens wurde von MARQUARD u. DAHLBERG[4] und HOLLAND u.
DAHLBERG[5] untersucht. Bei Darstellung des Inaktivierungsverlaufes unter
Verwendung einer logarithmischen Zeitachse erhält man annähernd geradlinige
Kurven (s. dazu die korrekte Darstellung unter Verwendung des Gesetzes von

<hr>

[1] Siehe S. 234, Fußnote 2.
[2] LÜTHI, H.: Versuche zur Uperisation von Süßmost. Schweiz. Z. Obst- u. Weinbau
62, 337 (1953).
[3] Siehe S. 233, Fußnote 1.
[4] MARQUARD, J. C., u. A. C. DAHLBERG: N. Y. State Agr. Exper. Stat. Techn. Bull.
180 (1931).
[5] HOLLAND, R. F., A. C. DAHLBERG: N. Y. State Agr. Exper. Stat. Techn. Bull **254** (1940).

Arrhenius, S. 191). Entsprechende Kurven lassen sich auch für die Inaktivierungen von Milchenzymen und Bakterien erhalten. Für die Beurteilung des Wirkungsgrades der Pasteurisierungsverfahren sind derartige Kurven häufig untersucht worden (s. Faxholm[1]).

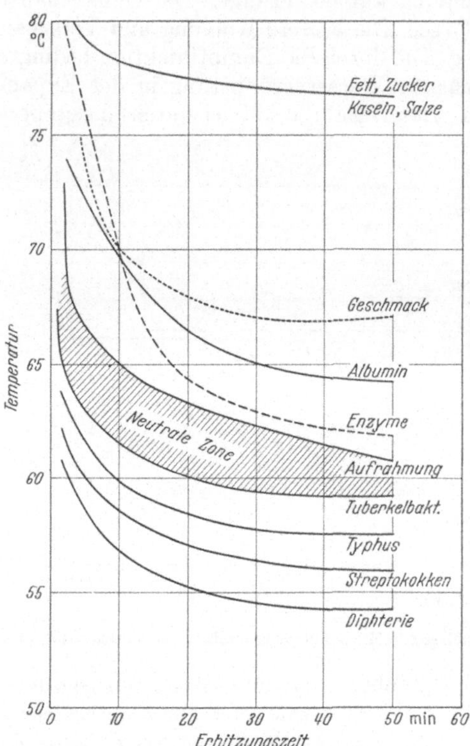

Abb. 44. Einfluß der Temperatur und Erhitzungszeit auf die Zerstörung bzw. Inaktivierung verschiedener Milchbestandteile (n. North).

Die in der praktischen Pasteurisierung verwendeten Temperatur-Zeit-Kombinationen liegen allerdings wesentlich über der von North angegebenen neutralen Zone, und zwar so, daß die Phosphatase der Milch stets und die Peroxydase bei der Hocherhitzung zerstört werden. Im Hinblick auf die höhere Resistenz von Tuberkelbakterien wird das Ausbleiben der betreffenden Enzymreaktionen in einer erhitzten Milch als Nachweisverfahren für eine ausreichende Pasteurisierung angewendet[2]. Dabei wird natürlich auch das Aufrahmungsvermögen der Milch in Mitleidenschaft gezogen. Will man aber eine zuverlässige Abtötung von Tuberkelbakterien erreichen, so muß man die Vernichtung eines Teiles der Rohmilcheigenschaften in Kauf nehmen, um die erforderliche Sicherheitsgrenze zu garantieren. Gerade über dieses Problem liegt ein umfangreiches Schrifttum vor, mit welchem sich Bingel[3] kürzlich kritisch auseinandergesetzt hat.

Es hat nicht an Versuchen gefehlt, die *Wirksamkeit von Erhitzungen* an der Abtötung von Testorganismen zu verfolgen und zu beurteilen. Da sich Colibakterien für diesen Zweck wegen der starken Variabilität ihrer Hitzeresistenz nicht eigneten, hat Speck[4,5] versucht, die Abtötung von Micrococcus freudenreichii als Standard zu benutzen. In der Konservenindustrie, wo es sich in erster Linie um die Vernichtung von Sporen handelt, verwenden amerikanische Forscher[6-9]

[1] Faxholm, H.: Wärmebehandlung der Konsummilch, Milchwiss. **4**, 161 (1949).

[2] Schwarz, G.: Neue Verfahren beim Erhitzungsnachweis von Milch. Molk.-Ztg., Hildesheim **1949**, Nr. 24.

[3] Bingel, K. F.: Tuberkulosedesinfektion der Milch durch Pasteurisierung unter Bedingungen des Laboratoriumsexperimentes. Zbl. Bakter. I Orig. **159**, 427 (1952).

[4] Speck, M. L.: The resistance of Micrococcus freudenreichii in laboratory high-temperature short-time pasteurization of milk and ice cream mix. J. Dairy Res. **30**, 975 (1947).

[5] Speck, M. L., u. H. L. Lucas: Some observations on high-temperature pasteurization of chocolate milk. J. Dairy Sci. **34**, 333 (1951).

[6] Reynolds, H., A. M. Kaplan, F. B. Spencer u. H. Lichtenstein: Thermal destruction of Cameron's putrefactive anaerobe 3679 in food substrates. Food Res. **17**, 153 (1952).

[7] Pflug, I. J., u. W. B. Esselen: Observations on the thermal resistance of putrefactive anaerobe 3679 spores in the temperature range of 250—300° F. Food Res. **19**, 92 (1954).

[8] Reed, J. M., C. W. Bohrer u. E. J. Cameron: Spore destruction rate studies on organisms of significance in the processing of canned foods. Food Res. **16**, 383 (1951).

[9] Stumbo, C. R.: A technique for studying resistance of bacterial spores to temperature in the higher range. Food Techn. **2**, 228 (1948).

einen von CAMERON beschriebenen anaeroben Fäulniserreger (P. A. 3679) als Teststamm, dessen Sporenresistenz als einigermaßen konstant angesehen wird (s. TOWNSEND u. Mitarb.[1]).

In Deutschland verzichtet man bei der Prüfung von Milcherhitzern auf die Verwendung von Testorganismen, sondern vergleicht die zu untersuchenden Geräte mit einem Normalerhitzer von geringer Stundenleistung (s. PLOCK u. WÄLZHOLZ[2]). Man ist dadurch von der wechselnden Resistenz der in der verwendeten Rohmilch enthaltenen Keime sowie von den unterschiedlichen Betriebsweisen der zu prüfenden Apparate unabhängig.

II. Die Hitzeresistenz von Mikroorganismen.

1. Die Abtötungstemperaturen.

Die im vorangegangenen Abschnitt beschriebenen mathematischen Ableitungen gestatten es, die Hitzeresistenz zahlenmäßig durch Z-Werte in Verbindung mit einer bestimmten Abtötungstemperatur auszudrücken. Will man die Resistenz verschiedener Organismen miteinander vergleichen, so geschieht das am anschaulichsten durch Angabe derjenigen Erhitzungstemperaturen, bei welchen Z einen möglichst gleichen Wert hat. Dagegen ist z ein Wert für die Resistenzänderung mit der Temperatur, er braucht durch äußere Einflüsse, welche Z verändern, nicht berührt zu werden, weil aller Wahrscheinlichkeit nach sich eventuelle Resistenzänderungen in einer entsprechenden Verschiebung der Abtötungszeiten bei unterschiedlichen Abtötungstemperaturen auswirkt.

Obgleich sich die Angabe von Abtötungstemperaturen in Verbindung mit den quantitativen Keimzahlverschiebungen heute immer mehr durchsetzt, reichen die in der Literatur vorliegenden Werte nicht aus, um einen einigermaßen vollständigen Überblick über die Hitzeresistenz der wichtigsten Arten unter diesem Gesichtspunkt zu erlangen. In der folgenden Tab. 18 mußte daher auf die Angabe von Z-Werten verzichtet werden, jene ist aber dennoch geeignet, ein ausreichendes Bild über die Abtötungsbedingungen der aufgeführten Stämme zu vermitteln.

2. Abhängigkeit der Hitzeresistenz von verschiedenen Faktoren.

a) Einfluß von Wasser.

Es ist allgemein bekannt, daß der Grad der Feuchtigkeit einen großen Einfluß auf die Hitzeresistenz hat: Mit ansteigender Trockenheit nimmt die Resistenz zu. Auch trockener, überhitzter Dampf verhält sich wie trockene Heißluft und wirkt bei 140—150° auf Sporen weniger abtötend als feuchter Dampf bei 100° (v. ESMARCH[3]). Vegetative Zellen können zwar durch völlige Austrocknung absterben, jedoch erhöht ein geringer Wasserentzug die Thermotoleranz oft ganz beträchtlich. Bei der Erhitzung von Milch finden sich z. B. in der Haut, die sich in offenen Gefäßen an der Oberfläche bildet, durchweg lebende Keime, was nicht nur auf die dort herrschende niedrigere Temperatur, sondern auch auf einen

---

[1] TOWNSEND, C. T., J. R. ESTY u. F. C. BASELT: Heat resistance studies on spores of putrefactive anaerobes in relation to determination of safe process for canned foods. Food Res. **3**, 323 (1938).

[2] PLOCK, K., u. G. WÄLZHOLZ: Der Normalerhitzer als Grundlage für die Prüfung von Milcherhitzungspräparaten. Molk.-Ztg., Hildesheim **50**, 1776, 1835, 1836 u. 1861 (1936).

[3] ESMARCH, E. VON: Desinfizierende Wirkung des strömenden überhitzten Dampfes. Z. Hyg. **4**, 197 (1889).

Tabelle 18. *Bedingungen der Hitzeabtötung verschiedener Bakterien.*

Art	Substrat	Temperatur °C	Zeit	Abtötung	Autor
Streptococcus thermophilus		62,1	30 min	+	Hucker, 1928
	Milch	60—65	30 min	—	Sherman, 1937
Str. faecalis		62,1	30 min	+	Hucker, 1928
		70—75		—	Orla-Jensen, 1919
	Milch	63	30 min	—	Seibel, 1925
Str. lactis	Milch	60	30 min	±	Gibson, 1948
	Milch	70	15 min	+	Orla-Jensen, 1919
	Milch	62,8	30 min	—	Robertson, 1927
Str. bovis	Milch	60		—	Orla-Jensen, 1919
Str. durans	Milch	62,8	30 min	—	Sherman u. Wing, 1953
Str. paracitrovorus	Milch	60	30 min	—	Abd-El-Malek u. Gibson, 1948
Str. mastitidis	Milch	60	15 min	+	Orla-Jensen, 1919
	Milch	63	30 min	—	Seibel, 1925
Str. glycerinaceus	Milch	63	30 min	—	Seibel, 1925
Str. haemolyticus	Salzlösung	60	60 min	+—	V. Lingelsheim, 1891
	Salzlösung	60	120 min	+—	V. Lingelsheim, 1891
	Salz-Gelatine-Lösung	60	10 min	+	Thompson, Meleney, 1924
	Milch	65—70	30 min	+	Beckwith, Rose, 1925
	Milch	60	25 min	+	Beckwith, Rose, 1925
Str. longissimus	Salzlösung	60	10 min	+	V. Lingelsheim, 1891
Lactobacillus thermophilus	Milch	71,1	30 min	+	Ayers, Johnson, 1924
	Milch	82,2	$^1/_2$—2 min	+	Ayers, Johnson, 1924
	Milch	65,5	30 min	—	Ayers, Johnson, 1924
Diplococcus pneumoniae	Agar	60	15 min	+	Wirth, 1926
	Agar	60	30 min	+	Bagger, 1926
		60	10 min	+	Sternberg, 1887
Neisseria	Agar	40—41	einige Std.	+	Kiefer, Schäffer, Santos Carlos 1914,
		45	45 min	—	Kiefer, Schäffer, Santos Carlos 1914,
		50	5 min	+	Kiefer, Schäffer, Santos Carlos 1914,
Micrococcus freudenreichii	Schokoladenmilch	73,9	15 sec	+	Speck, Lukas, 1951
	Schokoladenmilch	61,7	30 min	±	Speck, Lucas, 1951
	Schokoladenmilch	61,7	49 min	+	Speck, Lucas, 1951
	Schokoladenmilch	62,8	26 min	+	Speck, Lucas, 1951
		75,8	2,36 sec	+	Tobias, Herreid, Ordal, 1953
		61,7	30 min	+	Tobias, Herreid, Ordal, 1953
M. aureus	Bouillon	58	10 min	+	Sternberg, 1887
M. citreus	Bouillon	62	10 min	+	Sternberg, 1887
M. albus	Bouillon	62	10 min	+	Sternberg, 1887
M. luteus	Milch	63	30 min	—	Gibson u. Abd-El-Malek, 1940/41
M. varians	Milch	63	30 min	—	Gibson, u. Abd-El-Malek, 1940/41
M. viscosus	Milch	63	37 min	—	Murray, 1946
	Milch	63	40 min	+	Murray, 1946
Meningokokken	Bouillon	60	1 min	+	Bettencourt, Franca, 1904
	Bouillon	70	1 min	+	Bettencourt, Franca, 1904

Tabelle 18. (Fortsetzung.)

Art	Substrat	Temperatur °C	Zeit	Abtötung	Autor
Meningokokken	Bouillon	80	1 min	+	Bettencourt, Franca, 1904
	Bouillon	50	50 min	+ —	Bettencourt, Franca, 1904
	Bouillon	55	3 min	+ —	Bettencourt, Franca, 1904
	Salzlösung	50	60 min	—	v. Lingelsheim, 1906
	Salzlösung	80	2 min	+	v. Lingelsheim, 1906
	Salzlösung	70	5 min	+	v. Lingelsheim, 1906
	Salzlösung	60	10 min	+	v. Lingelsheim, 1906
(4 Stämme)	Bouillon	45	3 Std.	—	Elser, Huntoon, 1909
Microbacterium lacticum	Milch	80—85	15 min	—	Thomas u. Mitarb., 1946
Mbm. flavum	Milch	75	15 min	—	Thomas u. Mitarb., 1946
Mbm. liquefaciens	Milch	80	15 min	—	Thomas u. Mitarb., 1946
	Bouillon	80	10 min	50% +	Egdell u. Bird, 1950
Pasteurella pestis	Bouillon	80	30 min	+	Kitasato, 1894
	Bouillon	60	2 min	+	Gladin, 1898
	Bouillon	56	10 min	+	Gladin, 1898
	Bouillon	50	60 min	+	Gladin, 1898
		65	60 min	+	Kolle, 1912
		55—60	60 min	+	Albrecht, Ghou, 1920
	Bouillon	55	15 min	+	Haffkine, 1928
	Bouillon	60	15 min	+	Hesse, 1900
Pasteurella tularensis	Leberemuls.	56	10 min	+	McCoy, 1912
Brucella abortus (19)	Milch	64,9	24 sec	+	Metzger, 1954
(659)	Milch	65,1	35—38 s	+	Metzger, 1954
(2308)	Milch	65	28—30 s	+	Metzger, 1954
(2016)	Milch	64,3	70—75 s	+	Metzger, 1954
(3237)	Milch	64,8	16—18 s	+	Metzger, 1954
(McComb)	Milch	65,6	24—26 s	+	Metzger, 1954
(Thompsen)	Milch	65,1	35—37 s	+	Metzger, 1954
Brucella melitensis	Wasser	57,5	10 min	+	Eyre, 1912
(13 Stämme)	Milch	61,1	7,5 min	+	Park, 1928
Brucella abortus	Agarkultur	55	25—30	+	Zwick u. Wedeman, 1913
	Agarkultur	60	10—15	+	Zwick u. Wedeman 1913
	Agarkultur	65	5—10	+	Zwick u. Wedeman 1913
	Milch	62,8	5	+	Park, 1928
	Milch	61,1	30	+	Carpenter u. Boak, 1931
	Milch	62,8	20	+	Carpenter u. Boak, 1931
Haemophilus influenzae	Bouillon	62	2 min	+	Onorato, 1902
	Bouillon	60	10 min	+	Onorato, 1902
	Bouillon	58	10 min	+	Onorato, 1902
Escherichia coli	Bouillon	60	10 min	+	Loeffler, 1886
	Wasser	62—63	1 min	+	Van Genus, 1889
	Wasser	59	5 min	+	Van Genus, 1889
	Milch	60	15—20 min	+	Hesse, 1900
	Peptonwass.	60	15 min	11 v.31 —	Shippen, 1915
	Peptonwass.	62	30 min	3 v.11 —	Shippen, 1915
	Peptonwass.	63	30 min	3 v.11 —	Shippen, 1915
	Peptonwass.	68	15 min	1 St. +	Shippen, 1915
	Milch	62,8	30 min	7% v174 ±	Ayers u. Johnson, 1915
	Milch	60	30 min	54,6% —	Ayers u. Johnson, 1915
	Milch	65,6	30 min	+	Ayers u. Johnson, 1915
	Milch	57,2	105 min	+	Olson, Macy, Halvorson, 1952

Tabelle 18. (Fortsetzung.)

Art	Substrat	Temperatur °C	Zeit	Abtötung	Autor
Escherichia coli	Milch	58,9	52 min	+	OLSON, MACY, HALVORSON, 1952
	Milch	60	31 min	—	OLSON, MACY, HALVORSON 1952
	Milch	60,9	16 min	—	OLSON, MACY, HALVORSON, 1952
Salmonella typhosa	Bouillon	56	10 min	+	STERNBERG, 1887
	Milch	60	1,5 min	+	VAN GENUS, 1889
	Milch	56	5 min	+	VAN GENUS, 1889
	Milch	60	15—20 min	+	HESSE, 1900
	Milch	60	5 min	+	BASSENGE, 1903
	Milch	61—63	20 min	—	V. DRIGALSKI, KRUMWIEDE u. NOBLE, 1921
	Milch	60	20 min	+	V. DRIGALSKI, KRUMWIEDE u. NOBLE, 1921
	Milch	63	4 min	+	ØRSKOV, 1926
	Milch	60	8 min	+	PARK, 1927
Salmonella paratyphi	Milch	60	20 min	+	KRUMWIEDE, NOBLE, 1921
	Bouillon	63	1—4 min	—	ØRSKOV, 1926
	Milch, offen	63	15 min	—	ØRSKOV, 1926
	Milch, geschl.	63	3 min	+	ØRSKOV, 1926
Shigella dysenteriae	Wasser	58—60	10 min	+	RUNGE u. O'BRIEN, 1924
Corynebact. diphtheriae	Milch	60	15 min	+	HESSE, 1900
	Eiscrem	62,8	25 sec	+	OLDENBUSCH, FROBISCHER, 1930
Vibrio cholerae		60	15 min	+	HESSE, 1900
		80	5 min	+	KOCH
		56	30 min	+	KOCH
		55	15 min	+	KITASATO, 1889
Vibrio septique	neutr. Hirnb.	98	2—15 min	—	BECKER
	alk. Hirnb.	98	2—20 min	—	BECKER
	gem. Kultur	98	30 min	—	ZEISSLER
Mycobact. tuberculosis	Milch	64,4	30 min	+	BARTHEL
		63	30 min	+	BARTHEL, STENSTRÖM
		95	1 min	+	FORSTER, DE MAN
		60	60 min	+	FORSTER, DE MAN
		61	30 min	+	TRAUM, NORTH, PARK u. a.
		60—63	30 min	+	JENKINS
		80	10 min	+	OCCHI, ABE
		85	1—2 min	+	TJADEN, DE MAN
		80	5 min	+	TJADEN, DE MAN
		70	10 min	+	TJADEN, DE MAN
		65	15 min	+	TJADEN, DE MAN
		60	30 min	+	MEANWELL
		60	20	+ —	MEANWELL
		63	20 min	+ —	MEANWELL
		60	30 min	+	ANDERSEN, CHRISTIANSEN
		60	20—30	+	RULLMANN
		63—67	30 min	+	BONGERT
		70	5 min	+	BROWN
		63—65	30 min	+	CAMERON-MACAULAY
		80	5 min	+	WEBER
		70	10 min	+	WEBER
		65	15 min	+	WEBER
		50—70	90 min	+	LARMOLA
		80	50 min	+	LARMOLA

Tabelle 18. (Fortsetzung.)

Art	Substrat	Temperatur °C	Zeit	Abtötung	Autor
Mycobact. tubercul.	Milch	80	60 min	+	DE JONG u. Mitarb.
		70	30	—	DE JONG u. Mitarb.
		80	30	+	KOLLE, BECK
		60	60 min	+	CALMETTE
		65	15 min	+	FLÜGGE
		70	5 min	+	FLÜGGE
		73	3 min	+	FLÜGGE
		78	1 min	+	FLÜGGE
		85	$^1/_2$ min	+	FLÜGGE
		70	10 min	+	SORMANN
		80	10 min	+	SORMANN
		80	10 min	+	GRANCHER u. DE GENNES
		60	10 min	—	GRANCHER u. DE GENNES
		70	15 min	+	GRANCHER u. LEDOUX-LEBARD
		60	20 min	+	GRANCHER u. LEDOUX-LEBARD
		60	10 min	—	GRANCHER u. LEDOUX-LEBARD
		70	5 min	+	BONHOFF
		60	20 min	+	BONHOFF
		80	30 min	—	BECK
		70	30 min	—	BECK
		70	6 min	—	GALTIER
		80	6 min	—	GALTIER
		70	15 min	+	LERG, BRUNS
		65	25 min	+	LERG, BRUNS
		70	6 min	+	CAMPELL, BROWN
		60	20 min	+	CAMPELL, BROWN
		60	20 min	+	ROSENAU
		60	10 min	+	SMITH
		62,5	10 min	+	WHITE
		58	20 min	+	HESSE
		60	20 min	+	BROWN
		72	80 sec	+	Dänische Autoren
		60	10 min	+	YERSIN
		60	15 min	+	TRAUM
		60	20 min	+	TRAUM, HART
		62,8	6 min	+	NORTH, PARK, 1927
		61,1	10 min	+	NORTH, PARK, 1927
		58,9	20 min	+	NORTH, PARK, 1927
		71,7	15 sec	+	TOBIAS u. a.
		71,5	2,36 sec	+	TOBIAS u. a.
		65	5 min	—	BARTHEL, STENSTRÖM, 1909
		65	10 min	—	BARTHEL, STENSTRÖM, 1901
		65	20 min	—	BARTHEL, STENSTRÖM, 1901
		70	5 min	—	BARTHEL, STENSTRÖM, 1901
		70	10 min	—	BARTHEL, STENSTRÖM, 1901
		75	15 min	—	BARTHEL, STENSTRÖM, 1901
		71—72	30 min	—	DE JONG, 1909
	Eiscrem	62	7 min	+	OLDENBUSCH, FROBISCHER, 1930

Tabelle 18. (Fortsetzung.)

Art	Substrat	Temperatur °C	Zeit	Abtötung	Autor
Sporen.					
Bacillus subtilis		195	20 min	+	Varma, Laxminaray, Anlya, 1951
B. albolactis		195	20 min	+	Varma, Laxminaray, Anlya, 1951
B. cereus		195	30 min	+	Varma, Laxminaray, Anlya, 1951
B. cylindricus		100	19—20 Std.	+	Blau, 1906
B. robustus		100	7—8 Std.	+	Blau, 1906
B. tostus		100	19—20 Std.	+	Blau, 1906
B. calidus		100	7—8 Std.	+	Blau, 1906
B. stearothermophilus		118	75 min	—	Donk, 1920
B. anthracis (31)		100—101	1—15 min	+	Stein, Rogers, 1947
(12)		90—91	60 min	6+ 6—	Stein, Rogers, 1947
(31)		120	5—15 min	+	Stein, Rogers, 1947
(43)		100	3—5 min	+	Stein, Rogers, 1947
(30)		149—150	60 min	+	Stein, Rogers, 1947
(12)		149—150	30 min	+	Stein, Rogers, 1947
Clostridium welchii	alk. Hirnb.	98	90 min	—	Becker
Cl. novyii	alk. Hirnb.	98	90 min	—	Becker
Cl. chauvii	neutr.Hirnb.	98	2—4 min	—	Becker
	alk. Hirnb.	98	6—12 min	—	Becker
Cl. tetani	neutr.Hirnb.	98	150—180 min	—	Becker
Cl. caloritolerans		100	720 min	+	Meyer, Lang, 1926
Cl. histolyticus	Hirnbrühe	98	60—90 min	—	Zeissler
Cl. sporogenes	Hirnbrühe	98	60—120 min	—	Becker
Cl. oedematicus maligni Typ II	alk. Hirnbr.	98	180 min	—	Becker
	alk. Hirnbr.	98	120 min	—	Becker
Cl. bifermentans	saure Hirnbr.	98	90—150 min	—	Becker
Cl. tertium		98	2—10 min	—	Zissler
Cl. sphenoides		98	2—10 min	—	Zissler
Cl. cochlearium		98	60—180 min	—	Zissler
Cl. botulinum (Typ A)	Fleischbrühe	100	120 min	+	Giltner, 1919
(15 Std.)	Hirnbrühe	121,3	10 min	+	Burke, 1919
(Typ A) (16 Std.)	Hirnbrühe	100	20 min	—	Weiss, 1921
	Hirnbrühe	100	240 min	+	Weiss, 1921
Cl. botulinum (Typ A)	Hirnbrühe	120	4 min	+	Weiss, 1921
(Typ B)	Hirnbrühe	100	270—300 min	+	Weiss, 1921
(Typ B)	Hirnbrühe	121,3	3—6 min	+	Weiss, 1921
(Typ A)	Hirn	140	15—16 min	+	Tanner, Dack, 1923
(Typ A)	Bouillon	100	240—255 min	+	Dickson, 1922/25
(Typ A)	Agar	100	170—225 min	+	Dickson, 1922/25
(Typ A)	Bouillon+Öl	100	360—375 min	+	Dickson, 1922/25
(Typ B)	Bouillon	100	125—240 min	+	Dickson, 1922/25
(Typ B)	Agar	100	210—225 min	+	Dickson, 1922/25
(Typ B)	Bouillon+Öl	100	285—300 min	+	Dickson, 1922/25
(Typ A+B)	Bouillon, Agar, Hirn	121,3	4 min	+	Dickson, 1922/25
(Typ A+B)	Bouillon+Öl	121,3	22—23 min	+	Dickson, 1922/25

gewissen Wassermangel zurückzuführen ist[1-3]. Auf die Beziehungen zwischen Hitze- und Trockenresistenz bei Flechten macht neuerdings Lange[4] aufmerksam.

[1] Ørskov, S. L.: Recherches sur la thermo résistance. Thermo résistance dans divers milieux de culture, thermo résistance selon l'age. Bull. Inst. Pasteur 23, 965 (1925).

[2] Russell, H. L., u. E. G. Hastings: On the increased resistance of bacteria in milk pasteurized in contact with the air. Zbl. Bakter. II 8, 462 (1902).

[3] Smith, T.: The thermal death point of tubercle bacilli in milk and other fluids. J. of Exper. Med. 4, 217 (1899).

[4] Lange, O. L.: Hitze- und Trockenresistenz der Flechten in Beziehung zu ihrer Verbreitung. Flora (Jena) 140, 39 (1953).

Auffallend ist die Resistenzerhöhung durch *osmotischen Wasserentzug*, wie man sie erstmals bei Vergärung von hochkonzentrierten Zuckerlösungen durch Hefen beobachtete (TULLO[1], OWEN[2], COCHRAN u. PERKINS[3], FABIAN u. HALL[4]). Nach Untersuchungen von ROBERTSON[5,6] nahm die Überlebendenzahl verschiedener Milchbakterien zu, wenn die Zuckerkonzentration während der Erhitzung erhöht wurde. Schimmelpilze verhalten sich offenbar unterschiedlich (WALLACE u. TANNER[7]), Rhizopus nigricans und Aspergillus niger wurden in Zuckerlösungen vor der Hitzeinaktivierung geschützt, während bei anderen Pilzen diese Erscheinung nicht zu beobachten war. Beobachtungen von BAUMGARTNER u. WALLACE[8] an Sporen deuten darauf hin, daß diese, entsprechend ihrem geringeren Wassergehalt, erst auf höhere Zuckerkonzentrationen ansprechen. Das Verhalten von Hefesporen in verschieden konzentrierten Zuckersirupen untersuchten PETERSON u. Mitarb.[9]. BAUMGARTNER[10] empfiehlt bei derartigen Untersuchungen die Zuckerlösungen durch Filtration zu sterilisieren, weil durch eine Erhitzung Stoffe (z. B. Karamel) entstehen, die das Bakterienwachstum bei hohen Temperaturen hemmen.

Die *Permeabilitätsfrage* spielt nach Untersuchungen von FAY[11] bei der

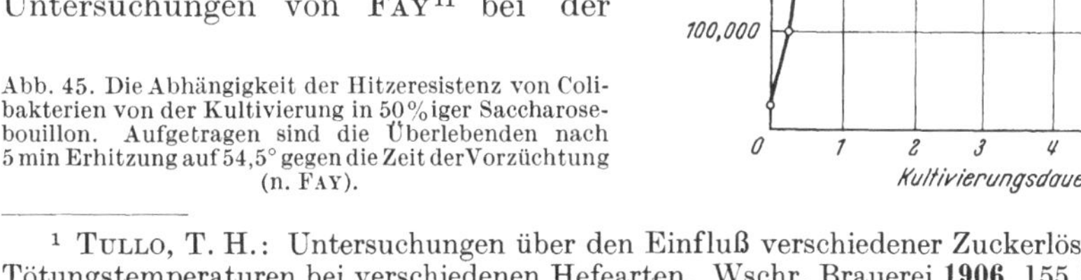

Abb. 45. Die Abhängigkeit der Hitzeresistenz von Colibakterien von der Kultivierung in 50%iger Saccharosebouillon. Aufgetragen sind die Überlebenden nach 5 min Erhitzung auf 54,5° gegen die Zeit der Vorzüchtung (n. FAY).

[1] TULLO, T. H.: Untersuchungen über den Einfluß verschiedener Zuckerlösungen auf die Tötungstemperaturen bei verschiedenen Hefearten. Wschr. Brauerei **1906**, 155 [Zbl. Bakter. II **15**, 62 (1906)].

[2] OWEN, W. L.: Occurrence of Sacch. Zopfii in cane syrups and variation in its resistance to high temperatures when grown in solutions of varying densities. Zbl. Bakter. II **39**, 468 (1913).

[3] COCHRAN, C. B., u. J. H. PERKINS: The effect of high temperatures on yeast. J. Ind. Eng. Chem. **6**, 480 (1914).

[4] FABIAN, F. W., u. H. H. HALL: Yeast found in fermented maple syrup. Zbl. Bakter. II **89**, 31 (1933).

[5] ROBERTSON, A. H.: Thermophilic and thermoduric microorganisms, with special reference to species isolated from milk. IV. Effect of age of culture on the heat resistance of non-spore-forming bacteria. Vermont. Agr. Exper. Stat. Bull. **275** (1927).

[6] ROBERTSON, A. H.: Thermophilic and thermoduric microorganisms etc. III. Description of the non-spore-forming, thermoduric organisms isolated. N. Y. State Agr. Bull. **131**, (1927).

[7] WALLACE, G. I., u. F. W. TANNER: The effect of concentrated salt and sugar solutions on the thermo-death times of molds. J. Bacter. **21**, 32 (1931).

[8] BAUMGARTNER, J. G., u. M. D. WALLACE: The destruction of microorganisms in the presence of sugar. Part. I. The role of sucrose in the commercial processing of canned fruits. J. Soc. Chem. Ind. **53**, 294 T (1934).

[9] PETERSON, E. E., M. LEVINE u. J. H. BUCHANAN: A study of the preparation of syrups. Relation of temperature to concentration of syrup and alkali on the viability of yeast spores. Iowa State Coll. J. Sci. **2**, 31 (1927/28).

[10] BAUMGARTNER, J. G.: Heat sterilised reducing sugars and their effects on the thermal resistance of bacteria. J. Bacter. **36**, 369 (1938).

[11] FAY, A. C.: The effect of hypertonic sugar solutions on the thermal resistance of bacteria. J. Agr. Res. **48**, 453 (1934).

Änderung der Hitzeresistenz in Zuckerlösungen offenbar eine große Rolle. Wurden Colizellen in 50%ige Saccharoselösung gebracht und sofort auf 54,2° erhitzt, so starben 97,5% Zellen ab, während nach 2 Std. Einwirkung der Lösung nur noch 21% vernichtet wurden. Bei längerer Zuckereinwirkung nahm die Resistenz dann wieder ab (s. Abb. 45).

Obgleich die Schutzwirkung von Zuckerlösungen mit steigendem osmotischem Druck zunimmt, ist kein gleichartiges Verhalten äquimolarer Lösungen verschiedener Zucker festzustellen[1]. Durch Waschen der Zellen nach der Zuckerbehandlung geht die erhöhte Resistenz wieder verloren. Eine Erhöhung der Hitzeresistenz um 200—300% beobachteten Anderson u. Mitarb.[2] bei Bacillus thermoacidurans in 50%iger Lösung.

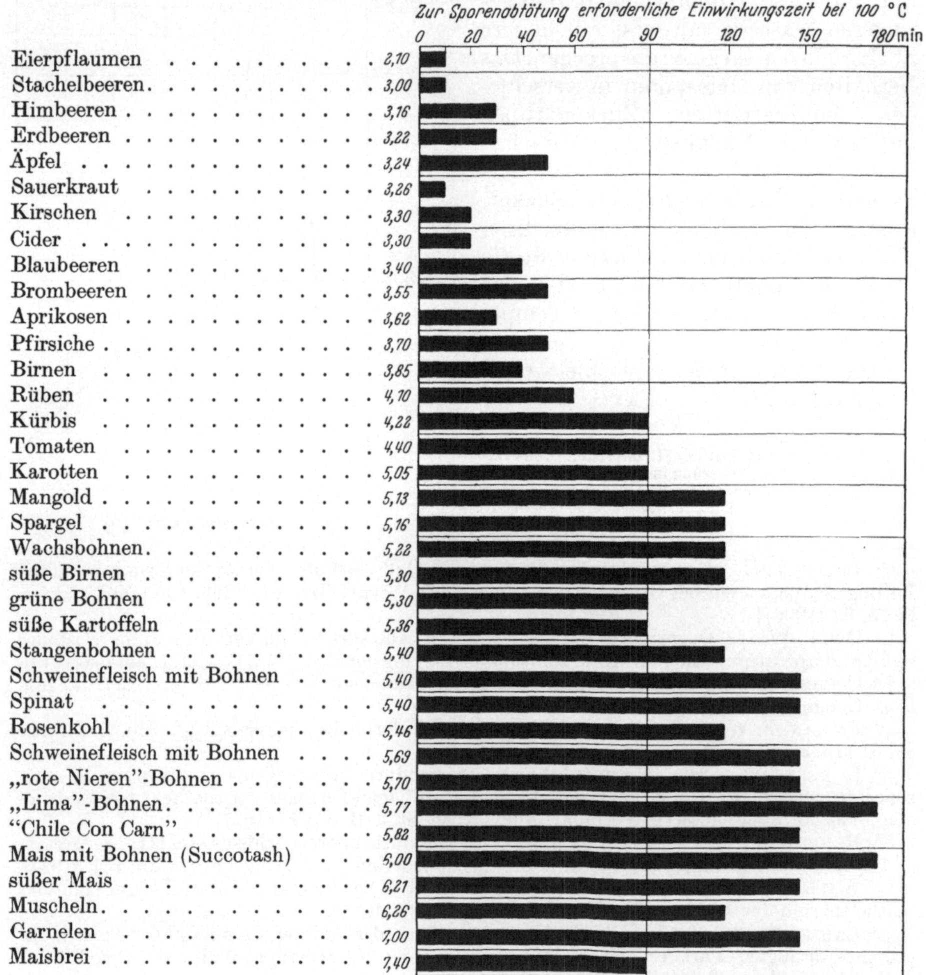

Abb. 46. Der Einfluß des p_H-Wertes verschiedener Nahrungsmittel auf die Hitzeresistenz von Bacillus botulinus-Sporen (n. Weiss).

---

[1] Siehe S. 243, Fußnote 11.

[2] Anderson, E. E., W. B. Esselen u. C. R. Fellers: Effect of acids, salt, sugar and other food ingredients on thermal resistance of Bacillus thermoacidurans. Food Res. 14, 499 (1949).

Diese Resistenzänderungen sind nicht allein auf die Lebensfähigkeit der Gesamtorganismen beschränkt. CHRISTOPHERSEN u. PRECHT[1] stellten bei Hefezellen mit Überführung in hypertonische Maltoselösungen einen Anstieg der Hitzebeständigkeit der Aktivitäten von Katalase und Dehydrasen fest. Hier nahm die Resistenz der Dehydrase nach Rückführung von 0,5 mol Maltoselösung in dest. Wasser über ihren Ausgangswert hinaus ab. Gemessen an der Verdoppelung der Entfärbungszeiten lagen die Inaktivierungstemperaturen wie folgt[2]:

$$54° \longrightarrow 57,5° \longrightarrow 51,8°$$

Dest. Wasser   0,5 mol Maltose   dest. Wasser

Auch an reinen Proteinlösungen, wie Serum und Eieralbumin (BEILINSSON[3], BANCROFT u. Mitarb.[4,5], FAY[6]), sowie an Labenzym[5] konnten Resistenzerhöhungen durch Zuckerlösungen erreicht werden.

b) Einfluß des p_H-Wertes.

Die Reaktion des Mediums ist einer der stärksten auf die Hitzeresistenz wirkenden Faktoren. Der *optimale* p_H-*Bereich* ist etwas von der Art abhängig und kann in seiner Breite schwanken, liegt aber im allgemeinen bei p_H 6—7. Abgesehen von der abtötenden Wirkung von H- oder OH-Ionen bei stark sauren bzw. alkalischen Bedingungen, werden bereits deutlich Einflüsse bemerkbar, wenn dieser Bereich verlassen wird[7,8]. Abb. 46 zeigt als Beispiel die Hitzeresistenz von Botulinus-Sporen in Nahrungsmitteln unterschiedlicher Reaktion (nach WEISS[9]). Eine durch Zugabe von Essigsäure bewirkte p_H-Erniedrigung führte nach LEVINE u. FELLERS[10] bei einigen Organismen zu einer erheblichen Resistenzabnahme (s. Tab. 19).

Tabelle 19. *Einfluß der p_H-Erniedrigung durch Essigsäure auf die Abtötungstemperatur einiger Bakterien* (nach LEVINE u. FELLERS).

Stamm	p_H	Abtötungstemperatur (° C)
Sal. aertrycke	6,6	55
	5,0	50
Staph. aureus	6,6	65
	5,5	60
Phytomonas phaseoli	6,6	55
	5,7	50
Bac. cereus	6,6	100
	5,5	60
Bac. mesentericus	6,6	100
	5,5	60
Sacch. cerev.	6,8	60
	4,5	60
Asp. niger	6,8	60
	5,0	60
	4,5	60

Auch bei gleichen p_H-Werten spielt die *Art der Säuren* ebenfalls eine Rolle. So wirken Mineralsäuren, wahrscheinlich durch den Säurerest, meist stärker als

---

[1] CHRISTOPHERSEN, J., u. H. PRECHT: Untersuchungen zum Problem der Hitzeresistenz II. Untersuchungen an Hefezellen. Biol. Zbl. **71**, 585 (1952).

[2] CHRISTOPHERSEN, J., u. H. PRECHT: Untersuchungen über die Bedeutung des Wassergehaltes von Hefezellen für Temperaturanpassungen. Arch. Mikrobiol. **18**, 32 (1952).

[3] BEILINSSON, A.: Thermostabilisation der Eiweißlösungen mit Rohrzucker und Glycerin. Biochem. Z. **213**, 399 (1929).

[4] BANCROFT, W. D., u. G. H. RICHTER: The chemistry of disinfection. J. Physic. Chem. **35**, 511 (1931).

[5] BANCROFT, W. D., u. J. E. RUTZLER: The denaturation of albumin. J. Physic. Chem. **35**, 144 (1931).

[6] Siehe S. 243, Fußnote 11.

[7] Siehe S. 242, Fußnote 1.

[8] Siehe S. 230, Fußnote 3.

[9] WEISS, H.: The thermal death point of the spores of Bac. botulinus in canned foods. J. Inf. Dis. **29**, 362 (1921).

[10] LEVINE, A. S., u. C. R. FELLERS: Action of acetic acid on food spoilage microorganisms. J. Bacter. **39**, 499 (1940).

organische Säuren, wie Esty u. Meyer[1] durch einen Vergleich zwischen Salzsäure und Citronensäure zeigen konnten. Bei der praktischen Sterilisation kommen häufig auch noch die durch die Mikroorganismen selbst gebildeten sauren Stoffwechselprodukte neben zugefügten Fruchtsäuren in Betracht (Etchels u. Jones[2]). Die resistenzerhöhende Wirkung von Zucker wird häufig durch Säurezugabe wieder kompensiert, wie Peterson u. Mitarb.[3] an Hefesporen sowie Baumgartner u. Wallace[4] an Escherichia coli nachweisen konnten. Eine p_H-Änderung (Alkalisierung) durch Glas ist bei Erhitzungsversuchen u. U. zu berücksichtigen.[5]

c) Einfluß von Salzen.

Die Wirkung von Salzen, oder genauer, von Ionen auf die Hitzeresistenz von Mikroorganismen ist unterschiedlich. Einwertige Kationen wirken meist vermindernd, zweiwertige Kationen dagegen erhöhend auf die Hitzefestigkeit. Daneben ist aber noch eine starke Konzentrationsabhängigkeit festzustellen, wie sich besonders bei Untersuchungen an Sporen gezeigt hat (s. S. 312). Nakamura[6] fand bei Hefezellen, wenn sie in verschieden konzentrierten NaCl-Lösungen 30 min auf 50° erhitzt wurden, nur in der 3%igen Lösung noch lebende Zellen, während bei höheren oder geringeren Konzentrationen alle Zellen abgetötet wurden[7].

Die Resistenzänderungen hängen weitgehend davon ab, ob die betreffenden Ionen eine *quellende oder entquellende Wirkung* auf die Zellen ausüben. Vor dem Esche[8] konnte zeigen, daß die Thermoresistenz durch quellend wirkende Elektrolyte herab-, durch entquellende dagegen heraufgesetzt wird. Von höheren Pflanzen ist bekannt, daß für die optimale Stabilität des Plasmas ein bestimmtes Verhältnis von ein- und zweiwertigen Ionen erforderlich ist. Zwischen der resistenzvermindernden Wirkung und der Feldstärke von Ionen besteht nach Bogen[9] eine auffallende Relation. Die stabilisierenden Eigenschaften zweiwertiger Kationen, wie z. B. Mg, sollen auf einer Stärkung der Molekülbindungen innerhalb der Proteine beruhen (vgl. S. 256). Bei Phagen konnte beobachtet werden, daß die Teilchengröße durch Ca·· stark vermindert wird, wobei die Hitzeresistenz ansteigt (Burnet u. McKie[10]).

d) Einfluß von Proteinen.

Es wurde bereits auf die resistenzerhöhende Wirkung der Eiweißhaut auf Milch hingewiesen[11-13]. Ob es sich neben dem Trockenheitseffekt auch noch um

---

[1] Siehe S. 221, Fußnote 3.

[2] Etchels, J. L., u. I. D. Jones: Mortality of microorganisms during pasteurization, of cucumber pickle. Food Res. 8, 33 (1943).

[3] Siehe S. 243, Fußnote 9.

[4] Siehe S. 249, Fußnote 8.

[5] Esty, J. R., u. P. H. Cathcart: The change in the hydrogen-ion concentration of various mediums during heating in soft and pyrex glass tubes. J. Inf. Dis. 29, 29 (1921).

[6] Nakamura, T.: On the behavior of yeast at high temperature. Bull. Imp. Univ. Tokyo Coll. Agr. 3, 227 (1897); Zbl. Bakter. II 4, 777 (1898).

[7] Viljoen, J. A.: The protective effect of sodium chloride on bacterial spores heated in pea liquor. J. Inf. Dis. 39, 286 (1926).

[8] Esche, P. vor dem: Der Einfluß der Elektrolyte auf den Quellungszustand von Bakterien. Arch. f. Hyg. 137, 397 (1953).

[9] Bogen, H. J.: Untersuchungen über den Hitzetod und Hitzeresistenz pflanzlicher Protoplaste. Planta (Berlin) 36, 298 (1948).

[10] Burnet, F. M., u. M. McKie: Balance salt action as manifested in Bacteriophage phenomena. Austral. J. Exper. Biol. a. Med. Sci. 7, 183 (1930).

[11] Siehe S. 242, Fußnote 3.

[12] Siehe S. 242, Fußnote 2.

[13] Siehe S. 242, Fußnote 1.

eine spezifische Schutzwirkung handelt, kann nicht entschieden werden. Die oft vertretene Ansicht, daß geronnenes Eiweiß gegen das Eindringen von Wärme isoliert[1-4], hält einer Berechnung der Wärmeleitung auch bei ungünstigsten Bedingungen (geringstmögliche Wärmeleitfähigkeit der Schicht) nicht stand. AMAHA u. SAKAGUCHI[5] vertreten neuerdings die Ansicht, daß native Proteine einen Teil der aktivierten Wassermoleküle verbrauchen und so eine Schutzwirkung ausüben können. Inaktiviertes Eiweiß war weniger wirksam. Auffallend ist die höhere Resistenz in Milch im Vergleich zu Wasser oder Ringerlösung. Vergleichende Untersuchungen von WHITE[6] sind in Abb. 47 dargestellt.

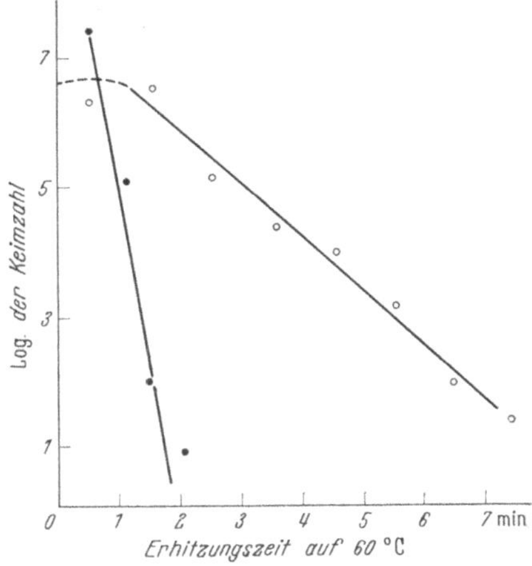

Abb. 47. Die Abhängigkeit der Hitzeresistenz von Streptococcus lactis vom Milieu, dargestellt durch die zeitliche Keimabnahme bei 60° in Magermilch (o—o—o) und Ringerlösung (· — · — ·) (n. WHITE).

e) Schutzwirkung von Ölen und Fetten.

Die Schutzwirkung dieser Stoffe ist sowohl auf die geringere Wärmeleitfähigkeit als auch auf ihre hydrophoben Eigenschaften zurückzuführen. Abb. 48

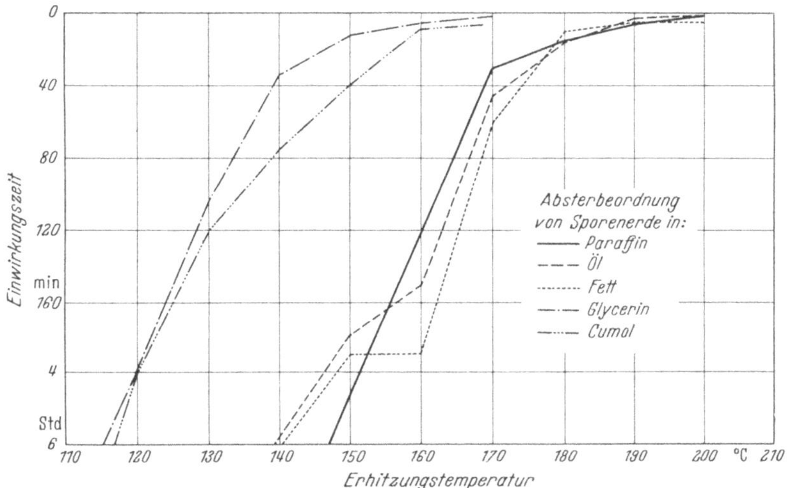

Abb. 48. Der Einfluß wasserfreier Materialien auf die thermische Inaktivierung von Sporen (n. RODENBECK).

[1] Siehe S. 237, Fußnote 3.

[2] GORINI, C.: Weitere Untersuchungen über die Biologie der Milchsäurebakterien. Zbl. Bakter. II **53**, 284 (1921).

[3] GORINI, C.: Sulla termoresistenza di batteri non sporogeni nel latte. Reale Ist. Lomb. Sci. e Lettere **48**, 956 (1915).

[4] SEIBEL, E.: Hitzefeste Bakterien in der bei 63° C $^1/_2$ Std. dauerpasteurisierten Milch. Diss. Kiel 1926.

[5] AMAHA, M., u. K.-I. SAKAGUCHI: Effects of carbohydrates, proteins and bacterial cells in the heating media on the heat resistance of Clostridium sporogenes. J. Bacter. **68**, 338 (1954).

[6] WHITE, H. R.: The heat disinfection of Streptococcus lactis. Proc. Soc. Appl. Bacter. **15**, 8 (1952).

zeigt vergleichende Untersuchungen von Rodenbeck[1], aus welchen hervorgeht, daß die Resistenz von Sporen in Ölen und Fetten wesentlich höher ist, als in Cymol und Glycerin. Nach Zusatz von Wasser gelang die vollkommene Sterilisation durch 30 min langes Erhitzen auf 120° oder 10 min auf 130°. Unregelmäßigkeiten in der Hitzeresistenz können in ölhaltigen Konserven auftreten (Lang u. Dean[2]). Bei vegetativen Zellen und Sporen von Bacillus subtilis konnte Nichols[3] dagegen keine Unterschiede bemerken, wenn diese in Butterfett oder Milch erhitzt wurden. Bei der Sterilisation von Pflanzen- und Mineralölen in Ampullen erwiesen sich sowohl Sporen als auch vegetative Zellen als äußerst resistent (Dubois u. Ballion[4]). Die erforderlichen hohen Temperaturen können unter Umständen zur Spaltung der Fette führen, so daß Schöneberger[5] die Entkeimung mittels Bakterienfiltern empfiehlt. In Fettemulsionen, z. B. Mayonnaise, muß mit einem Überwechseln von Keimen aus der wäßrigen in die fettige Phase gerechnet werden, in welcher sie, auch wenn sie nur mit einer Ölhaut überzogen sind, nach Zuccaro u. Mitarb.[6] wesentlich schwerer zu vernichten sind.

Gewürzöle führen dagegen zu einer Resistenzverminderung, wie Kosker u. Mitarb.[7] mit Allylisothiocyanat (Senföl) bei Aspergillus niger, Saccharomyces ellipsoideus und Bacillus thermoacidurans sowie Anderson u. Mitarb.[8] mit Nelken-, Zimt- und Knoblauchöl bei Hefen nachweisen konnten.

f) Unbekannte Schutzstoffe.

Die steigende Hitzeresistenz in dichten Bakterienaufschwemmungen wird von Lange[9] und Hückel[10] einer spezifischen Schutzsubstanz zugeschrieben, welche durch die Bakterien ausgeschieden werden soll. Diese Stoffe ließen sich mittels Membranfilter von den Kulturen abtrennen und konnten, wenn sie anderen Kulturen zugefügt wurden, bei diesen z. T. erhebliche Resistenzsteigerungen verursachen (s. auch die Versuche von Prévot u. Mitarb., S. 210). Andererseits sollen sich nach Behrens[11] durch Waschung und Zentrifugation schädigende Stoffe entfernen lassen, wodurch Keimsuspensionen widerstandsfähiger werden.

[1] Rodenbeck, H.: Über die thermische Sterilisation von wasserfreien Materialien und die Hitzeresistenz einiger Bakterien in solchen Materialien. Arch. Hyg. **109**, 67 (1932).

[2] Lang, O. W., u. S. J. Dean: Heat resistance of Clostridium botulinum in canned sea foods. J. Inf. Dis. **55**, 39 (1934).

[3] Nichols, A. A.: The effect of variations in the fat percentage and in the reaction (p_H) of milk media on the heat resistance of certain milk bacteria. J. Dairy Res. **11**, 274 (1940).

[4] Dubois, A., u. M. Ballion: Les huiles protégents les microbes contre l'action de la chaleur. C. r. Soc. Biol. (Paris) **133**, 448 (1940).

[5] Schöneberger, H.: Über die Sterilisation in Öl gelöster Pharmaka. Süddtsch. Apoth.-Ztg. **88**, 223 (1948).

[6] Zuccaro, J. B., J. J. Powers, R. E. Morse u. W. C. Mills: Thermal death times of yeast in oil and movement of the yeast between the oil and water phases in French dressing. Food Res. **16**, 30 (1951).

[7] Kosker, O., W. B. Esselen u. C. R. Fellers: Effect of allylisothiocyanate and related substances on the thermal resistance of Aspergillus niger, Saccharomyces ellipsoideus and Bacillus thermoacidurans. Food Res. **16**, 510 (1951).

[8] Anderson, E. E., W. B. Esselen u. A. R. Handleman: The effect of essential oils on the inhibition and thermal resistance of microorganisms in acid food products. Food Res. **18**, 40 (1953).

[9] Lange, B.: Keimmenge und Desinfektionserfolg. Ein Beitrag zur Methodik von Desinfektionsversuchen. Z. Hyg. **96**, 249 (1922).

[10] Hückel, R.: Über die Abhängigkeit der Hitzeresistenz verschiedener Bakteriensuspensionen von ihrer Dichte. Z. Hyg. **106**, 730 (1926).

[11] Behrens, M.: Über die Bedingungen der Widerstandsfähigkeit von Bakterien gegen Erhitzung. Z. Hyg. **100**, 388 (1923).

Wahrscheinlich werden diese Stoffe auch in stärkeren Verdünnungen unschädlicher. Eine resistenzfördernde Substanz findet ebenfalls ØRSKOV[1,2] nach einigen Tagen in unverdünnten Kulturen, die dann nach 11 Tagen verschwindet. Sie läßt sich durch Berkefeldfilter nur zum Teil filtrieren (Proteine?). Auch WATKINS u. WINSLOW[3] machen auf ähnliche Stoffe aufmerksam, die sich aber erst in älteren Kulturen zeigten. PEPPLER u. FRAZIER[4] beobachteten eine Resistenzsteigerung von Streptococcus thermophilus und Lactobacillus helveticus, wenn diese Stämme in Symbiose mit Candida crusei gezüchtet wurden. Die Erscheinung trat auch unter Züchtungsbedingungen auf, die der Wirkung der Candidaart entsprachen, nämlich Säureabbau, Erniedrigung der Sauerstoffspannung und Zugabe von Neopepton (entsprechend dem Eiweißabbau der Hefe).

g) Einfluß der Keimdichte.

Wenn wir eine Zunahme der Abtötungszeiten bei höheren Keimdichten feststellen, so kann das natürlich zunächst auf den zeitlichen Verlauf der Abtötung zurückzuführen sein, denn nach Gl. (34), S. 223, ist ja die zur Erreichung einer bestimmten Endkeimzahl erforderliche Zeit (U) bei konstanter Abtötungsgeschwindigkeit (Z) der Ausgangskeimzahl (N_0) proportional. Auf diese Zusammenhänge macht bereits GÖBEL[5] aufmerksam. So kann man einen Befund von PARK u. Mitarb.[6], wonach noch lebende Brucella-Keime in Milch vorgefunden werden, wenn bei einer 30 min langen Erhitzung auf 62,2° die Ausgangskeimzahl über 10^7 lag, auf diese Weise erklären.

Darüber hinaus scheint aber eine *gegenseitige Beeinflussung* in dichteren Suspensionen zu bestehen. ØRSKOV[1] führt das auf die Konzentrierung seiner resistenzfördernden Schutzstoffe zurück, deren Wirkung bei Verdünnung verlorengeht[7,8]. FICKER[9] glaubt an osmotische Störungen in verdünnten Medien. Abgesehen von derartigen Faktoren ist aber auch zu bedenken, daß extrem hitzeresistente Keime sehr selten vorkommen[10,11] und sich eventuell nur vereinzelt in großen Einsaaten finden. Ein entscheidender Einfluß der Keimdichte wird schließlich noch von STUTZ[12] verneint, dennoch ist die Verwendung möglichst

[1] ØRSKOV, S. L.: Versuche über Thermoresistenz. Thermoresistenz in verschiedenen Nährböden. Thermoresistenz von Kulturen verschiedenen Alters. Z. Hyg. **105**, 317 (1926).

[2] ØRSKOV, S. L.: Recherches sur la thermo résistance. Thermo résistance dans divers milieux de culture; thermo résistance selon l'age des culture. Sammelbericht. Bull. Inst. Pasteur **23**, 965 (1925).

[3] WATKINS, J. H., u. C. E. A. WINSLOW: Factors determining the rate of mortality of bacteria exposed to alkalinity and heat. J. Bacter. **24**, 243 (1932).

[4] PEPPLER, H. J., u. W. C. FRAZIER: Influence of a film yeast, Candida crusei, on the heat resistance of certain lactic acid bacteria grown in symbiosis with it. J. Bacter. **43**, 181 (1942).

[5] GÖBEL, R.: Über die Beziehung zwischen der Dichte einer Bakterienaufschwemmung und ihrer Widerstandsfähigkeit gegen Erhitzung. Z. Hyg. **100**, 380 (1923).

[6] PARK, S. E., R. GRAHAM, M. J. PRUCHA u. J. M. BRANNON: Pasteurization of milk artificially infected with two strains of Brucella suis. J. Bacter. **24**, 461 (1932).

[7] Siehe S. 248, Fußnote 9.

[8] Siehe S. 248, Fußnote 10.

[9] FICKER, M: Über die Resistenz der Bakterien gegenüber dem Trocknen. Z. Hyg. **59**, 367 (1908); Über Lebensdauer und Absterben von pathogenen Keimen. Z. Hyg. **29**, 1 (1899).

[10] FROST, W. D., u. M. W. SWENSON: Note on thermal death point of B. dysenteriae Shiga. Science (Lancaster, Pa.) **23**, 216 (1906).

[11] Siehe S. 220, Fußnote 3.

[12] STUTZ, L.: Spielt die Dichte von Keimaufschwemmungen eine Rolle für die Widerstandsfähigkeit der Keime gegen Wärme? Z. Hyg. **120**, 243 (1937).

homogener und gleich starker Keimsuspensionen für vergleichende Untersuchungen unbedingt erforderlich [1,2].

h) Einfluß des Alters.

Schultz u. Ritz[3] machten schon 1910 darauf aufmerksam, daß eine Beziehung zwischen Hitzeresistenz von Colibakterien und deren Vermehrungsstadium besteht. Junge Zellen erwiesen sich als bedeutend empfindlicher als ruhende Zellen aus der stationären Phase. Von Sherman u. Albus[4] wurde später dann der Begriff der „physiologischen Jugend" geprägt, in welcher sich eine Kultur während der exponentiellen Vermehrung befindet. In diesem Stadium ist die Resistenz auch anderen schädlichen Einflüssen gegenüber deutlich herabgesetzt. Robertson[5] empfiehlt, diese Tatsache bei der Pasteurisierung zu berücksichtigen. Junge Zellen können nach seiner Ansicht durch diese Behandlung meist völlig aus der Milch entfernt werden, während alte Zellen gleicher Arten erhalten bleiben (s. a. Sherman u. Mitarb.[6]). Eingehende Untersuchungen über das Verhalten von Streptococcus faecalis werden von Stark u. Stark[7] und neuerdings von White[8] mitgeteilt. Beobachtungen an Colibakterien machten Fabian und Coulter[9], Heilberg[10] und Solberg[11] sowie an anderen Milchbakterien Hammer u. Hussong[12]. Eine Beziehung zur Vermehrungsgeschwindigkeit glaubten Sherman u. Cameron[13] bei Escherichia coli festgestellt zu haben. Hier waren langsam gewachsene Kulturen resistenter, auch wenn dieses durch tiefe Temperaturen neben Anwendung stark verdünnter Medien oder hoher osmotischer Drucke erreicht wurde.

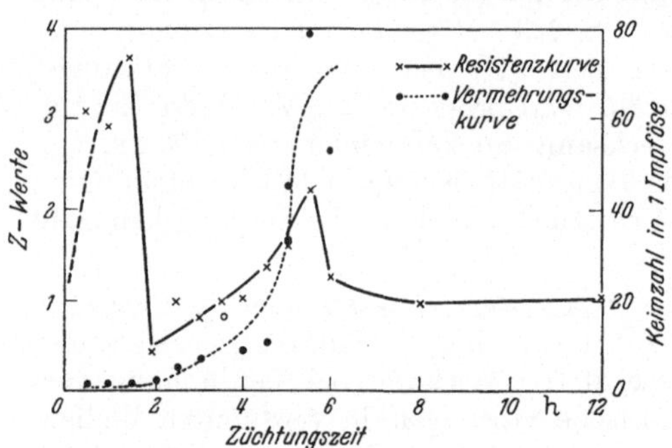

Abb. 49. Die Hitzeresistenz von Streptococcus faecalis in Abhängigkeit von den Vermehrungsphasen bei 37°. Es sind die Z-Werte (linke Ordinate) gegen die Züchtungszeit aufgetragen. Die Vermehrung wurde durch mikroskopische Zählung der Zellen ermittelt (rechte Ordinate) (n. White).

[1] Olson, J. C., H. Macy u. H. O. Halvorson: Thermal death time studies of coliform bacteria in milk. Univ. of Minnesota Agr. Exper. Stat. Techn. Bull. 202, (1952).

[2] Hastings, E. G., E. B. Fred u. W. R. Carroll: Measurement of the heat resistance of bacteria. Zbl. Bakter. II 67, 162 (1926).

[3] Schultz, J. H., u. H. Ritz: Die Thermoresistenz junger und alter Coli-Bakterien. Zbl. Bakter. I Orig. 54, 283 (1910).

[4] Shermann, J. M., u. R. W. Albus: Physiological youth in bacteria. J. Bacter. 8, 127 (1923).

[5] Siehe S. 243, Fußnote 5.

[6] Sherman, J. M., N. C. Stark u. P. Stark: An unappreciated but important factor in the pasteurization of milk. J. Bacter. 7, 385 (1929).

[7] Stark, N. C., u. P. Stark: The relative death rates of young and mature bacterial cells. J. Bacter. 18, 333 (1929).

[8] White, H. R.: The heat resistance of Streptococcus faecalis. J. Gen. Microbiol. 8, 27 (1953).

[9] Fabian, F. W., u. E. W. Coulter: Significance of colon-aerogenes group in ice cream. I. Survival of members of Escherichia-aerobacter group to pasteurizing temperatures in ice cream. J. Dairy Sci. 13, 273 (1930).

[10] Heilberg, B.: Die Thermoresistenz bei jungen und alten Bakterien und „jungen" und „alten" Bakteriophagen. Z. Hyg. 114, 425 (1933).

[11] Solberg, P.: Die Hitzeresistenz der Colibakterien. Sv. Mijeritidn. 38, 301 (1946).

[12] Hammer, B. W., u. R. V. Hussong: Observations on the heat resistance of some ropy milk organisms. J. Dairy Sci. 14, 27 (1931).

[13] Sherman, J. M., u. G. M. Cameron: Rate of growth and viability in Bacterium coli. J. Bacter. 27, 23 (1934).

i) Einfluß der Züchtungstemperatur.

Auf diese Frage ist bei der Behandlung von Anpassungserscheinungen ausführlich eingegangen worden. Ob nun alle Resistenzänderungen, die man unter Temperatureinflüssen beobachtet, im teleologischen Sinne als Adaptationen aufgefaßt werden können, sei dahingestellt, zumal bei extremen Vermehrungstemperaturen ja auch eine gegensinnige Beeinflussung der Resistenz auftreten kann[1-3] (s. S. 213). Jedoch bedürfen diese älteren Untersuchungen noch einer weiteren Klärung, da sich neuerdings durch Beobachtungen von WHITE[4] herausgestellt hat, daß starke Schwankungen innerhalb der Vermehrungsphasen vorkommen können. In den Abb. 49, 50 und 51 sind die dezimalen Reduktionszeiten (= Z-Werte) von Streptococcus faecalis bei 60° zusammen mit den Vermehrungskurven dargestellt. Die Resistenzkurven zeigen hier zwei Hauptmaxima, eines während der Latenzphase und ein weiteres am Ende der exponentiellen Phase. Betrachtet man das letztere Maximum, so findet man die größte Resistenz beim 45°-Stamm ($Z = 6{,}45$), dann folgt der 37°-Stamm mit 2,2 und der 27°-Stamm mit 1,4. Dagegen liegen das Maximum in der Latenzphase beim 27°-Stamm am höchsten, während die beiden anderen Stämme in dieser Phase mit $Z = 4$ etwa gleich resistent sind. Beim 45°-Stamm werden überdies Schwankungen während der exponentiellen Phase beobachtet, welche von WHITE im Anschluß an HINSHELWOOD[5] mit dem Teilungscyclus in Verbindung bringt. Auf die Möglichkeit von Resistenzänderungen mit den einzelnen Teilungsphasen wurde schon hingewiesen. Es dürfte aber unwahrscheinlich sein, daß sich diese Änderungen auch rhythmisch auf die Resistenz der Gesamtpopulation auswirken, es sei denn, man nimmt an, daß auch die Population sich rhythmisch vermehrt, was aber sicherlich nicht der Fall ist.

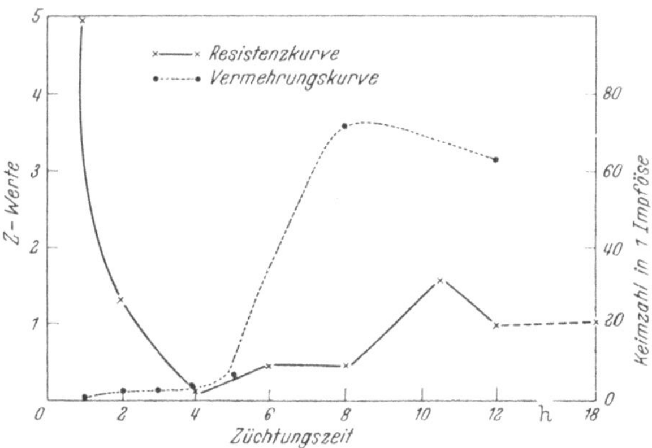

Abb. 50. Wie Abb. 55, jedoch bei 27° gezüchtet.

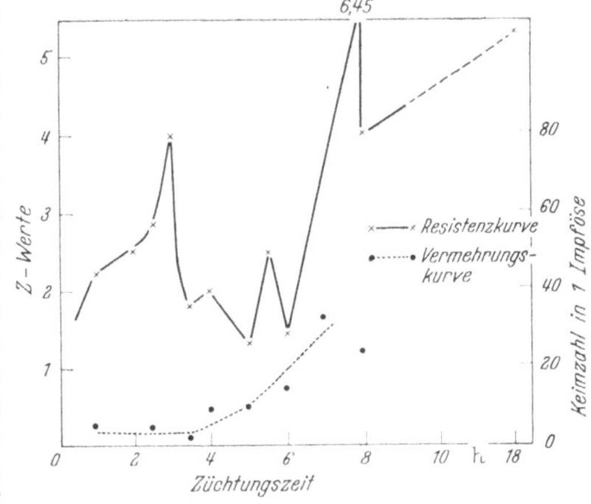

Abb. 51. Wie Abb. 55, jedoch bei 45° gezüchtet.

---

[1] Siehe S. 231, Fußnote 1.

[2] Siehe S. 208, Fußnote 4.

[3] CLAYDON, T. J.: The influence of growth temperature and age on the thermal resistance of milk cultures of Streptococcus lactis. B. W. HAMMER, Panegyric, pp. 177. Ames, Iowa: Collegiata Press, Inc. 1937.

[4] Siehe S. 250, Fußnote 8.

[5] Siehe S. 197, Fußnote 2.

j) Weitere Beziehungen zur Hitzeresistenz.

Dallinger[1] beobachtete bei Monaden ein Ansteigen der Hitzeresistenz mit der Sporengröße. Umgekehrt nahm bei Bakteriophagen die Resistenz ab, je kleiner die Teilchen wurden (Wallman u. Wallman[2]). Die zur Coagulation ihrer Proteine benötigte Temperatur stieg mit dem Molekulargewicht.

Eine erhöhte Hitzeresistenz ist häufig mit einer ebenfalls größeren Gifttoleranz verbunden. Davis u. Mitarb.[3] stellten z. B. bei normalen Bacillus globigii-Sporen und den Sporen einer hitzeresistenten Variante, die durch Selektion erhalten worden war, fest, daß die letzteren auch widerstandsfähiger gegenüber Phenol und Jod waren, jedoch nicht gegenüber Sublimat, Gentianaviolett und Streptomycin.

3. Hitzeresistente Keime.

Mit Einführung der Milchpasteurisierung durch 30 min langes Erhitzen auf 63° (Dauerpasteurisierung, s. S. 234) wurde die Aufmerksamkeit der Bakteriologen auf die überlebende Keimflora gerichtet[4–7], insbesondere durch die klassischen Untersuchungen von Ayers u. Johnson[8–10]. Obgleich man heute allgemein höhere Temperaturen zur Milchpasteurisierung anwendet, ist die Definition der nach dem Verfahren der Dauerpasteurisierung nicht abgetöteten Keime als „hitzeresistente" beibehalten worden.

Die über diese Organismengruppe vorliegende umfangreiche Literatur ist wiederholt zusammenfassend referiert worden (Hilemann[11], Fabian[12], Thomas u. Mitarb.[13]). Im Hinblick auf die große Bedeutung der hitzeresistenten Bakterien in der Milchwirtschaft haben die letztgenannten Autoren insbesondere Untersuchungen über ihre Nachweismethoden[14], ihr Vorkommen in Milch verschiedener

---

[1] Dallinger, W. H.: On a series of experiments made to determine the thermal death point of known monad germs when the heat is endured in a fluid. J. Roy. Microsc. Soc. **3**, 1 (1880).

[2] Wallman, E., u. E. Wallman: Thermosensibilité des bactériophages. C. r. Acad. Sci. (Paris) **211**, 270 (1940).

[3] Davis, F. L., O. Wyss, u. O. B. Williams: Studies on heat resistance. II. Comparision of resistance to disinfectants. J. Bacter. **56**, 561 (1948).

[4] Robertson, A. H.: Thermophilic and thermoduric microorganisms, with special reference to species isolated from Milk. I. Review of literature. N. Y. State Agr. Bull. **130**, (1927).

[5] Breed, R. S.: Thermophilic bacteria in milk pasteurized by the holder process. N. Y. State Techn. Bull. **191**, (1932).

[6] Prickett, P. S. u. R. S. Breed: Bacteria that survive and grow during the pasteurization of milk and their relation to bacterial counts. N. Y. State Agr. Exper. Stat., Techn. Bull. **571**, (1929).

[7] Russell, H. L., u. E. G. Hastings: A micrococcus, the thermal death limit of which is 76° C. Zbl. Bakter. II 8, 339 (1902).

[8] Siehe S. 201, Fußnote 2.

[9] Siehe S. 220, Fußnote 5.

[10] Siehe S. 220, Fußnote 6.

[11] Hilemann, J. L.: Thermoduring bacteria in pasteurized milk. A review of literature. J. Dairy Sci. **23**, 1143 (1940).

[12] Fabian, F. W.: Thermoduric organisms in relation to high-temperature short-time pasteurization. Milk Technol. **5**, 237 (1942).

[13] Thomas, S. B., J. W. Egdell, L. F. L. Clegg u. W. A. Cuthbert: Thermoduric organisms in milk. Part. I. A review of the literature. Proc. Soc. Appl. Bacter. **13**, 27 (1950).

[14] Thomas, S. B., D. Ellison, D. G. Griffiths, E. Jenkins u. K. J. Morgan: Heat resistant bacteria in raw milk. Part. I. Comparison of thermoduric colony counts on yeastrel milk agar incubated for 2 days at 37° C. J. Soc. Dairy Techn. **3**, 187 (1950).

Herkunft[1,2] den Einfluß der Kühlung von Milch[3], jahreszeitliche Schwankungen[4], die Bewertung von Milch mit hitzeresistenter Flora im Reduktasetest[5] sowie über das Vorkommen dieser Keime auf milchwirtschaftlichen Geräten[6] durchgeführt.

III. Die Hitzeresistenz von Enzymen.

1. Allgemeines

Aus den hohen Werten für die Temperaturkoeffizienten der Hitzeabtötung von Mikroorganismen (s. S. 230) hat man den naheliegenden Schluß gezogen, daß es sich hierbei um *Proteindenaturierungen* handeln müsse (RAHN[7], PORTER[8], u. a.). Dafür sprechen ebenfalls die hohen Werte der Aktivierungsenergien und Entropien, die man sowohl bei Hitzeinaktivierungen von Proteinen und Enzymen als auch bei Bakterienabtötungen feststellen kann. Bevor wir auf die Frage eingehen, ob es sich bei der Hitzeabtötung von Bakterien um die Inaktivierung lebenswichtiger Enzyme oder diejenige eines einzelnen Proteinmoleküls handelt, muß daher noch einiges Allgemeines über die Hitzeresistenz von Enzymen und Proteinen vorausgeschickt werden.

Eine Übersicht über die an Enzymen und Proteinen gemessenen Aktivierungsenergien und -entropien der Hitzeinaktivierung bringen SIZER[9] und STEARN[10]. Derartige Messungen an bakteriellen Enzymen wurden bisher erst in beschränktem Umfang ausgeführt. Eigene Untersuchungen an der Peroxydase einer Micrococcus-Art ergaben für die Aktivierungsenergie (E_a) 84000 cal und für die Entropie (ΔS) 260 cal.

Über Resistenzmessungen liegen einzelne Angaben vor. STAPP[11] stellte fest, daß die Thermostabilität von Katalase und Peroxydase bei einzelnen Bakterienarten unterschiedlich war, allgemein war die Peroxydase resistenter. EDWARDS u. RETTGER[12] vermuten eine Beziehung zwischen den Temperaturempfindlichkeiten von Zellen und ihren Enzymen. Bei den von ihnen untersuchten Arten erwies sich allerdings die Peroxydase als sehr resistent, während zwischen der Inaktivierung von Indophenoloxydase, Katalase und Succinodehydrase einerseits und der Inaktivierung der Gesamtzelle andererseits offenbar Korrelationen bestanden. Enzymatische Aktivitäten können durchaus noch bei Temperaturen vorkommen, die weit oberhalb der Abtötungstemperatur der jeweiligen Zellen

---

[1] THOMAS, S. B., u. Mitarb.: Part. II. Grading farm milk supplies by keeping quality and thermoduric count. J. Soc. Dairy Techn. **3**, 190 (1950).

[2] THOMAS, S. B., u. Mitarb.: Part. III. Occurance of thermoduric bacteria in farm milk supplies. J. Soc. Dairy Techn. **4**, 51 (1950).

[3] THOMAS, S. B., u. Mitarb.: Part. V. Influence of milk cooling. J. Soc. Dairy Techn. **4**, 245 (1951).

[4] THOMAS, S. B., u. Mitarb.: Part. VI. The seasonal incidence of thermoduric organisms. J. Soc. Dairy Techn. **5**, 267 (1952).

[5] THOMAS, S. B., u. Mitarb.: Part. VII. Comparison of methylene blue reduction and thermoduric colony count. J. Soc. Dairy Techn. **5**, 331 (1952).

[6] THOMAS, S. B., u. Mitarb.: Part. VIII. The proliferation of thermoduric organisms on dairy equipment. J. Soc. Dairy Techn. **6**, 138 (1953).

[7] RAHN, O.: Die Bedeutung der Temperaturkoeffizienten für das Studium der Milchpasteurisierung. Milchw. Forsch. **2**, 373 (1925).

[8] Siehe S. 190, Fußnote 2.

[9] SIZER, I. W.: Effects of temperature on enzyme kinetics. Adv. Enzymol. **3**, 35 (1943).

[10] STEARN, A. E.: Kinetics of biological reactions with special reference to enzymic processes. Adv. Enzymol. **9**, 25 (1949).

[11] STAPP, C.: Weitere Beiträge zur Kenntnis der Bakterienfermente. Zbl. Bakter. I Orig. **92**, 161 (1924).

[12] EDWARDS, O. F., u. L. F. RETTGER: The relation of certain respiratory enzymes to the maximum growth temperatures of bacteria. J. Bacter. **34**, 489 (1937).

liegen, das scheint besonders für Amylasen zu gelten (Stark u. Mitarb.[1], Imsenetzki u. Mitarb., zit. bei Stark u. Mitarb.). Nach Oliver[2] kann die Carboxylase verschiedener Milchsäurebakterien unter geringem Aktivitätsverlust 60 min auf 100° erhitzt werden. Die proteolytischen Enzyme von Proteus vulgaris werden durch Erhitzung auf 80° nach Untersuchungen von Kourilsky[3] nur teilweise inaktiviert und sind damit wesentlich resistenter als diejenigen von Pseudomonas aeruginosa, so daß für die gleichen Enzyme verschiedener Bakterien eine unterschiedliche Konstitution angenommen wird. Auch das Gelatineverflüssigungsvermögen einiger Staphylokokkenarten war in der Hitzeempfindlichkeit nicht einheitlich[4].

2. Die Abhängigkeit von äußeren Faktoren.

a) Wassergehalt.

Wir haben gesehen, daß die Hitzeresistenz von Bakterienzellen stark vom Wassergehalt abhängt. Das gleiche gilt auch von Sporen (s. S. 311). Die in dieser Hinsicht zum Verhalten von Proteinen und Enzymen beobachtete Ähnlichkeit ist nicht überraschend. Von Chick u. Martin[5] wurde die Ansicht vertreten, daß es sich bei der Hitzeinaktivierung von Proteinen um Reaktionen zwischen Protein und Wasser handele. Kristallisiertes Eieralbumin wird in trockenem Zustand durch Erhitzung auf 130° in 4 Std. so inaktiviert, daß 22% in Wasser unlöslich werden. Barker[6] fand zwischen der Inaktivierungstemperatur und der Feuchtigkeit, mit welcher sich das Protein im Gleichgewicht befindet, eine lineare Beziehung. Die Inaktivierungsgeschwindigkeit bei einer gegebenen Temperatur stellt eine exponentielle Funktion der Feuchtigkeit dar. Eine Resistenzzunahme bei pflanzlichen Peroxydasen tritt ebenfalls mit fallendem Wassergehalt ein[7]. Ricinuslipase ist in öligem Milieu wesentlich resistenter als bei Gegenwart von Wasser[8]. Auch die Resistenzzunahme von Pektinase durch Zucker oder Glycerin kann ähnlich wie bei Bakterienzellen auf einen Wasserentzug zurückgeführt werden[9,10].

b) Art der Wasserbindung in Proteinen.

Die Wasserbindungsverhältnisse in Proteinen sind kompliziert und in ihren Einzelheiten noch durchaus unklar. Für die Hitzeresistenz ist strukturell gebundenes Wasser wahrscheinlich nicht von Bedeutung, sondern lediglich das

---

[1] Stark, E., u. P. H. Tetrault: Isolation of bacterial, cell-free, starch saccharifying enzymes from the medium at 70° C. J. Bacter. **62**, 247 (1951).

[2] Oliver, W. H.: The stability of some bacterial enzymes toward heat and chemical bactericides. J. Gen. Microbiol. **7**, 329 (1952).

[3] Kourilsky, R.: Recherches sur les diastases microbiennes. De l'influence de la chaleur sur les propriétes diastasiques des filtrates de culture de Proteus et de Pseudomonas aeruginosa. C. r. Soc. Biol. (Paris) **147**, 401 (1953).

[4] Kourilsky, R., R. Richou u. J. Schlaepfer: Recherches sur les diastases microbiennes. De l'influence de la chaleur sur propriétés gélanitolytiques des filtrates de culture du staphylocoque. C. r. Soc. Biol. (Paris) **147**, 984 (1953).

[5] Chick, H., u. C. J. Martin: On the heat coagulation of proteins. J. of Physiol. **40**, 404 (1910).

[6] Barker, H. A.: The effect of water content upon the rate of heat denaturation of crystallizable egg albumin. J. Gen. Physiol. **17**, 21 (1933).

[7] Kiermeier, F., u. E. Coduro: Der Einfluß des Wassergehaltes auf Enzymreaktion in wasserarmen Lebensmitteln. I. Mitteilung. Z. Lebensmittelunters. u. -Forsch. **98**, 119 (1954).

[8] Moulé, Y.: Signification de l'action de la température sur l'hydrolyse de la triricinoléine par la lipase du ricin. Bull. Soc. Chim. biol. **35**, 759 (1953).

[9] Matus, J.: Untersuchungen über die Aktivität der Pektinase. Ber. schweiz. bot. Ges. **58**, 319 (1948).

[10] Bungenberg de Jong, H. G.: Koazervation. Protoplasma (Berlin) **15**, 110, 193 (1953).

sog. Hydratationswasser, welches sich entweder als Mantel um die Protein-moleküle legt oder sich zwischen dem Fadengeflecht der Proteinmicellen be-findet. Man unterscheidet dabei zwischen freiem und gebundenem Wasser (s. a. Teil I).

Freies Wasser zeichnet sich durch freie Beweglichkeit seiner Moleküle aus, es ist im Stande lösliche Stoffe aufzunehmen. Allerdings kann das freie Wasser in seiner Beweglichkeit dadurch eingeschränkt werden, indem es mechanisch in Hohlräumen größerer Proteingebilde festgehalten wird (Inklusionswasser).

Das *gebundene Wasser* ist, wie die Bezeichnung sagt, an bestimmte Orte festgelegt. Die Bindung ist auf den Dipolcharakter des Wassermoleküls zurück-zuführen. Die Wasserdipole werden am stärksten durch freie Ladungen innerhalb der Proteinmoleküle angezogen. Aber auch bestimmte Stellen der Eiweiß-moleküle, die Dipolcharakter haben, können Wasserdipole festhalten, wie CO- und NH_2-Gruppen. Natürlich ist die Bindung durch freie Ladungen stärker als diejenige durch andere Dipole. Werden nun Ionen großer Feldstärke von Proteinen adsorbiert, so führt das zu einer erheblichen Anziehung von Wasser (BOGEN[1]). Bei manchen Proteinkristallen erfolgt die Wasserbindung mög-licherweise in definierten Schichten, wie es von BOYES-WATSON u. Mitarb.[2] am feuchten Pferde-Methämoglobin röntgenologisch nachgewiesen wurde. Bei plasmatischen, nicht kristallisierten Proteinen, die sich zudem noch in dauern-dem Ab- und Aufbau befinden, liegen aber wahrscheinlich andere Verhält-nisse vor.

Besonders die Untersuchung der Löslichkeit von Stoffen im *Hydratations-wasser* haben ergeben, daß zwischen gebundenem und freiem Wasser ein fließender Übergang besteht. Aus der Tatsache, daß lösliche Stoffe je nach ihrer Molekül-größe mehr oder weniger tief in den Hydratmantel eindringen, ergibt sich die Notwendigkeit, außer zwischen freiem und gebundenem Wasser auch noch zwischen *lösendem* und *nicht lösendem Raum* zu unterscheiden. Weiterhin ist bei Proteinmolekülen ein DONNAN-Effekt zu beobachten, da Ionen in das Molekül eindringen können, während dieses selbst im Plasmagel als induffisibel angesehen werden kann. Ähnlich wie bei Membranen werden aus dem Plasmagel durch die nicht permeablen Ionen gleichgeladene, diffusible Ionen nach außen gedrängt. Es kommt so zu einem osmotischen Ungleichgewicht, wodurch Wasser von außen in das Makromolekül einströmt. Die Wasseraufnahme des Makromoleküls ist durch die Bindungsverhältnisse zwischen den Netzfäden begrenzt[3-7].

Bei osmotischem Wasserentzug wird zunächst das freie Wasser betroffen. Da das DONNAN-Wasser aber auch osmotisch festgehalten wird, kommt es bei osmotischer Behandlung zu Schrumpfungen bzw. Schwellungen der Protein-moleküle. Inwieweit gebundenes Wasser dabei in Mitleidenschaft gezogen wird, hängt von den Kräften ab, mit denen das Wasser entzogen wird. Unter An-wendung hoher Temperaturen läßt sich auch das gebundene Wasser entziehen. Aus der Wechselwirkung der Kräfte, mit welchen das gebundene Wasser fest-gehalten wird, und den zum Wasserentzug angesetzten Kräften ergeben sich

---

[1] Siehe S. 246, Fußnote 9.

[2] BOYES-WATSON, J., E. DAVIDSON u. M. F. PERUTZ: An x-ray study of horse methaemo-globin. I. Proc. Roy. Soc. (London) A, **191**, 83 (1947).

[3] BRIEGLEB, G.: Zwischenmolekulare Kräfte und Molekülstruktur. Stuttgart 1937.

[4] FREY-WYSSLING, A.: Submicroscopic morphology of protoplasm. Amsterdam 1953.

[5] RIEHL, N.: Diffusionskoeffizient und Wassergehalt globulärer Proteinmoleküle. Z. physiol. Chem. **281**, 73 (1944).

[6] HAUROWITZ, F.: Chemistry and biology of proteins. New York, 1950.

[7] NETTER, H.: Biologische Physikochemie. Potsdam 1951.

nicht nur verschiedene Verfahren zur Bestimmung des gebundenen Wassers, sondern auch noch die Möglichkeit unterschiedlicher Verhältniswerte[1-5].

Der Zusammenhang zwischen Wasserentzug und Resistenzzunahme wird von Kaufmann[6] so erklärt, daß die polaren Gruppen an der Oberfläche des Proteins durch dazwischengelagerte Wasserdipole geschwächt werden. Eine Abführung dieser Wasserdipole verstärkt die polaren Kräfte so, daß zur Strukturlösung höhere Energie aufzuwenden ist (s. a. Christophersen u. Kaufmann[7]).

c) Einfluß von p_H und Kationen.

Ebenso wie die Mikrobenzelle sind auch Proteine und Enzyme in ihrer Hitze-resistenz durch Wasserstoff- und Metallionen stark beeinflußbar. Nach Unter-suchungen von Crewther[8] werden dialysierte oder sehr stark verdünnte Lösungen von Trypsin bei 40° schnell irreversibel inaktiviert. Zwischen p_H 3 und 6,5 wird das Enzym durch folgende Kationen stabilisiert: Cr, Al, Th, La, Fe, Be (10^{-4} mol); Ca, Ba, Mg, Mn (10^{-2} mol); K, Na, NH_4 (2 mol) und Zn, Co, Ni, Cd und Hg ($5 \cdot 10^{-4}$ mol). Häufig werden die Kationen durch negative ionische Gruppen der Proteine elektrostatisch festgehalten. Andere Ionen, wie das am meisten untersuchte Ca und weitere bivalente Ionen, werden offenbar chemisch zu sehr stabilen Komplexen gebunden. Diese Komplexe können eine erhöhte Hitzeresistenz zeigen. Auf die resistenzfördernde Wirkung zweiwertiger Ionen wurde verschiedentlich hingewiesen.

Bezüglich der *Wirkung von H-Ionen* ist die Tatsache von Bedeutung, daß Proteine amphoteren Charakter haben. Sie unterscheiden sich von den Amino-säuren dadurch, daß sie viele anionische und kationische Gruppen besitzen. Im isoelektrischen Punkt stellen sie vielwertige Zwitterionen dar[9]. Allerdings ist die Löslichkeit der Proteine im isoelektrischen Punkt am geringsten, weil sich benachbarte Proteinmoleküle durch die zahlreichen positiven und negativen Ladungen gegenseitig anziehen, obgleich normalerweise die Löslichkeit der organischen Säuren mit der Ionisation zunimmt. Bei Gegenwart von Ionen neutraler Salze werden die Ladungen aber durch diese besetzt und das Protein vor der Coagulation geschützt (s. a. Klingenberg[10]). Mit zunehmender Zurück-drängung der Proteinionisation im alkalischen oder sauren Bereich nimmt die Stabilität von Proteinen ab.

Bei Enzymen ist vorwiegend die Abhängigkeit der Wirkung vom p_H-Wert untersucht worden. Das Wirkungsoptimum fällt aber vielfach mit dem Stabilitäts-optimum zusammen. Die p_H-Optima sind bei den einzelnen Enzymen verschieden.

---

[1] Colvin, J. R.: Thermal denaturation of proteins as an order-disorder transition in a high polymer. Arch. Biochem. a. Biophysics 4, 385 (1953).

[2] Todd, G. W., u. J. Levitt: Bound water in Aspergillus niger. Plant Physiol. 26, 331 (1951).

[3] Pyenson, H., u. C. D. Dahle: Bound water and its relation to some dairy products. I. The bound water content of some milk products and other products used in the dairy industry. J. Dairy Sci. 21, 169 (1938).

[4] Duval, C., u. L. Robert: The hydration of proteins by the thermogravimetric method. C. r. Acad. Sci. (Paris) 238, 282 (1954).

[5] Siehe S. 254, Fußnote 6.

[6] Lembke, A., u. W. Kaufmann: Über die Bedeutung zwischenmolekularer Kräfte in Proteinen. Kieler milchwirtsch. Forschungsber. 6, 379 (1954).

[7] Christophersen, J., u. W. Kaufmann: Chemische Reaktivierung hitzeinaktivierter Hefen und Temperaturadaptation. Naturwiss. 39, 67 (1952).

[8] Crewther, W. G.: The effect of p_H and cations on the thermal denaturation of trypsin. Austral. J. Biol. Sci. 6, 597 (1953).

[9] Michaelis, L., u. P. Rona: Beiträge zur allgemeinen Eiweißchemie II. Über die Fäl-lung der Globuline im isoelektrischen Punkt. Biochem. Z. 28, 193 (1910).

[10] Klingenberg, H. G.: Experimentelle Beeinflussung der Hitzekoagulation des Ov-albumins. Z. physiol. Chem. 192, 16 (1952).

Mikroorganismen sind ebenfalls bei extremen p_H-Werten wesentlich hitzeempfindlicher (zusammenfassende Literatur bei SIZER[1] u. STEARN[2]).

d) Einfluß von Aminosäuren und Proteinen.

Zusammenlagerungen verschiedener Proteine oder von Aminosäuren und Proteinen erfolgen wahrscheinlich durch *elektrostatische Anziehung* entgegengesetzt geladener ionischer oder polarer Gruppen. Verbunden mit solchen Zusammenlagerungen sind häufig Schutzwirkungen. Die Proteinase von Pseudomonas fluorescens wird z. B. in eiweißhaltigen Lösungen erst nach mehreren Minuten Erhitzung auf 100° C inaktiviert, während sie in eiweißfreien Lösungen schon in 30 min bei 60° ihre Aktivität verliert. Wahrscheinlich handelt es sich bei solchen Enzym-Substrat-Bindungen um besonders stabile Komplexe (VIRTANEN u. TARNANEN[3]). Die Erscheinung der Fluorescenzlöschung durch Proteine spricht allerdings für die Bildung zeitlich begrenzt stabiler zwischenmolekularer Komplexe (FÖRSTER[4]).

Aber auch bei nichtproteolytischen Enzymen kommen *Resistenzerhöhungen durch Proteine* vor, wie beispielsweise bei Pektinase in Gegenwart von Gelatine (MATUS[5]). Ebenfalls auf Penicillinase üben Gelatine und andere Produkte der tryptischen Verdauung von Fleisch eine stabilisierende Wirkung aus (MANSON u. POLLOCK[6]). Das Komplement von Meerschweinchenserum wird durch Aminosäuren, wie Glykokoll, Alanin, Glutaminsäure und Asparaginsäure vor der Hitzeinaktivierung bis zu einem gewissen Grade geschützt (GORDON[7]). HAUROWITZ[8] weist auf die Schutzwirkung von Albuminen im Serum hin, die durch ihre starke negative Ladung bedingt ist, wodurch die Albumine in der Lage sind, sich mit Anionen zu verbinden. Andererseits scheint aber auch eine Stabilisierung durch Anlagerung negativ geladener Teilchen möglich zu sein. So beobachtete KLINGENBERG[9] bei Ovalbumin eine Erhöhung der Hitzeresistenz durch Eosin und Heparin. Wahrscheinlich führt ein so verursachter negativer Ladungsüberschuß zu einer verstärkten Abstoßung der Teilchen untereinander, was der Hitzecoagulation entgegenwirkt[10].

3. Inaktivierungsmechanismus.

Unsere geringen Kenntnisse über den Mechanismus von Enzyminaktivierungen sind vorwiegend durch kinetische Studien erlangt worden und in zweiter Linie durch chemische Untersuchungen. Die unter Hitzewirkungen eingetretenen Veränderungen lassen sich chemisch am vorübergehenden Auftreten freier *SH-Gruppen* und starker *Wasseranziehung* erkennen. Bei weiterer Inaktivierung gehen diese Erscheinungen wieder zurück und es werden neue Bindungen gebildet, über deren Natur noch wenig bekannt ist (HAUROWITZ[8]). Für das den Inaktivierungsprozeß einleitende Reißen von Bindungen sind die zunehmenden thermischen Schwingungen verantwortlich zu machen. Die Neuorientierung der beweglich

---

[1] Siehe S. 253, Fußnote 9.

[2] Siehe S. 253, Fußnote 10.

[3] VIRTANEN, A. J., u. J. TARNANEN: Die Sekretion und Thermostabilität der Bakterienproteinasen. Z. physiol. Chem. **204**, 247 (1932).

[4] FÖRSTER, T.: Fluorescenz organischer Verbindungen. Göttingen 1951.

[5] Siehe S. 254, Fußnote 9.

[6] MANSON, E. E. D., u. M. R. POLLOCK: The thermostability of penicillinase. J. Gen. Microbiol. **8**, 163 (1953).

[7] GORDON, J.: The protective action of some amino-acids against the effect of heat on complement. J. of Hyg. **51**, 140 (1953).

[8] Siehe S. 255, Fußnote 6.

[9] Siehe S. 256, Fußnote 10.

[10] JENSEN, E. V., C. D. HOSPELHORN, D. F. TAPLEY u. C. HUGGINS: Thermal coagulation of serum proteins. J. of Biol. Chem. **185**, 411 (1950).

gewordenen Peptidketten kann nur bei *Anwesenheit von* genügend *Wasser* erfolgen, daher sind trockene ebenso wie konzentriertere Proteine resistenter. Kahn[1] vermutet die Bildung von Diketopiperazin-Ringen aus zwei benachbarten Peptidketten.

Geissman[2] beschreibt das Proteinmolekül als eine lange Peptidkette, in welcher sich zahlreiche H-Brücken in bestimmter strukturell wichtiger Anordnung befinden. Diese spielen bei der Energieleitung eine Rolle, sie konnten neuerdings spektraloptisch bei Proteinen nachgewiesen werden[3].

Die Hitzeinaktivierung ist als Zerstörung dieser spezifischen Struktur zu verstehen, wie sie bereits von Wu[4] und Mirsky u. Pauling[5] beschrieben wurde. Neuerdings hat Colvin[6] diese Vorstellungen weiterentwickelt, indem er die Proteindenaturierung mit Übergängen von einem geordneten in einen ungeordneten Zustand bei Hochpolymeren vergleicht. Eine Wiederverknüpfung gerissener H-Brücken wird von Kaufmann[7,8] für möglich gehalten und damit eine Erklärung für die Reaktivierung von Strahlen- oder hitzeinaktivierten Bakterien gegeben (s. S. 262).

Wichtige *kinetische Kriterien* bei Denaturierungsvorgängen sind die Aktivierungsenergie und -entropie der Inaktivierung. Eyring u. Stearn[9] postulieren auf Grund ihrer Theorie der absoluten Reaktionsgeschwindigkeiten, daß das gesamte Proteinmolekül zunächst in einen aktivierten Komplex übergeht. Der hohe Energiebedarf von etwa 80000 cal und mehr ist erforderlich, um gleichzeitig eine größere Anzahl schwacher Bindungen (H-Brücken, $-S = S-$ oder Peptidbindungen) zu zerreißen. Durch das damit verbundene plötzliche Auftreten zahlreicher neuer Freiheitsgrade erklären sich die hohen Entropiewerte. Demgegenüber sehen Steinhardt[10] und La Mer[11] die hohen Werte für Aktivierungsenergien und -entropien als Ionisationswärme von Puffer und Protein an (s. a. Haurowitz[12]).

IV. Beziehungen zwischen Protein- bzw. Enzyminaktivierungen und Hitzeabtötung von Mikroorganismen.

1. Inaktivierungsmechanismen.

Die Hitzeabtötung von Mikroben kann schon bei relativ niedrigen Temperaturen eintreten. Hefezellen verlieren z. B. bei 52—58° ihre Vermehrungsfähigkeit, ohne daß mikroskopisch Veränderungen an den Zellen wahrnehmbar

[1] Kahn, D. S.: Activated komplex of the protein molecule. J. Phys. a. Colloid Chem. **53**, 977 (1949).

[2] Geissman, T. A.: A theory of the mechanism of enzyme action. Quart. Rev. Biol. **24**, 309 (1949).

[3] Lembke, A., W. Kaufmann u. H. Schmidt: Spektralanalytische Untersuchungen an Molkenproteinen. Kieler milchwirtsch. Forschungsber. 4, 673 (1952).

[4] Wu, H.: Studies on denaturation of proteins. 13. A theory of denaturation. Chin. J. Physiol. Chem. 5, 321 (1931).

[5] Mirsky, A. E., u. L. Pauling: On the structure of native, denatured, and coagulated proteins. Proc. Nat. Acad. Sci. USA **22**, 439 (1936).

[6] Siehe S. 256, Fußnote 1 .

[7] Lembke, A., W. Kaufmann, H. Lagoni u. H. Gantz: Über die Reaktivierung von UV-inaktivierter Bakterien. Kieler milchwirtsch. Forschungsber. **3**, 679 (1951).

[8] Lembke, A., W. Kaufmann, H. Lagoni u. H. Gantz: Zur chemischen Reaktivierung von Bakterien. Kieler milchwirtsch. Forschungsber. 4, 233 (1952).

[9] Eyring, H., u. A. E. Stearn: Application of the theory of absolute reaction rates to proteins. Chem. Rev. **24**, 253 (1939).

[10] Steinhardt, J.: The stability of cristalline pepsin. Kgl. Danske Vidensk. Selskab. Math.-fys. Meddel. 14, H. 11 (1937).

[11] La Mer, V. K.: The energy of activation of protein denaturations. Science (Lancaster, Pa.) **86**, 614 (1937).

[12] Siehe S. 255, Fußnote 6.

zu sein brauchen (HENNEBERG[1]). Höhere Temperaturen (56—60°) führen dann zum Austreten des Zellsaftes und sichtbaren *Strukturänderungen*. Das häufig als Kriterium der Abtötung benutzte Verfahren der Färbung toter Zellen mit Methylenblau oder Kongorot versagt bei Mikroorganismen, die wenig oberhalb der noch verträglichen Temperaturgrenze inaktiviert wurden[2]. Erfolgt eine Farbstoffaufnahme durch abgetötete Zellen, so können dafür Permeabilitätsänderungen der Plasmamembran oder Ladungsänderungen am Plasmaprotein verantwortlich gemacht werden.

An chemischen Änderungen wurde neuerdings die *Freisetzung von Nucleinsäuren* bei der Erhitzung von Bakterien beschrieben[3-7]. Die Art der Zellschäden hängen zweifellos von Höhe und Dauer der Temperaturwirkungen ab.

Es sollen hier zunächst diejenigen Prozesse interessieren, die für die Lebensfähigkeit der Mikroorganismen verantwortlich sind. Wenn wir die Hitzeabtötung als Proteininaktivierung auffassen, so steht das grundsätzlich nicht im Widerspruch zu den aus der sog. *Treffertheorie* hergeleiteten Vorstellungen, auf welche an anderer Stelle schon eingegangen wurde, denn auch bei dem als „Steuerungszentrum" anzusprechenden Molekül handelt es sich um ein Protein. Indessen stehen der Interpretierung des Hitzetodes als „Ein-Treffer-Ereignis" eine Reihe von Beobachtungen und Auffassungen gegenüber, auf welche wir kurz eingehen wollen.

Die auf S. 253 erwähnten Untersuchungen von EDWARDS u. RETTGER[8] sollten den Nachweis erbringen, daß die Vermehrung von Bakterien bei denjenigen Temperaturen zum Stillstand kommt, bei welchen eine Reihe von Enzymen meßbar inaktiviert werden. RAHN u. SCHROEDER[9] halten diesen Behauptungen allerdings entgegen, daß die Zelle ja in der Lage sei, laufend Enzyme nachzuliefern, und sehen die exponentielle Absterbeordnung als Beweis dafür an, daß nicht erst mehrere Moleküle in der Zelle inaktiviert worden sind, ehe der Zelltod eintritt. Im letzteren Falle dürfte die Absterbereaktion erst mit erheblicher Verzögerung einsetzen und alle Zellen müßten etwa gleichzeitig denselben Zustand erreichen und nicht in der tatsächlich beobachteten exponentiellen Folge.

Diesen Beobachtungen stehen aber ältere und neuere Befunde gegenüber, wonach die Hitzeabtötung schrittweise erfolgen soll und die Schäden graduell abgestuft sein können. ISAACS[10] stellte bei einem saprophytischen Mykobakterien-Stamm nach Erhitzung eine mehr oder weniger lange Latenzphase vor der

---

[1] HENNEBERG, W.: Studien über das Verhalten einiger Kulturheferassen bei verschiedenen Temperaturen. Ein Beitrag zur Enzymtätigkeit, zur Lebensdauer, Haltbarkeit und zum Absterben der Hefen. Zbl. Bakter. II, **13**, 97 (1904).

[2] HENRICI, A. T.: Differential counting of living and dead cells of bacteria. Proc. Soc. Exper. Biol. a. Med. **20**, 293 (1923).

[3] CALIFANO, L.: Libération d'acide nucléique par les cellules bactériennes sous l'action de la chaleur. Bull. Org. mond. Santé **6**, 19 (1952).

[4] CALIFANO, L.: Denaturazione proteica e separazione da calore di nucleotidi dalle cellule bacteriche. Rend. Acad. Naz. Lin. Cl. Sci. fis., mat. e nat. Ser. 8, **12**, 37 (1952).

[5] CALIFANO, L.: Research on the loss of nucleic acid from bacterial cells through the action of heat. Atti Accad. Naz. Lin. Cl. Sci. fis., mat. e nat. **8**, 94 (1950).

[6] CALIFANO, L.: Liberazione di acido nucleinico dalle cellule bacteriche par azione del calore. Rc. Ist. super. Sanità, Roma **16**, 24 (1953).

[7] PONTIERI, G.: Sensibilizzazione al calore da raggi ultravioletti e liberazione di nucleotidi da cellule bacteriche. Atti 13 Congresso Naz. Microbiol. **73**, Milano 1952.

[8] Siehe S. 253, Fußnote 12.

[9] RAHN, O., u. W. R. SCHROEDER: Inactivation of enzymes as the cause of death of bacteria. Biodynamica **3**, 199 (1941).

[10] ISAACS, M. L.: Factors which influence tests of bacterial survival. II. The effect of the p_H of the survival test culture on results obtained with a saprophytic tubercle bacillus. J. Bacter. **20**, 175 (1930).

Wiederaufnahme der Vermehrung fest sowie ein besseres Anwachsen der erhitzten Keime bei schwach alkalischer Reaktion (p$_H$ 7,6—7,8). Es wird hieran die Vermutung geknüpft, daß vielleicht durch die Hitzewirkung ein Enzym inaktiviert worden sei, welches für die Alkalisierung verantwortlich ist. Bei Escherichia coli, Streptokokken und apathogenen Mykobakterien wurden nach einer Erhitzung ebenfalls stark unterschiedliche Erholungszeiten beobachtet[1], was an *graduelle Schädigungen* denken läßt und auf die Möglichkeit hindeutet, daß eine fortschreitende Inaktivierung von lebenswichtigen Molekülen (Enzymen) durch eine Regeneration mehr oder weniger langsam aufgehoben wird (s. a. Isaacs[2]). Nach Kaufmann[3] können u. U. giftige Intermediärprodukte auftreten, die mit steigender Konzentration, bzw. steigender Dauer der Inaktivierung zum Zelltod führen. Die Latenzphase kann als die zum Abbau dieser Produkte notwendigen Zeit aufgefaßt werden, wenn die Giftwirkung noch nicht zu groß war.

In diesem Zusammenhang sind spätere Untersuchungen und Betrachtungen von Hershey[4] wichtig, welcher die bei hitzegeschädigten Bakterien beobachteten *Latenzphasen* vor Wiederaufnahme der Vermehrung auf geeigneten Nährböden als eine Erscheinung ansieht, die sich ihrer Natur nach in keiner Weise von der Latenzphase normaler ruhender Zellen unterscheidet (s. S. 181 f.). Es werden bei Hitzeschäden drei Wirkungen unterschieden, a) Abnahme der Atmung in Nährlösung, b) längere Latenzphase nach Überimpfung auf einen Nährboden und c) schließlich Verlust der Lebensfähigkeit. Diese letztgenannte Erscheinung ist nach Hershey wahrscheinlich die Folge eines bis zu einem kritischen Punkt abgelaufenen Prozesses (etwa Inaktivierung von Atmungsenzymen). Die quantitativen Unterschiede in der Hitzeschädigung von Zellen einer Population werden deutlich, wenn die erhitzten Zellen auf verschiedenen Nährböden zum Anwachsen gebracht werden[5-7]. Schon bei der Anwendung flüssiger Bouillon oder Bouillonagar ergeben sich starke Differenzen, wie aus Tab. 20 hervorgeht. Die vorstehenden Tatsachen dürften bei der Beurteilung von Hitzeschäden von nicht geringer Bedeutung sein. Bedenkt man ferner, daß somit die Absterbekinetik auch von der Art des zur Keimzählung verwendeten Nährbodens abhängt, so gelangt man mit den Vorstellungen von Rahn[8] nur schwerlich in Übereinstimmung.

Tabelle 20. *Einfluß des Nährbodens auf die Überlebendenzahl von Colibakterien nach Erhitzung auf verschiedene Temperaturen* (nach Hershey).

Versuch Nr.	Erhitzungs-temperatur °C	Überlebende Bouillon	(%) in/auf Bouillonagar
1	51	100	100
2	52	100	89
3	52,5	100	100
4	53,5	81	48
5	54	81	50
6	56	15	1

[1] Isaacs, M. L.: Factors which tests of bacterial survival. I. The effect of varying periods of incubation of the survival test culture. J. Bacter. **20**, 161 (1930).

[2] Isaacs, M. L.: A theory of disinfection. Science (Lancaster, Pa.) **75**, 46 (1932).

[3] Lembke, A., u. W. Kaufmann: Ein Beitrag zur Deutung biologischer In- und Reaktivierungsvorgänge. Kieler milchwirtsch. Forschungsber. **6**, 603 (1954).

[4] Hershey, A. D.: Factors limiting bacterial growth. VII. Respiration and growth properties of Escherichia coli surviving sublethal temperatures. J. Bacter. **38**, 563 (1939).

[5] Curran, H. R., u. F. R. Evans: The importance of enrichments in the cultivation of bacterial spores previously exposed to lethal agencies. J. Bacter. **34**, 178 (1937).

[6] Nelson, F. E.: Factors which influence the growth of heat-treated bacteria. J. Bacter. **45**, 395 (1943).

[7] Hershey, J. B.: The effect of pasteurization on the nutritive requirements of milk bacteria. J. Bacter. **43**, 116 (1942).

[8] Siehe S. 222, Fußnote 1.

Auch ALLEN[1] erblickt in der *Hitzeinaktivierung von Enzymen* den entscheidenden Prozeß der thermischen Bakterienabtötung. Thermophile Keime sollen sich von mesophilen durch ihr Vermögen unterscheiden, Enzyme schneller wieder aufzubauen, als sie durch Hitze zerstört werden. Zellfreie Enzyme thermophiler und mesophiler Arten sollen sich dagegen nicht in ihrer Resistenz voneinander unterscheiden, auch ruhende thermophile Keime werden bei 55° schnell inaktiviert, während sie sich bei genügender Versorgung mit Nährstoffen bei dieser Temperatur noch lebhaft vermehren. Andererseits konnten MILITZER u. Mitarb.[2-6] aus einer thermophilen Bakterienart verschiedene Enzyme isolieren, die sich in ihrer Hitzeresistenz deutlich von den entsprechenden Enzymen tierischer Gewebe unterschieden (vgl. auch S. 278).

2. Hitzeabtötung und Reaktivierung.

Protein- und Enzyminaktivierungen können unter bestimmten Bedingungen reversibel sein, wie es z. B. von ANSON u. MIRSKY[7] an Trypsin im Temperaturbereich zwischen 40 und 50° gezeigt wurde. Aus kinetischen Betrachtungen (s. STEARN[8] u. HAUROWITZ[9]) geht hervor, daß die Anzahl der zerstörten Brücken im reaktivierbaren Zustand noch verhältnismäßig gering sein muß, verglichen mit den irreversibel denaturierten Enzymen. Bei diesen Versuchen mit Trypsin trat die Reaktivierung bereits bei Temperatursenkung ein.

a) Wärme- und Lichtreaktivierung.

Neuerdings sind nun auch Reaktivierungen beobachtet worden, die erst durch einen äußeren Eingriff erfolgten. So konnten Bakterien, die durch UV-Bestrahlung ihr Vermehrungsvermögen eingebüßt hatten, durch Behandlung mit Wärme oder langwelliger Strahlung reaktiviert werden (KELLNER[10], DULBECO[11], NOVICK u. SZILLARD[12], ANDERSON[13], NEWCOMBE u. SCOTT[14], STEIN u. MEUTZNER[15]). Die abtötende Wirkung der Strahlen wird einerseits mit Vergiftungserscheinungen (Peroxyde) in Zusammenhang gebracht[15,16]. Andererseits entwickeln KAUFMANN

---

[1] ALLEN, M. B.: The dynamic nature of thermophily. J. Gen. Physiol. **33**, 205 (1950).

[2] MILITZER, W., C. TUTTLE u. C. E. GEORGI: Thermal enzymes. III. Apyrase from a thermophilic bacterium. Arch. of Biochem. a. Biophysics **31**, 416 (1951).

[3] MILITZER, W., u. L. C. TUTTLE: Thermal enzymes. IV. Partial separation of an adenosintriphosphatase from an apyrase fraction. Arch. of Biochem. a. Biophysics **39**, 379 (1952).

[4] MILITZER, W., u. L. C. TUTTLE: Thermal enzymes. V. Properties of a malic dehydrogenase. Arch. of Biochem. a. Biophysics **39**, 379 (1952).

[5] MILITZER, W., T. B. SONDEREGGER, L. C. TUTTLE u. C. E. GEORGI: Thermal (thermophilic) enzymes. Arch. of Biochem. **26**, 299 (1950).

[6] MILITZER, W., T. B. SONDEREGGER, L. C. TUTTLE u. C. E. GEORGI: Thermal (thermostable) enzymes. Arch. of Biochem. **24**, 75 (1949).

[7] ANSON, M. L., u. A. E. MIRSKY: The equilibrum between active native trypsin and inactive denaturated trypsin. J. Gen. Physiol. **17**, 393 (1934).

[8] Siehe S. 253, Fußnote 10.

[9] Siehe S. 255, Fußnote 6.

[10] KELLNER, A.: Action spectra for photoreactivation of UV-irradiated E. coli and Streptomyces griseus. J. Gen. Physiol. **34**, 835 (1951).

[11] DULBECO, R.: Experiments on photoreactivation of bacteriophages inactivated with ultraviolet radiation. J. Bacter. **59**, 329 (1950).

[12] NOVICK, A., u. L. SZILLARD: Experiments on light-reactivation of ultra-violet inactivated bacteria. Proc. Nat. Acad. Sci USA **35**, 591 (1949).

[13] ANDERSON, E. H.: Heat reactivation of ultraviolet-inactivated bacteria. J. Bacter. **61**, 389 (1951).

[14] NEWCOMBE, H. B., u. G. W. SCOTT: Factors responsible for the delayed appearance of radiation-induced mutants in Escherichia coli. Genetics **34**, 475 (1949).

[15] STEIN, W., u. I. MEUTZNER: Reaktivierung von UV-inaktivierten Bact. coli durch Wärme. Naturwiss. **37**, 117 (1952).

[16] HARM, W., u. W. STEIN: Beeinflussung der UV-Inaktivierung von Colibakterien durch Bebrütungstemperaturen und Nährböden. Z. Naturforsch. 8 b, 123 (1953).

u. Mitarb.[1,2] eine Theorie, wonach es durch die Aufnahme energiereicher Lichtquanten zu einem Zerreißen zwischenmolekularer H—H- und —S=S—-Bindungen kommen soll, welche durch mäßige Schwingungsanregung im Molekül wieder neu geknüpft werden können (Erwärmung, langwellige Strahlung).

b) Chemische Reaktivierung.

Weitere Beobachtungen, wonach eine Reaktivierung ebenfalls durch wasserstoffhaltige Verbindungen, welche eine Ladung tragen (Aminosäuren, H_2S, Phenol), möglich ist, stützen die Auffassung, daß der Reaktivierungsmechanismus in einer mehr oder weniger vollständigen Wiederherstellung der stabilen Konfiguration des Proteinmoleküls besteht. CHRISTOPHERSEN u. KAUFMANN[3] konnten weiterhin wahrscheinlich machen, daß auch bei hitzeinaktivierten Hefezellen eine Reaktivierung mittels Phenol und Glykokoll stattfinden kann. Auch Colibakterien, welche durch Hitze oder mechanisch geschädigt wurden, ließen sich durch entsprechende chemische Behandlung reaktivieren[2]. Diese Ergebnisse lassen den Schluß zu, daß bei mäßigen Schädigungen, die zum Wachstumsstillstand führen, offenbar Proteininaktivierungen auftreten, die in einer Zerstörung nur weniger zwischenmolekularer Bindungen bestehen, wobei es sich wahrscheinlich um Wasserstoffbrücken oder —S=S—-Bindungen handelt. (Vgl. auch die UR-Messungen über UV-Inaktivierung von Trypsin und Bakterien von KAUFMANN u. Mitarb.[4])

Über den Ort dieser In- und Reaktivierungen und über die chemische Natur des betroffenen Proteins kann damit noch nichts ausgesagt werden. Neuere Untersuchungen von HEINMETS u. Mitarb.[5] an Colibakterien zeigen, daß eine Erholung nach Einwirkung von Hitze und Chemikalien sehr von bestimmten Metaboliten abhängig ist. Es erwiesen sich als besonders günstig: Natriumcitrat, Maleinsäure, Oxalessigsäure, Milchsäure, cis-Aconitsäure, iso-Citronensäure, Bernsteinsäure u. a. Besonders erfolgreich für eine Regenerierung war eine Kombination von 11 Metaboliten. Ob diese Erscheinungen allerdings auf Reaktivierungen geschädigter Proteinmoleküle zurückzuführen sind, ist nicht mit Sicherheit zu entscheiden. Es handelt sich wahrscheinlich um Erholungsvorgänge, wie sie von HERSHEY (s. S. 260) beschrieben wurden, welche also mit einem aktiven Stoffwechsel der Zelle zusammenhängen und offensichtlich durch die Anwesenheit wichtiger Intermediärprodukte erleichtert werden.

c) Reaktivierungen durch hohe Drucke

sind besonders an bakteriellen Lumineszenzvorgängen untersucht worden. Die Intensität des Leuchtens einer Kultur von Photobakterien steigt mit der Temperatur und nimmt oberhalb des Optimums wieder ab, um bei Temperatursenkung, falls nicht zu lange erhitzt wurde, wieder zuzunehmen. BROWN, JOHNSON u. MARSLAND[6] stellten fest, daß der Leuchtprozeß von zwei verschiedenen Reaktionen abhängt, nämlich a) der reversiblen thermischen Inaktivierung

---

[1] Siehe S. 258, Fußnote 7.

[2] Siehe S. 258, Fußnote 8.

[3] Siehe S. 256, Fußnote 7.

[4] LEMBKE, A., u. W. KAUFMANN: Spektralphotometrische Messungen an Bakterien im ultraroten Bereich. Kieler milchwirtsch. Forschungsber. 6, 619 (1954).

[5] HEINMETS, F., W. W. TAYLOR u. J. J. LEHMANN: The use of metabolites in the restoration of the viability of heat and chemically inactivated Escherichia coli. J. Bacter. 67, 5 (1954).

[6] BROWN, D. E., F. H. JOHNSON u. D. A. MARSLAND: The pressure temperature relations of bacterial luminescence. J. Cellul. a. Comp. Physiol. 20, 151 (1942).

eines Enzyms und b) dem Abbau des Enzyms Luciferase durch die Oxydation von Luciferin. Unterhalb des Temperaturoptimums nimmt die Lumineszenz durch Reaktion *b* mit einer Aktivierungsenergie von 17 220 cal zu, während oberhalb des Optimums die thermische Inaktivierung mit einer Aktivierungsenergie von 55 260 cal vorherrscht. Durch Druckwirkung wird die Intensität unterhalb der Optimaltemperatur vermindert, jedoch oberhalb derselben erhöht. Demnach wird also bei tiefen Temperaturen die Reaktion *b*, bei hohen Temperaturen dagegen die Reaktion *a* durch den Druck gehemmt. Die Druckwirkungen auf beide Reaktionen sind reversibel, bzw. die Lumineszenzabnahme bei Temperaturen oberhalb des Optimums infolge Enzyminaktivierungen kann nicht nur durch Temperatursenkung, sondern auch durch Druck aufgehoben werden (s. Abb. 52).

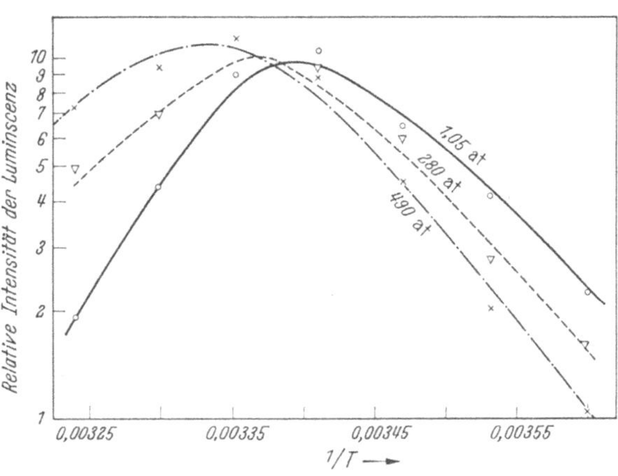

Abb. 52. Abhängigkeit der Lumineszenz von Photobacterium phosphoreum von Druck und Temperatur (n. JOHNSON u. EYRING).

Durch eingehende Untersuchungen von EYRING u. MAGEE[1] konnten dann unter Anwendung der Theorie der absoluten Reaktionsgeschwindigkeiten quantitative Vorstellungen über die Beziehungen zwischen Druck und Temperatur bei der Bakterienlumineszenz vermittelt werden, die sich auf alle entsprechenden Gleichgewichtszustände bei Enzyminaktivierungen anwenden lassen (so auch bei der Vermehrung, s. S. 198). Insbesondere wurde der Nachweis erbracht, daß die Inaktivierung des Enzyms unter erheblicher Volumenzunahme erfolgen muß. Und zwar betrugen $\Delta V = -922,8 + 3,206\,T$, $\Delta E = 55\,260$ cal und $\Delta S = 184$ Entropieeinheiten.

In weiteren Arbeiten konnten JOHNSON u. Mitarb.[2-4] zeigen, daß auch Inaktivierungen durch Gifte (Chinin, Urethan, Sulfonamide) mit Volumenzunahmen verknüpft sind. Das gilt nicht nur für die Lumineszenz, sondern auch für isolierte Enzyme, wie Invertase[5]. Eine Verzögerung der thermischen Inaktivierung von Serumalbumin durch Drucke beobachteten TONGUR u. KASOTCHKIN[6]. Weitere Untersuchungen zeigten dann, daß auch die Hitzeschädigung von

[1] EYRING, H., u. J. L. MAGEE: Application of the theory of absolute reaction rates to bacterial luminescence. J. Cellul. a. Comp. Physiol. 20, 169 (1942).

[2] JOHNSON, F. H., H. EYRING u. R. W. WILLIAMS: The nature of enzyme inhibitions in bacterial luminescence: sulfanilamide, urethane, temperature and pressure. J. Cellul. a. Comp. Physiol. 20, 247 (1942).

[3] JOHNSON, F. H., u. L. LEWIN: The rates of growth and disinfection of Escherichia coli in relation to p_H, Quinine and temperature. Leeuwenhoek, J. Microbiol. Serol. 12, 177 (1947).

[4] JOHNSON, F. H., H. EYRING, R. STEBLAY, H. CHAPLIN, C. HUBER u. G. GERARDI: The nature and control of reactions in bioluminescence. With special reference to the mechanism of reversible inhibitions by hydrogen and hydroxyl-ions, temperature, pressure, alcohol, urethane and sulfanilamide in bacteria. J. Gen. Physiol 28, 463 (1954).

[5] JOHNSON, F. H., W. J. KAUZMANN u. R. L. GENSLER: The urethane inhibition of invertase activity in relation to hydrostatic pressure. Arch. of Biochem. 19, 229 (1948).

[6] TONGUR, V. S., u. V. I. KASOTCHKIN: Khim. i Fiz.-Khim. Vysokomolekul. Soedinenii, Doklady 7-oi Konf. Vysokomolekul. Soedineniym 1952, 124.

Tabak-Mosaik-Virus[1], Bakterienzellen und -sporen[2] durch hohe Drucke gehemmt wird. Das gleiche gilt auch hier für Giftwirkungen sowie für kombinierte Wirkungen von Giften und hohen Temperaturen, wie es bei Sporen beobachtet wurde[3]. Diese hemmenden Einflüsse hoher Drucke auf thermische und toxische Inaktivierungen machen vielleicht das Leben von Bakterien unter abnormen Bedingungen, wie sie in Erdöllagern und Solen herrschen, möglich.

3. Temperaturmutanten.

Für die Frage nach dem Mechanismus von Hitzeinaktivierungen sind nun eine Reihe weiterer Beobachtungen von Interesse, die in diesem Zusammenhang bisher noch nicht diskutiert wurden. Es handelt sich um die von verschiedenen Autoren bearbeitete Erscheinung des Auftretens von Mutanten, welche je nach Züchtungstemperatur unterschiedliche *Bedürfnisse an Wachstumsfaktoren* aufweisen. Besonders untersucht wurden die durch UV- oder Röntgenbestrahlung erzeugten Mutanten von Neurospora crassa (Beadle u. Tatum)[4]. Während es sich bei diesen Stoffwechselmutanten von Beadle u. Mitarb. um Organismen handelt, bei welchen ein Gen, das für eine bestimmte Reaktion innerhalb einer Folge verantwortlich ist, völlig inaktiviert wurde, deuten Beobachtungen von Mitchell u. Houlahan[5] darauf hin, daß es auch Zwischenmodifikationen gibt. So hing die Riboflavinbedürftigkeit einer Neurosporamutante in der Weise von der Temperatur ab, daß Wachstum und Riboflavinsynthese sich unterhalb von 55° der Wildform nähern, während oberhalb von 28° eine Zugabe des genannten Faktors erforderlich ist. Hier wird als Erklärung angenommen, daß das betreffende Gen nicht völlig zerstört, sondern so verändert worden ist, daß es die

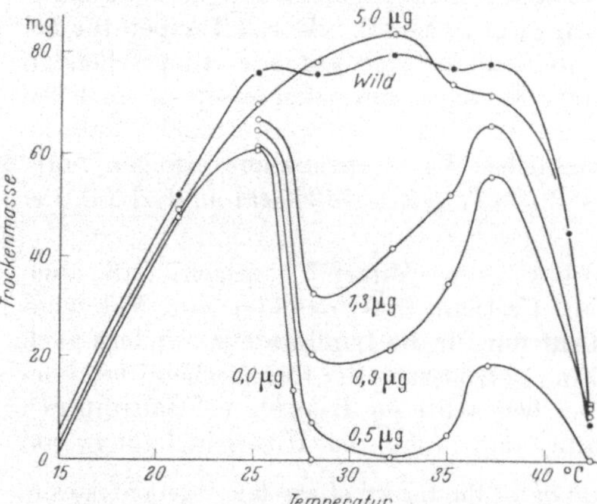

Abb. 53. Die Abhängigkeit der Vermehrungsgeschwindigkeit einer Wildform (— · — · — ·) und einer lactoflavinbedürftigen Neurosporamutante (—o—o—o—) von der Temperatur bei verschiedenen Lactoflavinkonzentrationen (n. Mitchell u. Houlahan).

Bildung eines modifizierten, temperaturempfindlichen Enzyms kontrolliert. Eine andere Möglichkeit ist die, daß das Gen zwar völlig zerstört ist, aber eine Riboflavinsynthese nun durch ein anderes, adaptives Enzym durchgeführt werden kann. In diesem Falle wäre das maximale Wachstum, welches mit suboptimalen Riboflavindosen erzielt wird, von der katalytischen Wirkung einer Kombination vom Vitamin mit der Teilaktivität einer Riboflavin-Vorstufe abhängig. Aus der Tatsache, daß 5 Temperaturmutanten von unterschiedlichem Genotyp den scharfen Übergang in der Synthesefähigkeit zwischen 25 und 28°

[1] Johnson, F. H., M. B. Baylor u. D. Fraser: The thermal denaturation of tobacco mosaic virus in relation to hydrostatic pressure. Arch. of Biochem. 19, 237 (1948).

[2] Johnson, F. H., u. C. E. ZoBell: The retardation of thermal disinfection of Bacillus subtilis spores by hydrostatic pressure. J. Bacter. 57, 353 (1949).

[3] Johnson, F. H., u. C. E. ZoBell: The acceleration of spore disinfection by urethane and its retardation by hydrostatic pressure. J. Bacter. 57, 359 (1949).

[4] Beadle, G. W., u. E. L. Tatum.: Neurospora. II Methods of producing and detecting mutations concerned with nutritional requirements. Amer. J. Bot. 32, 678 (1945).

[5] Mitchell, H. K., u. M. B. Houlahan: Neurospora. IV. A temperature sensitive riboflavinless mutant. Amer. J. Bot. 33, 31 (1946).

zeigen, wird nun geschlossen, daß Neurospora einen normal funktionierenden doppelten Satz von Genen hat, von welchen einer bis 25° arbeitet und der andere oberhalb dieser Temperatur. Abb. 53 zeigt die Wachstums-Temperaturbeziehungen von Wildtyp und Mutanten bei verschiedenen Riboflavinkonzentrationen.

Bei einer anderen Neurospora-Mutante wurde ein entsprechendes Verhalten in der *Sulfonamidbedürftigkeit* gefunden. Nach EMERSON[1] setzt diese Erscheinung oberhalb von 35° ein, während bei tiefen Temperaturen Sulfonamide nicht unbedingt erforderlich sind, wenn das Wachstum auch etwas langsamer verläuft.

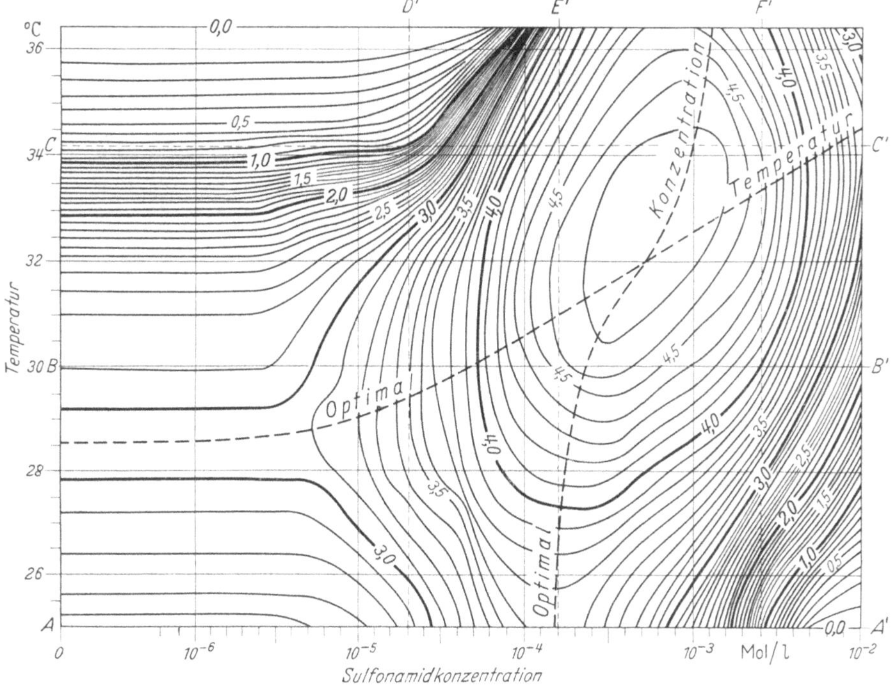

Abb. 54. Die Wachstumsgeschwindigkeit einer sulfonamidbedürftigen Neurosporamutante in Abhängigkeit von Temperatur und Sulfonamidkonzentration. Die durchgezogenen Linien verbinden Punkte gleicher Wachstumsgeschwindigkeit (mm/Std.). Die gestrichelten Linien kennzeichnen die Optimaltemperatur sowie die Optimalkonzentration. Die höchste Wachstumsgeschwindigkeit wurde im Schnittpunkt dieser Linien mit mehr als 4,7 mm/Std. ermittelt (n. EMERSON).

Abb. 54 veranschaulicht die Beziehungen zwischen Temperatur und Sulfonamidkonzentration. Als neues Phänomen tritt hier hinzu, daß p-Aminobenzoesäure bei hohen Temperaturen hemmend auf die Mutante wirkt. Diese Hemmung läßt sich durch Sulfonamide aufheben, wobei das erforderliche Konzentrationsverhältnis für ein 50%iges Wachstum von p-Aminobenzoesäure zu Sulfonamid etwa 1:100 beträgt.

Aber auch bei verschiedenen Bakterien-Wildtypen kann der *Nährstoffbedarf* temperaturabhängig sein. So konnte einer von vielen in dieser Hinsicht untersuchten Stämme thermophiler Bakterien bei 55° ohne Biotin wachsen, benötigte diese Verbindung aber bei 65° (CLEVERDON u. Mitarb.[2]). Nach neueren

[1] EMERSON, S.: Growth responses of a sulphonamide requiring strain of Neurospora. J. Bacter. **54**, 195 (1947).

[2] CLEVERDON, R. C., M. J. PELCZAR u. R. N. DOETSCH: The vitamin requirement of stenothermophilic aerobic bacilli. J. Bacter. **58**, 523 (1949).

Tabelle 21. *Der Einfluß der Züchtungstemperatur auf den Nährstoffbedarf thermophiler Bakterien* (nach Campbell u. Williams).

Stamm	Nährstoffbedarf bei		
	36°	45°	55°
Bacillus coagulans 2 (F)	Histidin Thiamin Biotin Folsäure	Histidin Thiamin Biotin Folsäure	Histidin Thiamin Biotin Folsäure
12 (F)	Histidin Leucin Valin Thiamin Biotin Folsäure	Histidin Leucin Thiamin Biotin Folsäure	Histidin Leucin Thiamin Biotin Folsäure
1039 (F)	Thiamin Biotin Folsäure	Thiamin Biotin Folsäure	Histidin Methionin Thiamin Nicotinsäure Biotin Folsäure
32 (F)	Methionin Tryptophan Thiamin Biotin	Histidin Methionin Tryptophan Thiamin Biotin Folsäure	Histidin Methionin Tryptophan Thiamin Biotin Folsäure
Bacillus stearothermophilus 1356 (O)	keine Vermehrung	Leucin Thiamin Nicotinsäure Biotin	Leucin Thiamin Nicotinsäure Biotin
1373b (O)	keine Vermehrung	Glutaminsäure Histidin Methionin Leucin Biotin	Glutaminsäure Histidin Methionin Leucin Biotin Adermin
1503 (O)	keine Vermehrung	Valin Nicotinsäure Biotin	Valin Nicotinsäure Biotin
3084 (F)	Biotin Folsäure	Biotin Folsäure	Thiamin Biotin Folsäure
3656 (O)	keine Vermehrung	Histidin Nicotinsäure Biotin	Histidin Nicotinsäure Biotin
3690 (F)	Methionin Leucin Thiamin Nicotinsäure Biotin Folsäure	Methionin Thiamin Biotin Folsäure	Methionin Thiamin Biotin Folsäure
4259 (F)	Biotin Folsäure	Methionin Histidin Nicotinsäure Biotin Folsäure	Methionin Histidin Nicotinsäure Biotin Folsäure

Tabelle 21. (Fortsetzung.)

Stamm	Nährstoffbedarf bei		
	36°	45°	55°
5149—5 (F)	Methionin Thiamin Biotin Folsäure	Biotin Folsäure	Biotin Folsäure
Bacillus globigii 1 (F)	Vermehrung in einem Medium mit Glucose, Glutaminsäure und Salzen	Thiamin Nicotinsäure	Thiamin Nicotinsäure

Untersuchungen von CAMPBELL u. WILLIAMS[1] an verschiedenen thermophilen Organismen lassen sich diese nach ihrem Bedarf an Aminosäuren, Vitaminen usw. in drei Gruppen einteilen: a) Es liegt kein unterschiedlicher Bedarf an Nährstoffen bei hohen und tiefen Temperaturen vor, b) zusätzlicher Bedarf bei hoher und c) zusätzlicher Bedarf bei tiefer Temperatur (s. Tab. 21).

Der Fall b wird mit einer thermischen Inaktivierung verantwortlicher Gene bei hohen Temperaturen erklärt. Tritt der zusätzliche Nährstoffbedarf bei tiefen Temperaturen ein, so liegt nach Ansicht von CAMPBELL offenbar eine andere Modifikation der Gene vor. Auffallend ist die besondere Rolle von Biotin. Bei allen untersuchten Bac. coagulans- und Bac. stearothermophilus-Stämmen konnte Biotin durch Desthiobiotin ersetzt werden[2]. Einige Stämme waren auch in der Lage, Asparaginsäure, Ölsäure oder Pimelinsäure anstatt Biotin zu verwenden. Da Pimelinsäure und Desthiobiotin Zwischenstufen in der Biotinsynthese sind, kann man aus der Möglichkeit Biotin durch die genannten Verbindungen zu ersetzen, Rückschlüsse auf den Ort der Schädigung in der Reaktionsfolge ziehen.

BOREK u. WAELSCH[3] stellten bei Lactobacillus bulgaricus fest, daß dieser Organismus bei 37° nicht ohne Phenylalanin und Tyrosin sowie bei 39° nicht ohne Asparagin wächst. Diese Hemmung kann durch Anreicherung des Mediums mit CO_2 (bei Tyrosin allerdings nur teilweise) aufgehoben werden. Auch bei tiefen Temperaturen ist die Synthese blockiert, wenn CO_2 entfernt wird. Ob aus diesen Beobachtungen nun Parallelen zu den Befunden bei Temperaturmutanten gezogen werden dürfen, erscheint kaum angebracht, da der CO_2-Mangel bei den hohen Züchtungstemperaturen wohl mehr auf die geringere Löslichkeit des Gases in Verbindung mit einem erhöhten Bedarf zurückzuführen ist.

Die Blockierung der Pantothensäuresynthese aus β-Alanin und Pantoinsäure wurde von MAAS[4,5] an einer Coli-Mutante untersucht. Dabei lagen zwei Typen

[1] CAMPBELL, L. L. jr., u. O. B. WILLIAMS: The effect of temperature on the nutritional requirements of facultative and obligate thermophilic bacteria. J. Bacter. **65**, 141 (1953).

[2] CAMPBELL, L. L., u. O. B. WILLIAMS: Observations on the biotin requirement of thermophilic bacteria. J. Bacter. **65**, 146 (1953).

[3] BOREK, E., u. H. WAELSCH: The effect of temperature on the nutritional requirements of microorganisms. J. of Biol. Chem. **190**, 191 (1951).

[4] MAAS, W. K., u. B. D. DAVIS: Production of an altered pantothenate-synthesizing enzyme by a temperature-sensivite mutant of Escherichia coli. Proc. Nat. Acad. Sci. USA **38**, 785 (1952).

[5] MAAS, W. K.: Production of an altered panthotenat synthesizing enzyme as a result of mutation. Federat. Proc. **11**, 475 (1952).

vor: Mutante I brauchte Pantothensäure bei allen Temperaturen, während Mutante II die genannte Verbindung nur oberhalb von 30° benötigte. Das für die Synthese verantwortliche Enzym konnte mittels Aceton aus den Zellen extrahiert werden. Dabei erwies sich dasjenige des Wildtyps als relativ hitzeresistent, es blieb bis 45° völlig stabil. Dagegen war das aus Mutante II extrahierte Enzym sehr hitzeempfindlich, während Mutante I kein aktives Enzym lieferte. Interessanterweise konnte die Hitzeresistenz von II wie üblich durch neutrale Salze sowie durch Zucker erhöht werden, dagegen übten die Extrakte des Wildtyps auf diejenigen der Mutanten und umgekehrt keinen resistenzändernden Einfluß aus. Diese Befunde sind im Hinblick auf das Gesamtproblem der Hitzeabtötung sehr bedeutungsvoll, weil hiermit erstmals gezeigt wurde, daß ein ganz bestimmtes Enzym für die Hitzeresistenz eines ganzen Organismus verantwortlich sein kann. Bei der Erhitzung der Coli-Mutante vom Typ II auf Temperaturen, bei welchen das pantothensäuresynthetisierende Enzym thermisch inaktiviert wird, kommt es zu Schäden, welche die Vermehrungsfähigkeit der Zelle beenden und welche wir als Zelltod registrieren müssen. Der Mechanismus dieser Abtötung ist aber ohne Zweifel eine fortschreitende Enzyminaktivierung, wie sie den Vorstellungen von Hershey[1], Isaacs[2] bei Hitzewirkungen sowie denjenigen von Eddy u. Hinshelwood[3-5] bei Giftwirkungen entspricht.

D. Thermophile Organismen.

I. Allgemeines.

Die Fähigkeit von Organismen, bei Temperaturen in der Nähe des Siedepunktes von Wasser zu wachsen, ist auffälligerweise nur bei solchen vorhanden, die keine typischen Zellkerne besitzen. Kernhaltige Tiere und Pflanzen findet man nach Brues[6-9] bei höchstens 50—51°, während Algen, niedere Pilze und Bakterien unter Umständen bis knapp unterhalb 100° gedeihen können, bzw. am Leben bleiben. Nach Flourens[10] sollen sich z. B. in einem Geiser auf Island bei 98° C noch Algen befunden haben. Überhaupt bildeten heiße Quellen bis in die neueste Zeit zahlreiches interessantes Beobachtungsmaterial. Von Brewer[11] wurde 1866 die oberste Grenze für pflanzliches Leben in kalifornischen Thermalquellen mit 93,3° angegeben. Eine Zusammenstellung der älteren

---

[1] Siehe S. 260, Fußnote 7.

[2] Siehe S. 260, Fußnote 1.

[3] Siehe S. 226, Fußnote 1.

[4] Siehe S. 226, Fußnote 2.

[5] Siehe S. 226, Fußnote 3.

[6] Brues, C. T.: Observations on animal life in the thermal waters of Yellowstone Park, with a consideration of the thermal environment. Proc. Amer. Acad. Arts a. Sci. **63**, 139 (1928).

[7] Brues, C. T.: Animal life in hot springs. Quart. Rev. Biol. **2**, 181 (1927).

[8] Brues, C. T.: Studies on the fauna of hot springs in the western United States and biology of thermophilous animals. Proc. Amer. Acad. Arts a. Sci. **63**, 139 (1928).

[9] Brues, C. T.: Further studies on the fauna of North American hot springs. Proc. Amer. Acad. Arts a. Sci. **67**, 185 (1932).

[10] Flourens, M.: Thermal temperatures of algae in some hot springs of Iceland. C. r. Acad. Sci. (Paris) **23**, 934 (1846).

[11] Brewer, W. H.: Note on the organisms of the geysers of California. Amer. J. Sci. **42**, 429 (1866).

Beobachtungen brachte WYMAN[1] 1867, die durch zahlreiche spätere Untersuchungen bereichert wurden[2-11].

Unter den thermophilen Algen treten besonders die Myxophyceae hervor, die sich durch ihre einfache Zellstruktur scharf von den übrigen Algen unterscheiden. Sie treten als einzellige Formen auf. Form und Farbe sind sehr variabel, eine deutliche Trennung in Kern und Plasma ist nicht zu erkennen, ebensowenig Chromatophoren. Dagegen ist ein äußeres, pigmentiertes Chromatoplasma von einem inneren, farblosen Zentralkörper zu unterscheiden. Auffallend ist die Farbigkeit dieser Organismen. Auch bei ein und derselben Art können die Färbungen je nach Temperatur sehr unterschiedlich sein, wie z. B. bei Hypheothrix laminosa (WEED[4]).

COPELAND[10] bringt eine ausführliche Beschreibung sowie Bestimmungstabellen von 325 in den Yellowstone-Thermen vorkommenden Arten, wobei 82 neue (einschl. Varianten) Formen aufgezählt werden, die aus 220 Quellen mit Temperaturen zwischen 22,2 und 96° isoliert wurden. Die obere Temperaturgrenze für Myxophyceae lag bei 85,2° Oscillatoria filiformis und Phormidium bijahensis). Auffällig ist die geringe Zellgröße dieser Arten, welche mit $0,3-0,5\,\mu$ Durchmesser und $3\,\mu$ Länge angegeben wird, eine Tatsache, die im Hinblick auf den Einfluß von hohen Temperaturen auf Zellgrößen schon erörtert wurde (s. S. 181).

II. Die Biologie der thermophilen Mikroorganismen.

Bakterielles Leben bei Temperaturen von 60—70° wurde erstmals von MIQUEL[12] bei Arten beschrieben, welche aus Wasser und Erde isoliert worden waren. Weitere Einzelbeobachtungen folgten dann von VAN TIEGHEM[13], CERTES u.

---

[1] WYMAN, J.: Observations and experiments on living organisms in heated water. Amer. J. Sci. **94**, 152 (1867).

[2] HANSGIRG, A.: Beiträge zur Kenntnis der böhmischen Thermalalgenflora. Österr. bot. Z. **34**, 276 (1884).

[3] CERTES, A., u. N. GARRIGOU: De la présence constante de microorganismes dans les eaux de Luchon, recueillies au griffon à la température de 64°, et de leur action sur le production de la barégine. C. r. Acad. Sci. (Paris) **103**, 703 (1886).

[4] WEED, W. H.: The vegetation of hot springs. Amer. Naturalist **23**, 394 (1889).

[5] DAVIS, B. M.: The vegetation of the hot springs of Yellowstone Park. Science (Lancaster, Pa.) **6**, 145 (1897).

[6] MIYOSHI, M.: Über das massenhafte Vorkommen von Eisenbakterien in den Thermen von Ikoa. J. Coll. Sci. Imp. Univ. Tokyo **10**, 139 (1897).

[7] MIYOSHI, M.: Studien über die Schwefelrasenbildung der Thermen von Yumoto bei Nikko. J. Coll. Sci. Imp. Univ. Tokyo **10**, 143 (1897).

[8] TSIKLINSKY, P.: Sur les microbes thermophiles des sources thermales. Ann. Inst. Pasteur **13**, 788 (1899).

[9] CZURDA, V.: Über eine neue autotrophe und thermophile Schwefelbakteriengesellschaft. Zbl. Bakter. II **92**, 407 (1935).

[10] Siehe S. 181, Fußnote 1.

[11] MARSH, C. L., u. D. K. LARSEN: Characterization of some thermophilic bacteria from the hot springs of Yellowstone Park. J. Bacter. **65**, 193 (1953).

[12] MIQUEL, P.: Monographie d'un bacille vivant au-dela de 70 centigrades. Ann. de Micrograph. **1**, 4 (1888).

[13] VAN TIEGHEM, P.: Sur les bacteriacées vivant a la température de 74° C. Bull. Soc. bot. France **28**, 35 (1881).

Garrigou[1], Globig[2,3], Burrill[4], MacFadyen u. Blaxall[5,6], Rabinowitsch[7], Karlinski[8], Tsilinski[9] u. a. Eine ausführliche Übersicht über die ältere Literatur bringt Krohn[10].

1. Vorkommen thermophiler Bakterien.

Entsprechend der allgemeinen Verbreitung von Mikroorganismen lassen sich auch thermophile Bakterien aus allen möglichen Materialien isolieren und werden in fast allen Gegenden der Erde angetroffen. Jedoch kann aus der Tatsache, daß man diese Keime beispielsweise in der Erde[11,12,13], in Wasser und Abwasser[14], im Schnee[7,15], in der Tiefsee[16] oder auf Früchten findet[17], noch nichts über ihren natürlichen Standort, bzw. den Ort ihrer Vermehrung gesagt werden.

In dieser Beziehung verdienen die *heißen Quellen* besondere Beachtung. Zur typischen Thermalflora H_2S-haltiger Gewässer zählen die von Miyoshi[18,19] beschriebenen Schwefelbakterien, welche H_2S zu elementarem Schwefel oxydieren sowie Eisenbakterien. In den Thermen von Ischia wurden mehrere obligat aerobe Bacillen gefunden[20], ebenso im Schlamm des Thermalbades Äqui[21] und in Thermen auf Java[22]. Zwei sulfatreduzierende Thiobakterien und ein Thiospirillum werden von Czurda[23] in einer heißen Quelle bei 60—67° gefunden. Neuerdings berichten Marsh u. Larsen[24] über 24 isolierte thermophile Bakterien aus den Thermen

---

[1] Siehe S. 269, Fußnote 3.

[2] Globig: Über Bakterienwachstum bei 50—70°. Z. Hyg. **3**, 294 (1888).

[3] Globig: Über einen Kartoffelbacillus mit ungewöhnlich widerstandsfähigen Sporen. Z. Hyg. **3**, 322 (1888).

[4] Burrill, T. J.: The biology of silage. Agric. Exper. Stat. Univ. Illinois, Bull. **7**, 177 (1889).

[5] MacFadyen, A., u. F. R. Blaxall: Thermophilic bacteria. J. of Path. **3**, 87 (1896); Brit. Med. J. **2**, 644 (1896).

[6] MacFadyen, A., u. F. R. Blaxall: Thermophilic bacteria. Trans. Jenner Inst. Prev. Med. **2**, 162 (1899).

[7] Rabinowitsch, L.: Über die thermophilen Bakterien. Z. Hyg. **20**, 154 (1895).

[8] Karlinski, J.: Zur Kenntnis der Bakterien der Thermalquellen. Hyg. Rdsch. **5**, 685 (1895).

[9] Tsilinsky, P.: Sur la flore microbienne thermophile du canal intestinal de l'homme. Ann. Inst. Pasteur **17**, 217 (1903).

[10] Krohn, V.: Studien über thermophile Schizomyceten. Ann. Acad. Sci. fenn. A **21**, 1 (1923).

[11] Siehe S. 269, Fußnote 11.

[12] Feirer, W. A.: Studies on some obligate thermophilic bacteria from soil. Soil Sci. **23**, 47 (1927).

[13] Tsilinsky, P.: Sur les Mucédinées thermophiles. Ann. Inst. Pasteur **13**, 500 (1899).

[14] Bardou, P.: Etude biochemique de quelques bactériacées thermophiles et de leur rôle dans la désintégration des matieres organiques des eaux d'égout. Lille 1906. Zbl. Bakter. I Ref. **39**, 744 (1907).

[15] Siehe S. 214, Fußnote 1.

[16] Bartholomew, J. W., u. S. C. Rittenberg: Thermophilic bacteria from deep ocean bottom cores. J. Bacter. **57**, 658 (1949).

[17] Charborski, G.: Untersuchungen an thermophilen und kyrophilen Hefen. Bull. Soc. bot. de Génève **1919**, 70; Abstr. Bacter. **4**, 351 (1920).

[18] Siehe S. 269, Fußnote 6.

[19] Siehe S. 269, Fußnote 7.

[20] Tsilinsky, P.: Sur les microbes thermophiles des sources thermales. Ann. Inst. Pasteur **13**, 788 (1899).

[21] Benignetti, D.: Di un germe termofile isolato dai fanghi d'Acqui. Riv. d'Igiene e sanità **1905**; Zbl. Bakter. II **14**, 420 (1905).

[22] Georgewitsch, P.: Bacillus thermophilus vranjensis. Arch. f. Hyg. **72**, 201 (1910); Zbl. Bakter. II **30**, 65 (1911).

[23] Siehe S. 269, Fußnote 9.

[24] Siehe S. 269, Fußnote 11.

des Yellowstone-Parkes, von denen die meisten Bacillus stearothermophilus ähnelten, während die übrigen eine Übergangsform zu Bacillus coagulans bildeten.

Weiterhin kommen als natürliche Substrate für thermophile Bakterien pflanzliche Materialien in Frage, die unter bestimmten Bedingungen unter starker Wärmeentwicklung zersetzt werden. Hier finden sich vorwiegend auch celluloseabbauende Arten und niedere Pilze. Erstmalig machte BURRILL[1] durch Isolierung zweier thermophiler Bacillen, die sich bei 60—70° in Grashaufen entwickelten, auf diese Keime aufmerksam.

Auch bei *Selbsterhitzung von Heu*, Baumwolle und Stallmist sind thermophile Keime beteiligt. Nach COHN[2] tritt in verschiedenen organischen Materialien, wenn man sie im feuchten Zustand in einem Thermophor sich selbst überläßt, eine starke Erwärmung ein. Nessel erreichte in 24—30 Std. eine Temperatur von 67,2° C. Es konnten Mikrokokken, Sporenbildner und bei niederer Temperatur auch Hefen und Schimmelpilze nachgewiesen werden. Bei weiterer Erwärmung bis auf Temperaturen über 100° spielen jedoch sicherlich keine bakteriellen bzw. enzymatischen Prozesse eine Rolle. Nach BOEKHOUT u. DE FRIES[3] wird die Oxydation hier wahrscheinlich durch das in Pflanzen vorkommende Eisen katalysiert. Ausführliche Untersuchungen und Literaturbesprechungen von BROWNE[4] lassen an nicht näher zu identifizierende pyrogene Substanzen denken. Auch ungesättigte Verbindungen dürften eine Rolle spielen. Mikrobielle Prozesse spielen allenfalls in der Anfangsphase eine Rolle. Auch auf die Entwicklung thermophiler Keime in Tabakmassen sei hier hingewiesen[5].

Infolge der Wasserarmut, die im *Kompost* herrscht, kommen Bakterien hier weniger zur Entwicklung. Bei den vorgefundenen Arten handelt es sich vorwiegend um Sporenbildner, insbesondere Plectridien. VEILLON[6] beschreibt einige anaerobe, z. T. nicht sporulierende Arten, die als thermotolerant bezeichnet werden. Sie entwickeln sich zwischen 20 und 58°, bilden niedere Fettsäuren, CO_2, H_2, H_2S, NH_3 und zeigen proteolytische Aktivität. Sehr häufig findet man thermophile Actinomyceten, die erstmalig von TSILINSKI[7] aus Erde und Mist isoliert wurden. Ebenfalls MIEHE[8] fand diese Organismen in angehäuften Pflanzenmassen, die sich in Selbsterhitzung befanden. Es handelte sich um eine farbstoffbildende Art mit einem Wachstumsoptimum bei 35—45° und einem Maximum bei 53°. Aber auch bei wesentlich höheren Temperaturen können Actinomyceten vorkommen. SCHÜTZE[9] fand in Kleeheu hitzeresistente Stämme, deren Sporen 5 min auf 100° erhitzt werden konnten, das Optimum lag bei 55°; unter 30° und über 60° trat kein Wachstum mehr ein.

Eine genauere Analyse der Keimflora von kompostiertem *Stallmist* wird von WAKSMAN u. Mitarb.[10] mitgeteilt. Danach finden sich bei 75° an Bakterien nur

[1] Siehe S. 270, Fußnote 4.

[2] COHN, F.: Über thermogene Bakterien. Ber. dtsch. bot. Ges. **11**, 66 (1893).

[3] BOEKHOUT, F. W. J., u. J. J. OTT DE FRIES: Über die Selbsterhitzung des Heues. Zbl. Bakter. II **12**, 675 (1904); **15**, 586 (1906); **18**, 27 (1907); **21**, 398 (1908); **23**, 106 (1909).

[4] BROWNE, C. A.: The spontaneous combustion of hay. U. S. Dept. Agr. Tech. Bull. **141**, 1 (1929).

[5] KONING. C. J.: Hollandsche Tabak I en II. De Natuur 1897—98 (Ref.).

[6] VEILLON, R.: Sur quelques microbes thermophiles strictment anaérobies. Ann. Inst. Pasteur **36**, 422 (1922).

[7] Siehe S. 270, Fußnote 9.

[8] MIEHE, H.: Thermodium sulphureum n. g., n. sp., ein neuer Wärmepilz. Ber. bot. Ges. **25**, 510 (1907).

[9] SCHÜTZE, H.: Beiträge zur Kenntnis der thermophilen Actinomyceten und ihrer Sporenbildung. Arch. f. Hyg. **67**, 35 (1908).

[10] Siehe S. 201, Fußnote 6.

sporenbildende Cellulosezersetzer. Bei 65° herrschen Actinomyceten und cellulosespaltende Plectridien vor, die aber mit der Zeit fast völlig von Actinomyceten verdrängt werden. Von 50° abwärts treten dann mehr und mehr Fungi ins Bild, und zwar vorwiegend Monotospora, Sepedonium, Acremoniella und Thermomyces Fungi und Actinomyceten spielen nach Waksman u. Gordon[1] ebenfalls bei der Herstellung von Kompost aus 80% Stroh und 20% Luzerne oder aus Stroh, Mineralsalzen und $CaCO_3$ eine führende Rolle.

Besondere Aufmerksamkeit wurde auch der Anwesenheit thermophiler Bakterien in der menschlichen und tierischen *Darmflora* geschenkt. So konnte Tsilinski[2] eine Anzahl von obligat sowie fakultativ thermophilen Aerobiern isolieren, die nicht pathogen waren. Sie treten allerdings in derartig geringer Zahl auf, daß Bruini[3] annimmt, es handele sich um zufällig in den Darmtrakt gelangte Keime, zumal die Körpertemperatur nicht ihren Bedürfnissen entspricht, es sei denn, sie könnten in Symbiose mit Organismen der Darmflora auch bei niederen Temperaturen wachsen. Ebenfalls Untersuchungen von Anitschkow[4] lassen auf einen geringen Gehalt des Faeces an thermophilen Organismen schließen. Im Darm des Stachelschweins fanden Balows u. Jennison[5] thermophile, celluloseabbauende Sporenbildner mit einem Temperaturoptimum von 56°. Unterschiede zwischen der thermophilen Keimflora aus menschlichem und tierischem Darm bestehen nach Ansicht von Black u. Tanner[6] offenbar nicht.

2. Chemische Leistungen.

Unter den chemischen Leistungen der thermophilen Bakterien treten *Cellulosezersetzung*, Stärke- und Zuckerspaltung unter Bildung von Säuren, Alkohol und Ketonen, ferner Proteolyse, Denitrifikation und N-Bindung besonders hervor.

Auf die Bedeutung der Thermophilen als *Cellulosespalter* wurde schon hingewiesen. Es werden folgende Arten genannt: Bacillus flavigena, B. amylolyticus, B. rossica[7], Clostridium thermocellum[8], Bacillus thermocellolyticus[9], Clostridium thermoacidophilus[10] u. a. Außer auf faulenden Pflanzenresten und Faeces von Pflanzenfressern finden sich Cellulosezersetzer stets in reichlicher Menge in der Erde und können durch geeignete Kulturansätze bei hohen Temperaturen leicht nachgewiesen werden[5,11,12].

[1] Waksman, S. A. U., u. T. C. Gordon: Thermophilic decomposition of plant residues in composts by pure and mixed cultures of microorganisms. Soil Sci. 47, 217 (1939).

[2] Tsilinsky. P.: Sur la flore microb. thermoph. du canal intestinal de l'homme. Ann. Inst. Pasteur 27, 217 (1903).

[3] Bruini, G.: Über die thermophile Mikrobenflora des menschlichen Darmkanals. Zbl. Bakter. I 38, 177, 298 (1905).

[4] Anitschkow, N. N.: Zur Frage über die Rolle der thermophilen Bakterien im Darmkanal des Menschen. Zbl. Bakter. I 41, 326, 426 (1906).

[5] Balows, A., u. M. W. Jennison: Thermophilic, cellulose-decomposing bacteria from the porcupine. J. Bacter. 57, 135 (1945).

[6] Black, L. A., u. F. W. Tanner: A study of thermophilic bacteria from the intestinal tract. Zbl. Bakter. II 75, 360 (1928).

[7] Kellermann, K. F., u. I. G. McBeth: The fermentation of cellulose. Zbl. Bakter. II 34, 485 (1912).

[8] Viljoen, J. A., E. B. Fred u. W. H. Peterson: The fermentation of cellulose by thermophilic bacteria. J. Agr. Sci. 16, 1 (1926).

[9] Coolhaas, C.: Die Dissimilation von Zellulose durch thermophile Bakterien. Zbl. Bakter. II 76, 38 (1928).

[10] Damon, S. R., u. W. A. Feirer: Anaerobic sporulating thermophiles. Some observations on a new group of bacteria. J. Bacter. 10, 37 (1925).

[11] Kroulik, A.: Über thermophile Zellulosevergärer. Zbl. Bakter. II 36, 339 (1912).

[12] Sarles, W. B., E. B. Fred u. W. H. Peterson: Some factors that influence the formation of products in the thermophilic fermentation of cellulose. Zbl. Bakter. II 85, 401 (1931).

Die Reinzüchtung hat lange Schwierigkeiten gemacht, so daß die Ansicht vertreten wurde, daß diese Organismengruppe offenbar nur in Symbiose mit anderen Keimen gedeihen kann[1]. Häufig sind die Ausbeuten an Stoffwechselprodukten in Rohkulturen auch wesentlich besser als in gereinigten Kulturen[2]. Zuverlässige Reinzuchtmethoden wurden erst in den letzten 10 Jahren entwickelt[3,4].

Das Temperaturoptimum der meisten thermophilen Cellulosezersetzer scheint bei etwa 60° zu liegen[5,6,7,8]. Die Endprodukte des Celluloseabbaues richten sich weitgehend nach den jeweiligen Stämmen, der Zusammensetzung des Nährbodens, Luftzutritt und Temperatur[9,10].

Ein echter thermophiler *Denitrifikationsorganismus* wurde von AMBROZ[11] beschrieben. CAMPBELL[12] isolierte aus Walderde einen obligat thermophilen Nitritbildner (Nitrosobacillus thermophilus) dessen Optimum bei 55—60° und Minimum bei 40° lag. Unter den *Sulfatreduzierern* kommt neben den schon erwähnten Organismen aus Thermalquellen noch ein von ELION[13] isolierter Organismus, Vibrio thermodesulfuricans in Betracht, den KLUYVER u. BAARS[14] sowie STARKEY[15] in seinem Anpassungsvermögen eingehender untersucht haben (s. S. 208). Ein *Luftstickstoff assimilierendes*, sporenbildendes Langstäbchen wurde von PRINGSHEIM[16] beschrieben. Pro Gramm Glucose konnte dieser Keim 0,003—0,0062 g N assimilieren; die Optimaltemperatur lag bei 60°.

Die Zusammensetzung der Gärgase bei der thermophilen Vergärung von fettsauren Salzen und Kohlenhydraten ist nach COOLHAAS[17] sehr wechselnd, wobei Methan sich ausschließlich aus Fettsäuren bildet, während es sich beim Celluloseabbau um eine reine Wasserstoffgärung handeln soll[5].

Allgemein läßt sich hinsichtlich des Stoffwechsels der thermophilen Organismen sagen, daß sie in dieser Hinsicht keine spezifische qualitative Abgrenzung gegen die mesophilen Bakterien erkennen lassen. Lediglich in quantitativer Beziehung ist ihnen auf Grund ihrer höheren Optimaltemperatur eine größere Aktivität zuzuschreiben[18].

---

[1] TETRAULT, P. A.: The fermentation of cellulose at high temperatures. Zbl. Bakter. II **81**, 28 (1930).

[2] Siehe S. 272, Fußnote 12.

[3] MURRAY, H. C.: A preliminary report upon aerobic decomposition of cellulose by thermophilic bacteria. J. Bacter. **43**, 777 (1942).

[4] ENEBO, L.: Isolation of thermophilic cellulose bacteria by agar plating. Sv. Kem. Tidskr. **60**, 176 (1948).

[5] Siehe S. 272, Fußnote 9.

[6] Siehe S. 272, Fußnote 8.

[7] SNIESZKO, S., u. N. KIMBALL: Studies of the bacteria commonly found in association with the thermophilic cellulose-fermenting organisms. Zbl. Bakter. II 88, 393 (1933).

[8] FRED, E. B., W. H. PETERSON u. J. W. VILJOEN: The fermentation of cellulose by thermophilic bacteria. Abstract Bacter. 8, 11 (1924).

[9] Siehe S. 272, Fußnote 11.

[10] SCOTT, S. W., E. B. FRED u. W. H. PETERSON: Products of thermophilic fermentation of cellulose. J. Ind. Eng. Chem. **22**, 731 (1930).

[11] AMBROZ, A.: Denitrobacterium thermophilum spec. nova, ein Beitrag zur Biologie der thermophilen Bakterien. Zbl. Bakter. II **37**, 3 (1913).

[12] CAMPBELL, E. G.: A thermophil nitrite former. Science (Lancaster, Pa.) **75**, 23 (1932).

[13] ELION, L.: A thermophilic sulfate-reducing bacterium. Zbl. Bakter. II **63**, 58 (1925).

[14] Siehe S. 208, Fußnote 7.

[15] Siehe S. 208, Fußnote 8.

[16] PRINGSHEIM, M.: Über die Assimilation des Luftstickstoffs durch thermophile Bakterien. Zbl. Bakter. II **31**, 23 (1911).

[17] COOLHAAS, C.: Zur Kenntnis der Dissimilation fettsaurer Salze und Kohlenhydrate durch thermophile Bakterien. Zbl. Bakter. II **75**, 161, 344 (1928).

[18] IMSENECKI, A. A.: Biochemical activities of thermophilic bacteria. C. r. Acad. Sci. USSR **30**, 671 (1941); Chem. Zbl. **113**, 2705 (1943).

3. Klassifizierung der thermophilen Bakterien.

Trotz zahlreicher Einzelbeschreibungen thermophiler Mikroorganismen ist diese Gruppe doch verhältnismäßig arm an gut bekannten Arten. Die Abgrenzung der Thermophilen gegen die Mesophilen ist eine Sache der Definition bzw. der Übereinkunft. Schwierigkeiten in dieser Hinsicht entstehen daraus, daß nicht nur die Kardinaltemperaturen der Vermehrung Schwankungen unterliegen können, sondern daß auch die Breite des Temperaturbereiches ihrer Vermehrung von Art zu Art sehr unterschiedlich sein kann. Es können also durchaus Arten vorkommen, die normales Wachstum sowohl bei tiefen, als auch bei hohen Temperaturen zeigen.

Vielfach hat man daher solche Organismen als thermophil bezeichnet, die, ungeachtet ihres Verhaltens bei tiefen Temperaturen, im Bereich zwischen 45, 50 oder 60° und 90° gedeihen können. Ist eine Vermehrung bei tiefen Temperaturen nicht zu beobachten, so handelt es sich nach einer häufig benutzten Definition um „strikt" oder „obligat" thermophile Keime.

In neueren grundlegenden Bearbeitungen durch Allen[1] und Gaughran[2] hat man sich offenbar geeinigt, 55°C als untere Grenztemperatur zu verstehen. Keime, die bei 45—55° wachsen, jedoch noch höhere Temperaturen ertragen können, werden üblicherweise als thermotolerant bezeichnet. Ferner findet sich in der älteren Terminologie eine Unterscheidung in obligat und fakultativ thermophile Bakterien, je nachdem das Wachstum ausschließlich bei hohen Temperaturen möglich ist oder außerdem noch bei niederen Temperaturen erfolgen kann[3,4]. Für diese Bezeichnungen hat Imsenetzki[5] die heute vielfach genannten Ausdrücke aus der Tierphysiologie „eurytherm" und „stenotherm" eingeführt.

Die geringen morphologischen und physiologischen Unterschiede, vornehmlich bei den sporenbildenden Thermophilen, haben zahlreiche Forscher zur Ansicht geführt, daß es sich bei den vielen beschriebenen Stämmen meist nur um Varianten weniger Arten handele. Die vielfach versuchte Klassifizierung der Th. nach den Temperaturbereichen ihrer Vermehrung hat zu keiner vernünftigen Lösung geführt. Möglicherweise führen systematische physiologische Untersuchungen, insbesondere über den Bedarf an essentiellen Nährstoffen, wie sie von Knight u. Proom[6] an mesophilen Bacillen durchgeführt wurden, hier zu einem befriedigenden Ergebnis. Bei einer Sammlung von 216 thermophilen Sporenbildnern, die von Gordon u. Smith[7] in dieser Richtung untersucht wurden, ergab sich für die meisten Stämme eine Zugehörigkeit zu Bacillus coagulans und Bac. stearothermophilus, daneben fanden sich einige Bac. subtilis-Stämme.

Nach einer neueren Stellungnahme durch Gyllenberg[8] scheinen die Beziehungen zwischen Thermophilen und Mesophilen enger zu sein als bisher angenommen wurde. Oberhalb von 50° wachsende Keime mit einem tieferen Temperaturoptimum sollten nach diesem Autor zweckmäßig als thermotolerant bezeichnet werden.

Unter den nicht sporenbildenden Thermophilen sind zu erwähnen: Lactobacillus thermophilus und verwandte Arten (Orla-Jensen[9]), Streptococcus thermophilus und andere Kokken, die zwar bei hohen Temperaturen wachsen

---

[1] Allen, M. B.: The thermophilic aerobic sporeforming bacteria. Bacter. Rev. 17, 125 (1953).

[2] Gaughran, E. R. L.: The thermophilic microorganisms. Bacter. Rev. 11, 189 (1947).

[3] Bergey, D. H.: Thermophilic bacteria. J. Bacter. 4, 301 (1919).

[4] Morrison, L. E., u. F. W. Tanner: Aerobic thermophilic bacteria from water. J. Bacter. 7, 343 (1922).

[5] Siehe S. 208, Fußnote 1.

[6] Knight, B. C. J. G., u. H. Proom: A comparative survey of the nutrition and physiology of mesophilic species in the genus Bacillus. J. Gen. Microbiol. 4, 508 (1950).

[7] Gordon, R. E., u. N. R. Smith: Aerobic sporeforming bacteria capable of growth at high temperatures. J. Bacter. 58, 327 (1949).

[8] Gyllenberg, H. H. G.: Some aspects of the taxonomy of the thermophilic bacteria. Intern. Bull. Bact. Nomenclature a. Taxonomy 1, 138 (1951).

[9] Orla-Jensen, S.: The lactic acid bacteria. Kopenhagen 1942.

können, aber ihr Optimum durchweg unterhalb von 50° haben [1-5]. Systematische Untersuchungen über diese Gruppe sowie über die nicht sporenbildenden thermophilen Stäbchen liegen jedoch noch nicht in genügendem Umfang vor.

Anaerobe thermophile Sporenbildner (Clostridien) spielen hauptsächlich als Schädlinge in der Konservenindustrie eine Rolle, wie z. B. die von DAMON u. FEIRER[6] beschriebenen Arten Cl. thermoputrificum, Cl. thermoaerogenes, Cl. thermoacidophilus und Cl. thermochainum. Erste Versuche einer Taxonomie der thermophilen Clostridien unternahm McCLUNG[7,8]. Es wird Cl. thermosaccharolyticum, ein wichtiger Konservenschädling, neu beschrieben. Gut bekannt ist ferner das nicht Zucker angreifende Cl. nigrificans[9], ein schwach proteolytischer Keim, welcher durch Spaltung von Cystin zur H_2S-Bildung in Konserven Anlaß gibt.

Nicht sporulierende thermophile Anaerobier werden von VEILLON[10] beschrieben, es handelt sich um Arten, die sich zwischen 20 und 58° entwickeln.

Im Verhalten der Thermophilen gegenüber Sauerstoff bestehen noch Unklarheiten. RABINOWITSCH[11] wies schon 1895 darauf hin, daß das Wachstum fakultativ anaerober Keime bei tiefen Temperaturen wesentlich besser bei Abwesenheit von Sauerstoff vor sich geht. Bei hohen Temperaturen dürfte zu berücksichtigen sein, daß hier die Löslichkeit von O_2 im Medium wesentlich geringer ist.

III. Die Thermophilie als biologisches Problem.

Organisches Leben bei so hohen Temperaturen, wie sie von thermophilen Organismen vertragen werden, hat aus den allgemeinen Erfahrungen über die große Hitzeempfindlichkeit von Enzymen und Proteinen heraus stets von neuem zu Erörterungen dieses Phänomens geführt. Die ersten Untersucher beschränkten sich allerdings zunächst auf eine Entwicklung der verschiedensten Theorien über die Herkunft thermophiler Organismen.

1. Die Anpassungstheorien.

Eine Anpassung mesophiler Bakterien an hohe Temperaturen[1, 11-17] wurde ebenso für möglich gehalten, wie die Ansicht, daß die Thermophilen eine Urform von Organismen aus wärmeren Perioden der Erdgeschichte darstellen, die sich

---

[1] Siehe S. 214, Fußnote 1.

[2] PATSCHKE, W.: Über die Widerstandsfähigkeit von Bakterien gegenüber hohen Temperaturen und das LOBECKsche Biorisierverfahren. Z. Hyg. 81, 227 (1916).

[3] Siehe S. 269, Fußnote 12.

[4] Siehe S. 274, Fußnote 9.

[5] Siehe S. 252, Fußnote 7.

[6] Siehe S. 272, Fußnote 10.

[7] McCLUNG, L. S.: Historical review and technique of culture of certain thermophilic anaerobes. J. Bacter. 29, 173 (1935).

[8] McCLUNG, L. S.: Studies on anaerobic bacteria. Taxonomy of cultures of a thermophilic species causing "Swells" of canned foods. J. Bacter. 29, 189 (1935).

[9] WERKMAN, C. H., u. H. J. WEAVER: Studies in the bacteriology of sulfur stinker spoilage of canned sweet corn. Iowa State College J. Sci. 2, 57 (1927/28).

[10] Siehe S. 271, Fußnote 6.

[11] Siehe S. 270, Fußnote 7.

[12] Siehe S. 269, Fußnote 2.

[13] SCHILLINGER, A.: Über thermophile Bakterien. Hyg. Rdsch. 8, 568 (1898).

[14] Siehe S. 269, Fußnote 8.

[15] JANCKE, F.: "Thermophile" Bakterien in Milch. Beiträge zur Biochemie der „Thermophilen." Milchwirtsch. Forsch. 6, 303 (1928).

[16] Siehe S. 271, Fußnote 8.

[17] Siehe S. 273, Fußnote 18.

dann im Laufe der Abkühlung ihrer Umgebung teilweise an tiefe Temperaturen angepaßt haben[1-4], aber an einzelnen Stellen, die ihren Urweltcharakter bis heute bewahrt haben, erhalten geblieben sind. Das mag besonders für heiße Quellen zutreffen. Arrhenius[5] verlegt den Ursprung dieser Organismen sogar auf die Venus und nimmt an, daß die Sporen durch den Strahlungsdruck der Sonne auf die Erde gelangt sind.

Auf die Möglichkeit, von mutativen Anpassungen an höhere Temperaturen wurde von Lieske[6] sowie von Kluyver[7] hingewiesen (s. S. 208). Andere Autoren betrachten tropische Gebiete als den natürlichen Ort der Entwicklung thermophiler Organismen[8,9]. Allen[10] berichtet über die Anpassung von mesophilen Stämmen (Bac. cereus und Bac. megatherium) an hohe Temperaturen, wobei thermophile Varianten erhalten wurden. Bei einer neuerlichen Überprüfung der von Allen erhaltenen thermophilen Stämme durch Smith u. Gordon[11] wird aber unter Hinweis auf die natürliche Variationsbreite in den Vermehrungstemperaturen dieser Gruppe[12] festgestellt, daß die von Allen beobachteten Änderungen der Maximaltemperaturen durchaus im üblichen Bereich liegen. Demgegenüber diskutierten Bilimoria u. Bhat[13] die *mutative* Umwandlung mesophiler Keime in thermophile und machen besonders auf die Beschleunigung der Mutationsrate durch hohe Temperaturen aufmerksam, welcher in diesem Zusammenhang eine größere Bedeutung zuzumessen sei, als einer eventuellen mutagenen Wirkung der hohen Temperaturen selbst.

Wenn man auch über den Ursprung dieser Keime wohl ebensowenig sagen kann wie über den Ursprung des Lebens überhaupt, so läßt sich nicht von der Hand weisen, daß thermophile Organismen hauptsächlich dort gefunden werden, wo hohe Temperaturen vorherrschen, wie besonders in den Tropen. Dennoch bereitet die Tatsache, daß sie daneben fast überall auf der Erde gefunden werden, und zwar auch an Stellen, an welchen nur selten hohe Temperaturen erreicht werden, noch manche Schwierigkeit in der Erklärung ihrer besonderen Stellung.

2. Die plasmatischen und enzymatischen Besonderheiten.

Die Vorstellung, daß Proteine in der Nähe des Siedepunktes von Wasser nicht denaturiert werden, sondern sogar noch ihre biologischen Funktionen behalten, ist anfänglich auf Ablehnung gestoßen[14]. Andererseits suchte man in

[1] Siehe S. 269, Fußnote 4.

[2] Siehe S. 270, Fußnote 14.

[3] Schnetzler, B.: Sur la résistance des végétaux à des causes qui altérent l'état normal de la vie. Arch. Sci. Phys. Nat. **21**, 240 (1889).

[4] Ambroz, A.: Über das Phänomen der Thermobiose bei Mikroorganismen. Zbl. Bakter. I Ref. **48**, 257, 289 (1910/1911).

[5] Arrhenius, S.: Die thermophilen Bakterien und der Strahlungsdruck der Sonne. Z. physik. Chem. **130**, 516 (1927).

[6] Lieske, R.: Morphologie und Biologie der Strahlenpilze. Leipzig 1921.

[7] Siehe S. 208 Fußnote 7.

[8] Nègre, L.: Bactéries thermophiles des sables du Sahara. C. r. Soc. Biol. (Paris) **74**, 814 (1913).

[9] Sames, T.: Zur Kenntnis der bei höherer Temperatur wachsenden Bakterien- und Streptothrixarten. Z. Hyg. **33**, 313 (1900).

[10] Siehe S. 274, Fußnote 1.

[11] Smith, N. R., u. R. E. Gordon: Questionable adaptations of cultures to higher temperatures. J. Bacter. **69**, 603 (1955).

[12] Smith, N. R., R. E. Gordon u. F. E. Clark: Aerobic sporeforming bacteria. Agric. Monograph No. **16**, U. S., 1952.

[13] Bilimoria, M. N., u. J. V. Bhat: Problems in thermophily. 1. Are thermophiles derived from mesophilic forms? J. Indian Inst. Sci **36**, 200 (1954).

[14] Hoppe-Seyler, F.: Über die obere Temperaturgrenze des Lebens. Arch. f. Physiol. **11**, 113 (1875).

der Annahme eines „besonderen" Plasmas eine Erklärung[1,2]. Es sei auch auf die Vorstellungen von MERESCHKOWSKY[3,4] hingewiesen, welcher *zwei Plasmatypen* unterscheidet, nämlich ein „Mycoplasma", das sich durch eine hohe Hitzeresistenz auszeichnet und hauptsächlich in Bakterien und Blaualgen vorkommt, sowie ein „Amoeboplasma", welches bei allen anderen Organismen zu finden ist. Hier tritt das Mycoplasma jedoch auch noch in Form symbiontischer Einheiten, wie Plastiden, Kernen usw. zusätzlich auf.

Vielfach macht man auch andere wesentliche Unterschiede zwischen höheren Zellen und Bakterien für das Auftreten thermophiler Formen bei den letztgenannten Organismen verantwortlich, wie z.B. das Fehlen von Chondriosomen (BRUES[5]), welche als besonders hitzelabile, aber lebenswichtige Bestandteile der höheren Zellen angesehen werden. Eine Ansicht, die allerdings in Anbetracht der großen Hitzeempfindlichkeit vieler Meeresbakterien keine große Aussicht auf Allgemeingültigkeit hat.

Ein ebenfalls *andersgearteter Enzymapparat* bei Thermophilen wurde diskutiert[6], wobei besonders das Fehlen von Katalase und die geringe Aktivität von Oxydasen hervorgehoben wird. Dagegen ist die Peroxydase bei thermophilen Organismen allgemein stark vertreten. Auch bei Anpassungen an hohe Züchtungstemperaturen beobachtet man ein Ansteigen der Peroxydaseaktivität[7]. HARVEY[6] wirft nun die Frage auf, ob bei hohen Temperaturen Enzyme, wie die Katalase, entbehrlich sein können, da die chemischen Prozesse nach der RGT-Regel ja ohnehin stark beschleunigt werden, und kommt zur Hypothese einer Bildung von Aminosäuren durch Einwirkung hoher Temperaturen und UV-Strahlen, die also ohne enzymatische Katalyse vor sich geht. Enzyme haben sich nach seiner Ansicht eventuell erst mit Anpassung an tiefere Temperaturen gebildet. Eine noch wenig geordnete Organisation des Plasmas wird ferner auch von DAVIS[8] als Voraussetzung einer besonderen Thermostabilität angenommen.

VIRTANEN[9] weist darauf hin, daß der Temperaturbereich der enzymatischen Aktivität stets breiter ist als derjenige für das Wachstum von Zellen und führt ihr Absterben auf eine Zerstörung von Enzymen, jedoch nicht auf eine Proteincoagulation zurück. Unter Hinweis auf die resistenzerhöhende Wirkung von Proteinen auf Enzyme (s. S. 257), wie z. B. auf die Proteinase von Pseudomonas fluorescens[10], wird die These aufgebaut, daß die Hitzeresistenz eines Enzyms von der Bindungsfestigkeit dieses Enzyms mit einem Protein abhängt.

Es braucht nicht besonders betont zu werden, daß Temperaturbereich einer enzymatischen Wirkung und Hitzeresistenz des betreffenden Enzyms direkt voneinander abhängen. Ferner ist auch selbstverständlich, daß die Hitzeresistenz

---

[1] Siehe S. 269, Fußnote 11.

[2] Siehe S. 214, Fußnote 1.

[3] MERESCHKOWSKY, C.: Theorie der zwei Plasmaarten als Grundlage der Symbiogenesis, einer neuen Lehre von der Entstehung der Organismen. Biol. Zbl. **30**, 278, 321, 353 (1910).

[4] MERESCHKOWSKY, C.: La plante considérée comme un complex symbiotique. Bull. Nat. Quest. **6**, 17 (1920).

[5] Siehe S. 268, Fußnote 8.

[6] HARVEY, R. B.: Enzymes of thermal algae. Science (Lancaster, Pa.) **60**, 481 (1924).

[7] CHRISTOPHERSEN, J., u. H. PRECHT: Fermentative Temperaturadaptation. Biol. Zbl. **69**, 240 (1950).

[8] Siehe S. 269, Fußnote 5.

[9] VIRTANEN, A. I.: On the enzymes of bacteria and bacterial metabolism. J. Bacter. **28**, 447 (1934).

[10] Siehe S. 257, Fußnote 3.

der Gesamtzelle nicht höher sein kann als die ihrer Enzyme. Die Tatsache, daß
einzelne Enzyme unter besonderen Umständen auch durch längere Einwirkung
hoher Temperaturen nicht inaktiviert werden, ist für das Problem nicht entscheidend. Der Zelltod kann selbstverständlich schon eintreten, wenn nur ein Enzym
stärker geschädigt wird. Die Frage, ob eine Hitzeabtötung von Bakterien nun
durch Hitzeinaktivierung von Enzymen erfolgt oder durch Ausfall eines einzelnen,
limitierenden „Steuerungs-Moleküls", ist an anderer Stelle diskutiert worden
(s. S. 259). Hier interessiert zunächst die Frage nach dem spezifischen Unterschied zwischen Enzymen bzw. Proteinen bei mesophilen und thermophilen
Organismen.

Die Frage nach der *Korrelation* zwischen Hitzeresistenz von Enzymen und
Hitzeresistenz von Gesamtzellen wurde von Rettger u. Mitarb.[1,2] in bezug auf
den Absterbemechanismus untersucht (s. S. 253). Feirer[3] stellte bei verschiedenen
Arten thermophiler Bodenkeime Aktivitäten von Katalase und Diastase bei
Temperaturen fest, bei welchen die betreffenden Aktivitäten mesophiler Keime
bereits erloschen sind. Auf die Arbeiten von Militzer u. Mitarb.[4] wurde schon
an anderer Stelle hingewiesen (s. S. 261). Diese Autoren stellten aus einer roten
Fraktion von Bac. stearothermophilus (Bac. circulans), welcher zur
Gruppe der obligat Thermophilen gehört, zellfreie Präparate von Malicodehydrase,
Succinodehydrase und Aldolase her. Diese Enzyme waren in bestimmten roten Körn-
chen der Zellen verankert, während eine Adenosintriphosphatase in gelöster Form
vorlag. Alle Enzyme zeichneten sich durch eine außergewöhnliche Hitzeresistenz
aus, jedoch ist diese Eigenschaft offensichtlich nicht von der Verankerung an
ein bestimmtes Protein abhängig, wie das Beispiel der hitzeresistenten Adenosintriphosphatase zeigt. Von Allen[5] wird aber darauf aufmerksam gemacht, daß
es sich hier um ein hydrolytisches Enzym handelt.

Andererseits vermutet Gaughran[6] auf Grund kinetischer Untersuchungen
keine spezifischen Unterschiede zwischen Enzymen mesophiler und thermophiler
Bakterien. Die Succinodehydrase des von Militzer untersuchten Stammes
erwies sich im zellfreien Zustand ebenfalls als hitzelabil im Gegensatz zu den
anderen Enzymen dieses Stammes[7]. Dagegen konnte Campbell[8] neuerdings aus
Bac. stearothermophilus- u. Bac. coagulans-Kulturen eine kristallisierte
α-Amylase darstellen, deren Hitzeresistenz eindeutig von der Züchtungstemperatur abhing. Nach einer 6 min langen Erhitzung auf 90° C war von dem Enzym-
präparat aus einer bei 35° gezüchteten Kultur nur noch 6—10% der Aktivität
erhalten, während die aus einer 55°-Kultur gewonnene Amylase noch 88—90%
ihrer Aktivität besaß. Diese Beobachtung ist für die Frage nach dem Mechanismus induzierter Temperaturanpassungen von größter Bedeutung. Sie deutet
darauf hin, daß neben den an anderer Stelle besprochenen Erscheinungen (vgl.
S. 237 ff.) offenbar auch strukturelle Besonderheiten von Zellproteinen ausschlaggebend sein können.

---

[1] Siehe S. 209, Fußnote 1.

[2] Siehe S. 253, Fußnote 12.

[3] Siehe S. 270, Fußnote 12.

[4] Siehe S. 261, Fußnote 2 bis 6.

[5] Siehe S. 261, Fußnote 1.

[6] Gaughran, E. R. L.: Temperature activation of certain respiratory enzymes of stenothermophilic bacteria. J. Gen. Physiol. **32**, 313 (1949).

[7] Militzer, W., u. L. Bruns: Thermal stability of a pyruvic oxydase. Federat. Proc.
11, 260 (1952).

[8] Campbell, L. L.: Crystallisation of alpha-amylase from a thermophilic bacterium. J.
Amer. Chem. Soc. **76**, 5256 (1954).

3. Die Hydratationstheorie.

Ein Faktor, der für das Resistenz- und Thermophilieproblem sicherlich von großer Bedeutung ist, die Hydratation, hat bei Untersuchungen an Proteinen und in Verbindung mit Fragen der Resistenz von Sporen usw. wertvolle Beiträge zur Erklärung der Stabilität biologischer Systeme bei hohen Temperaturen geliefert. Auch bei Resistenzänderungen durch kurzfristige Anpassungen spielen Hydratationserscheinungen eine Rolle[1]. Man darf aber die Verhältnisse bei Sporen, bei welchen es sehr fraglich ist, ob sie einen Stoffwechsel ausüben, nicht in Verbindung bringen mit den bei vegetativen, stoffwechselnden Zellen bestehenden Bedingungen. Wenn auch verschiedene Angaben über einen aktiven Stoffwechsel von Sporen vorliegen, so darf nicht übersehen werden, daß diese Erscheinung für Sporen nur von nebensächlicher Bedeutung sein kann, denn man darf wohl annehmen, daß eine Spore, die jahrelang bei Trockenheit aufbewahrt wird, keine Gelegenheit hat zu stoffwechseln, dennoch aber ihre Lebensfähigkeit bewahrt.

Die Frage der Hydratation ist daher nicht allein im Hinblick auf die Hitzestabilität zu betrachten, sondern auch in ihrer Bedeutung für den Stoffwechsel, wie es kürzlich an anderer Stelle geschehen ist (CHRISTOPHERSEN u. PRECHT[1,2]). Es wurde dabei festgestellt, daß eine Abnahme des freien Wassers auch zu einer Beeinflussung von Stoffwechselprozessen führen muß. Unterhalb einer bestimmten Menge an freiem Wasser kommt es zu einer Behinderung des Stoffaustausches und schließlich zu einem Stillstand aller Enzymreaktionen. Mit einem völligen Verlust an freiem Wasser kann man sich zwar eine hohe Hitzeresistenz erklären, aber nicht die Erhaltung normaler enzymatischer Aktivitäten. Es soll daher das Problem der Bakteriensporen in einem gesonderten Abschnitt betrachtet werden (s. S. 305 ff.).

Eingehende vergleichende Untersuchungen über den Wassergehalt mesophiler und thermophiler Organismen stehen noch aus. Dennoch ist es nach den bisherigen Erfahrungen nicht ausgeschlossen, daß Hydratationsverhältnisse bis zu einem gewissen Grade auch bei vegetativen, thermophilen Zellen von Bedeutung sind. Dieser Faktor darf aber wohl nicht als so entscheidend betrachtet werden, wie es teilweise geschehen ist[3].

4. Die Lipoidtheorie.

Neben der Hydratationstheorie nimmt die Lipoidtheorie im Rahmen der Erklärungsversuche für die Thermophilie und Hitzeresistenz einen bedeutenden Platz ein. Die letztgenannte Theorie gründet sich auf die seit langem bekannten Beobachtungen, wonach die Schmelzpunkte von tierischen und pflanzlichen Fetten um so höher sind, je höher die Umgebungstemperatur des betreffenden Organismus ist und umgekehrt. Die Zusammensetzung von Fetten hängt also weitgehend von der Temperatur ab, bei welcher sie gebildet wurden.

Es zeigt sich dabei besonders, daß diese Erscheinung auf den höheren Gehalt an gesättigten Fettsäuren zurückzuführen ist[4-8]. Während die Jodzahl bei

---

[1] Siehe S. 245, Fußnote 1.

[2] Siehe S. 206, Fußnote 3.

[3] HAMPIL, B.: The influence of temperature on the life process and death of bacteria. Quart. Rev. Biol. **7**, 172 (1932).

[4] LEATHES, J. B., u. H. S. RAPER: The fats. London 1925.

[5] TERROINE, E.-F., C. HATTERER u. P. ROEHRIG: Les acides gras des phosphatides chez les animaux poikilothermes, les végétaux supérieurs et les microorganismes. Bull. Soc. Chim. biol. **12**, 682 (1930).

[6] Siehe S. 216, Fußnote 1.

[7] Siehe S. 216, Fußnote 2.

[8] HEILBRUNN, L. V.: The heat coagulation of protoplasm. Amer. J. Physiol. **69**, 190 (1924).

homoiothermen Organismen als unabhängige Konstante angesehen werden kann, ist sie bei poikilothermen Organismen, insbesondere auch bei Mikroorganismen, weitgehend von der Wachstumstemperatur abhängig[1]. So waren die Jodzahlen der Phosphatide bei Aspergillus niger und beim Timotheegras-Bacillus bedeutend höher, wenn diese Keime bei 18—20° gezüchtet worden waren, als bei solchen Organismen, deren Wachstumstemperatur bei 34—38° lag. Das gleiche zeigte sich bei den Jodzahlen der Neutralfette. Neuere Untersuchungen von Gaughran[2] an Bacillus subtilis bestätigen diese Befunde und zeigen ferner, daß der Gesamtlipoidgehalt mit steigender Züchtungstemperatur abnimmt. Dagegen blieben die entsprechenden Werte bei stenothermophilen Organismen bemerkenswert konstant. Der hohe Sättigungsgrad von Fetten bei thermophilen Organismen läßt also vermuten, daß bei tiefen Temperaturen ein Festwerden der Lipoide eintritt. Nach Ansicht von Gaughran wird die untere Wachstumstemperatur dann erreicht, wenn die Fette ihren flüssigen Charakter verlieren und damit eine allgemeine Erstarrung des Plasmas erfolgt. Im Gegensatz dazu sind Heil-brunn[3] und Bělehrádek[4,5] der Meinung, daß die Lipoide für die Aufrecht-erhaltung einer gewissen Stabilität des Plasmas verantwortlich sind. Durch das Schmelzen der Lipoide bei hohen Temperaturen bricht die stabilitätserhaltende Struktur dieses „Gerüstes" zusammen und das Plasma, bzw. die Zelle wird inaktiviert.

Mit Hilfe der UV- und UR-Spektralphotometrie sowie durch papierchromato-graphische Analysen konnte an Hefelipoiden nachgewiesen werden, daß der Gehalt an niederen Fettsäuren mit Anpassung an höhere Züchtungstemperaturen abnimmt (Christophersen u. Kaufmann[6]). Auch die Abnahme an Doppel-bindungen unter den gleichen Bedingungen konnte erkannt werden. Im Papier-chromatogramm zeigten eine bei 40° gezüchtete Hefe und ein bei 65° gezüchteter thermophiler Sporenbildner etwa das gleiche Bild: die Myristinsäure war die vorherrschende Fettsäure. Jedoch ist zunächst noch keine Trennung in Depotfette und strukturell gebundene Fette vorgenommen worden. Möglicher-weise sind für die Resistenzeigenschaften nur ein sehr geringer Prozentsatz der Gesamtlipoide maßgebend. Untersuchungen in dieser Richtung wurden in Angriff genommen. Die Tatsache jedoch, daß auch Depotfette in ihrer Zusammen-setzung von der Züchtungstemperatur im obigen Sinne beeinflußt werden, spricht für die verschiedentlich geäußerte Auffassung, daß der Grad der Sättigung vorwiegend energetische Ursachen hat, indem bei höheren Umgebungstemperaturen aus dem Stoffwechsel mehr Energie geliefert und dadurch die Synthese längerer Fettsäureketten und gesättigterer Verbindungen ermöglicht wird.

5. Die dynamische Theorie.

Einen weiteren Schritt in der Erklärung der Thermophilie hat kürzlich Allen[7] durch eine dynamische Betrachtungsweise unternommen. Diese Autorin sieht die Lebensfähigkeit bei hohen Temperaturen nicht als passives Resistenz-

---

[1] Siehe S. 279, Fußnote 5.

[2] Gaughran, E. R. L.: The saturation of bacterial lipids as a function of temperature. J. Bacter. **53**, 506 (1947).

[3] Siehe S. 279, Fußnote 8.

[4] Siehe S. 216, Fußnote 1.

[5] Siehe S. 216, Fußnote 2.

[6] Christophersen, J., u. W. Kaufmann: Spektraloptische und papierchromatographische Untersuchungen an Lipoiden von Hefezellen bei verschiedenen Züchtungstemperaturen. Kieler milchwirtsch. Forschungsber. **7**, 323 (1955).

[7] Siehe S. 216, Fußnote 1.

problem an, sondern weist auf die Möglichkeit eines Ausgleichs der bei hohen Temperaturen stark beschleunigten Hitzeinaktivierungen von Enzymen durch eine ebenfalls *stark beschleunigte Proteinsynthese* hin. Es zeigte sich nämlich, daß bei thermophilen Organismen nicht nur der Stoffwechsel, sondern auch die verschiedenen irreversiblen Schädigungen, insbesondere das Absterben der Zellen, in der Nähe der Optimaltemperatur wesentlich schneller verlaufen. Eine starke Lyse thermophiler Bakterien läßt sich aus der Anwesenheit beträchtlicher Mengen niederer Eiweißspaltprodukte (zum Teil Aminosäuren) in Kulturen nachweisen. Diese mit Ninhydrin reagierenden Verbindungen treten in mesophilen Kulturen nur auf, wenn die exponentielle Vermehrungsphase überschritten ist, die Kultur sich also im Stadium der Autolyse befindet. ALLEN vermutet nun, daß der Aufbau von Zellsubstanz derartig schnell erfolgt, daß die Hitzeinaktivierung so lange völlig kompensiert werden kann, wie Nährstoffe zur Verfügung stehen. Wie GAUGHRAN[1] hervorhebt, zeigt sich das schon an den Populationskurven thermophiler Bakterien: "The duration of time for which thermophilic cells can maintain such an intense metabolic process is limited, and consequently their rate of death is exeedingly high."

In ihren Betrachtungen geht ALLEN zunächst von der Frage aus, welches der Unterschied zwischen den sehr hitzeresistenten Proteinen der thermophilen Organismen und den weniger resistenten Proteinen normaler Organismen ist. Trotz der oben diskutierten Spekulationen kann über das Wesen dieser Unterschiede noch nichts Endgültiges ausgesagt werden. Ein wesentlicher Punkt ist aber, daß sich beide Gruppen in *stoffwechselphysiologischer Hinsicht* gleich verhalten, so daß eine Trennung unter diesem Gesichtspunkt durchaus künstlich wäre. In vielen Fällen sind sogar die einzelnen Mechanismen von enzymatischen Reaktionen genau identisch. Die Enzyme der thermophilen Keime haben also dieselben Funktionen wie diejenigen der mesophilen. Es wurde schon darauf hingewiesen, daß auch die Abgrenzung nach den Kardinaltemperaturen völlig willkürlich erfolgt ist, und daß ein kontinuierlicher Übergang von den psychrophilen über die mesophilen zu den thermophilen Bakterien besteht. Ferner muß damit gerechnet werden, daß die Thermophilie erworben und wieder verlorengehen kann[2,3].

Es ist nun bemerkenswert, daß hinsichtlich der *Abtötungsgeschwindigkeiten* je eines mesophilen und eines thermophilen Bacillenstammes bei 55° kein Unterschied mehr besteht, wenn keine Nährstoffe anwesend sind. Gibt man aber Glucose hinzu, so wächst der thermophile Stamm weiter, während der mesophile Stamm abstirbt. Dabei verläuft der Glucoseabbau durch den erstgenannten Stamm zunächst sehr schnell, wird aber nach einiger Zeit dann merklich langsamer. Es konnte ferner durch ALLEN gezeigt werden, daß zellfreie Katalase und Peroxydase thermophiler Bakterien bei 55° ebenfalls schnell inaktiviert werden. Aus diesen Beobachtungen wird gefolgert, daß keine entscheidenden Unterschiede in der Hitzeresistenz von Enzymen aus thermophilen und mesophilen Organismen bestehen, daß aber die Thermophilen in der Lage sind, bei ausreichender Nährstoffversorgung sehr rasch Enzyme zu synthetisieren (vgl. jedoch CAMPBELL, S. 278). Das Temperaturmaximum wird dann erreicht, wenn die thermische Inaktivierung größer wird als die Enzymsynthese. Der Temperaturkoeffizient für die Enzymsynthese muß relativ groß sein, so daß auch die Minimaltemperaturen sehr hoch liegen. Diese werden erreicht, wenn die Enzymsynthese geringer geworden ist als die stoffwechselbedingte Abnutzung von Enzymen.

---

[1] Siehe S. 274, Fußnote 2.
[2] Siehe S. 208, Fußnote 7.
[3] Siehe S. 208, Fußnote 8.

Nach der dynamischen Theorie sind also *aktive Stoffwechselvorgänge* Voraussetzung für das Bestehen thermophiler Organismen. Gestützt wird diese Ansicht durch die schon an anderer Stelle zitierten Beobachtungen, daß fakultativ anaerobe Organismen bei hohen Temperaturen besser mit Sauerstoff gedeihen[1]. Aerobe Thermophile können eventuell durch die geringe Löslichkeit von Sauerstoff bei hohen Temperaturen behindert werden. In schlecht belüfteten Kulturansätzen kann die Generationsdauer thermophiler Organismen erheblich verlängert werden, wie das offenbar in Versuchen von TANNER u. WALLACE[2] der Fall war. Hier wurde die maximale Keimzahl zwar bei 55° am schnellsten erreicht (gegenüber 20 und 37°), die Vermehrungsgeschwindigkeit nahm dann aber sehr schnell ab, ebenso wie die Gesamtkeimzahl. In dünnschichtigen Kulturen, die ständig mit frischer Luft überströmt wurden, beobachtete HANSEN[3] eine Generationsdauer von 14 min. Ein Vergleich lebender und toter Zellen in Kulturen aerober thermophiler Bakterien bei optimaler Vermehrungsgeschwindigkeit im Bereich von 55—65° zeigte, daß Wachstum und Absterben sehr schnell verlaufen. Das Verhältnis von lebenden zu toten Zellen wird dabei von der Belüftung entscheidend beeinflußt[4]. In Abb. 55 ist das Verhältnis von Gesamtkeimzahl und lebenden Zellen einer Bac. circulans-Kultur während der Vermehrung in einem Glutaminsäurenährsubstrat dargestellt. Der Versuch läßt erkennen, daß auch während der exponentiellen Phase ein beträchtlicher Anteil der Zellen abstirbt. Die Keimabnahme wird mit Erschöpfung des Nährbodens besonders ausgeprägt.

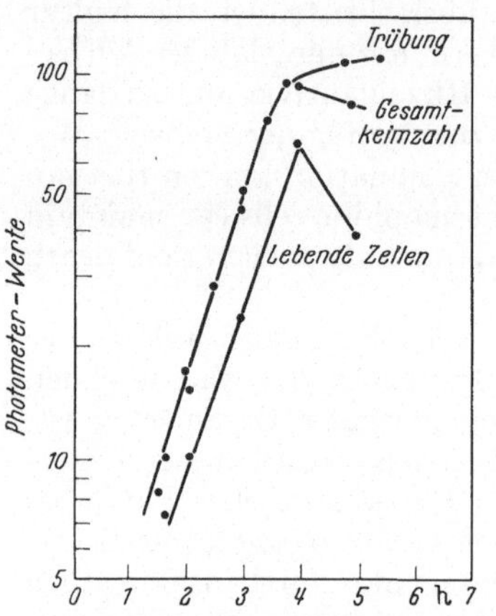

Abb. 55. Die Änderung des Gehaltes an Gesamtzellen und lebenden Zellen in einer Kultur von Bac. circulans in einem Glutaminsäuremedium bei 60° (n. ALLEN).

Die Abnahme der Zellausbeute mit steigender Züchtungstemperatur wurde schon an anderer Stelle erörtert (s. S. 192f.). Diese Erscheinung wird von ALLEN mit einem erhöhten Energiebedarf zur Kompensierung der destruktiven Vorgänge bei hohen Temperaturen erklärt. Eine strenge Korrelation zwischen Vermehrung und Nährstoffangebot konnte in den Versuchen an Bac. circulans von ALLEN allerdings nicht nachgewiesen werden.

E. Die Wirkung tiefer Temperaturen auf Mikroorganismen.

Obgleich über die Wirkung tiefer Temperaturen auf pflanzliche und tierische Organismen, aber auch auf Bakterien eine umfangreiche Literatur vorliegt, kann dies Gebiet als noch nicht so eingehend untersucht angesehen werden, wie das der Hitzewirkung auf Organismen. Das liegt in bezug auf die Mikroorganismen z. T. daran, daß man wesentlich später begonnen hat, tiefe Temperaturen in großem Ausmaß zur Haltbarmachung von Lebensmitteln heranzuziehen. Ähnlich wie die praktische Anwendung der Hitze als Konservierungsmittel hat auch die Einführung der Kältebehandlung in der Lebensmittelindustrie zu einer Erforschung der Kältewirkung auf Mikroben geführt. Die ältere Literatur besteht

---

[1] Siehe S. 270, Fußnote 7.

[2] TANNER, F. W., u. G. I. WALLACE: Relation of temperature of the growth of thermophilic bacteria. J. Bacter. **10**, 421 (1925).

[3] HANSEN, P. A.: The growth of thermophilic bacteria. Arch. Microbiol. **4**, 23 (1933).

[4] Siehe S. 208, Fußnote 1.

zumeist aus Einzelbeobachtungen über die Kälteresistenz. Aufbauen konnte die mikrobiologische Forschung allerdings auf vorangegangene Untersuchungen an Pflanzen, die hauptsächlich aus der landwirtschaftlichen Praxis stammen und sich mit Fragen der Winterhärte und Frostbeständigkeit befaßten. Auch Arbeiten aus der Medizin über Erfrierungserscheinungen an Geweben lieferten einige Grundlagen.

Die Kältewirkung selbst ist komplexer Natur. Es werden einerseits biologische Prozesse in ihrer Geschwindigkeit beeinflußt, was sich auf Stoffwechsel und Vermehrung auswirkt. Andererseits treten bei Gefriertemperaturen Inaktivierungserscheinungen an Zellen auf, die ihrem Mechanismus nach sehr verschiedenartig sein können und in allen Einzelheiten noch nicht klar erkannt worden sind.

I. Kälteresistenz.

1. Abtötungstemperaturen.

Die ersten Untersuchungen über die Kälteabtötung und Kälteresistenz von Mikroben ergaben sich aus der Frage nach der Möglichkeit, Krankheits- oder Verderbniserreger durch tiefe Temperaturen zu beseitigen. So erwähnt KLEPZOFF[1] bereits 1897, daß vegetative Anthraxsporen winterliche Temperaturen von -19 bis $-28,7°$ 12 Tage überlebten, aber innerhalb weiterer 12 Tage bei $-14,9$ bis $-31°$ in Organen von Kaninchen abgetötet wurden, ohne daß es zu einer Sporenbildung kam. Durch wiederholtes Gefrieren und Auftauen sowie durch Aufbewahrung bei $-40°$ konnte GLADIN[2] keine völlige Vernichtung von Pesterregern erzielen. MACFADYEN[3] brachte Bacillen, Spirillen, Staphylokokken und Photobakterien 20 Std. lang in flüssige Luft, konnte aber keine Abtötung erreichen. Er war in der Lage, aus flüssiger Luft lebensfähige Keime zu isolieren. Auch ein direkter Kontakt mit flüssiger Luft verursachte keine Schäden[4], erst nach 7 Tagen trat eine leichte Schwächung ein[5]. BREHME[6] machte erstmalig auf die Möglichkeit aufmerksam, daß bei wiederholten Gefrierungen von Bakterien mit einer Summation der Gefrierwirkungen zu rechnen ist. Nicht nur die tiefen Temperaturen als solche, sondern vor allem der Wechsel kann demnach schädigenden Einfluß ausüben. Die angewendeten Temperaturen lagen bei -15 bis $-16°$. Lebende Choleravibrionen wurden nach 57 Tagen zum letzten Mal nachgewiesen, Typhusbakterien widerstanden 140 Tage. Wesentlich empfindlicher war nach ONORATO[7] Haemophilus influenzae, der innerhalb von 2,5 Std. bei $-15°$ und in 1,5 Std. bei $-20°$ in Blut inaktiviert wurde. Eine $99,5\%$ige Abtötung von Typhusbakterien wurde in 2 Std. bei $-17,8°$ erreicht[8]. Colibakterien starben in Wasser innerhalb

---

[1] KLEPZOFF, C.: Zur Frage über den Einfluß niederer Temperaturen auf die vegetativen Formen des Bacillus anthracis. Zbl. Bakter. I Orig. **17**, 289 (1897).

[2] GLADIN, G. P.: The viability of pest bacilli under various physical conditions and under the action of various disinfectants. Diss. St. Petersburg (russ.), 1889, zit nach LUYET, B. J., u. P. M. GEHENIO: Life and death at low temperatures. Normandy (Miss.) 1940.

[3] MACFADYEN, A.: On the influence of the temperature of liquid air on bacteria. Proc. Roy. Soc. (London) **66**, 180 (1900); Lancet **1**, 849 (1900).

[4] MACFADYEN, A., u. S. ROWLAND: Further note on the influence of temperature of liquid air on bacteria. Proc. Roy. Soc. (London) **66**, 339 (1900).

[5] MACFADYEN, A., u. S. ROWLAND: Influence of the temperature of liquid hydrogen on bacteria. Proc. Roy. Soc. (London) **66**, 488 (1900).

[6] BREHME, W.: Über die Widerstandsfähigkeit der Choleravibrionen und Typhusbacillen gegen niedere Temperaturen. Arch. f. Hyg. **40**, 320 (1901).

[7] ONORATO, R.: Der Widerstand des Influenzabazillus gegen physikalische und chemische Mittel. Zbl. Bakter. I Orig. **31**, 704 (1902).

[8] SMITH, E. F., u. D. B. SWINGLE: Der Einfluß des Gefrierens auf Bakterien. Zbl. Bakter. I. Orig. **37**, 357 (1905).

von 5 Tagen zu 99% bei $-20°$ ab, dagegen konnten Gonokokken bei dieser Temperatur bis zu 10 Tagen erhalten bleiben, ebenso für 24 Std. bei $-19,5°$ [1]. Dysenteriebakterien werden durch relativ kurze Einwirkung von $-20°$ abgetötet, bei $-190°$ ist je nach dem verwendeten Stamm eine höhere oder geringere Resistenz zu beobachten [2]. Nach Park u. Mitarb. [3] waren von 21 Wasserproben mit Typhuserregern in 5 Wochen 6 Proben und in 22 Wochen alle Proben bei -2 bis $-7°$ steril. Eine 70%ige Abtötung von Staphylokokken durch flüssige Luft wurde von diesen Autoren ebenfalls beobachtet. Dagegen konnte Zirpolo [4] bei mehrstündiger Aufbewahrung verschiedener vegetativer Bakterien in flüssigem Helium keine Schäden beobachten. Auch in flüssiger Luft sind die Inaktivierungen häufig nur gering, wie Lipman [5] durch Versuche mit mehreren Bakterien und auch Schimmelpilzen bestätigen konnte, während Gefriertemperaturen im mittleren Bereich (-20 bis $-30°$) wesentlich gefährlicher sind. Für Hefe gibt Braun [6] folgendes Beispiel (Tab. 22):

Tabelle 22. *Einfluß der Gefriertemperatur auf die Abtötung von Hefezellen* (nach Braun).

Temperatur °C	% abgetötete Zellen nach	
	1 maligem Gefrieren	5 maligem Gefrieren
—20	50	98
—15	16	84
—10	7	40

Während es sich in den angeführten Beispielen durchweg um Gefrierschäden handelt, sind bei manchen Organismen Abtötungen oberhalb des Gefrierpunktes zu beobachten, wie z. B. bei thermophilen Keimen, deren Wachstumsminimum verhältnismäßig hoch liegt. So starben Mucor pusillus und Rhizomucor parasiticus nach Noack [7] bei Temperaturen unter 24° je nach der Tiefe mehr oder weniger schnell ab.

2. Äußere Einflüsse auf die Kälteresistenz.

a) Verschiedene Faktoren.

Die Kälteresistenz ist vom Milieu weitgehend abhängig. Meist nimmt sie mit der *Konzentration an gelösten Stoffen* zu. In Milch sind z. B. viele Bakterien resistenter als in Wasser. Keith [8] stellte Untersuchungen in dieser Richtung mit Colibakterien an. Hilliard u. Mitarb. [9] nehmen an, daß die Milchkolloide einen Schutz gegenüber der Kältewirkung ausüben. Auch bei Gegenwart von Glucose konnten diese Autoren eine Verzögerung der Kälteabtötung wahrnehmen. Eine erhöhte Resistenz von Schimmelpilzen in Zuckerlösungen wurde schon

[1] Lumière, A., u. J. Chevrotier: Sur la résistance du gonocoque aux basses températures. C. r. Acad. Sci. (Paris) **158**, 139 (1914).

[2] de Jong, D. A.: Microorganismes et basses températures. Arch. néerl. Physiol. **7**, 588 (1922).

[3] Park, B., A. W. Williams u. C. Krumwiede: Pathogenic microorganisms. New York 1924.

[4] Zirpolo, G.: Studio sulla bioluminescenza batteria. Azione dell' idrogeno e dell'elio, liquido. Boll. Soc. Nat. Napoli **44**, 229 (1932).

[5] Lipman, C. B.: Tolerance of liquid air temperatures by spore-free and very young cultures of fungi and bacteria growing on agar media. Bull. Torrey Bot. Club **64**, 537 (1937); Zbl. Bacter. II **99**, 67.

[6] Braun, H. M.: The resistance to low temperatures of a culture of Saccharomyces cerevisiae grown from a single cell. Biodynamica **4**, 71 (1943).

[7] Siehe S. 202, Fußnote 4.

[8] Keith, S. C.: Factors influencing the survival of bacteria at temperatures in the vincinity of freezing point of water. Science (Lancaster, Pa.) **37**, 877 (1913).

[9] Hilliard, C. M., u. M. A. Davis: The germicidal action of freezing temperatures upon bacteria. J. Bacter. **3**, 423 (1918).

sehr frühzeitig von BARTETZKO[1] beschrieben. Aspergillus niger erfror in 1% Glucose bei − 2°, in 40% Glucose dagegen erst bei − 20°. Diese Einflüsse werden noch nicht mit dem sicher stattfindenden osmotischen Wasserentzug aus den Zellen in Verbindung gebracht, sondern die Vermutung ausgesprochen, daß in konzentrierten Lösungen vielleicht resistenzfördernde Stoffe gebildet werden, welche in verdünnten Lösungen nicht auftreten. Auffallend ist auch die lange Lebenszeit von Bakterien in Speiseeis. WALLACE[2] gibt an, daß Salmonella enteritidis und Brucella abortus noch nach 7 Jahren in einem bei − 23,2° aufbewahrten Eiskrem nachweisbar waren. Auch Tuberkelbakterien waren nach mehreren Jahren noch nicht abgestorben. PRUCHA u. BRANNON[3] konnten aus Speiseeis, welches 28 Monate bei − 20° gestanden hatte, Typhusbakterien isolieren. Ein 7 jähriges Überleben von Streptococcus faecalis in Käse bei − 20° wird von HISCOX[4] erwähnt.

Spätere umfangreiche Untersuchungen über die Keimabnahmen in Fruchtsäften durch MCFARLANE[5-9] haben ergeben, daß die Kälteresistenz allgemein mit steigendem *Zuckergehalt* zunimmt. Aber auch andere gelöste Stoffe sind von Einfluß, und zwar teils fördernd (z. B. Alkali) und teils vermindernd (z. B. H-Ionen). Der Vergleich verschiedener Säfte zeigt daher nicht immer eine eindeutige Korrelation zum Zuckergehalt. Hierbei ist interessant, daß sich beim Einfrieren von Flüssigkeiten gelöste Substanzen in der zuletzt gefrorenen inneren Zone anreichern, wie sich durch Modellversuche mit Tinte u. a. nachweisen ließ[7]. Je nach Art der sich konzentrierenden Stoffe kann es so zu Zonen stärkerer oder schwächerer Kälteschädigung von Mikroben kommen. Die Keimabnahme in gefrorenem Cider war in Zonen, welche am meisten gelöste Stoffe enthielten, bei − 20° am stärksten. Bei − 10° gefror der konzentriertere innere Kern jedoch nicht und enthielt daher mehr Keime als das Gefrorene[6]. Bei Aufbewahrung verschiedener Hefen in gepuffertem Wasser sowie in gepufferten Lösungen von Glucose, Saccharose und Invertzucker zeigte sich die geringste Resistenz in Wasser. Von den genannten Zuckern war Glucose weniger resistenzfördernd als Saccharose oder Invertzucker. Allerdings war das Verhalten in dieser Hinsicht wenig einheitlich[8].

Nach TSCHISTJAKOW[10] scheint sich der empfindliche Temperaturbereich durch Zucker gegen tiefere Temperaturen zu verschieben. Er lag bei Serratia marcescens, Pseudomonas fluorescens u. a. zwischen − 8 und − 12°. Über

[1] BARTETZKO, H.: Untersuchungen über das Gefrieren von Schimmelpilzen. Jb. wiss. Bot. **47**, 57 (1910).

[2] WALLACE, G. I.: The survival of pathogenic microorganisms in ice cream. J. Dairy Sci. **21**, 35 (1938).

[3] PRUCHA, M. J., u. J. M. BRANNON: Viability of Bacterium typhosum in ice cream. J. Bacter. **11**, 27 (1926).

[4] HISCOX, E. R.: Two samples of 7 years old cheddar cheese. J. Dairy Res. **17**, 336 (1950).

[5] MCFARLANE, V. H.: Behaviour of microorganisms at subfreezing temperatures. III. Influence of sucrose and hydrogen-ion concentrations. Food Res. **6**, 481 (1941).

[6] MCFARLANE, V. H.: Behaviour of microorganisms in subfreezing temperatures. II. Distribution and survival of microorganisms in frozen sirup paced raspberries and brine-packed peas. Food Res. **5**, 59 (1940).

[7] MCFARLANE, V. H.: Behaviour of microorganisms at subfreezing temperatures. I. Freezing redistribution studies. Food Res. **5**, 43 (1940).

[8] MCFARLANE, V. H., u. H. E. GORESLINE: Microbial destruction in buffered water and in buffered sugar sirups stored at −17,8° C. Food Res. **8**, 67 (1943).

[9] MCFARLANE, V. H.: Behaviour of microorganisms in fruit juices and in fruit sucrose solutions stored at −17,8° C (0° F). Food Res. **7**, 509 (1942).

[10] TSCHISTJAKOW, F. M.: Die Wirkung niedriger Temperatur auf Mikroorganismen. Die Schnelligkeit des Absterbens der Mikroorganismen bei niedriger Temperatur. Mikrobiol. **6**, 810 (1937); zit. nach Zbl. Bakter. II **98**, 453 (1938).

— 8 und unter — 18 bis — 20° wurden die Keime durch Zusatz von Saccharose resistenter. Die Resistenz nahm mit steigender Zuckerkonzentration zu.

Auf die p_H-*Abhängigkeit* der Kälteresistenz weisen Broadhurst u. Gilpin[1] in Untersuchungen über das Verhalten von Bakterien in Milch hin. Bei Ansäuerung mit Essigsäure nahm die Zahl der Überlebenden nach Kältebehandlung ab. Auch die starke Kälteempfindlichkeit der in ungesüßtem Fruchtsaft vorkommenden Keime ist ebenso wie das schon erwähnte unregelmäßige Verhalten von Keimen in zuckerhaltigen Säften auf die Wirkung von H-Ionen zurückzuführen[2].

Trockenheit ist bekanntlich eines der wirksamsten Schutzmittel vor Gefrierschäden (s. Levitt[3]). Durch das Verfahren der Gefriertrocknung gelingt es,

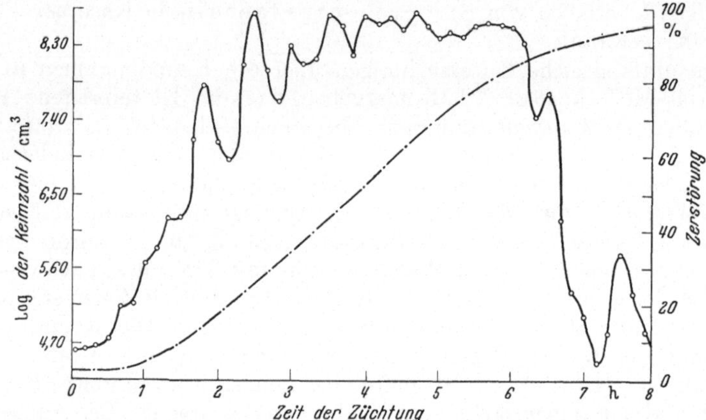

Abb. 56. Die Abhängigkeit der Kälteresistenz von E. coli vom Vermehrungsstadium (n. Hegarty u. Weeks). Vermehrungskurve: linke Ordinate, % Überlebende: rechte Ordinate.

Bakterienkulturen über lange Zeiträume zu konservieren[4-6]. Eine Parallelität zwischen Kälte- und Trockenresistenz besteht allerdings durchaus nicht immer. Brown[7] untersuchte die Abtötungsgeschwindigkeit verschiedener Keime bei Luftfeuchtigkeiten von 45—90% und 0° C, wobei es sich herausstellte, daß bei 65—70% ein Resistenzmaximum vorlag. Auch Escherichia coli zeigte entsprechendes Verhalten[8]. Die etwas schnellere Abtötung bei sehr geringer Luftfeuchtigkeit hängt wahrscheinlich mit einem schnelleren Wasserentzug infolge schnellerer Gleichgewichtseinstellung zwischen Wassergehalt der Zelle und dem der Atmosphäre zusammen, so daß man eigentlich zwei Abtötungsmechanismen zu unterscheiden hat: Wasserverlust und Kältewirkung.

[1] Broadhurst, J., u. L. Gilpin: Acidity in relation to bacterial changes induced by freezing. J. Bacter. 11, 95 (1926).

[2] Siehe S. 285, Fußnote 9.

[3] Levitt, J.: Frost, drought, and heat resistance. Annual Rev. Plant Physiol. 2, 245 (1951).

[4] Proom, H.: The effect of cold on microorganisms: Problems of freeze-drying. Proc. Soc. Appl. Bacter. 14, 261 (1951).

[5] Kurylo, Z., u. J. Pitek: The effect of some factors on the survival rate of certain bacteria in freeze-drying process. Act. Microbiol. Pol. 2, 139 (1953).

[6] Annear, D. I.: Preservation of bacteria. Nature (London) 174, 359 (1954).

[7] Brown, A. D.: The survival of airborne microorganisms. I. Experiments near 0° C with some psychrophilic bacteria. Austral. J. Biol. Sci. 6, 463 (1953).

[8] Brown, A. D.: The survival of airborne microorganisms. II. Experiment with Escherichia coli near 0°. Austral. J. Biol. Sci. 6, 470 (1953).

Luyet u. Mitarb.[1,2] haben die *wasserentziehende Wirkung* von Glycerin auf Gewebe untersucht und auch hierdurch eine Schutzwirkung vor Gefrierschäden erzielt.

Die Abhängigkeit der Kälteempfindlichkeit von *physiologischem Alter* (Vermehrungsphase, s. S. 181 f.) haben Hegarty u. Weeks[3] durch Beobachtungen von Kälteschockwirkungen auf Colibakterien eingehend untersucht. Während der gesamten exponentiellen Vermehrungsphase sind diese Keime gegenüber einer Abkühlung auf 0° relativ empfindlich, während ruhende Zellen ohne Schädigung längere Zeit bei dieser Temperatur aufbewahrt werden können. In Abb. 56 ist die Vermehrungskurve zusammen mit einer Überlebendenkurve aufgetragen, woraus

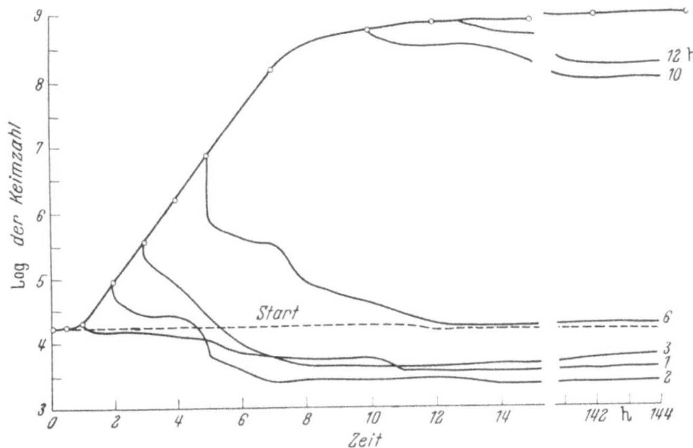

Abb. 57. Wirkung einer plötzlichen Abkühlung auf 0° C bei verschieden alten Kulturen von E. coli auf die Vermehrung (n. Hegarty u. Weeks).

die Resistenzänderungen mit der Vermehrung deutlich erkennbar sind. In der Phase zwischen Latenz und exponentieller Vermehrung ist die Schockwirkung ebenfalls gering. Werden die Zellen dagegen längere Zeit bei 0° gehalten, so nimmt die Kälteempfindlichkeit zu, und zwar meist in stufenweiser Form, wie es in Abb. 57 dargestellt ist. Hegarty u. Weeks knüpfen an diese Beobachtung die Vermutung, daß der Kälteschock weniger in einer physikalischen Wirkung zu suchen ist, als vielmehr in physiologischen Änderungen innerhalb des Zellstoffwechsels.

Einen resistenzerhöhenden Faktor vermutet Lund[4] in Hefezellen, die in Gegenwart von Hefeextrakt gezüchtet wurden.

b) Einfluß von Ionen.

Eine spezifische Beeinflussung der Kälteempfindlichkeit von Hefezellen durch anorganische Ionen stellte Stille[5] fest. Tab. 23 zeigt die durchschnittlich beobachtete Keimabnahme, die durch Einfrierungen in verschiedenen Salzlösungen bei −24° erhalten wurden.

---

[1] Luyet, B., u. F. Gonzales: Protective action of glycerol against freezing injury in embryonic tissues of chick. Biodynamica 7, 101 (1952).

[2] Luyet, B., u. J. F. Keane: On the role of osmotic dehydration in the protective action of glycerol against freezing injury. Biodynamica 7, 141 (1953).

[3] Hegarty, C. P., u. O. B. Weeks: Sensivity of E. coli to cold shock. J. Bacter. **39**, 475 (1940).

[4] Lund, A. J.: Investigation of changes that take place in foods during storage in frozen condition. Hormel Inst., Univ. Minnesota Ann. Rep. **70** (1951/52).

[5] Stille, B.: Untersuchungen über den Kältetod von Mikroorganismen. Arch. Mikrobiol. **14**, 554 (1950).

Aus Tab. 23 geht hervor, daß sowohl das Kation als auch das Anion an den Resistenzänderungen beteiligt ist, und zwar ist die resistenzfördernde Wirkung unter den Kationen:

Tabelle 23.

Salz	Keimabnahme in %
KCl	28,7
KNO$_3$	25,3
K$_2$SO$_4$	43,1
NaCl	31,3
NaNO$_3$	24,6
Na$_2$SO$_4$	46,6
LiCl	51,1
LiNO$_3$	39,4
LiSO$_4$	62,3
MgCl$_2$	44,9
CaCl$_2$	47,2
Aqu. dest.	35,4

$$\text{Li} \quad \text{Ca} \quad \text{Mg} \quad \text{Na} \quad \text{K}$$
$$(\longrightarrow \text{Resistenzerhöhung})$$

und unter den Anionen:

$$\text{SO}_4 \quad \text{Cl} \quad \text{NO}_3 \, .$$
$$\longrightarrow$$

In der lyotrophen Reihe wäre die Folge der Ionen:

$$\text{Ca} \quad \text{Li} \quad \text{Na} \quad \text{K} \quad \text{bzw.} \quad \text{NO}_3 \quad \text{Cl} \quad \text{SO}_4 \, .$$

Bei Untersuchungen über den Einfluß von Ionen auf die Hitzeresistenz pflanzlicher Protoplaste fand Bogen[1], daß Kationen die Hitzeresistenz in der zuletzt angegebenen Folge herabsetzen, das zweiwertige Mg-Ion in Verbindung mit SO$_4$-Ionen setzt die Widerstandsfähigkeit jedoch herauf. Bei der Kälteresistenz fällt auf, daß Mg und Ca die Zellen empfindlicher machen, wie es etwa ihrer Stellung in der lyotrophen Reihe entspricht. Eine starke Hydratation durch Adsorption von Ionen großer Feldstärke (entsprechend der Deutung von Bogen) begünstigt demnach das Erfrieren von Zellen.

c) Einfluß von Kolloiden.

Den Einfluß von Gelatine auf die Abtötungsquote von Hefezellen untersuchten Goetz u. Goetz[2] und fanden eine deutliche Steigerung der Kälteresistenz. Auf den Mechanismus der Schutzwirkung von Gelatine wird an anderer Stelle eingegangen (s. S. 297). Stille[3] beobachtete beim Einfrieren verschiedener Mikroorganismen bei −24° ebenfalls eine zum Teil beträchtliche Herabsetzung der Absterbequote (s. Tab. 24).

Während Goetz u. Goetz die *Schutzwirkung von Kolloiden* mit einer Begünstigung der Vitrifikation erklären, macht Stiles[4] darauf aufmerksam, daß durch Wasserbindung an hydrophile Kolloide das Wasser nicht gefrierbar wird (s. a. Keith[5]). In diesem Zusammenhang sei auch auf die Vorstellung von Kessler u. Ruhland[6] hingewiesen, welche Viscositätsunterschiede an resistentem Plasma feststellten, die mit Hydratationserscheinungen in Verbindung gebracht wurden.

Tabelle 24. *Einfluß von Gelatine auf die Kälteresistenz von Mikroorganismen* (nach Stille).

Stamm	Prozentuale Keimabnahme in	
	NaCl	Glucose-Gelatine
Sacch. cerevisiae	29,2	12
Ps. aeruginosa	93,6	34,4
Ps. fluorescens	28,2	12,9

---

[1] Siehe S. 246, Fußnote 9.

[2] Goetz, A., u. S. S. Goetz: Vitrification and crystallization of protophyta at low temperatures. Proc. Amer. Phil. Soc. **79**, 361 (1938).

[3] Siehe S. 287, Fußnote 5.

[4] Stiles, W.: On the cause of cold death of plants. Protoplasma **9**, 457 (1930).

[5] Siehe S. 284, Fußnote 8.

[6] Kessler, W., u. W. Ruhland: Weitere Untersuchungen über die inneren Ursachen der Kälteresistenz. Planta (Berlin) **28**, 159 (1938).

Capillarkräfte sollen ebenfalls für die Kälteresistenz von Bedeutung sein. ZSIGMONDY[1] und FISHER[2] stellten fest, daß Wasser in Capillarräumen nicht gefriert. Entsprechende Verhältnisse sollen in manchen Zellen herrschen, so daß vielfach angenommen wird, daß selbst bei Kühlung in flüssiger Luft keine Gefrierung zu erfolgen braucht (MORRISON[3]; siehe hierzu auch die Vorstellungen von GOETZ u. GOETZ, S. 297). LIPMAN[4] bewahrte 12 Schimmelpilze in flüssiger Luft auf, wobei 8 Stämme am Leben blieben, wenn sie vorsichtig aufgetaut wurden. Er glaubt, daß die Zwischenräume zwischen den kolloidalen Micellen des Plasmas so gering sind, daß eine Dehydratation infolge Eisbildung nicht mehr eintreten kann. Infolge dieser kleinen Zwischenräume ist auch die Adhäsionskraft des Plasmas zum Wasser größer als die Kohäsionskraft zwischen den Wasserdipolen bei fallender Temperatur sowie auch größer als die Kräfte, welche die Wassermoleküle zur Kristallbildung zu richten versuchen.

3. Kälteresistenz von Viren.

Auch die Kälteempfindlichkeit von Viren ist artspezifisch und hängt von den angewendeten Temperaturen sowie deren Einwirkungszeiten ab. Kuhpocken-Vaccine konnten nach PICTET u. YUNG[5] durch zweimalige Behandlung mit -70 oder $-130°$ bei 108stündiger Einwirkung inaktiviert werden. Durch die Behandlung mit flüssiger Luft war es jedoch verschiedenen späteren Autoren nicht möglich, nennenswerte Schädigungen an Viren bzw. Phagen zu erreichen[6-8]. Auch bei $-78°$ konnten Coli- und Staphylokokken-Phagen bei 20maligem Gefrieren und Auftauen nicht geschädigt werden[9]. Das Virus der Maul- und Klauenseuche ist ebenfalls sehr kälteresistent[10]. Neuere Untersuchungen am Influenza-Virus lassen eine Abhängigkeit der Kälteresistenz von der Reinigungsmethode erkennen[11]. Durch Adsorptionselution hergestellte Vaccine zeigten keine Änderung des Titers, wenn sie 8 Tage gefroren aufbewahrt wurden, dagegen war bei Vaccinen, welche durch Zentrifugation gewonnen wurden, eine merkliche Abnahme des Titers festzustellen, wenn sie 8 Tage bei -10 bis $-20°$ gehalten wurden. Eine Schutzwirkung von Glycerin auf pflanzliche Viren wird von KAISER[12] beobachtet.

II. Die Vermehrung bei tiefen Temperaturen.

Aktive Lebensprozesse, wie Wachstum, Vermehrung und Stoffwechsel sind an die *Anwesenheit von flüssigem Wasser* als Lösungsmittel für Metaboliten geknüpft. Diese Prozesse kommen zum Erliegen, sobald das Plasma restlos

---

[1] ZSIGMONDY, R.: Über die Struktur des Gels der Kieselsäure. Theorie der Entwässerung. Z. anorg. Chem. **71**, 356 (1911).

[2] FISHER, E. A.: The freezing of water in capillary systems. J. physic. chem. **28**, 360 (1924).

[3] MORRISON, T. F.: Studies on luminous bacteria. J. Gen. Physiol. **7**, 741 (1924).

[4] Siehe S. 284, Fußnote 5.

[5] PICTET, R., u. E. YUNG: De l'action du froid sur les microbes. C. r. Acad. Sci. (Paris) **98**, 747 (1884).

[6] BARRATT, J. O. W.: Centrifugalisation and disintegration in relation to the virus of rabies. Zbl. Bakter. I Orig. **35**, 769 (1903).

[7] SALVIN-MOORE, J. E., u. J. O. W. BARRATT: Note upon the effect of liquide air upon the graftafle cancer of mice. Lancet **1**, 227 (1908).

[8] D'HERELLE, F.: The bacteriophage and its behaviour, S. 300. Baltimore 1926.

[9] SANDERSON, E. S.: Effect of freezing and thawing on the bacteriophage. Science (Lancaster, Pa.) **62**, 377 (1925).

[10] STOCKMAN, S., u. F. C. MINETT: Researches on the virus of foot-and-mouth disease. (Some observations on resistance to low temperatures. J. Comp. Path. a. Ther. **39**, 1 (1926).

[11] PENTTINEN, K.: The effect of low temperatures on vaccines of influenza virus and on purified influenza virus. J. of Immun. **64**, 156 (1950).

[12] KAISER, M.: Folgerungen der Forschung über Kälte- und Trockenresistenz kleinster pflanzlicher Zellen für die Methodik der Viruskonservierung. Biol. generalis (Wien) **16**, 513 (1942).

gefroren ist, wenn nicht andere Ursachen schon zu einem früheren Absterben geführt haben. Dabei können von einigen Mikrobenarten in Substraten mit hohem Gehalt an löslichen Stoffen (tiefer Gefrierpunkt) oder unter Bedingungen der Unterkühlung außerordentlich tiefe Temperaturen erreicht werden.

Zu diesen Arten gehören insbesondere Angehörige der Pseudomonas-Gruppe, die schon 1888 von Schmelz[1] aus Gletscherwasser isoliert wurden. Schmidt-Nielsen[2] beschreibt neben diesen Keimen auch einige andere Bakterien und Hefen, die bei 0° wachsen.

Reed u. Reynolds[3] geben für Ps. fluorescens, Proteus vulgaris, Bac. subtilis u. a. Keime −1° als Wachstumstemperatur an. In Seewasser, insbesondere auf Fischen, aber auch in Erde, Straßenstaub und Milch werden häufig kälteliebende Keime dieser Gruppen angetroffen[4,5]. Nach Angaben von Weinzirl u. Gerdeman[6] tritt in Eiskrem, welche bei −3, −6 und −10° aufbewahrt wurde, eine Vermehrung einzelner Bakterienarten ein (s. a.[7−9]). Von Anderson[10] wird ein Stamm Bacterium lipidis beschrieben, welcher in Rahm bei tiefen Temperaturen starken Fett- und Eiweißabbau verursacht. Die Lipase ist auch oberhalb von 37° noch lange wirksam, obgleich der Stamm bei dieser Temperatur nicht mehr wächst. Horowitz-Wlassowa u. Grinberg[11] finden unter den Mikroben, die bei −4 und −7° gedeihen können, verschiedene Kokken, sporogene Stäbchen, einige Hefen und eine große Anzahl von Schimmelpilzen. Die Vermehrung ist bei den genannten Temperaturen sehr langsam und wird erst nach 15—16 Tagen durch Ausbildung kleiner Kolonien sichtbar. Da viele von diesen Keimen verhältnismäßig hohe Temperaturoptima besitzen (37°), wird die Vermutung ausgesprochen, daß die Fähigkeit, sich bei tiefen Temperaturen zu entwickeln, durch eine langsame Anpassung erworben wurde.

Nach Conn[12] soll es auch bei Gefriertemperaturen im Erdboden noch zu starken Bakterienvermehrungen kommen. Neben Ps. fluorescens entwickeln sich nach Untersuchungen von Berry u. Magoon[13] auch Lactobacillen, Torula-Arten, Monilien und Penicillien bei −4°. Für Cladosporium und Sporotrichum werden sogar noch Wachstumstemperaturen von −6,7° angegeben. Auf Czapek-Agar soll nach Beobachtungen von Haines[14] der Pilz Sporotrichum carnis sogar noch bei −10° wachsen. Für die Kaltlagerung von Fleisch ist diese Beobachtung

[1] Schmelz: Eine Gletscherbakterie. Zbl. Bakter. 4, 545 (1888).

[2] Schmidt-Nielsen, S.: Über einige psychrophile Mikroorganismen und ihr Vorkommen. Zbl. Bakter. II 9, 145 (1902).

[3] Reed, H. S., u. R. R. Reynolds: Some effects of temperature upon the growth and activity of bacteria in milk. Virg. Agr. Exper. Stat. Bull. (Techn.) 10 (1906).

[4] Fischer: Bakterienwachstum bei 0°. Zbl. Bakter. 4, 89 (1888).

[5] Forster, J.: Über die Entwicklung von Bakterien bei niederen Temperaturen. Zbl. Bakter. 12, 431 (1892).

[6] Weinzirl, J., u. A. E. Gerdeman: The bacterial count of ice cream at freezing temperatures. J. Dairy Sci. 12, 182 (1929).

[7] Fabian, F. W.: Production of ice cream with low bacterial content. Mich. Agr. Exper. Stat. Spec. Bull. 159, 1 (1927).

[8] Ellenberger, H. B.: A study of bacteria in ice cream. Cornell Agr. Exper. Stat., Memoir 18, 331 (1919).

[9] Stiles, G. W., u. M. F. Pennington: Bacteriological investigation of ice cream in the district of Columbia. Hyg. Lab. Bull. 41, 249 (1908).

[10] Anderson, J. A.; Spoilage of cream at low temperatures. Proc. Convent. Milk Dealers, Lab. Sect. 30, 19 (1938).

[11] Horowitz-Wlassowa, L. M., u. L. D. Grinberg: Zur Frage über psychrophile Mikroben. Zbl. Bakter. II 89, 54 (1933).

[12] Conn, H. J.: Bacteria in frozen soils. Zbl. Bakter. II 28, 422 (1910).

[13] Berry, J. A., u. C. A. Magoon: Growth of microorganisms at and below 0° C. Phytopathology 24, 780 (1934), 1 fig.; Zbl. Bakter. II 91, 296 (1933).

[14] Haines, R. B.: The influence of temperature on the rate of growth of Sporotrichum carnis from −10 to 30° C. J. of Exper. Biol. 8, 379 (1931).

von nicht geringer Bedeutung[1]. Auch Cladosporium entwickelt sich noch bei —7,8° und bildet sogar bei dieser Temperatur neue Sporen aus[2]. Über die Vermehrung von Hefe in Bierwürze bei —2,2° werden quantitative Angaben von Berry[3] mitgeteilt. Für Penicillien, Cladosporium und Botrytis nennt Bidault[4] sogar eine minimale Wachstumstemperatur von —6° und für Choetostylum und Hormodendrum von —10°. Ebenso tief liegen die Temperaturen, bei denen Smart[5] noch Pilzwachstum auf Früchten feststellte. Eine Entwicklung von Phagen bei tiefen Temperaturen wird schließlich von Elder u. Tanner[6] beschrieben.

Wachstum bei suboptimalen Temperaturen führt oft auch zu *morphologischen Veränderungen*. So zeigten nach Almquist[7] Cholera-, Dysenterie- und Typhusbakterien bei 10° unter kümmerlicher Vermehrung gröbere Formen, welche in keimende Kugeln übergingen. Nach Überführung in hohe Temperaturen bildeten sich unter günstigen Ernährungsbedingungen sehr schnell die für die Kälte typischen keimenden Kugeln. Die zuerst auskeimenden Zellen waren unbeweglich. Die kugelförmigen Kälteformen der Choleravibrionen keimten entweder zu neuen Vibrionen aus oder bildeten wiederum Kugelformen. Auch aus den Kugelformen der Typhuserreger können neue Kugeln entstehen, gewöhnlich bringen sie aber feinere „sporenähnliche" Gebilde hervor. Verschiedene „Involutionsformen", wie lange Fadenzellen, Kurzformen, Verlust der Sporenbildung, Neigung zur Sarcinenbildung bei normalen Kokken u. a. Erscheinungen werden von Horowitz-Wlassowa u. Grinberg[8] bei verschiedenen Keimen beschrieben.

III. Der Stoffwechsel bei tiefen Temperaturen.

Obgleich die Prozesse des Wachstums und des Stoffwechsels beide chemischer Natur sind, werden sie durch tiefe Temperaturen meist unterschiedlich beeinflußt. Im allgemeinen hört die Vermehrung bei höheren Temperaturen auf als der Stoffwechsel. Diese Erscheinung braucht allerdings nicht mit einer Inaktivierung von Enzymen bzw. Plasmastrukturen im Zusammenhang zu stehen, da diese stets durch eine Eisbildung bedingt sind. Enzymatische Reaktionen nehmen zwar mit fallender Temperatur in ihrer Geschwindigkeit laufend ab, kommen aber erst beim Gefrieren des Milieus zum Stillstand.

Die *Änderungen enzymatischer Reaktionsgeschwindigkeiten* mit abnehmenden Temperaturen vollziehen sich oft sprunghaft. Kertesz[9] stellte fest, daß die Geschwindigkeit der Rohrzuckerinvertierung unterhalb von 0° nur langsam abnimmt, was graphisch aus einer Abflachung der Kurve, die man bei Auftragung der Reaktionsgeschwindigkeitskonstanten gegen die Versuchstemperaturen erhält, hervorgeht. Die Temperaturkoeffizienten nähern sich damit dem Wert 1. Das Temperaturcharakteristikum von Arrhenius fällt rasch unterhalb von 0°.

---

[1] Haines, R. B.: Growth of microorganisms on chilled and frozen meat. J. Soc. Chem. Ind. **50**, 223 (1931).

[2] Brooks u. Hansford: Zit. n. B. J. Luyet u. P. M. Gehenio: Siehe S. 283, Fußnote 2.

[3] Berry, J. A.: Growth of yeast below zero. Science (Lancaster, Pa.) **80**, 341 (1934).

[4] Bidault, C.: Sur les moissures des viandes congelées. C. r. Soc. Biol. (Paris) **85**, 1017 (1921).

[5] Smart, H. F.: Growth and survival of microorganisms at subfreezing temperatures. Science (Lancaster, Pa.) **82**, 525 (1935).

[6] Elder, A. L., u. F. W. Tanner: Action of bacteriophage on a low temperature Bacterium. Proc. Soc. Exper. Biol. a. Med. **24**, 645 (1926/27).

[7] Almquist, E.: Studien über das Verhalten einiger pathogener Mikroorganismen bei niedriger Temperatur. Zbl. Bakter. I Orig. **48**, 175 (1909).

[8] Siehe S. 290, Fußnote 11.

[9] Kertesz, Z. I.: Wärmetönungskonstante der Hefesaccharase in unterkühlten Lösungen. Z. physiol. Chem. **216**, 229 (1933).

Es wurden bei Hefesaccharase gemessen: bei —3,75° 6300 cal und bei —6,25° 1400 cal (s. Abb. 58).

Proteolytische Aktivitäten konnten von Balls u. Lineweaver[1] noch bei —18° und Fettspaltung noch bei —30° beobachtet werden. Kinetische Untersuchungen von Sizer u. Josephson[2] an Lipase, Trypsin und Invertase ergaben, daß unter- und oberhalb von 0° das Gesetz von Arrhenius gültig ist, jedoch zeigt sich im Bereich von 0 bis —2° ein scharfer Knick. Oberhalb dieses Knicks waren die Werte der Aktivierungsenergien stets niedriger, wie aus Tab. 25 hervorgeht. Man kann also aus dem Verhalten der Enzyme oberhalb von 0° nicht auf ihre Aktivitätsänderungen unterhalb dieser Temperatur schließen. Gleich starke Temperaturverschiebungen wirken sich unterhalb von 0° etwa 5mal stärker aus als bei höheren Temperaturen. Trotz der erheblichen Verzögerungen der Reaktionen werden die genannten Enzyme jedoch nicht inaktiviert, die hydrolytische Aktivität von Lösungen, welche bei —70° aufbewahrt worden waren, war nach Erwärmung auf +30° voll erhalten geblieben.

Von methodischem Interesse ist eine Mitteilung von Maier u. Tappel[3], welche Peroxydaseaktivitäten in 50%igem Methanol, 60%igem Glycerin und 5 mol. Natriumacetatlösung bei Temperaturen von 0 bis — 23,5° spektroskopisch bei Anwesenheit von Guajacol und H_2O_2 gemessen haben.

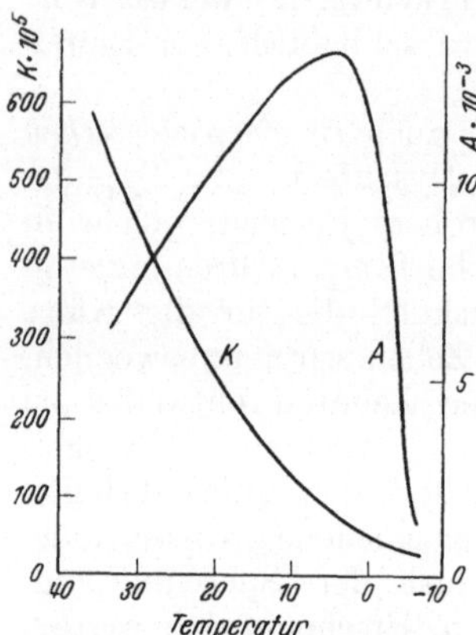

Abb. 58. Änderung von Reaktionsgeschwindigkeitskonstante und Aktivierungsenergie von Hefesaccharase mit der Temperatur (n. Kertesz).

Ein kräftiger Lipasebildner ist z. B. Pseudomonas fragi, welcher auch bei tiefen Temperaturen noch reichlich zur Vermehrung gelangt. In Butter kann es durch diesen Organismus auch unterhalb seiner Wachstumstemperatur bei —10° noch zu einem beträchtlichen Fettabbau kommen (Nashif u. Nelson[4]).

p_H-Erniedrigungen infolge Säurebildung durch Milchsäurebakterien verhindern zwar nicht die Vermehrung der Pseudomonasart, unterdrücken jedoch die Lipaseaktivität.

Kurzfristige Kältewirkungen können auch eine *stimulierende Wirkung* auf den Stoffwechsel von Bakterien ausüben[5]. Eine Einwirkung von —2 bis —3° für 20—40 min bewirkte bei Escherichia coli eine Erhöhung des Sauerstoffverbrauches um 200—500%. Deotto[6] konnte diese Erscheinung auch bei anderen Bakterien in wechselndem Ausmaß beobachten.

Tabelle 25. *Die Änderung der Aktivierungsenergien von Enzymwirkungen bei 0° C* (nach Sizer und Josephson).

Enzymwirkung	Aktivierungsenergie (cal)	
	oberhalb von 0°	unterhalb von 0°
Lipase	7600	37000
Trypsin	15400	65000
Invertase . . .	11100	60000

[1] Balls, A. K., u. H. Lineweaver: [Wirkung von Enzymen bei niedriger Temperatur. Food. Res. 3, 57 (1938)] n. Chem. Zbl. 109, 3405 (1938).

[2] Sizer, I. W., u. E. S. Josephson: Kinetics as a function of temperature of lipase, trypsin, and invertase activity from —70 to 50° C. (—94 to 122° F.) Food Res. 7, 201 (1942).

[3] Maier, V. P., u. A. L. Tappel: Measurement of enzyme reaction velocities at low temperatures. Analyt. Chem. 26, 564 (1954).

[4] Nashif, S. A., u. F. E. Nelson: The lipase of Pseudomonas fragi. III. Enzyme action in cream and butter. J. Dairy Sci. 36, 481 (1953).

[5] Deotto, R.: Die Wirkung von Kälte auf die Atmung von Bakterienzellen (ital.) Arch. exper. Zellforsch. bes. Gewebezücht. 25, 101 (1944).

[6] Deotto, R.: L'azione del freddo sulla respirazione batterica. Atti della Accad. Naz. dei Lincei, Ser. 8, 1, 241 (1946).

Er vermutet, daß die Stimulierung durch Freisetzung von Stoffen infolge der Kältebehandlung hervorgerufen wird, und zwar soll es sich eher um Atmungskatalysatoren handeln als um irgendwelche Metaboliten. Die Erscheinung tritt nur bei sich vermehrenden Zellen auf, nur diese reagieren durch eine Atmungsaktivierung.

Unter bestimmten Bedingungen der Gefrierwirkung kann es offenbar auch zu *selektiven Schädigungen* von Enzymen kommen. FEDOROW[1] brachte Azotobacter agile-Kulturen 5mal abwechselnd für einige Tage auf — 15 bis — 20° und auf + 30°, wodurch die N-Bindungskapazität verlorenging. Aus der Tatsache, daß diese durch Ascorbin-, China- und Glutaminsäure z. T. reaktiviert werden konnte, jedoch nicht durch Indigocarmin und Methylenblau, wird geschlossen, daß die erstgenannten Verbindungen eine aktivierende Gruppe im Enzymapparat ersetzen. Eine Reaktivierung von Enzymen, die Wasserstoff von Cholin auf Sauerstoff übertragen, gelang kürzlich in mehrfach gefrorener Rattenleber mittels Dipyridinnucleotid[2].

Die *Beziehungen zwischen Stoffwechsel und Zellvermehrung* wurden von FOTER u. RAHN[3] an Streptococcus lactis näher untersucht. Dieser Keim wächst nicht mehr bei 0°, obgleich der Stoffwechsel zunächst noch bei dieser Temperatur weiterläuft. Die enzymatische Aktivität nimmt aber laufend ab, bis die Zellen absterben. Nach 4—8 Wochen tritt nach Rückführung in normale Temperaturen die ursprüngliche enzymatische Aktivität erst nach mehreren Generationen wieder auf. In welcher Weise der Stoffwechsel nun mit den eigentlichen Wachstumsprozessen verknüpft ist, kann vorerst nicht gesagt werden. Jedenfalls ist der Aufbau von Zellsubstanz aber der übergeordnete Prozeß, in welchen die zahlreichen enzymatischen Reaktionen münden. Es genügt daher der Ausfall einer einzelnen Zwischenreaktion durch die Wirkung tiefer Temperaturen, um den Wachstumsmechanismus zum Erliegen zu bringen. Dabei braucht es sich wahrscheinlich nicht um eine irreversible Inaktivierung zu handeln, sondern man hat von der Vorstellung auszugehen, daß die einzelnen gekoppelten Stoffwechselvorgänge unterschiedliche Temperaturkoeffizienten haben. Ebenso wie bei sehr hohen, aber noch nicht inaktivierend wirkenden Temperaturen, kann es sicherlich auch bei sehr niedrigen Temperaturen zu einer Störung der aufeinander eingestellten Geschwindigkeiten der Einzelreaktionen kommen, die durch Adaptationsvorgänge nicht mehr kompensiert werden können. Die Folge davon ist eine Anhäufung toxisch wirkender Intermediärprodukte. Auf eine Anpassung durch Verschiebung der unteren Vermehrungstemperatur haben wir schon an anderer Stelle hingewiesen (s. die Untersuchungen von ZICKES[4]).

Als weitere Erklärungsmöglichkeiten für Stoffwechselschäden durch tiefe Temperaturen diskutiert BĚLEHRÁDEK[5] das Erstarren wichtiger Lipoide, Behinderung der reagierenden Moleküle durch zu hohe Viscosität des Plasmas sowie Änderung der Permeabilität und Ionenabsorption.

IV. Der Mechanismus der Kälteabtötung.

1. Allgemeines.

Irreversible Schädigungen lebender Zellen durch tiefe Temperaturen können einerseits oberhalb des Gefrierpunktes auftreten (NOAK[6], FOTER u. RAHN[3]). Es

---

[1] FEDOROW, M. W.: Die stickstoffverbindende Aktivität von mehrfach eingefrorenen Zellen von Azotobacter. Ber. Akad. Wiss. UdSSR **89**, 745 (1953).

[2] MONDY, N. L., u. L. DANIEL: Effect of freezing and thawing on choline dehydrogenase. Arch. of Biochem. a. Biophysics **48**, 402 (1954).

[3] Siehe S. 203, Fußnote 1. — [4] Siehe S. 214, Fußnote 2. — [5] Siehe S. 216, Fußnote 1.

[6] Siehe S. 202, Fußnote 4.

handelt sich hier meist um sich langsam einstellende *Störungen des Stoffwechsel-gleichgewichtes* die infolge ungenügender Energiegewinnung nicht mehr kompensiert werden können. Diese Form der Kälteabtötung wird von Goetz u. Goetz[1] als „konstitutioneller Kältetod" bezeichnet. Demgegenüber stehen Schädigungen, welche mit einem Gefrieren des Substrates oder des Plasmas selbst in Verbindung stehen, wobei es sich sowohl um Kristallisationen als auch um Vitrifikationen handeln kann (s. Precht, S. 52 ff.). Die Erscheinung bezeichnen die genannten Autoren als „physikalischen Kältetod".

Die Mechanismen der Gefrierschädigung von Mikroorganismen sind ihrer Natur nach keineswegs restlos geklärt. Es handelt sich zweifellos um recht komplexe Erscheinungen, wie sich aus der unterschiedlichen Wirkung hoher und tiefer Temperaturen sowie aus dem wechselnden Einfluß des Zeitfaktors bei verschiedenen Temperaturen folgern läßt. Eine weitere Komplizierung erhält das Problem durch die überlagernde schädigende Wirkung des Auftauens, welche ihrerseits wieder stark von der Geschwindigkeit des Temperaturwechsels abhängt.

2. Eisbildung.

Die Ursache für den Zelltod erblicken ältere Forscher in der mechanischen Zerstörung der Zellen durch die *Volumenzunahme bei Eisbildung* (Hamel[2], Sennelier[3]). Obgleich diese Ansicht schon 1830 von Göppert[4] wieder aufgegeben wurde, wird sie später häufiger wieder diskutiert, wie z. B. von Keith[5]. Andere Autoren erblicken weniger in dem Gefrieren als vielmehr in dem *Auftauen* und der damit verbundenen Überschwemmung der Zellen mit ausgefrorenem Wasser die Ursache für Kälteschädigungen (Hoppe-Seyler[6]). Diese Ansicht stützt sich hauptsächlich auf die Beobachtung, daß durch langsames Auftauen die Schäden geringer sind. Das konnte insbesondere von Akerman[7] durch Versuche an Rotkohlblättern wahrscheinlich gemacht werden. Hier war die Exosmose des roten Blattfarbstoffes wesentlich geringer, wenn die Blätter nach Kühlung auf — 7° in Luft statt in 30° warmem Wasser aufgetaut wurden. Bei höheren Gefriertemperaturen war die Art des Auftauens jedoch belanglos, während tiefere Temperaturen individuell verschieden wirkten.

Andere Untersuchungen an Pflanzenzellen, insbesondere durch Voigtländer[8], zeigten ebenfalls, daß die Eisbildung nicht als alleinige Todesursache angesehen werden kann, wenn auch für den typischen Kältetod Eisbildung erforderlich zu sein scheint. Darüber hinaus soll aber eine Abkühlung unter ein bestimmtes Minimum erforderlich sein, welches unter Umständen sehr tief unter dem eutektischen Punkt der Salzmischung im Zellsaft liegen kann.

3. Strukturänderungen im Plasma.

Eine *Aussalzung* der im Plasma gelösten Proteine und Enzyme sowie eine Aktivierung der Phosphorsäure in phosphorsäurehaltigen Salzen wird von Voigtländer nicht für wahrscheinlich gehalten. Demgegenüber beschreibt

---

[1] Siehe S. 288, Fußnote 2.

[2] Hamel: Zit. nach Bělehrádek. Siehe S. 216, Fußnote 1.

[3] Sennelier,: Zit. nach Bělehrádek. Siehe S. 216, Fußnote 1.

[4] Göppert, H. R.: Über die Wärmeentwicklung in den Pflanzen, deren Gefrieren, und die Schutzmittel gegen dasselbe. Breslau 1830, 1.

[5] Siehe S. 284, Fußnote 8.

[6] Hoppe-Seyler, F.: Physiologische Chemie. I. Allgemeine Biologie. Berlin 1877.

[7] Akerman, A.: Über die Bedeutung der Art des Auftauens für die Erhaltung gefrorener Pflanzen. Bot. Notiser **1919**, 49.

[8] Voigtländer, H.: Unterkühlung und Kältetod bei Pflanzen. Beitr. Biol. Pflanzen **9**, 359 (1908).

HARVEY[1] eine Fällung von Eiweißkörpern durch Frostwirkung auf Blätter, durch welche die Entstehung tumorartiger Gebilde ausgelöst werden soll. Diese Eiweißfällung wird wahrscheinlich durch eine Zunahme an H-Ionen und Salzen im Zellsaft verursacht. Eine Akklimatisation an tiefe Temperaturen führt zu einer „Änderung der Plasmabestandteile", so daß eine Fällung durch Kälte nicht mehr eintritt.

Eine Störung in der Beziehung zwischen disperser Phase und Dispersionsmittel durch das Gefrieren wird auch von STILES[2] als Ursache für den Kältetod angesehen. Die Folge dieser Störung soll eine *Aggregation der kolloidalen Teilchen* im Plasma sein, so daß es nach dem Auftauen nicht zu einer Rückbildung der ursprünglichen Strukturen kommt und das Plasma seine Lebensfähigkeit verliert. Auch bei toten kolloidalen Systemen lassen sich entsprechende Erscheinungen beobachten, es zeigte sich auch bei diesen, daß beim schnellen Gefrieren die ursprüngliche Beschaffenheit leichter wiedererlangt wird. Bei frostresistenten Pflanzen soll ein Teil des Wassers an hydrophile Kolloide gebunden sein, so daß es nicht zu einer Eisbildung und damit zur Abtötung kommt. Auch BUNGENBERG DE JONG[3] hält Kältecoagulationen (Coacervationen) für möglich. Schließlich sei noch auf die eingehende Diskussion von Struktur- und Reaktionsänderungen durch Kältewirkungen von FUCHS[4] hingewiesen (s. a. PRECHT, S. 52ff.).

Durch Ausfrierungserscheinungen kann die Konzentration gelöster Stoffe stark zunehmen (s. S. 285) und so eine *toxische Wirkung* eintreten. Auch dieser Gesichtspunkt ist verschiedentlich zur Erklärung von Kältewirkungen herangezogen worden. So erblickt neben HARVEY (s. oben) auch GORKE[5] in der durch die Eisbildung verursachten Konzentrierung des Zellsaftes den Grund für einen Kältetod. Insbesondere soll die Anreicherung von H-Ionen von Bedeutung sein. Ähnlich ist auch die Auffassung von v. BERGEN[6], welcher die Abtötung von Bakterien durch Gefrierungen in Milch z. T. mit einer Plasmolyse durch das konzentrierter gewordene Substrat erklärt. Nach MORAN[7] u. a. tritt bei Wasserentzug durch Trocknung oder Gefrierung aus lebendem Muskel ebenfalls eine Denaturierung der Proteine ein, für welche eine Konzentrierung der Lösungen innerhalb der Zellen verantwortlich gemacht wird (s. a. JANSSEN[8]).

MEZ[9] konnte zeigen, daß bei eisbeständigen Pflanzen gerade eine *Unterkühlung* sehr schädlich ist, während VOIGTLÄNDER[10] die Ansicht vertritt, daß der Kältetod niemals im Zustande der Unterkühlung auftritt. Nach MEZ soll die Eisbildung sogar eine Schutzwirkung gegenüber Unterkühlungsschäden ausüben können. CHAMBERS[11] gibt für Muskelgewebe Unterkühlungstemperaturen bis zu —15° an,

---

[1] HARVEY, R. B.: Hardening process in plants and developments from frost injury. J. Agr. Res. **15**, 83 (1918).

[2] Siehe S. 288, Fußnote 4.

[3] BUNGENBERG DE JONG, H. G.: Koazervation. Protoplasma (Berlin) **15**, 110 (1933).

[4] FUCHS, W. H.: Die Veränderung der Struktur und Reaktion der Zelle bei Abkühlung. Kühn-Archiv **1** (1953).

[5] GORKE, H.: Über chemische Vorgänge beim Erfrieren von Pflanzen. Landw. Versuchstat. **65**, 149 (1906).

[6] BERGEN, J. v.: Über den Einfluß der Kälte auf die Kleinlebewesen und die Enzyme der Milch. Z. Eis- u. Kälteind. **12**, 105 (1920).

[7] MORAN, T.: Critical temperature of freezing living muscle. Proc. Roy. Soc. (London) **109**, 177 (1930).

[8] JANSSEN, G.: Effect of date of seeding of winter wheat upon some physiological changes of the plant during the winter season. J. Amer. Soc. Agr. **21**, 168 (1929).

[9] MEZ, C.: Neue Untersuchungen über das Erfrieren eisbeständiger Pflanzen. Flora (Jena) **94**, 89 (1905).

[10] Siehe S. 294, Fußnote 8.

[11] CHAMBERS, R., u. H. P. HALE: The formation of ice in protoplasm. Proc. Roy. Soc. (London) **110**, 336 (1932).

ohne daß eine Abtötung erfolgte. Moran[1] konnte einen Muskel 2 Tage bei —4° im unterkühlten Zustand halten, wobei keine irreversiblen Schäden auftraten.

Die Möglichkeit, daß *mehrere Faktoren* an der Kälteabtötung von Bakterien beteiligt sind, wird durch Versuche von Haines[2] wahrscheinlich gemacht. Dieser beobachtete bei schnellem Einfrieren auf —70°, daß stets ein konstanter Anteil der Keime abstirbt, welcher natürlich von Art zu Art verschieden ist. Er betrug bei Pseudomonas aeruginosa 80%, bei Escherichia coli 40% und bei Bacillus mesentericus-Sporen 27%, während die Sporen von Bac. cereus nicht abgetötet wurden. Auffallend war weiterhin, daß die Abtötungsquote bei —5, —20 und —70° (Ps. aeruginosa) stets gleich war. Die Geschwindigkeit des Einfrierens spielt hier also offenbar keine Rolle.

Nach älteren Vorstellungen soll aber gerade die *Größe der Eiskristalle*, die ja von der Geschwindigkeit der Eisbildung abhängt, für die Kälteabtötung ausschlaggebend sein. Somit sprechen die Ergebnisse von Haines, wonach die Absterbequote anscheinend von der Korngröße des Eises unabhängig ist, gegen die Theorie der mechanischen Kälteschädigung. Andererseits führte eine Aufbewahrung bei —70° eingefrorener wäßriger Bakteriensuspensionen bei Temperaturen zwischen —1 und —20° in der Nähe der höheren Aufbewahrungstemperatur zu einem sehr schnellen Absterben. Von E. coli-Zellen überlebten nach 7 Tagen bei —2° nur 4%, dagegen in 160 Tagen bei —20° 25%. Man kann hier also von einem zeitlichen Verlauf einer Kälteabtötung sprechen, die sich durch einen positiven Temperaturkoeffizienten auszeichnet. Es zeigte sich in den Untersuchungen von Haines nun weiterhin, daß die im extrahierten Zellsaft gelösten, coagulierbaren Proteine bei —2° bis zu 50% ausfallen, während diese Erscheinung bei —20° kaum zu beobachten ist. Ebenfalls durch schnelles Gefrieren auf —70° und anschließendes Auftauen ließ sich kein Protein aus dem Zellsaft ausfällen. Wenn die gleiche Behandlung aber trotzdem zu einer teilweise beachtlichen Zellabtötung führt, so müssen zwei Faktoren für den Tod der Zellen durch Gefrieren verantwortlich sein: 1. Ein unbekannter, aber offenbar nicht mechanischer Prozeß, bei welchem es noch nicht zu einer Ausfällung von Proteinen kommt. 2. Ein Prozeß, der zu einer Ausflockung von Proteinen führt. Dieser Prozeß ist mit einem Zeitfaktor verknüpft und spielt sich bei relativ hohen Temperaturen ab. Möglicherweise handelt es sich auch um einen einzigen Prozeß, der jedoch erst mit einer erheblichen Verzögerung zur Coagulation führt, so daß man diese Erscheinung nicht bei abwechselndem Gefrieren und Tauen findet. Eine Flockung konnte dagegen bei wiederholtem Frieren und Tauen von Spirochäten beobachtet werden[3].

4. Kristallisation und Vitrifikation.

Wie aus den zu Beginn des Abschnittes dargelegten Beobachtungen über die Kälteresistenz und Kälteabtötung verschiedener Mikroorganismen hervorgeht, sind besonders tiefe Temperaturen verhältnismäßig unschädlich. Man hat frühzeitig erkannt, daß diese Erscheinung mit dem andersartigen Verhalten von Flüssigkeiten zusammenhängt, wenn diese sehr schnell auf extrem tiefe Temperaturen gebracht werden. Dabei gehen Flüssigkeiten bekanntlich nicht in den kristallinen Eiszustand über, sondern sie bleiben physikalisch gesehen „flüssig",

---

[1] Siehe S. 295, Fußnote 7.

[2] Haines, R. B.: The effect of freezing on bacteria. Proc. Roy. Soc. (London) 124, 451 (1938).

[3] Loefgren, R., u. M. H. Soule: The effect of low temperature on the spirochetes of relapsing fever. I. The viability of four strains of spirochetes at —48 degree centigrades. J. Bacter. 50, 305 (1945).

jedoch mit einer äußerst hohen Viscosität, ein Zustand, wie er beispielsweise im Glas herrscht. Man spricht daher von einer „Vitrifikation" von Lösungen. Das molekulare Gefüge befindet sich in einer vitrifizierten Lösung in der gleichen Unordnung wie im flüssigen Zustand. Es ist daher bei der Rückführung in den flüssigen Zustand auch keine zusätzliche Energie nötig, wie es beim Schmelzen von Eis der Fall sein würde. Umgekehrt ist der Übergang in den vitrifizierten Zustand nur mit einer geringen Entropieabnahme verknüpft.

Nach einer eingehenden Darstellung von GOETZ u. GOETZ[1] gehen die grundsätzlichen Beschreibungen auf TAMMAN[2] zurück (vgl. auch VOLMER[3]). Das Bestreben einer unterkühlten Flüssigkeit, in den kristallinen Zustand überzugehen, hängt erstens von der Geschwindigkeit (N) ab, mit welcher Kristallisationszentren gebildet werden, und zweitens von der Kristallisationsgeschwindigkeit (V) selbst. Beide Größen sind in unterschiedlicher Weise von der Temperatur abhängig. N ist im Schmelzpunkt gleich Null und nimmt mit fallender Temperatur zunächst zu, dann aber infolge der herabgesetzten Beweglichkeit der Moleküle wieder ab. Darüber hinaus ist N aber auch noch von der Wahrscheinlichkeit der Zentrenbildung abhängig und damit von der Anzahl der Moleküle im gegebenen Raum sowie von der Art des zu bildenden Kristallgitters. Die Geschwindigkeit der Eisbildung (V) ist ebenfalls temperaturabhängig. Sie nimmt bis zu einer gewissen Temperatur zu, bleibt dann mit einer maximalen Geschwindigkeit konstant und nimmt schließlich wieder auf Null ab. Bei genügend kleinen Werten für N und V wird man daher eine Vitrifikation von Flüssigkeiten erwarten dürfen. Diese Bedingungen sind erfüllt, wenn es sich um kleine Volumeneinheiten handelt, was bei Zellen der Fall ist. Ferner ist eine schnelle Durcheilung der kritischen Temperaturbereiche nötig, was die Verwendung kleiner Proben für die Gefrierversuche erforderlich macht. Da die Werte für N und V bei Wasser relativ hoch liegen, liegt die einzige Chance, Bakterienzellen zu vitrifizieren, in Ausnutzung der Faktoren des geringen Rauminhaltes und des schnellen Kühlens; eine Änderung der chemischen Konstitution des Zellinhaltes ist nicht möglich, wohl kann man aber die Oberflächenverhältnisse im Sinne einer schnelleren Wärmeabgabe dadurch günstig beeinflussen, daß man unschädliche kolloidale Substanzen zugibt, wie Gelatine, Agar u. a. Durch diese Maßnahme werden sowohl N als auch V verringert. Der für die Entstehung von Kristallisationszentren kritische Temperaturbereich muß ebenfalls beim Auftauen durchlaufen werden. Ein längeres Verweilen einer vitrifizierten Probe bei hohen Temperaturen führt zu einer je nach den Bedingungen schneller oder langsamer verlaufenden Kristallisation (Devitrifikation).

Bei der Durchführung praktischer Versuche änderten GOETZ u. GOETZ die Kühlungsgeschwindigkeit von (a) 1° bis (b) 10000° pro sec und schufen so Bedingungen, unter welchen entweder die Kristallisation oder die Vitrifikation begünstigt wurden. Bei einer Abkühlung auf —185° unter (a) wurden 75% und unter (b) nur 3% der Zellen abgetötet. Bei Einwirkungszeiten der tiefen Temperatur zwischen 5 und 6000 sec war kein Einfluß der Zeit festzustellen. Auch Temperaturänderungen zwischen —185° und —252° beeinflußten die Abtötungsgeschwindigkeit nicht. Bei —50° machte sich dagegen eine laufende Keimabnahme bei längerer Aufbewahrung bemerkbar. Langsames Auftauen ist demnach schädlicher als sehr schnelles, wie es sich auch bei anderen Organismen gezeigt hatte[4].

[1] Siehe S. 288, Fußnote 2.

[2] TAMMANN, N. A.: Kristallisieren und Schmelzen. Leipzig 1903.

[3] VOLMER, H.: Kinetik der Phasenbildung. Dresden u. Leipzig 1939.

[4] TURNER, T. B., u. N. L. BRAYTON: Factors influencing the survival of spirochetes in the frozen state. J. of Exper. Med. **70**, 639 (1939).

Eine stärkere Schädigung durch Temperaturen oberhalb von —30° als unterhalb dieser Temperatur von Colibakterien wird von Weiser u. Osterud[1] bei langer Aufbewahrung festgestellt. Diese Autoren unterscheiden zwischen Abtötung durch den Gefrierprozeß selbst und einer Abtötung durch die längere Aufbewahrung bei tiefen Temperaturen. Sie lehnen die Auffassung, daß der Zellinhalt gefriert, ab, weil Temperaturänderungen zwischen —1,5 und —195°, die nach ihrer Ansicht zu einem wiederholten Schmelzen und Gefrieren des Zellsaftes führen müßten, keine' stärkere Wirkung haben als Temperaturänderungen im Bereich von —30 bis —78°. Dagegen hatte wiederholtes völliges Auftauen und Einfrieren die erwartete stärkere Wirkung als eine einmalige Kältebehandlung. Aus diesem Grunde vermuten Weiser u. Osterud, daß die Letalwirkung beim Gefrierprozeß durch den Druck des extracellulären Eises verursacht wird. Die Dauerwirkung wird dagegen auf eine Konzentrierung gelöster Stoffe an der Zelloberfläche zurückgeführt. Diese Ansicht läßt sich weitgehend mit Vorstellungen von Haines[2] in Einklang bringen (vgl. auch Mattick[3]).

Die Vermutung, daß es innerhalb der Zelle nicht zu einer Eisbildung kommt (S. 289), schließt natürlich nicht eine Vitrifikation des Zellinhaltes aus. Vergleichende Untersuchungen über die Wirkung von Kristallisation, Vitrifikation und Devitrifikation werden von Weiser u. Hargiss[4] mitgeteilt. Und zwar wurden Colibakterien in 10%iger Saccharoselösung zwischen zwei Deckgläsern in Form eines sehr dünnen Films der Kältewirkung (fl. Stickstoff) ausgesetzt. Das schnelle Schmelzen der vitrifizierten Proben erwies sich dabei als schädlicher im Vergleich zum langsamen Einfrieren. Wurde das Auftauen so vorgenommen, daß die Kristallisationsstufe langsam durchlaufen wurde, so waren die stärksten Schäden zu beobachten. Diese Erscheinung wird mit einer Summation von Vitrifikations- und Devitrifikationswirkungen erklärt. Auffallend war allerdings, daß schnelles Einfrieren und Auftauen stärkere Abtötungen zur Folge hatte als eine Kristallisation. Diese Erscheinung wird auf eine Anreicherung gelöster Stoffe an den Zelloberflächen zurückgeführt, wodurch den Zellen osmotisch Wasser entzogen wird, so daß sie resistenter werden.

Stille[5,6] stellte als eigentlich schädigend den Temperaturbereich oberhalb von —24° fest, wobei schnelles Gefrieren und langsames Auftauen die geringsten Keimabnahmen verursachten. Auch wurde bei Temperaturen wenig unter 0° ein fortlaufendes Absterben beobachtet, dessen Geschwindigkeit ebenfalls mit sinkender Temperatur abnahm. Es werden somit drei Abtötungseffekte unterschieden: a) die unmittelbare Gefrierwirkung, b) die zeitliche Abtötung im eingefrorenen Zustand und c) die Wirkung des Auftauens.

V. Die Absterbeordnung.

Die Absterbeordnung von Mikroorganismen durch Kältewirkung ist verschiedentlich untersucht worden, ohne daß sich ein eindeutiges Bild darüber erhalten

[1] Weiser, R. S., u. C. M. Osterud: Studies on the death of bacteria at low temperatures. I. The influence of intensity of the freezing temperature, repeated fluctuations of temperature, and the period of exposure to freezing temperatures on the mortality of Escherichia coli. J. Bacter. 50, 413 (1945).

[2] Siehe S. 296, Fußnote 2.

[3] Mattick, A. T. R.: The effect of cold on microorganisms: General introduction. Proc. Soc. Appl. Bacter. 14, 211 (1951).

[4] Weiser, R. S., u. C. O. Hargiss: Studies on the death of bacteria at low temperatures. II. The comparative effects of crystallisation, vitromelting, and devitrification on the mortality of Escherichia coli. J. Bacter. 52, 71 (1946).

[5] Siehe S. 287, Fußnote 5.

[6] Stille, B.: Wiederholtes Gefrieren von Hefen mit Methylenblaufärbung. Arch. Mikrobiol. 13, 293 (1942/43).

läßt. Wichtig dabei ist, daß die Abtötungseffekte getrennt voneinander untersucht werden. Eine Untersuchung der Gefrierwirkung selbst hat durch wiederholtes schnelles und tiefes Einfrieren zu erfolgen, wobei allerdings gleichzeitige Schäden durch das Auftauen zwangsläufig mit erfaßt werden. Eine Untersuchung der Dauerwirkung darf nicht bei zu tiefen Temperaturen vorgenommen werden, weil die Absterbegeschwindigkeit mit fallender Temperatur auf unmeßbare Werte absinkt.

Dauerwirkung: GOETZ u. GOETZ[1] untersuchten den zeitlichen Einfluß einer Aufbewahrung von Hefezellen in flüssiger Luft. Es wurden folgende Symbole verwendet:

t = Zeit der Kältewirkung

N = Gesamtkeimzahl

D = Anzahl der abgetöteten Zellen (durch selektive Anfärbung der abgestorbenen Zellen ermittelt)

δ = d/N = scheinbare Abtötungsquote

δ_0 = Absterbequote ohne Kältewirkung

δ' = $\delta - \delta_0$ = tatsächliche Absterbequote

v = Kühlungsgeschwindigkeit = Temperaturdifferenz/Zeitdifferenz

n = Anzahl der Gefrierungen.

Tab. 26 gibt ein Versuchsbeispiel wieder, aus welchem hervorgeht, daß bei der Temperatur der flüssigen Luft keine Zunahme der abgestorbenen Zellen innerhalb der angewendeten Beobachtungszeiten erfolgt.

Wie erwähnt, kann man dagegen bei höheren Temperaturen laufende Keimabnahmen feststellen. So glaubt KISER[2]

Tabelle 26.

t sec	$\log t$	N	D	δ
0		1312	16	0,012 = δ_0
5	0,7	1309	405	0,309
5	0,7	1017	334	0,328
17	1,23	1252	391	0,312
17	1,23	1191	402	0,337
60	1,78	2145	655	0,305
120	2,08	1489	431	0,289
210	2,32	1216	348	0,285
1080	3,03	858	291	0,339
6000	3,78	1976	641	0,324
		Durchschnitt =		0,312

aus dem langsamen Absterben von Achromobacter bei —28° in Seewasser eine Proportionalität zwischen Absterbequote und Überlebendenzahl in den ersten 300 Std. erkennen zu können. STILLE[3] verfolgte den zeitlichen Verlauf des Absterbens von Bierhefe bei —4, —15 und —24° (vgl. Abb. 59) und erhielt eindeutig exponentielle Kurven, woraus hinsichtlich des Mechanismus auf ein einzelnes „Trefferereignis" im Kern geschlossen wird.

Wiederholtes Gefrieren: Bei einer Anzahl von n Gefrierungen sei die Zahl der toten Zellen D_n und die der lebenden Zellen L_n. Die Abtötungsquote ist dann nach der ersten Gefrierung

$$\delta_1 = D_1/N.$$

Für das Verhältnis der Überlebenden zur Gesamtkeimzahl nach der ersten Gefrierung, L_1/N, wird der Ausdruck λ gesetzt, d. h. $\delta = (1-\lambda)$. Für die

---

[1] Siehe S. 288, Fußnote 2.

[2] KISER, J. S.: A quantitative study of rate of destruction of an Achromobacter sp. by freezing. Food Res. 8, 323 (1943).

[3] Siehe S. 298, Fußnote 6.

Absterbequote nach n Gefrierungen gilt dann:

$$\delta_n = \sum_1^n \delta \cdot \lambda^{n-1} = \frac{\delta\,(\lambda^n - 1)}{\lambda - 1} = 1 - \lambda^n\,. \tag{47}$$

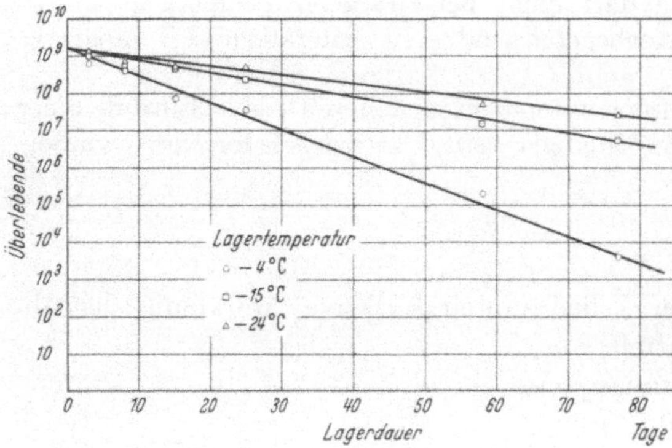

Abb. 59. Absterbeverlauf von Saccharomyces cerevisiae bei verschiedenen Temperaturen (—4°, —15°, u. —24°) (n. STILLE).

In Abb. 60 sind die theoretischen Absterbekurven aufgetragen, die man zu erwarten hätte, wenn für δ der experimentell gefundene Wert nach einer Gefrierung eingesetzt wird ($\delta = \delta_1$), und wenn $\delta = 1 - (1 - \delta_2)^{1/2}$ gesetzt wird. Dazwischen findet sich als ausgezogene Linie die δ_m- Kurve, die von GOETZ u. GOETZ[1] durch 5 Gefrierungen von Hefe in flüssiger Luft erhalten wurde. Der Versuch zeigt also, daß die Absterbequote nicht konstant bleibt, sondern mit der Häufigkeit der Gefrierungen zunächst zunimmt. Demnach erfolgt durch die ersten Kältebehandlungen offenbar eine Schwächung, die die Hefezellen den folgenden Gefrierungen gegenüber zwar empfindlicher macht,

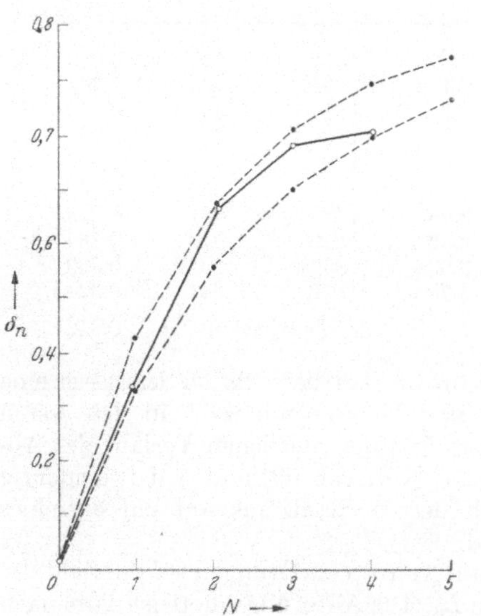

Abb. 60. Darstellung der abtötenden Wirkung von wiederholten Gefrierungen auf Hefezellen (n. GOETZ u. GOETZ). Die ausgezogene Linie verbindet experimentell gefundene Werte. Die gestrichelten Linien verbinden errechnete Werte, und zwar gilt die untere für $\delta = \delta_1$ und die obere für $\delta = 1 - (1 - \delta_2)^{1/2}$. $N =$ Anzahl der Gefrierungen, $\delta_n =$ Abtötungsquote.

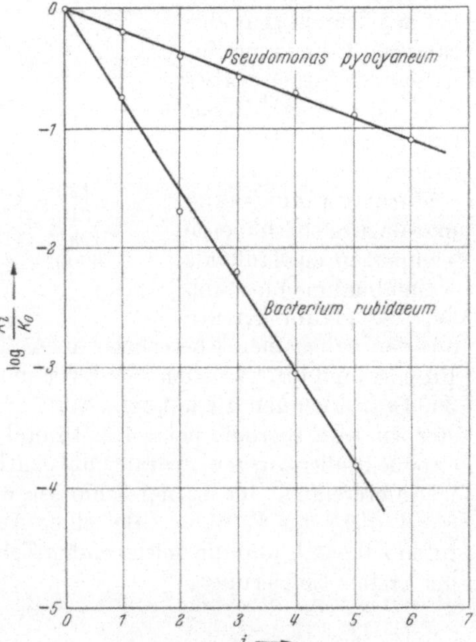

Abb. 61. Abnahme der Überlebendenquote von Pseudomonas pyocyaneum u. Bact. rubidaeum mit der Zahl der Gefrierungen (i) (n. STILLE).

aber noch nicht zu einer „Abtötung" führt. Es muß bei diesen Ergebnissen jedoch darauf hingewiesen werden, daß der „Zelltod" lediglich durch die Färbbarkeit mit

---

[1] Siehe S. 288, Fußnote 2.

Methylenblau registriert wurde. Die Abnahme von δ zwischen $n = 4$ und $n = 5$ wird mit einer Selektion resistenterer Zellen erklärt.

Unter Anwendung der gleichen Nachweismethode konnte STILLE[1] bei Bierhefe, **Bacterium rubidaeum** und **Pseudomonas aeruginosa** eine exponentielle Absterbeordnung nachweisen (vgl. Abb. 61). Die Absterbequote

$$q = \frac{K_{i+1}}{K_i}$$

($K_i = $ Überlebende nach i-maligem Gefrieren) wird als konstant angesehen, so daß für K_i die Beziehung gilt:

$$K_i = K_0 \cdot q^i. \tag{48}$$

Eine Summierung von Einzelschäden durch Kälteeinwirkung wird von STILLE für unwahrscheinlich gehalten, sondern angenommen, daß es sich hier um „Trefferereignisse" im „Steuerungszentrum" der Zelle handelt.

VI. Die Anwendung tiefer Temperaturen zur Haltbarmachung von Lebensmitteln.

1. Allgemeines.

Unter den zahlreichen Verfahren zur Haltbarmachung von Lebensmitteln hat die Kältetechnik in den letzten Jahrzehnten ständig an Bedeutung gewonnen. Diese Entwicklung wurde einerseits durch die Notwendigkeit vorangetrieben, die in Großstädten zusammengedrängte Bevölkerung mit Nahrung zu versorgen, wobei die immer mehr zunehmende räumliche Trennung der Erzeugungsgebiete von den Verbrauchszentren, insbesondere den Industriegebieten mit ihren hohen Bevölkerungsdichten, eine ausschlaggebende Rolle spielte. Andererseits hat die Dringlichkeit einer planvollen Vorratswirtschaft in den Kriegszeiten stets neue Probleme für die Haltbarmachung von Nahrungsmitteln gestellt. Schließlich war auch die zunehmende Forderung nach möglichst frischen, biologisch unveränderten Lebensmitteln der unmittelbare Anlaß zu einer weiteren Vervollkommnung der Kältetechnik auf diesem Gebiet.

Zu den besonders leicht verderblichen Produkten zählen naturgemäß alle diejenigen, welche einen so hohen Feuchtigkeitsgehalt aufweisen, daß sie vegetatives Mikrobenwachstum gestatten, wie Fleisch, Fische, Milch u. Molkereiprodukte, Eier, Obst, Gemüse usw.

Verfahrensgemäß hat man zu unterscheiden zwischen Kühlung und Gefrierung. Im erstgenannten Verfahren wird der Gefrierpunkt nicht erreicht, so daß zwar keine Konservierung erfolgt, wohl aber eine oft beträchtliche Verlängerung der Haltbarkeit. Die Kühltechnik geht von der Erkenntnis aus, daß alle biochemischen und biologischen Prozesse bei tieferen Temperaturen stark verlangsamt werden, ohne daß irgendwelche Schäden auftreten.

Beim Gefrieren muß man dagegen mit physikalischen und chemischen Veränderungen rechnen, insbesondere, wenn ein langsames Gefrieren bei Temperaturen wenig unterhalb von $0°$ erfolgt. Schnelles Gefrieren auf sehr tiefe Temperaturen führt jedoch zu geringeren Veränderungen, erfordert aber einen höheren Aufwand. Der Vorteil des Tiefgefrierens liegt in der völligen Konservierung der Nahrungsmittel und ist allen anderen chemischen und physikalischen Konservierungsverfahren vom physiologischen Standpunkt (Erhaltung von Nährwert, Geschmack und Aussehen) aus überlegen.

---

[1] Siehe S. 287, Fußnote 5.

2. Die Kälteerzeugung.

An die Stelle der Kälteerzeugung mittels Eis oder Kältemischungen aus Eis und Kochsalz ist heute die Kühlmaschine getreten, die sowohl in der Kälteindustrie wie auch im Haushalt Anwendung findet. Im Großbetrieb verwendet man ausschließlich das Kompressionsprinzip, bei welchem leicht zu verflüssigende Gase, wie Ammoniak, Schwefeldioxyd, Methylchlorid, Fluor-Chlorderivate von Methan u. a. durch einen Kompressor verdichtet werden, dann zunächst an der Luft oder mittels Wasser gekühlt und schließlich in einem Verdampfer zur Expansion gebracht werden, wobei die Verdampfungswärme der Umgebung entnommen wird. Das nunmehr gasförmig gewordene Kühlmittel wird dann dem Kompressor wieder zugeführt und beginnt den Kreislauf von neuem. Die durch die Verdichtung entstehende Wärme wird außerhalb des zu kühlenden Raumes abgeführt, so daß der hier erzeugte Unterschied im Wärmeinhalt sich auf den Kühlraum überträgt.

Das weniger wirtschaftlich arbeitende Absorptionsprinzip läßt sich nur in Kleinanlagen anwenden. Hier wird das gasförmige Kältemittel von einem geeigneten Absorptionsmittel aufgenommen und anschließend durch Wärme wieder ausgetrieben, wobei es gleichzeitig auf einen so hohen Druck gebracht wird, daß es sich in einem Kondensator verflüssigt. Der weitere Kreislauf entspricht dann dem Kompressionsprinzip. Durch das Fehlen einer mechanischen Antriebsvorrichtung sind die Gestehungskosten von Absorptionskühlaggregaten geringer (vgl. Pohlmann[1]).

In Großbetrieben wird die Kälte im allgemeinen zunächst auf eine nicht gefrierende Sole (Lösungen von $NaCl$, $MgCl_2$, $CaCl_2$ u. a.) übertragen, um eine beliebige Verteilung der Kälte an die verschiedenen Verbrauchsorte zu ermöglichen. Auch ist man in der Lage, auf diesem Wege Kälte bis zu einem gewissen Grade zu deponieren.

3. Die Kühlung von Lebensmitteln.

Eine Kühlung wird man nur dann anwenden, wenn eine begrenzte Verlängerung der Haltbarkeit gefordert wird. Ihre Durchführung richtet sich weitgehend nach der jeweiligen Zusammensetzung der zu kühlenden Ware. Fleisch, Eier, Obst und Gemüse werden stets an der Luft gekühlt, wobei eine Bewegung der Luft nicht nur die Geschwindigkeit, sondern auch die Gleichmäßigkeit der Kühlung günstig beeinflußt. Unter Umständen kann eine Senkung der Raumtemperatur unter 0° auch von Vorteil sein, wenn eine Gefrierung bei der untersten Temperaturgrenze noch nicht zu befürchten ist.

Bei Fleischwaren ist die Anwendung wasserarmer Luft für die Erzeugung einer trockenen Oberfläche von Vorteil, weil dadurch die Vermehrung von Mikroorganismen eingeschränkt wird, während zarte Gemüse möglichst vor einem Feuchtigkeitsverlust bewahrt werden müssen, um ein Welken zu vermeiden. Bei Eiern wird eine langsame Abkühlung empfohlen. Fische führen stets eine psychrophile Bakterienflora mit sich und müssen daher schnell auf möglichst tiefe Temperaturen gebracht werden. Hierzu ist eine innige Durchmischung mit Eis das gebräuchlichste Verfahren (vgl. hierzu Reay u. Shewan[2]).

Ebenfalls bei Milch ist eine rasche und wirksame Kühlung angezeigt. Sie erfolgt auf dem Bauernhof durch Einstellen der Kannen in kaltes Wasser oder durch Berieselung der Kannen. Besser kommen auch hier geeignete Milchkühler in Frage, bei welchen die Milch in dünner Schicht über ein wassergekühltes Röhrensystem fließt. In den Molkereien dienen Lagertanks mit eingebauten Kühlschlangen, welche von Sole durchströmt werden, zur Kühlung und Kaltlagerung von Milch.

---

[1] Pohlmann, W.: Taschenbuch für Kältetechniker. Hamburg 1947.

[2] Reay, G. A., u. J. M. Shewan: The spoilage of fish and its preservation by chilling. Adv. in Food Res. 2, 343 (1949).

Die Geschwindigkeit der Abkühlung hängt neben der Masse, dem Wärmeinhalt, der Wärmeleitzahl sowie der Oberfläche des zu kühlenden Gutes auch noch von den Eigenschaften des kühlenden Mediums ab, also dessen Eigentemperatur und Wärmeübergangszahl. Zu günstigen Verhältnissen gelangt man daher durch Anwendung von Flüssigkeiten zur Kühlung, vorausgesetzt, daß diese keine unerwünschten Veränderungen am Kühlgut hervorrufen. Als flüssige kälteübertragende Mittel haben sich Wasser und für Temperaturen unter 0° in manchen Fällen auch Sole bewährt. Jedoch beschränkt sich die Anwendbarkeit der letzteren auf Fleisch und besonders auf Fische.

Beobachtet man den Verlauf der Abkühlung eines Körpers bei einer konstanten Umgebungstemperatur, so lassen die gegen die Zeit aufgetragenen Körpertemperaturen eine Kurve erkennen, die sich asymptotisch der Umgebungstemperatur nähert, d. h. die Abkühlungsgeschwindigkeit eines Körpers ist der Temperaturdifferenz zur Umgebung proportional (NEWTONsches Gesetz), was durch die Formel

$$\frac{dT}{dt} = - k \cdot (T - T_0) \qquad (49)$$

ausgedrückt werden kann, wobei T und T_0 die Körper, bzw. die Umgebungstemperatur, t die Zeit und k eine Konstante bedeuten. Diese Konstante ist von zahlreichen Faktoren abhängig, wie die Beschaffenheit der Oberfläche des zu kühlenden Körpers, der Wärmeübergangszahl, den Wärmeleitzahlen von Körper und Kühlmedium usw. Formt man die angegebene Gleichung durch Integration in

$$T = T_0 + (T_a - T_0) \cdot e^{-kt} \qquad (50)$$

um, worin T_a nun eine gegebene Anfangstemperatur ist, so kann man aus zwei zeitlich in genügendem Abstand vorgenommenen Temperaturmessungen zunächst k und dann die gesuchte Abkühlungszeit für $T = T_0$ errechnen.

Bei geometrisch einfachen Körpern, deren einschlägige Konstanten bekannt sind, kann man durch kompliziertere Formeln auch ohne Bestimmung der anfänglichen Kühlungsgeschwindigkeit die insgesamt benötigte Zeit zur Temperaturangleichung errechnen.

4. Das Gefrieren von Lebensmitteln.
a) Mechanismus.

Beim Gefrieren von Lösungen kommt es bekanntlich zunächst zu einer Bildung von reinem Eis, wobei sich im ungefrorenen Rest die gelösten Stoffe anreichern bis bei genügend tiefen Temperaturen auch dieser, als Kryohydrat bezeichnete Teil erstarrt. Der gleiche Vorgang spielt sich auch bei pflanzlichen und tierischen Zellen ab, wobei der kryohydratische Punkt bei —60 bis —65° liegen soll. Diese Temperatur wird in der praktischen Kältetechnik nicht erreicht, so daß

Tabelle 27. *Die Temperaturen für den Beginn des Gefrierens und die 70%ige Ausfrierung bei verschiedenen Lebensmitteln (nach* HEISS[1]).

Lebensmittel	Beginn des Gefrierens bei ° C	70%ige Gefrierung bei ° C
Eier, Salat		—1,5
Milch, Fisch.	—0,2 bis —1	—2
Fleisch, Tomaten		—3
Zwiebeln, Erbsen		—4
Bohnen, Karotten	—1,5	—7
Äpfel, Birnen, Kartoffeln . . .	—2	—9
Orangen, Zitronen, Trauben .	—3	—13
Bananen	—4,5	—21

mit einem vollkommenen Gefrieren von Lebensmitteln nicht zu rechnen ist. Jedoch sind bei —20° bei den meisten Lebensmitteln schon 70—95% Wasser gefroren und eine Vermehrung

---

[1] Zit. nach TUCHSCHNEID. Siehe S. 305, Fußnote 3.

von Mikroorganismen ist nicht mehr möglich. Der Beginn der Eisbildung liegt meist oberhalb von —5° C (vgl. Tab. 27).

b) Gefrierverfahren.

Unter den verschiedenen Gefrierverfahren steht die Anwendung gekühlter Luft wohl noch an erster Stelle. Dabei ist man heute bestrebt, durch Anwendung möglichst tiefer Temperaturen den Gefrierprozeß so schnell wie möglich zu gestalten, um unnötige Gewichtsverluste und physikalisch-chemische Gefrierschäden zu vermeiden. Dazu wird das Gefriergut, insbesondere frisch geschlachtete Tiere, bei 0° und 70% relativer Luftfeuchtigkeit unter lebhafter Luftumwälzung bis auf wenige Grade über 0° vorgekühlt. Bei einer Ausgangstemperatur von +15° sind dazu bei Tierkörpern 24—48 Std. nötig. Die Gefrierdauer beträgt dann bei —12 bis —15° bei Hammel und Kälbern 3—5 Tage, bei Schweinehälften 3—4 Tage, bei ganzen Schweinen 4—4,5 Tage und bei Rindervierteln 5—7 Tage. Bei diesem langsamen Gefrieren machen sich allerdings ungünstige Kristallisationsvorgänge bemerkbar, so daß man heute dazu übergegangen ist, die Gefriergeschwindigkeit durch weitere Senkung der Temperatur zu beschleunigen. Bei —20 bis —26° beträgt sie bei den genannten Tieren im Mittel etwa 2 Tage. Verschiedentlich kommen auch schon Temperaturen von —45° zur Anwendung, wobei sich die Zeit auf 6—12 Std. verkürzt.

Eine weitere Beschleunigung läßt sich durch Erhöhung des Wärmeüberganges vom Gefriergut auf die Umgebung erreichen. Bei diesen sog. Schnellgefrierverfahren wurde zuerst die direkte Berührung mit Kühlsole angewendet, durch welche die erforderliche Zeit für Fische beispielsweise auf $^1/_5$ bis $^1/_{12}$ reduziert werden konnte.

Rechnerisch läßt sich die Gefrierzeit nach einer von Plank[1] für zylindrische Körper angegebenen Formel bestimmen:

$$z_0 = \frac{\varrho}{16\,\lambda\vartheta}\,D_0\left(D_0 + \frac{4\,\lambda}{\alpha}\right) \tag{51}$$

Es bedeuten: D_0 der Durchmesser eines Vollzylinders, λ die Wärmeleitzahl, ϑ die Temperaturdifferenz, ϱ die latente Erstarrungswärme der Volumeneinheit des Gefriergutes und α die Wärmeübergangszahl vom Gefriergut an das umgebende Medium. Mit zunehmender Wärmeübergangszahl wird das rechte Glied in der Klammer so klein, daß man es vernachlässigen kann. Damit wird die Gefrierzeit in Sole etwa dem Quadrat des Durchmessers (D_0) proportional. In Luft ist der Wärmeübergang dagegen so gering, daß der rechte Ausdruck einen großen Wert gegenüber D_0 annimmt. In diesem Fall kann D_0 in der Klammer vernachlässigt werden und die Formel zu

$$z_0 \cong \frac{\varrho}{4\,\vartheta}\,D_0 \tag{52}$$

vereinfacht werden, woraus ersichtlich ist, daß die Gefrierzeit in Luft etwa dem Durchmesser proportional ist. — Des weiteren ist auch die Strömungsgeschwindigkeit des Kühlmittels von nicht geringem Einfluß.

Für die direkte Berührung von Gefriergut und Gefriermittel eignet sich praktisch nur eine kochsalzhaltige Sole. Calcium- und Magnesiumchloridlösungen haben zwar tiefere Gefrierpunkte, rufen aber auch in Spuren unerwünschte geschmackliche Veränderungen hervor. Auch Kochsalz dringt normalerweise in das Gefriergut ein, wodurch einerseits eine gewisse konservierende Wirkung erzielt werden kann, andererseits aber auch Nachteile für Geschmack und Aussehen auftreten können.

---

[1] Plank, R.: Beiträge zur Berechnung und Bewertung der Gefriergeschwindigkeit von Lebensmitteln. Beih. Z. Kälteind. Reihe 3, H. 10 (1941).

Weitgehend vermeiden läßt sich das Eindringen von Kochsalz im sog. OTTESEN-Verfahren[1], indem die gesättigte Sole immer auf dem Gefrierpunkt gehalten wird. Dadurch geht auch das mit dem Gefriergut zugeführte Wasser sofort in den Eiszustand über und verhindert damit das Eindringen von Salz.

Neben dem Eintauchen in Sole kommen ferner Verfahren zur *Soleberieselung* und *Solezerstäubung* in Betracht. Um die durch Kochsalz verursachten unerwünschten Veränderungen zu vermeiden, ist man teilweise auch zu anderen Gefrierflüssigkeiten übergegangen, welche hauptsächlich aus wäßrigen Verdünnungen von Alkohol und Glycerin bestehen. Kombinationen von Kochsalz und Zucker sind zum Gefrieren von Früchten herangezogen worden. Im großen und ganzen muß das Problem der günstigsten Gefrierflüssigkeiten als noch nicht befriedigend gelöst betrachtet werden.

Einen gewissen Ausweg bieten *Schnellgefrierverfahren* ohne direkte Berührung der Sole, bei welchen durch Verwendung beliebiger Kühlmittel Temperaturen bis unter $-50°$ nutzbar gemacht werden können. Das Gefriergut befindet sich dabei in geeigneten Formen aus Blech oder anderen Materialien. Da sich Luftzwischenräume jedoch nicht vermeiden lassen, muß man eine größere Unwirtschaftlichkeit in Kauf nehmen. Eine Verbesserung läßt sich durch Umhüllen des Gefriergutes mit Latex- oder Kunstfolien erreichen, welche evakuiert werden, so daß sie sich dicht an die Oberfläche des Materials anpressen. In der Fischindustrie benutzt man vielfach einseitig gekühlte Fließbänder oder Trommeln, welche eine kontinuierliche Verarbeitung gestatten. Eine weitere Verbesserung hat man mit Mehrplattengefrierapparaten erzielt, in welchen das Gefriergut zwischen stark gekühlten Platten behandelt wird. Auch dies Prinzip ist für eine kontinuierliche Arbeitsweise geeignet[2]. Hinsichtlich der zahlreichen Apparate, die zur Schnellgefrierung in strömender Luft konstruiert wurden, sei auf die einschlägige Fachliteratur verwiesen (TUCHSCHNEID[3]).

F. Der Temperatureinfluß auf Bakteriensporen.

I. Eigenschaften der Sporen.

Bakteriensporen haben seit den frühesten Anfängen der Mikrobiologie sowohl in rein wissenschaftlicher Beziehung als auch im Hinblick auf angewandte Probleme immer wieder Interesse erregt. Das über Sporen vorliegende Schrifttum, einschließlich desjenigen, das sich auf Fragen der Temperaturwirkungen bezieht, ist derartig umfangreich, daß es berechtigt erscheint, diesem Problem einen besonderen Abschnitt zu widmen.

1. Chemische Zusammensetzung.

In ihrer Bruttozusammensetzung unterscheiden sich Sporen kaum von vegetativen Zellen[4]. Auch der Gesamtwassergehalt soll etwa gleich sein, jedoch soll das Wasser in Sporen nach FRIEDMANN u. HENRY[5] hauptsächlich in gebundener Form vorliegen. CURRAN u. Mitarb.[6] stellen ferner einen höheren Gehalt an Calcium in

---

[1] PLANK, R., E. EHRENBAUM u. K. REUTER: Die Konservierung von Fischen durch das Gefrierverfahren. Z. angew. Kälteind. 1916.

[2] BIRDSEYE, C.: The gravity froster. Refrig. Eng. 11, (1940).

[3] TUCHSCHNEID, M. W.: Die Kältebehandlung schnellverderblicher Lebensmittel. Hannover 1951.

[4] VIRTANEN, A. I., u. L. PULKKI: Biochemische Untersuchungen über Bakteriensporen. Arch. Mikrobiol. 4, 99 (1933).

[5] FRIEDMANN, C. A., u. B. S. HENRY: Bound water content of vegetative and spore forms of bacteria. J. Bacter. 36, 99 (1938).

[6] CURRAN, H. R., C. C. BRUNSTETTER u. A. T. MYERS: Spectrochemical analysis of vegetative cells and spores of bacteria. J. Bacter. 45, 485 (1943).

Sporen fest und bringen diese Tatsache mit dem erhöhten Wasserbindungsvermögen in Zusammenhang. Ebenfalls war der Gehalt an Phosphor etwas höher, dagegen kommen Kalium, Kupfer und Mangan in etwas geringeren Mengen vor. Unterschiede im Antigen-Verhalten können sowohl auf verschiedene Proteine als auch auf verschiedene Kohlenhydrate zurückgeführt werden. Davis u. Williams[1] untersuchten den Gehalt an Aminosäuren papierchromatographisch und fanden, daß Tyrosin und Methionin in Bacillus globigii-Zellen nicht nachweisbar waren, wohl aber in den Sporen. Quantitative Unterschiede werden auch bei anderen Aminosäuren vermutet.

2. Enzymatische Aktivität.

Die Frage der enzymatischen Aktivität von Sporen ist umstritten. Da nur äußerst geringe Stoffumsetzungen gemessen werden, besteht vielfach die Neigung zur Annahme, daß der Stoffwechsel durch geringe Beimengungen vegetativer Zellen erfolgt, oder daß die Sporen unter den zwangsläufig im flüssigen Milieu herrschenden Bedingungen schon nach kurzer Zeit in eine vorvegetative, stoffwechselnde Form übergehen. Das gilt besonders für die Untersuchungen von Cook[2]. Die Verneinung eines aktiven Stoffwechsels von Sporen schließt natürlich nicht die Anwesenheit von Enzymen aus, von denen einige mit Sicherheit nachgewiesen werden konnten.

Ruehle[3] fand bei 12 Stämmen eine positive *Oxydase*reaktion im Indophenolblautest, mit anderen Reagentien blieb die Reaktion jedoch negativ. Die Spezifität enzymatischer Reaktionen muß demnach beachtet werden. *Reduktase* konnte ebenfalls nicht gefunden werden. *Proteolytische Aktivitäten* sind unsicher. Dagegen konnte *Katalase* nachgewiesen werden. Virtanen u. Pulkki[4] finden allerdings, daß die von ihnen gemessene Katalaseaktivität in Suspensionen von Bacillus mycoides etwa derjenigen der anwesenden vegetativen Zellen entspricht, konnten aber eine *Polypeptidase*wirkung feststellen. Tarr[5] beobachtete eine Dehydrierung von Hexosen und Disacchariden durch Sporen, wobei Methylenblau als Acceptor diente. Die Aktivierung der *Dehydrasen*aktivität durch Erhitzung auf 80° sowie durch Vorinkubierung bei 30° lassen hier jedoch einen Übergang in eine vorvegetative Form vermuten, ebenso wie die starke Aktivierung durch Glucose. Eine *endogene Atmung* ist bei Sporen kaum zu messen. Die lange Latenzphase in Atmungsansätzen sollte in diesem Zusammenhang auch nicht übersehen werden. Ferner ist die *Glucoseoxydation* durch Sporen ebenso temperaturempfindlich wie die der vegetativen Zellen. Die Tatsache, daß die Sporenatmung durch H_2S beschleunigt wird, während dieses Gift die Atmung der Zellen ebenso wie HCN hemmt, scheint auf einen anderen Stoffwechselweg im vorvegetativen Stadium der Sporen hinzudeuten.

Das Auftreten *proteolytischer Enzyme* an Sporenoberflächen soll die Aufgabe haben, die vegetative Zelle nach der Sporulierung aufzulösen[2,6].

[1] Davis, F. L., u. O. B. Williams: Chromatographic analysis of the amino acid composition of bacterial spores. V. Studies on heat resistance. J. Bacter. **64**, 766 (1952).

[2] Cook, R. P.: Some factors influencing spore formation in B. subtilis and the metabolism of its spores. Zbl. Bakter. I **122**, 329 (1931).

[3] Ruehle, G. L. A.: The enzymic content of bacterial spores. J. Bacter. **8**, 487 (1923).

[4] Siehe S. 305, Fußnote 4.

[5] Tarr, H. L. A.: Some observations on the respiratory catalytes present in the spores and vegetative cells of certain aerobic bacillae, Biochemic. J. **27**, 136 (1933).

[6] Holst, E. C., u. A. P. Sturtevant: Relation of proteolytic enzymes to phase of life cycle of Bacillus larvae, and two new culture media for this organism. J. Bacter. **40**, 723 (1940).

Der *Cytochromgehalt* von Sporen ist nach Untersuchungen von Keilin u. Hartree[1] auf etwa 6% der vegetativen Zellen reduziert (Bacillus subtilis). Eine genügend hohe Hämatinreserve von etwa 50% der vegetativen Form steht der Spore aber noch zur Verfügung, aus welcher im Falle der Keimung wahrscheinlich erst wieder Cytochrom gebildet wird. Ein *Flavin-Adenin-Dinucleotid* konnten Spencer u. Powell[2] in Sporen und vegetativen Zellen nachweisen. Arginin- und Alaninracemase wurden von Stewart u. Halvorson[3,4] untersucht. Diese Enzyme zeichnen sich durch besondere Hitzeresistenz aus, können aber erst nach Zerstörung der Zellen wirksam werden. Neuere Untersuchungen über die *Katalase*aktivität von Sporen haben ergeben, daß zwei Fraktionen unterschiedlicher Hitzeresistenz vorkommen[5], von denen die resistentere wahrscheinlich im Inneren der Sporen lokalisiert ist. Hardwick u. Foster[6] weisen darauf hin, daß die Versporung von Bakterien ein endogener Prozeß ist, der ohne Zufuhr von Nährstoffen erfolgt, bei welchem aber „spezifische Sporensubstanz" de novo auf Kosten der nativen Zellproteine synthetisiert wird. Dabei sollen insbesondere die Enzyme der vegetativen Zellen betroffen und zunächst zu Aminosäuren abgebaut, dann wieder zu Sporenmaterial aufgebaut werden. Von 17 verschiedenen Enzymsystemen, die in vegetativen Zellen nachweisbar waren, konnten keine mehr in den Sporen aufgefunden werden[7]. Am schnellsten werden die am C-Stoffwechsel beteiligten Enzyme abgebaut, während diejenigen des Aminosäurestoffwechsels länger erhalten bleiben; wahrscheinlich, weil sie an den Prozessen der Sporogenese vorübergehend beteiligt sind.

3. Struktur.

Die Resistenz von Sporen gegenüber Hitze und Trockenheit wird im wesentlichen auf die besondere *physikalische Beschaffenheit* derselben zurückgeführt, die mit der äußeren und inneren Struktur in enger Beziehung steht. Die älteren Ansichten über diesen Punkt waren mehr oder weniger spekulativ. Erst in neuerer Zeit ist es mit Hilfe färberischer und optischer Methoden gelungen, zu konkreteren Vorstellungen zu kommen.

Nach Robinow[8] kann man mit besonderen Differenzierungsverfahren verschiedene Bestandteile unterscheiden, die als äußere Sporenmembran, Kern und Cytoplasma gedeutet werden (s. Abb. 62); eine zweite,

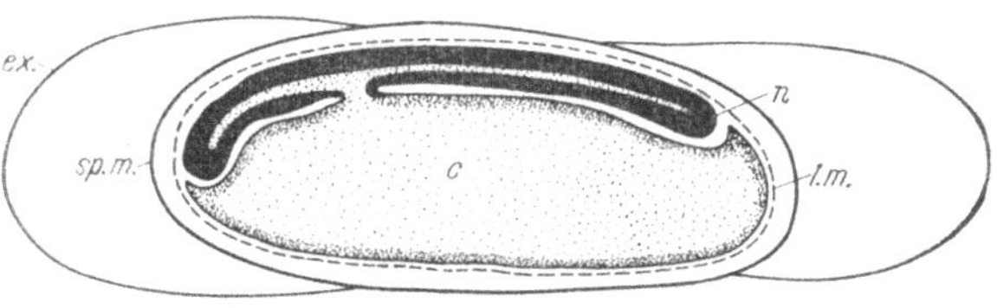

Abb. 62. Schematische Darstellung eines Längsschnittes durch eine Bakterienspore (n. Robinow). ex. = Exosporium, sp. m. = Sporenmembran, i. m. = innere Membran, c. = Cytoplasma, n. = Nucleus.

---

[1] Keilin, D., u. F. Hartree: Comparative studies of spores and vegetative forms of Bacillus subtilis. Leeuwenhoek J. Microbiol. Serol. **12**, 115 (1947).

[2] Spencer, R. E. J., u. F. J. Powell: Flavine-adenine dinucleodide and diaphorase in resting and germinating spores, and vegetative cells of Bac. subtilis and Bac. megatherium. Biochemic. J. **51**, 239 (1952).

[3] Stewart, B. T., u. H. O. Halvorson: Studies on the spores of aerobic bacteria. J. Bacter. **65**, 160 (1953).

[4] Stewart, B. T., u. H. O. Halvorson: The spores of aerobic bacteria. I. The properties of an extracted heat-stable enzyme. Arch. of Biochem. a. Biophysics **49**, 168 (1954).

[5] Lawrence, N. L., u. H. O. Halvorson: Studies on the spores of aerobic bacteria. IV. A heat resistant catalase from spores of Bacillus terminalis. J. Bacter. **68**, 334 (1954).

[6] Hardwick, W. A., u. J. W. Foster: On the nature of sporogenesis in some aerobic bacteria. J. Gen. Physiol. **35**, 907 (1952).

[7] Hardwick, W. A., u. J. W. Foster: Enzymic changes during sporogenesis in some aerobic bacteria. J. Bacter. **65**, 355 (1953).

[8] Robinow, C. F.: Observations on the structure of Bacillus spores. J. Gen. Microbiol. **5**, 439 (1951).

innere Sporenmembran, welche Kern und Plasma eng umschließt, wird vermutet. Diese Schicht soll für die starke Refraktilität der Sporen sowie für die schwere Färbbarkeit verantwortlich sein. Preuner[1] nennt als weiteren Bestandteil noch das Exosporium, welches die eigentliche Sporenmembran umgibt, es wird als Restbestandteil der Mutterzelle betrachtet.

Die biologische Bedeutung der Sporen ist umstritten. Nach neueren Betrachtungen (s. Lamanna[2]) neigt man dazu, sich dem schon von Cook[3] ausgesprochenen Gedanken anzuschließen, wonach die teleologische Betrachtungsweise, daß Sporen nur gebildet werden um ungünstige Lebensphasen zu überstehen, in Zweifel gezogen wird. Die Tatsachen sprechen vielmehr dafür, daß Sporen stets im normalen Vermehrungscyclus von Bacillen gebildet werden. Dies könnte aber dennoch sehr wohl einen positiven Selektionswert bei extremen Außenbedingungen bedeuten, weil hier „zufällig" anwesende Sporen überleben würden.

II. Die Hitzeresistenz von Sporen.

Die Hitzeresistenz von Sporen, gemessen an ihren Abtötungszeiten und -temperaturen, schwankt bei verschiedenen Arten und unter verschiedenen Bedingungen in weiten Grenzen. Die Kenntnis der individuellen Resistenz sowie ihre Abhängigkeit von inneren und äußeren Einflüssen ist von erheblicher wirtschaftlicher, aber auch wissenschaftlicher Bedeutung. Zu den äußeren Faktoren zählen insbesondere die Wirkungen des Substrates, wie Salze, Zucker, Proteine, Säuregrad, Feuchtigkeit, aber auch die Dichte der Keime, Art der Vorzüchtung, Ernährung, Züchtungstemperatur, Bedingungen der Sporenbildung u. a.

1. Die Abhängigkeit von der Temperatur der Sporenbildung.

Die individuelle Hitzeresistenz von Sporen kann nur einigermaßen exakt verglichen werden, wenn die jeweiligen Arten unter gleichen Bedingungen gezüchtet wurden. Theophilus[4] glaubte nachweisen zu können, daß die maximale Resistenz von Sporen nur erlangt wird, wenn die Kulturen bei ihrer *optimalen Vermehrungstemperatur* gezüchtet wurden, eine Tatsache, die von älteren Autoren nicht beachtet wurde (s. a. Weil[5]). So fand Blau[6], welcher die Züchtung stets bei 28° vornahm, bei seinen Untersuchungen nur geringe Resistenzunterschiede bei den Sporen der von ihm beschriebenen Arten. Die Frage, ob die maximale Resistenz tatsächlich im Temperaturoptimum oder -maximum erreicht wird, ist offenbar noch nicht entschieden. Während die erstere Vermutung durch Untersuchungen von Williams[7] und Sugiyama[8] bestätigt wird, deuten

---

[1] Preuner, R.: Untersuchungen zur Feinstruktur ruhender Bazillensporen. Zbl. Bakter. I Orig. **160**, 227 (1953).

[2] Williams, O. B., C. Lamanna, G. Knaysi, E. S. Wynne, C. F. Schmidt, H. R. Curran, M. Levine, H. Sugiyama, H. Reynolds, H. Lichtenstein u. C. R. Phillips: Symposium on the biology of bacterial spores. Bacter. Rev. **16**, 89 (1952).

[3] Siehe S. 306, Fußnote 2.

[4] Theophilus, D. R.: Influence of growth temperature on the thermal resistance of some spore forming bacteria from evaporated milk. Panegyric B. W. Hammer. Ames, Iowa: Coll. Press. Inc. 1937.

[5] Weil, R.: Zur Biologie der Milzbrandbacillen. Arch. f. Hyg. **35**, 355 (1899).

[6] Blau, O.: Über die Temperaturmaxima der Sporenkeimung und der Sporenbildung, sowie die superamaximalen Tötungszeiten der Sporen der Bakterien, auch derjenigen mit hohen Temperaturmaxima. Zbl. Bakter. II **15**, 97 (1905).

[7] Williams, O. B.: The heat resistance of bacterial spores. J. Inf. Dis. **44**, 422 (1929).

[8] Sugiyama, H.: Studies on factors affecting the heat resistance of spores of Clostridium botulinum. J. Bacter. **62**, 81 (1951).

neuere Beobachtungen von WILLIAMS u. ROBERTSON[1] darauf hin, daß die Sporen um so widerstandsfähiger werden, je höher die Temperatur ihrer Entwicklung lag. Die längsten Abtötungszeiten wurden bei den höchsten überoptimalen Züchtungstemperaturen erreicht.

Auch die Frage nach der *Beziehung zwischen den Kardinaltemperaturen* der Entwicklung der vegetativen Zellen und der Resistenz der von ihnen gebildeten Sporen ist untersucht worden. Eine Zusammenstellung von entsprechenden Werten, die zum Teil nach Angaben von GREER[2], ESTY u. MEYER[3] vorgenommen wurde, bringt LAMANNA[4]. Sie läßt erkennen, daß die Hitzeresistenz der Sporen bis zu einem gewissen Grade in Beziehung steht zu den Kardinaltemperaturen der Vermehrung ihrer Mutterzellen (vgl. Tab. 28).

Die meist größere Hitzeresistenz der Sporen thermophiler Bakterien brachte BERGEY[5] bereits mit den hohen Wachstumstemperaturen dieser Organismen in Zusammenhang. Erwähnt sei hier auch, daß ESTY u. WILLIAMS[6] nur solche Organismen zu den echten Thermophilen zählten, die auch eine entsprechend hohe Sporenresistenz aufwiesen. Eine strenge Korrelation zwischen Wachstumstemperatur und Hitzeempfindlichkeit der Spore ist unwahrscheinlich. Die allgemeine Tendenz wird aber deutlich, wenn man die in Tab. 28 aufgeführten Keime in drei Gruppen einteilt: Die größte Resistenz ist bei den Thermophilen (I) festzustellen, dann folgt die Gruppe II mit einer Vermehrungstemperatur zwischen 50 und 60° und schließlich Gruppe III, die nur unterhalb von 50° zur Entwicklung kommt.

Bei einem Vergleich der Resistenz von vegetativen Zellen mit derjenigen der Sporen bei ein und derselben Art fanden WILLIAMS u. ZIMMERMANN[7] keine Korrelation. Auch darf nicht übersehen werden, daß sich bei Abtötungsversuchen nur immer ein sehr geringer Prozentsatz an Sporen durch eine erhöhte Resistenz auszeichnet (DICKSON u. Mitarb.[8]).

Tabelle 28. *Beziehung zwischen Vermehrungstemperatur und Sporenresistenz.*
a) Lamanna (nach Literaturangaben).

Stämme (die eingeklammerte Zahl gibt die Anzahl der untersuchten Stämme an)	Züchtungstemp. (° C) (nach GREER[2])	Hitzeresistenz Abtötgszt. in Min. b. 105° C (n. ESTY u. MEYER[3]) Maximum	Durchschn.
Gruppe I: Clostridium botulinum (109)	55+	85	35,2
Cl. sporogenes (33)	55+	45	12
Cl. oedematicus (1)	55+	weniger als 6	
Cl. bifermentans (1)	55+	zw. 18 und 21	
Cl. welchii (2)	55—, 50+	1 Stamm zw. 18 u. 21	
		1 Stamm zw. 5 u. 10	
Cl. tetani (24)	50—, 37+	25	9,2
Cl. histolyticum (1)	50—, 37+	weniger als 6 bei 100° C	

---

[1] WILLIAMS, O. B., u. W. J. ROBERTSON: Studies on heat resistance. VI. Effect of temperature of incubation at which formed on heat resistance of aerobic thermophilic spores. J. Bacter. **67**, 377 (1954).

[2] GREER, F. E.: Growth of spore-forming anaerobes at 50° C. J. Bacter. **12**, 243 (1926).

[3] Siehe S. 221, Fußnote 3.

[4] LAMANNA, C.: Relation of maximum growth temperature to resistance to heat. J. Bacter. **44**, 29 (1942).

[5] Siehe S. 274, Fußnote 3.

[6] ESTY, J. R., u. C. C. WILLIAMS: Resistant bacteria causing spoilage in canned foods. Abstracts Bacter. **4**, 11 (1920).

[7] WILLIAMS, O. B., u. C. H. ZIMMERMANN: Studies on heat resistance. III. The resistance of vegetative cells and spores of the same organism. J. Bacter. **61**, 63 (1951).

[8] DICKSON, E. C., G. S. BURKE, D. BECK, J. JOHNSTON u. H. KRIEGS: Studies on the thermal death point of spores of Clostridium botulinum. J. Amer. Med. Assoc. **79**, 1239 (1922).

b) Lamanna (eigene Untersuchungen)

Stamm	Vermehrung bei					Restistenz bei 95° (min)
	35°	40°	45°	50°	55°	
Bac. subtilis (14)	+	+	+	+	+	länger als 45
Bac. agri (4)	+	+	+	+	+	30—45
Bac. agri (1)	+	+	+	+	0	länger als 45
Bac. agri (1)	+	+	+	+	0	50% starben in 45
Bac. spec. (1)	+	+	+	+	±	länger als 45
Bac. spec. (1)	+	+	+	+	±	20
Bac. vulgatus (1)	+	+	+	+	+	45
(1)	+	+	+	+	±	länger als 45
(1)	+	+	+	+	±+	45
(1)	+	+	+	+	—±	länger als 45
(1)	+	+	+	+	0	45
(1)	+	+	+	+	0	20 bei 98°
Bac. mesentericus(1)	+	+	+	+	+	20—30
(1)	+	+	+	+	±	30
(1)	+	+	+	+	0	länger als 45
(1)	+	+	+	+	0	20
(2)	+	+	+	+	0	15
Bac. cereus II (2)	+	+	+	+	0	45
(1)	+	+	+	0	0	20
(1)	+	+	0	0	0	20
(1)	+	+	+	0	0	15
(1)	+	+	+	0	0	10
Bac. cereus I (1)	+	+	+	0	0	20—30
(1)	+	+	0	0	0	20
(1)	+	+	—±	0	0	10
(1)	+	+	0	0	0	10
(2)	+	+	0	0	0	5
(2)	+	+	0	0	0	weniger als 5
(1)	+	+	0	0	0	weniger als 5
(1)	+	+	0	0	0	20 bei 90°
(3)	+	+	0	0	0	weniger als 2
Bac. cereus III (1)	+	±	0	0	0	10
Bac. spec. (1)	+	+	+	0	0	30—45
(1)	+	+	+	0	0	30
(1)	+	+	+	—±	0	10—15
Bac. mycoides (1)	+	+	±	0	0	30—45
(1)	+	+	+	+	0	10
(1)	+	+	0	0	0	weniger als 5
(1)	+	+	+	±	0	weniger als 2
Bac. megatherium(1)	+	+	+	0	0	10
(1)	+	+	±	0	0	10
(1)	+	+	+	0	0	5
(1)	+	+	+	0	0	weniger als 5
(2)	+	+	±	0	0	weniger als 5
(1)	+	0	0	0	0	weniger als 5
(3)	+	+	+	+	0	weniger als 2

Left-margin group labels: **Gruppe II** spans the Bac. subtilis … (2) block; **Gruppe III** spans the Bac. cereus II … (3) block.

2. Beeinflussung der Hitzeresistenz von Sporen durch verschiedene Faktoren.

Eingehend sind diejenigen Faktoren untersucht worden, welche auf die voll entwickelten Sporen einen resistenzändernden Einfluß ausüben.

a) Wassergehalt.

Die hohe Resistenz von Sporen wurde frühzeitig auf einen *Mangel an Wasser* zurückgeführt. Diese Vermutung stützt sich auf die bekannte Tatsache, daß feuchte Hitze wesentlich wirksamer ist als trockene[1]. Ebenfalls die große

---

[1] Stein, C. D., u. H. Rogers: Observations on the resistance of anthrax spores to heat. Vet. Med. **40**, 406 (1947).

Trockenresistenz deutet darauf hin, daß Wasser für die Lebensfähigkeit der Sporen nicht erforderlich ist. CRAMER[1] nimmt an, daß den alkohollöslichen Extraktstoffen von Schimmelpilzsporen eine besondere Schutzwirkung zukommt, da sich diese durch hohe hygroskopische Eigenschaften auszeichnen. Um einen Kern von Eiweiß sollen die Sporen einen Mantel von Cellulose und stärkeähnlichen Substanzen enthalten, die zwar mit fettartigen Komponenten durchsetzt sind, aber in der Lage sind, eindringendes Wasser zunächst aufzunehmen, um so das Innere der Spore zu schützen. WILLIAMS[3] hebt hervor, daß Bakteriensporen bei längerer Aufbewahrung im feuchten Zustand ihre Resistenz nicht ändern, wohl aber durch Austrocknung wesentlich widerstandsfähiger werden. Die Geschwindigkeit des Austrocknens ist dabei allerdings auch von Bedeutung[2,3].

Interessant ist, daß FRIEDMANN u. HENRY[4] im Gesamtwassergehalt keine Unterschiede zwischen Sporen und vegetativen Zellen feststellen konnten. Es zeigte sich jedoch, daß das Wasser in den Sporen hauptsächlich in gebundener Form vorzuliegen scheint. Auf die Theorie der Hydratation wird näher an anderer Stelle eingegangen (s. PRECHT, S. 9). Nach CHRISTOPHERSEN u. PRECHT[5] kann man sich eine Änderung des Wasserbindungsvermögens durch räumliche Verschiebung polarer Gruppen oder auch

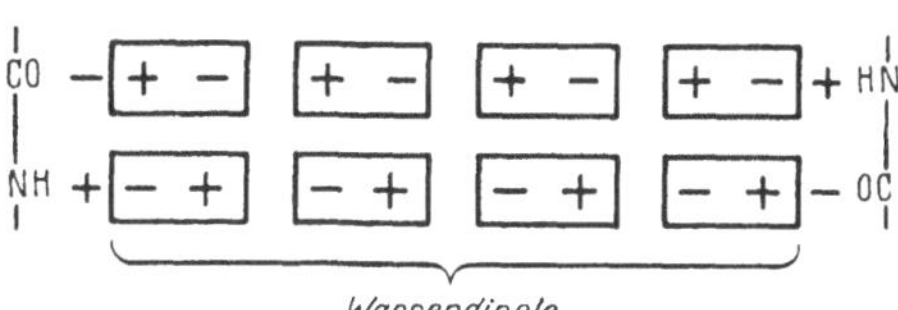

Abb. 63. Schematische Darstellung der Wasserbindung durch polare Gruppen von Peptidketten (n. CHRISTOPHERSEN u. PRECHT).

von geladenen Gruppen in den Proteinketten erklären, etwa in der Weise, daß zwischen mehreren, regelmäßig angeordneten Peptidbindungen eine größere Zahl von Wasserdipolen festgelegt würde, wie es in Abb. 63 angedeutet ist (s. a. S. 254 f.).

b) Zucker.

Während die resistenzfördernde Wirkung von Zuckerlösungen auf vegetative Zellen wohl zum großen Teil auf einen *osmotischen Wasserentzug* zurückgeführt werden kann, dürfte diese Erscheinung bei Sporen im Hinblick darauf, daß gebundenes Wasser osmotisch nicht unmittelbar beeinflußt wird, nur von untergeordneter Bedeutung sein. Über die näheren Ursachen von Resistenzsteigerungen, wie sie vielfach bei Sporen in Zuckerlösungen beobachtet werden, läßt sich somit noch nicht viel sagen. Die notwendigen relativ hohen Konzentrationen sind für diese Erscheinung charakteristisch und lassen trotz der angeführten Einwände an einen osmotischen Mechanismus denken. Bei 50% Zucker konnte z. B. eine Resistenzerhöhung um 200—300% (Verlängerung der Abtötungszeit) beobachtet werden[6,7] (s. a. WILLIAMS[2] und WEISS[8]). Bei Anwendung niederer

---

[1] CRAMER, E.: Die Zusammensetzung der Sporen von Penicillium glaucum und ihre Beziehung zu der Widerstandsfähigkeit derselben gegen äußere Einflüsse. Arch. f. Hyg. **20**, 197 (1894).

[2] Siehe S. 308, Fußnote 7.

[3] HEADLE, M. R.: Thermal death point. III. Spores of Cl. welchii. J. Inf. Dis. **48**, 468 (1931).

[4] Siehe S. 305, Fußnote 5.

[5] Siehe S. 306, Fußnote 3.

[6] ANDERSON, E. E., W. B. ESSELEN u. C. R. FELLERS: Effect of acids, salt, sugar, and other food ingredients on thermal resistance of Bacillus thermoacidurans. Food Res. **14**, 499 (1949).

[7] Siehe S. 308, Fußnote 8.

[8] WEISS, H.: The heat resistance of spores with special reference to the spores of Bac. botulinus. J. Inf. Dis. **28**, 70 (1921).

Zuckerkonzentrationen ist meist keine Resistenzänderung zu erwarten. Amaha u. Sakaguchi[1] fanden bei neun untersuchten Kohlenhydraten nur bei Stärke eine geringe Resistenzerhöhung.

c) Proteine.

Dickson u. Mitarb.[2] machten bereits auf die teilweise erhebliche Resistenzzunahme von Botulinus-Sporen in Gegenwart tierischer und pflanzlicher Eiweißkörper aufmerksam. Auch derartige Wirkungsmechanismen sind durchaus unklar und die einschlägigen Beobachtungen widersprechend[3]. Auf einen neueren Deutungsversuch, den Amaha u. Sakaguchi[1] unternahmen, haben wir schon bei früherer Gelegenheit hingewiesen (s. S. 247).

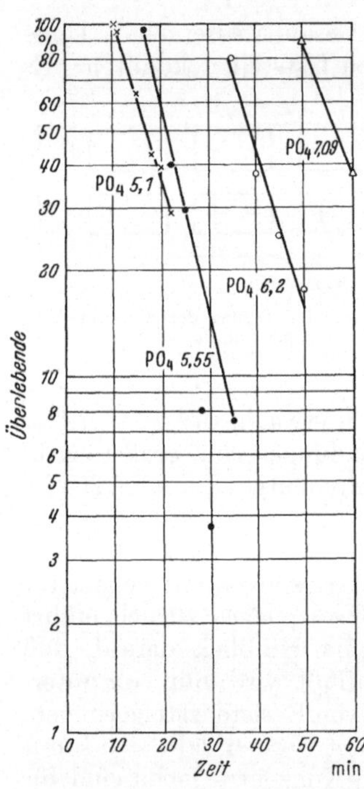

Abb. 64. Einfluß der Wasserstoffionenkonzentration auf die Hitzeresistenz von Sporen in Phosphatpuffer (n. Esty u. Williams).

d) Wasserstoffionenkonzentration.

Die Hitzeresistenz von Sporen ist ebenso wie die der vegetativen Zellen stark p_H-abhängig. Der Reaktionsbereich für die maximale Resistenz liegt je nach Art des untersuchten Stammes im Bereich zwischen $p_H\,5$ und $p_H\,8$[4–6] und nimmt oberhalb wie unterhalb dieses Bereiches wieder stark ab[7, 8, 2, 9] (s. Abb. 64). Eine etwas geringere p_H-Abhängigkeit scheint bei Hefesporen vorzuliegen[10].

e) Salze und Metallionen.

Die Wirkung von Salzen bzw. Ionen ist weitgehend von Art und Konzentration abhängig. Man muß außerdem ihre Einflüsse während der Bildung von Sporen, also im Nährsubstrat von denjenigen während der Erhitzung unterscheiden.

Die Bildung sehr resistenter Sporen in isoelektrischer Gelatine wird z. B. von Williams[9] auf einen geringen NaCl-Gehalt zurückgeführt. Magnesium und Phosphat sowie mit etwas geringerer Wirkung Calcium und Eisen fördern bei Anwesenheit im Substrat die Resistenz.

Den Einfluß von NaCl während der Erhitzung von Botulinus-Sporen in Kalbfleisch-Infusion untersuchten Esty u. Meyer[7] und fanden die längsten

[1] Siehe S. 247, Fußnote 5.

[2] Dickson, E. C., G. S. Burke u. E. S. Ward: Botulism: A study of resistance of spores of Bacillus botulinus in various sterilizing agenzies which are commonly employed in the canning of fruits and vegetables. Arch. Int. Med. 24, 581 (1919); Abstr. Bacter. 4, 202 (1920).

[3] Sommer, E. W.: Heat resistance of the spores of Clostridium botulinum. J. Inf. Dis. 46, 85 (1930).

[4] Siehe S. 211, Fußnote 3.

[5] Murray, T. J.: Thermal death point. II. Spores of Bacillus anthracis. J. Inf. Dis. 48, 457 (1931).

[6] Murray, T. J., u. M. R. Headle: Thermal death point. I. Spores of Clostridium tetani. J. Inf. Dis. 48, 436 (1931).

[7] Siehe S. 221, Fußnote 3.

[8] Siehe S. 311, Fußnote 8.

[9] Siehe S. 308, Fußnote 7.

[10] Aref, H., u. W. V. Cruess: Investigation on the thermal death point of Saccharomyces ellipsoideus. J. Bacter. 27, 443 (1934).

Abtötungszeiten bei etwa 1%. Bei 0 und 5% war die Resistenz gleich und nahm dann mit steigender NaCl-Konzentration laufend ab. VILJOEN[1] fand bei anderen Verderbniserregern in Gemüsekonserven eine ähnliche Beziehung; hier lag die für die Resistenz der Sporen optimale NaCl-Konzentration zwischen 1 und 3% (s. Abb. 65). Bei Bacillus thermoacidurans-Sporen nahm nach Angaben von ANDERSON u. Mitarb.[2] die Hitze- empfindlichkeit mit steigender Salzkonzentration im Bereich von 1—8% laufend zu.

f) Fette.

Auch in der Frage nach der Bedeutung von Fetten für die Sporenresistenz müssen wir ihren Einfluß nach verschiedenen Richtungen betrachten. Zunächst kann ihre Anwesenheit im Substrat wäh- rend der Erhitzung eine Schutzwirkung ausüben. Diese Erscheinung liegt z. B. vor, wenn die Sporen völlig von einem Fettfilm umhüllt werden und so gegen das Eindringen von Wasser geschützt sind[3]. Die kleinere Wärmeleitfähigkeit von Fetten spielt in diesem Fall in Anbetracht der geringen Schicht- dicke wohl keine Rolle. Im übrigen sei auf Seite 247 f. verwiesen, wo auch derartige Schutzwirkungen auf Sporen erwähnt wurden.

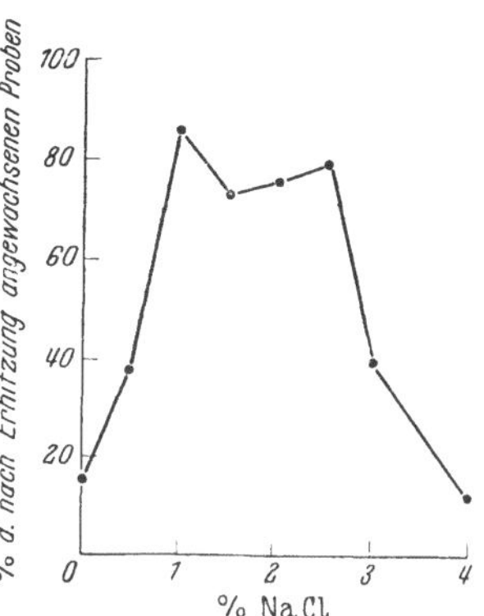

Abb. 65. Einfluß der NaCl-Konzentration auf die Hitzeresistenz von Sporen (BUCHANAN u. FULMER n. Zahlenangaben von VILJOEN).

Ein spezielles Problem der Sporenresistenz liegt in der Bedeutung etwa vor- handener *konstitutioneller Fette*. Eine ältere Vorstellung wurde schon erwähnt (s. S. 311), wonach die Fette nämlich eine Benetzbarkeit von Sporen erschweren sollen, indem sie als Bestandteile einer um die hitzeempfindlichen Proteine gelagerten Hülle am Aufbau einer Schutzschicht beteiligt sind[4]. VON ANGERER[5] prüfte diese Frage mit Hilfe eines spezifischen Färbetestes nach Behandlung der Sporen mit verschiedenen Fettlösungsmitteln. Eine Abnahme der Färbbarkeit ergab sich nur nach Behandlung mit Chloralhydrat und Trichloräthylen. An Batistläppchen aufgetrocknete Sporen verloren nach 12tägiger Behandlung mit Chloralhydrat ebenfalls einen Teil ihrer Hitzeresistenz. Eine ebenso lange Berührung mit Benzol, Aceton, Amylalkohol und Tetrachlorkohlenstoff ver- änderte die Färbbarkeit nicht, so daß v. ANGERER keine Beziehung zwischen Gehalt an freien Fetten und Resistenz annimmt.

Demgegenüber konnte SUGIYAMA[6] feststellen, daß die Anwesenheit von *Fettsäuren im Sporulationsmedium* von erheblicher Bedeutung für die Hitze- toleranz von Sporen ist. Und zwar nimmt die Thermostabilität im allgemeinen mit der Länge der Fettsäureketten zu. 0,01 mol Acetat, Propionat und Butyrat hatten nur eine sehr geringe Wirkung. Das Verhalten von Caprylsäure war nicht immer eindeutig, Valeriansäure steigerte deutlich die Hitzeresistenz, während Laurinsäure sich als toxisch für die Sporenbildung erwies. Am stärksten wirkten die Salze von Palmitin-, Stearin- und Ölsäure, welche bereits in Konzentrationen von 0,0005 mol ansprachen. Wurden die Nährlösungen mit Petroläther von allen

---

[1] Siehe S. 246, Fußnote 7.
[2] Siehe S. 311, Fußnote 6.
[3] DICKSON, E. C., G. S. BURKE, D. BECK u. J. JOHNSTON: Studies in the thermal death time of spores of Clostridium botulinum. IV. J. Inf. Dis. **36**, 472 (1925).
[4] Siehe S. 311, Fußnote 1.
[5] ANGERER, R. v.: Untersuchungen über die Ursachen der Resistenz von Bacillensporen. Arch. f. Hyg. **121**, 12 (1939).
[6] Siehe S. 308, Fußnote 8.

Fettspuren befreit, so war die Hitzeempfindlichkeit der Sporen sogar deutlich größer als bei Züchtung im unbehandelten Substrat. Demnach scheinen Fettsäuren in einer bisher noch ungeklärten Weise in die innere Struktur von Sporen eingebaut zu werden. Bemerkenswert ist ferner, daß die Hitzeresistenz bei Verwendung von C-18-Säuren mit dem Grad der Ungesättigtheit abnimmt. Da Serumalbumin durch langkettige Fettsäuren ebenfalls hitzestabiler wird, scheint der Wirkungsmechanismus der Fette vielleicht in einer direkten, bisher noch unbekannten Wechselwirkung zwischen Protein und Fettsäure zu bestehen.

g) Vorzüchtung.

Wie schon aus den vorangehenden Abschnitten hervorgeht, ist die Ernährung der Zelle vor und während der Sporulation von großer Bedeutung für die Hitzeresistenz der gebildeten Sporen. Da sich die Substratbedingungen aber während des Wachstums einer Kultur ständig ändern, erklären sich daraus zum großen Teil die starken Resistenzschwankungen der aus einer Population geernteten Sporen. Die resistentesten Sporen stammen wahrscheinlich aus den ersten Generationen.

Williams[1] beobachtete eine starke Resistenzförderung bei Zusatz von Gemüseextrakten zu flüssigen Nährmedien. Bei Peptonen hatte das verwendete Fabrikat, jedoch nicht die Menge einen ausgeprägten Einfluß. Diese Erscheinung läßt vermuten, daß vielleicht bestimmte *Aminosäuren* für die Ausbildung einer hohen Thermostabilität verantwortlich sind. Williams u. Harper[2] sind dieser Frage durch Untersuchung von zwei Bacillus cereus-Stämmen in synthetischer Nährlösung unter Fortlassung einzelner Komponenten nachgegangen, fanden jedoch keine signifikante Beeinflussung, wenn einzelne Aminosäuren oder Wuchsstoffe fehlten. Lediglich die Üppigkeit des Wachstums schwankte. Auch bestand keine Beziehung zum Ausmaß der Sporenbildung. Versuche, die Hitzeresistenz durch Zugabe von Gallensalzen zwecks Herabsetzung der Oberflächenspannung zu verändern, zeigten ebenfalls keine Ergebnisse[1]. Auch Vitamine, Milch, Seife u. a. hatten keine Wirkung (v. Angerer[3,4]). Die Kulturbedingungen für die Entwicklung besonders resistenter Sporen sind demnach in vielen Punkten ihres Mechanismus nach noch unklar. Die vielfach vertretene Ansicht, daß „native Erdsporen" resistenter sind als Sporen aus Laboratoriumskulturen, wurde von Sobernheim u. Mündel[5] widerlegt.

An weiteren Züchtungsfaktoren sind in diesem Zusammenhang von Bedeutung die *optimale Reaktion des Nährbodens*[6] sowie die *Anwesenheit von Ionen*, die offenbar für die Resistenzausbildung wichtig sind. Zu diesen gehören Phosphat, Magnesium, Calcium und Eisen[1,7-9], ferner Alter und Aufbewahrungsbedingungen.

---

[1] Siehe S. 308, Fußnote 7.

[2] Williams, O. B., u. O. F. Harper: Studies on heat resistance. IV. Sporulation of Bacillus cereus in some synthetic media and the heat resistance of the spores produced. J. Bacter. **61**, 551 (1951).

[3] Siehe S. 313, Fußnote 5.

[4] Angerer, R. v.: Untersuchungen über die Ursachen der Resistenz von Bacillensporen. Arch. f. Hyg. **121**, 12 (1939)

[5] Sobernheim, G., u. O. Mündel: Grundsätzliches zur Technik der Sterilisationsprüfung. I. Mitteilung. Native und Kultursporen der Erdbakterien. Z. Hyg. **118**, 328 (1936).

[6] Bethge, J.: Die Versporung des Fraenkelschen Gasbazillus (Bac. welchii Typ A, Bac. perfringens) in künstlichen Kulturen. Z. Hyg. **127**, 452 (1948).

[7] Sugiyama, H.: Studies on factors affecting the heat resistance of spores of Clostridium botulinum. Thesis, Chicago 1950.

[8] Siehe S. 312, Fußnote 3.

[9] Siehe S. 308, Fußnote 8.

Die *Änderung der Hitzeresistenz von Sporen mit dem Alter* hängt stark von den gleichzeitig herrschenden Temperatur und Feuchtigkeitsbedingungen ab. Am wenigsten ändert sich die Resistenz von Suspensionen, wenn sie bei tiefen Temperaturen gehalten werden[1], bei höheren Temperaturen nimmt die Resistenz dagegen laufend ab. Teilweise kann bei tiefer Temperatur und starker Feuchtigkeit noch eine Resistenzsteigerung erfolgen[2]. Bei mittleren Temperaturen und mittlerer Feuchtigkeit stellt sich die maximale Resistenz in etwa 60—66 Tagen ein und ändert sich dann nicht mehr[3]. Bei einzelnen Arten bestehen in dieser Hinsicht jedoch z. T. erhebliche Unterschiede. Bei trockenen Sporen ist ein Alterungseffekt meist nicht wahrzunehmen, die Resistenz von Sporen anaerober Keime blieb nach Esty u. Meyer[1] z. B. 347 Tage unverändert erhalten. Eine Überführung trockener Sporen in feuchtes Substrat setzt die Thermotoleranz stets herab[4].

h) Selektion.

Wie bereits dargestellt wurde, ist die individuelle Hitzeresistenz auch erblich verankert. Verschiedentlich wurde versucht, durch Weiterzüchtung derjenigen Sporen, die bei Erhitzungsversuchen überlebten, zu einer Selektion eines Stammes mit besonders resistenten Sporen zu kommen. Das führte in wenigen Fällen zu allerdings unsicheren Erfolgen, wie z. B. bei Magoon[5], der zu einer 25fachen Steigerung kommen konnte, sowie bei Davis u. Williams[6], welche eine Verdoppelung der zur Abtötung erforderlichen Erhitzungszeit erreichten. Eine dauerhafte Steigerung ließ sich nach gewissen Anfangserfolgen nicht erreichen[7-9]. Auch neuere Untersuchungen von Desrosier u. Esselen[10], welche die z-Werte (s. S. 230) der einzelnen Selektionen ermittelten, lassen nicht auf eine geglückte Selektion im Sinne einer Resistenzsteigerung schließen (s. Tab. 29).

Tabelle 29. *Hitzeresistenz von 5 Selektionen überlebender Sporen eines anaeroben Fäulniserregers* (nach Desrosier und Esselen).

	z-Wert
Ausgangssporen	17,2
1. Selektion	18,1
2. Selektion	18,2
3. Selektion	23,8
4. Selektion	25,8
5. Selektion	20,9

i) Keimdichte.

Die scheinbare Hitzeresistenz nimmt mit steigender Sporenkonzentration zu (Sommer[8]). Amaha u. Sakaguchi[11] geben das Verhältnis des Logarithmus der Überlebenszeit (t) zum Logarithmus der Sporenkonzentration (N) durch die Formel

$$\log N = a + b \cdot \log t \qquad (53)$$

an, in welcher a und b spezifische Konstanten für den untersuchten Stamm bzw.

---

[1] Siehe S. 221, Fußnote 3.

[2] Magoon, C. A.: Studies upon bacterial spores. I. Thermal resistance as affected by age and environment. J. Bacter. **11**, 253 (1926).

[3] Siehe S. 309, Fußnote 8.

[4] Siehe S. 314, Fußnote 5.

[5] Magoon, C. A.: Studies upon bacterial spores. II. Increasing resistance to heat through selection. J. Inf. Dis. **38**, 429 (1926).

[6] Davis, F. L., u. O. B. Williams: Studies on heat resistance. I. Increasing resistance to heat of bacterial spores by selection. J. Bacter. **56**, 555 (1948).

[7] Williams, F. T.: Attempts to increase the heat resistance of bacterial spores. J. Bacter. **32**, 589 (1936).

[8] Siehe S. 312, Fußnote 3.

[9] Siehe S. 308, Fußnote 7.

[10] Desrosier, N. W., u. W. B. Esselen: Attempts to increase the heat resistance of the spores of a putrefactive anaerobe by selection. J. Bacter. **61**, 541 (1951).

[11] Amaha, M., u. K. Sakaguchi: Studies on the heat resistance of bacterial spores. Part. 2. On the relation between spore concentration and survival time. J. Agr. Chem. Soc. Japan **25**, 144 (1951).

die Versuchstemperatur sind. Über die Ursachen der Resistenzzunahme in dichten Aufschwemmungen, wie sie ja auch bei vegetativen Zellen zu beobachten ist, kann noch nichts gesagt werden (s. a. S. 249).

j) Verschiedene Faktoren.

LaBaw u. Desrosier[1] versuchten durch Zusatz pflanzlicher Auxine eine Sporenkeimung in Nahrungsmitteln herbeizuführen, um damit die Hitzebehandlung zu erleichtern. Bei Zimmertemperatur fand in Auxinlösungen jedoch keine wesentliche Abnahme der Hitzeresistenz statt, wohl aber bei Erhitzung auf 93,8°. Die oberflächenaktive o-Chlorbenzolsäure zeigte eine ähnliche Wirkung. Eine Herabsetzung der Resistenz fand ebenfalls durch Trichloressigsäure und α-Naphtholessigsäure statt. Von Angerer[2] gelang es nicht, die Resistenz von Sporen durch Zugabe von Vitamin C, Eisen- oder Zinkstaub zu beeinflussen, dagegen konnte durch Anlagerung an Adsorptionskörper, insbesondere Kohle, eine Resistenzerhöhung erreicht werden.

III. Die Temperaturabhängigkeit von Sporenkeimung und -bildung.

1. Die Ruhephase.

Zum Auskeimen von Sporen sind Voraussetzungen erforderlich, die ihrer Natur nach noch keineswegs geklärt sind. Eine wesentliche Vorbedingung sollte darin bestehen, daß ein ungestörtes vegetatives Wachstum im Substrat möglich ist. Bemerkenswerterweise kann eine Auskeimung jedoch unter Bedingungen erfolgen, die für die vegetative Zelle schädlich sind, wie die Anwesenheit von Penicillin[3], ungünstige Redoxverhältnisse[4] oder ungünstige p_H- und Temperaturverhältnisse[5].

Andererseits können Sporen unter günstigen Substratverhältnissen in langer Ruhe ("dormancy") verharren und entweder spontan oder durch verschiedene Schockwirkungen zum Auskeimen veranlaßt werden. Diese Ruhephase ist nicht mit der Latenzphase von vegetativen Bakterienzellen identisch[6].

Die Auskeimung selbst läßt sich entweder direkt mikroskopisch beobachten oder kann indirekt aus der Zunahme der Temperaturempfindlichkeit verfolgt werden, wobei die Resistenzabnahme schon vor äußerlich erkennbaren morphologischen Veränderungen stattfinden kann.

Die Ruhephase kann nach zahlreichen Beobachtungen durch Hitzebehandlung ausgelöst werden. Koch, Gaffky u. Loeffler[7] machten erstmalig auf diese Erscheinung aufmerksam. Ferner liegen ähnliche Feststellungen von Bredemann[8],

---

[1] LaBaw, G. D., u. N. W. Desrosier: The effect of synthetic plant auxins on the heat resistance of bacterial spores. Food Res. **19**, 98 (1954).

[2] Siehe S. 313, Fußnote 5.

[3] Wynne, E. S., u. K. Harrell: Germination of spores of certain Clostridium species in the presence of penicillin. Antibiotics a. Chemother. **1**, 198 (1951).

[4] Knight, B. C. J. G., u. P. Fildes: Oxydation-reduction studies in relation to bacterial growth. III. The positive limit of oxidation-reduction potential required for germination of Bac. tetani spores in vitro. Biochemic. J. **24**, 1496 (1930).

[5] Itano, A., u. J. Neill: Influence of temperature and hydrogen ion concentration upon the cycle of Bacillus subtilis. J. Gen. Physiol. **1**, 321 (1919).

[6] Burke, V., A. Sprague u. L. Barnes: Dormancy in bacteria. J. Inf. Dis. **36**, 555 (1925).

[7] Koch, R., G. Gaffky u. F. Loeffler: Versuche über die Verwertbarkeit heißer Wasserdämpfe zu Desinfektionszwecken. Mitt. Kais. Gesundheitsamt **9**, 322 (1881).

[8] Bredemann, G.: Bacillus amylobacter in morphologischer, physiologischer und systematischer Beziehung. Zbl. Bakter. II **23**, 385 (1909).

WEISS[1], ESTY u. MEYER[2], ESTY u. WILLIAMS[3] u. a. vor. Nach DICKSON u. Mitarb.[4] kann die Auskeimungszeit von Clostridium botulinum-Sporen nach Hitzebehandlung bis zu 330 Tagen verzögert werden. Auch MEYER u. LANG[5] berichten über entsprechende Verzögerungen und führen diese auf Schädigungen zurück, welche durch längere Erholungszeiten beseitigt werden (siehe auch die entsprechenden Vorstellungen bei Hitzeschäden an vegetativen Zellen, S. 260).

2. Hitzeaktivierung.

Neben den vorstehend geschilderten Beobachtungen über Keimungshemmungen durch Hitzewirkungen sind aber auch Stimulierungen beobachtet worden. ECKELMANN[6] machte erstmalig auf diese Erscheinung aufmerksam. Auch eine Beobachtung von MUDGE u. THORWALDSEN[7] über eine rätselhafte Infektion von pasteurisierter Milch weist auf eine Hitzeaktivierung von Sporen hin. Später sind diese hauptsächlich bei Thermophilen auftretenden Erscheinungen insbesondere von EVANS u. CURRAN[8] näher untersucht und beschrieben worden. MORRISON u. RETTGER[9, 10], die sich vorher schon mit diesem Problem befaßt hatten, glauben, da sie eine Ruhephase in Milch nicht beobachteten, wohl aber in Bouillon, daß hitzeinaktivierte Enzyme durch Milch regeneriert werden. Die außerordentliche Variabilität, die man beim Auskeimen von Sporen beobachtet, deutet darauf hin, daß die aktivierten Bakteriensporen Gebilde mit vitalen Funktionen sind, welche offenbar noch spezifischer sind als die der vegetativen Zellen.

Nach EVANS u. CURRAN[8] sind bei thermophilen Sporen je nach Species Temperaturbehandlungen von 8—10 min Dauer bei 65—95° für eine Aktivierung am günstigsten. Gemessen an der Resistenzabnahme in etwa drei Stunden entspricht diese Behandlung einem Keimungsprozeß, der sich bei unbehandelten Sporen in 24 Std. und mehr vollzieht. Die Nährbodenverhältnisse sind für den Aktivierungseffekt von erheblichem Einfluß. Die Reihenfolge der Wirksamkeit der Erhitzungsmedien war: Glucose > Glucosebouillon > Aqua dest. > 5%ige NaCl-Lösung. In 0,5% NaCl und höher wurde die Aktivierung gehemmt[11].

Für die praktische Pasteurisierung ergibt sich aus dieser Erscheinung, daß es beispielsweise durch die Erhitzung von Milch oder das Einwecken von Lebensmitteln zu einer Auslösung von Sporenkeimungen kommen kann. In Abb. 66 ist die Abhängigkeit der Hitzeaktivierung von Sporen von der Erhitzungszeit bei 95° in Magermilch dargestellt.

---

[1] WEISS, H.: The heat resistance of spores with special reference to spores of B. botulinus. J. Inf. Dis. **28**, 70 (1921).

[2] Siehe S. 221, Fußnote 3.

[3] ESTY, J. R., u. C. C. WILLIAMS: Heat resistance. I. A new method for the determination of heat resistance of bacterial spores. J. Inf. Dis. **34**, 516 (1924).

[4] Siehe S. 309, Fußnote 8.

[5] Siehe S. 210, Fußnote 3.

[6] ECKELMANN, E.: Über Bakterien, welche die fraktionierte Sterilisation überdauern. Zbl. Bakter. II **48**, 140 (1917).

[7] MUDGE, C. S., u. M. L. THORWALDSEN: Thermophilic bacteria a problem. Mo. Bull. Dept. Agr. Calif. **19**, 710 (1930).

[8] EVANS, F. R., u. H. R. CURRAN: The accelerating effect of sublethal heat on spore germination in mesophilic aerobic bacteria. J. Bacter. **46**, 513 (1943).

[9] MORRISON, E. W., u. L. F. RETTGER: Bacterial spores. II. A study of bacterial spore germination in relation to environment. J. Bacter. **20**, 313 (1930).

[10] MORRISON, E. W., u. L. F. RETTGER: Bacterial spores. I. A study in heat resistance and dormancy. J. Bacter. **20**, 299 (1930).

[11] CURRAN, H. R., u. F. R. EVANS: Heat activation inducing germination in the spores of thermotolerant and thermophilic aerobic bacteria. J. Bacter. **49**, 335 (1954).

Bemerkenswert ist ferner, daß hitzeaktivierte Sporen besser bei suboptimalen Vermehrungstemperaturen keimen als bei den relativ hohen Optimaltemperaturen. Diese Erniedrigung der für die Sporenkeimung günstigen Temperatur ist u. U. auch von ökonomischer Bedeutung.

Im Hinblick auf den Mechanismus der Hitzeaktivierung ist nun nach weiteren Untersuchungen von Curran u. Evans[1,2] von Interesse, daß die aktivierten Sporen, wenn sie durch ungünstige Substrateinflüsse (in Wasser oder Glucoselösung ohne Stickstoffquelle) nicht zur Auskeimung gelangen können, schneller absterben als nicht aktivierte Sporen, die unter gleichen Bedingungen gehalten werden. Überlebende aktivierte Sporen verlieren jedoch ihre Aktivität wieder.

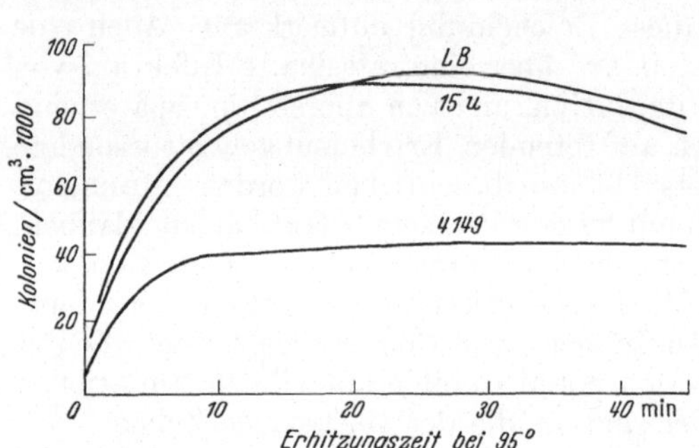

Abb. 66. Die Abhängigkeit der Sporenkeimung von der Zeit der Hitzeaktivierung bei 95° C (n. Curran u. Evans).

Wurde in einem kompletten Medium, z. B. in Milch, hitzeaktiviert und anschließend bei subminimalen Temperaturen aufbewahrt, so gingen Lebensfähigkeit bzw. Aktivierung wesentlich langsamer verloren. Der für das Absterben der hitzeaktivierten Sporen verantwortliche Prozeß hat ein Temperaturoptimum im Bereich von 30—37°. Es kann angenommen werden, daß die aktivierten Sporen den Charakter junger Zellen annehmen und infolgedessen nur bei Gegenwart aller essentiellen Nährstoffe lebensfähig bleiben, in Wasser oder reiner Zuckerlösung aber absterben, wie man es von vegetativen Zellen kennt (s. Winslow u. Brooke[3]).

Ein schnelles Eindringen von Farbstoffen, wie es bei der Keimung von Sporen normalerweise möglich ist, kann jedoch beim Absterben aktivierter Sporen nicht beobachtet werden. Ebenfalls erwiesen sich junge vegetative Bacillen (cereus und megatherium) als relativ resistent gegenüber Aqua dest. Immerhin muß aber zunächst angenommen werden, daß die Hitzeaktivierung in der Auslösung eines lebhaften Stoffwechsels besteht, der eventuell durch Glucose als Energiequelle beschleunigt wird. Stehen dabei keine Stickstoffquellen zur Verfügung, so geht die Spore ein.

Daß nicht nur eine Aktivierung der Sporenkeimung durch Hitze möglich ist, sondern auch durch andere Faktoren, geht aus Untersuchungen von Mefferd u. Campbell[4] hervor, welche die gleiche Erscheinung bei Einwirkung von Furfurol beobachteten.

3. Ursachen der Keimungshemmung.

Sehr häufig können chemische Einflüsse mit der erwähnten Keimungshemmung in Zusammenhang gebracht werden. Nach Keilin u. Hartree[5] kommen

---

[1] Curran, H. R., u. F. R. Evans: The viability of heatactivable spores in distilled water or glucose solution as influenced by prestorage or poststorage heating. J. Bacter. 51, 567 (1946).

[2] Curran, H. R., u. F. R. Evans: The viability of heat-activable spores in nutrient and non nutrient substrates as influenced by prestorage or poststorage heating and other factors. J. Bacter. 53, 103 (1947).

[3] Winslow, C.-E. A., u. D. R. Brooke: The viability of various species of bacteria in aquous suspensions. J. Bacter. 13, 235 (1927).

[4] Mefferd, R. B., u. L. L. Campbell: The activation of thermophilic spores by furfural J. Bacter. 62, 130 (1951).

[5] Siehe S. 307, Fußnote 1.

alle Faktoren hierfür in Frage, die auch die Atmung von Zellen hemmen. 8-Oxychinolin und dessen Derivate unterbanden allerdings nicht den Stoffwechsel, wohl aber die Sporenkeimung. POWELL[1] findet eine Keimungshemmung nach Behandlung mit Quecksilberchlorid sowie durch 8-Oxychinolin und 2,3-Dimercaptopropanol in Konzentrationen von 10 mmol. Durch Metallionen konnte die Wirkung dieser Gifte teilweise wieder aufgehoben werden.

FOSTER u. WYNNE[2] betrachten den Begriff der Ruhephase bei Sporen als überholt und führen die normalen Keimungshemmungen auf die Anwesenheit hemmender Substanzen im Substrat zurück, bei denen es sich vornehmlich um ungesättigte Fettsäuren handeln soll. Durch Behandlung der Nährböden mit löslicher Stärke werden diese adsorbiert und unwirksam gemacht (siehe auch OLSON u. SCOTT[3]).

4. Lebensdauer von Sporen.

Sporen können über Jahrzehnte ihre Keimfähigkeit erhalten, wenn sie unter günstigen Bedingungen (Trockenheit) aufbewahrt werden[4]. Das Absterben aktivierter Sporen wurde bereits diskutiert[5,6]. Möglicherweise ist eine Selbststerilisierung von Konserven, die nach der Erhitzung noch keimfähige Sporen enthalten können, auf diese Tatsache zurückzuführen. So wurde von PEARCE u. WHEATON[7] ein Absterben in Birnenkonserven festgestellt, wenn die niedrige Aufbewahrungstemperatur ein Auskeimen nicht gestattete. Diese Autoren führten entsprechende Untersuchungen ebenfalls an Süßmais, Erbsen und Hundefutter durch. Nachdem eine Beimpfung mit Sporen und eine Sterilisation erfolgt waren, starben die Sporen von Säurebildnern bei 21° C laufend ab, dagegen blieben die Sporen eines thermophilen Anaerobiers keimfähig. Ob der Verlust der Keimfähigkeit mit Änderung des Enzymgehaltes verknüpft ist, konnte nicht entschieden werden. SPENCER u. POWELL[8] fanden, daß die oxydierende Wirkung von Sporen nach 3- bis 4 monatiger Aufbewahrung in Wasser verlorenging, aber nicht die Keimfähigkeit.

5. Einfluß der Temperatur auf die Sporenbildung.

Nach Untersuchungen von HOLZMÜLLER[9] bestehen enge Beziehungen zwischen den Temperaturoptima für Vermehrung, Sporenbildung und -keimung, wie die in Tab. 30 zusammengefaßten Daten erkennen lassen.

Ebenfalls eine Übereinstimmung der Temperaturen für Vermehrungs- und Sporulationsoptimum fand HERZOG[10] bei Hefen. Von mehreren anderen Autoren

---

[1] POWELL, J. F.: Factors affecting the germination of thick suspension of Bacillus subtilis spores in l-Alanine-solution. J. Gen. Microbiol. 4, 330 (1950).

[2] FOSTER, J. W., u. S. E. WYNNE: The problem of "dormacy" in bacterial spores. J. Bacter. 55, 623 (1948).

[3] OLSON, A. M., u. W. J. SCOTT: Influence of starch in media used for detection of heated bacterial spores. Nature (London) 157, 337 (1946).

[4] NOVEL, E., u. TH. REH: De la longévité des spores du Bacillus anthracis et la conservation des pouvoirs pathogénes. Schweiz. Arch. Tierheilk. 89, 180 (1947).

[5] Siehe S. 318, Fußnote 1.

[6] Siehe S. 318, Fußnote 2.

[7] PEARCE, W. E., u. E. WHEATON: Autosterilisation of thermophilic spores in canned foods. Food Res. 17, 487 (1952).

[8] Siehe S. 307, Fußnote 2.

[9] Siehe S. 320, Fußnote 1.

[10] Siehe S. 205, Fußnote 10.

Tabelle 30. *Beziehungen zwischen den Temperaturabhängigkeiten von Vermehrung, Sporenbildung und Sporenkeimung* (nach Holzmüller[1]).

Temp. (°C)	Bac. mycoides α			Bac. mycoides β			Bac. mycoides Fl.			Bac. effusus.		
	V	B	K	V	B	K	V	B	K	V	B	K
6												
8												
10		?						132	55			30
12	0,4	96	34	0,2	?	36	0,2	108	48	0,1		24
14	0,75	72	24	0,5	96	28	0,6	90	40	0,4	60	20
23	2,4	45	18	1,2	68	24	2,6	40	24	1,2	44	17
27	3,5	32	14	2,8	..	20	3,7	26	13	1,6	..	..
28	3,8	29	12	3,4	50	15	**3,9**	**24**	**10,5**	..	..	..
29	4,1	28	10,5	**3,8**	48	**12,5**	3,8	27	12	2,0	..	13
30	**4,2**	**26**	**8,5**	3,5	50	14	3,5	30	13	2,3	24	10
31	4,0	27	10	..	..	..	..	..	..	..	..	8
32	3,0	..	..	1,9	..	..	3,0	..	..	3,0	18	9
33	2,5	..	..	..	64	..	..	40	..	**3,2**	**17**	..
35	1,8	40	18	0,4	72	28	1,8	48	24	2,8	20	11
38	0,75	..	..	max.	—	35	max.	—	..	..	..	..
39	0,4	48	..	—	..	max.			36	..	..	..
40	0,3	48	32	—	—				40	1,6	30	15
41		..	36						max.	..	..	..
42			..						—	1,2	..	..
43			..							..	..	..
45										1,0	..	17
47										0,5	39	18
48										0,3	..	..
49										..	40	18
50										max.	—	..
51												20
53												max.

V = Vermehrung, B = Sporenbildung, K = Sporenkeimung.

Bei V ist die Ausdehnung der Kolonie 48 Std. nach der Keimung angegeben. Bei B ist die Zeit in Std. zwischen Keimung und erneuter Sporenbildung angegeben. Bei K bedeuten die Zahlen die Zeit in Std. die von der Impfung bis zur Keimung vergeht.

werden bei Bakterien [2-5] und Hefen[6] allerdings niedrigere Temperaturen für die Sporenbildung angegeben als für die optimale Vermehrung.

6. Die Temperaturabhängigkeit der Keimungsgeschwindigkeit.

Das Temperaturoptimum der Sporenkeimung hat Holzmüller[1] bei mehreren Arten bestimmt. Einen wenig überzeugenden Versuch, aus seinen Zahlenangaben (siehe Tab. 29) μ-Werte nach Arrhenius zu ermitteln, unternahmen Buchanan u. Fulmer[7]. Spätere Versuche von Mehl u. Wynne[8] zeigten eindeutigere Ergebnisse.

[1] Holzmüller, K.: Die Gruppe des Bacillus mycoides Flügge. Zbl. Bakter. II **23**, 304 (1909).

[2] Matzuchita, T.: Zur Physiologie der Sporenkeimung der Bacillen nebst Bemerkungen zum Wachstum einiger Anaeroben. Arch. f. Hyg. **43**, 267 (1902).

[3] Migula, W.: System der Bakterien. I. Teil. Jena 1897.

[4] Schreiber, O.: Über die physiologischen Bedingungen der endogenen Sporenbildung bei Bacillus anthracis, subtilis und tumescens. Zbl. Bakter. I Orig. **20**, 353, 429 (1896).

[5] Daranyi, J.: Das Wesen der Bakteriensporenbildung und ihre Stellung im Fortpflanzungssystem. Zbl. Bakter. I Orig. **117**, 543 (1930).

[6] Adams, A. M., u. J. J. Miller: Effect of gaseous environment and temperature on ascospore formation in Saccharomyces cerevisiae Hansen. Canad. J. Bot. **32**, 320 (1954).

[7] Siehe S. 184, Fußnote 1.

[8] Mehl, D. A., u. E. S. Wynne: A determination of the temperature characteristic of spore germination in a putrefactive anaerobe. J. Bacter. **61**, 121 (1951).

Nach sorgfältiger Ausschaltung aller hemmenden Faktoren kann man die Temperaturabhängigkeit der Sporenkeimung quantitativ erfassen, indem man die Logarithmen der nicht gekeimten Sporen gegen die Zeit aufträgt. Praktisch erreicht man das durch die Plattenzählmethode, nachdem man die jeweils ausgekeimten vegetativen Zellen durch Hitze vernichtet hat. Man erhält dann Geraden, wie sie in Abb. 67 von MEHL u. WYNNE an einem anaeroben Fäulniserreger erhalten wurden. Es handelt sich offenbar um eine Reaktion erster Ordnung, die sich durch die Gleichung

$$0{,}434 \cdot k = 1/t \, \log I/(I-G) \tag{54}$$

ausdrücken läßt (k = Geschwindigkeitskonstante der Sporenkeimung, t = Keimungszeit, gemessen vom Beginn der Keimung (t_0), I = Zahl der Sporen/ml bei Versuchsbeginn, G = gekeimte Sporen zur Zeit t.

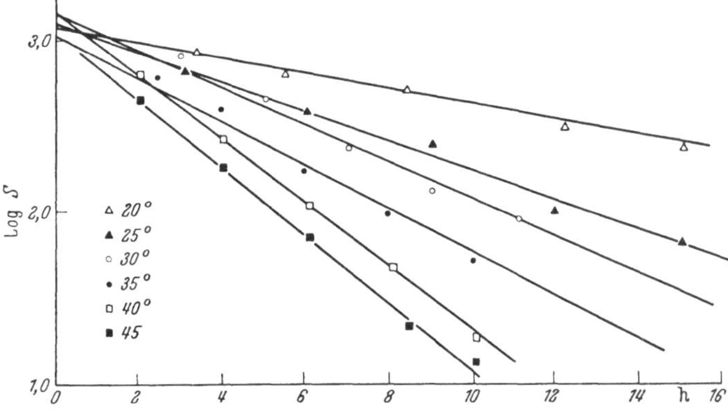

Abb. 67. Die Keimungsgeschwindigkeit von Bakteriensporen in Abhängigkeit von der Temperatur. Es sind die Logarithmen der Anzahl nicht gekeimter Sporen gegen die Einwirkungszeiten der jeweiligen Temperaturen aufgetragen (n. MEHL u. WYNNE).

Für die auf der Ordinaten aufgetragenen Zahl der überlebenden Sporen $I - G = S$, ergibt sich dann:

$$\log(I-G) = \log S = -0{,}434 \cdot k \cdot t + \log I \tag{55}$$

und

$$k = -m/0{,}434. \tag{56}$$

Dabei ist m die Neigung der Geraden, welche bei Auftragung von $\log S$ gegen t erhalten wird. Die für die verschiedenen Keimungstemperaturen berechneten Geschwindigkeitskonstanten sowie die aus ihnen ermittelten Temperaturkoeffizienten sind in Tab. 31 zusammengestellt.

Das Temperaturcharakteristikum von ARRHENIUS wird wie üblich durch Auftragen von $\log k$ gegen $1/T$ erhalten, wobei sich für die oben beschriebenen Versuche die in Abb. 68 gezeigte Kurve ergibt, deren Neigung m' mit dem Temperaturcharakteristikum μ durch die Beziehung

$$m' = -\mu/2{,}3 \cdot R = -\mu/4{,}57 \tag{57}$$

Tabelle 31. *Temperaturabhängigkeit der Keimungsgeschwindigkeit von Sporen* (nach MEHL u. WYNNE).

Temp. (° C)	k	Temperaturbereich (° C)	Q_{10}
20	0,107		
25	0,182	20—30	2,49
26	0,303		
30	0,266		
30,1	0,277	25—35	1,75
34,8	0,324		
35	0,381	30—40	1,67
39,9	0,436		
40	0,445	35—45	1,18
45	0,451		
46	0,464		

Temperatur und Leben.   21

verknüpft ist. Für μ ergibt sich demnach:

$$\mu = -4,57 \cdot m'.$$

Im Bereich des geradlinigen Verlaufes zwischen 25 bis 40° errechnet sich μ zu etwa 10000 cal. Ob man die Richtungsänderung bei 20° im Sinne Croziers[1] mit einem Wechsel in der schrittmachenden Reaktion erklären darf, erscheint zweifelhaft. Für die Sporenkeimung gelten wahrscheinlich ähnliche Gesichtspunkte wie für die vegetative Vermehrung, bei welcher die μ-Werte ebenfalls auch bei gleichen Stämmen erheblich variieren (siehe S. 190 f.) und weitgehend von der Methode ihrer Bestimmung abhängen[2].

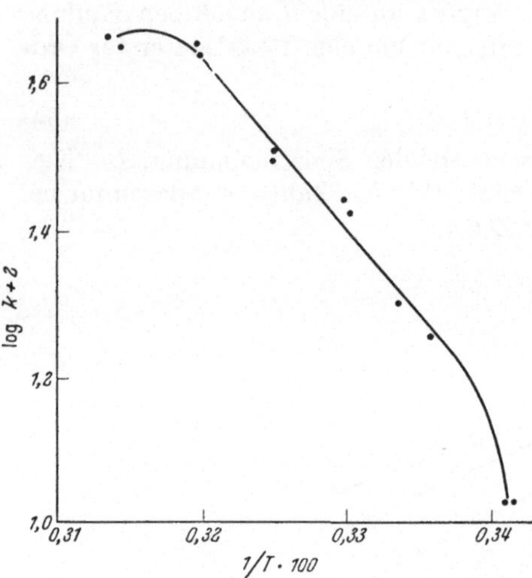

Abb. 68. Die Änderung der Keimungsgeschwindigkeit von Sporen mit der Temperatur, dargestellt durch Auftragen der Logarithmen der Keimungsgeschwindigkeitskonstanten (k) gegen die reziproken Werte der absoluten Keimungstemperaturen (n. Mehl u. Wynne).

IV. Die Hitzeinaktivierung von Sporen.

Aus der bereits eingehend erörterten Variabilität der Hitzeresistenz von Bakteriensporen ergeben sich nicht geringe Schwierigkeiten für ihre exakte Bestimmung. Angaben über die Resistenz ein und desselben Stammes schwanken daher erheblich, wenn die Untersuchungen auch unter gleichen Bedingungen, jedoch zu verschiedenen Zeiten oder in verschiedenen Laboratorien ausgeführt wurden. Diese Schwierigkeiten haben sich ebenfalls auf eine Klärung der Absterbeordnung von Sporen ausgewirkt.

Die methodischen Grundlagen wurden von Bigelow u. Esty[3] erarbeitet (siehe S. 220 ff.). Da es sich bei der Bestimmung der Sporenabtötung um ein statistisches Verfahren handelt, wächst ihre Genauigkeit mit der Anzahl der Parallelproben, die von Esty u. Williams[4] bis auf 300 gesteigert wurden. Diese Autoren erhielten bei der semilogarithmischen Darstellung von Absterbekurven Geraden, wie in Abb. 64 gezeigt wurde. Diese für einen exponentiellen Verlauf sprechenden Kurven wurden ebenfalls von Williams[5] und Viljoen[6] erhalten. Zur exakten Bestimmung der Absterbekinetik ist die erwähnte Methode allerdings wenig geeignet, weil durch sie lediglich die völlige Sterilität eines Teiles der Proben registriert wird. Besser ermittelt man die Abtötungsgeschwindigkeiten durch Ermittlung der Überlebendenzahlen in Abhängigkeit von den Erhitzungszeiten nach dem Kochschen Plattenverfahren. Es sind aber auch färberische Methoden angewendet worden[7].

Reynolds u. Lichtenstein[8] führten an Sporen eines vielfach als Standardorganismus benutzten anaeroben Fäulniserregers sorgfältige Untersuchungen der

---

[1] Siehe S. 193, Fußnote 1.

[2] Siehe S. 184, Fußnote 1.

[3] Siehe S. 221, Fußnote 2.

[4] Siehe S. 317, Fußnote 3.

[5] Siehe S. 308, Fußnote 7.

[6] Siehe S. 246, Fußnote 7.

[7] Burke, G. S.: Studies on the thermal death of spores of Clostridium botulinum. II. The differential staining of living and death spores. J. Inf. Dis. 32, 433 (1923).

[8] Siehe S. 308, Fußnote 2.

Absterbegeschwindigkeit bei 115° C durch. Die aus 7 Parallelbestimmungen erhaltenen Daten sind für die in Abb. 69 gezeigten graphischen Darstellungen verwendet worden. Die Logarithmen der ausgemittelten Überlebendenzeiten wurden wie üblich gegen die Erhitzungszeiten aufgetragen. Die resultierende Kurve läßt deutlich eine Zunahme der Absterbegeschwindigkeit erkennen. Erst wenn etwa 60% der Sporen abgetötet sind, wird ein exponentieller Verlauf erreicht, der einer Reaktion erster Ordnung entspricht. Entsprechende Ergebnisse lassen sich ebenfalls aus weiteren Untersuchungen herleiten[1-3]. Diese Abweichungen werden, wenn ein Zusammenklumpen der Sporen während der Erhitzung vermieden und

eine Hitzeaktivierung durch Vorwärmen ausgeschaltet wurde, von REYNOLDS u. LICHTENSTEIN auf eine Zusammensetzung der Suspensionen aus unterschiedlich resistenten Sporen zurückgeführt.

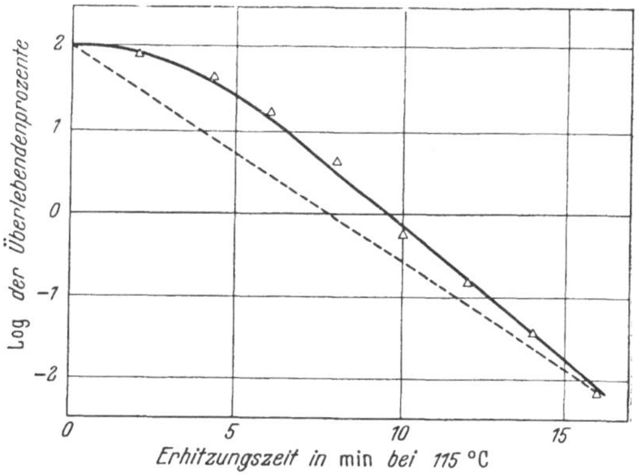

Diese Ansicht steht allerdings im Widerspruch zu den von RAHN[4] durchgeführten Ableitungen (siehe S. 226), nach welchen der in Abb. 37 gezeigte Kurvenverlauf, wonach die Absterbegeschwindigkeit ja mit der Erhitzungsdauer zunimmt, durch eine Inaktivierung mehrerer Moleküle pro Spore zu erklären wäre. Bei

Abb. 69. Der Absterbeverlauf bei Erhitzung von Sporen auf 115° C in Phosphatpuffer (n. REYNOLDS u. LICHTENSTEIN).

Populationen unterschiedlicher Resistenz müßte die Absterbegeschwindigkeit dagegen abnehmen (siehe Abb. 35, S. 224).

Bei der Erhitzung von Sporensuspensionen erhielt AMAHA[5] lineare Absterbekurven, welche mit abnehmender Anfangskonzentration (N) einen flacheren Verlauf (also größere Hitzeresistenz) zeigten. Die Temperaturkoeffizienten der Sporenabtötung lagen im Bereich von Proteindenaturierungen. Es wurden gemessen für Bac. megatherium: 6,25, Bac. mycoides: 13,77 und Bac. natto: 16,97. Entsprechende Werte ergaben sich für die Aktivierungsenergien und Entropien der thermischen Inaktivierung.

G. Die Temperaturabhängigkeit von Giftwirkungen.

Bei der Wirkung von Giften (Desinfektionsmitteln), Chemotherapeutika und Antibiotica sind zahlreiche Faktoren von Bedeutung, so daß sich in bezug auf die Temperaturabhängigkeit oft recht komplexe Erscheinungen ergeben, deren Deutung teilweise noch Schwierigkeiten bereitet.

I. Temperaturkoeffizient.

In einigen Fällen läßt sich das für chemische Reaktionen gültige Gesetz von ARRHENIUS anwenden (siehe S. 191), das Temperaturcharakteristikum ist dann

---

[1] REYNOLDS, H., A. M. KAPLAN, F. B. SPENCER u. H. LICHTENSTEIN: Thermal destruction of CAMERON's putrefactive anaerobe 3679 in food substrates. Food Res. **17**, 153 (1952).

[2] Siehe S. 315, Fußnote 10.

[3] STUMBO, C. R., J. R. MURPHY u. J. COCHERAN: Nature of thermal death time curves for P. A. 3679 and Clostridium botulinum. Food Technol. **4**, 321 (1950).

[4] Siehe S. 223, Fußnote 4.

[5] AMAHA, M.: Studies in the heat resistance of bacterial spores. Part 4. Kinetics of the death reaction of spores by heat. J. Agricult. Chem. Soc. (Japan) **26**, 339 (1952).

konstant (siehe Jordan u. Jacobs[1,2]). Im allgemeinen beobachtet man bei Giftwirkungen im Gegensatz zu anderen biochemischen Prozessen eine Zunahme des Temperaturkoeffizienten (siehe S. 190). Bei Säuren, Laugen und Salzen erklärt sich diese Erscheinung aus der stärkeren Dissoziation bei steigender Temperatur und der damit verbundenen höheren Konzentration an wirksamen Ionen[3,4]. Bei Alkalien kann ein Größerwerden des Temperaturkoeffizienten unter Umständen dadurch unterdrückt werden, daß in schwach basischen Lösungen die gleichzeitig anwesenden H-Ionen relativ beweglicher werden als die schwereren OH-Ionen.

Tilley untersuchte die Wirkung verschiedener Phenole, Alkohole[5] sowie die Wirkung von Formalin[6] auf Eberthella typhosa und Staphylococcus aureus. Die Temperaturkoeffizienten waren je nach Teststamm und Gift unterschiedlich und wurden im allgemeinen mit steigender Temperatur größer. Jedoch kommen offenbar auch Abweichungen vor, die sich in einem kleineren Q_{10}-Wert bei mittleren Temperaturen äußern, wie die in Tab. 32 wiedergegebenen Zahlen erkennen lassen.

Tabelle 32. *Der Einfluß der Temperatur auf die bactericide Wirkung von Phenolen und Alkoholen* (nach Tilley).

Substanz	E. typhosa			St. aureus			
	Temperaturkoeffizienten im Bereich von						
	10—20°	20—30°	30—40°	10—20°	20—30°	30—40°	40—50°
Phenol . . .	5,8	8,3	8,4	5,1	3,9	4,0	7,4
o-Kresol . . .	6,6	5,1	6,9	5,4	4,2	4,3	10,0
p-Kresol . . .	6,1	5,8	5,6	4,3	4,1	4,4	9,0
Resorcin . . .	7,1	7,1	8,8	3,1	3,2	4,4	
o-Butylphenol	5,2	4,1	5,2	5,4	3,9	3,1	
p-Butylphenol		3,9	4,3	2,5	2,6	2,4	
Äthylalkohol .		43,0	54,0		13,0	9,0	
n-Butylalkohol.		31,0	40,0		11,0	9,0	

Engelhard u. Houtermanns[7] erhielten bei Untersuchungen der Temperaturabhängigkeit der Wirkung von Formalin auf Bacillus subtilis-Sporen und von Phenol auf Escherichia coli-Zellen nichtexponentielle Absterbekurven. Auffallend waren die stark ausgeprägten Schwellenwerte. Gegenüber Bac. subtilis-Sporen waren z. B. 2%iges Formalin (Einwirkungszeit: 2 min) bis 34° fast völlig unwirksam. Bei weiterer Temperaturerhöhung um einige Grade trat dann sehr plötzlich eine rasche Abtötung ein. Auch Brauss[8] macht neuerdings auf die Bedeutung der Temperatur für die Beurteilung verschiedener Desinfektionsmittel aufmerksam.

[1] Jordan, R. C., u. S. E. Jacobs: The dynamics of disinfection. V. The temperature coefficient of the reaction between phenols and Bacterium coli from data obtained by an improved technique. J. of Hyg. 44, 243 (1946).

[2] Jordan, R. C., u. S. E. Jacobs: The dynamics of disinfection. VII. The reaction between phenols and E. coli: The effect of temperature on the usually accepted concentration exponent based on theoretical considerations. J. of Hyg. 44, 421 (1946).

[3] Levine, M., J. H. Buchanan u. G. Lease: Effect of concentration and temperature on germicidal effeciency of sodium hydroxide. Iowa State Coll. J. Sci. 1, 379 (1927).

[4] Myers, R. P.: Effect of hydroxyl ion concentration on the thermal death rate of Bacterium coli. J. Bacter. 15, 341 (1928).

[5] Tilley, F. W.: An experimental study of the influence of temperature on the bactericidal activities of alcohols and phenols. J. Bacter. 43, 521 (1942).

[6] Tilley, F. W.: The influence of changes in concentration and temperature upon the bactericidal activity of formaldehyde in aqueous solutions. J. Bacter. 50, 469 (1945).

[7] Engelhard, H., u. T. Houtermanns: Über nicht-exponentielle Absterbekurven von Bakterien und die Temperaturabhängigkeit bei Giftwirkungen. Z. Hyg. 135, 486 (1952).

[8] Brauss, F. W.: Experimentelle Untersuchungen zur Frage des Temperatureinflusses auf die Desinfektionswirkung neuerer Desinfektionsmittel. Arch. f. Hyg. 137, 112 (1953).

II. Bakteriostatische Wirkungen.

Bei sehr geringen Giftkonzentrationen kann man bekanntlich bakteriostatische Wirkungen erzielen, d. h., die Vermehrungsfähigkeit der Zellen wird vorübergehend oder dauernd gestört, wobei der Stoffwechsel ohne unbedingt erkennbare Schäden weiterläuft (ROBERTS u. RAHN[1]). Während von verschiedenen Autoren

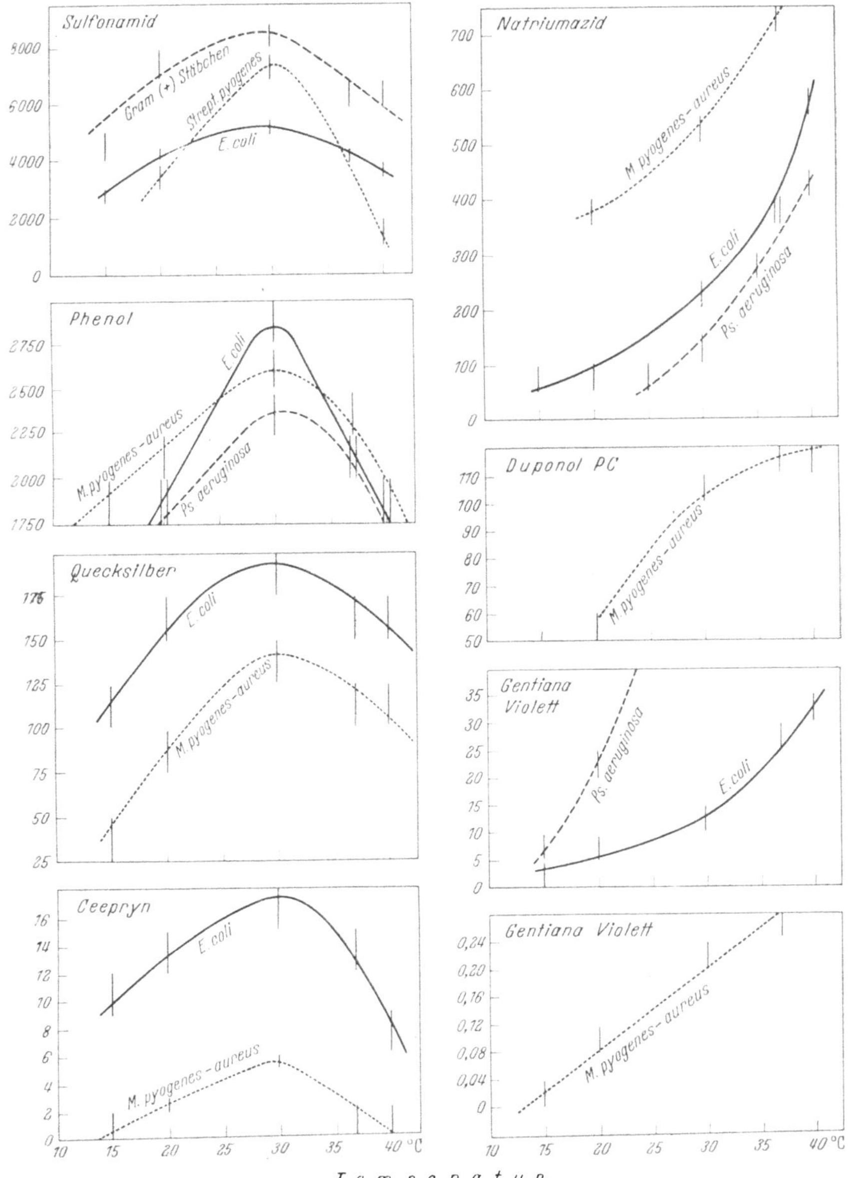

Abb. 70. Die zur völligen Hemmung der Bakterienvermehrung bei verschiedenen Temperaturen erforderlichen Konzentrationen bakteriostatischer Mittel (n. VAN ESELTINE u. RAHN).

---

[1] ROBERTS, M. H., u. O. RAHN: The amount of enzyme inactivation of bacteriostatic and bactericidal concentrations of disinfectants. J. Bacter. **52**, 639 (1946).

die Ansicht vertreten wird, daß es sich hierbei lediglich um quantitative Unterschiede gegenüber bactericiden Wirkungen handelt (Dubos[1], Porter[2]), glauben Hoffmann u. Rahn[3] sowie van Eseltine u. Rahn[4], daß grundsätzlich unterschiedliche Wirkungsmechanismen vorliegen. Bei der Interpretation ihrer Vorstellungen gehen die letztgenannten Autoren von der Beobachtung aus, daß die bakteriostatische Wirkung von Giften mit der Temperatur abnimmt, bzw. die zur völligen Hemmung erforderliche Giftkonzentration mit der Temperatur zunimmt, wobei auffälligerweise für einige Stoffe bei Temperaturen 7—10° unterhalb des Vermehrungsoptimums ein Maximum der Toleranz zu finden ist. In Abb. 70 sind einige typische Beispiele dargestellt.

Die Ausbildung derartiger *Toleranzmaxima* erklären van Eseltine u. Rahn nun aus der im Abschnitt A II dargelegten Theorie des Temperaturoptimums für die Vermehrung, wonach bei maximaler Vermehrungsgeschwindigkeit die Zellsubstanzsynthese mit der gegenläufigen Denaturierung von Proteinen im Gleichgewicht steht. Mit steigender Giftkonzentration soll die absolute Geschwindigkeit der Abbauprozesse zunehmen, deren Temperaturbeschleunigungen jedoch unberührt bleiben. Dann ergeben sich Verhältnisse, wie sie hypothetisch in Tab. 33 veranschaulicht werden. Abteilung I enthält experimentell ermittelte Geschwindigkeitskonstanten für die Vermehrung von Colizellen und die entsprechenden Maßzahlen für die Zunahme der Keimdichten. Abteilung II bringt für verschiedene Giftkonzentrationen relative Werte der Denaturierungsraten, die mit einem Temperaturkoeffizienten von $Q_{10} = 2$ ansteigen. Die daraus resultierende tatsächliche Vermehrungsgeschwindigkeit ist schließlich in Abteilung III angegeben, sie ergibt sich aus der Differenz der korrespondierendenZahlen aus I—II (negative Werte wurden gleich 0 gesetzt).

Tabelle 33. *Ein hypothetisches Beispiel für die Beziehung von Giftkonzentration und bakteriostatischer Wirkung bei verschiedenen Temperaturen* (nach van Eseltine u. Rahn).

	Giftkonz. mMol	Temperatur					
		15°	20°	22°	30°	37°	40°
I. Vermehrungs- geschw.		0,00296 30	0,00687 69	0,00934 93	0,0165 165	0,0341 341	0,0302 302
II. Proteindena- turierung	200	65	93	107	186	301	372
	175	58	82	94	163	264	326
	150	49	70	80	140	226	279
	125	41	58	66	116	188	232
	100	33	46	53	93	150	186
	75	25	35	40	70	113	140
	50	16	23	26	46	75	93
III. Tatsächliche Vermehrungs- rate	200	0	0	0	0	0	0
	175	0	0	0	2	0	0
	150	0	0	13	25	15	23
	125	0	11	27	49	53	70
	100	0	23	40	72	91	116
	75	5	34	53	95	128	162
	50	14	46	67	119	166	209

[1] Dubos, R. J.: The relation of the bacteriostatic action of certain dyes to oxydation-reduction process. J. Exper. Med. **49**, 575 (1929).

[2] Siehe S. 190, Fußnote 2.

[3] Hoffmann, C. E., u. O. Rahn: The bactericidal and bacterostatic action of crystal violet. J. Bacter. **47**, 177 (1944).

[4] Eseltine, W. P. van, u. O. Rahn: The effect of temperature upon bacteriostasis. J. Bacter. **57**, 547 (1949).

Bei denjenigen Giften (Gentianaviolett, Natriumazid), die kein Toleranzmaximum im obigen Sinne aufweisen, liegt ein *indirekter Wirkungsmechanismus* vor, der zu Änderungen der Redoxverhältnisse in der Zelle führt. Die Änderungen werden wahrscheinlich in dem Maße beseitigt, wie der Stoffwechsel mit steigender Temperatur beschleunigt wird, so daß sich die im rechten Teil der Abb. 70 dargestellten Kurven ergeben.

Von besonderem Interesse sind auch die Beziehungen zwischen Temperatur und *Wirkungen von Sulfonamiden und Antibioticis.* WHITE[1, 2] stellte für Sulfanilamid und Sulfopyridin eine Abnahme der wirksamen Mindestkonzentration mit steigender Temperatur fest, und zwar betrugen diese für die erstgenannte Verbindung bei $30° = 1000$ mg-%, bei $36° = 100$ mg-% und bei $39°$ nur noch 10 mg-%. Sulfopyridin zeigte entsprechendes Verhalten, jedoch eine 4,5mal größere Aktivität. Dagegen beobachteten RANTZ u. KIRBY[3], daß die bakteriostatische Wirkung von Sulfadiazin bei $34—37°$ am geringsten war. Wie Abb. 71 zeigt, scheinen hier ebenfalls Beziehungen zum Vermehrungsoptimum zu bestehen. KNOTHE u. BUTENBERG[4] stellten bei der Wirkung von Penicillin, Streptomycin, Chloromycin und Terramycin auf Typhusbakterien eine Abhängigkeit von der Stoffwechselaktivität und damit von der Temperatur fest, die bei Penicillin besonders ausgeprägt war. Und zwar wurde der Wirkungseintritt nach Zugabe des Antibioticums an der im Warburgapparat gemessenen Atmungshemmung verfolgt (siehe Tab. 34). Dabei zeigte sich, daß diese Zeit bei $38°$ für alle untersuchten Konzentrationen am kürzesten war, also bei derjenigen Temperatur, bei welcher das Maximum der Stoffwechselaktivität gemessen wurde.

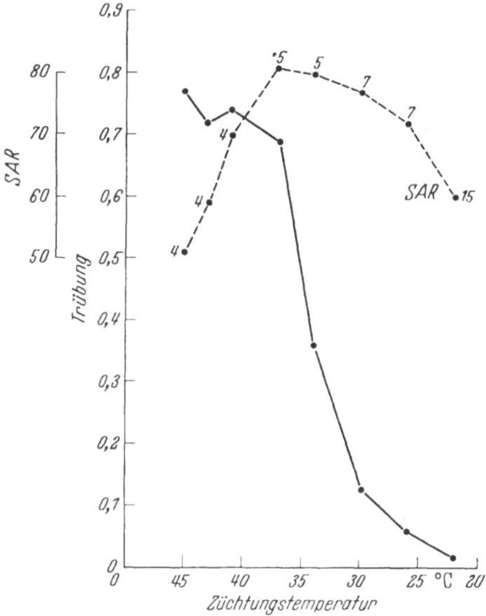

Abb. 71. Einfluß der Züchtungstemperatur auf die Sulfonamidresistenz (SAR) von E. coli. Es wurde die zur Bakteriostase erforderliche Konzentration (Sulfadiazin) ermittelt. Die Zahlen über der SAR-Kurve geben das Alter der Kultur in Std. an, bei welchem die SAR bestimmt wurde. Die ausgezogene Kurve stellt die Vermehrungsgeschwindigkeit dar (Trübungsmessung nach 5 Std.. (n. RANTZ u. KIRBY).

Tabelle 34. *Zeitpunkt des Eintretens der Penicillinwirkung nach Zusatz des Antibioticums in Abhängigkeit von Temperatur und Konzentration* (nach KNOTHE u. BUTENBERG).

Temperatur °C	Zugegebene Penicillindosis (iE)			
	20	15	10	7,5
	Eintreten der Wirkung nach min			
30	—*	—	—	—
35	140	—	—	—
37	80	130	130	160
38	60	80	100	100
39	60	120	120	130
40	120	130	130	—

* Kein Effekt.

[1] WHITE, H. J., u. J. M. PARKER: The bactericidal effect of sulfanilamide upon betahemolytic streptococci in vitro. J. Bacter. **36**, 481 (1938).

[2] WHITE, H. J.: The relationship between temperature and the streptococcidal activity of sulfanilamide and sulfapyridin in vitro. J. Bacter. **38**, 549 (1939).

[3] RANTZ, L. A., u. W. M. M. KIRBY: Quantitative studies of sulfonamide inhibitors. J. of Immun. **48**, 29 (1944).

[4] KNOTHE, H., u. O. BUTENBERG: Zur Frage der Temperaturabhängigkeit von Antibiotica gegenüber gramnegativen Darmbakterien. Z. Hyg. **141**, 315 (1955).

Die stark erhöhte Penicillinresistenz eines Bac. cereus-Stammes bei 37° konnten Knox u. Collard[1] auf eine adaptive Bildung von Penicillinase zurückführen, die nur bei dieser Temperatur in Erscheinung trat. Ebenfalls bei der Streptomycintestung durch Staphylokokken können nach Beobachtungen von Cooper u. Mitarb.[2,3] Temperatureinflüsse eine indirekte Wirkung haben. Hier erfolgt eine Anpassung an Streptomycin nach etwa 4—5 Generationen, so daß die Hemmungshöfe um so größer werden, je länger die Generationsdauer mit einer Temperatursenkung wird.

III. Therapeutische Anwendung.

Die größere Empfindlichkeit von Bakterien gegenüber Sulfonamiden und Antibioticis bei höheren Temperaturen wird durch Erzeugung von Überwärme durch künstliches Fieber oder heiße Bäder therapeutisch ausgenutzt (siehe Lampert[4]). Ballenger u. Mitarb[5]. berichten über erfolgreiche Behandlung von Gonorrhoe durch Kombination von Sulfonamiden mit künstlichem Fieber. Eine penicillinresistent gewordene Endocarditis lenta konnte Muggenthaler[6] durch gleichzeitige Pyrifer-Behandlung heilen. Tuberkelbakterien wachsen zu 75% bei 40° noch genügend gut, zeigen aber bei dieser Temperatur eine beträchtliche Empfindlichkeit gegenüber Streptomycin, PAS und oft auch gegen p-Acetaminobenzaldehydthiosemicarbazon, so daß Marks[7] auch zur Behandlung der Tbc beim Menschen eine Kombination dieser Mittel mit einer Fieberbehandlung vorschlägt. Die Wirkung von Streptomycin, PAS und Thiosemicarbazon gegenüber Tuberkelbakterien ist nach Beobachtungen von Arriagada[8] bei 42° etwa 100mal stärker als unter normalen Verhältnissen, so daß auch auf die Möglichkeit lokaler Temperaturerhöhungen für die Therapie hingewiesen wird. Knox, King u. Woodroffe[9] ermittelten für Tuberkelbakterien eine minimale Hemmungskonzentration an Isoniacid mit 0,0128 mg/l bei 37°, die sich aber innerhalb einer 4wöchentlichen Züchtungszeit auf 1,6 mg/l verschob, während sie sich bei 40° nicht änderte. Bei zusätzlicher Chloromycetinbehandlung von Typhus mit Vaccinefieber konnten Laporte[10] u. Mitarb. die Rezidivquote um das 4- bis 5fache senken. Berger[11] schlägt bei typhösen Erkrankungen eine kombinierte Chloromycetin-Sulfonamid-Pyrifer-Therapie vor.

---

[1] Knox, R., u. P. Collard: The effect of temperature on the sensivity of Bacillus cereus to penicillin. J. Gen. Microbiol. **6**, 369 (1952).

[2] Cooper, K. E., u. W. A. Gillespie: The influence of temperature on streptomycin inhibition zones in agar cultures. J. Gen. Microbiol. **7**, 1 (1952).

[3] Cooper, K. E., u. A. H. Linton: The importance of the temperature during the early hours of incubation of agar plates in assays. J. Gen. Microbiol. **7**, 8 (1952).

[4] Lampert, H.: Überwärme als Heilmittel. Stuttgart 1949.

[5] Ballenger, E., D. Elder u. H. McDonald: Sulfonamide and thermotherapy in gonococcic infections: priliminary report. J. Amer. Med. Assoc. **109**, 1037 (1937).

[6] Muggenthaler, H.: Penicillinkur bei einer Endocarditis lenta durch Pyrifer entscheidend beeinflußt. Med. Mschr. **4**, 299 (1950).

[7] Marks, J.: Einfluß von Hyperthermie u. antibakteriellen Substanzen auf Tuberkelbacillen. Brit. Med. J. **1951 II**, 1318.

[8] Arriagada, A. V.: Gegenwärtiger Stand der Untersuchungen über die Wirkung einer Temperatur von 42° auf die Virulenz des Bac. Koch und auf die Aktivität bakteriostatischer Mittel. Rev. clin. espan. **47**, 17 (1952).

[9] Knox, R., M. B. King u. R. C. Woodroffe: In vitro action of isoniacid on Mycobacterium tuberculosis. Lancet **263**, 854 (1952).

[10] Laporte, A., D. Fritzel, G. Ricordeau u. C. Betrourne: Presse méd. **1950**; zit. nach Berger.

[11] Berger, W.: Bisherige Erfahrungen mit einer kombinierten Chloromycetin-Sulfonamid-Pyrifer-Therapie bei typhösen Erkrankungen. Dtsch. med. Wschr. **1951**, 1592.

Dritter Teil

Mensch und warmblütige Tiere.

Von

Herbert Hensel.

I. Homoiothermie und Poikilothermie.

Die Erringung der „thermodynamischen Freiheit" (BURTON u. EDHOLM[1]) durch die *homoiothermen* (gleichwarmen oder warmblütigen) Lebewesen, die ihre Innentemperatur unabhängig von äußeren Temperaturschwankungen weitgehend konstant halten, ist wohl der bedeutungsvollste Schritt innerhalb der mannigfachen Beziehungen zwischen Temperatur und Lebewesen. Im Gegensatz zu den Poikilothermen, deren Lebensprozesse ganz von den äußeren Temperaturverhältnissen abhängig sind, läuft das Leben der Homoiothermen — der Vögel und der Säuger — das ganze Jahr über und in allen Klimazonen mit nahezu derselben hohen Intensität ab, so daß diese Lebewesen bei hoher Reaktionsbereitschaft jederzeit frei über ihre Kräfte verfügen können. Die hohe Innentemperatur verhindert das Gefrieren, das den Poikilothermen in der Kälte zum Verhängnis wird, sofern sie sich nicht in die Tiefe des Wassers, in den frostfreien

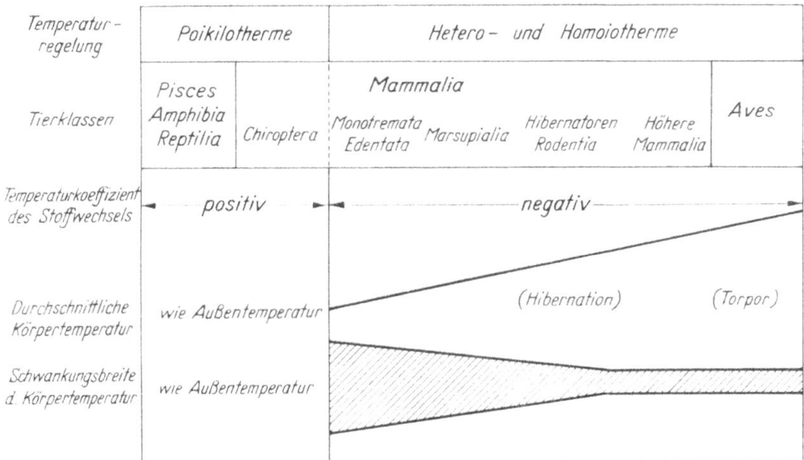

Abb. 1. Versuch einer Einteilung der Vertebraten nach ihrer Temperaturregelung.

Boden oder in wärmere Klimazonen zurückziehen oder als ausgetrocknete, eingekapselte Formen überdauern. Der geographischen Verbreitung der Homoiothermen sind daher keine so engen Grenzen gesetzt, wie wir sie vielfach bei wechselwarmen Lebewesen finden, namentlich bei den Pflanzen, die sich ungünstigen Temperaturen nicht durch Ortsveränderung entziehen können. Was

[1] BURTON, A. C., u. O. G. EDHOLM: Man in a cold environment, S. 5. London 1955.

die unmittelbare Temperatureinwirkung betrifft, so ist warmblütiges Leben nahezu an jedem Punkt der Erde möglich; im einzelnen bestehen natürlich mannigfaltige Einschränkungen, nicht zuletzt durch den temperaturabhängigen Nahrungsraum.

Zwischen Homoiothermie und Poikilothermie besteht *keine scharfe Grenze* (Abb. 1). So wie viele wechselwarme Lebewesen Ansätze einer Temperaturregelung zeigen, so regeln manche Warmblüter ihre Körpertemperatur nur höchst unvollkommen. Auch im Laufe der Ontogenie entwickelt sich die Homoiothermie erst allmählich, und viele Warmblüter sind sogar nach der Geburt noch einige Zeit poikilotherm. Eine besondere Stellung nehmen die *Fledermäuse* ein, von denen mindestens die kleinen Arten (Microchiroptera) unserer heutigen Kenntnis nach zu den Poikilothermen gezählt werden müssen, wenn sie auch zu gewissen Zeiten die Temperaturen von Warmblütern erreichen und mit einem — wenn auch höchst mangelhaften — Haarkleid ausgestattet sind. Andere Eigentümlichkeiten finden wir bei denjenigen Warmblütern, die unter gewissen Bedingungen in *Winterschlaf* oder ähnliche Starrezustände verfallen und so eine

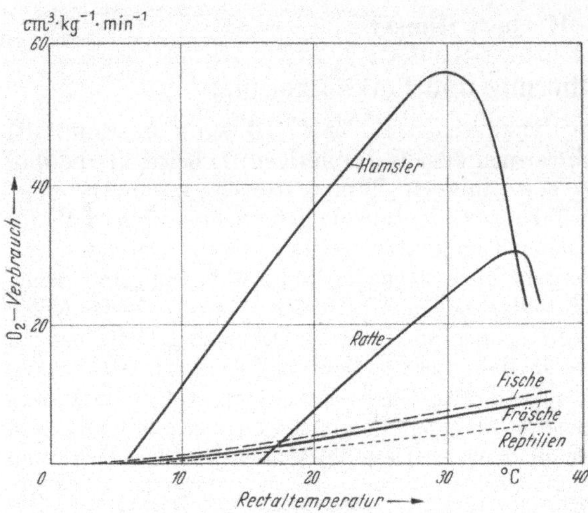

Abb. 2. O₂-Verbrauch homoiothermer und poikilothermer Vertebraten als Funktion der Körpertemperatur. Nach E. F. Adolph: Amer. J. Physiol. **166**, 92 (1951).

„vita minima" bei Körpertemperaturen von wenigen Graden über dem Gefrierpunkt verbringen. Man nennt Warmblüter mit verhältnismäßig großen Schwankungen der Körpertemperatur *heterotherm*; der Begriff läßt sich indessen nicht scharf definieren, da er alle Übergänge zwischen Homoiothermie und Poikilothermie umfaßt.

Wenn wir die Homoiothermen mit dem alten Namen „Warmblüter" bezeichnet haben, so müssen wir dabei beachten, daß viele „Kaltblüter" gelegentlich die Temperatur eines Warmblüters erreichen und übertreffen können (s. Teil I). Entscheidend ist nicht die Höhe der Temperatur, sondern deren *Regelung*, die eine der erstaunlichsten physiologischen Leistungen des Organismus ist. Sie wird in erster Linie ermöglicht durch spezifische periphere und zentralnervöse Strukturen, die die Temperaturabweichungen des Organismus fortlaufend percipieren und sie durch entsprechende Gegenmaßnahmen aufzuheben suchen. Ein Mittel hierzu ist die Steuerung der Wärmeerzeugung aus exothermen Stoffwechselvorgängen: Während bei den Poikilothermen der Stoffwechsel mit der Außentemperatur steigt und fällt, bewegt er sich bei den Homoiothermen in gewissen Grenzen gegensinnig zur Außentemperatur. Daneben verfügen die Warmblüter über Einrichtungen zur Steuerung ihres Wärmewiderstandes und zur gesteuerten Absorption von Wärme durch Wasserverdunstung. Es ist grundlegend wichtig, daß mit abnehmender Körpergröße der Quotient Oberfläche/Volumen und damit die relative wärmeabgebende Fläche ansteigt. Da weder die Wärmeerzeugung noch die Wärmeisolation beliebig erhöht werden kann, ist hierdurch die Größe der

Warmblüter nach unten begrenzt, und die kleinsten von ihnen können nur in
wärmeren Klimazonen leben.

Von den physikalischen Eigenschaften der Stoffe im Körper der Homoiothermen spielen in thermischer Hinsicht die des *Wassers* eine besondere Rolle.
Das Wasser, das den größten Teil der Körpersubstanz ausmacht, hat eine hohe
spezifische Wärme (1 cal · g^{-1}· grad^{-1}), es puffert dadurch äußere Temperaturschwankungen und ermöglicht einen hohen Wärmetransport durch das strömende
Blut. Eine andere wichtige Eigenschaft ist die hohe Verdampfungswärme
(580 cal · g^{-1}), die den Körper wirksam gegen Überhitzung zu schützen vermag.

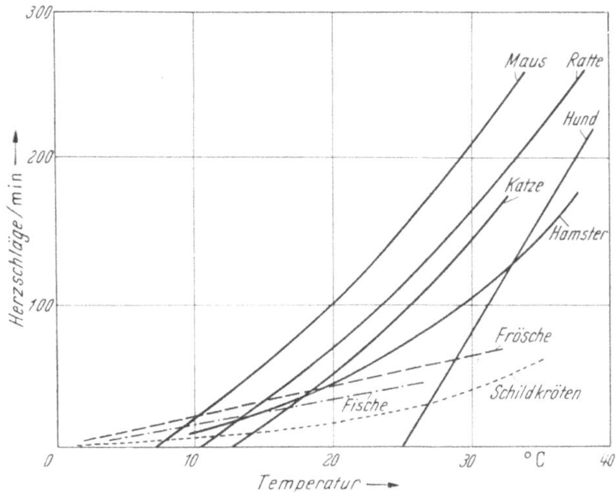

Abb. 3. Frequenz des isolierten Herzens von poikilothermen und homoiothermen Vertebraten als Funktion der
Temperatur. Nach E. F. ADOLPH: Amer. J. Physiol. **166**, 92 (1951).

Die Homoiothermen unterscheiden sich von den Poikilothermen nicht nur durch
die Regelung der Temperatur, sondern vor allem auch durch die Höhe ihres
Energiestoffwechsels. Nach BENEDICT[1] beträgt der Energieumsatz eines ruhenden
Kaninchens von 2,5 kg bei 37° Körpertemperatur 1,9 kcal · kg^{-1}· h^{-1}, der einer
Klapperschlange von gleichem Gewicht und gleicher Körpertemperatur nur
0,3 kcal · kg^{-1}· h^{-1}. Daß für solche Unterschiede nicht etwa nur die Regelungszentren der Homoiothermen verantwortlich sind, zeigen neuere Versuche von ADOLPH[2],
nach denen die Differenzen bei Ausschaltung der Temperaturregelung und künst-
licher Senkung der Körpertemperatur bestehen bleiben. Für den O_2-Verbrauch
(Abb. 2) und die Herzfrequenz ergeben sich im Bereich von 10—20° Körpertemperatur bei den homoiothermen Wirbeltieren (Säugetiere, Vögel) weit höhere
Werte als bei den Vertretern poikilothermer Vertebraten (Fische, Amphibien,
Reptilien). Dasselbe gilt auch für die Frequenz des isolierten Herzens, bei dem
eine Interferenz mit zentralen Regelungsvorgängen natürlich ausgeschlossen ist
(Abb. 3). Andere Vorgänge, wie die Atemfrequenz, die innerhalb der einzelnen
Tierklassen schon sehr stark streut, zeigen dagegen keine augenfälligen Unterschiede. Mithin ist ein Homoiothermer nicht einfach "a poikilotherm with a
particular hypothalamic function superimposed" (ADOLPH[2]), sondern in seinem
Temperaturverhalten bis in den Gewebsstoffwechsel und die fermentativen Prozesse hinein anders strukturiert.

---

[1] BENEDICT, F. G.: Carnegie Inst. Wash. Publ. 425 (1932).
[2] ADOLPH, E. F.: Amer. J. Physiol. **166**, 92 (1951).

II. Die Körpertemperaturen.

1. Das Temperaturfeld des Körpers.

a) Radialer und axialer Temperaturgradient.

Im Körper der Warmblüter besteht ein äußerst kompliziertes räumliches Temperaturfeld, das auch zeitlich nicht konstant ist. Nach den Grundgesetzen des Wärmestromes sind die äußeren Teile des Körpers durchschnittlich kälter als die inneren, ebenso nimmt die Temperatur in der Längsachse der Extremitäten ab, so daß ein *radiales* und ein *axiales* Temperaturgefälle herrscht (Bazett u. McGlone[1], Burton[2], Bazett[3], Brück u. Hensel[4]). Besonders verwickelt werden die Verhältnisse durch die ungleiche Wärmeerzeugung einzelner Organe, die unregelmäßigen geometrischen Formen, die wechselnde Isolation und Verdunstung und den konvektiven Wärmetransport durch das Blut. Es hat sich als zweckmäßig erwiesen, einen *Kern* des Körpers von einer *Schale* zu unterscheiden, wobei man als Kern den homoiothermen Teil des Körpers definiert, als Schale den übrigen Teil, der mehr oder weniger an Schwankungen der Außentemperatur teilnimmt. Scharf abgrenzen lassen sich beide Gebiete nicht. Zum Körperkern der Homoiothermen gehört im allgemeinen das Innere des Brust- und Bauchraumes, das Gehirn und ein Teil der Skeletmuskulatur. Beim Menschen rechnet man bei mäßigen Temperaturänderungen der Umgebung 20% (Du Bois[5]) bis 35% (Burton[6]) der Körpermasse zur Schale, doch erreicht bei starken Abkühlungen die Schale bis zu 50% der Körpermasse, was einer durchschnittlichen Schichtdicke von 2,5 cm entspricht und mit direkten Temperaturmessungen von Bazett u. McGlone[1] gut übereinstimmt.

b) Haut- und Unterhauttemperatur.

Die *Hauttemperaturen* des *Menschen* variieren am meisten mit den Außenfaktoren (Abb. 4) und zeigen auch die größten topographischen Unterschiede (Murlin[7], Sheard et al.[8], Du Bois u. Hardy[9], Wezler u. Neuroth[10], Du Bois[5]). Am unbekleideten Menschen finden Wezler u. Neuroth[10] nach dreistündiger Auskühlung bei 5° Raumtemperatur (50% rel. Feuchte, Wind 10—20 cm · sec^{-1}) örtliche Unterschiede der Hauttemperatur bis zu 15° (13—28°), wobei die Extremitätenenden am kältesten, Rumpf und Stirn am wärmsten sind, während nach dreistündiger Aufwärmung bis 50° nur noch Unterschiede von 2,5° (35—37,5°) bestehen. Die *mittlere* oder *integrale* Hauttemperatur des Körpers ist dabei 22 bzw. 37°, das Temperaturgefälle zwischen Kern und Oberfläche im Mittel 15 bzw. 1°. Bei mittlerer Bekleidung und Raumtemperaturen zwischen 15 und 20° liegen die mittleren Hauttemperaturen zwischen 32 und 35°.

Die Hauttemperaturen der *Säugetiere* und *Vögel* hängen stark von der Güte der Wärmeisolation der Haare oder Federn ab. Zahlreiche Hauttemperaturmessungen, die von veterinärphysiologischer Seite an landwirtschaftlichen

[1] Bazett, H. C., u. B. McGlone: Amer. J. Physiol. **82**, 415 (1927).

[2] Burton, A. C.: J. Nutrit. **7**, 497 (1934).

[3] Bazett, H. C.: Amer. J. Med. Sci. **218**, 483 (1949).

[4] Brück, K., u. H. Hensel: Pflügers Arch. **257**, 70 (1953).

[5] Du Bois, E. F.: Western J. Surg. Obstetr. **59**, 476 (1951).

[6] Burton, A. C.: J. Nutrit. **9**, 261 (1935).

[7] Murlin, J. R.: Erg. Physiol. **42**, 153 (1939).

[8] Sheard, C. H., M. M. D. Williams u. B. T. Horton: In Temperature, its measurement and control, S. 557. New York 1951.

[9] Du Bois, E. F., u. J. D. Hardy: In Temperature, its measurement and control. S. 537. New York 1941.

[10] Wezler, K., u. G. Neuroth: Z. exper. Med. **115**, 127 (1949).

Nutztieren vorgenommen wurden, zeigen ähnliche Verhältnisse wie beim Menschen unter der Bekleidung. Nach LANDSIEGEL[1] hat das Rind bei 15° Raumtemperatur an Rumpf und Kopf eine mittlere Hauttemperatur von 33,7° (33,4—34,8°), beim Kalb liegt sie mit 36,2° erheblich höher. Das mittlere Temperaturgefälle zwischen Rectal- und Hauttemperatur beträgt 4,9°. An distalen Körperenden, wie der Schwanz- oder Ohrspitze, sind die Temperaturen bis zu 10° tiefer. Je höher die Wärmeisolation der Körperbedeckung, desto gleichmäßiger und unabhängiger von der Außentemperatur sind die Hauttemperaturen. Beim Schaf mit einer Haarlänge von 8 cm fand HOFFMANN[2] keine meßbaren Unterschiede in der Hauttemperatur bei Außentemperaturen von 17° und 4°. Bei 14° Lufttemperatur ist die mittlere Hauttemperatur des Rumpfes beim Schwein 29,8°, bei der Ziege

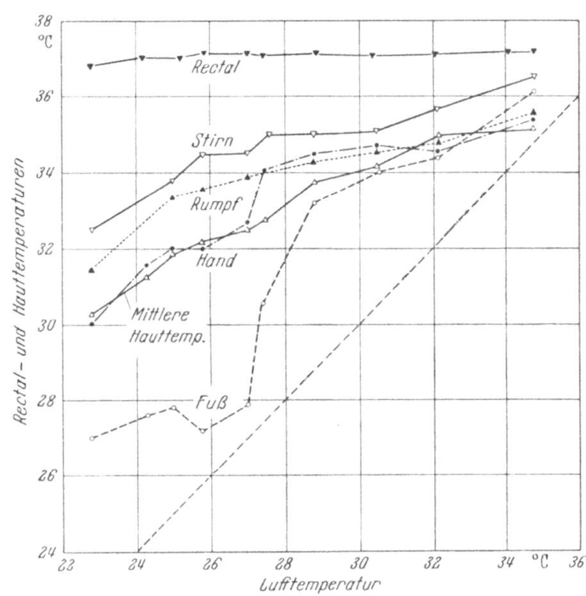

Abb. 4. Hauttemperaturen und Rectaltemperatur des Menschen bei verschiedenen Raumtemperaturen. Nach J. D. HARDY u. E. F. DU BOIS: J. Nutrit. **15**, 482 (1938).

33,9°, beim Schaf 36,3° und fällt bei — 12° Außentemperatur beim Schwein um 14,4°, bei der Ziege und beim Schaf jedoch nur um 4,5° ab (LEE et al.[3]).

Die Temperaturen an den befiederten Hautstellen der Vögel sind wegen der ausgezeichneten Wärmeisolation des Gefieders sehr hoch. Beim Huhn liegen nach WILSON u. PLAISTER[6] die Hauttemperaturen an Hals, Brust, Humerus und Femur bei Raumbedingungen von 23—32° zwischen 38,5 und 41°, das ist nur 0,7—1,8° unter der Rectaltemperatur; der Femur ist die wärmste Hautstelle. Die Hauttemperaturen der nicht befiederten Hautstellen, wie Kamm und Kehllappen, schwanken wesentlich stärker und liegen je nach Raumtemperatur 3 bis 6° unter der Rectaltemperatur. Die stärksten Schwankungen finden sich — genau wie bei Säugern — an den Extremitäten: bei 23° Raumtemperatur liegt die Temperatur der Unterschenkelhaut schon 10° unter der Rectaltemperatur.

Tabelle 1. *Temperaturen innerer Organe.*

Organ	Taube[4] °C	Kalb[5] °C
Leber	41,0	37,6
Magen		37,5
Pankreas	40,5	
Niere	41,0	37,3
Herz	40,0	37,2
Lunge	40,4	36,7
Großhirn	39,0	
Rückenmark . .		37,4
V. poplitea . . .		35,0

[1] LANDSIEGEL, K.: Inaug.-Diss. Hannover 1937.
[2] HOFFMANN, R.: Inaug.-Diss. Hannover 1938.
[3] LEE, R. C., F. N. NICHOLAS u. E. G. RITZMAN: J. Nutrit. **21**, 321 (1941).
[4] KALLIR, E.: Z. vergl. Physiol. **13**, 231 (1930).
[5] WALTHER, J., F. W. BISHOP u. S. L. WARREN: In Temperature, its measurement and control, S. 474. New York 1941.
[6] WILSON, W. O., u. T. H. PLAISTER: Amer. J. Physiol. **166**, 572 (1951).

Die *Unterhauttemperatur* nimmt nach der Tiefe hin fortlaufend zu (Bazett u. McGlone[1], Brück u. Hensel[2]). Die Temperatur der ruhenden *Muskulatur* der Extremitäten ist tiefer als die Rectaltemperatur und kann beträchtlich mit den Außenbedingungen schwanken (Reader u. Whyte[3], Danielson u. Kinard[4]). Am unbekleideten Menschen fanden Brück u. Hensel[2] nach zweistündigem Aufenthalt in 20° Raumtemperatur Werte, die in Hand und Fuß um 10°, im Unterschenkel um 5° und im Oberschenkel um 2,5° unter der Rectaltemperatur lagen. Am Hund lag die Temperatur in der Oberschenkelmuskulatur etwa 4° unter der Rectaltemperatur (Horvath et al.[5]). In Wasser von 16° sinkt die Muskeltemperatur in der menschlichen Hand innerhalb 40 min auf 23° ab (Brück u. Hensel[2]).

c) Temperaturen im Körperkern.

Auch im Körperinnern herrschen keineswegs gleichmäßige Temperaturen (Tab. 1). Bei Maus, Ratte, Meerschweinchen, Katze, Hund und Kalb differieren die Temperaturen der inneren Organe einschließlich des Gehirns unter normalen Raumbedingungen und Narkose um 0,2—1,2° (Walther et al.[6]). Selbst innerhalb der einzelnen Organe kommen Temperaturunterschiede bis zu 0,9° vor. Unterschiede der inneren Organe von 1—2° fand Kallir[7] bei Krähe, Taube und Sperling. Das Gehirn des Hundes ist in den zentralen Teilen 0,4° wärmer, in der Rinde 0,5° kälter als das einströmende Blut (Ludwigs[8]). Die Temperatur der Drüsen und der Muskulatur hängt stark vom Stoffwechsel ab. Das wärmste Organ ist im allgemeinen die Leber, deren Temperatur bei Hund, Schwein und Kaninchen rund 1° über der Rectaltemperatur liegt (Lefèvre[9]). Die Temperatur der Lunge liegt oft unter der Rectaltemperatur; beim Menschen wurden 35,2—35,6°, beim Hund 36,2°, beim Kaninchen 36° (Loewy u. Gerhartz[10]), bei der Taube 40,4°, bei der Krähe 39,8° und beim Sperling 41—41,3° gemessen (Kallir[7]). Die Temperatur der Testes im Scrotum liegt mehrere Grade unter der Bauchhöhlentemperatur (S. 429).

Die *Bluttemperatur* zeigt ebenfalls große örtliche Unterschiede. Bei inneren Organen mit hohem Stoffwechsel, wie der Leber, ist das abströmende Blut wärmer als das zuströmende, so daß das Blut eine Kühlwirkung entfaltet. Gerade umgekehrt ist es in den äußeren Körperteilen, vor allem der Haut. Die Temperatur des Venenblutes in den Extremitäten kann einige Grade unter der des arteriellen Blutes liegen, und selbst das arterielle Blut zeigt auf kurze Strecken starke Temperaturunterschiede (Hund: Horvath et al.[5]) und kann sich in den Extremitäten des Menschen bei kalten Raumtemperaturen bis auf 21,5° abkühlen (Bazett[11], Bazett et al.[12]). Die Kühlwirkung der Luft auf das Lungenblut ist

---

[1] Bazett, H. C., u. B. McGlone: Amer. J. Physiol. **82**, 415 (1927).

[2] Brück, K., u. H. Hensel: Pflügers Arch. **257**, 70 (1953).

[3] Reader, S. R., u. H. M. Whyte: J. Appl. Physiol. **4**, 396 (1951).

[4] Danielson, R. N., u. F. W. Kinard: J. Appl. Physiol. **4**, 373 (1951).

[5] Horvath, S. M., A. Rubin u. E. L. Foltz: Amer. J. Physiol. **161**, 316 (1950).

[6] Walther, J., F. W. Bishop u. S. L. Warren: In Temperature, its measurement and control, S. 474. New York 1941.

[7] Kallir, E.: Z. vergl. Physiol. **13**, 231 (1930).

[8] Ludwigs, N.: Pflügers Arch. **259**, 35 (1954).

[9] Lefèvre, J.: Chaleur animale et bioénergétique. Paris 1911.

[10] Loewy, A., u. H. Gerhartz: Pflügers Arch. **155**, 231 (1914).

[11] Bazett, H. C.: Amer. J. Med. Sci. **218**, 483 (1949).

[12] Bazett, H. C., L. Love, M. Newton, E. Eisenberg, R. Day u. R. Forster: J. Appl. Physiol. **1**, 3 (1948).

nur sehr gering. So fanden MATHER et al.[1] selbst bei Raumtemperaturen von
− 18° beim Hund nur Temperaturunterschiede bis 0,03° zwischen dem Blut der
A. und V. pulmonalis.

d) Rectaltemperaturen.

Von besonderem Interesse ist schließlich die Temperatur der Körperöffnungen
(Rectum, Vagina, Mundhöhle), da diese meist als repräsentativ für die Innentemperatur des Körpers angesehen wird. Beim *Menschen* liegt durchschnittlich
die Rectaltemperatur 0,26° über der Harntemperatur (PEMBREY u. NICOL[2]) und
0,5° über der Mundtemperatur (HEPBURN et al.[3]). Die Mundhöhle hat ziemlich
große örtliche Temperaturunterschiede (LUX u. LUX[4]), ebenso Rectum und
Vagina (Rind: KRISS[5], Mensch: BENEDICT u. SLACK[6]).

Tabelle 2. *Rectaltemperaturen einiger Homoiothermer. Mittelwerte ϑ_R und Variationsbreite $\Delta \vartheta_R$.*

Säuger	ϑ_R °C	$\Delta \vartheta_R$ °C	Vögel	ϑ_R °C	$\Delta \vartheta_R$ °C
Spitzmaus[7]	35,7		Zaunkönig[12] . .	41,8	40,4—44,0
Ratte[8]	38,1	37,5—38,6	Zeisig[13]	41,6	40,7—42,5
Kaninchen[9] . . .	39,4	38,6—40,1	Sperling[12] . . .	41,5	41,0—42,0
Katze, Hund.[9] . .	38,6	38,1—39,2	Dohle[14]	41,7	40,9—42,6
Schaf[9]	39,1	38,3—39,9	Star[14]	41,3	39,6—42,9
Pferd[9]	37,7	37,2—38,2	Möwe[15]	40,8	40,3—41,2
Rind[9]	38,6	38,0—39,3	Habicht[14,15] . .	41,9	40,9—42,9
Kamel[10]	36,4	34,9—37,8	Taube[15] . . .	41,8	41,0—42,5
Schimpanse[10] . . .	37,0	36,3—37,8	Huhn[14]	41,1	40,4—41,9
Mensch[11]	37,0	36,2—37,8	Ente[13]	41,5	40,5—42,5
Elefant[10]	36,2	35,7—36,7	Eule[14]	40,8	40,4—41,1
Seehund[10]	38,3		Bartgeier[13] . . .	39,7	38,8—40,6
Wal[10]	36,5	36,0—37,0	Strauß[13]	37,4	36,9—37,8

Beim Menschen gilt eine Rectaltemperatur von 37° als „normal", der physiologische Bereich umfaßt jedoch nicht weniger als 4° (S. 414). Kinder haben meist
etwas höhere Tagestemperaturen als Erwachsene mit einem Maximum im Alter
von 1 Jahr (DU BOIS[11]). Zahlreiche Untersucher haben neuerdings die Brauchbarkeit der Rectaltemperatur als Maß der Innentemperatur des menschlichen
Körpers stark kritisiert, da die Temperatur des Rectums auch von den umgebenden venösen Plexus und anderen örtlichen Einflüssen abhängt (HEMINGWAY[16],
MEAD u. BONMARITO[17], GLASER[18], GRANT[19]). Ebenso unterliegt die Mundtemperatur
beträchtlichen äußeren Störungen (DU BOIS[11]) und hat nach HORVATH et al.[20]

[1] MATHER, G. W., G. G. NAHAS u. A. HEMINGWAY: Amer. J. Physiol. **173**, 390 (1953).
[2] PEMBREY, M. S., u. B. A. NICOL: J. of Physiol. **23**, 386 (1898).
[3] HEPBURN, J. S., H. M. EBERHARD, R. RICKETTS u. C. L. RIEGER: Arch. Int. Med.
52, 603 (1933).
[4] LUX, F., u. W. LUX: Dtsch. Mschr. Zahnheilk. **51**, 535 (1933).
[5] KRISS, M.: J. Agr. Res. **21**, 1 (1921).
[6] BENEDICT, F. G., u. E. P. SLACK: Carnegie Inst. Wash. Publ. 155 (1911).
[7] KENDEIGH, S. C.: J. Mammal. **26**, 86 (1945).
[8] TIGERSTEDT, R.: In Handbuch der vergleichenden Physiologie, Bd. III, 2. Teil. S. 1.
Jena 1910—14.
[9] DUKES, H. H.: The physiology of domestic animals. New York 1952.
[10] WISLOCKI, G. B.: Quart. Rev. Biol. 8, 385 (1933).
[11] DU BOIS, E. F.: Western J. Surg. Obstetr. **59**, 476 (1951).
[12] BALDWIN, S. P., u. S. C. KENDEIGH: Sci. Publ. Cleveland. Mus. Nat. Hist. **3**, 1 (1932).
[13] BUDDENBROCK, W. v.: Grundriß der vergleichenden Physiologie, Bd. II. Berlin 1937.
[14] SIMPSON, S., u. J. J. GALBRAITH: J. of Physiol **33**, 225 (1905).
[15] HILDÉN, A., u. K. S. STENBÄCK: Skand. Arch. Physiol. (Lpz.) **34**, 382 (1916).
[16] HEMINGWAY, A.: Amer. J. Physiol. **155**, 442 P (1948).
[17] MEAD, J., u. C. L. BONMARITO: J. Appl. Physiol. **2**, 97 (1949).
[18] GLASER, E. M.: J. of Physiol. **109**, 366 (1949).
[19] GRANT, R.: Annual Rev. Physiol. **13**, 75 (1951).
[20] HORVATH, S. M., H. MENDUKE u. G. M. PIERSOL: J. Amer. Med. Assoc. **144**, 1562 (1950).

keine signifikante Beziehung zur Rectaltemperatur. Zuverlässiger, aber nicht so universell anwendbar, ist die Messung der Harntemperatur. Vom Gesichtspunkt der Temperaturregelung wäre es vielleicht sinnvoll, die Temperatur des Hypothalamus als Bezugsgröße zu messen; aus methodischen Gründen bleibt dies jedoch auf Ausnahmefälle beschränkt. Es ist also *kaum möglich, aus der Temperatur einer Körperstelle auf die irgendeiner anderen Stelle* zu schließen. Auch die Berechnung einer *Durchschnittstemperatur* des Körpers dürfte schwerlich zu besseren Resultaten führen (z. B. beim Menschen 35% Rectaltemperatur und 65% mittlere Hauttemperatur, Burton[1]).

Die Rectaltemperaturen der *Säugetiere* liegen bei mittleren Außentemperaturen meist zwischen 36 und 39°, die der *Vögel* zwischen 40 und 43°; eine Auswahl gibt Tab. 2. (Weitere Literatur bei Tigerstedt[2], Kanitz[3], Pearse u. Hall[4],

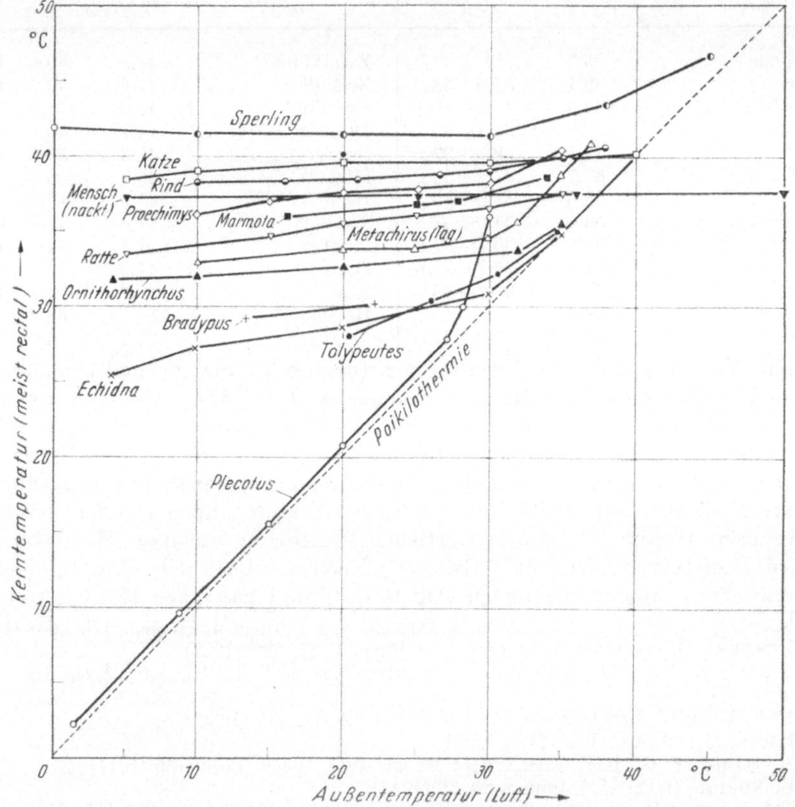

Abb. 5. Mittlere Rectaltemperaturen als Funktion der Außentemperatur. Echidna aculeata (Stacheligel)' Ornithorhynchus anatinus (Schnabeltier) und Katze nach C. J. Martin: Philosophic. Trans. Roy. Soc· Lond. B 195, 1 (1902); Metachirus nudicaudatus und Proechimys semispinosis (Opossum) nach P. R· Morrison: J. Cellul. a. Comp. Physiol. 27, 125 (1946); Bradypus tridactylus (Dreizehenfaultier) nach P. Sawaya: Arq. Cirurg. Clin. Exper. 5, 235 (1941); Tolypeutes conurus (Kugelgürteltier) nach M. Eisentraut: Z. vergl. Physiol. 18, 174 (1932); Plecotus auritus (Ohrenfledermaus) nach M. Eisentraut: Biol. Zbl. 60, 199 (1940); Marmota monax (Woodchuck) nach F. G. Benedict: Carnegie Inst. Wash. Publ. 503, (1938); Ratte nach J. A. Bierens de Haan: Roux' Arch. 50, 1 (1922); Rind nach W. M. Regan u. G. A. Richardson: J. Dairy Sci. 19, 11 (1935); Sperling nach S. C. Kendeigh: J. of Exper. Zool. 96, 1 (1944); Mensch nach K. Wezler u. G. Neuroth: Z. exper. Med. 115, 127 (1949).

[1] Burton, A. C.: J. Nutrit. 9, 261 (1935).

[2] Tigerstedt, R.: In Handbuch der vergleichenden Physiologie, Bd. III, 2. Teil, S. 1. Jena 1910—14.

[3] Kanitz, O.: Tabulae biol. 2, 9 (1925).

[4] Pearse, A. S., u. F. G. Hall: Homoiothermism. New York 1928.

BALDWIN u. KENDEIGH[1], WISLOCKI[2], PROSSER[3], MORRISON u. RYSER[4] u. a.). Es ist verschiedentlich versucht worden, so neuerdings von RODBARD[5], eine Beziehung zwischen Körpergröße und Rectaltemperatur aufzustellen. An Hand der zuverlässigsten Messungen der Rectaltemperaturen und Gewichte von 56 Säugetierarten (Maus 9 g bis Wal 10^7 g) konnten jedoch MORRISON u. RYSER[4] zeigen, daß in allen Gewichtsklassen die mittlere Rectaltemperatur 37,8° ± 0,4° beträgt, bei einer Streuung innerhalb der Gruppen von 1,23°. Nach diesen Untersuchungen besteht also *keine* Korrelation zwischen Körpergröße und Kerntemperatur. Zu demselben Ergebnis kamen auch IRVING u. KROG[6], die bei arktischen Säugetieren (10^2—10^6 g) und Vögeln (10—$2 \cdot 10^3$ g) ebenfalls keine Abhängigkeit der Rectaltemperatur von der Körpergröße fanden. Auch zwischen tropischen und arktischen Tieren bestehen keine signifikanten Unterschiede der Körpertemperaturen.

2. Körpertemperatur und Außentemperatur.

Abb. 5 zeigt die Rectaltemperatur einiger Arten als Funktion der Lufttemperatur. Wenn auch im allgemeinen eine Beziehung zwischen der Entwicklungshöhe und dem Grad der Homoiothermie besteht (vgl. S. 330), so finden sich doch manche Ausnahmen. Am wenigsten ausgebildet ist die Temperaturregelung bei den Chiropteren, die praktisch poikilotherm sind (S. 441 ff.). Wesentlich besser, aber immer noch recht unvollkommen, ist sie bei den Monotremen (MARTIN[7]). Auch die Marsupialier (MORRISON[8]) und Edentaten regeln ihre Temperatur nur sehr mangelhaft (KREDEL[9], EISENTRAUT[10, 11], BRITTON u. ATKINSON[12], SAWAYA[13]). Die tropischen Arten der Marsupialier haben während ihrer nächtlichen Aktivität eine höhere Temperatur und eine bessere Regelung als am Tage (Abb. 6). Bei den Winterschläfern ist die Temperaturregelung im Wachzustand meist nicht ganz so gut wie bei den anderen höheren Säugetieren (S. 445). Besser ist die Homoiothermie bei den größeren Säugern und bei den Vögeln

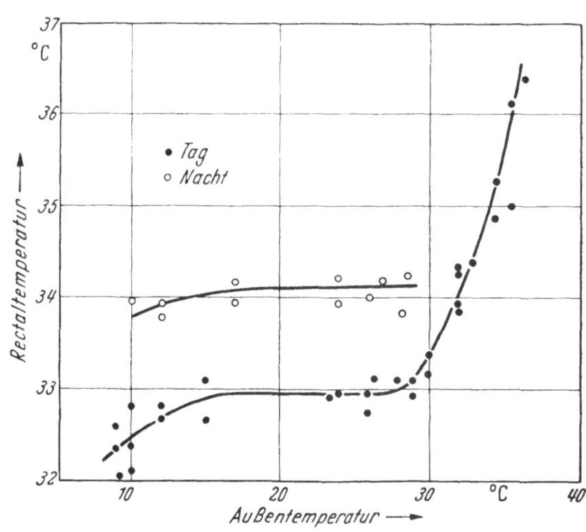

Abb. 6. Körpertemperatur bei verschiedenen Außentemperaturen beim Opossum (Metachirus nudicaudatus) nach P. R. MORRISON: J. Cellul. a. Comp. Physiol. 27, 125 (1946).

[1] BALDWIN, S. P., u. S. C. KENDEIGH: Sci. Publ. Cleveland Mus. Nat. Hist. 3, 1 (1932).
[2] WISLOCKI, G. B.: Quart. Rev. Biol. 8, 385 (1933).
[3] PROSSER, C. L.: In Comparative animal physiology. S. 341. Philadelphia u. London 1950.
[4] MORRISON, P. R., u. F. A. RYSER: Science (Lancaster, Pa.) 116, 231 (1952).
[5] RODBARD, S.: Science (Lancaster, Pa.) 111, 465 (1950).
[6] IRVING, L., u. J. KROG: J. Appl. Physiol. 6, 667 (1954).
[7] MARTIN, C. J.: Philosophic. Trans. Roy. Soc. London B 195, 1 (1902).
[8] MORRISON, P. R.: J. Cellul. a. Comp. Physiol. 27, 125 (1946).
[9] KREDEL, F. E.: J. Mammal. 9, 48 (1928).
[10] EISENTRAUT, M.: Z. vergl. Physiol. 16, 39 (1932).
[11] EISENTRAUT, M.: Z. vergl. Physiol. 18, 174 (1932).
[12] BRITTON, S. W., u. W. E. ATKINSON: J. Mammal. 19, 94 (1938).
[13] SAWAYA, P.: Arqu. Cirurg. Clin. Exper. 5, 235 (1941).

entwickelt, die ihre Rectaltemperatur über weite Bereiche der Außentemperatur bis auf wenige Zehntel Grad konstant halten können, während sie bei den heterothermen Tieren bis über 10° schwanken kann. Änderungen der Aktivität verursachen bei den höheren Homoiothermen meist wesentlich größere Schwankungen der Rectaltemperatur — bis zu mehreren Graden — als die üblichen Veränderungen der Außentemperatur. Hierbei handelt es sich jedoch keineswegs um eine Unvollkommenheit der Temperaturregelung (S. 392). Am besten ist die Homoiothermie bei den Carnivoren, den Equiden und beim Menschen entwickelt.

3. Periodische Schwankungen der Körpertemperatur.

a) Tagesschwankung.

Die Kerntemperatur der Homoiothermen zeigt eine mehr oder weniger ausgeprägte *Tagesschwankung* (Abb. 7). Bei den Arten, deren Hauptaktivität am Tage liegt, fällt das Temperaturmaximum in die Nachmittagsstunden, das Minimum in die Morgenstunden. Vögel haben meist ein Temperaturmaximum zwischen 12 und 15 Uhr, ein Minimum zwischen 0 und 3 Uhr, während das Maximum bei den Säugern meist zwischen 18 und 21 Uhr und das Minimum

Tabelle 3. *Größe der Tagesschwankung der Körpertemperatur.*
(*N* = nächtlich aktive Tiere).

Säuger	$\Delta \vartheta_R$ °C	Vögel	$\Delta \vartheta_R$ °C
Kaninchen[1]	0,8	Eule (*N*)[1]	0,9
Meerschweinchen[1]	0,8	Ente[1]	0,9
Hund[1]	0,9	Taube[1]	1,4
Mensch (Frau)[2]	1,2	Dohle[1]	1,6
Mensch (Mann)[2]	1,4	Möwe[1]	1,7
Igel (*N*)[3]	2,0	Habicht[1]	1,8
Metachirus (*N*)[4]	2,4	Star[1]	3,3
Myoxus[5]	3,0	Drossel[1]	4,0
Kamel[6]	3,0		
Macacus rhesus[7]	3,6		

zwischen 3 und 6 Uhr liegt (Simpson u. Galbraith[1], Hildén u. Stenbäck[8], Baldwin u. Kendeigh[9]). *Nachttiere* haben einen umgekehrten Tagesgang der Körpertemperatur, und zwar gilt dies sowohl für Vögel (Simpson u. Galbraith[1], Baldwin u. Kendeigh[9]) als für Säugetiere (Herter[3], Morrison[4]). Die Größe der Tagesschwankungen ist sehr verschieden. Bei den kleineren Vögeln scheint sie ausgeprägter zu sein als bei den größeren, während die Mitteltemperaturen offenbar nicht größenabhängig sind. Bei den Säugern läßt sich kein Zusammenhang zwischen Körpergröße und Amplitude der Tagesschwankung erkennen (Tab. 3). Nach neueren Versuchen von Mellette et al.[2] am *Menschen* unter genauen Standardbedingungen beträgt die Tagesschwankung der Rectaltemperatur bei jüngeren Frauen durchschnittlich 1,20° (37,16—38,36°), bei jüngeren Männern 1,49° (36,83—38,32°). Die Amplituden streuen dabei von 0,7° bis 2,1°. Van der Bogert u. Moravec[10] fanden bei Kindern mit durchschnittlich 1,7° eine größere Tagesschwankung als bei Erwachsenen. Weiteres über die Tagesschwankung der Körpertemperatur beim Menschen s. Aschoff[11].

---

[1] Simpson, S., u. J. J. Galbraith: J. of Physiol. **33**, 225 (1905).
[2] Mellette, H. C., B. K. Hutt, S. I. Askowitz u. S. M. Horvath: J. Appl. Physiol. **3**, 665 (1951).
[3] Herter, K.: Z. vergl. Physiol. **20**, 511 (1934).
[4] Morrison, P. R.: J. Cellul. a. Comp. Physiol. **27**, 125 (1946).
[5] Wyss, O. A. M.: Pflügers Arch. **229**, 599 (1932).
[6] Cleland, J. B.: Linn. Soc. New South Wales **34**, 268 (1909).
[7] Simpson, S., u. J. J. Galbraith: Trans. Roy. Soc. Edinburgh **45**, 69 (1909).
[8] Hildén, A., u. K. S. Stenbäck: Skand. Arch. Physiol. (Lpz.) **34**, 382 (1916).
[9] Baldwin, S. P., u. S. C. Kendeigh: Sci. Publ. Cleveland Mus. Nat. Hist. **3**, 1 (1932).
[10] Bogert, F. van der, u. C. L. Moravec: J. of Pediatr. **10**, 466 (1937).
[11] Aschoff, J.: Klin. Wschr. **1955**, 545.

Die Tagesschwankung der Temperatur ist nur *eine* der vielen physiologischen Größen, die der allgemeinen Tagesperiodik unterliegen. Hält man die Außenbedingungen konstant (Licht, Temperatur, Feuchte usw.), so bleibt der Rhythmus meist bestehen, desynchronisiert sich aber gegenüber der Erddrehung. Im Dauerdunkel tritt bei Vögeln eine Periodik von 25—26 Std. auf (WAGNER[1]), bei Mäusen eine etwa 23stündige Periodik, im Dauerlicht bei Mäusen und Ratten eine 24$^1/_2$- bis 26stündige Periodik (HEMMING-SEN u. KRARUP[2], OSBORN[3], CAL-HOUN[4], ASCHOFF[5,6]). Der Tagesrhythmus hat also eine *endogene* Komponente, von der man bis heute noch nicht weiß, wieweit sie angeboren oder im Laufe der Ontogenie erworben ist. Der endogene Rhythmus wird durch einen „Zeitgeber" (ASCHOFF[7]) mit der Erddrehung synchronisiert. Als Zeitgeber können alle tagesperiodischen Reize wirksam werden, insbesondere meteorologische (Licht, Temperatur, Feuchte usw.) und ökologische (Rhythmus des Muttertieres, Geräusche,Fütterung; Lit.b.ASCHOFF[7]). Es gelingt leicht, bei Säugetieren und Vögeln durch Phasenverschiebungen des Zeitgebers eine Verschiebung des Tagesrhythmus gegenüber der Erddrehung zu erzeugen (SIMPSON u. GALBRAITH[8], HILDÉN u. STENBÄCK[9] u. a.), dagegen kann man die Frequenz der Periodik nur in sehr beschränktem Ausmaß verändern.

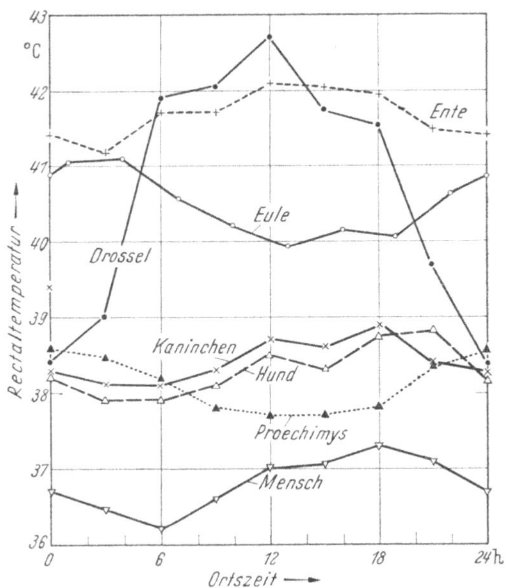

Abb. 7. Tagesrhythmus der Körpertemperatur bei Tag- und Nachttieren. Mensch nach TH. JÜRGENSEN: Die Körperwärme des gesunden Menschen. Leipzig 1873; Proechimys semispinosis (Opossum) nach P. R. MORRISON: J. Cellul. a. Comp. Physiol. 27, 125 (1946); übrige nach S. SIMPSON u. J. J. GALBRAITH: J. of Physiol. 33, 225 (1905).

Auch beim *Menschen* bewirkt bekanntlich eine Phasenverschiebung aller Zeitgeber, am vollkommensten durch Verschiebung der Ortszeit während eines Langstreckenfluges oder einer Seereise, eine entsprechende Phasenverschiebung der Temperaturkurve. Die Umstellung dauert etwa 3—6 Tage (STRUGHOLD[10]). Dagegen gelingt die Inversion der Temperaturkurve durch Nachtarbeit nur unvollkommen, da auch der Nachtarbeiter keineswegs seine Lebensweise völlig umkehrt, sondern den zivilisatorischen Rhythmus der Umwelt mehr oder weniger mitmacht. Immerhin wurde an Nachtschwestern nach mehreren Monaten Nachtdienst eine ziemlich deutliche Inversion der Temperaturkurve beschrieben (TOULOUSE u. PIÉRON[11]). KLEITMAN u. KLEITMAN[12] gelang während eines

[1] WAGNER, H.: Z. vergl. Physiol. 12, 703 (1930).
[2] HEMMINGSEN, A. M., u. N. B. KRARUP: Skand. Arch. Physiol. (Lpz.) 65, 97 (1932).
[3] OSBORN, C. M.: Anat. Rec. 78, 137 (Suppl.) (1940).
[4] CALHOUN, J. B.: Ecology 26, 250 (1945).
[5] ASCHOFF, J.: Naturwiss. 38, 506 (1951).
[6] ASCHOFF, J.: Pflügers Arch. 255, 197 (1952).
[7] ASCHOFF, J.: Naturwiss. 41, 49 (1954).
[8] SIMPSON, S., u. J. J. GALBRAITH: Trans. Roy. Soc. Edinburgh 45, 69 (1909).
[9] HILDÉN, A., u. K. S. STENBÄCK: Skand. Arch. Physiol. (Lpz.) 34, 382 (1916).
[10] STRUGHOLD, H.: J. Aviation Med. 23, 464 (1952).
[11] TOULOUSE, E., u. H. PIÉRON: J. de Physiol. 1907, 425.
[12] KLEITMAN, N., u. E. KLEITMAN: J. Appl. Physiol. 6, 283 (1953).

arktischen Sommeraufenthaltes teilweise auch die künstliche Einstellung einer 18- und 28stündigen Temperaturperiodik durch veränderte Lebensweise.

b) Längere Temperaturperioden.

Eine periodische Temperaturschwankung, die besonders am Menschen untersucht wurde, wird durch den *Menstruationszyklus* hervorgerufen (Hardy et al.[1] u. a.). Unmittelbar nach der Menstruation sinkt die Rectaltemperatur ab und erreicht einen Tiefstand kurz vor der Ovulation. Mit der Ovulation steigt die Temperatur plötzlich um etwa 0,5° an und bleibt bis zur nächsten Menstruation bestehen. Bei Eintritt der Schwangerschaft bleibt sie weiterhin auf diesem hohen Werte. Die Ursachen dieser Temperaturschwankung sind noch unbekannt. (Jahresschwankungen der Temperatur siehe S. 437 ff.).

III. Homoiothermie als biologischer Regelungsvorgang.

1. Begriff der Regelung.

Die „Homoiostasis" (Cannon[2]) im lebenden Organismus beruht nach unseren heutigen Kenntnissen größtenteils auf einer Gruppe von Vorgängen, die man als *Regelung* bezeichnet. Hierbei ergeben sich überraschende Parallelen zur modernen Regelungstechnik. Wenn wir versuchen, die Begriffsbildungen der modernen Regelungs- und Steuerungstheorie auf die biologischen Regelvorgänge anzuwenden, so hoffen wir, hierdurch ein klareres Bild der wesentlichen Eigenschaften solcher Systeme zu gewinnen. Freilich sind die Aussagen der Regelungstheorie rein *formaler* Art, entheben also die physiologische Forschung nicht der Aufgabe, zu untersuchen, mit welchen Mitteln die Natur ihre Regelungsvorgänge verwirklicht. Hier liegen dann auch die Unterschiede zwischen biologischen und technischen Regelsystemen.

Von einer Regelung im Sinne der Regelungstheorie sprechen wir, wenn eine *Größe auf Grund fortlaufender Messungen und entsprechender korrigierender Eingriffe konstant gehalten* wird. Der Ausdruck ist also gegenüber dem unscharfen Begriff „Regulation" streng definiert und wird hier ausschließlich so verwendet. (Näheres über biologische Regelung bei: Drischel[3], Mittelstaedt[4], Wagner[5], Hensel[6,7]; über Regelungstheorie im allgemeinen bei: Schäfer[8] und Oppelt[9]; Terminologie der Regelung vgl. auch DIN-Normblatt 19226/1954).

Ein Regelvorgang ist gekennzeichnet durch einen in sich geschlossenen Wirkungskreis, den *Regelkreis*; er besteht aus der *Regelstrecke*, in der die Regelgröße auf einem vorgegebenen Wert („Sollwert") konstant gehalten wird, und dem *Regler*, der die Regelung bewirkt. Ein *Fühler* oder Meßinstrument mißt die Abweichungen der Regelgröße vom Sollwert und gibt das Ergebnis weiter an den Regler, der — meist über eine Hilfskraft — ein *Stellglied* an der Regelstrecke verstellt und damit die Abweichung der Regelgröße korrigiert. Die *Führungsgröße* bestimmt den *Sollwert* des Reglers. *Störgrößen* sind diejenigen Größen, die die Regelgröße beeinflussen, die *Stellgröße* ist die Ausgangsgröße des Reglers und gibt die Wirkung des Stellgliedes an. Der *Stellbereich* ist der Spielraum des

[1] Hardy, J. D., E. Shorr u. E. F. Du Bois: Federat. Proc. 6, 122 (1947).
[2] Cannon, W. B.: The wisdom of the body. New York 1932.
[3] Drischel, H.: Wiss. Z. Univ. Greifswald 2, 99 (1953).
[4] Mittelstaedt, H.: Regelungstechn. 2, 177 (1954).
[5] Wagner, R.: Probleme und Beispiele biologischer Regelung. Stuttgart 1954.
[6] Hensel, H.: Umschau 54, 289 (1954).
[7] Hensel, H.: Regelungstechn. (im Druck) (1955).
[8] Schäfer, O.: Grundlagen der selbsttätigen Regelung. München 1953.
[9] Oppelt, W.: Kleines Handbuch technischer Regelvorgänge. Weinheim 1953.

Stellgliedes; er kennzeichnet also denjenigen Bereich, in dem die Stellgröße den Änderungen der Regelgröße zu folgen vermag.

Die Teile des Regelkreises (Regler, Regelstrecke) sind einseitig gerichtete (quasi-rückwirkungsfreie) Übertragungsglieder, die wir nach einem Vorschlag von MITTELSTAEDT[1] allgemein als *Steuerkörper* bezeichnen. Ein Steuerkörper hat einen Eingang und einen Ausgang, wobei die Eingangsgröße die Ausgangsgröße beeinflußt, aber nicht umgekehrt. Der Regelkreis gibt nur Wirkungsrichtungen an, aber nicht die Richtung eines Energie- oder Massenflusses. Was in ihm übertragen wird, sind „Signale" oder „Nachrichten", während die übertragene Energie grundsätzlich belanglos ist. Wichtig ist ferner, daß an einer Stelle des Regelkreises der Wirkungssinn *umgekehrt* wird, so daß eine Änderung der Regelgröße sich selbst wieder aufhebt.

Die *Übergangsfunktion* des Steuerkörpers gibt den zeitlichen Verlauf der Ausgangsgröße bei einer sprunghaften Änderung der Eingangsgröße an. Bei Kenntnis der Übergangsfunktionen aller Steuerkörper kann man nach der Regelungstheorie das Gesamtverhalten des Regelkreises voraussagen. Wichtig sind hierbei vor allem Verzögerungen, wie sie durch Energiespeicher oder durch die Fortpflanzung eines Vorganges mit endlicher Geschwindigkeit auftreten. Bezüglich der Einzelheiten verweisen wir auf die oben erwähnten Arbeiten.

2. Biologische Temperaturregelung.

Wir sind heute noch weit davon entfernt, bei der biologischen Temperaturregelung den Regelkreis in allen Einzelheiten darstellen zu können. Unsere Kenntnisse erlauben nicht viel mehr als den Nachweis, daß hier ein Regelvorgang vorliegt. Es müssen dabei 1. gerichtete Steuerkörper vorhanden sein, die 2. einen Wirkungskreis bilden und 3. negativ rückgekoppelt sind. Dieser Nachweis kann heute als erbracht gelten (HENSEL[2, 3]).

Die führende Regelgröße bei der Homoiothermie ist die *Temperatur* im *Körperkern*, genauer vielleicht die Temperatur des Hypothalamus. Alle anderen Größen, wie Wärmebildung, Wärmeabgabe, Wärmewiderstand, Wärmeinhalt usw. ändern sich sehr stark mit Alter, Körpergröße und äußeren Bedingungen, wogegen die Temperatur des Körperkernes von diesen Faktoren weitgehend unabhängig ist, mindestens bei den höheren Warmblütern. Von der Auffassung, daß der Wärmeinhalt des Körpers die Regelgröße sei (GESSLER[4]), ist man schon seit langem abgekommen, da kalte und warme Umgebung stark wechselnde Wärmeinhalte bei annähernd gleicher Kerntemperatur bewirken (S. 354). GLASER[5] vermutete, daß nicht die Temperatur, sondern die Gleichheit von Wärmebildung und Wärmeabgabe, also die Einstellung eines stationären Wärmestromes, führendes Prinzip der Regelung sei („Homoiothermokatametry"). Er schließt dies daraus, daß gewisse bleibende Abweichungen der Rectaltemperatur auftreten können, die daher nicht der Sollwert der Regelung sein könne. Dies Argument ist meines Erachtens nicht stichhaltig, da wir auch in der Regelungstechnik bestimmte Systeme kennen (P-Regler), die zwangsläufig bei Belastung durch Störgrößen eine kleine, bleibende Abweichung der Regelgröße vom Sollwert zeigen. Außerdem bleibt der grundsätzliche Einwand bestehen, daß ein stationärer Zustand des Wärmestromes als solcher die Homoiothermie nicht hinreichend kennzeichnet, da er bei jeder beliebigen Temperatur möglich ist, während die Homoiothermen ja unbestritten auf einen sehr engen Temperaturbereich einregeln.

[1] MITTELSTAEDT, H.: Regelungstechn. **2**, 177 (1954)
[2] HENSEL, H.: Umschau **54**, 289 (1954).
[3] HENSEL, H.: Regelungstechn. (im Druck) (1955).
[4] GESSLER, H.: Erg. Physiol. **26**, 185 (1928).
[5] GLASER, E. M.: Abstr. 19. Internat. Physiol. Congr. S. 395. Montreal 1953.

Als Regelstrecke kann man das Körperinnere betrachten, eine genauere Abgrenzung ist jedoch kaum möglich. Eine Erhöhung der Innentemperatur bewirkt auf dem Wege über das *Zentralnervensystem* (Hypothalamus) eine Reihe von Vorgängen, die eine Herabsetzung der Innentemperatur auslösen. Ob und in welchem Maße das Zentralnervensystem auch auf Unterkühlungen anspricht, ist noch nicht geklärt (S. 368); biologisch erscheint dies von untergeordneter Bedeutung, da primäre innere Abkühlungen normalerweise nicht vorkommen. An der Körperoberfläche greifen die Störgrößen sowohl als Überwärmung wie als Unterkühlung an. Dort wird die Störung sogleich von den *Thermoreceptoren* der äußeren Haut aufgenommen und auf nervösem Wege eine Gegenregelung eingeleitet, bevor die Störung die Regelstrecke erreicht hat. In der Regeltheorie bezeichnet man diese zusätzliche Einführung einer Störgröße in den Regler als „Störwertaufschaltung". Sie ermöglicht eine besonders gute Regelung bei großen und plötzlichen Störungen. Erhöht wird die Wirksamkeit noch dadurch, daß die Thermoreceptoren nicht nur auf die Temperatur, sondern auch auf deren zeitlichen Differentialquotienten ansprechen

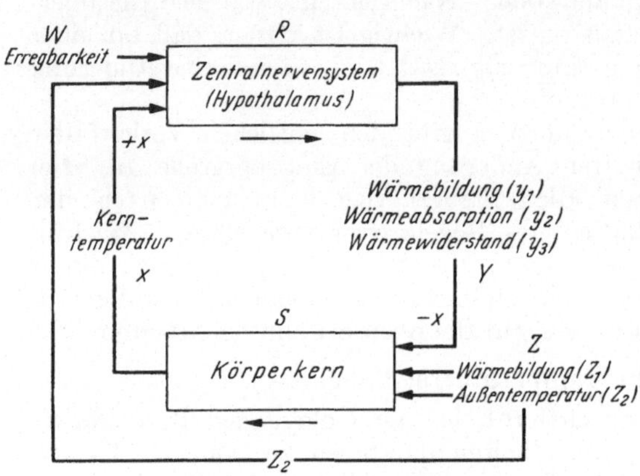

Abb. 8. Temperaturregelung der Homoiothermen in der Darstellungsweise der Regelungstheorie. Regeltechnische Bezeichnungen: *R* Regler, *S* Regelstrecke, *X* Regelgröße, *Y* Stellgrößen, *Z* Störgrößen, *W* Führungsgröße.

(Prinzip des PD-Reglers). Beim Menschen arbeitet dieses Prinzip so wirkungsvoll, daß plötzliche äußere Abkühlung sogar einen „paradoxen" Anstieg der Innentemperatur auslöst.

Ein stark vereinfachtes Schema des Regelkreises der Homoiothermen in der Darstellungsweise der Regeltechnik zeigt Abb. 8. Wie man sieht, liegt ein geschlossener Wirkungskreis vor. Alle Teile des Kreises sind gerichtete Übertragungsglieder. So bewirkt eine äußere Temperaturänderung eine Erregung der Thermoreceptoren, eine (künstliche) Erregung der Receptoren aber keine Temperaturänderung. Auch bei den anderen Gliedern des Regelkreises läßt sich der Nachweis der gerichteten Wirkung leicht führen. Bei der biologischen Temperaturregelung werden die Stellglieder mittels außerordentlich kleiner Leistungen gesteuert, es handelt sich also um eine typische Regelung mit Hilfskräften. Eine genaue Angabe des Verstärkungsfaktors ist nicht möglich, eine Abschätzung der Größenordnung ergibt sich aber z. B. aus der Tatsache, daß die Masse aller Thermoreceptoren des Menschen noch nicht 1 g erreichen dürfte. Dieser Nervenmasse würde bei starker Erregung eine Leistung von etwa $50 \cdot 10^{-6}$ Watt (Feng[1]) entsprechen, womit eine Stoffwechselleistung von mindestens 50 Watt, also das 10^6fache, gesteuert werden kann. Die Verzögerungen im Regelkreis sind erheblich. Sie entstehen durch die Laufzeit der Nervenimpulse und des Wärmetransportes im Blut, vor allem aber durch Wärmespeicherung im Gewebe. Eine genaue Angabe der einzelnen Übergangsfunktionen ist noch nicht möglich. Die Verzögerungen durch Nervenleitung sind am geringsten (Sekundenbruchteile), am längsten sind die Verzögerungen durch Wärmespeicherung (bis zu vielen

---

[1] Feng, T. P.: Erg. Physiol. **38**, 73 (1936).

Minuten). Durch das Prinzip der Störgrößenaufschaltung wird diese Verzögerung teilweise umgangen.

Der Stand unserer Kenntnisse der einzelnen Glieder des Regelkreises ist sehr unterschiedlich. Weitaus am besten sind die Wirkungen der Stellglieder (Wärmebildung, Wärmewiderstand, Wärmeabsorption) erforscht. Die letzten Jahre brachten vor allem neue Erkenntnisse über die Wirkungsweise der Thermoreceptoren. Noch kaum bekannt ist die Funktionsweise des Hypothalamusgebietes und die Art der nervösen und hormonalen Verbindungen zwischen Receptoren, Regelzentren und Stellgliedern.

3. Wirkungsweise der einzelnen Glieder des Regelkreises.

Die Homoiothermen verfügen über zahlreiche physiologische Mechanismen, die eine Beeinflussung der Kerntemperatur bewirken können. Wir können dabei unterscheiden zwischen Vorgängen, die *autonom* innerhalb des Körpers ablaufen und den Regelvorgang im engeren Sinne darstellen, und *Verhaltensweisen* ("behavioural thermoregulation") (Tab. 4). Neurophysiologisch sind die ersteren Vorgänge mit subcorticalen, insbesondere hypothalamischen Funktionen, die letzteren mit der Tätigkeit der Großhirnrinde verknüpft. Eine scharfe Abgrenzung

Tabelle 4. *„Stellglieder" der Temperaturregelung der Homoiothermen.*
In Klammern: Spezielle Verhaltensregelungen des Menschen.

Physikalischer Faktor	Autonome Regelung	Verhaltensregelung ("Behavioural thermoregulation")
Umgebungstemperatur ϑ_u		Aufsuchen anderer Klimazonen, Aufsuchen von Sonne, Schatten usw. (Künstliche Heizung und Kühlung)
Wärmebildung q	Muskeltonus und Kältezittern Stoffwechsel innerer Organe	Aktive Bewegungen Nahrungsaufnahme: spezifisch dynam. Wirkung (Warme und kalte Nahrung)
Wärmewiderstand des Körpers einschließlich Integument w_i	Hautdurchblutung Aufrichten von Haaren und Federn	(Kleidung)
Äußerer Wärmewiderstand w_u	Atmung: trockene Wärmeabgabe	Nestbau Aufsuchen von Höhlen, Bodenflächen anderer Wärmeleitfähigkeit, Wind, Wasser usw. Luftbewegung durch Fächeln (Ventilation)
Wasserverdunstung q_v	Schweißsekretion Atmung: feuchte Wärmeabgabe Sekretion von Nasen- und Munddrüsen	Befeuchtung der Körperoberfläche mit Wasser, Speichel oder Nasensekret (Befeuchtung von Haut und Kleidung)
Geometrischer Faktor φ	Körperhaltung	Zusammenschluß mehrerer Individuen

ist nicht immer möglich und in manchen Fällen sehr problematisch, wie z. B. bei der Änderung der Körperhaltung im Dienste der Temperaturregelung. (Zur Frage: Reflex und Verhaltensweisen vgl. Ebbecke[1].) Das wesentliche Kennzeichen der Homoiothermen sind die erstgenannten Vorgänge, mit deren Hilfe der Organismus auch beim Fortbestand der Störungen seine Temperatur aufrechterhalten kann.

Die Bedeutung der einzelnen Faktoren ergibt sich aus einer allgemeinen Betrachtung des *stationären Wärmestromes* im Organismus, unabhängig von den speziellen Verhältnissen, die später erörtert werden sollen. Da im Körper in der Zeiteinheit ständig eine gewisse Wärmemenge gebildet wird, andererseits der Wärmewiderstand des Körpers eine endliche Größe hat, ist ein stationärer Zustand mit konstanten Temperaturen nur möglich, wenn die gebildete Wärme ständig mit einem Temperaturgefälle am Wärmewiderstand in die Umgebung abfließt. Wir betrachten hierbei zweckmäßigerweise den Wärmestrom zur Körperoberfläche und den Wärmestrom von der Körperoberfläche gesondert. Der Wärmezustrom pro Flächeneinheit der Oberfläche ist im stationären Zustand (vgl. Burton[2])

$$q = \Phi \cdot k_i(\vartheta_i - \vartheta_o) , \tag{1}$$

wobei Φ eine Funktion der geometrischen Verhältnisse, k_i eine Konstante der Wärmeübertragung vom Innern zur Oberfläche, ϑ_i die Temperatur eines Punktes im Körperinnern und ϑ_o eines Punktes an der Oberfläche ist. Der Wärmeabstrom vom selben Oberflächenpunkt ist gleich groß wie der Zustrom, und zwar

$$q = k_a (\vartheta_o - \vartheta_u) + q_v \tag{2}$$

wobei k_u eine Konstante der Wärmeübertragung von der Oberfläche an die Umgebung durch Leitung, Konvektion und Strahlung, ϑ_u die Umgebungstemperatur in einiger Entfernung vom Körper und q_v die Wärmeabsorption durch Wasserverdunstung ist, die wir zweckmäßigerweise gesondert betrachten. Es ist hierbei vereinfachend angenommen, daß gemäß dem Newtonschen Gesetz der Wärmestrom durch Leitung, Strahlung und Konvektion der Temperaturdifferenz verhältnisgleich sei, was für den Strahlungsanteil nur näherungsweise zutrifft. Empirisch gilt das Newtonsche Gesetz für den Gesamtwärmestrom des Körpers jedoch recht genau (vgl. Burton u. Edholm[3]).

Durch Zusammenfassung von Gl. (1) und (2) erhalten wir für ϑ_i

$$\vartheta_i = \vartheta_u + \varphi \cdot w_i \cdot q + w_u (q - q_v) \tag{3}$$

wobei für die Kehrwerte $1/\Phi$, $1/k_i$ und $1/k_u$ die Werte φ, w_i und w_u gesetzt sind. w_i und w_u haben die Bedeutung eines inneren und äußeren Wärmewiderstandes, der die Größe der Wärmeisolation angibt.

Die Größen q, φ, w_i und q_v kann der Organismus aktiv verändern, in geringem Maße auch w_u. Störgrößen sind vor allem ϑ_u, w_u und q. Es ist wichtig, daß die Wärmebildung des Körpers nicht nur als Stellgröße, sondern auch als *Störgröße* wirken kann, nämlich dann, wenn Körperarbeit geleistet wird. Beim Menschen kann q sich bei Ruhe und extremer Arbeit (sportliche Höchstleistungen) im Verhältnis 1:20 ändern (Bazett[4]). Das bedeutet, daß dann die anderen Größen diese Erhöhung kompensieren müssen. Diese Tatsache wird oft zu wenig beachtet und die thermische Umgebung als einzige unabhängige Variable betrachtet.

---

[1] Ebbecke, U.: Naturwiss. **39**, 218 (1952).

[2] Burton, A. C.: J. Nutrit. **7**, 497 (1934).

[3] Burton, A. C., u. O. G. Edholm: Man in a cold environment, S. 48. London 1955.

[4] Bazett, H. C.: In L. H. Newburgh: Physiology of heat regulation and the science of clothing, S. 109. Philadelphia u. London 1949.

Setzen wir als Regelaufgabe jeweils die Konstanz von ϑ_i, so folgt aus Gl. (3), daß der Organismus sowohl seine Wärmebildung als auch seinen Wärmewiderstand zur Temperaturregelung einsetzen kann. Welche der beiden Größen er hierbei bevorzugt, ist artmäßig und auch individuell verschieden. Bei sonst gleichen Bedingungen müssen wegen der Konstanz des Produktes $w_i \cdot q$ Wärmebildung und Wärmewiderstand umgekehrt verhältnisgleich sein (Hyperbelfunktion). Gleichheit von Umgebungstemperatur und Kerntemperatur $\vartheta_u = \vartheta_i$ ist nur möglich, wenn die Summe des 2. und 3. Gliedes auf der rechten Seite von Gl. (3) den Wert 0 ergibt. Da q, φ, w_i und w_u einen bestimmten positiven Wert nicht unterschreiten können, bleibt nur das Glied $q - q_v$, das negativ werden kann, wenn $q_v > q$. Bei der Bedingung $\vartheta_u = \vartheta_i$ muß q_v den Wert $q\,(1 + w_i/w_u)$ annehmen. Noch weitere Vergrößerung von q_v ist physiologisch möglich, so daß manche homoiothermen Lebewesen auch noch unter der Bedingung $\vartheta_u > \vartheta_i$ existieren können. Die Wärmeabsorption durch Wasserverdunstung ist somit das einzige Mittel, mit dem die Körpertemperatur bei höheren Umgebungstemperaturen konstant gehalten werden kann. Wie wir uns den Zusammenhang der verschiedenen physiologischen Vorgänge bei der Temperaturregelung heute etwa vorstellen können, zeigt Abb. 9, in der sowohl die Richtung der Energieströme als auch die Wirkungsrichtung des Regelkreises angegeben ist.

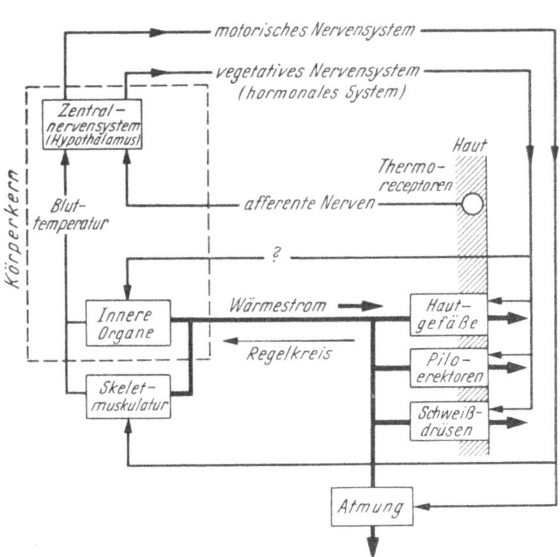

Abb. 9. Temperaturregelung der Homoiothermen in physiologischer Darstellungsweise. Dicke Pfeile: Wege des Energieflusses; dünne Pfeile: Wirkungsrichtungen im Regelkreis.

4. Störungen der Regelung.

Aus dem dargestellten Regelkreis können wir auch leicht die verschiedenen Möglichkeiten einer Änderung der Kerntemperatur herleiten. Es kommen vor allem in Betracht: 1. Überschreitung des Stellbereiches der Stellglieder. Hierbei ist der Regelungsvorgang als solcher voll intakt, die Stellgröße (Leistungsfähigkeit des Stoffwechsels usw.) reicht aber quantitativ nicht zur Kompensation der Störgröße aus. — 2. Primäre Störungen oder Änderungen der Stellglieder, z. B. durch Lähmung der Hautgefäße, künstliche Stoffwechselsteigerungen usw. — 3. Verstellungen oder Störungen des Reglers selbst, d. h. der zentralnervösen Strukturen der Temperaturregelung.

Erhöhungen der Kerntemperatur, die nach 1 und 2 zustande kommen, bezeichnen wir als *Hyperthermie*, Temperatursteigerungen nach 3 als *Fieber*. Bei Senkungen der Kerntemperatur nach 1 und 2 sprechen wir von *Hypothermie*, während eine Senkung nach 3 keine eigene Bezeichnung hat; man könnte sie als „*zentrale Hypothermie*" bezeichnen.

5. Hierarchie der Regelungen.

Die zahlreichen Regelungssysteme des homoiothermen Organismus sind hierarchisch gegliedert, wobei die Temperaturregelung eine sehr hohe, ja oftmals die führende Stellung einnimmt. Dies geht so weit, daß unter Umständen sogar die Aufrechterhaltung des Lebens der Temperaturregelung untergeordnet ist. Die meisten Homoiothermen regeln in der Kälte ohne Nahrung ihre Temperatur bis zum Verhungern, statt unter Preisgabe der hohen Körpertemperatur auf einen „Sparstoffwechsel" zu gehen. Hungernde Tauben behalten in der Kälte mehrere Tage lang bis zum Augenblick des Verhungerns eine konstante Körpertemperatur und einen gleichmäßig etwa auf das 4fache gesteigerten Stoffwechsel bei (Streicher et al.[1]). Die einzige Ausnahme hiervon machen die Winterschläfer sowie einige Vögel, die in ein hypothermes „Hungerkoma" verfallen (S. 437 ff.). Der Wasserhaushalt ist der Temperaturregelung ebenfalls untergeordnet, was sich daran zeigt, daß in der Hitze die Schweißdrüsen trotz Austrocknung des Körpers mit nahezu derselben Intensität weiterarbeiten. Weitere Beispiele sind das Übergewicht der Temperaturregelung über die Regelung des Blutdruckes im Hitzekollaps (S. 413) und die Preisgabe peripherer Körperteile bei Erfrierungen zugunsten der Temperaturregelung im Körperkern.

IV. Die Bildung der Körperwärme.

1. Grundumsatz.

Die Wärmeproduktion aus exothermen chemischen Reaktionen, vor allem in der Skeletmuskulatur und den inneren Organen, ist eine der variablen Größen, die dem homoiothermen Organismus zur Regelung seiner Kerntemperatur zur Verfügung stehen. Bei hohen Außentemperaturen und starker Körperarbeit nimmt die Wärmebildung immer mehr den Charakter einer Störgröße an, da jede mechanische Arbeitsleistung der Muskulatur mit einer unvermeidlichen hohen Wärmetönung verbunden ist, die je nach dem „Wirkungsgrad" der Muskelarbeit das 2—10fache der mechanischen Energie ausmacht (Lehmann[2]). Auch bei äußerer Körperruhe und ohne Kältebelastung des Organismus bleibt eine verhältnismäßig hohe Wärmeproduktion bestehen, die man bei Messung unter gewissen Standardbedingungen (Ruhe, Nüchternheit, indifferente Außentemperatur) als *Grundumsatz* bezeichnet. Bei Tieren ist seine Bestimmung oft schwierig wegen der zweifelhaften Bedingung der „Ruhe". Der Grundumsatz ist wesentlich höher als der kleinstmögliche Energieumsatz, der bei der betreffenden Temperatur zur Aufrechterhaltung der Lebensvorgänge notwendig ist. Mittels empfindlicher Aktionsstromregistrierung kann man nachweisen (Göpfert u. Stufler[3], Göpfert et al.[4]), daß auch die scheinbar völlig entspannte Skeletmuskulatur keineswegs in Ruhe ist, sondern eine gewisse minimale Tätigkeit, den *„reflektorischen Muskeltonus"* (Schaefer[5]) zeigt (S. 372).

Die Wärmebildung der Homoiothermen ist von einer großen Zahl von Faktoren, wie Art, Körpergröße, Alter, Geschlecht, Nahrungsaufnahme, Außentemperatur, Aktivität, Funktion innersekretorischer Drüsen, Akklimatisation usw. abhängig, die wir hier nur soweit betrachten, als sie unmittelbare Bedeutung für die Temperaturregelung haben.

[1] Streicher, E., D. B. Hackel u. W. Fleischmann: Amer. J. Physiol. **161**, 300 (1950).

[2] Lehmann, G.: Praktische Arbeitsphysiologie. Stuttgart 1953.

[3] Göpfert, H., u. R. Stufler: Pflügers Arch. **256**, 161 (1952).

[4] Göpfert, H., A. W. v. Eiff u. C. Howind: Z. exper. Med. **120**, 308 (1953).

[5] Schaefer, H.: Ärztl. Forsch. **3**, 185 (1949).

2. Wärmebildung und Körpergröße.

Die Wärmeproduktion der Homoiothermen unter Grundumsatzbedingungen steht in deutlicher Beziehung zur Körpergröße, und zwar kann sie als *Potenzfunktion* des Körpergewichtes bzw. Volumens dargestellt werden

$$Q = k \cdot G^n , \qquad (1)$$

wobei Q die Gesamtwärmebildung pro Zeiteinheit, k eine Konstante, die von der geometrischen Körperform abhängt, G das Körpergewicht und n ein Exponent ist. In doppelt logarithmischer Darstellung ergibt diese Funktion eine Gerade

$$\log Q = k' + n \log G . \qquad (2)$$

Nach neueren Untersuchungen liegt n zwischen 0,75 und 0,82 (KLEIBER[1], MORRISON[2], PEARSON[3] u. a.). Bei intraspezifischen Untersuchungen soll n näher bei 0,82, bei interspezifischen näher bei 0,75 liegen. KLEIBER[1] gibt für den Umsatz von 26 verschiedenen Tierarten von Ratte bis Rind die Formel

$$\log Q = 1,83 + 0,756 \log G \pm 0,05 \quad (3)$$

an, die mit den experimentellen Werten sehr gut übereinstimmt (Abb. 10). Danach ergibt sich als durchschnittliche Ruhe-Wärmeproduktion der Homoiothermen etwa 3 kcal $\cdot$ kg$^{0,75} \cdot$ h^{-1}.

In neuerer Zeit wurde die Untersuchung auf sehr kleine Säugetiere bis hinunter zu Spitzmäusen von 3,4 g Gewicht ausgedehnt (MORRISON[2], PEARSON[3]) und auch dort die Regel bestätigt. Aus den Messungen von MORRISON[2] ergibt sich ein Wert von $n = 0,73$. Die Formel (3) besagt, daß der Umsatz in wesentlich geringerer Progression ansteigt

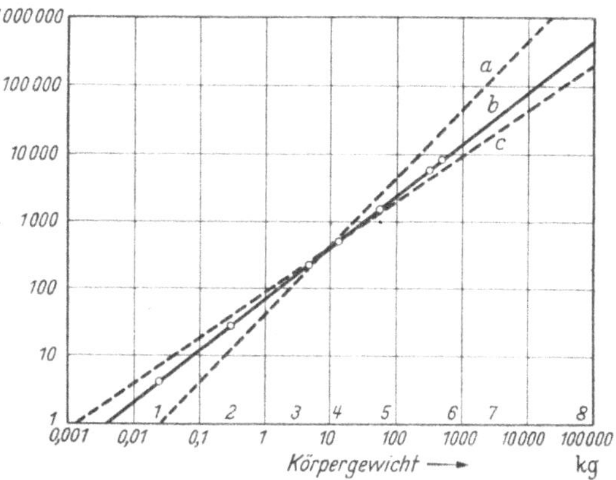

Abb. 10. Wärmebildung als Funktion des Körpergewichtes in doppelt logarithmischer Darstellung. *a* Proportionalität zum Gewicht; *c* Proportionalität zur Oberfläche; *b* tatsächlicher Verlauf. *1* Maus, *2* Ratte, *3* Kaninchen, *4* Hund, *5* Mensch, *6* Rind, Ergänzt: *7* Elefant, *8* Wal. Nach M. KLEIBER: Physiol. Rev. **27**, 511 (1947).

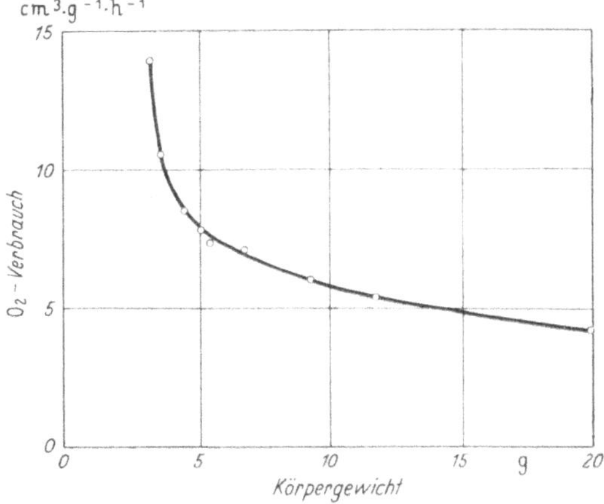

Abb. 11. O_2-Verbrauch kleinster Säugetiere (Spitzmäuse) bei 24—28° Außentemperatur als Funktion des Körpergewichtes. Nach O. P. PEARSON: Science (Lancaster, Pa.) **108**, 44 (1948).

als das Körpergewicht, so daß größere Warmblüter eine niedrigere Wärmeproduktion pro Gewichtseinheit haben als kleine. Die Stoffwechselintensität wird bei sehr kleinen Homoiothermen außerordentlich hoch. Die Spitzmaus Sorex c. cinereus hat eine Stoffwechselintensität bei 24—28° Raumtemperatur, die dem 65fachen Grundumsatz des Menschen oder dem 200fachen Grundumsatz eines Elefanten entspricht. Durch den asymptotischen Kurvenanstieg in Abb. 11 ist die untere Grenze für die Körpergröße von Säugern bei tropischen Temperaturen etwa bei 2,5 g erreicht (PEARSON[3]),

[1] KLEIBER, M.: Physiol. Rev. **27**, 511 (1947).
[2] MORRISON, P. R.: J. Cellul. a. Comp. Physiol. **31**, 281 (1948).
[3] PEARSON, O. P.: Science (Lancaster, Pa.) **108**, 44 (1948).

da sonst die Nahrungsaufnahme nicht mehr zur Deckung des äußerst hohen Energiebedarfes ausreicht. Spitzmäuse von 3—4 g Gewicht oder entsprechende Kleinvögel verbrauchen an Nahrung in 24 Std. etwa das eigene Körpergewicht. Für Vögel liegt wegen der besseren Wärmeisolation die untere Grenze der Körpergröße noch etwas tiefer.

3. Die sog. Oberflächenregel.

Die Ursachen der empirisch beobachteten Potenzfunktion zwischen Körpergewicht und Grundumsatz sind noch unbekannt. Eine eingehende Diskussion der zahlreichen verschiedenen Anschauungen würde hier zu weit führen. Die bekannteste, in neuerer Zeit stark kritisierte Anschauung ist die „Oberflächenregel" (Rubner[1]), nach der „die von der Haut ausgehenden, durch die Abkühlung bedingten Impulse die Zellen zur Tätigkeit anregen". Einwände gegen die Oberflächenregel sind schon insofern berechtigt, als die Wärmebildung nicht genau der Körperoberfläche ($n = 0,67$), sondern einer höheren Potenz des Körpergewichtes folgt. Ferner hängen sowohl die Wärmeverluste als die von der Haut ausgehenden stoffwechselsteuernden Impulse keineswegs nur von der Oberflächengröße, sondern auch von zahlreichen anderen Faktoren wie Hautdurchblutung, Pelzdicke, subcutaner Fettschicht, örtlich verschiedener Kältesensibilität der Haut usw. ab (vgl. Kestner[2], Galvão[3], Aschoff[4] u. a.). Andererseits bleibt aber die Tatsache bestehen, daß mit abnehmender Körpergröße der Quotient Oberfläche/Volumen und damit die relative Größe der wärmeabgebenden Fläche ansteigt, so daß unter sonst gleichen Bedingungen ein kleiner Homoiothermer eine höhere Stoffwechselintensität aufwenden muß, um dieselbe Kerntemperatur zu erhalten. Ein quantitatives theoretisches Beispiel möge die Bedeutung der Körpergröße für den Wärmehaushalt veranschaulichen. Angenommen seien kugelförmige Tiere, die durch eine Luftschicht von 1/4 des Körperradius wärmeisoliert sind. Die Differenz zwischen Kerntemperatur und Außentemperatur betrage 10°. Um dieses Temperaturgefälle aufrechtzuerhalten, müßte nach den Gesetzen des stationären Wärmestromes ein Tier von 4 g Körpergewicht eine Wärmebildung von 33 kcal · kg^{-1} · h^{-1} aufbringen. Bei einem Tier von 2 g wäre eine Wärmeproduktion von 50 kcal · kg^{-1} · h^{-1} und bei einem Tier von 1 g Körpergewicht eine solche von 80 kcal · kg^{-1} · h^{-1} oder das 80fache des menschlichen Grundumsatzes notwendig. Diese rein theoretisch gewonnenen Werte stimmen übrigens mit den an Spitzmäusen gemessenen Zahlen größenordnungsmäßig recht gut überein.

Nach Galvão[3,5,6] folgt der Grundumsatz des Menschen und des Hundes in den *Tropen* mehr dem Körpergewicht als der Oberfläche ($n = 0,9$). Der Umsatz in den Tropen soll in erster Linie eine Funktion der metabolisch aktiven Körpermasse sein, während in kühleren Zonen durch die Kältereize mehr die Wirkung der Oberfläche zur Geltung kommt. Messungen von Cullumbine[7] führten ebenfalls zu besonders hohen Werten von n in den Tropen.

Wenn auch der Umsatz unter sonst gleichen Bedingungen aus Gründen der Temperaturregelung um so höher sein muß, je kleiner ein Tier ist, so folgt daraus noch nicht, daß die Thermoregulation die direkte *Ursache* für das Stoffwechselverhalten ist. Man hat auch an eine spezifische Stoffwechselintensität der lebenden Substanz verschieden großer Organismen gedacht, wozu Befunde an isolierten

[1] Rubner, M.: Z. Biol. **19**, 535 (1883).
[2] Kestner, O: Pflügers Arch. **234**, 290 (1934).
[3] Galvão, P. E.: Amer. J. Physiol. **148**, 478 (1947).
[4] Aschoff, J.: Naturwiss. **35**, 235 (1948).
[5] Galvão, P. E.: J. Appl. Physiol. **1**, 395 (1948).
[6] Galvão, P. E.: J. Appl. Physiol. **3**, 21 (1950).
[7] Cullumbine, H.: J. Appl. Physiol. **2**, 640 (1950).

Geweben von KLEIBER[1] u. a. gewisse Anhaltspunkte geben, oder an einen wechselnden Prozentsatz von aktivem Gewebe bei verschiedener Größe der Homoiothermen (KESTNER[2], BRODY[3]). ASCHOFF[4] zieht folgende Erklärungsmöglichkeiten für den Zusammenhang zwischen Körpergröße und Wärmebildung in Betracht: 1. spezifische Stoffwechselintensität des Gewebes, 2. unterschiedlicher Gewichtsanteil an aktivem Gewebe, 3. verschiedene Empfindlichkeit des Gewebes auf stoffwechselsteuernde Impulse von der Oberfläche, 4. unterschiedliche Intensität der stoffwechselsteuernden Impulse nach Maßgabe von Oberflächengröße, Isolation, spezifischer Empfindlichkeit usw. Bei jeder Erörterung der Ursachenfrage ist zu berücksichtigen, daß auch der Umsatz vieler *Poikilothermer* einer ähnlichen Potenzfunktion des Körpergewichtes folgt. Bei maritimen Crustaceen fanden WEYMOUTH et al.[5] einen Exponenten von $n = 0{,}8$. Nach BOHR u. HASSELBALCH[6] soll bei embryonalen Säugern der Umsatz eher dem Körpergewicht direkt proportional sein. — Die Futterverwertung der Homoiothermen (Energie der Produkte/Energie der Nahrungsstoffe) ist unabhängig von der Körpergröße (KLEIBER[7]).

4. Wärmebildung und Außentemperatur.

Die Wärmebildung verändert sich beträchtlich mit der Außentemperatur, wie in zahllosen Versuchen an den verschiedensten homoiothermen Tierarten übereinstimmend festgestellt wurde (GIAJA[8], BRODY[3] u. a.). Wir können hierbei zwei Faktoren unterscheiden: 1. *Indirekte* Wirkungen der Temperatur auf die Wärmebildung, die über die Temperaturregelung ausgelöst werden und bei den Homoiothermen ganz im Vordergrund stehen; sie bewirken ein gegensinniges Verhalten von Temperatur und Wärmebildung. 2. *Direkte* Temperatureinflüsse gemäß der VAN T'HOFF-ARRHENIUSschen Regel, die vor allem in den extremen Temperaturbereichen wirksam sind, in denen die Innentemperatur nicht

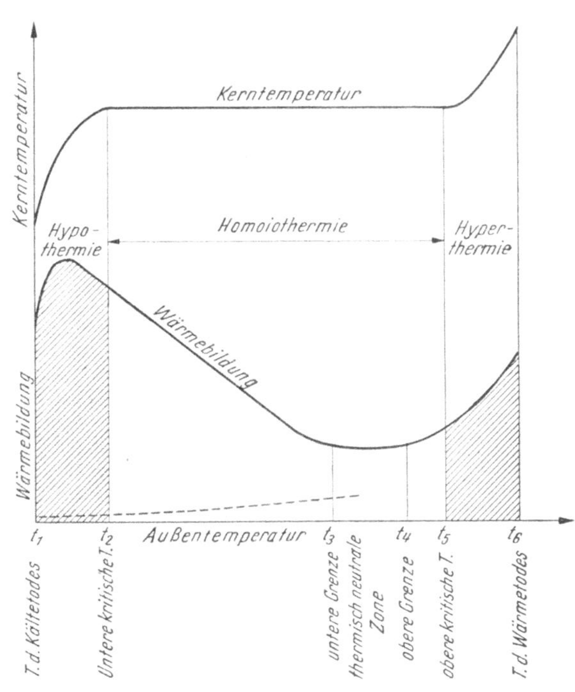

Abb. 12. Allgemeiner Verlauf der Wärmebildung und der Körpertemperatur der Homoiothermen bei verschiedenen Außentemperaturen. Gestrichelte Kurve: Wärmebildung der Poikilothermen. Unter Verwendung von Kurven nach J. GIAJA: L Homéothermie. Paris 1938.

[1] KLEIBER, M.: Proc. Soc. Exper. Biol. a. Med. **48**, 419 (1941).
[2] KESTNER, O.: Pflügers Arch. **234**, 290 (1934).
[3] BRODY, S.: Bioenergetics and growth. New York 1945.
[4] ASCHOFF, J.: Naturwiss. **35**, 235 (1948).
[5] WEYMOUTH, F. W., V. E. CRISMON, H. HALL, S. BELDING u. J. FIELD: J. Physiol. Zool. **17**, 50 (1944).
[6] BOHR, C., u. K. A. HASSELBALCH: Skand. Arch. Physiol. (Lpz.) **10**, 149 (1900).
[7] KLEIBER, M.: Biedermanns Zbl. **5**, 1 (1933).
[8] GIAJA, J.: L'Homéothermie. Paris 1938.

mehr geregelt werden kann. Beide Faktoren ergeben einen Verlauf der Wärmebildung, der in Abb. 12 schematisch dargestellt ist. Bei einer bestimmten Außentemperatur, die je nach Tierart und Akklimatisation (S. 404) schwankt, erreicht die Wärmebildung einen Minimalwert („*Zone der thermischen Neutralität*", „metabolisch indifferente Zone"). Das Minimum $t_3 - t_4$ kann einen schmaleren oder breiteren Temperaturbereich umfassen (Abb. 13). Fällt die Außentemperatur unter den Wert t_3, so steigt der Stoffwechsel annähernd linear mit sinkender Außentemperatur an (Herrington[1], Kendeigh[2], Scholander et al.[3], Gelineo[4] u. a.).

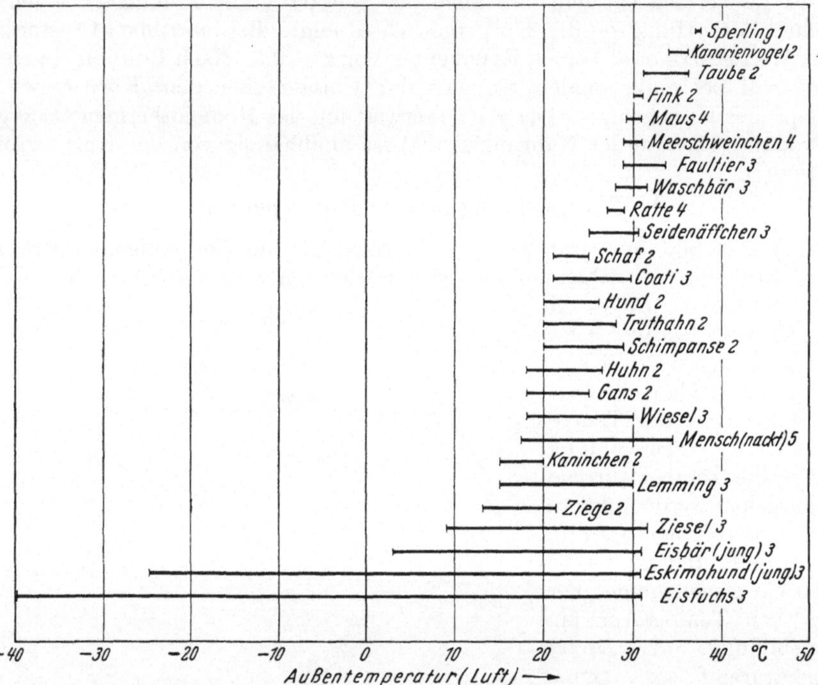

Abb. 13. Temperaturbereiche minimaler Wärmeproduktion („thermische Neutralzonen"). *1* nach S. C. Kendeigh: J. of Exper. Zool. 96, 1 (1944); *2* nach S. Brody: Bioenergetics and growth, S. 286. New York 1945; *3* nach P. F. Scholander, R. Hock, V. Walters u. L. Irving: Biol. Bull. 99, 259 (1950); *4* nach L. P. Herrington: In Temperature, its measurement and control, S. 446. New York 1941; *5* nach C. E. A. Winslow: In Temperature, its measurement and control, S. 509. New York 1941.

Bei t_2 wird das Ausmaß der Regelung ungenügend (Überschreiten des „Stellbereiches") und die Kerntemperatur beginnt abzusinken. Die Wärmebildung steigt zunächst noch weiter bis zu einem Höchstwert an ("Metabolisme du sommet" nach Giaja[5]) und fällt dann ab infolge Erschöpfung der Energiereserven und Lähmung der Regelungszentren durch die sinkende Kerntemperatur. Das Verhältnis Stoffwechselmaximum/Grundumsatz bezeichnet Giaja als „*metabolischen Quotienten*"; seine Größe zeigt die „thermogenetische Reserve" des Organismus an. Je nach der Tierart schwanken die metabolischen Quotienten

[1] Herrington, L. P.: In Temperature, its measurement and control, S. 446. New York 1941.
[2] Kendeigh, S. C.: J. of Exper. Zool. 96, 1 (1944).
[3] Scholander, P. F., R. Hock, V. Walters u. L. Irving: Biol. Bull. 99, 259 (1950).
[4] Gelineo, S.: Arch. biol. nauk 6, 235 (1954).
[5] Giaja, J.: L'Homéothermie. Paris 1938.

meist zwischen 3 und 7 (vgl. S. 417). Bei Temperaturen über t_4 steigt die Wärmebildung an, zunächst wohl vorwiegend durch Aktivierung von Regelungsvorgängen (Steigerung der Atemfrequenz usw.), bei t_5 wird die Regelung unzureichend und die Kerntemperatur steigt an, was nach der RGT-Regel zu einer weiteren Erhöhung der Wärmebildung führt. Es ist allerdings daran zu denken, daß für manche Fermentreaktionen die Optimaltemperaturen dabei bereits überschritten werden können (S. 14). Bei der Ratte fand GELINEO[1] eine Umsatzsteigerung um 60% bei einer Erhöhung der Rectaltemperatur von 37 auf 40°, für den Menschen gibt DU BOIS[2] pro Grad Temperatursteigerung eine Zunahme der Wärmebildung um 13% an.

Abb. 14 zeigt die Wärmebildung als Funktion der Außentemperatur bei einigen Warmblütern. Aus zahlreichen derartigen Versuchen ergeben sich folgende Gesetzmäßigkeiten: In der Kälte erfolgt der Anstieg der Wärmebildung um so früher und um so steiler, 1. je kleiner der Organismus, 2. je geringer die Wärmeisolation der Körperschale und 3. je größer die Wärmeübergangszahl des umgebenden Mediums ist (Wasser, Wind). Ein weiterer wichtiger Faktor, der an anderer Stelle besprochen wird (S. 404), ist 4. die Akklimatisation des Tieres. Die obere kritische Temperatur t_5 liegt um so höher, 1. je besser die Wasserabsonderung entwickelt ist, 2. je höher die Verdunstung ist (Dampfdruck, Wind), 3. je kleiner der Organismus und 4. je geringer die Wärmeisolation ist. Die Akklimatisation

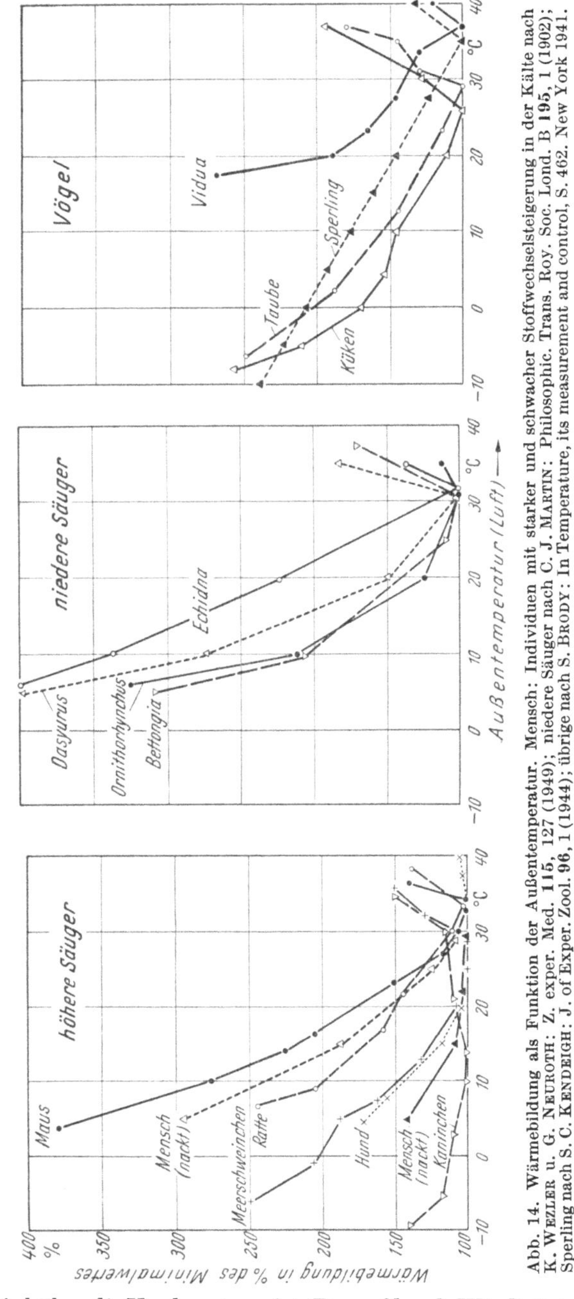

Abb. 14. Wärmebildung als Funktion der Außentemperatur. Mensch: Individuen mit starker und schwacher Stoffwechselsteigerung in der Kälte nach K. WEZLER u. G. NEUROTH: Z. exper. Med. 115, 127 (1949); niedere Säuger nach C. J. MARTIN: Philosophic. Trans. Roy. Soc. Lond. B 195, 1 (1902); Sperling nach S. C. KENDEIGH: J. of Exper. Zool. 96, 1 (1944); übrige nach S. BRODY: In Temperature, its measurement and control, S. 462. New York 1941.

---

[1] GELINEO, S.: C. r. Soc. Biol. (Paris) 115, 865 (1934).
[2] DU BOIS, E. F.: J. Amer. Med. Assoc. 77, 352 (1921).

wirkt sich hauptsächlich auf den Faktor 1 aus. Von der Akklimatisation abgesehen, lassen sich alle Gesetzmäßigkeiten leicht aus den Grundprinzipien der Temperaturregelung ableiten (S. 344).

Unter den Faktoren, die die Größe der Wärmebildung in der Kälte beeinflussen, hat die Güte der *Wärmeisolation* eine besondere Bedeutung. Die *Vögel* der gemäßigten und kalten Zonen haben fast durchweg eine sehr gute Wärmeisolation durch das Gefieder, so daß die größeren Arten sehr tiefe Temperaturen aushalten können, ohne ihren Stoffwechsel übermäßig zu belasten (vgl. S. 417).

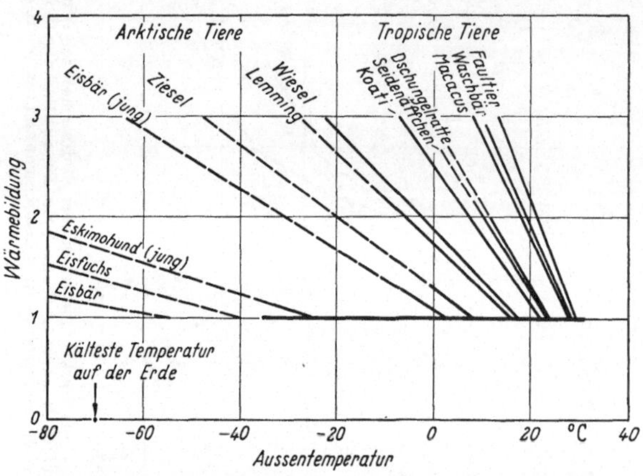

Abb. 15. Wärmebildung arktischer und tropischer Tiere bei Körperruhe als Funktion der Außentemperatur. Der Minimalumsatz ist jeweils = 1 gesetzt. Durchgezogene Linien: gemessene Mittelwerte; gestrichelte Linien: extrapolierte Werte. Das Verhalten des menschlichen U.nsatzes entspricht dem der tropischen Tiere. Nach P. F. Scholander, R. Hock, V. Walters u. L. Irving: Biol. Bull. 99, 259 (1950).

Gänse und Hühner haben eine wesentlich bessere Wärmeisolation des Gefieders als Truthühner und steigern infolgedessen ihre Wärmeproduktion in der Kälte viel weniger als diese (Giaja[1]). Die Bedeutung der Isolation für die Wärmebildung geht aus Versuchen von Giaja[2] an gerupften Gänsen, Hühnern und Truthühnern hervor, bei denen der Stoffwechsel beträchtlich gegenüber dem Normalwert erhöht war. — Bei vielen Kleinvögeln (Amsel, Buchfink, Stieglitz, Grünfink, Rotkehlchen u. a.) scheint in der Kälte die Wärmeproduktion bei Körperruhe nicht auszureichen. Solche Vögel zeigen dann einen erhöhten *Bewegungsdrang* und eine gesteigerte *Nahrungsaufnahme*. Ähnliches gilt auch für manche kleinen Säugetiere (Groebbels[3]).

Bei den *Säugetieren* mit ihrer durchschnittlich geringeren Wärmeisolation ist bei gleicher Körpergröße die Umsatzsteigerung in der Kälte meist stärker ausgeprägt. Sehr geringe Umsatzsteigerungen zeigen dagegen Polartiere, verglichen mit denen tropischer Tiere (Abb. 15). Beim Eisfuchs beginnt die Erhöhung der Wärmebildung erst bei etwa −40°, bei größeren polaren Säugern erst unterhalb −50°, während das tropische Faultier schon bei 28° Außentemperatur seinen Stoffwechsel erhöht (vgl. S. 461). Es ist also, so paradox das erscheinen mag, die Wärmebildung vieler tropischer Tiere in ihrer heimatlichen Umgebung teilweise mehr belastet als die mancher Polartiere während des Polarwinters (Irving[4]).

Beim unbekleideten *Menschen* herrschen große Unterschiede im Verhalten des Stoffwechsels bei veränderlicher Außentemperatur (Hardy u. Du Bois[5], Wezler u. Thauer[6], Wezler u. Neuroth[7]). Bei Windstille und mittlerer Luftfeuchte beginnt die Stoffwechselsteigerung meist zwischen 15 und 20°

[1] Giaja, J.: Ann. de Physiol. 7, 13 (1931).
[2] Giaja, J.: C. r. Soc. Biol. (Paris) 100, 1225 (1929).
[3] Groebbels, F.: Pflügers Arch. 218, 98 (1928).
[4] Irving, L.: Federat. Proc. 10, 543 (1951).
[5] Hardy, J. D., u. E. F. Du Bois: J. Nutrit. 15, 477 (1938).
[6] Wezler, K., u. R. Thauer: Z. Luftfahrtmed. 7, 237 (1942).
[7] Wezler, K., u. G. Neuroth: Z. exper. Med. 115, 127 (1949).

Außentemperatur. Die Steilheit der Kurven ist individuell recht verschieden, in seltenen Fällen wurden sogar Senkungen der Wärmebildung bei Abkühlung beobachtet (WEZLER u. NEUROTH[1]). Das Minimum der Wärmebildung liegt bei Männern und Frauen durchschnittlich bei 30° Raumtemperatur. Frauen haben bei allen Temperaturen eine geringere Wärmebildung pro Einheit der Körperoberfläche, was vielleicht mit ihrer besseren Wärmeisolation (subcutanes Fettgewebe) zusammenhängt (S. 359). (HARDY, MILHORAT u. DU BOIS[2,3]).

WEZLER u. NEUROTH[1] betonen, daß die thermisch „neutrale" Zone des Menschen nur für die *Brutto-Wärmebildung* gilt. In der Kälte kann der Umsatz des Körperkernes gesteigert sein, während gleichzeitig der Umsatz der Schale gemäß der RGT-Regel durch Auskühlung absinkt. Der Gesamtumsatz kann dabei konstant bleiben. Die Abhängigkeit der Wärmebildung von der Wärmeisolation sieht man beim Menschen auch daran, daß die Umsatzsteigerung um so geringer ausfällt, je stärker die Hautdurchblutung gedrosselt wird (WEZLER u. NEUROTH[1]).

5. Orte der Wärmebildung.

Der Anteil der verschiedenen Organe an der Steigerung der Wärmeproduktion bei verschiedenen Tierarten und unterschiedlichen Kältebelastungen ist noch keineswegs klargestellt. In erster Linie kommt hierfür die *Skeletmuskulatur* in Betracht, ferner ein Teil der inneren Organe, vor allem die Leber. Während die Bedeutung der Skeletmuskulatur unbestritten ist, geht die Frage hauptsächlich um die Rolle der übrigen Organe (Diskuss. b. THAUER[4]). Nach Lähmung der gesamten Skeletmuskulatur (mit Ausnahme des Kopfes) durch Halsmarkdurchschneidung beobachtet man bei Hund und Katze noch eine deutliche Steigerung der Wärmebildung in der Kälte (v. ISSEKUTZ[5]),womit das Vorhandensein anderer Wärmequellen neben der Skeletmuskulatur erwiesen ist. Zweifellos liegt jedoch der weit überwiegende Anteil der Umsatzsteigerung in der Skeletmuskulatur (HEMINGWAY u. STARKE[6], THAUER u. WEZLER[7] u. a.). Selbst wenn kein sichtbares Kältezittern und keine merkliche Bewegung oder Anspannung des Muskels vorhanden ist, kann sein Stoffwechsel ansteigen durch Erhöhung des *reflektorischen Muskeltonus* (thermal muscular tone), der mittels empfindlicher Aktionsstromregistrierung nachgewiesen werden kann (BURTON u. BRONK[8], GÖPFERT u. STUFLER[9], GÖPFERT et al.[10]) (S. 372). Auch die Stoffwechselsteigerung bei Krankheiten mit erhöhter

Tabelle 5. *Geschätzter Anteil der einzelnen Organsysteme an der Wärmeproduktion des Menschen.*

Organsystem	Ruhe (50 kcal·m⁻²·h⁻¹) %	Mittelschwere Arbeit (190 kcal · m⁻² · h⁻¹) %
Skeletmuskulatur . . .	20	75
Atmungs- und Kreislauforgane	10	10
Bauchorgane, insbesondere Leber	50	10
Nervensystem, insbesondere Gehirn	20	5

[1] WEZLER, K., u. G. NEUROTH: Z. exper. Med. 115, 127 (1949).

[2] HARDY, J. D., A. T. MILHORAT u. E. F. DU BOIS: J. Nutrit. 21, 283 (1941).

[3] HARDY, J. D., A. T. MILHORAT u. E. F. DU BOIS: In Temperature, its measurement and control, S. 529. New York 1941.

[4] THAUER, R.: Erg. Physiol. 41, 607 (1939).

[5] ISSEKUTZ, B. v. jr.: Pflügers Arch. 247, 204 (1943).

[6] HEMINGWAY, A., u. R. H. STARKE: Amer. J. Physiol. 134, 596 (1941).

[7] THAUER, R., u. K. WEZLER: Z. exper. Med. 112, 95 (1943).

[8] BURTON, A. C., u. D. W. BRONK: Amer. J. Physiol. 119, 284 (1937).

[9] GÖPFERT, H., u. R. STUFLER: Pflügers Arch. 256, 161 (1952).

[10] GÖPFERT, H., A. W. v. EIFF u. C. HOWIND: Z. exper. Med. 120, 308 (1953).

Schilddrüsentätigkeit (Hyperthyreose, Morbus Basedow) geht oft mit einer erheblichen Steigerung des reflektorischen Muskeltonus einher (GÖPFERT[1]). Für den Menschen schätzt BAZETT[2] die in Tab. 5 angeführten Anteile der verschiedenen Wärmequellen.

V. Der Abfluß der Körperwärme.

Im stationären Zustand des Wärmestromes sind die pro Zeiteinheit im Körper gebildeten und die von der Körperoberfläche abströmenden Wärmemengen gleich, bei zeitlich konstantem Temperaturfeld im Körper. Für den homoiothermen Organismus gilt dies jedoch nur in bezug auf die Integralwerte über längere Zeiträume, die Momentanwerte hingegen sind nur in den seltensten Fällen stationär. Meist schwankt der Wärmeinhalt des Körpers beträchtlich unter *Speicherung* und *Entspeicherung* von Wärme und Änderung des Temperaturfeldes. Beim Menschen (spez. Wärme des Körpers 0,83 cal · g^{-1} · grad^{-1}) kommen Änderungen des Wärmebestandes bis zu mehreren hundert kcal vor.

Neben der schon besprochenen Steuerung der Wärmebildung steht den Homoiothermen als Eingriffsmöglichkeit in den Wärmefluß die Steuerung des *Wärmewiderstandes* und der *Wärmeabsorption* durch Wasserverdunstung an den äußeren und inneren Oberflächen zur Verfügung. Bei gegebener Wärmebildung wird dabei der Wärmewiderstand aktiv jeweils so eingestellt, daß die gebildete Wärme stationär an einem *vorgegebenen Temperaturgefälle* $\vartheta_s - \vartheta_u$ abfließt, wobei ϑ_s der „Sollwert" der Kerntemperatur und ϑ_u die Umgebungstemperatur ist.

Tabelle 6. *Wärmeleitzahlen verschiedener Gewebe.*

Gewebe	Wärmeleitzahl cal·cm^{-1} × × s^{-1}·grad^{-1}
Excidierte Gewebe:	
Haut (Mensch) Epidermis u. Corium[3]	0,8
Epidermis (Schwein)[4]	0,5
Fett (Schwein)[4]	0,4
Muskel (Schwein)[4]	1,1
Lebende Gewebe in situ:	
Haut, schwach durchblutet (Mensch)[5]	0,75
Haut, schwach durchblutet (Mensch)[6]	0,8
Haut, stark durchblutet (Mensch)[6]	3,5
Muskel, nicht durchblutet (Mensch)[7]	1,1
Muskel, stark durchblutet (Mensch)[7]	1,5
Muskel, normal durchblutet (Mensch)[5]	1,27
Haare und Federn:	
Wolle (lose)[8]	0,057
Federn[8]	0,057
Kaninchenfell[8]	0,060
Sonstige Stoffe:	
Luft[9]	0,056
Wasser, 20°[9]	1,4
Silber[9]	1000

---

[1] GÖPFERT, H.: Verh. dtsch. Ges. inn. Med. **56**, 237 (1950).

[2] BAZETT, H. C.: In L. H. NEWBURGH: Physiology of heat regulation and the science of clothing, S. 112. Philadelphia u. London 1949.

[3] ROEDER, F.: Z. Biol. **95**, 164 (1934).

[4] HENRIQUES, F. C., u. A. R. MORITZ: Amer. J. Path. **23**, 531 (1947).

[5] READER, S. R.: Clin. Sci. **11**, 1 (1952).

[6] HENSEL, H., K. BRÜCK u. R. SERAPHIN: Z. Rheumaforsch. **13**, 1 (1954).

[7] HENSEL, H., u. K. D. BOCK: Pflügers Arch. **260**, 361 (1955).

[8] PFLEIDERER, H., u. K. BÜTTNER: Bioklimatologie. Lehrbuch der Bäder- und Klimaheilkunde, Bd. II, S. 676. Berlin 1940.

[9] D'ANS, J., u. E. LAX: Taschenbuch für Chemiker und Physiker. Berlin 1943.

1. Wege des Wärmetransportes.
a) Wärmestrom vom Körperinnern an die Hautoberfläche.

Die im Körper gebildete Wärme gelangt teils durch *Leitung* im Gewebe, teils durch *Konvektion* mit dem Blut an die Hautoberfläche. In der blutgefäßlosen
Epidermis wird die Wärme ausschließlich durch Leitung transportiert (Abb. 16). Wegen der verhältnismäßig schlechten Wärmeleitfähigkeit des Körpergewebes (Tab. 6) ist der Wärmetransport durch Leitung klein gegenüber dem höchstmöglichen konvektiven Wärmetransport des Blutes. Der Wärmetransport pro Flächeneinheit q_c [cal·cm^{-2}·s^{-1}] durch Leitung und Konvektion senkrecht durch eine Gewebsschicht von der Temperaturdifferenz $\vartheta_1 - \vartheta_2$ folgt der Gleichung

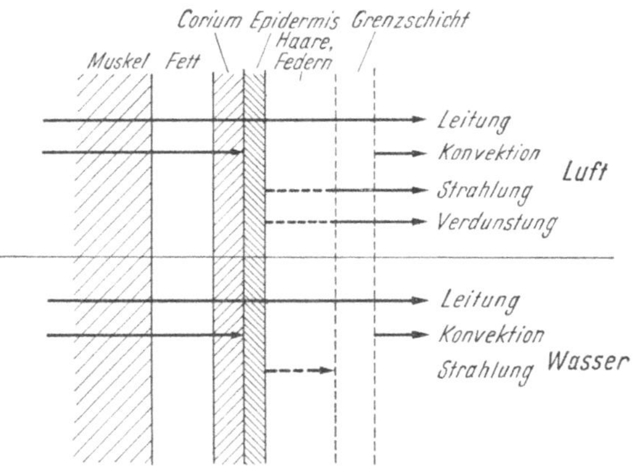

Abb. 16. Wege des Wärmetransportes zwischen Körper und Umwelt.

$$q_c = k \, (\vartheta_1 - \vartheta_2). \qquad (1)$$

k ist die *Wärmedurchgangszahl* [cal·cm^{-2}·s^{-1}·grad^{-1}] ("thermal conductance", WINSLOW et al.[1], "effective thermal conductivity index", BURTON u. BAZETT[2], "physiological conductivity", MURLIN[3]), $1/k$ der *Wärmedurchgangswiderstand*. Man kann q_c auch durch die Gleichung:

$$q_c = \lambda' \, \frac{\vartheta_1 - \vartheta_2}{x} \qquad (2)$$

wiedergeben, wobei x die Dicke einer planparallelen, senkrecht von der Wärme durchströmten Schicht und λ' [cal·cm^{-1}·s^{-1}·grad^{-1}] die „*Scheinleitfähigkeit*" (BÜTTNER[4]) des Gewebsmaterials ist. (Näheres siehe Lehrbücher der Physik, z. B. JAKOB[5], Bestimmung von Wärmeleitzahlen lebender Gewebe s. HENSEL[6,7]).

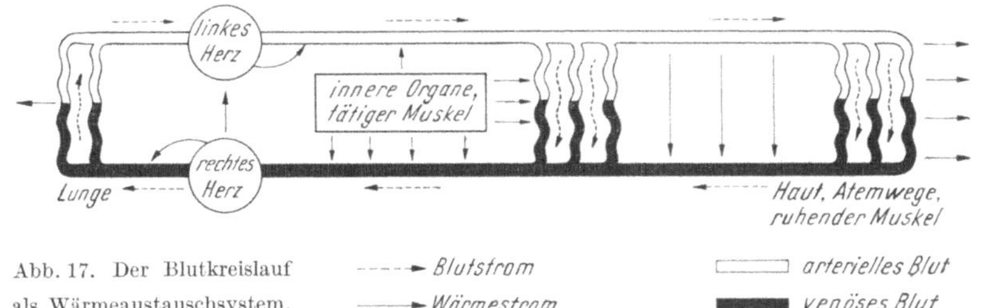

Abb. 17. Der Blutkreislauf als Wärmeaustauschsystem.

[1] WINSLOW, C. E. A., L. P. HERRINGTON u. A. P. GAGGE: Amer. J. Physiol. **120**, 288 (1937).

[2] BURTON, A. C., u. H. C. BAZETT: Amer. J. Physiol. **117**, 36 (1936).

[3] MURLIN, J. R.: Erg. Physiol. **42**, 153 (1939).

[4] BÜTTNER, R.: Strahlenther. **55**, 333 (1936).

[5] JAKOB, M.: In MÜLLER-POUILLETS Lehrbuch der Physik, Bd. III/1, S. 871. Braunschweig 1926.

[6] HENSEL, H.: Erg. Physiol. **47**, 166 (1952).

[7] HENSEL, H.: Experientia (Basel) **8**, 477 (1952).

Der *Blutkreislauf* wirkt als universelles Wärmeaustausch-System (Abb. 17). Das vom linken Herzen ausgeworfene Blut gibt einen großen Teil seiner Wärme an die Körperschale ab und strömt gekühlt zurück. Das Blut wird vorwiegend in der tätigen Skeletmuskulatur und in den inneren Organen (Leber usw.) aufgewärmt. Daneben besteht noch ein starker Wärmeaustausch zwischen Arterien und Venen, vor allem in den Gliedmaßen (Venae comitantes) nach einem Gegenstromprinzip, wobei die Arterien Wärme verlieren und die Venen Wärme aufnehmen (Bazett et al.[1]).

b) Wärmestrom zwischen Körper und Umgebung.

Der Wärmestrom q pro Flächeneinheit von der Körperoberfläche an die Umgebung ist die Summe von Teilströmen durch *Leitung* und *Konvektion* q_c, *Strahlung* q_s und *Verdunstung* q_v

$$q = q_c + q_s + q_v \tag{3}$$

Der Gesamtwärmestrom Q hängt auch noch von der „wirksamen Oberfläche" des Körpers ab, die kleiner ist als die geometrische Oberfläche und außerdem durch die Körperhaltung stark variiert werden kann; sie beträgt etwa 50—80% der geometrischen Oberfläche (Büttner[2]). Auch von der inneren Oberfläche der *Atemwege* werden beträchtliche Wärmemengen durch Leitung, Konvektion und Verdunstung abgegeben. Die Wärmeabgabe der Lungenoberfläche ist dagegen nur sehr gering (Thauer[3], Mather et al.[4]). Da die Gesetzmäßigkeiten des Wärmestromes zwischen Körper und Umgebung seit längerem gut bekannt sind, beschränken wir uns hier auf einige wesentliche Punkte und verweisen im übrigen auf die zahlreichen zusammenfassenden Darstellungen (Bohnenkamp[5], Du Bois[6], Büttner[2], Thauer[3], Pfleiderer u. Büttner[7], Winslow[8], Hardy[9], Burton u. Edholm[10] u. a.).

Wärmeleitung und Konvektion: Der Körperoberfläche haftet eine *ruhende Luftschicht* (Grenzschicht) an, in der keine Wärmekonvektion stattfindet. Die Grenzschicht wird dünner bei starker Oberflächenkrümmung, bei Luftdruckerhöhung und vor allem bei Zunahme der Windgeschwindigkeit. Bei Windstille ist die ruhende Schicht 4—8 mm dick, während sie schon bei Wind von $2\,\mathrm{m \cdot sec^{-1}}$ auf 1 mm zusammenschrumpft, wodurch ihr Wärmeleitwiderstand auf 0,2—0,125 sinkt (Büttner[2]).

Haare, Federn und Kälteschutzkleidung sind Mittel zum Festhalten einer dicken, ruhenden Luftschicht auf der Haut, die vom Wind nicht weggeblasen werden kann. Dem entspricht der Aufbau der wärmeisolierenden Schichten, die meist aus einer lockeren, stark lufthaltigen inneren Schicht (Wollhaare, Dunen, beim Menschen lockeres Gewebe, Watte usw.) und einer äußeren glatten Schicht (Grannenhaare, Deckfedern, beim Menschen winddichte Überkleidung) bestehen. Infolge der hohen Wärmeisolation ist das Temperaturgefälle sehr steil, so daß die Oberfläche nahezu die Temperatur der Außenluft hat. Der Wärmedurchlaßwiderstand wird neuerdings für bekleidungsphysiologische Zwecke vielfach in

[1] Bazett, H. C., E. S. Mendelson, L. Love u. R. Libet: J. Appl. Physiol. 1, 169 (1948).

[2] Büttner, K.: Physikalische Bioklimatologie. Leipzig 1938.

[3] Thauer R.: Erg. Physiol. 41, 607 (1939).

[4] Mather, G. W., G. G. Nahas u. A. Hemingway: Amer. J. Physiol. 173, 390 (1953).

[5] Bohnenkamp, H.: Erg. Physiol. 34, 848 (1932).

[6] Du Bois, E. F.: The mechanism of heat loss and temperature regulation. London 1937.

[7] Pfleiderer, H., u. K. Büttner: Bioklimatologie. In Lehrbuch der Bäder- und Klimaheilkunde, Bd. II, S. 676. Berlin 1940.

[8] Winslow, C. E. A.: In Temperature, its measurement and control, S. 509. New York 1941.

[9] Hardy, J. D.: In L. H. Newburgh: Physiology of heat regulation and the science of clothing, S. 79. Philadelphia u. London 1949.

[10] Burton, A. C., u. O. G. Edholm: Man in a cold environment. London 1955.

"Clo-Units" gemessen, wobei 1 clo = 0,18 grad $\cdot$ m^2 $\cdot$ h $\cdot$ kcal^{-1}. Vergleichsweise hat ein Straßenanzug etwa 1 clo, schwere Polarkleidung bis 5 clo, eine Fettschicht von 1 cm Dicke 0,8 clo (vgl. BURTON u. EDHOLM[1]). — Außerhalb der Grenzschicht wird Wärme auch durch *Konvektion* transportiert. Für den Wärmestrom q_c pro Flächeneinheit von der Oberfläche an die umgebende Luft gilt

$$q_c = \alpha \, (\vartheta_o - \vartheta_l), \tag{4}$$

wobei ϑ_o die Oberflächentemperatur, ϑ_l die Lufttemperatur und α die *Wärmeübergangszahl* [cal $\cdot$ cm^{-2} $\cdot$ s^{-1} $\cdot$ grad^{-1}] ist. α nimmt unter anderem mit stärkerer Oberflächenkrümmung und erhöhtem Luftdruck zu, ferner mit der Quadratwurzel der Windgeschwindigkeit. Langsamer Wind (Zugluft) entzieht also dem Körper verhältnismäßig viel Wärme. Auch an den Schleimhäuten der *Atemwege* wird Wärme durch Leitung und Konvektion an die vorbeistreichende Atemluft abgegeben („trockene Wärmeabgabe").

Strahlung: Während der Wärmestrom durch Leitung und Konvektion nur bei Lufttemperaturen über 36° körperwärts gerichtet sein kann, finden wir beim Wärmeübergang durch Strahlung auch bei kalten Lufttemperaturen häufig *körperwärts* gerichtete Wärmeströme, vor allem bei intensiver Sonnen- und Himmelsstrahlung oder in der Nähe heißer Flächen. Für den Strahlungswärmestrom gilt das STEFAN-BOLTZMANNsche Gesetz (Näheres bei PFLEIDERER u. BÜTTNER[2], HARDY[3])

$$q_s = \sigma \cdot \varepsilon \, (T_o^4 - T_u^4), \tag{5}$$

wobei σ die Strahlungskonstante ($1{,}38 \cdot 10^{-12}$ cal $\cdot$ cm^{-2} $\cdot$ s^{-1} $\cdot$ grad^{-4}), T_o die absolute Temperatur der Oberfläche und T_u die absolute Temperatur der begrenzenden Flächen der Umgebung (nicht der Luft) ist. ε ist die *Emissions-* bzw. *Absorptionszahl* der Oberflächen, die beim schwarzen Körper = 1 ist. Gegenüber der *Sonnenstrahlung* (Wellenlängenbereich $\lambda = 0{,}3 - 3\,\mu$) ist ε nach Farbe und Art der Oberfläche verschieden. Für die Haut des Weißen liegt sie je nach Pigmentierung bei 0,55—0,70, für die des Negers bei 0,81—0,84 (BLUM[4]). Anders verhält sich ε gegenüber der langwelligen *Temperaturstrahlung* des Körpers der Homoiothermen, die weit im Infrarot liegt ($\lambda = 3-60\,\mu$, Maximum bei $10\,\mu$, BÜTTNER[5]). Die sichtbare Farbe der Flächen spielt hier keine Rolle. Blanke Metallflächen haben gegenüber dieser Strahlung einen Wert $\varepsilon < 0{,}1$, Wasser, Haut, Federn, Haare $\varepsilon > 0{,}9$, die menschliche Haut — unabhängig von der Farbe — kommt mit $\varepsilon = 0{,}95$ (BÜTTNER[5]) dem schwarzen Körper sehr nahe. Kurzwellige Infrarotstrahlung ($0{,}8-1{,}5\,\mu$) dringt tiefer in die menschliche Haut ein als langwellige (PFLEIDERER u. BÜTTNER[2]). Bei hohem Sonnenstand und klarer Luft erreicht beim Weißen der Energie-Einstrom durch Strahlung das 4—5fache der Wärmebildung im Körper, beim Schwarzen ist er etwa 25% größer (PFLEIDERER u. BÜTTNER[2], ADOLPH et al.[6]). Bei der Bedeckung der Haut mit Haaren, Federn oder Kleidung wird der größte Teil der Wärmeabstrahlung der Haut absorbiert. Die Abstrahlung von der Oberfläche der Isolierschicht ist wegen ihrer niedrigen Strahlungstemperatur gering. Bei Sonneneinstrahlung wird je nach Farbe und Art der Oberfläche ein Teil reflektiert, der Rest in den äußeren Schichten absorbiert.

[1] BURTON, A. C., u. O. G. EDHHOLM: Man in a cold environment. London 1955.

[2] PFLEIDERER, H., u. K. BÜTTNER: Bioklimatologie. In Lehrbuch der Bäder- und Klimaheilkunde, Bd. II, S. 676. Berlin 1940.

[3] HARDY, J. D.: In Temperature, its measurement and control, S. 509. New York 1941.

[4] BLUM, H. F.: Physiol. Rev. **25**, 483 (1945).

[5] BÜTTNER, K.: Physikalische Bioklimatologie. Leipzig 1938.

[6] ADOLPH, E. F., u. Mitarb.: Physiology of man in the desert. New York 1947.

Verdunstung: Infolge der hohen Verdampfungswärme des Wassers von 580 cal · g⁻¹ ist die Wasserverdunstung an der Oberfläche der Haut und der Schleimhäute der Atemwege („feuchte Wärmeabgabe") ein sehr wirksames Mittel der Wärmeabgabe. Auch bei der Verdunstung gibt es eine *Grenzschicht* auf der Haut, durch die der Wasserdampftransport ausschließlich durch *Diffusion* erfolgt. Die Wärmeabgabe pro Flächeneinheit q_v durch Wasserverdunstung folgt näherungsweise der Gleichung

$$q_v = \beta \, (e_o - e_l) \tag{6}$$

wobei e_o der Dampfdruck der Hautoberfläche, e_l der Dampfdruck der Luft und β die Verdunstungszahl ist, die u. a. von der Oberflächenkrümmung, vom Luftdruck und von der Quadratwurzel aus der Windgeschwindigkeit abhängt. Man sieht das für die Homoiothermie wichtige Ergebnis, daß die Haut auch *bei feuchtigkeitsgesättigter Luft noch Wasser verdunsten kann*, wenn $e_o > e_l$, was durch eine hohe Hauttemperatur erreicht werden kann. — Die Oberfläche der *Atemwege* gibt ebenfalls Wasserdampf nach denselben Gesetzmäßigkeiten ab.

Wärmeabgabe im Wasser: Völlig anders als bei der Wärmeabgabe an Luft verläuft die Wärmeabgabe im Wasser. Das Haar- und Federkleid wird durchnäßt und verliert seine wärmeisolierenden Eigenschaften, außer bei den Schwimmvögeln, bei denen die eingefetteten Deckfedern das Eindringen des Wassers verhindern. Enten mit operativ entfernter Bürzeldrüse (Glandula uropygialis) vermögen schon nach 10 min Aufenthalt in Wasser von 10° wegen der Durchnässung des Gefieders ihre Rectaltemperatur nicht mehr zu halten (Hsiang-Ch'uan Hou[1]). Der Wärmeübergang von der Körperoberfläche erfolgt praktisch nur durch *Leitung* und *Konvektion*. Die Wärmeübergangszahlen im Wasser erreichen das 200fache und mehr der Wärmeübergangszahlen in Luft, so daß der Körper also auch bei mäßig kühlem Wasser große Wärmemengen verliert. Die einzig wirksame Wärmeisolation bei den Säugern ist hier die Entwicklung einer dicken Speckschicht, bei Vögeln Einfettung des Gefieders, Speckschicht (Pinguin) und Vergrößerung der Luftsäcke (Taucher, vgl. Prenglowitz[2]). Die Wärmeabgabe beim Kontakt mit *festen Körpern*, etwa beim Liegen auf der Erde, erfolgt hauptsächlich durch Leitung, zum Teil auch durch Strahlung.

2. Physiologische Steuerung des Wärmeflusses.

a) Körperhaltung.

Durch die Körperhaltung kann eine beträchtliche Änderung der wirksamen Oberfläche erzielt werden. Ein völlig zur Kugel zusammengerollter Mensch besäße nur noch die Hälfte seiner ursprünglichen Oberfläche (Büttner[3]). Nach Rubner[4] gibt ein ausgestreckt liegender Hund in der Kälte 32% mehr Wärme ab als in der üblichen zusammengekauerten Stellung. Hindert man Kaninchen daran, in der Kälte ihre Körperstellung zu ändern, so kann die Rectaltemperatur stark absinken (Moore[5], Nisita[6]). Nach Grant[7] hat dies jedoch wahrscheinlich nichts mit der Oberflächengröße zu tun, sondern ist eine „emotional hypothermia" durch das Festhalten (S. 396). Läßt man die Tiere bei derselben Körperstellung frei, so regeln sie sogar in geschorenem Zustand noch wirksam gegen Außentemperaturen bis zu 0°.

---

[1] Hsiang-Ch'uan Hou: Chinese J. Physiol. **11**, Nr. 4 (1928).

[2] Prenglowitz, R.: Zool. Jb. Abt. System. Ökol. **64**, 129 (1933).

[3] Büttner, K.: Physikalische Bioklimatologie. Leipzig 1938.

[4] Rubner, M.: Die Gesetze des Energieverbrauches bei der Ernährung. Leipzig und Wien 1902.

[5] Moore, L. M.: Amer. J. Physiol. **46**, 244 (1918).

[6] Nisita, M.: Okayama-Igakkai-Zasshi (jap.) **40**, 2148 (1928).

[7] Grant, R.: Amer. J. Physiol. **160**, 285 (1950).

Auch durch *Zusammenschluß mehrerer Tiere* wird eine Verkleinerung der relativen Oberfläche erreicht. KINDER[1] beobachtete, daß der Nestbau der Ratte bei kälteren Temperaturen zunimmt. PRZIBRAM gibt an, daß Ratten in warmer Umgebung stattdessen die Neugeborenen einzeln auf dem Boden herumstreuen (zit. b. STIGLER[2]). Junge Wellensittiche (Melopsittacus undulatus) zeigen die Tendenz, bei Kälte zusammenzukriechen, bei Hitze dagegen einzeln im Nest zu sitzen (BÖNI[3]). Eine einzelne Maus hat einen höheren Umsatz als innerhalb einer zusammengekauerten Gruppe (PEARSON[4]); ebenso sinkt der O_2-Verbrauch von mehreren Küken beim Zusammendrängen um 15% (KLEIBER u. WINCHESTER[5]). In den warmen Zonen schlafen Brüllaffen, Kapuzineraffen, manche Kuckucksvögel und der Webervogel Sporopipes squamifrons nachts in großen Klumpen vereinigt (NIETHAMMER[6]).

b) Durchblutung der Haut und der Schleimhäute.

Durch Änderung der Hautdurchblutung und der Durchblutung der Schleimhäute der Atemwege kann die „*Scheinleitfähigkeit*" des Gewebes um Beträge geändert werden, die ein Vielfaches der reinen Wärmeleitfähigkeit erreichen. Auch der Wärmestrom von der Hautoberfläche wird beeinflußt, da sich mit der Änderung der Durchblutung die Hauttemperatur ändert. Mit steigender Hauttemperatur nimmt sowohl der Wärmeabstrom durch Leitung, Konvektion und Strahlung zu als auch die Wärmeabgabe durch Verdunstung infolge Erhöhung des Dampfdruckes e_0 der Haut.

Besonders groß ist die Bedeutung der Hautdurchblutung beim *Menschen*, bei dem sie sich an der gesamten Körperoberfläche verändern kann, vor allem an den Extremitätenenden. An der menschlichen Hand ändert sich die Durchblutungsgröße bei Kälte und Wärme wie 1:30 (FORSTER et al.[7], FERRIS et al.[8]), an den Fingern im extremen Fall von 0,2—120 cm³ · 100 cm⁻³ Gewebe × × min⁻¹, also um das 600fache

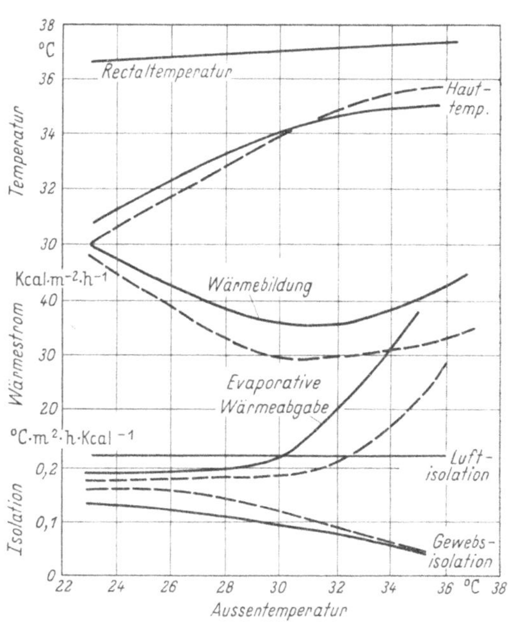

Abb. 18. Verhalten von Rectaltemperatur, mittlerer Hauttemperatur, Wärmeabgabe durch Verdunstung, Isolation der den Körper umgebenden Luftschicht und Isolation der Körperschale beim Menschen. Durchgezogene Kurven: Mittelwerte von Männern, gestrichelte Kurven: Mittelwerte von Frauen. Nach J. D. HARDY u. E. F. DU BOIS: Proc. Nat. Acad. Sci. USA 26, 389 (1940).

[1] KINDER, E. F.: J. of Exper. Zool. 47, 117 (1927).
[2] STIGLER, R.: Arch. exper. Path. u. Pharmakol. 152, 68 (1930).
[3] BÖNI, A.: Arch. Suisses Ornithol. 2, 1 (1942).
[4] PEARSON, O. P.: Ecology 28, 127 (1947).
[5] KLEIBER, M., u. C. F. WINCHESTER: Proc. Soc. Exper. Biol. a. Med. 31, 158 (1933).
[6] NIETHAMMER, G.: Fortschr. Zool. 9, 368 (1952).
[7] FORSTER, R. E., B. G. FERRIS u. R. DAY: Amer. J. Physiol. 146, 600 (1946).
[8] FERRIS, B. G., R. E. FORSTER, E. L. PILLION u. W. R. CHRISTENSEN: Amer. J. Physiol. 150, 304 (1947).

(Wilkins et al.[1]). Die Wärmedurchgangszahlen der Haut ändern sich dabei bis 1:7 (Brück u. Hensel[2], Bazett u. a.[3]). Der reziproke Wert der Wärmedurchgangszahl, der *Wärmedurchlaßwiderstand*, ändert sich für die gesamte Körperschale bei sehr kalter und sehr warmer Umgebung von 0,02—0,14 Grad × × m² · h · kcal⁻¹ oder von 0,1—0,7 clo-Einheiten (Abb. 18).

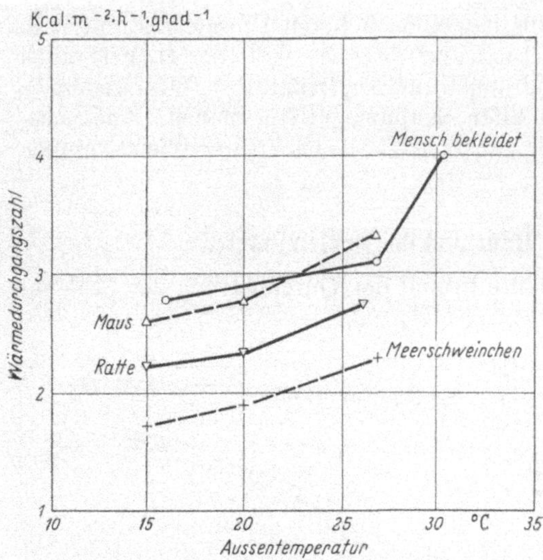

Abb. 19. Wärmedurchgangszahlen des Körpers einiger Säuger bei verschiedener Außentemperatur. Nach L. P. Herrington: In Temperature, its measurement and control, S. 446. New York 1941.

Bei den *Säugetieren* ist die Variabilität der Hautdurchblutung mit Ausnahme einiger dünn behaarter Stellen wesentlich geringer als beim Menschen (Abb. 19) (Ederstrom[4]), bei den *Vögeln* fehlt sie anscheinend ganz (v. Buddenbrock[5]). Bei der hohen Wärmeisolation des Gefieders wären Änderungen der Hautdurchblutung auch praktisch wirkungslos für die Wärmeabgabe. Teile der Körperschale, die ihre Durchblutung thermoregulatorisch stark ändern können, sind die *Ohren* vieler Tiere (Elefant, v. Buddenbrock[5]; Hase und Kaninchen, v. Dobben-Broekema u. Dirken[6]; Hund, Springorum[7], Hemingway[8], Ström[9]; Rind, Landsiegel[10]). Auch die Durchblutung der *Flughaut* mancher Fledermäuse scheint im Zusammenhang mit der Temperaturregelung zu stehen. Cowles[11] und Reeder u. Cowles[12] beobachteten bei Myotis yumanensis und M. velifer und bei Macrotus californicus eine deutliche Vasodilatation durch Eröffnung präcapillärer Sphinkteren, sobald die Rectaltemperatur über 39° stieg. Bei manchen Tieren ist die Durchblutung der *Zunge* für den Wärmetransport wichtig. Beim Hund, der mit heraushängender Zunge hachelt, kann in der Wärme die Zungendurchblutung bis auf das 6fache ansteigen (Ederstrom[4]). Alle Anhangsgebilde der Körperschale, deren Durchblutung in besonders weiten Grenzen veränderlich ist, haben einen großen Oberflächen-Volumquotienten und sind dadurch zur Wärmeabgabe besonders geeignet (Tab. 7).

---

[1] Wilkins, R. W., J. Doupe u. H. W. Newman: Clin. Sci. 3, 403 (1938).

[2] Brück, K., u. H. Hensel: Pflügers Arch. 257, 70 (1953).

[3] Bazett, H. C.: J. Appl. Physiol. 4, 245 (1952).

[4] Ederstrom, H. E.: Amer. J. Physiol. 176, 347 (1954).

[5] Buddenbrock, W. v.: Grundriß der vergleichenden Physiologie, Bd. II, S. 897. Berlin 1937.

[6] Dobben-Broekema, M. v., u. M. N. Dirken: Acta physiol. et pharmacol. Néerl. (Amsterd.) 1, 562 (1950).

[7] Springorum, W.: Klin. Wschr. 1938 I, 11.

[8] Hemingway, A.: Amer. J. Physiol 122, 511 (1938).

[9] Ström, G.: Acta physiol. scand. (Stockh.) 21, 271 (1950).

[10] Landsiegel, K.: Inaug.-Diss. Hannover 1937.

[11] Cowles, R. B.: Science (Lancaster, Pa.) 105, 362 (1947).

[12] Reeder, W. G., u. R. B. Cowles: J. Mammal. 32, 389 (1951).

Über die Hautdurchblutung der meisten Säugetiere ist noch wenig bekannt, nach MARTIN[1] fehlt bei den niederen Säugern eine Vasomotorik der Haut, jeden-

falls konnte er bei Echidna an der rasierten Extremität nach Wechselbädern keine Anzeichen davon feststellen. Dagegen scheinen Robben eine recht beträchtliche Hautdurchblutung zu besitzen, da nach den Beobachtungen KRUMBIEGELS[2,3] die Haut nach dem Verlassen des Wassers an manchen Stellen dampft und nach dem Abtrocknen 34° erreicht. In der Kälte muß eine starke Drosselung der Hautdurchblutung erfolgen, da bekannt ist, daß Robben stundenlang auf dem Eis liegen, ohne daß es schmilzt. Andernfalls wäre auch die Speckschicht nutzlos, die ja unterhalb der durchbluteten Haut liegt.

Tabelle 7. *Oberfläche/Volumen.*

Organismus bzw. Körperteil	Oberfläche: Volumen cm^{-1}
Mensch	
Erwachsener (70 kg)[4] . .	0,2
Kind, 1 Jahr (9,1 kg)[5] .	0,5
Neugeborenes (3 kg)[5] . .	0,6
Frühgeburt (1,5 kg)[5] . .	0,8
Finger[6]	2,1
Hund	
Gesamtkörper (10 kg)[4] . .	0,5
Zunge, vordere Hälfte[7] .	3,6
Kaninchen	
Gesamtkörper (2 kg)[5] . .	0,7
Ohr[7]	5,6

c) Haare, Federn und Luftsäcke.

Das Haarkleid der Säugetiere und noch mehr das Gefieder der Vögel sind ausgezeichnete Wärmeisolatoren, die sich auch der Mensch in mannigfaltiger Weise zunutze macht. COWLES[8] nimmt an, daß Haare und Federn phylogenetisch zuerst als Schutz gegen Sonnenstrahlung entwickelt wurden und erst sekundär die Rolle des Kälteschutzes übernahmen. Die Lufthülle, die den Vogelkörper umgibt, schwankt erheblich mit der Dicke und der Straffheit des Gefieders. Beim Waldkauz, der ein besonders dickes und lockeres Gefieder besitzt, kommt auf den cm^2 Körperoberfläche ein Luftvolumen von 4,7 cm^3, beim Taucher mit eng anliegendem Federkleid nur 0,77 cm^3. Das Volumen des Gefieders macht beim Waldkauz 88%, beim Taucher 46% des Körpervolumens aus (v. BUDDENBROCK[9]). Dafür ist beim Taucher das Volumen der Luftsäcke größer (15,8% des unbefiederten Körpers gegenüber 12,5% bei der Taube), was nach PRENGLOWITZ[10] mit der Wärmeisolation zusammenhängt. Bei den Pinguinen, die als hochspezialisierte Schwimm- und Tauchvögel ein sehr anliegendes Gefieder besitzen, ist ein ausreichender Wärmeschutz im Polarklima nur durch eine zusätzliche subcutane Fettschicht zu erzielen. Die Pelzdicken und Wärmewiderstände einer Reihe von tropischen und arktischen Säugetieren zeigt Abb. 20. Die Wärmeisolation größerer Polartiere übertrifft bei weitem die der schwersten Polarkleidung des Menschen (vielleicht mit Ausnahme der Eskimo-Kleidung), die maximal 5 clo oder 0,9 grad · m^2 · h · kcal^{-1} erreicht.

[1] MARTIN, C. J.: Philosophic. Trans. Roy. Soc. London B **195**, 1 (1902).

[2] KRUMBIEGEL, I.: Zool. Garten N. F. **6**, 33 (1933).

[3] KRUMBIEGEL, I.: Biol. Zbl. **53**, 123 (1933).

[4] Berechnet nach F. G. BENEDICT: Erg. Physiol. **36**, 300 (1934).

[5] JASCHKE, R. TH. V.: Physiologie, Pflege und Ernährung des Neugeborenen. Wiesbaden 1917.

[6] ASCHOFF, J., u. F. KAEMPFFER: Pflügers Arch. **249**, 112 (1948).

[7] HENSEL, H. (unveröffentlicht).

[8] COWLES, R. B.: Science (Lancaster, Pa.) **103**, 74 (1947).

[9] BUDDENBROCK, W. V.: Grundriß der vergleichenden Physiologie, Bd. II, S. 887. Berlin 1937.

[10] PRENGLOWITZ, R.: Zool. Jb. Abt. System. Ökol. **64**, 129 (1933).

Der Wärmewiderstand kann innerhalb gewisser Grenzen durch „Sträuben" der Haare und „Aufplustern" des Federkleides erhöht werden. Dies geschieht durch unwillkürliche Anspannung der glatten Haarbalgmuskeln (Mm. arrectores pilorum), die an den einzelnen Haaren oder Federn ansetzen und die in Ruhe schräg in der Haut steckenden Schäfte steil stellen. Durchfeuchtung mit Wasser, Schweiß, Speichel oder Nasendrüsensekret setzt den Wärmedurchlaßwiderstand stark herab und erhöht gleichzeitig die Wärmeabsorption durch Verdunstung. Die Grenze dieser Veränderungen ist durch die minimalen und maximalen Dicken der Körperbedeckung, bei Durchfeuchtung durch die Wärmeleitfähigkeit des Wassers gegeben.

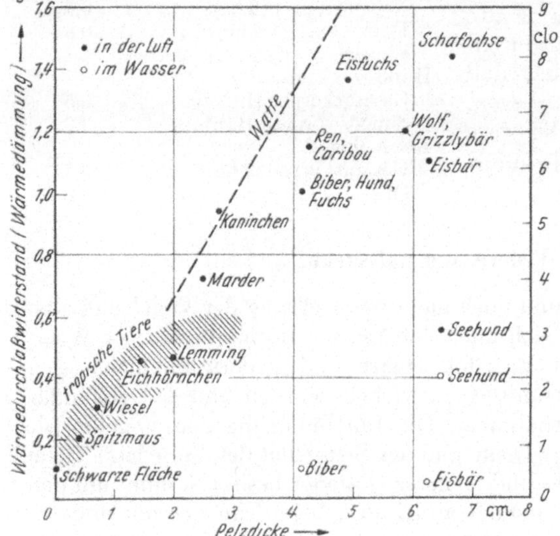

Abb. 20. Mittlere Pelzdicke und Wärmeisolation arktischer und tropischer Tiere. Nach P. F. Scholander, P. Walters, R. Hock u. L. Irving: Biol. Bull. **99**, 125 (1950).

d) Ventilationsgröße.

Die Ventilationsgröße der Atmung, die sowohl die „trockene" als die „feuchte" Wärmeabgabe verändert, hat eine sehr verschiedene Bedeutung bei *schwitzenden* und bei *nicht bzw. schwach schwitzenden* Homoiothermen. Beim Menschen, der über eine sehr gute Schweißsekretion verfügt, und bei den stärker schwitzenden Tieren (Equiden) spielt die Wärmeabgabe durch die Atemwege eine geringe Rolle. In heißer Umgebung erreicht die Wasserdampfabgabe durch die menschlichen Atemwege etwa 30% der Gesamt-Wasserabgabe, wobei das Atemvolumen nach Robinson[1] pro Grad Rectaltemperaturanstieg nur um das 0,25—0,5fache des Ruhewertes ansteigt. Ganz anders verhält es sich bei den schweißdrüsenlosen Vögeln und der Mehrzahl der Säuger mit fehlender oder schwacher Schweißabsonderung (Maus, Ratte, Kaninchen, Katze, Hund, Schaf, Schwein, Rind u. a.). Neben der unzureichenden Wasserdampfabgabe der Haut ist die Wasserdampfabgabe durch die Atemwege bei ihnen ein wichtiges Mittel, in heißer Umgebung Wärme abzugeben. Hunde, die durch einen Maulkorb an dieser Art der Wärmeabgabe gehindert sind, sterben an Hyperthermie bei Außentemperaturen, die normalerweise noch gut vertragen werden (Richet[2]). Die Ventilationsgröße wird in typischer Weise durch Steigerung der Atemfrequenz erhöht (Polypnoe, „Hacheln"), wobei das Volumen des einzelnen Atemzuges vermindert wird, beim Hund bis 0,2 der Norm (Robinson u. Lee[3]), während das Minutenvolumen der Atmung bis auf das 27fache gesteigert sein kann. Die dabei auftretende Alkalose des Blutes durch Abrauchen der CO_2 des Blutes bis auf 25% der Norm wäre für den Menschen nicht mehr erträglich (Anrep u. Hammouda[4]).

[1] Robinson, S.: In L. H. Newburgh: Physiology of heat regulation and the science of clothing, S. 193. Philadelphia u. London 1949.
[2] Richet, Ch.: Dict. Physiol. par Ch. Richet **3**, 81 (1898).
[3] Robinson, K. W., u. D. H. K. Lee: Proc. Roy. Soc. Queensland **53**, 171 (1941).
[4] Anrep, V., u. M. Hammouda: J. of. Physiol. **77**, 16 (1933).

Die Ausbildung und Wirksamkeit der Polypnoe schwankt bei den einzelnen Tierarten innerhalb weiter Grenzen. Bei Echidna und manchen Vögeln ist sie wegen der anatomischen Begrenzung kaum ausgebildet, deutlich dagegen bei den Marsupialiern (PEARSE u. HALL[1]). Viele Tiere erhöhen ihre Atemfrequenz erst mit steigender Kerntemperatur (Marsupialier, Schaf, Schwein, Vögel), während andere schon bei Erhöhung der Außentemperatur hacheln (Kaninchen, Hund, Katze, Rind), (LEE[2]). Hund und Katze hacheln mit offenem Maul, heraushängender Zunge und starker Speichelsekretion; bei ihnen ist die Polypnoe wirksamer als bei Tieren, die mit geschlossenem Maul hacheln (Kaninchen, Ratte, Schaf). Bei Rectaltemperaturen über 40° gehen aber auch manche dieser Tiere zur Polypnoe mit geöffnetem Maul über, z. B. Kaninchen und Schaf (LEE et al.[3], LEE u. ROBINSON[4]).

e) Sekretion der Speichel- und Nasendrüsen.

Bei Kaninchen und Meerschweinchen beobachtete STIGLER[5] eine starke Sekretion der Nasenschleimhaut in der Hitze, die das Fell des Halses und der Brust durchnäßte. HERRINGTON[6] fand ein ähnliches Verhalten bei Ratten und Mäusen, die in der Hitze durch herabfließenden Speichel den Hals befeuchten. Das Sekret wird nach den Beobachtungen von HERRINGTON[6] und LEE et al.[3] jedoch nicht über das übrige Fell verteilt, so daß die Verdunstungskälte nicht sehr groß ist. Auch das Schwein sondert in der Hitze große Speichelmengen ab (ROBINSON u. LEE[7]), ebenso die Katze, die damit aber das ganze erreichbare Fell durchnäßt (ROBINSON u. LEE[8], PROUTY[9]) und so eine viel wirksamere Kühlung erzielt.

f) Wasserabgabe der Haut.

Extraglanduläre Wasserabgabe: Man unterscheidet eine glanduläre („sensible") Wasserabgabe der Haut durch die *Schweißdrüsen* von einer extraglandulären („insensiblen") Wasserabgabe mittels Diffusion durch die *Haut.* Der Anteil der extraglandulären Wasserabgabe und seine Physiologie ist noch nicht hinreichend geklärt. Wir verweisen auf die neuen Arbeiten von BÜTTNER[10] und ZÖLLNER et al.[11]. Im wesentlichen dürfte es sich um eine Diffusion von Wasserdampf aus den Hautcapillaren durch die obersten Hautschichten handeln, die gemäß den Diffusionsgesetzen (Dampfdruckdifferenz) erfolgt. ZÖLLNER et al. fanden, daß die insensible Wasserabgabe des Menschen nicht in allen Bereichen linear mit der Dampfdruckdifferenz Hautoberfläche-Luft wächst, sondern zunächst steil und bei zunehmenden Dampfdruckdifferenzen flacher. Bei den Vögeln und Säugetieren folgt die extraglanduläre Wasserabgabe denselben Gesetzen. REEDER u. COWLES[12] vermuten, daß bei den Fledermäusen die höhere Durchblutung der Flughaut auch eine höhere Wasserdampfdiffusion zur Folge hat.

---

[1] PEARSE, A. S., u. F. G. HALL: Homoiothermism. New York 1928.
[2] LEE, D. H. K.: Annual Rev. Physiol. **10**, 365 (1948).
[3] LEE, D. H. K., K. ROBINSON u. H. J. G. HINES: Proc. Roy. Soc. Queensland **53**, 129 (1941).
[4] LEE, D. H. K., u. K. ROBINSON: Proc. Roy. Soc. Queensland **53**, 189 (1941).
[5] STIGLER, R.: Arch. exper. Path. u. Pharmakol. **152**, 68 (1930).
[6] HERRINGTON, L. P.: Amer. J. Physiol. **129**, 123 (1940).
[7] ROBINSON, K. W., u. D. H. K. LEE: Proc. Roy. Soc. Queensland **53**, 145 (1941).
[8] ROBINSON, K. W., u. D. H. K. LEE: Proc. Roy. Soc. Queensland **53**, 159 (1941).
[9] PROUTY, L. R.: Federat. Proc. **8**, 128 (1949).
[10] BÜTTNER, K.: J. Appl. Physiol. **6**, 229 (1953).
[11] ZÖLLNER, G., R. THAUER u. W. KAUFMANN: Pflügers Arch. **260**, 261 (1955).
[12] REEDER, W. G., u. R. B. COWLES: J. Mammal. **32**, 389 (1951).

Schweißdrüsen: Die Bedeutung der ekkrinen Schweißdrüsen für die Temperaturregelung des *Menschen* wird eindringlich von Personen mit angeborenem Schweißdrüsenmangel demonstriert, die nur auf ihren extraglandulären Anteil, etwa 20—30 g · h⁻¹, angewiesen sind, der ungefähr 25% der Ruhewärmebildung absorbieren kann (List[1]). Solche Menschen vermögen im Sommer und bei der geringsten Körperarbeit ihre Kerntemperatur nicht mehr zu regeln (Sunderman[2]). Die Wasserabgabe der Haut kann sehr klein werden und ist nach unten durch die physikalischen Gesetzmäßigkeiten der Wasserdampfdiffusion begrenzt; nach oben sind die Werte beim Menschen außerordentlich hoch, in extremen Fällen bis zu 4 l · h⁻¹ (s. S. 400) und durch die Leistungsfähigkeit der Schweißdrüsen begrenzt. Das Sekret der Schweißdrüsen ist im allgemeinen hypotonisch gegenüber dem Blut (Salzkonzentration 0,2—0,3%), die Sekretion erfordert also aktive Arbeit. Der Schweiß enthält alle Salze des Blutes, vor allem NaCl. Je nach Körperstelle, individueller Anlage, Hitzebelastung und Akklimatisation kann aber die Salzkonzentration des Schweißes von 0,84—0,03% schwanken (Robinson[3]). Die sezernierte Schweißmenge ist ziemlich unabhängig von der getrunkenen Wassermenge; bei starker Wasseraufnahme wird sie nicht nennenswert vergrößert (Ladell[4]), ebensowenig wie sie bei mäßiger Dehydratisierung des Körpers vermindert wird (Pitts et al.[5], Adolph et al.[6]).

Die *Vögel* besitzen keine Schweißdrüsen; bei den *Säugern* finden wir sie in sehr verschiedener Zahl und Funktion. Den Monotremen, Edentaten, Proboscidiern und vielen Rodentiern (Maus, Ratte, Kaninchen) fehlen sie; Hund, Ziege, Schaf, Rind und alle Equiden besitzen apokrine Schweißdrüsen am ganzen Körper, deren funktionelle Bedeutung aber sehr unterschiedlich ist. Ekkrine Drüsen finden sich vor allem an der unbehaarten Haut der Sohlen- und Handflächen, bei den Primaten auch am übrigen Körper (Biedermann[7]). Beim Hund treten die Schweißdrüsen bei Steigerung der Rectaltemperatur nicht in Tätigkeit, dagegen bei lokaler Erwärmung der Haut über 38,5° (Aoki u. Wada[8]); sie scheinen eine Schutzfunktion gegen örtliche Überwärmung zu haben. Bei Rind, Ziege und Schaf spielen die Schweißdrüsen eine beträchtliche Rolle, sind aber bei weitem nicht so wirksam wie bei den Equiden und beim Menschen. Das Rind, das auf der ganzen Körperoberfläche funktionell aktive Schweißdrüsen besitzt (Ragsdale et al.[9]), gibt durch die Haut mehr Wärme ab als durch die Atmung. Das Maximum der Perspiration ist allerdings schon bei 25° Außentemperatur erreicht, so daß trotzdem eine starke Polypnoe erforderlich wird (Kibler u. Brody[10]). Vermindert man die Hautverdunstung durch Aufsprühen von Öl, so steigt die Rectaltemperatur erheblich an (Riek u. Lee[11]). Auch beim Schaf, das sich unter den Wiederkäuern durch besonders große Hitzetoleranz auszeichnet, spielt die Schweißsekretion eine beträchtliche Rolle (Lee u. Robinson[12],

---

[1] List, C. F.: Annual. Rev. Physiol. **10**, 387 (1948).

[2] Sunderman, F. W.: Arch. Int. Med. **67**, 709 (1941).

[3] Robinson, S.: In L. H. Newburgh: Physiology of heat regulation and the science of clothing, S. 193. Philadelphia u. London 1949.

[4] Ladell, W. S. S.: Brit. Med. Bull. **3**, 175 (1945).

[5] Pitts, G. C., R. E. Johnson u. F. C. Consolazio: Amer. J. Physiol. **142**, 253 (1944).

[6] Adolph, E. F., u. Mitarb.: Physiology of man in the desert. New York 1947.

[7] Biedermann, W.: Erg. Biol. **6**, 427 (1930).

[8] Aoki, T., u. M. Wada: Science (Lancaster, Pa.) **114**, 123 (1951).

[9] Ragsdale, A. C., H. J. Thompson, D. M. Worstell u. S. Brody: Univ. Missouri, Agr. Exper. Sta., Res. Bull. **460** (1950).

[10] Kibler, H. H., u. S. Brody: Univ. Missouri, Agr. Exper. Sta., Res. Bull. **461** (1950).

[11] Riek, R. F., u. D. H. K. Lee: J. Dairy Res. **15**, 217 (1948).

[12] Lee, D. H. K., u. K. Robinson: Proc. Roy. Soc. Queensland **53**, 189 (1941).

RIEK et al.[1]), Die Schweißabsonderung der Haut bei den Equiden ist genau so wirkungsvoll wie beim Menschen (ADOLPH u. DILL[2]), was sich auch im Fehlen der Polypnoe zeigt, die bei allen vorgenannten Tieren sehr ausgeprägt ist.

g) Gesamtverdunstung und Lufttemperatur.

Nach dem auf S. 358 Ausgeführten bedarf es keiner besonderen Darlegung mehr, daß für die Temperaturregelung *nicht die Menge der produzierten Flüssigkeit,*

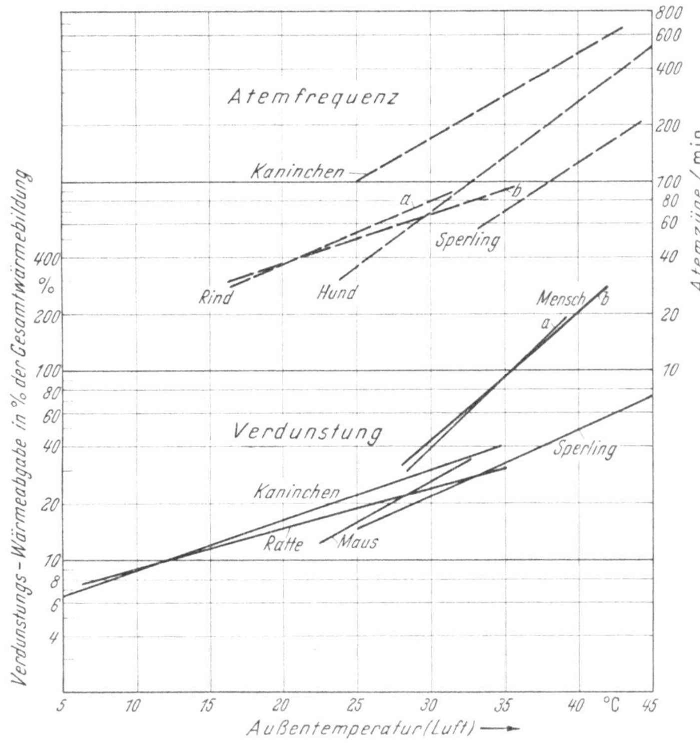

Abb. 21. Atemfrequenz und Wärmeabgabe durch Verdunstung als Funktion der Außentemperatur. Atemfrequenz: Kaninchen nach D. H. K. LEE, K. ROBINSON u. H. J. G. HINES: Proc. Roy. Soc. Queensland **53**, 129 (1941); Hund nach CH. RICHET: Dict. Physiol. par CH. RICHET **3**, 81 (1898); Rind *a* nach W. M. REGAN u. G. A. RICHARDSON: J. Dairy Sci. **19**, 11 (1935); Rind *b* nach R. F. GAALAAS: J. Dairy Sci. **28**, 555 (1945); Sperling nach S. C. KENDEIGH: J. of Exper. Zool. **96**, 1 (1944); Verdunstung: Sperling nach S. C. KENDEIGH: J. of Exper. Zool. **96**, 1 (1944); übrige nach S. BRODY: Bioenergetics and growth, S. 279. New York 1945.

sondern die Wassermenge maßgebend ist, die tatsächlich auf der Körperoberfläche *verdunstet.* Nasse Haut, an der der Schweiß in Strömen herabrinnt, ist kein Zeichen einer guten Regelung, sondern beweist nur, daß ein Mißverhältnis zwischen produzierter und verdunstender Wassermenge besteht. Das Verhalten der Gesamt-Wasserverdunstung bei verschiedenen Außentemperaturen und mittlerem Feuchtigkeitsgehalt der Luft zeigt tiefgreifende Unterschiede bei schwitzenden und nicht schwitzenden Homoiothermen (Abb. 21). Beim *Menschen* als typischem Repräsentanten einer schwitzenden Spezies bleibt die Verdunstungsgröße bis zum „kritischen Temperaturbereich", der nach KUNO[3] zwischen 27

---

[1] RIEK, R. F., M. H. HARDY, D. H. K. LEE u. H. B. CARTER: Austral. J. Agr. Res. **1**, 217 (1950).

[2] ADOLPH, E. F., u. D. B. DILL: Amer. J. Physiol. **123**, 369 (1938).

[3] KUNO, Y.: The physiology of human perspiration. London 1934.

und 32° Raumtemperatur liegt, annähernd gleich und macht etwa 25—35% der Gesamtwärmeabgabe aus. Der Wärmeabfluß durch Strahlung, Leitung, Konvektion und insensiblen Wasserverlust wird am ruhenden, nackten Menschen bei etwa 31° Außentemperatur, beim normal Bekleideten bei 29° ungenügend. Hier setzt dann mit einem steilen Knick die Schweißsekretion ein, wobei die kritische mittlere Hauttemperatur etwa 35° beträgt (Zöllner et al.[1]). Oberhalb der kritischen Temperatur steigt die Kurve der Verdampfung annähernd exponentiell mit der Außentemperatur an; bei 36° Außentemperatur, bei der der Wärmestrom durch Leitung, Konvektion und Strahlung annähernd Null wird, erreicht die Wärmeabsorption durch Wasserverdunstung 100% der Gesamt-Wärmeproduktion. Bei höheren Temperaturen steigt die Verdunstung weiter stark an, so daß alle gebildeteWärme einschließlich der nun von außen aufgenommenen Wärme absorbiert wird. Bei den *schwach schwitzenden Tieren* zeigt die Verdunstungskurve diesen steilen Knick nicht. Die Steilheit der Kurve beträgt bei der Ratte nur 5%, beim Kaninchen 6%, bei der Maus 10% pro Grad Temperaturerhöhung (Brody[2]). Bei 36° Außentemperatur erreicht die Wasserverdunstung des Kaninchens nur 35—60% der Wärmebildung: die Kerntemperatur muß also ansteigen.

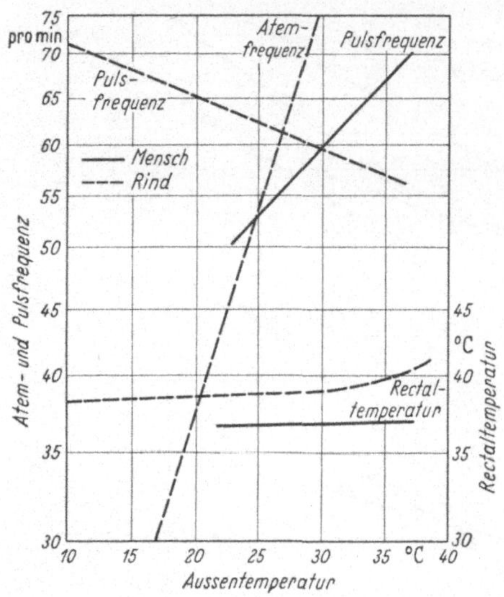

Abb. 22. Rectaltemperatur, Puls- und Atemfrequenz bei Mensch und Rind als Funktion der Außentemperatur. Nach S. Brody: Bioenergtics and growth, S. 281. New York 1945.

Mit dem Verhalten der Schweißsekretion zeigt auch der *Kreislauf* typische Unterschiede. Bei stark schwitzenden Homoiothermen (Mensch, Pferd, Esel) steigt die Pulsfrequenz in der Wärme an, da die schwitzende Haut erhöht durchblutet ist, während z. B. beim Rind (Abb. 22) die Pulsfrequenz in der Hitze sinkt.

h) Sonstige Reaktionen.

Elefanten fächeln in der Hitze mit den Ohren, wodurch eine höhere konvektive Wärmeabgabe bewirkt wird. Dasselbe beobachtete Eisentraut[3] bei Fliegenden Hunden (Megachiroptera), die in der tropischen Hitze mit den Flügeln fächeln und dadurch auch bei Sonne nicht das schützende Blätterdach aufsuchen müssen. Das Aufsuchen von Wasser oder Schlamm in der Hitze oder das Bespritzen mit Wasser wird bei vielen Tieren beobachtet (z. B. Büffel, Elefant, Nashorn, Flußpferd, Wasserbock). Eine ausführliche Zusammenstellung der Verhaltensweisen von Säugetieren unter verschiedenen äußeren Temperatureinwirkungen gab Herter[4], auf die wir hier verweisen.

---

[1] Zöllner, G., R. Thauer u. W. Kaufmann: Pflügers Arch. **260**, 261 (1955).
[2] Brody, S.: In Temperature, its measurement and control, S. 462. New York 1941.
[3] Eisentraut, M.: Biol. generalis (Wien) **18**, 327 (1945).
[4] Herter, K.: Der Temperatursinn der Säugetiere. Leipzig 1952.

VI. Nervöse und hormonale Steuerungen.

1. Zentralnervöse Strukturen der Temperaturregelung.

a) Reiz- und Ausschaltungsversuche im Hypothalamusgebiet.

Es herrscht heute Übereinstimmung darüber, daß das *Hypothalamusgebiet* die führende Rolle in der Temperaturregelung der Homoiothermen spielt, mindestens bei den *schnellen* Regelungsvorgängen. Von einem genaueren Einblick in die Zusammenhänge sind wir allerdings noch weit entfernt. Akute Zerstörung dieses Gebietes oder Abtrennung von den tiefen Teilen des Zentralnervensystems führt bei Affen, Hunden, Katzen und Kaninchen zu schwersten Störungen der Temperaturregelung (THAUER[1], RANSON u. MAGOUN[2], RANSON[3]). Nach einiger Zeit stellt sich bei manchen Tieren wieder eine gewisse Fähigkeit her, die Kerntemperatur bei mäßigen Schwankungen der Außentemperatur annähernd konstant zu halten (POPOFF[4], THAUER[5], THAUER u. PETERS[6]). Dies besagt natürlich nichts gegen die Bedeutung des Hypothalamusgebietes im intakten Tier, zumal auch im chronischen Versuch nie mehr die Sicherheit, Schnelligkeit und Breite der normalen Regelung erreicht wird. So konnten die Kaninchen in den Versuchen von THAUER u. PETERS[6] nach chronischer Ausschaltung des Hypothalamusgebietes nur dann ihre Kerntemperatur aufrecht erhalten, wenn die Differenz zwischen Außentemperatur und Rectaltemperatur im Mittel 17° (9—25°) nicht überschritt. Normale Kaninchen regeln dagegen noch bei einer Differenz von 80°. Worin diese Restfunktionen bestehen und wie sie ausgelöst werden, ist noch nicht hinreichend geklärt (s. THAUER[1], MANSFELD[7]). Auch beim Menschen sind chronische Zerstörungen des gesamten Hypothalamusgebietes durch Tumoren beschrieben worden, ohne daß es bei Lebzeiten zu groben Störungen der Temperaturregelung kam (Lit. b. THAUER[1]).

Die „*Zentren*" der Temperaturregelung sind wahrscheinlich kein anatomisch streng lokalisiertes Gebiet im Hypothalamus, sondern eine größere funktionelle Einheit, an der auch höhere und tiefere Abschnitte des Zentralnervensystems beteiligt sind (s. PINKSTON et al.[8], THAUER[1], BLAIR u. KELLER[9], BAZETT[10], STRÖM[11] u. a.).

Durch lokale Erwärmung des vorderen (rostralen) Hypothalamusgebietes können bei Affen, Hunden und Katzen typische Kühlvorgänge ausgelöst werden, wie Vasodilatation der Haut, Schweißsekretion und Polypnoe (RANSON u. MAGOUN[2],

[1] THAUER, R.: Erg. Physiol. **41**, 607 (1939).

[2] RANSON, S. W., u. H. W. MAGOUN: Erg. Physiol **41**, 56 (1939).

[3] RANSON, S. W.: The hypothalamus. Baltimore 1940.

[4] POPOFF, N. F.: Pflügers Arch. **234**, 137 (1934).

[5] THAUER, R.: Pflügers Arch. **236**, 102 (1935).

[6] THAUER, R., u. G. PETERS: Pflügers Arch. **239**, 483 (1938).

[7] MANSFELD, G.: Experientia (Basel) **3**, 353 u. 398 (1947).

[8] PINKSTON, J. W., P. BARD u. D. McKRIOCH: Amer. J. Physiol. **109**, 515 (1934).

[9] BLAIR, J. R., u. A. D. KELLER: J. of Neuropath. **5**, 240 (1946).

[10] BAZETT, H. C.: In L. H. NEWBURGH: Physiology of heat regulation and the science of clothing. S. 157 ff. Philadelphia u. London 1949.

[11] STRÖM, G.: Acta physiol. scand. (Stockh.) **20**, Suppl. **70**, 83 (1950).

Ranson[1], Folkow et al.[2,3], Ström[4-6]). Dieses „*Kühlzentrum*" (Heat dissipation center) umfaßt das Gebiet des Nucleus supraopticus und paraventricularis.

Weit unklarer sind die Ergebnisse bezüglich eines antagonistischen „*Heizzentrums*" (Heat conservation center) im hinteren (caudalen) Hypothalamus, wie es zuerst von H. H. Meyer[7] postuliert wurde. Keller u. Blair[8,9,10] nehmen auf Grund von Ausschaltungsversuchen an, daß Heiz- und Kühlvorgänge von verschiedenen anatomischen Gebieten aus gesteuert werden; es ist jedoch nicht gelungen, durch lokale Kühlung des Hypothalamus, die sich innerhalb physiologischer Grenzen hält, Kältezittern, Piloerection oder Vasokonstriktion auszulösen. Ström[4-6] konnte in sorgfältigen Versuchen an der narkotisierten Katze und am unnarkotisierten Hund keinerlei Vasokonstriktion oder Kältezittern bei lokaler Hypothalamuskühlung bis 33° sehen, während Erwärmung um einige Zehntel Grad sofort Vasodilatation und Polypnoe auslöste (Abb. 23). Kühlung des Carotidenblutes löst bei der Katze dagegen eine starke Vasokonstriktion aus. Nach den Versuchen von Ström[4] beruht dies jedoch nicht auf einer Kühlung des Hypothalamusgebietes (das Hypothalamusgebiet der Katze wird kaum aus der A. carotis versorgt und zeigt auch keine Temperaturänderung bei Carotidenkühlung), sondern auf einer Abkühlung der Gesichtshaut, die sehr kältesensibel ist (S. 377).

Demgegenüber stehen Beobachtungen von Sherrington[11], Uprus et al.[12], Jung et al.[13],

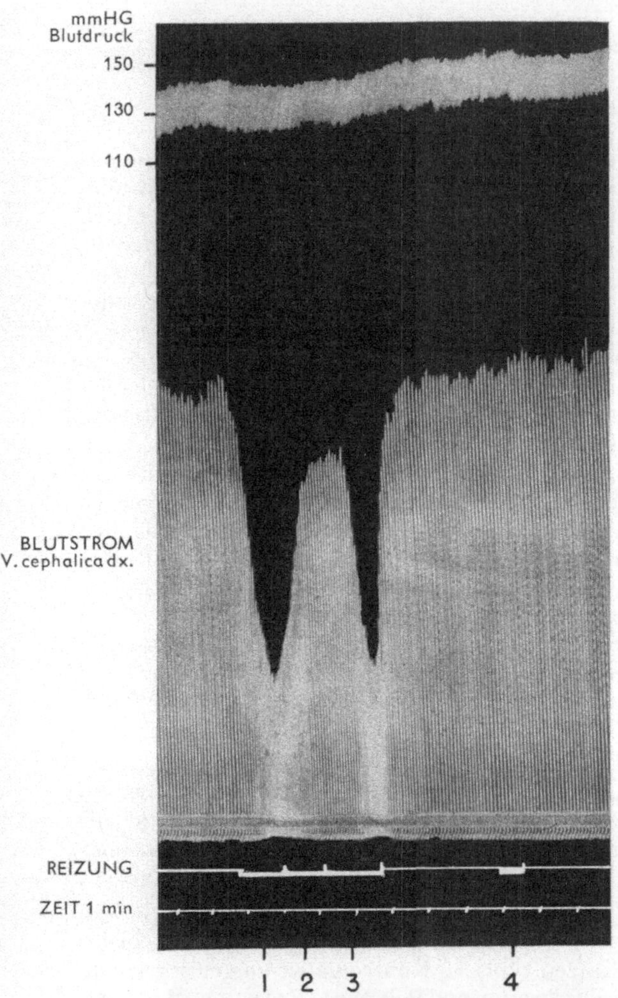

Abb. 23. Durchblutungsregistrierung der Armvene mit Tropfenzähler und Zeitordinatenschreiber bei der Katze in Urethannarkose. Senkung der Kurve bedeutet Zunahme der Durchblutung. *1* lokale Erwärmung des Hypothalamus anterior von 36 auf 39°; *2* Kühlung von 39 auf 37°; *3* Heizung von 37 auf 39°; *4* Kühlung von 36 auf 33°. Nach G. Ström: Acta physiol. scand (Stockh.) **20**, Suppl. **70**, 48 (1950).

[1] Ranson, S. W.: The hypothalamus. Baltimore 1940.
[2] Folkow, B., G. Ström u. B. Uvnäs: Acta physiol. scand. (Stockh.) **17**, 317 (1949).
[3] Folkow, B., G. Ström u. B. Uvnäs: Acta physiol. scand. (Stockh.) **17**, 327 (1949).
[4] Ström, G.: Acta physiol. scand. (Stockh.) **20**, Suppl. **70**, 47 (1950).
[5] Ström, G.: Acta physiol. scand. (Stockh.) **20**, Suppl. **70**, 77 (1950).
[6] Ström, G.: Acta physiol. scand. (Stockh.) **21**, 271 (1950).
[7] Meyer, H. H.: Verh. Kongr. inn. Med. **30**, 15 (1913).
[8] Blair, J. R., u. A. D. Keller: J. of Neuropath. **5**, 240 (1946).
[9] Keller, A. D., u. J. R. Blair: Amer. J. Physiol. **147**, 500 (1946).
[10] Keller, A. D.: Amer. J. Physiol. **154**, 82 (1948).
[11] Sherrington, C. S.: J. of Physiol. **58**, 405 (1924).
[12] Uprus, V., G. B. Gaylor u. E. A. Carmichael: Brain **58**, 220 (1935).
[13] Jung, R., J. Doupe u. E. A. Carmichael: Brain **60**, 28 (1937).

GOLLWITZER - MEIER[1], GLASER u. JONES[2] u. a., daß bei Mensch und Hund eine Senkung der Kerntemperatur bzw. der zentralen Bluttemperatur — angeblich ohne Reizung der cutanen Kä/tereceptoren — Kältezittern oder Stoffwechselsteigerung auslöst. Damit ist allerdings noch nicht bewiesen, daß die Kühlung im Hypothalamusgebiet angreift, außerdem ist in manchen Versuchen eine Mitreizung *peripherer Kältereceptoren* nicht ganz ausgeschlossen. Derselbe Einwand muß auch gegenüber Versuchen von BRENNING u. HULTMAN[3] erhoben werden, die beim Menschen durch Diathermieheizung des Kopfes eine Erwärmung der hypothalamischen Zentren versuchten. Eine einwandfreie Trennung von zentraler Wirkung und einer Erwärmung der cutanen Wärmereceptoren, die gerade im Kopfgebiet besonders empfindlich sind, ist dabei nicht möglich.

Über die Regelungszentren der *Vögel* ist noch sehr wenig bekannt. ROGERS[4,5] fand nach Zerstörung des Zwischenhirnes bei der Taube einen völligen und dauernden Verlust der Regelung, KAYSER[6, 7, 8] kam zu einem ähnlichen Ergebnis, nur daß noch eine gewisse Restfunktion erhalten war. Halsmarkdurchschneidung hebt das Muskelzittern bei der Taube auf; der Stoffwechsel ist jedoch weiterhin in der Kälte stark erhöht, so daß die Kerntemperatur annähernd gehalten werden kann (KAYSER[6]). Nach Ausschaltung der Großhirnhemisphären bei der Taube bleibt die Temperaturregelung dagegen erhalten, die Wärmeproduktion ist jedoch etwas erhöht und der Tag-Nacht-Rhyhtmus der Körpertemperatur erloschen, was durch den völligen Schwund der Aktivität erklärlich wird.

b) Integration zentraler und peripherer Temperaturwirkungen.

Die *Temperatur des Hirnstammes*, der wie die zuführenden Arterien thermisch gut geschützt liegt, hängt von der örtlichen Wärmeproduktion und von der Durchblutungsgröße ab. Das Gewebe der Hirnbasis ist beim Hund etwa $0,5°$ wärmer als das einströmende Carotidenblut (LUDWIGS[9]), das Blut kühlt also das Hirngewebe. Das abströmende Venenblut dieses Gebietes ist beim Menschen $0,2—0,5°$ wärmer als das arterielle Blut (BAZETT[10]).

Nach BAZETT[10] hängt die zentrale Hirntemperatur mehr von der zentralen Bluttemperatur ab als von der Rectaltemperatur und kann sich unabhängig von der letzteren ändern (s. HEMINGWAY[11], MEAD u. BONMARITO[12], GLASER[13]). FORSTER u. FERGUSON[14] registrierten die Hypothalamustemperatur unnarkotisierter Katzen mittels eingeführter Thermistoren und fanden Unterschiede gegenüber der Rectaltemperatur von $0,52—1,2°$. Die Temperatur wies zahlreiche regellose Schwankungen auf und war bei Ruhe durchschnittlich tiefer als bei Aktivität. Bei Überschreitung eines Schwellenwertes der Hypothalamustemperatur trat bei den meisten Tieren Hacheln auf, teilweise jedoch auch bei normaler Temperatur, sofern die Tiere äußerlich erwärmt wurden. Zentrale Kühlung vom

[1] GOLLWITZER-MEIER, K.: Klin. Wschr. **1937 II**, 1418.
[2] GLASER, E. M., u. R. V. H. JONES: J. of Physiol. **114**, 277 (1951).
[3] BRENNING, R., u. E. HULTMAN: Uppsala Läk. för. Förh. **47**, 305 (1942).
[4] ROGERS, F. T.: Amer. J. Physiol. **49**, 271 (1919).
[5] ROGERS, F. T.: Amer. J. Physiol. **66**, 453 (1923).
[6] KAYSER, CH.: Ann. de Physiol. **4**, 644 (1928).
[7] KAYSER, CH.: Ann. de Physiol. **5**, 131 (1929).
[8] KAYSER, CH.: C. r. Soc. Biol. (Paris) **100**, 286 (1929).
[9] LUDWIGS, N.: Pflügers Arch. **259**, 35 (1954).
[10] BAZETT, H. C.: Amer. J. Med. Sci. **218**, 483 (1949).
[11] HEMINGWAY, A.: Amer. J. Physiol. **155**, 442 P (1948).
[12] MEAD, J., u. C. L. BONMARITO: J. Appl. Physiol. **2**, 97 (1949).
[13] GLASER, E. M.: J. of Physiol. **109**, 366 (1949).
[14] FORSTER, R. E., u. T. B. FERGUSON: Federat. Proc. **10**, 44 (1951).

Magen aus senkte die Hypothalamustemperatur und hemmte gleichzeitig die Polypnoe, auch wenn die äußere Wärmebelastung anhielt. Die cutane Vasomotorik dagegen zeigte keine ersichtliche Korrelation zur Hypothalamustemperatur.

Die *zentralen Bahnen* und Strukturen, die an den einzelnen thermoregulatorischen Vorgängen beteiligt sind, kennt man noch nicht näher. Nach sorgfältiger Abwägung der bisher bekannten Tatsachen nimmt Fulton[1] für das Kältezittern eine Auslösung über subcorticale Vorderhirnzentren und das Thalamusgebiet an. Die peripheren Bahnen laufen nach Burton[2] möglicherweise über das extrapyramidale System (Nucleus ruber, Corpus striatum).

Da die Vorgänge der Temperaturregelung sowohl *reflektorisch* von den *Thermoreceptoren* der Haut als auch durch Änderungen der *zentralen Bluttemperatur* bzw. der Hypothalamustemperatur ausgelöst werden können, neigt man heute zu der Ansicht, daß die Gesamterregung der Hypothalamuszentren die Summe der lokalen Temperatureinwirkungen und der einströmenden Impulse aus den cutanen Thermoreceptoren ist (Bazett[3], Grant[4], Hensel[5] u. a.). Man kann sich eine solche Integration etwa so vorstellen, daß die Empfindlichkeit der Zentren gegenüber den afferenten Impulsen je nach der zentralen Temperatur verschieden ist. Sind die zentralen und peripheren Temperaturwirkungen gleichsinnig gerichtet, so steigern sie sich, sind sie gegensinnig, so können sie sich teilweise aufheben. Bei erhöhter zentraler Temperatur kann man durch Hautkühlung die Polypnoe hemmen (Randall u. Hiestand[6]) und die Muskeldurchblutung erhöhen (Barcroft et al.[7]). Umgekehrt hemmt eine zentrale Kühlung die Wirkung peripherer Erwärmung (Forster u. Ferguson[8]).

Bei den Heizvorgängen (Steigerung der Wärmeproduktion, Piloerection, Vasokonstriktion) steht die periphere Komponente im Vordergrund, während die Kühlvorgänge (Schweißsekretion, Polypnoe, Vasodilatation) in erster Linie zentral, in zweiter Linie peripher ausgelöst werden.

Versuche über den *Gewebsstoffwechsel des Hypothalamusgewebes* beim Kaninchen (Field et al.[9], Peiss et al.[10,11], Grant u. Robbins[12]) ergaben keine spezifischen Unterschiede gegenüber dem übrigen Hirngewebe. Der Temperaturkoeffizient der Gewebsatmung ist derselbe wie der des Rindengewebes. Pyrogene Stoffe und Antipyretica erzeugen keine Änderung des Gehirnstoffwechsels, der in diesem Fall allerdings nicht am Hypothalamusgewebe untersucht wurde. Auch die Cholinesteraseaktivität des Gehirngewebes zeigt keinen meßbaren Unterschied beim normalen und beim fiebernden Kaninchen.

2. Peripher ausgelöste Vorgänge.

a) Lokale Vasomotorik.

Lokale thermische Einflüsse sind insbesondere bei der Wasserabgabe (S. 363 ff.) und bei der örtlichen Vasomotorik der Haut beteiligt. Abgetrennte und dener-

---

[1] Fulton, J. F.: Physiology of the nervous system. New York u. London 1943.

[2] Burton, A. C.: Annual Rev. Physiol. 1, 109 (1939).

[3] Bazett, H. C.: In L. H. Newburgh: Physiology of heat regulation and the science of clothing, S. 159 ff. Philadelphia u. London 1949.

[4] Grant, R.: Annual Rev. Physiol. 13, 75 (1951).

[5] Hensel, H.: Erg. Physiol. 47, 166 (1952).

[6] Randall, W. C., u. W. A. Hiestand: Amer. J. Physiol. 127, 761 (1939).

[7] Barcroft, H., K. D. Bock, H. Hensel u. A. H. Kitchin: Pflügers Arch. 261, 199 (1955).

[8] Forster, R. E., u. T. B. Ferguson: Federat. Proc. 10, 44 (1951).

[9] Field, J., C. N. Peiss u. V. E. Hall: Federat. Proc. 7, 33 (1948).

[10] Peiss, C. N., J. Field u. V. E. Hall: Amer. J. Physiol. 155, 56 (1948).

[11] Peiss, C. N., J. Field, V. E. Hall u. M. Goldsmith: Amer. J. Physiol. 157, 283 (1949).

[12] Grant, R., u. M. E. Robbins: Federat. Proc. 8, 59 (1949).

vierte Gliedmaßen zeigen noch vasomotorische Reaktionen auf thermische Reize (PERKINS et al.[1], PAPPENHEIMER et al.[2]), bei denen direkte Temperatureinwirkungen auf die Gefäße (ASCHOFF[3]), Bildung vasoaktiver Stoffe in der Haut und lokale cutane Reflexe in Frage kommen.

Eine eigenartige Gefäßreaktion tritt auf, wenn Gliedmaßen in Eiswasser getaucht werden. Die intensive Vasokonstriktion wird dabei in periodischen Abständen von Vasodilatationen durchbrochen. Diese LEWIS-Reaktion oder *"hunting phenomenon"* wurde an den menschlichen Fingern (LEWIS[4], ASCHOFF[5], KRAMER u. SCHULZE[6], GREENFIELD et al.[7]) und an den Zehen und Schwimmhäuten von Vögeln beobachtet (GRANT u. BLAND[8]).

b) Reflektorische Steuerungen.

Reflektorische Steuerungen von der Haut aus, für deren Auslösung in erster Linie die cutanen *Thermoreceptoren* in Frage kommen, sind dann anzunehmen, wenn sie fern von der Reizstelle auftreten und sich die zentrale Temperatur dabei nicht ändert. Bekannt ist eine solche reflektorische Komponente für die Vasokonstriktion der Haut beim Menschen (Lit. b. HENSEL[9]) und beim Hund (STRÖM[10], HEMINGWAY u. LILLEHEI[11]), für Muskeltonus und Kältezittern der Säuger (JUNG et al.[12], KÖNIG[13,14], GÖPFERT et al.[15]) und der Vögel (RANDALL[16]) und für die Schweißsekretion des Menschen. Bei der Auslösung der Polypnoe beim Hund (ANREP u. HAMMOUDA[17], PINKSTON et al.[18]) und bei der Katze (ROBINSON u. LEE[19]) sind ebenfalls reflektorische Faktoren beteiligt. Die Piloerection verläuft nach denselben Gesetzmäßigkeiten wie die Vasokonstriktion. Das Analogon der Piloerection ist beim Menschen die „Gänsehaut"; sie kann nicht nur durch Kältereize, sondern auch durch plötzliche Wärme hervorgerufen werden, z. B. beim Einsteigen in ein heißes Bad. Dasselbe gilt für die Vasokonstriktion (MARTIN u. JAKOBY[20]). Nicht eindeutig gesichert ist eine reflektorische Komponente bei der Polypnoe der Vögel (RANDALL[16]) und bei der Vasodilatation des Menschen (GOETZ u. AMES[21], FLOYSTRUP u. SKOUBY[22], KERSLAKE u. COOPER[23]). Erwärmt man die Haut, ohne daß die Rectaltemperatur sich ändert, so tritt

---

[1] PERKINS, J. F., M. C. LI, F. HOFFMANN u. E. HOFFMANN: Amer. J. Physiol. **155**, 165 (1948).

[2] PAPPENHEIMER, J. R., S. L. EVERSOLE jr. u. A. SOTO-RIVERA: Amer. J. Physiol. **155**, 458 (1948).

[3] ASCHOFF, J.: Pflügers Arch. **247**, 132 (1943).

[4] LEWIS, T., I. HAYNAL, W. KERR, E. STERN u. E. M. LANDIS: Heart **15**, 177 (1930).

[5] ASCHOFF, J.: Pflügers Arch. **248**, 183 (1944).

[6] KRAMER, K., u. W. SCHULZE: Pflügers Arch. **250**, 141 (1948).

[7] GREENFIELD, A. D. M., J. T. SHEPHERD u. R. F. WHELAN: J. Appl. Physiol. **4**, 785 (1952).

[8] GRANT, R. T., u. E. F. BLAND: Heart **15**, 385 (1931).

[9] HENSEL, H.: Erg. Physiol. **47**, 166 (1952).

[10] STRÖM, G.: Acta physiol. scand. (Stockh.) **21**, 271 (1950).

[11] HEMINGWAY, A., u. C. W. LILLEHEI: Amer. J. Physiol. **162**, 301 (1950).

[12] JUNG, R., J. DOUPE u. E. A. CARMICHAEL: Brain **60**, 28 (1937).

[13] KÖNIG, F. H.: Pflügers Arch. **246**, 693 (1943).

[14] KÖNIG, F. H.: Pflügers Arch. **247**, 497 (1944).

[15] GÖPFERT, H., A. W. v. EIFF u. C. HOWIND: Z. exper. Med. **120**, 308 (1953).

[16] RANDALL, W. C.: Amer. J. Physiol. **139**, 56 (1943).

[17] ANREP, V., u. H. HAMMOUDA: J. of Physiol. **77**, 16 (1933).

[18] PINKSTON, J. W., P. BARD u. D. McRIOCH: Amer. J. Physiol. **109**, 515 (1934).

[19] ROBINSON, K. W., u. D. H. K. LEE: Proc. Roy. Soc. Queensland **53**, 159 (1941).

[20] MARTIN, E. G., u. L. A. JACOBY: Amer. J. Physiol. **59**, 394 (1922).

[21] GOETZ, R. H., u. F. AMES: Arch. Int. Med. **84**, 396 (1949).

[22] FLOYSTRUP, A., u. A. P. SKOUBY: Acta med. scand. (Stockh.) **136**, 466 (1950).

[23] KERSLAKE, D. M., u. R. E. COOPER: Clin. Sci. **9**, 31 (1950).

reflektorisches Schwitzen auf (Kuno[1]). Dieses ist jedoch viel schwächer als der profuse Schweißausbruch, den man bei gleichzeitiger Erhöhung der Rectaltemperatur beobachtet (Adolph[2], Randall[3]).

Ein Beispiel der Erhöhung des reflektorischen Muskeltonus bei Abkühlung der menschlichen Haut zeigt Abb. 24. Bei mäßigen Abkühlungen ist die Tonus-

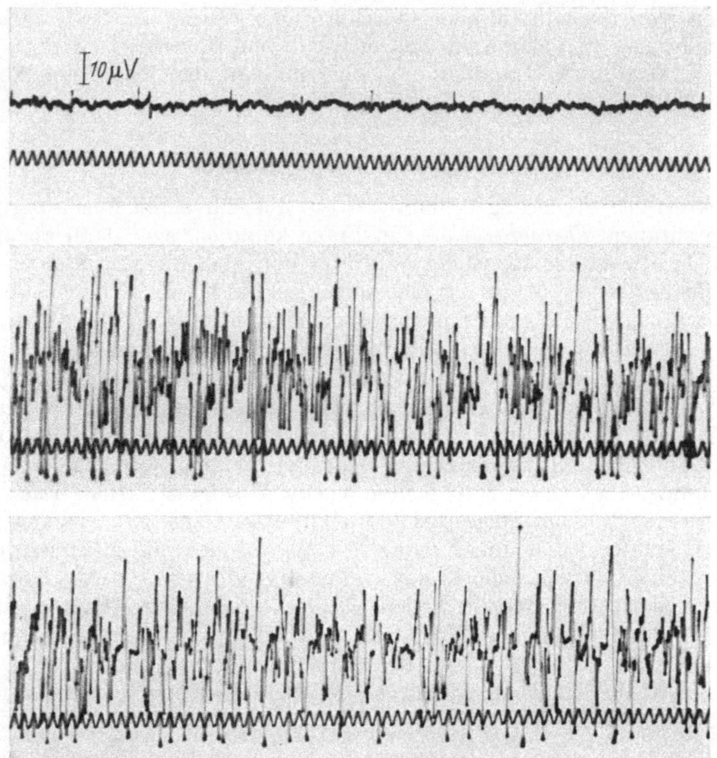

Abb. 24. Aktionspotentiale des ruhenden menschlichen Muskels (Extensoren des Unterarmes). *a* bei thermischen Behaglichkeitsbedingungen; *b* unmittelbar nach Abkühlung in 10° Lufttemperatur; *c* 10 min später bei 10° Lufttemperatur. Der Energiestoffwechsel beträgt bei *a* 1,0, bei *b* 1,73 und bei *c* 1,30. Nach H. Göpfert, A. W. v. Eiff u. C. Howind: Z. exper. Med. **120**, 308 (1953).

erhöhung am Beginn meist am stärksten, dann läßt sie etwas nach und tritt häufig in periodischen Schüben auf (Göpfert et al.[4]).

Die *Vasomotorik* der *menschlichen Haut* zeigt bei thermischer Indifferenz ein rhythmisches Spiel von Vasodilatation und -konstriktion mit einer Periodendauer von durchschnittlich 1 min, das besonders an den Extremitätenenden ausgeprägt ist (Abb. 25) (Wilkins et al[5]., Burton u. Taylor[6], Aschoff[7], Hensel[8,9]). Am Kaninchenohr sieht man ähnliche Rhythmen. Die Periodik ist

[1] Kuno, Y.: The physiology of human perspiration. London 1934.
[2] Adolph, E. F.: Amer. J. Physiol. **145**, 710 (1946).
[3] Randall, W. C.: Amer. J. Physiol. **147**, 391 (1946).
[4] Göpfert, H., A. W. v. Eiff u. C. Howind: Z. exper. Med. **120**, 308 (1953).
[5] Wilkins, R. W., J. Doupe u. H. W. Newman: Clin. Sci. **3**, 403 (1938).
[6] Burton, A. C., u. R. M. Taylor: Amer. J. Physiol. **129**, 565 (1940).
[7] Aschoff, J.: Pflügers Arch. **248**, 171 (1944).
[8] Hensel, H.: Erg. Physiol. **47**, 166 (1952).
[9] Hensel, H.: Arch. physik. Ther. **7**, 60 (1955).

zentral nervös gesteuert, da sie an symmetrischen Extremitätenteilen völlig synchron verläuft (BURTON u. TAYLOR[1], HENSEL[2]). Auch zwischen Gesicht, Rumpf und Extremitäten besteht eine gewisse Synchronisation (BRÜCK u. HENSEL[3]). Kühlt

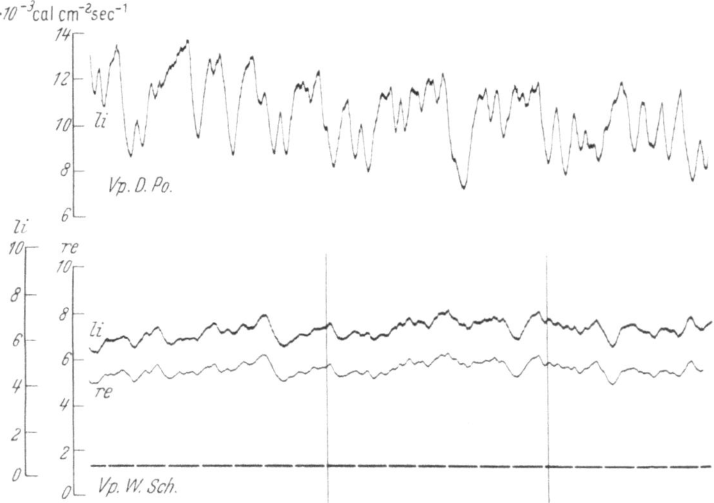

Abb. 25. „Spontane" vasomotorische Rhythmik der Hand an zwei verschiedenen Versuchspersonen bei indifferenter Raumtemperatur in einer Klimakammer. Untere Kurve: synchrone Rhythmik an rechter und linker Hand. Nach H. HENSEL: Arch. physik. Ther. **7**, 60 (1955).

man den Rumpf ab, so sieht man an der wärmeisolierten Hand sofort eine starke reflektorische Vasokonstriktion mit Aufhören der Spontanrhythmik (Abb. 26). Die Konstriktion dauert so lange, wie der Kältereiz der Haut anhält, auch wenn

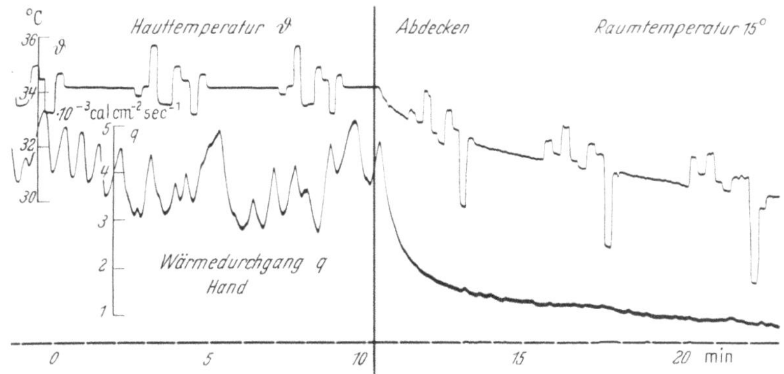

Abb. 26. Wärmedurchgang der menschlichen Hand bei Abkühlung des Körpers. Obere Kurve: Integrale Hauttemperatur, dazwischen mehrmals die Einzeltemperaturen folgender Körperstellen: Stirn, Brust, Bauch, Oberarm, Unterarm, Hand, Oberschenkel, Unterschenkel, Fuß. Nach H. HENSEL: Arch. physik. Ther. **7**, 60 (1955).

die Hauttemperatur *konstant* geworden ist (HENSEL[2], HENSEL et al.[4]). Es findet sich also ebensowenig eine Adaptation wie bei den afferenten Impulsen der Kaltreceptoren. Die Vasomotorik ist stark von der *Gesamtlage* der

[1] BURTON, A. C., u. R. M. TAYLOR: Amer. J. Physiol. **129**, 565 (1940).
[2] HENSEL, H.: Arch. physik. Ther. 7, 60 (1955).
[3] BRÜCK, K., u. H. HENSEL: Pflügers Arch. **257**, 70 (1953).
[4] HENSEL, H., J. RUEF u. W. SCHMUTZLER: (Noch nicht veröffentlicht.)

Temperaturregelung abhängig und nicht so sehr von den lokalen Temperaturen einzelner Körperstellen (s. Hensel[1]). Rapaport et al.[2] konnten zeigen, daß die Durchblutung der bloßen Hand selbst bei − 34° Außentemperatur ziemlich hoch ist, wenn der übrige Körper gut warm gehalten wird, dagegen sofort absinkt, sobald allgemeines Frieren eintritt.

3. Hormonale Vorgänge.

Bei der Temperaturregelung haben neben den nervösen Steuerungen auch hormonale Vorgänge eine Bedeutung, deren Art und Ausmaß allerdings noch sehr unklar ist. In der Hauptsache handelt es sich um *langsame* Vorgänge, wie jahreszeitliche Schwankungen, Akklimatisation und Winterschlaf. Die schnellen Regelungen sind eine Angelegenheit des Nervensystems, was schon daraus hervorgeht, daß die Entfernung innersekretorischer Drüsen *keine akuten* Störungen der Temperaturregelung verursacht (Lit. b. Thauer[3]). Auch die chronischen hormonalen Ausfallserscheinungen betreffen nicht den „Regler" selbst, sondern Hilfsfunktionen und „Stellglieder", wie Energiestoffwechsel, Wasser- und Salzhaushalt usw., wobei der Regelungsvorgang der Temperatur oft erstaunlich wenig gestört ist.

Durch die Lage im Körperkern sind die in Frage kommenden innersekretorischen Drüsen (Hypophyse, Schilddrüse, Nebennieren) direkten Temperatureinwirkungen weitgehend entzogen. Wenn sich die Tätigkeit dieser Organe unter äußeren Temperatureinflüssen verändert, handelt es sich um *mittelbare* Temperaturwirkungen über das Nervensystem oder den Blutchemismus. Verbindungen zwischen den nervösen Strukturen der Temperaturregelung und dem hormonalen System finden wir vor allem an zwei Stellen: im *Hypophysenstiel* und in den sympathischen Fasern des *N. splanchnicus*, die zum Nebennierenmark ziehen. Die Hypophyse als das übergeordnete Organ des hormonalen Systems hat engste entwicklungsgeschichtliche, anatomische und funktionelle Beziehungen zum Hypothalamus. Vom Nucl. supraopticus und paraventricularis ziehen Nervenfasern zur Neurohypophyse (Tractus supraoptico-hypophyseus), vielleicht auch vom hinteren Teil des Hypothalamus (Tractus tubero-hypophyseus). Außerdem besitzt der Hypothalamus wahrscheinlich selbst sekretorisches Gewebe (Bargmann[4]). Aus diesen Beziehungen lassen sich Zusammenhänge zwischen Temperaturregelung und Hypophyse zwar vermuten, sichere Tatsachen sind jedoch nicht bekannt. Bazett[5] betont, daß hypophysäre Störungen des Wasser- und Salzhaushaltes (Barbour[6]) auch bei intakter Temperaturregelung vorkommen, wie umgekehrt die letztere gestört sein kann, ohne daß der Wasserhaushalt beeinträchtigt wird.

Das *Nebennierenmark* ist das einzige innersekretorische Organ, bei dem eine *akute* Tätigkeitsänderung unter thermischen Reizen und eine damit verbundene hormonale Beeinflussung von „Stellgliedern" der Temperaturregelung sicher erwiesen ist. Äußere Kältereize führen zu einer Mehrausschüttung von Adrenalin (Cannon[7]); es ist dies jedoch eine sehr unspezifische Reaktion, die auch durch

[1] Hensel, H.: Erg. Physiol. **47**, 166 (1952).

[2] Rapaport, S. I., E. S. Fletcher, H. G. Shaub u. J. F. Hall: J. Appl. Physiol. **2**, 61 (1949).

[3] Thauer, R.: Erg. Physiol. **41**, 607 (1939).

[4] Bargmann, W.: Das Zwischenhirn-Hypophysensystem. Berlin-Göttingen-Heidelberg 1954.

[5] Bazett, H. C.: In L. H. Newburgh: Physiology of heat regulation and the science of clothing, S. 179. Philadelphia u. London 1949.

[6] Barbour, H. G.: Res. Publ. Assoc. Nerv. a. Ment. Dis. **20**, 449 (1940).

[7] Cannon, W. B.: The wisdom of the body. New York 1932.

andere Reize auslösbar ist (Schmerz, psychische Erregung u. a.). Es ist seit
langem bekannt, daß Adrenalin eine allgemeine Steigerung der Heizvorgänge
auslöst, wie Stoffwechselsteigerungen mit Muskelzittern (BUNNELL u. GRIFFITH[1])
und Konstriktion der Hautgefäße. Diese Adrenalinwirkungen sind nur als
Ausdruck einer allgemeinen Sympathicuserregung in der Kälte zu bewerten und
nicht von primärer Bedeutung. Dauernde Entfernung des Nebennierenmarkes
wird ohne jede Störung der Temperaturregelung vertragen (WYMAN u. TUM
SUDEN[2]).

Die übrigen innersekretorischen Drüsen werden in den Abschnitten Akklimatisation (S. 407) und Winterschlaf (S. 447) behandelt.

VII. Thermoreceptoren.

Die Temperatursinnesorgane der Homoiothermen haben auf zweierlei Weise
Bedeutung für die Temperaturregelung, einmal durch unmittelbare Auslösung
reflektorischer Vorgänge, zum anderen durch *Temperaturempfindungen*, die ihrerseits bestimmte *Verhaltensweisen* auslösen. Zur Untersuchung der Thermo-
receptorenfunktion stehen folgende Methoden zur Verfügung: 1. Sinnesphysiologische Versuche am Menschen, 2. Untersuchung reflektorisch ausgelöster
Vorgänge bei Mensch und Tier, 3. Beobachtungen der Verhaltensweisen von
Tieren und 4. elektrophysiologische Registrierung der afferenten Impulse von
Temperatursinnesnerven. Ich möchte mich hier auf eine kurze Darstellung der
wesentlichsten Punkte beschränken, da sowohl die Verhaltensweisen von Säugetieren bei Temperaturreizen (HERTER[3]) wie die Physiologie der Thermoreceptoren
(HENSEL[4], ZOTTERMAN[5]) erst kürzlich eingehend behandelt wurden.

1. Zur Frage der anatomischen Strukturen.

Im Gegensatz zu unseren Kenntnissen der Physiologie der Thermoreceptoren
wissen wir über deren anatomische Struktur noch sehr wenig. Alle Angaben über
sog. KRAUSEsche Endkolben, RUFFINIsche Körperchen und ähnliche Gebilde,
die als Thermoreceptoren angesehen wurden, entbehren jeder gesicherten experimentellen Grundlage, zumal auch von anatomischer Seite betont wird (STÖHR[6],
KANTNER[7]), daß derartige Strukturen morphologisch nicht scharf abgrenzbar
sind und mehr oder weniger willkürlich aus einer fließenden Formenreihe heraus-
gegriffen wurden. In Serienschnitten der Katzenzunge, deren Kälte- und Mechanoreceptoren aus elektrophysiologischen Versuchen funktionell gut bekannt sind,
finden sich überhaupt keinerlei „Endkörperchen" von Nerven, sondern lediglich
Nervennetze in bestimmten Schichten, wie eingehende Untersuchungen von
KANTNER[7] gezeigt haben (Abb. 27). An der Oberseite der Zungenspitze der Katze,
die elektrophysiologisch eingehend untersucht ist, beträgt die mittlere Dicke
des Epithels 80 μ, die Höhe der Bindegewebspapillen etwa 200 μ. Ein ober-
flächliches Nervennetz, das aus dünnen Fasern besteht, liegt etwas 10 μ unterhalb
des Epithels, ein zweites Netz aus dickeren Fasern liegt etwa 30 μ unterhalb des
Epithels. Im hinteren Teil der Zunge nimmt die Innervation immer mehr ab,
und die Nervennetze fehlen hier. Die Nervennetze stehen untereinander durch

---

[1] BUNNELL, I. L., u. F. R. GRIFFITH: Amer. J. Physiol. **138**, 603 (1943).
[2] WYMAN, L. C., u. C. TUM SUDEN: Proc. Soc. Exper. Biol. a. Med. **30**, 61 (1932).
[3] HERTER, K.: Der Temperatursinn der Säugetiere. Leipzig 1952.
[4] HENSEL, H.: Erg. Physiol. **47**, 166 (1952).
[5] ZOTTERMAN, Y.: Annual Rev. Physiol. **15**, 357 (1953).
[6] STÖHR, jr., PH.: Lehrbuch der Histologie und mikroskopischen Anatomie des Menschen. Berlin 1951.
[7] KANTNER, M.: (Noch nicht veröffentlicht.)

Fibrillenbündel in Verbindung; von ihnen ziehen einzelne Fasern bis ins Epithel. Die elektrophysiologischen Tiefenmessungen der Thermoreceptoren (S. 384) stimmen mit diesen anatomischen Messungen recht gut überein.

Beim *Menschen* ergibt eine Untersuchung mit sehr kleinflächigen Kälte- und Wärmereizen, daß die Temperaturempfindung diskontinuierlich in Form von „*Sinnespunkten*" über die Haut verteilt ist (STRUGHOLD u. PORZ[1], REIN[2], weitere Lit. b. HENSEL[3]). Die Anordnung der „*Kaltpunkte*" ist wesentlich dichter als die der „*Warmpunkte*", außerdem schwankt die Verteilung der Sinnespunkte je nach der Körper-

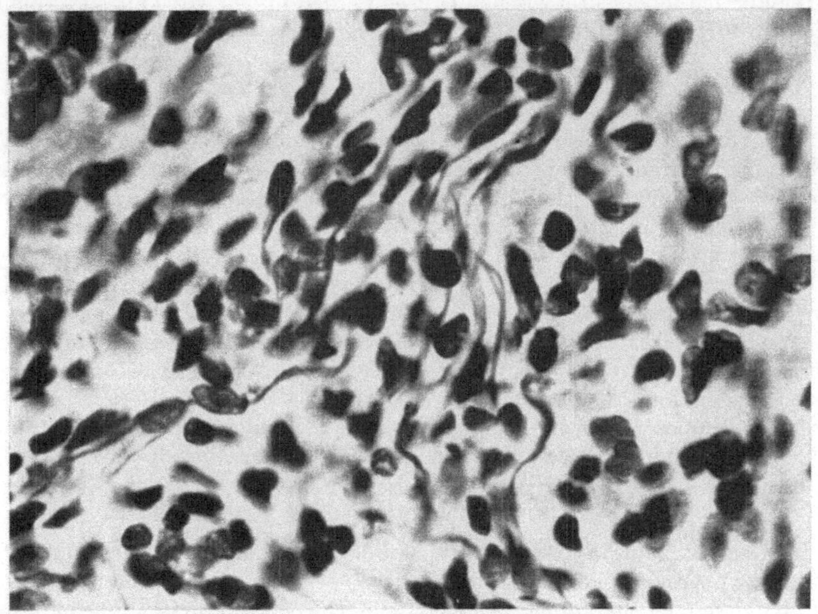

Abb. 27. Nervennetz in einer Zungenpapille an der Oberseite der Zungenspitze der Katze. Färbung nach BODIAN-ZIESMER, Vergr. 1000fach (nach M. KANTNER, Original).

stelle. Die dichteste Häufung der Kalt- und Warmpunkte finden wir im Gesicht (Trigeminusgebiet). Beim Menschen kann man außer an der gesamten äußeren Haut auch an den Conjunctiven (STRUGHOLD u. KARBE[4]) und den Schleimhäuten sämtlicher Körperöffnungen Temperaturempfindungen auslösen (REIN[5], HIRSCH u. SCHRIEVER[6], BEETZ[7], HENSEL[8], HENSEL et al.[9]). Die Sinnespunkte sind wahrscheinlich Stellen maximaler Empfindlichkeit in einem verzweigten Nervennetz und nicht einzelne Receptoren. Hierfür sprechen auch die Verhältnisse bei anderen Hautreceptoren, wie den Haarfollikeln des Kaninchenohres, die nach den Vitalfärbungsversuchen von WEDDELL[10, 11, 12] aus einem Nervennetz dergestalt inner-

[1] STRUGHOLD, H., u. R. PORZ: Z. Biol. **91**, 563 (1931).
[2] REIN, H.: Z. Biol. **82**, 513 (1925).
[3] (Noch nicht veröffentlicht.)
[4] STRUGHOLD, H., u. M. KARBE: Z. Biol. **83**, 189 (1925).
[5] REIN, H.: Z. Biol. **82**, 545 (1925).
[6] HIRSCH, L., u. H. SCHRIEVER: Z. Biol. **89**, 1 (1930).
[7] BEETZ, F.: Arch. Gynäk. **162**, 106 (1926).
[8] HENSEL, H.: Die Zahn-, Mund- und Kieferheilkunde, Bd. V, S. 447. Berlin-München 1953.
[9] HENSEL, H., G. ASCHENBRENNER u. E. DEGGELLER: (Noch nichtveröffentlicht.)
[10] WEDDELL, G.: J. Anat. **75**, 346 (1941).
[11] WEDDELL, G.: J. Anat. **75**, 441 (1941).
[12] WEDDELL, G.: Brit. Med. Bull. **3**, 167 (1945).

viert werden, daß sowohl eine Nervenfaser mehrere Endorgane versorgt, als auch ein Receptor mehrere Nervenfasern verschiedener Herkunft bezieht. Die Verteilung der Thermoreceptoren bei *Säugetieren* ist noch nicht genauer bekannt; aus Untersuchungen der Temperaturregelung (S. 368), der Verhaltensweisen (HERTER[1]) und elektrophysiologischen Befunden können wir schließen, daß sie in der vom Trigeminus versorgten Mund- und Nasenregion am dichtesten angeordnet und vereinzelt auch auf die übrige Haut verteilt sind. Die Haut der Vögel, die von einem gut wärmeisolierenden Federkleid bedeckt ist, dürfte nur spärlich mit Temperatursinnesorganen ausgestattet sein.

Die *afferenten Bahnen* aus den Thermoreceptoren verlaufen bei den Säugern über die Hinterwurzeln und das Spinalganglion zu Ganglienzellen desselben Rückenmarkssegmentes, über den kontralateralen Tractus spinothalamicus zum Thalamus und von dort zur hinteren Zentralwindung der Großhirnrinde. Die Temperaturfasern des Trigeminusgebietes endigen vorwiegend im Nucl. tractus spinalis und ziehen von dort ebenfalls zum Thalamus. Die Verbindungen zwischen den Temperaturbahnen und den afferenten Bahnen der Temperaturregelung sind anatomisch noch nicht sichergestellt. STRÖM[2] vermutet für die Vasokonstriktorenfasern der höheren Säuger Verbindungen auf der Höhe des Rückenmarkes, der Medulla oblongata, des Hypothalamus ant. und post. und des Frontallappens. Manche Untersucher, wie neuerdings KERSLAKE u. COOPER[3] und COOPER u. KERSLAKE[4], vermuten auch *extraspinale* afferente Temperaturbahnen im Sympathicus.

2. Die Temperaturempfindungen des Menschen.

a) Warm- und Kaltempfindung.

Die Temperaturempfindungen des Menschen gliedern sich in zwei grundverschiedene Dimensionen „*warm*“ und „*kalt*“, innerhalb welcher wiederum verschiedene Intensitätsabstufungen erkennbar sind, die man etwa mit den Bezeichnungen „indifferent — kühl — kalt — eisig“ und „indifferent — lauwarm — warm — heiß“ umschreiben kann. Die Intensitätsskala der Temperaturempfindungen geht nach beiden Seiten schließlich in Schmerzempfindungen, den Wärmeschmerz und den Kälteschmerz, über.

Auf die zahlreichen widerspruchsvollen Hypothesen über die Erregungsgesetze des Temperatursinnes, die heute nur noch historisches Interesse besitzen, können wir hier nicht näher eingehen (ausführliche Diskussion bei HENSEL[5]). Der Zusammenhang der *Temperaturempfindungen* mit den *tatsächlichen Temperaturbewegungen* in der menschlichen Haut wurde von HENSEL[6,7] genauer untersucht. Hierzu wurden feinste Thermoelemente in verschiedene Schichttiefen der Haut eingeführt und die intracutanen Temperaturbewegungen registriert, während auf der Hautoberfläche definierte Temperaturreize gesetzt und die auftretenden Temperaturempfindungen beobachtet wurden.

Zunächst ist festzuhalten, daß Reizung der Thermoreceptoren von der Unterseite her, z. B. durch intravenöse Injektion kalter und warmer Lösungen, zu denselben Temperaturempfindungen wie bei normaler Temperaturreizung führt. Direkte thermoelektrische Messungen ergaben, daß dabei das räumliche

[1] HERTER, K.: Der Temperatursinn der Säugetiere. Leipzig 1952.
[2] STRÖM, G.: Inaug.-Diss. Lund 1950.
[3] KERSLAKE, D. McK., u. K. E. COOPER: Clin. Sci. **9**, 31 (1950).
[4] COOPER, K. E., u. D. McK. KERSLAKE: J. of Physiol. **119**, 18 (1953).
[5] HENSEL, H.: Erg. Physiol **47**, 166 (1952).
[6] HENSEL, H.: Pflügers Arch. **252**, 146 (1950).
[7] HENSEL, H.: Pflügers Arch. **252**, 165 (1950).

Temperaturgefälle über der Vene gegenüber den Verhältnissen bei äußerer Temperaturdarbietung gerade umgekehrt verläuft (Hensel[1]). Aus diesen Versuchen kann man schließen, daß es für die Auslösung der Temperaturempfindung

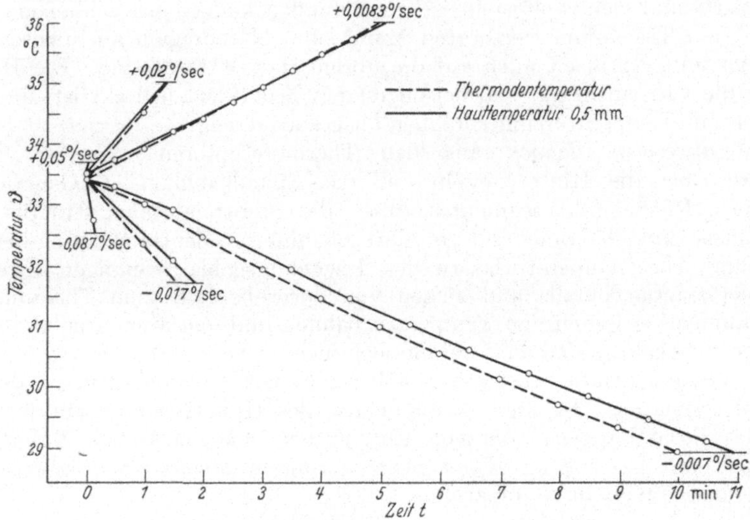

Abb. 28. Warm- und Kaltschwellen am Unterarm bei linearen Temperaturänderungen (Thermode 20 cm²). Durchgezogene Linien: Thermodentemperatur; gestrichelte Linien: Intracutantemperatur in 0,5 mm Tiefe. Nach H. Hensel: Pflügers Arch. **252**, 165 (1950).

nur auf die Abkühlung oder Erwärmung der Receptorenschicht ankommt, *unabhängig* von der Richtung und der Steilheit des *räumlichen* intracutanen Temperaturgefälles.

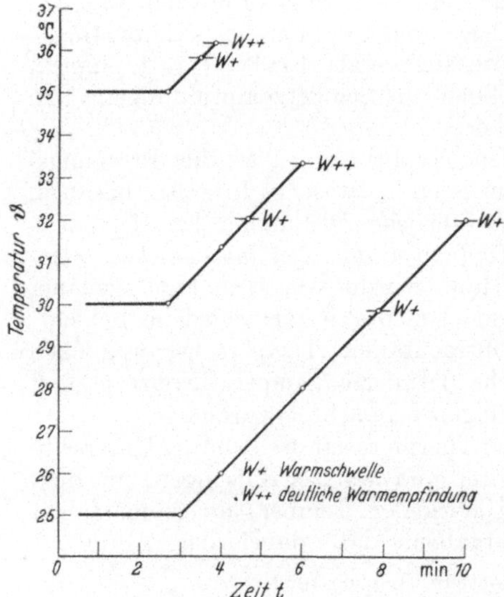

Abb. 29. Warmschwellen am Unterarm bei linearen Temperaturanstiegen von 0,017°/sec bei verschiedenen Ausgangstemperaturen. Nach H. Hensel: Erg. Physiol **47**, 166 (1952).

Weitere Messungen ergaben, daß auch bei völlig *konstanter* Intracutantemperatur eine *Temperatur-Dauerempfindung* vorhanden sein kann, deren Intensität um so größer ist, je mehr die Hauttemperatur vom Indifferenzbereich — etwa 33° — abweicht. Neben der *Absoluttemperatur* spielt auch der *Zeitfaktor* eine deutliche Rolle: Setzt man eine zeitlich annähernd rechteckförmige Erwärmung oder Abkühlung der Haut, so läßt die zunächst deutliche Warm- oder Kaltempfindung im Laufe der Zeit nach. Liegt die Temperatur in der Nähe des Indifferenzbereiches, so verschwindet schließlich die Temperaturempfindung ganz, während sie bei extremen Temperaturen dauernd bestehen bleibt. Dies stimmt auch mit den Erfahrungen des täglichen Lebens überein. Den Zeitfaktor bezeichnet man meist als „*Adaptation*", einem rein formalen Begriff,

---

[1] Hensel, H.: Pflügers Arch. **252**, 165 (1950).

der besagt, daß die *Zeit* als Parameter eingeht. Bei linearen zeitlichen Temperaturänderungen von verschiedener Steilheit führt der Zeitfaktor zu einer Schwellenverschiebung: je langsamer die Temperaturänderung erfolgt, desto mehr rücken die Empfindungsschwellen in die extremen Temperaturbereiche (Abb. 28). Jedoch kann man sich auch mit sehr langsamen Temperaturänderungen nicht in beliebige Temperaturbereiche „einschleichen", vielmehr gelangt man schließlich in den Bereich der Dauerempfindungen, in dem auch bei einer zeitlichen Temperaturänderung Null noch Temperaturempfindungen vorhanden sind.

Bei verschiedenen Ausgangstemperaturen (Adaptationstemperaturen) gelten folgende Gesetzmäßigkeiten (Abb. 29): Je tiefer die Ausgangstemperatur, desto größere Wärmesprünge werden erforderlich, um eine Wärmeempfindung auszulösen. Für die Kaltempfindung genügen dagegen immer kleinere Kältesprünge, bis man bei sinkender Ausgangstemperatur schließlich in den Bereich der Kälte-Dauerempfindung kommt. Für warme Ausgangstemperaturen

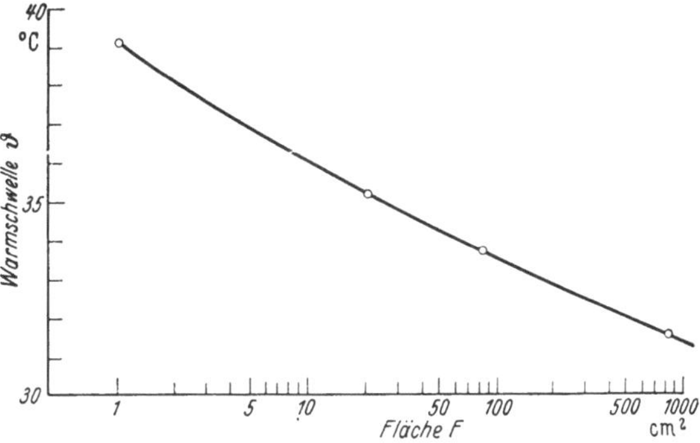

Abb. 30. Warmschwellen bei linearen Temperaturanstiegen von 0,017°/sec und 30° Ausgangstemperatur in Abhängigkeit von der Reizflächengröße. Nach H. Hensel: Pflügers Arch. **252**, 165 (1950).

gilt genau das Umgekehrte. Hier werden die Kältereceptoren für gleichgroße Kältesprünge um so unempfindlicher, je höher die Ausgangstemperatur liegt, die Warmreceptoren dagegen empfindlicher (Hahn[1], Ebaugh u. Thauer[2], Hensel[3] u. a.).

Bei allen Temperaturempfindungen spielt die Größe der *Reizfläche* und damit die Zahl der erregten Thermoreceptoren eine beträchtliche Rolle. Je größer die Fläche, desto mehr wird der Indifferenzbereich der Temperaturempfindung eingeengt (Abb. 30). Bei Temperaturwirkungen auf den ganzen Körper schließlich liegt der Bereich thermischer Indifferenz nur noch etwa zwischen 32 und 35° Hauttemperatur. Außerhalb dieser Temperatur kann man sich auch mit ganz langsamen Temperaturänderungen nicht mehr einschleichen (Maréchaux u. Schäfer[4]). Faßt man die Reizbedingungen für das Auftreten einer Temperaturempfindung zusammen, so können sie durch folgenden Ausdruck wiedergegeben werden (Hensel[5])

$$E \ni f\left(\vartheta, t, F\right).$$

Der Ausdruck besagt, daß die Bedingung der Temperaturempfindung E einer Funktion von Temperatur ϑ, Zeit t und Reizfläche F entspricht ($\ni$ Implikationszeichen).

Aus der Flächenabhängigkeit der Empfindungsschwellen und den elektrophysiologischen Befunden an einzelnen Temperatursinnesfasern läßt sich schließen, daß eine *bewußte* Temperaturempfindung erst eintritt, wenn eine erhebliche Zahl afferenter Temperaturimpulse in der Zeiteinheit an die Zentren gelangt. Einzelne Thermoreceptoren können schon tätig sein, ohne daß dies zu einer bewußten

[1] Hahn, H.: Beiträge zur Reizphysiologie. Heidelberg 1949.
[2] Ebaugh, jr., F. G., u. R. Thauer: J. Appl. Physiol. **3**, 173 (1950).
[3] Hensel, H.: Pflügers Arch. **252**, 165 (1952).
[4] Maréchaux, E. W., u. K. E. Schäfer: Pflügers Arch. **251**, 765 (1949).
[5] Hensel, H.: Erg. Physiol. **47**, 166 (1952).

Perzeption führt. Die *zentrale Schwelle* der Temperaturempfindung liegt somit höher als die periphere Schwelle der einzelnen Thermoreceptoren (s. Hensel[1]). Die zur Überschreitung der zentralen Schwelle nötige Gesamtzahl von afferenten Impulsen pro Zeiteinheit kann entweder durch hohe Reizintensität und kleine Flächen oder durch niedrige Intensität bei großen Flächen erreicht werden. Im Schlaf ist die zentrale Schwelle der Temperaturempfindung höher als die Schwelle für die Auslösung der Temperaturregelung, so daß die letztere ganz ohne unser Bewußtsein abläuft. Im Wachzustand dürften beide zentralen Schwellen näher beieinander liegen; allerdings kann die Schwelle der bewußten Empfindung durch Aufmerksamkeit und andere Einflüsse stark verändert werden.

Unter Einführung der zentralen Schwelle der bewußten Temperaturempfindung herrscht eine vollkommene Übereinstimmung zwischen den Gesetzmäßigkeiten der menschlichen Temperaturempfindung und den Erregungsgesetzen der Thermoreceptoren höherer Säugetiere, die mittels Registrierung der afferenten Impulse der Temperatursinnesnerven gefunden wurden.

b) Empfindungen in extremen Temperaturbereichen.

Die *Heißempfindung* ist weder physiologisch noch psychologisch geklärt. Am meisten Wahrscheinlichkeit hat wohl die Auffassung, daß es sich um eine Kombination von Wärmeempfindung und „paradoxer" Kälteempfindung handelt, wofür auch die Ergebnisse der Aktionsstromregistrierungen gewisse Anhaltspunkte geben (Dodt u. Zotterman[2]). Die *„paradoxe" Kälteempfindung*, die bei Hauttemperaturen über 45° auftritt, ist eine Erregung der Kaltreceptoren durch die hohe Temperatur (s. S. 385). Der *Wärmeschmerz*, der bei Temperaturen von 45 bis 50° auftritt, ist ein brennender „heller" Schmerz, der an der äußersten Hautoberfläche lokalisiert ist, während der *Kälteschmerz*, der durch Temperaturen unterhalb 17° auslösbar ist, einen „dumpfen" Charakter hat, schlecht lokalisierbar ist und stark in die Umgebung ausstrahlt. Beide Schmerzkomponenten gehen nicht von den Thermoreceptoren, sondern von den Schmerznerven aus; beim dumpfen Kälteschmerz sind wahrscheinlich auch Gefäßspasmen beteiligt (Wolff u. Hardy[3]).

c) Behaglichkeit, Frieren und Schwüle.

Neben den beschriebenen Temperaturempfindungen im engeren Sinne kennen wir allgemeine, schlecht lokalisierbare und bei stärkeren Graden unangenehm affektbetonte Empfindungen, die wir auf der kalten Seite als *„Frieren"*, auf der warmen als *„Schwüle"* bezeichnen. Der mittlere Bereich, in dem diese Empfindungen fehlen, ist die thermische *„Behaglichkeitszone"*. Der Begriff „Behaglichkeit" ist nicht ganz eindeutig, denn dem Menschen wird z. B. im Zustand wohliger Ruhe eine wärmere Temperatur angenehm erscheinen als etwa bei einer Arbeit, die geistige Wachheit und Anspannung erfordert, von körperlicher Betätigung ganz abgesehen. Ebbecke[4, 5] ordnet die Erlebnisse des Frierens und der Schwüle unter die „Reflexempfindungen" ein, die ein bewußter Ausdruck der jeweiligen Tonisierung der Temperaturregelungszentren sind. Tatsächlich besteht eine enge Koppelung zwischen diesen Empfindungen und der Temperaturregelung (Vasomotorik, Kältezittern, O_2-Verbrauch).

Behaglichkeit und Schwüle sind *integrative* Größen, die stark von der thermoregulatorischen Gesamtlage des Organismus abhängen. So ist aus dem täglichen Leben bekannt, daß Abkühlung einer Körperstelle bei Hyperthermie als angenehm

[1] Hensel, H.: Erg. Physiol. **47**, 166 (1952).
[2] Dodt, E., u. Y. Zotterman: Acta physiol. scand. (Stockh.) **26**, 358 (1952).
[3] Wolff, S., u. J. D. Hardy: J. Clin. Invest. **20**, 521 (1941).
[4] Ebbecke, U.: Klin. Wschr. 1948, 609.
[5] Ebbecke, U.: Naturwiss. **39**, 218 (1952).

empfunden wird, während dieselbe Abkühlung bei leicht unterkühltem Körper zu unangenehmem Frostschaudern führen kann. Auch die Beobachtung, daß „Behaglichkeit" vorwiegend von der integralen Hauttemperatur abhängt (WEZLER u. NEUROTH[1], BØJE et al.[2], HARDY[3]) spricht in diesem Sinne. Bei normaler Temperaturtopographie des Körpers liegt die Behaglichkeitszone bei etwa 32—34° mittlerer Hauttemperatur, wobei aber namentlich die Extremitätenenden eine Sonderstellung einnehmen (THAUER[4]).

Klima-Komplexgrößen: Nach dem auf S. 356 ff. Ausgeführten ist es klar, daß die Bedingungen der Behaglichkeit und ihre Grenzen nicht durch einen einzigen Klimafaktor, wie etwa die Lufttemperatur, hinreichend gekennzeichnet werden können. Das Bestreben, durch eine Kombination mehrerer Faktoren zu einer einzigen Behaglichkeits-Meßgröße zu gelangen, hat zu zahlreichen „*Komplexgrößen*" und „*Komfort-Indizes*" geführt, die aber naturgemäß alle nur beschränkte Gültigkeit haben. Man geht dabei im allgemeinen von den physiologischen Wirkungen der Lufttemperatur bei standardisierter Feuchte, Windgeschwindigkeit und Strahlung aus und drückt die Wirkungen der tatsächlichen Feuchte, Windgeschwindigkeit und Strahlung als Zuschläge zur Temperatur aus. Die „*effektive Temperatur*" (YAGLOU[5]) kombiniert Lufttemperatur und Luftfeuchte. Sie ist die Lufttemperatur, die im wind- und strahlungsfreien Raum bei 100% relativer Feuchte denselben Behaglichkeitseindruck hervorruft wie die wirkliche Temperatur bei der wirklichen Feuchte. So rufen 20° bei 100% rel. Feuchte denselben Behaglichkeitseindruck hervor wie 25° bei 35% rel. Feuchte. Im Winter liegt der Behaglichkeitsbereich zwischen 17,2 und 21,5° effektiver Temperatur, im Sommer zwischen 18,8 und 23,8°. Die „*äquivalent-effektive Temperatur*" (YAGLOU[5]) bezieht noch die Windgeschwindigkeit mit ein. Sie ist die Temperatur, die bei 100% rel. Feuchte und Windstille denselben Behaglichkeitseindruck hervorruft wie die wirkliche Temperatur, Feuchte und Windgeschwindigkeit (Kurven b. BREZINA u. SCHMIDT[6], LEHMANN[7]). Die „*resultierende Temperatur*" (NIELSEN u. PEDERSEN[8]), die Lufttemperatur und Wandtemperatur kombiniert, wird definiert durch die Lufttemperatur, die bei gleicher Wandtemperatur dieselbe Wirkung auf den Wärmehaushalt des Menschen hat wie die wirkliche Lufttemperatur und die wirkliche Wandtemperatur. 20° Lufttemperatur und Wandtemperatur sind z. B. wirkungsgleich mit 13° Lufttemperatur und 30° Wandtemperatur. Die *"standard operative temperature"* (GAGGE[9]) kombiniert die Wirkung von Lufttemperatur, Wandtemperatur und Windgeschwindigkeit in einer einzigen Größe auf Grund theoretischer Gleichungen des Wärmestromes durch Leitung, Strahlung und Konvektion (s. S. 356 ff.). Weitere Klima-Summenmaße bei PFLEIDERER u. BÜTTNER[10].

3. Vorzugstemperaturen von Säugetieren.

Bringt man kleine Säugetiere, wie Insektenfresser, Nager und Fledermäuse, in einen Temperaturgradienten, so suchen sie meist eine bestimmte *Vorzugstemperatur*

[1] WEZLER, K., u. G. NEUROTH: Z. exper. Med. **115**, 127 (1949).

[2] BØJE, O., M. NIELSEN u. J. OLESEN: Committee for the study of domestic heating. Contribut. 9. Copenhagen 1948.

[3] HARDY, J. D.: Annual Rev. Physiol. **12**, 119 (1950).

[4] THAUER, R.: Arbeitsphysiol. **15**, 175 (1953).

[5] YAGLOU, C. P.: J. Industr. Hyg. a. Toxicol. **9**, 297 (1927).

[6] BREZINA, E., u. W. SCHMIDT: Das künstliche Klima in der Umgebung des Menschen. Stuttgart 1938.

[7] LEHMANN, G.: Praktische Arbeitsphysiologie. Stuttgart 1953.

[8] NIELSEN, M., u. L. PEDERSEN: Acta physiol. scand. (Stockh.) **27**, 272 (1953).

[9] GAGGE, A. P.: In Temperature, its measurement and control, S. 544. New York 1941.

[10] PFLEIDERER, H., u. K. BÜTTNER: Bioklimatologie. In Lehrbuch der Bäder- und Klimaheilkunde, Bd. II, S. 676 ff. Berlin 1940.

(thermisches Praeferendum, selected temperature) auf, in dem sie mit offensichtlichen Anzeichen thermischer „Behaglichkeit" (flach ausgestreckte Lage, geschlossene Augen usw.) zur Ruhe kommen (Herter[1-5], Baccino[6], Kalabuchow[7], Herter u. Sgonina[8], Bodenheimer[9], Stinson u. Fisher[10]). Meist wird der Temperaturgradient im *Boden* des Versuchskäfigs erzeugt (s. Abb. 41); in diesem Fall richten sich die Tiere ganz vorwiegend nach der Bodentemperatur und nicht nach der Lufttemperatur (Herter[5], Stinson u. Fisher[10]). Die Vorzugstemperaturen scheinen im wesentlichen ein art- oder rasseeigenes Merkmal zu sein. Manchmal sind sie auch bis zu einem gewissen Grade vom Ökoklima des Fundortes abhängig, wobei sie im allgemeinen parallel mit der Außentemperatur gehen. Dagegen zeigte sich in experimentellen Versuchen an Mäusen, die bei verschiedener Temperatur gehalten wurden, daß die „Kältemäuse" höhere, die „Wärmemäuse" niedrigere Vorzugstemperaturen als die Kontrolltiere hatten. Herter[3,5] führt dies auf Unterschiede des Felles und der Hautbeschaffenheit zurück. Die Vorzugstemperaturen *neugeborener* Nager liegen viele Grade höher als die der erwachsenen Tiere und senken sich in dem Ausmaß, wie die allgemeine Reifung und Entwicklung der Temperaturregelung erfolgt (Baccino[6], Herter[2]). Das Muttertier sucht zum Werfen diejenigen Bodenstellen auf, die den Vorzugstemperaturen der Jungen entsprechen, und bringt dieselben aus anderen Temperaturbereichen an diese Stellen (Herter[5] S. 124 ff.).

Es bereitet einige Schwierigkeiten, aus den Vorzugstemperaturen auf das Vorhandensein und die Funktion eines *Temperatursinnes* zu schließen. Zunächst besteht der allgemeine Einwand, daß Verhaltensweisen noch nichts über spezifische Temperatursinnesorgane besagen. Prosser[11] äußert hierzu: "Temperature selections in an ecological gradient need not necessarily involve specific thermoreceptors." In manchen Fällen ist die Beteiligung von Schmerzrezeptoren nicht ganz auszuschließen, wie in den Versuchen von Stinson u. Fisher[12] in einem Temperaturgradienten von 6—50° Bodentemperatur. Nach Herter[5] (S. 57) geschieht die Orientierung der Säuger im Temperaturgefälle „in der Hauptsache wohl indirekt, d. h. die Tiere schrecken vor Temperaturen, die um gewisse Beträge von ihren V.-T.-Höhen abweichen, zurück". Ferner wissen wir aus der menschlichen Physiologie, daß das Gefühl thermischer „Behaglichkeit" nicht nur vom Temperatursinn, sondern auch von der allgemeinen Anspannung der Temperaturregelung abhängt. Schließlich muß noch berücksichtigt werden, daß bei gleicher Bodentemperatur der Temperaturreiz an den Thermoreceptoren je nach Beschaffenheit der Haut und des Felles verschieden ist (Herter[3], Herter u. Sgonina[8], Herter[5] S. 137 ff.). Mithin lassen die Verhaltensweisen der Säuger nur recht ungewisse Schlüsse auf die Funktion ihres Temperatursinnes zu, jedenfalls aber keine genaueren und quantitativen Angaben.

---

[1] Herter, K.: Biol. Zbl. **54**, 487 (1934).

[2] Herter, K.: Z. vergl. Physiol. **23**, 605 (1936).

[3] Herter, K.: Verh. dtsch. zool. Ges. **1938**, 48.

[4] Herter, K.: Naturwiss. **29**, 155 (1941).

[5] Herter, K.: Der Temperatursinn der Säugetiere. Leipzig 1952.

[6] Baccino, M.: C. r. Soc. Biol. (Paris) **119**, 1246 (1935).

[7] Kalabuchow, N. I.: Erg. zeitgenöss. Biol. (russ.) **6**, 183 (1937).

[8] Herter, K., u. K. Sgonina: Z. vergl. Physiol. **26**, 366 (1938).

[9] Bodenheimer, F. S.: Physiol. Zool. **14**, 186 (1941).

[10] Stinson, R. H., u. K. C. Fisher: Canad. J. Zool. **31**, 404 (1953).

[11] Prosser, C. L.: Annual Rev. Physiol. **16**, 103 (1954).

[12] Stinson, R. H., u. K. C. Fisher: Canad. J. Zool. **31**, 404 (1953).

4. Elektrophysiologie der Thermoreceptoren.

Untersuchungen der *afferenten Impulse* aus den Thermoreceptoren sind der bisher einzige Weg, um einen genaueren Aufschluß über die Funktionsweise dieser Organe beim Tier zu erhalten. Beim Warmblüter wurde diese Methode erst in neuester Zeit ausgebaut und hat zu wesentlichen Einsichten in die Tätigkeit der Temperatursinnesorgane geführt. Bisher liegen Versuche vor an den Thermo-receptoren der *Zunge* von Hund und Katze und an den Thermoreceptoren der *äußeren Haut* der Nase und Oberlippe bei denselben Tieren. Die Ergebnisse an der Zunge und der äußeren Haut stimmen in den wesentlichen Gesetzmäßigkeiten vollkommen überein.

Auf das thermische Reizfeld wird beim narkotisierten Tier eine wasserdurch-strömte Thermode aufgesetzt, die ohne mechanische Reizung die Applikation genau definierter Temperaturreize erlaubt. Die Temperaturbewegungen werden thermoelektrisch registriert, während gleichzeitig an sehr dünnen Nervenpräpara-tionen des N. lingualis bzw. des N. infraorbitalis die afferenten Impulse einzelner Temperatursinnesfasern abgeleitet und nach entsprechender Verstärkung mittels Kathodenstrahloszillograph gleichzeitig mit den Temperaturen des Reizfeldes registriert werden.

a) Temperatursinnesnerven und Receptorentiefe.

Abb. 31 zeigt einen Versuch am N. infraorbitalis der Katze. Schon bei der normalen konstanten Zimmertemperatur beobachtet man eine *ständige Impuls-*

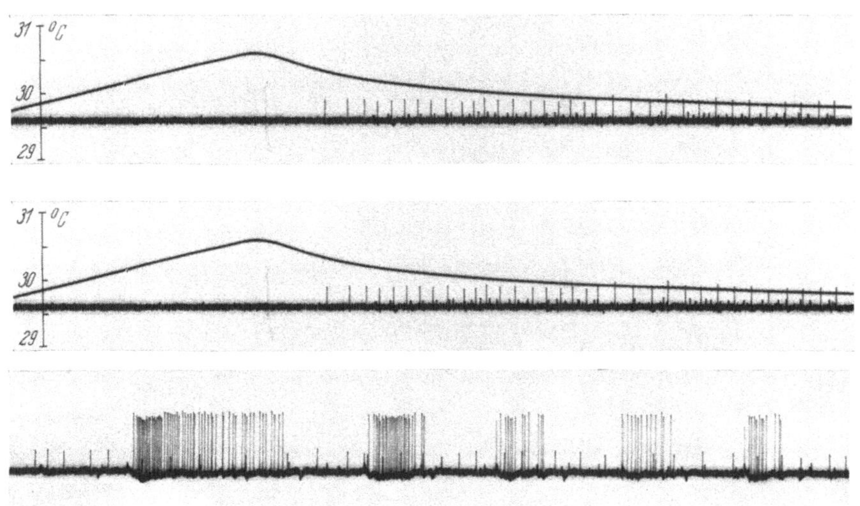

Abb. 31. Aktionspotentiale einzelner spezifischer Kälte- und Druckfasern im N. infraorbitalis der Katze bei thermischer und mechanischer Reizung eines Hautfeldes am Nasenrücken. *a* konstante Hauttemperatur; *b* Erwärmung und Abkühlung der Haut; *c* 5 maliger leichter Druck auf die Haut bei konstanter Temperatur. Nach H. HENSEL: Pflügers Arch. **256**, 195 (1952).

entladung aus den spezifischen *Kältereceptoren* des Nasenrückens, die durch Ab-kühlung verstärkt, durch Näherung eines Wärmestrahlers aufgehoben wird. Leichte Berührung der Haut mit einem Wattebausch löst die großen Impulse der Berührungsfasern aus, wobei die Dauerentladung der Kältefasern völlig unabhängig weiterläuft. Aus diesen Versuchen (Hensel[1]), wie aus den Befunden an der Zunge (Zotterman[2], Hensel u. Zotterman[3-7]) ergibt sich, daß die spezifischen Kältefasern in den afferenten Nerven der Säugetiere in dünnen, markhaltigen Fasern von 3—6 μ Durchmesser und 10—25 m · sec^{-1} Leitungsgeschwindigkeit, also in der Gruppe A, δ der Einteilung von Erlanger u. Gasser[8], verlaufen. Die Fasern aus den spezifischen *Wärmereceptoren* gehören derselben Fasergruppe an (Hensel u. Zotterman[9], Dodt u. Zotterman[10]), während die großen Aktionspotentiale der *Berührungs- und Druckreceptoren* in der Fasergruppe A, β mit einem Faserdurchmesser von 8—15 μ und Leitungsgeschwindigkeiten von 40—70 m · sec^{-1} verlaufen. Die Spezifität der Receptoren ist sehr hoch; eine Erregung der Thermoreceptoren durch mechanische Reize haben wir in unseren Versuchen nie gesehen, dagegen sprechen mechanosensible Fasern in seltenen Fällen auf sehr steile Abkühlungen mit einer kurzen phasischen Entladung an (Hensel u. Zotterman[6]).

Eine elektrophysiologische *Tiefenbestimmung* der Kaltreceptoren der Katzenzunge führten Hensel et al.[11] aus. Hierbei wurde ein exakt meßbarer Kältesprung auf der Zungenoberfläche erzeugt. Aus der Latenzzeit der ersten Kälteimpulse, die manchmal weniger als 20 msec beträgt, der Schwelle der Kältereceptoren und der Temperaturleitzahl der Schleimhaut läßt sich die maximale Tiefe der Receptoren berechnen, die einen Mittelwert von 0,18 mm $\pm$ 0,04 ergab. Dieser Wert stimmt gut mit den histologischen Befunden überein (S. 375).

b) Quantitative Erregungsgesetze einzelner Kältefasern.

Hält man das Receptorenfeld auf einer völlig *konstanten* Temperatur, so sieht man eine ständige Impulsentladung der einzelnen Kältefasern, deren Frequenz über beliebige Zeit konstant bleibt (s. S. 383) und ausschließlich eine Funktion der

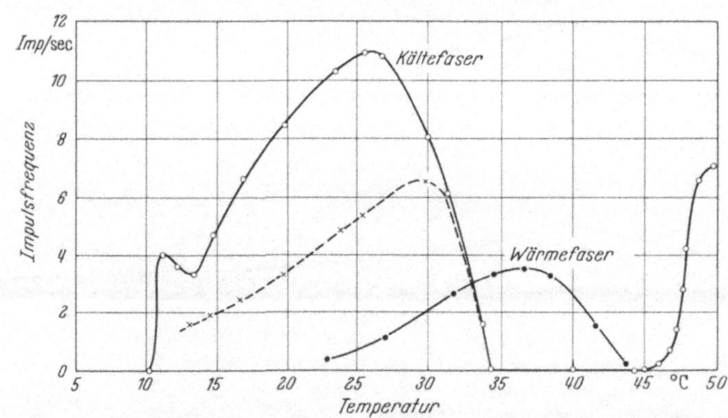

Abb. 32. Stationäre Impulsfrequenz einzelner Kälte- und Wärmefasern bei verschiedenen konstanten Temperaturen. Gestrichelte Kurve: Frequenz der Impulsgruppen bei periodischer Entladung der Kältefasern. Zusammengestellt nach E. Dodt: Acta physiol. scand. (Stockh.) 27, 295 (1952) und E. Dodt u. Y. Zotterman: Acta physiol. scand. (Stockh.) 26, 345 u. 358 (1952).

[1] Hensel, H.: Pflügers Arch. 256, 195 (1952).
[2] Zotterman, Y.: Skand. Arch. Physiol. (Lpz.) 75, 105 (1936).
[3] Hensel, H., u. Y. Zotterman: Acta physiol. scand. (Stockh.) 22, 96 (1951).
[4] Hensel, H., u. Y. Zotterman: Acta physiol. scand. (Stockh.) 22, 106 (1951).
[5] Hensel, H., u. Y. Zotterman: J. of Neurophysiol. 14, 377 (1951).
[6] Hensel, H., u. Y. Zotterman: J. of Physiol. 115, 16 (1951).
[7] Hensel, H., u. Y. Zotterman: Acta physiol. scand. (Stockh.) 23, 291 (1951).
[8] Erlanger, J., u. H. S. Gasser: Electrical signs of nervous activity. Philadelphia 1937.
[9] Hensel, H., u. Y. Zotterman: Acta physiol. scand. (Stockh.) 24, 27 (1951).
[10] Dodt, E., u. Y. Zotterman: Acta physiol. scand. (Stockh.) 26, 345 (1952).
[11] Hensel, H., L. Ström u. Y. Zotterman: J. of Neurophysiol. 14, 423 (1951).

absoluten Receptorentemperatur ist. Die Frequenz dieser stationären *Dauerentladung* oder „Spontanentladung" erreicht bei einer bestimmten Temperatur ein Maximum von etwa 10 sec^{-1}. Oberhalb und unterhalb dieser Temperatur nimmt die Entladungsfrequenz immer mehr ab bis zum Wert 0 bei der oberen und unteren *Grenztemperatur* (Abb. 32). In kälteren Bereichen sieht man oft eine periodische Entladung der einzelnen Kältefaser in Gruppen zu je 2 oder mehr Impulsen (Hensel u. Zotterman[1], Dodt[2], Hensel[3]). Zählt man die mittlere

Impulsfrequenz, so tritt nach Dodt[2] unterhalb 14° noch ein zweites kleineres Maximum auf, das aber fehlt, wenn man die Frequenz der rhythmischen Impulsgruppen zählt. Hensel u. Zotterman[1] untersuchten die Temperaturcharakteristiken einzelner Kältefasern und fanden, daß sie über einen weiten Temperaturbereich streuen (Abb. 33). Die Maxima liegen zwischen 20 und 34°, die obere und untere Grenztemperatur erreicht im äußersten Fall 10 und 41°. Bei Temperaturen über 45° beginnen die Kältefasern wieder zu arbeiten, eine Erscheinung, die der „paradoxen" Kälteempfindung des Menschen entspricht (Dodt u. Zotterman[4]). Die *Gesamtfrequenz* der Kälteimpulse im Nerven ist die Summe der Einzelentladungen aller Kältefasern und hat ein Maximum bei etwa 15—20° (Abb. 33).

Bei *schneller Abkühlung* auf eine konstante, tiefere Temperatur erhöht sich die Frequenz

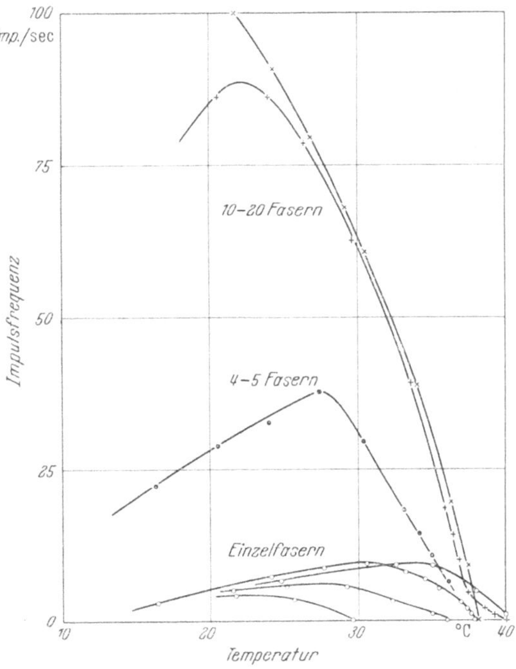

Abb. 33. Impulsfrequenz der stationären Dauerentladung einzelner und mehrerer Kältefasern im N. lingualis der Katze als Funktion der Zungentemperatur. Nach H. Hensel u. Y. Zotterman: Acta physiol. scand. (Stockh.) **23**, 291 (1951).

der einzelnen Kältefasern bis zu 140 sec^{-1} und adaptiert sich dann auf einen niedrigeren Dauerwert, der der neuen konstanten Temperatur entspricht (Abb. 34, 35 u. 36). Je schneller die Abkühlung vor sich geht, desto höher steigt die *überschießende Erregung* an (Hensel[5]). Die Thermoreceptoren sprechen also nicht nur auf die Temperatur ϑ, sondern auch auf den zeitlichen Differentialquotienten $d\vartheta/dt$ an. Der hierbei wirksame *Zeitfaktor*, ausgedrückt als „Halbwertzeit" der Impulsfrequenz bei einem rechteckigen Kältesprung, beträgt nach Messungen von Hensel[5] an einzelnen Kältefasern 0,2—1,5 sec. Die Wirkung gleich großer Kältesprünge, z. B. von je 2°, hängt von der Ausgangstemperatur ab. Je höher diese liegt, desto geringer wird die überschießende Erregung, bis die Kältesprünge schließlich bei sehr hohen Ausgangstemperaturen ganz unwirksam

[1] Hensel, H., u. Y. Zotterman: Acta physiol. scand. (Stockh.) **23**, 291 (1951).
[2] Dodt, E.: Acta physiol. scand. (Stockh.) **27**, 295 (1953).
[3] Hensel, H.: Pflügers Arch. **256**, 470 (1953).
[4] Dodt, E., u. Y. Zotterman: Acta physiol. scand. (Stockh.) **26**, 358 (1952).
[5] Hensel, H.: Acta physiol. scand. (Stockh.) **29**, 109 (1953).

werden (Abb. 34). Wie aus analogen Versuchen an Thermoreceptoren von Selachiern hervorgeht (Abb. 40), wird auch bei sehr tiefen Ausgangstemperaturen das Ansprechen der Kältereceptoren auf Kältesprünge wieder kleiner und verschwindet schließlich ganz. — Bei einem *Wärmesprung* verhält sich die Entladungsfrequenz des Kältereceptors genau spiegelbildlich zum Verlauf bei Kältesprüngen: Zunächst tritt eine *überschießende Hemmung* ein, d. h. die Entladung

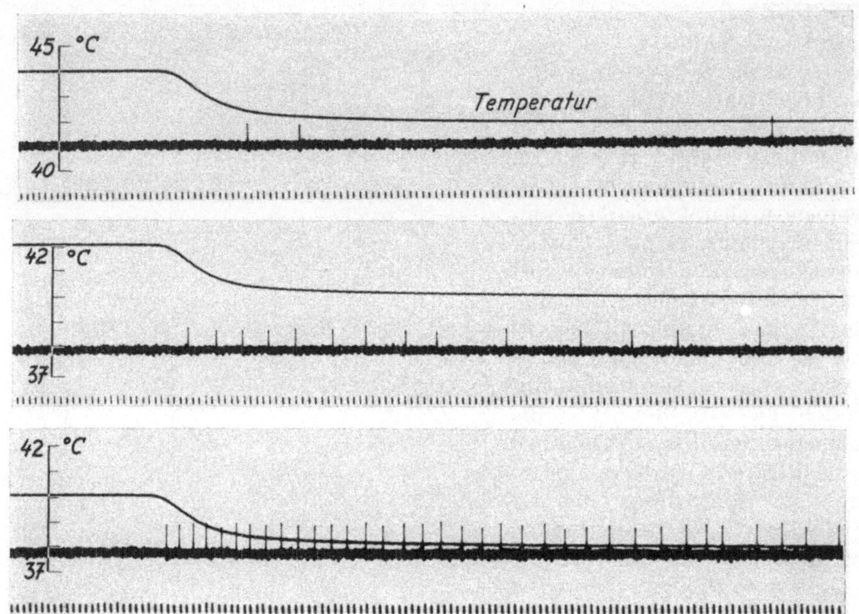

Abb. 34. Impulse einer einzelnen Kältefaser im N. lingualis der Katze bei Kältesprüngen von je 2° in verschiedenen Temperaturbereichen. Zeitmarken ¹/₅₀ sec. Nach H. HENSEL u. Y. ZOTTERMAN: Acta physiol. scand. (Stockh.) **23**, 291 (1951).

sinkt unter den stationären Frequenzwert ab oder hört bei größeren Wärmesprüngen ganz auf. Dann erhöht sich die Frequenz allmählich wieder und stellt sich auf den neuen stationären Wert ein (Abb. 36).

Nach Abb. 32 u. 33 haben die einzelnen Kältereceptoren bei konstanten Temperaturen oberhalb des Maximums einen *negativen Temperaturkoeffizienten*, arbeiten also hier als „Kältereceptoren", während der Temperaturkoeffizient unterhalb des Maximums positiv ist, der Receptor hier also nach Art eines „Wärmereceptors" arbeitet. Bei Temperatursprüngen hingegen verhalten sich die Endorgane im gesamten Temperaturbereich eindeutig als Kältereceptoren, d. h. bei rascher Abkühlung steigt die Frequenz immer an, bei Erwärmung sinkt sie ab. Die *Definition* als Wärme- oder Kältereceptoren gründet sich daher auf ihr Verhalten gegenüber *Temperatursprüngen* und nicht auf ihr stationäres Verhalten. Wenn man die Gesamtentladung der Kälteimpulse im Nerven betrachtet, so ist übrigens auch im stationären Zustand das Verhalten in einem weiten Temperaturbereich eindeutig: von 40° bis etwa 17° ist der Temperaturkoeffizient der Gesamtfrequenz negativ (Abb. 33).

Der *räumliche* intracutane Temperaturgradient spielt nach Versuchen von HENSEL u. ZOTTERMAN[1] für die Erregung der Kaltempfänger *keine* Rolle. Wenn

---

[1] HENSEL, H., u. Y. ZOTTERMAN: J. of Neurophysiol. **14**, 377 (1951).

man die Receptoren der Zungenoberfläche von unten abkühlt, indem man die Kälte von der Zungenunterseite zuführt, so bekommt man einen umgekehrten Temperaturgradienten, jedoch eine normale Entladung der Kältereceptoren. Auch Temperaturgradienten zwischen Gefäßen und Receptoren, wie sie vor allem BAZETT[1] als adäquaten Reiz für die Thermoreceptoren vermutet, sind nicht entscheidend, denn kurzfristige Drosselung der Blutzufuhr der Zunge ändert das Ergebnis der Versuche mit retrogradem Temperaturgradienten nicht grundsätzlich. Ferner kann man auch durch Abkühlung der Kaltreceptoren mittels intraarterieller Injektion von kalter Ringerlösung eine Entladung auslösen (HENSEL u. ZOTTERMAN[2]).

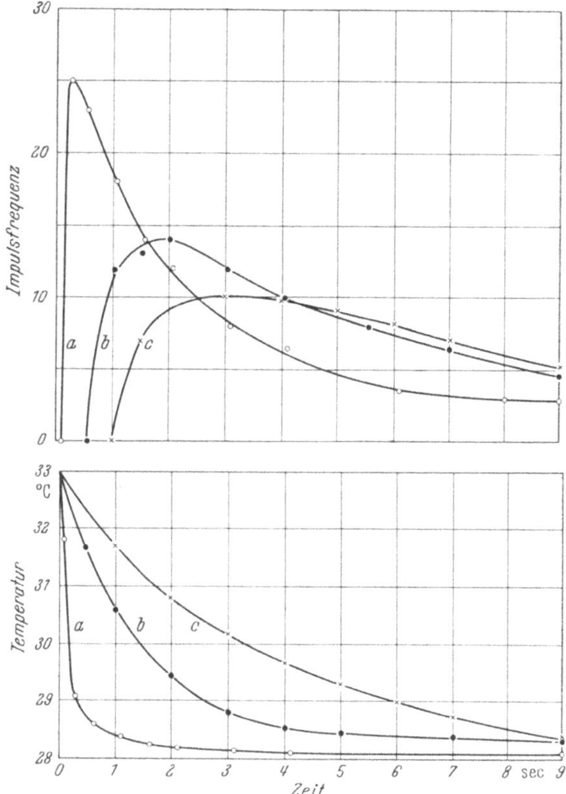

Abb. 35. Entladungsfrequenz einer einzelnen Kältefaser aus dem N. lingualis der Katze bei Abkühlungen mit verschiedener Geschwindigkeit. Nach H. HENSEL: Acta physiol. scand. (Stockh.) 29, 109 (1953).

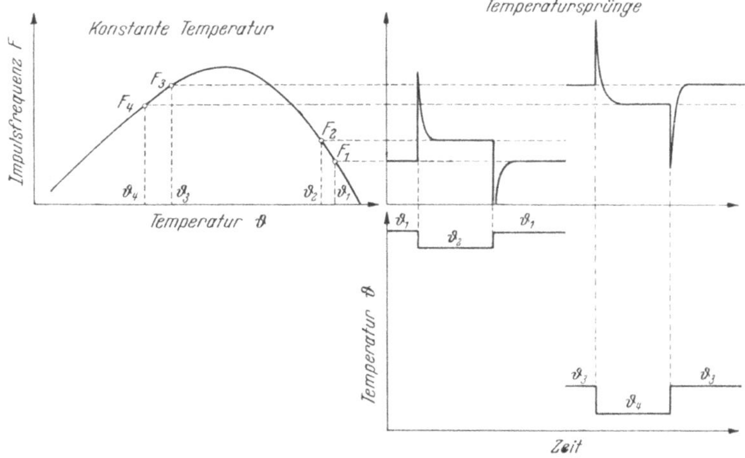

Abb. 36. Schema der Entladung einer einzelnen Kältefaser bei konstanten und veränderlichen Temperaturen. Links: Impulsfrequenz bei konstanten Temperaturen; rechts: Impulsfrequenz bei Temperatursprüngen im Bereich oberhalb und unterhalb des stationären Maximums.

---

[1] BAZETT, H. C.: J. Appl. Physiol. 4, 245 (1952).
[2] HENSEL, H., u. Y. ZOTTERMAN: J. of Neurophysiol. 14, 377 (1951)

Temperatur und Leben. 25*

c) Wärmereceptoren.

Während Kälteimpulse fast von jeder Nervenpräparation abzuleiten sind, beobachtet man ziemlich selten, afferente Impulse aus spezifischen Wärmefasern der Zunge. Ihre Erregungsgesetze wurden von Dodt u. Zotterman[1] genauer untersucht. Wie die Kältefasern, so zeigen auch die Wärmefasern eine stationäre temperaturabhängige *Dauerentladung*, deren Impulsfolge allerdings nicht so regelmäßig wie die der Kältereceptoren ist. Vielleicht hängt dies damit zusammen, daß eine Nervenfaser aus mehreren Endorganen Impulse erhält (Abb. 32). Bei *schnellen Abkühlungen* und *Erwärmungen* verhalten sich die Wärmereceptoren umgekehrt wie die Kältereceptoren, d. h. sie antworten auf Erwärmung mit einer überschießenden Erregung und auf Abkühlung mit einer überschießenden Hemmung. Bei plötzlicher Abkühlung um 8—15° tritt eine rasche phasische Entladung von kurzer Latenz auf, die Dodt u. Zotterman[1] eher einer direkten Reizung oberflächlicher Nervenfasern als einer Erregung von tieferen Nervenendorganen zuschreiben. Weitere funktionelle Unterschiede zwischen Wärme- und Kältefasern entnehme man der Tab. 8.

Tabelle 8. *Vergleich der funktionellen Unterschiede zwischen Wärme- und Kältereceptoren*[1].

Warmreceptor	Kaltreceptor
1. Stationäre Entladung bei konstanten Temperaturen zwischen 20° und 47° (50°). Frequenzmaximum zwischen 38° und 43°.	1. Stationäre Entladung bei konstanten Temperaturen zwischen 10° und 41°. Frequenzmaximum zwischen 20° und 34°.
2. Stationäre Maximalfrequenz der Einzelfaser erreicht 3,7 sec⁻¹.	2. Stationäre Maximalfrequenz der Einzelfaser erreicht 10 sec⁻¹.
3. Unregelmäßige Entladung bei konstanten Temperaturen.	3. Regelmäßige Entladung bei konstanten Temperaturen.
4. Erhöhung der Entladungsfrequenz bei schneller Erwärmung.	4. Erhöhung der Entladungsfrequenz bei schneller Abkühlung.
5. „Paradoxe" phasische Entladung bei Abkühlung um 8—15°.	5. „Paradoxe" stationäre Entladung bei konstanten Temperaturen von 45—50°.

d) Vergleichendes und Theoretisches.

Trotz der Verschiedenheit der Tierklassen und der morphologischen Receptorenstrukturen zeigen alle bekannten Temperatursinnesorgane homoiothermer und poikilothermer Vertebraten sehr ähnliche Erregungsgesetze. Man kann daher vermuten, daß ihnen gewisse *gemeinsame Prinzipien* zugrunde liegen. Bei poikilothermen Wirbeltieren sind bis jetzt die Grubenorgane der Crotalinae (Grubenottern) und die Lorenzinischen Ampullen der Elasmobranchier elektrophysiologisch näher untersucht.

Die *Grubenorgane* der *Klapperschlangen* (Crotalus), die zwischen Nasenöffnung und Auge liegen, reagieren nach Verhaltensversuchen von Noble u. Schmidt[2] auf die Wärmestrahlung, die von warmblütigen Beutetieren ausgeht. Die Organe bestehen aus einer blind endigenden Grube von etwa 3 mm Durchmesser mit steilen Wänden, die durch eine 15 μ dicke Membran verschlossen ist. Der Raum unterhalb der Membran kommuniziert durch einen schmalen Kanal mit der Außenluft, so daß keine Druckdifferenzen zwischen beiden Seiten der Membran auftreten können. Die Membran ist stark vascularisiert und außerordentlich dicht innerviert; auch hier finden sich keinerlei „Endkörperchen", sondern stark aufgesplitterte und baumförmig verzweigte Nervenenden. Die

[1] Dodt, E., u. Y. Zotterman: Acta physiol. scand. (Stockh.) **26**, 345 (1952).
[2] Noble, G. K., u. A. Schmidt: Proc. Amer. Philos. Soc. **77**, 263 (1937).

winzige Wärmekapazität der Membran macht sie zu einem idealen *Infrarot-Strahlungsempfänger.* Da die Membran in der Tiefe der Grube liegt, wird durch den wechselnden Strahlungsschatten der Grubenränder eine deutliche Richt-wirkung erzielt.

Nach elektrophysiologischen Versuchen (BULLOCK u. COWLES[1], BULLOCK u. FAULSTICK[2], BULLOCK[3]) kann man von den Nervenfasern der Grubenmembran eine temperaturabhängige spontane *Dauerentladung* mit einer Frequenz von etwa 10—20 sec^{-1} ableiten. Die Impulsfolge ist wie bei den Warmreceptoren der Homoio-thermen irregulär. Bei Infrarot-Bestrahlung beobachtet man im ersten Moment eine

überschießende Frequenz-erhöhung, die sich dann auf einen neuen stationären Wert adaptiert; bei Weg-nahme der Strahlungsquelle tritt eine spiegelbildliche überschießende Hemmung und eine Rückkehr der Impulse auf die ursprüng-liche Dauerentladung ein (Abb. 37). Die Receptoren sind außerordentlich emp-findlich: eine Temperatur-erhöhung von 0,003° inner-halb von 0,06 sec genügt, um die Frequenz vorüber-gehend um 50% zu erhöhen.

Bei den LORENZINIschen *Ampullen* der Elasmobran-chier (Haie und Rochen)

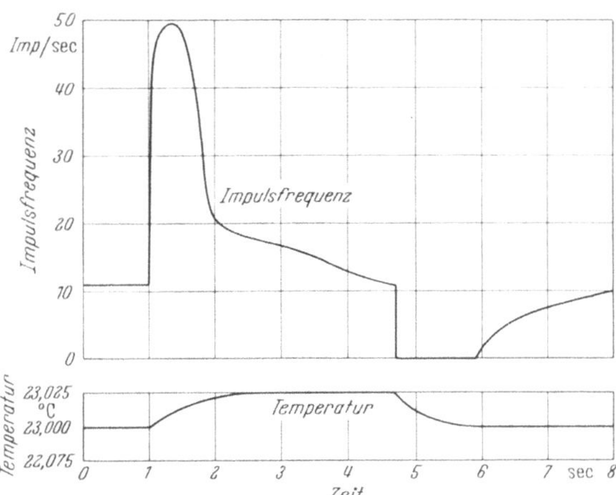

Abb. 37. Entladung von 2 oder 3 Fasern aus dem N. supramaxillaris von Crotalus bei kleinen Temperaturänderungen am Grubenorgan. Nach TH. H. BULLOCK: Federat. Proc. 12, 666 (1953).

handelt es sich um kleine, gallertgefüllte Bläschen von etwa 0,2 mm Durchmesser, die mit langen Gallertröhren in Verbindung stehen. Die LORENZINIschen Am-pullen liegen subcutan in der Kopfregion, meist zu traubenförmigen Gruppen vereinigt und in feine Bindegewebskapseln eingeschlossen. Die Gallertröhren laufen parallel zur Haut und endigen in feinen Öffnungen in der Hautoberfläche, die bis zu vielen Zentimetern von den eigentlichen Ampullen entfernt sind. Am Grunde der Ampulle befindet sich ein Sinnesepithel, das aus Ästen des N. facialis versorgt wird (KAPPERS et al.[4], BOEKE[5]).

SAND[6] fand in elektrophysiologischen Versuchen an den isolierten wie an den in situ befindlichen Ampullen von Raja, daß sie außerordentlich empfindlich auf *thermische* Reize ansprechen, hingegen durch *mechanische* Reize *unerregbar* sind, im Gegensatz zu den sehr mechanosensiblen Seitenlinienorganen. Entfernung der Gallertröhren hat keinerlei Einfluß auf die Impulsentladung der Ampullen. Die Ergebnisse und Schlußfolgerungen von SAND wurden von anderen Autoren an-gezweifelt, so von DIJKGRAAF[7], konnten aber neuerdings an den LORENZINIschen

---

[1] BULLOCK, T. H., u. R. B. COWLES: Science (Lancaster, Pa.) 115, 541 (1952).
[2] BULLOCK, T. H., u. D. A. FAULSTICK: Federat. Proc. 12, 22 (1953).
[3] BULLOCK, T. H.: Federat. Proc. 12, 666 (1953).
[4] KAPPERS, C. U. A., G. C. HUBER u. E. C. CROSBY: The comparative anatomy of the nervous system in vertebrates including man. New York 1936.
[5] BOEKE, J.: In Handbuch der vergleichenden Anatomie der Wirbeltiere, Bd. 2, 2. Hälfte, S. 971. Berlin und Wien 1934.
[6] SAND, A.: Proc. Roy. Soc. London B 125, 524 (1938).
[7] DIJKGRAAF, S.: Z. vergl. Physiol. 27, 587 (1940).

Ampullen von Scyllium bestätigt werden (Hensel[1]). Nach unseren Versuchen verhalten sich die Lorenzinischen Ampullen in ihren Erregungsgesetzen ganz wie die *Kaltreceptoren* der Warmblüter, und auch die *quantitative* Empfindlichkeit ist größenordnungsmäßig dieselbe. Mechanisch sind die Organe so gut wie unerregbar, nur bei grobem und wiederholtem Druck wird zuweilen eine lang anhaltende Erregungssalve ausgelöst, die aber mit der normalen Tätigkeit nichts zu tun hat, sondern als inadäquate Reizung nach Art von „injury potentials" zu betrachten

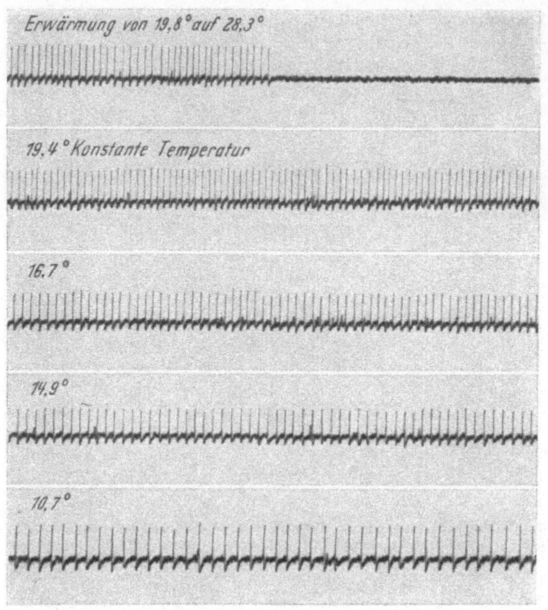

Abb. 38. Afferente Impulse einer einzelnen Nervenfaser der Lorenzinischen Ampullen. Isolierte mandibulare Ampullengruppe von Scyllium. Nach H. Hensel: Z. vergl. Physiol. (im Druck).

ist. Es kann daher nach den elektrophysiologischen Kriterien und den Verhältnissen an anderen bekannten Thermoreceptoren keinem Zweifel mehr unterliegen, daß wir es bei den Lorenzinischen Ampullen mit Thermoreceptoren zu tun haben. Verhaltensversuche stehen noch aus.

Bei *konstanter* Temperatur zeigen Einzelfasern aus isolierten herauspräparierten Ampullen von Scyllium eine regelmäßige *Dauerentladung*, deren Frequenz temperaturabhängig ist (Abb. 38). Wie bei den Warmblüter-Thermoreceptoren hat die Impulsfrequenz bei einer bestimmten Temperatur ein Maximum und nimmt beiderseits kontinuierlich bis zum Wert 0 ab (Abb. 39). Im Gegensatz zu Sand, der bei warmen Temperaturen eine irreversible

Hemmung beschreibt, zeigen die Kurven in Abb. 39 auch im warmen Temperaturbereich völlig *reversible* Verhältnisse. Das Maximum der Gesamtentladung im ganzen Nerven liegt bei 19—20°. Schnelle *Abkühlungen* führen zu steiler überschießender Erregung (Abb. 40) mit Impulsfrequenzen bis zu 200 sec^{-1} an der Einzelfaser, schnelle *Erwärmungen* zu spiegelbildlicher vorübergehender Hemmung (s. Abb. 36). Abkühlungen von 0,05° genügen bereits, um eine deutliche Frequenzsteigerung auszulösen. Ein Verhalten analog den Warmreceptoren wurde bei den Lorenzinischen Ampullen bisher nie beobachtet. Die Ergebnisse an den isolierten, herauspräparierten Ampullengruppen stimmen mit Kontrollversuchen am *intakten* Tier überein.

Die stationäre Dauerentladung aller Thermoreceptoren — die sie übrigens mit einigen anderen „spontan" tätigen Receptoren gemeinsam haben (vergleichende Zusammenstellung bei Hensel[2]) — geht auch bei einem räumlichen und zeitlichen Temperaturgefälle von Null, also *ohne Transport von Wärmeenergie*, vor sich. Es liegt der Schluß nahe, daß der ständigen Impulsaussendung ein stationäres Stoffwechselgeschehen zugrunde liegt, dessen Intensität temperaturabhängig ist. Der Temperaturcharakteristik der stationären Entladung und dem Verhalten bei

---

[1] Hensel, H.: Experientia (im Druck)
[2] Hensel, H.: Erg. Phyiol. **47**, 166 (1952).

Temperatursprüngen nach dürfte es sich mindestens um 2 oder mehrere Prozesse handeln, vielleicht um die Interferenz eines „Erregungs-" und eines „Hemmungs-

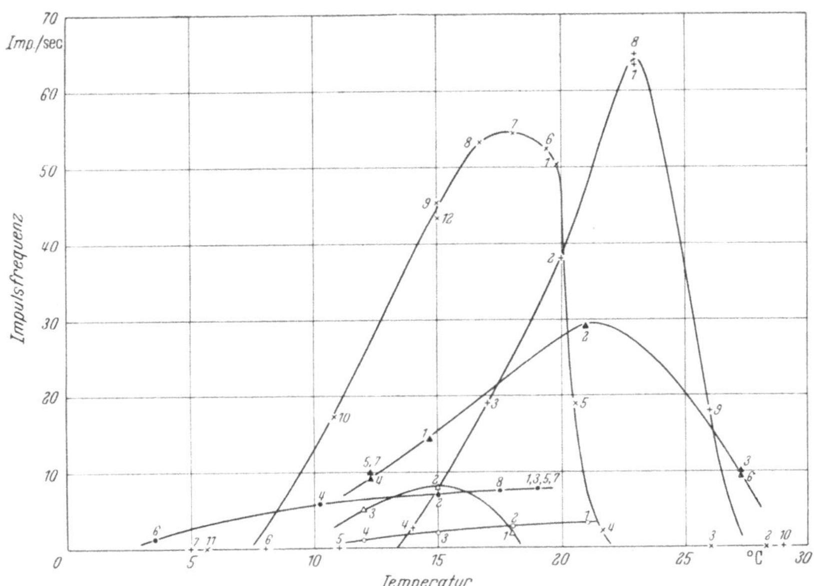

Abb. 39. Stationäre Impulsfrequenzen einzelner Nervenfasern der LORENZINIschen Ampullen bei verschiedener Temperatur. Die Zahlen bezeichnen die zeitliche Reihenfolge der Messungen. Isolierte mandibulare Ampullengruppe von Scyllium. Nach H. HENSEL: Experientia.

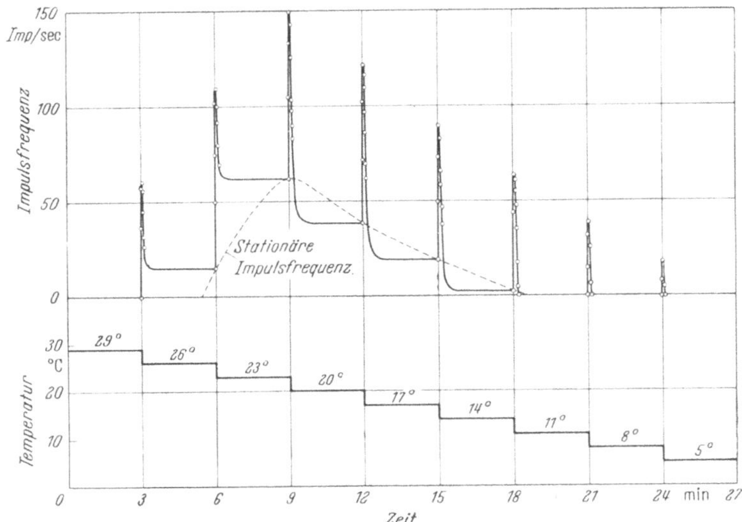

Abb. 40. Impulsfrequenzen einer einzelnen Nervenfaser der LORENZINIschen Ampullen bei Kältesprüngen von je 3° im Bereich von 29° bis 5°. Isolierte mandibulare Ampullengruppe von Scyllium. Nach H. HENSEL: Experientia.

vorganges", die beide positive, aber verschiedene Temperaturkoeffizienten haben und sich bei Temperatursprüngen mit verschiedenen Zeitkonstanten

Temperatur und Leben. 25b

auf ihre neuen stationären Werte einstellen (Sand[1], Hensel[2]). Über die Natur dieser Vorgänge ist noch nichts bekannt. Die stationäre Dauerentladung ist ziemlich empfindlich gegen *Ischämie*; bei Unterbrechung der Blutzufuhr an der Zunge der Katze nimmt die Entladungsfrequenz kontinuierlich bis zum Wert 0 ab, um sich nach Freigabe der Blutströmung völlig reversibel wieder auf den ursprünglichen Wert einzustellen (Hensel[3]). *Menthol* und *Acetylcholin* erhöhen die Entladungsfrequenz der Thermoreceptoren bei gleicher Temperatur (Hensel u. Zotterman[4], Dodt et al.[5]). Diese Befunde stimmen mit Beobachtungen am menschlichen Temperatursinn überein (Bing u. Skouby[6]).

VIII. Verstellungen der Temperaturregelung.

1. Periodische Schwankungen.

Die Ursachen der *Tagesschwankungen* der Körpertemperatur und der Schwankungen mit längerer Periodik sind noch unbekannt, es liegt aber die Vermutung nahe, daß es sich um Verstellungen des „Sollwertes" der Temperaturregelung (vgl. Aschoff[7]) handelt. Hierfür spricht, daß die thermische Belastung des Organismus dabei minimal ist, so daß er solche Störungen mit Leichtigkeit ausregeln müßte, wenn eben nicht eine Verstellung des Reglers selbst vorläge. Manche früheren Autoren nehmen an, daß die Tagesschwankungen der Rectaltemperatur beim Menschen unabhängig von der Aktivität seien, da sie auch bei Bettlägerigen auftreten (Jürgensen[8]). Neuere Untersuchungen von Du Bois[9] zeigten jedoch, daß bei völliger Körperruhe, Nüchternheit und genau kontrollierten, thermisch indifferenten Raumbedingungen der morgendliche Temperaturanstieg ausbleibt und sogar eher eine leichte Temperatursenkung erfolgt. Offenbar genügte auch die leichte Aktivität bei Bettlägerigkeit zur Auslösung der Temperaturerhöhung. — Ob bei den menstruellen und jahresperiodischen Temperaturschwankungen eine Verstellung der Regelung vorliegt, wissen wir noch nicht.

2. Körperarbeit.

Bekanntlich steigt die Kerntemperatur der Homoiothermen bei Körperarbeit und Aktivität an. Besonders ausgeprägt ist dieser Anstieg bei stark aktiven Kleinvögeln. Baldwin u. Kendeigh[10] beobachteten beim Zaunkönig (Troglodytes aëdon) nach starker Muskelbewegung in kurzer Zeit Anstiege um 4°. Sobald das Tier ruhig sitzt oder durch Festhalten an der Bewegung behindert wird, sinkt die Temperatur deutlich ab. Beim Menschen kommen nach schwersten körperlichen Leistungen ebenfalls Anstiege der Rectaltemperatur bis 4° vor. So fand Robinson[11] bei zwei amerikanischen Rekordläufern nach einem 3 Meilen-Lauf Rectaltemperaturen von 41°. Bei diesen Temperatursteigerungen handelt es sich nicht nur um eine passive Wärmestauung, sondern um eine echte *Verstellung der*

---

[1] Sand, A.: Proc. Roy. Soc. London B **115**, 524 (1938).

[2] Hensel, H.: Erg. Physiol. **47**, 166 (1952).

[3] Hensel, H.: Pflügers Arch. **257**, 371 (1953).

[4] Hensel, H., u. Y. Zotterman: Acta physiol. scand. (Stockh.) **24**, 27 (1951).

[5] Dodt, E., A. P. Skouby u. Y. Zotterman: Acta physiol. scand. (Stockh.) **28**, 101 (1953).

[6] Bing, H. I., u. A. P. Skouby: Acta physiol. scand. (Stockh.) **21**, 286 (1950).

[7] Aschoff, J.: Klin. Wschr. **1955**, 545.

[8] Jürgensen, Th.: Die Körperwärme des gesunden Menschen. Leipzig 1873.

[9] Du Bois, E. F.: Western J. Surg. Obstetr. **59**, 476 (1951).

[10] Baldwin, S. P., u. S. C. Kendeigh: Sci. Publ. Cleveland Mus. Nat. Hist. **3**, 1 (1932).

[11] Robinson, S.: In L. H. Newburgh: Physiology of heat regulation and the science of clothing, S. 193. Philadelphia u. London 1949.

Regelung. NIELSEN[1] konnte nämlich am Menschen zeigen, daß die Temperaturerhöhung bei Körperarbeit nach Einstellung stationärer Zustände nur von der
Schwere der Arbeit abhängt, dagegen nicht von der Außentemperatur, wie es bei
einer Wärmestauung hätte der Fall sein müssen. Die Unabhängigkeit von der Außentemperatur reicht über den weiten Bereich von 5—35° Raumtemperatur (Abb. 41),
so daß man die Größe der körperlichen Arbeitsleistung eines Menschen recht genau
aus seiner Rectaltemperatur ablesen kann. Wie die Verstellung des Sollwertes
zustandekommt, ist noch
nicht bekannt. Möglicher-
weise handelt es sich um eine
zentrale Irradiation von mo-
torischen Erregungen auf die
hypothalamischen Gebiete.
Ob eine Verstellung der Temperaturregelung vorliegt,
kann nur dann beurteilt
werden, wenn der Wärme-
strom stationär geworden
ist. Während des instatio-
nären Zustandes und bei
behindertem Wärmeabfluß
oder hoher Außentemperatur
kann man eine Arbeitshyper-
thermie von einem echten
„Arbeitsfieber" nicht ohne
weiteres unterscheiden.

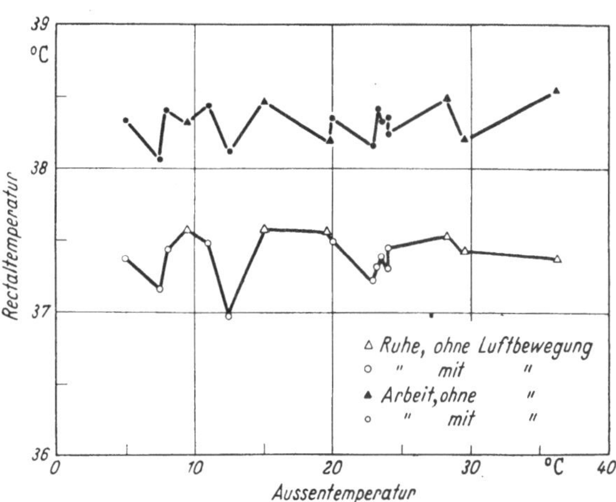

Abb. 41. Rectaltemperatur einer Versuchsperson bei Raumtemperaturen von 5° bis 35° bei Ruhe und Arbeit von 125 kcal/h. Nach
M. NIELSEN: Skand. Arch. Physiol. 79, 193 (1938).

3. Fieber.

Das Fieber als pathologischer Zustand liegt außerhalb unserer Darstellung.
Einige kurze Hinweise mögen hier genügen, soweit sie den Regelvorgang betreffen.
Im Fieber liegt ebenfalls eine *Verstellung* der Regelzentren vor, deren Funktions-
tüchtigkeit im übrigen erhalten bleibt oder nur leicht gestört ist. Es handelt sich
also weder um eine passive Hyperthermie infolge eines gesteigerten Stoffwechsels,
noch um ein Versagen der Temperaturregelung. FOX u. MCPHERSON[2] verglichen in
Klimakammerversuchen die Temperaturregelung eines Fiebernden mit der Regelung beim Normalen und fanden qualitativ und quantitativ genau dieselben
Reaktionen gegen Abkühlung und Erwärmung, nur daß beim Fiebernden sich alle
Vorgänge auf eine höhere Körpertemperatur bezogen. PARK u. PALMES[3] untersuchten beim Menschen die Fieberhöhe nach Injektion standardisierter pyrogener
Stoffe und stellten fest, daß sie bei Außentemperaturen zwischen 25—43° gleich
bleibt. Wurde das Pyrogen in der Kälte injiziert, so erhöhte sich unter Vasokonstriktion und Stoffwechselsteigerung die Rectaltemperatur, bei Injektion in
heißer Umgebung trat Vasokonstriktion und Schweißsekretionshemmung ein.
Auch hier wird wie bei den Arbeitsversuchen von NIELSEN auf einem höheren
Niveau geregelt. Hieraus folgt, daß *Fieber nur bei funktionierender Regelung*
möglich ist. Tatsächlich zeigen entsprechende Versuche, daß nur solche Tiere zu
fiebern vermögen, deren Temperaturregelung intakt ist (s. THAUER[4]).

[1] NIELSEN, M.: Skand. Arch. Physiol. (Lpz.) 79, 193 (1938).
[2] FOX, R. H., u. R. K. MCPHERSON: J. of Physiol. 125, 21 P (1954).
[3] PARK, C. R., u. E. D. PALMES: Med. Dept., Field Res. Lab. Proj. 6—4—12—06, Ft.
Knox, Ky. 1948.
[4] THAUER, R.: Pflügers Arch. 246, 372 (1942).

Im typischen akuten *Fieberanfall*, etwa bei einer Malaria, werden die Regelzentren auf einen höheren „Sollwert" eingestellt. Die normale Temperatur wirkt nunmehr wie Kälte, mit allen physiologischen Kältereaktionen: Stoffwechselsteigerung, Vasokonstriktion mit Absinken der Hauttemperatur, Kältezittern (Schüttelfrost) und subjektives Frieren (Abb. 42). Die Kerntemperatur steigt bis zum neuen „Sollwert" an, auf dem dann wie beim Normalen geregelt wird. Abkühlungen und Überwärmungen lösen entsprechende Abwehrvorgänge aus. Eine höhere Wärmebildung auf der Höhe des Fiebers erklärt man teilweise als direkte Wirkung der erhöhten Temperatur auf den Stoffwechsel, der nach der RGT-Regel pro Grad Körpertemperatur um etwa 10—15% ansteigen müßte (Du Bois[1]).

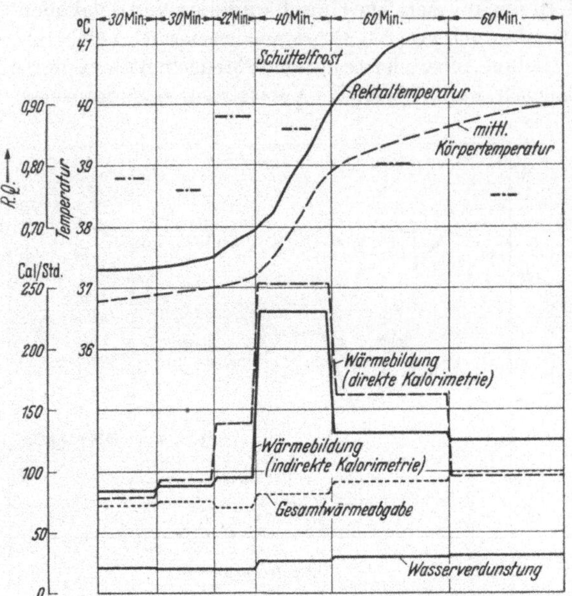

Abb. 42. Wärmehaushalt eines Menschen beim Schüttelfrost eines Malariaanfalles. Die Wärmebildung ist erhöht, die Wärmeabgabe gedrosselt, die Kerntemperatur steigt an. Nach E. F. Du Bois: Basal metabolism in health and disease. Philadelphia 1936.

Daß im Fieber keine Wärmestauung vorliegt, zeigt Abb. 43, bei der gleichstarkes willkürliches Zittern wie in Abb. 42 die Rectaltemperatur kaum verändert. Der Stoffwechselanstieg ist keine notwendige Bedingung des Fiebers. Dies zeigten Wells u. Rall[2] an curarisierten Hunden, die nach Injektion pyrogener Stoffe trotz erheblich eingeschränkter Stoffwechselsteigerung dieselbe Fieberhöhe erreichten wie normale Tiere. In diesem Fall wurde die Vasokonstriktion stärker eingesetzt. In der Kälte erreicht die Fieberhöhe unter Curare nicht so hohe Werte, weil die Fieberreaktionen dann quantitativ nicht mehr ausreichen, um die Körpertemperatur entsprechend zu steigern. Auch die Beeinflussung des Stoffwechsels durch Entfernung des Nebennierenmarkes und der Schilddrüse macht bei Kaninchen keine Änderung der Fieberhöhe (Grant u. Hirsch[3]). Die Impulse des Frierens und Schüttelfrostes gehen vorwiegend von den *Kältereceptoren* der Haut aus; durch heiße Bäder über 40° lassen sich die Erscheinungen weitgehend unterdrücken. Der Zustand des Fiebers

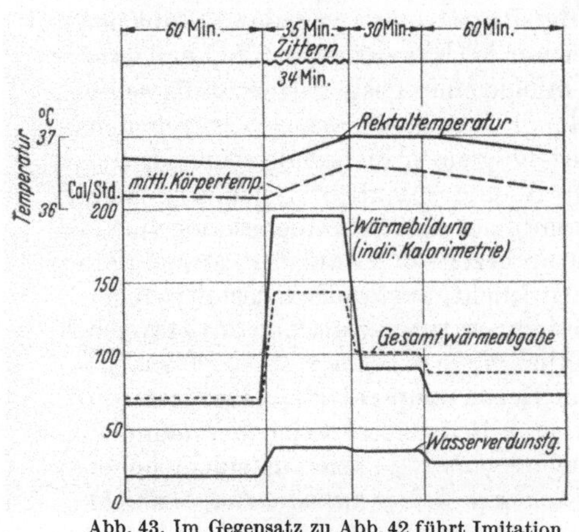

Abb. 43. Im Gegensatz zu Abb. 42 führt Imitation des Schüttelfrostes durch gleichstarkes willkürliches Zittern nur zu einer geringen Erhöhung der Kerntemperatur, da gleichzeitig die Wärmeabgabe ansteigt. Nach E. F. Du Bois: Basal metabolism in health and disease. Philadelphia 1936.

[1] Du Bois, E. F.: J. Amer. Med. Assoc. **77**, 352 (1921).
[2] Wells, J. S., u. D. P. Rall: Proc. Soc. Exper. Biol. a. Med. **68**, 421 (1948).
[3] Grant, R., u. J. D. Hirsch: Amer. J. Physiol. **161**, 528 (1950).

unterscheidet sich von der Hyperthermie vor allem dadurch, daß die physiologischen Regelungsvorgänge kaum belastet sind, während sie bei der Hyperthermie an der Grenze ihrer Leistungsfähigkeit arbeiten. Daher werden hohe Fiebertemperaturen oftmals erstaunlich gut vertragen, während eine gleichgroße exogene Hyperthermie den Organismus schwer erschöpft. Die Untersuchung mehrerer hundert Fieberkranker durch Du Bois[1] ergab, daß die Temperatur meist zwischen 40 und 40,5° liegt. Oberhalb 41° knickt die Häufigkeitskurve scharf ab, was ebenfalls dafür spricht, daß beim Fieber auf einen ganz bestimmten Wert eingeregelt wird.

Beim *Fieberabfall* beobachtet man die umgekehrten Vorgänge wie beim Anstieg. Die Regelzentren werden tiefer gestellt, der Körper ist dann nicht mehr „fiebrig", sondern „hypertherm" mit allen Gegenregulationen gegen Überwärmung: Stoffwechselsenkung, Vasodilatation mit Anstieg der Hauttemperatur, Schweißausbruch und Hitzegefühl. Die Kerntemperatur sinkt dabei wieder zur Norm ab.

Die fieberhafte Verstellung der Regelzentren kann durch die verschiedensten Einflüsse hervorgerufen werden (s. Foerster[2], Thauer[3], Grosse-Brockhoff[4], Fuhrman[5], Grant[6]), z. B. durch mechanische Reizung des Hypothalamusgebietes („Wärmestich", Tumoren, Operationen), lokale Entzündungen, Bakterientoxine, auch durch aseptische Stoffe wie hypertonische Glucose- oder Salzlösungen, artfremdes Eiweiß, β-Tetrahydronaphthylamin u. a. Hierbei sind allerdings auch periphere Wirkungen in Betracht zu ziehen. Der Mechanismus der Verstellung der Regelzentren ist noch unbekannt. Am Gehirngewebe fiebernder Kaninchen, speziell dem Hypothalamusgebiet, ließ sich keine Änderung von O_2-Verbrauch, Glykolyse und Cholinesteraseaktivität nachweisen (Field et al.[7], Hall et al.[8], Grant u. Robbins[9], Peiss et al.[10]).

Zentral ausgelöste Hypothermie: Ob es eine dem Fieber entgegengesetzte Hypothermie gibt, die auf einer Tieferstellung der Regelzentren beruht, ist noch nicht entschieden. Manche seltenen Fälle zentraler Erkrankungen, bei denen die Kerntemperatur trotz äußerer Beeinflussung auf einem niedrigen Wert gehalten wird, sprechen dafür (s. Thauer[3], Sunderman u. Haymaker[11]). Eine Tieferstellung der Regelung scheint ferner im Winterschlaf vorzuliegen, da die Tiere in diesem Zustand keineswegs völlig poikilotherm sind, sondern bei Unterkühlung unter eine ganz bestimmte niedrige Temperatur Regelungsvorgänge in Tätigkeit setzen (S. 443). Möglicherweise beruht auch die Wirkung fiebersenkender Stoffe (Antipyretica) teilweise auf einer Tieferstellung des „Sollwertes" der Regelung. Ferner ist nach Herrington[12] auch beim Aufenthalt nicht akklimatisierter Personen in der Kälte in der ersten Zeit eine Hypothermie vorhanden, die wahrscheinlich auf einer Verstellung der Regelung beruht, da der Körper leicht in der Lage wäre, diese Temperatursenkung auszuregeln. Herrington vermutet hierbei ein aktives Verhalten des Körpers, der durch die Auskühlung des Gewebes einen Reiz zur Auslösung langfristiger Akklimatisationsvorgänge setzt.

[1] Du Bois, E. F.: Western J. Surg. Obstetr. **59**, 476 (1951).
[2] Foerster, O.: Jb. Psychiatr. (Ö) **52**, 1 (1935).
[3] Thauer, R.: Erg. Physiol. **41**, 607 (1939).
[4] Grosse-Brockhoff, F.: Pathologische Physiologie. Berlin-Göttingen-Heidelberg 1950.
[5] Fuhrman, F. A.: Physiol. Rev. **26**, 247 (1946).
[6] Grant, R.: Annual Rev. Physiol. **13**, 75 (1951).
[7] Field, J., C. N. Peiss u. V. E. Hall: Federat. Proc. **7**, 33 (1948).
[8] Hall, V. E., R. Grant u. J. Field: Federat. Proc. **7**, 48 (1948).
[9] Grant, R., u. M. E. Robbins: Federat. Proc. **8**, 59 (1949).
[10] Peiss, C. N., J. Field u. V. E. Hall: Amer. J. Physiol. **157**, 283 (1948).
[11] Sunderman, F. W., u. W. Haymaker: J. Amer. Med. Sci. **213**, 562 (1947).
[12] Herrington, L. P.: In L. H. Newburgh: Physiology of heat regulation and the science of clothing, S. 266. Philadelphia u. London 1949.

4. Psychogene Einflüsse.

Auch durch emotionelle Einflüsse kann beim *Menschen* eine Verstellung der Temperaturregelung hervorgerufen werden (Kleitman[1], Godell et al.[2]). Wir kennen affektiv ausgelöste Temperatursteigerungen, die einem Fieberanfall sehr ähnlich sind, vor allem das „Lampenfieber" bei Schauspielern, Rednern, Virtuosen usw., das alle typischen Zeichen eines echten Fieberanfalles zeigt: zu Beginn Frieren, Blässe der Haut, erhöhter Muskeltonus, leichter Tremor, der sich bis zu heftigem Zittern und Zähneklappern steigern kann, und Anstieg der Rectaltemperatur; gegen Ende: Wärmegefühl, gerötetes Gesicht, Schweißausbruch und Absinken der Rectaltemperatur (Ebbecke[3]).

Bei *Kaninchen*, die in normaler Haltung ohne Kompression leicht festgehalten werden, tritt eine starke Senkung der Rectaltemperatur auf, die bei Außentemperaturen von 25° bis zu 2,7° erreichen kann. Nach den Untersuchungen von Grant[4] bleibt die Hypothermie meist einige Stunden bestehen und geht dann allmählich wieder zurück. Zu ihrer Auslösung genügt es auch, das Tier in eine ungewohnte Umgebung zu bringen. Die Hypothermie wird durch starke Vasodilatation der Ohren und Polypnoe bei unverändertem Stoffwechsel und Unterdrückung des Kältezitterns bewirkt. Die Größe der Hypothermie liegt weit außerhalb der normalen Temperaturschwankungen des Tieres, es handelt sich also um eine echte Verstellung der Temperaturregelung. Grant faßt diese „*emotional hypothermia*" als cortical ausgelöste Beeinflussung der thermoregulatorischen Zentren auf. Auch die Hypothermie beim Ausstrecken eines Kaninchens (S. 358) soll nicht auf Oberflächenvergrößerung, sondern auf diesem Phänomen beruhen. Alle Maßnahmen, die eine Verstärkung der „Heizreaktionen" mit Vasokonstriktion und Stoffwechselsteigerung auslösen, wie pyrogene Stoffe oder Kälte von 4°, verhindern die Ausbildung der Hypothermie; läßt man jedoch die Kälte erst nach Ausbildung der Hypothermie einwirken, so vermag sie diese nicht zu durchbrechen.

IX. Akklimatisation.

Definition: Neben den schon besprochenen schnellen Regelungsvorgängen, die in Sekunden bis Stunden ablaufen, verfügen die Warmblüter über *langfristige* Umstellungen auf äußere thermische Bedingungen, die in Tagen bis Monaten, vielleicht sogar Jahren, ablaufen und meist als „*Akklimatisation*" bezeichnet werden. Wir übernehmen diesen Ausdruck hier und definieren ihn als thermisch ausgelöste, *langsame, zeitliche Veränderung in der Reaktion des Organismus bei konstanten äußeren Temperaturbedingungen*. (Von anglo-amerikanischer Seite wurde neuerdings der Vorschlag gemacht, als „acclimatization" allgemein die physiologischen Veränderungen bei langfristig veränderten Temperaturbedingungen zu bezeichnen und dabei zu unterscheiden zwischen „acclimation" bei Veränderungen während des individuellen Lebens und „adaptation" bei Veränderungen über mehrere Generationen, s. Burton u. Edholm.[5]). Die Akklimatisation der Homoiothermen unterscheidet sich grundlegend von der der Poikilothermen (in Teil I als „Adaptation" bzw. als „Regulation" bezeichnet). Während sie bei den letzteren in einer zeitlichen Veränderung verschiedener Lebensvorgänge (Leistungsadaptation) oder der Letaltemperaturen (Resistenzadaptation) bei

[1] Kleitman, N.: Sleep and wakefullness. Chicago 1939.

[2] Godell, H., D. T. Graham u. H. S. Wolff: Proc. Assoc. Res. Nerv. a. Ment. Dis. **29**, 418 (1949).

[3] Ebbecke, U.: Klin. Wschr. **1948**, 609.

[4] Grant, R.: Amer. J. Physiol. **160**, 285 (1950).

[5] Burton, A. C., u. O. G. Edholm: Man in a cold environment, S. 162. London 1955.

langfristig veränderter *Körpertemperatur* besteht, ist die Akklimatisation der Homoiothermen eine Verbesserung der Temperaturregelung bei langfristig veränderter *Außentemperatur*, aber konstanter Kerntemperatur.

1. Akklimatisation beim Menschen.

a) Kälteakklimatisation.

Entsprechend der mangelhaften physiologischen Ausstattung des Menschen gegen Kälte scheint auch seine Kälteakklimatisation nur verhältnismäßig gering zu sein. Für die weitverbreitete Ansicht, daß der Mensch in kalten Klimazonen eine sehr erhebliche physiologische Kälteanpassung erlange, hat die moderne Physiologie nur sehr spärliche Belege beibringen können. Ein so erfahrener Forscher wie Du Bois[1] kommt zusammenfassend zu dem Schluß: "The great adaptation to heat is well known but the adaptation of men to cold seems to be so small that its existence has been doubted." Weder im Verlauf der jahreszeitlichen Umstellungen noch bei den Bewohnern der Polarzonen hat sich eine nennenswerte physiologische Kälteakklimatisation nachweisen lassen. Selbst die so bewundernswerte Anpassung der Eskimos an den mörderischen arktischen Winter darf nicht darüber hinwegtäuschen, daß diese Anpassung vorwiegend auf dem Gebiet der "behavioural regulation" liegt. Infolge der Wärme seiner Behausung und der hervorragenden Wärmeisolation seiner Kleidung ist der Eskimo tatsächlich nur einer geringen physiologischen Kältebelastung ausgesetzt; nach Stefansson[2] lebt er in einem Mikroklima, das dem Siziliens entspricht!

Bedeutsame Aufschlüsse über eine mögliche physiologische Kälteanpassung sind von solchen Völkern zu erwarten, die *nackt* größerer Kälte ausgesetzt sind. Hierzu gehören die Yahgan-Indianer Feuerlands und vor allem die Ureinwohner Australiens, welche weder Behausung noch Kleidung kennen, dabei aber im Winter oft Temperaturen unter 0° ausgesetzt sind. Die letzteren schlafen nachts an einem offenen Feuer, das einen Teil des Körpers „röstet", während andere Teile des Körpers eisiger Kälte ausgesetzt sind. Es liegen einige physiologische Untersuchungen an australischen Eingeborenen vor, die gezeigt haben, daß ihr Stoffwechsel in der Kälte kaum ansteigt (Hicks et al.[3], Hicks u. Matters[4], Hicks et al.[5]) und daß ihre Hautgefäße in der Kälte eine stärkere Vasokonstriktion zeigen als bei Weißen (Goldby et al.[6], Hicks u. O'Connor[7]).

Von allen Forschern, die den Verlauf der Kälteanpassung bei Weißen untersuchten, wird festgestellt, daß sie *nicht irgendein hervorstechendes Merkmal* zeigt, sondern durch eine Reihe *kleiner Umstellungen* gekennzeichnet ist. Der Stoffwechsel ändert sich vor und nach der Kälteanpassung nicht oder nur sehr geringfügig (Balke et al.[8], Day[9], Horvath et al.[10], Daniels et al.[11]). Stein et al.[12]

[1] Du Bois, E. F.: Abstr. 19. Internat. Physiol. Congr. Montreal, S. 120, 1953.

[2] Stefansson, V.: Arctic manual. New York 1944.

[3] Hicks, C. S., R. F. Matters u. M. L. Mitchell: Austral. J. Exper. Biol. a. Med. Sci. 8, Part 1 (1931).

[4] Hicks, C. S., u. R. F. Matters: Austral. J. Exper. Biol. a. Med. Sci. 11, Part 3 (1933).

[5] Hicks, C. S., H. O. Moore u. C. Eldridge: Austral. J. Exper. Biol. a. Med. Sci. 12, Part 2 (1934).

[6] Goldby, F., C. S. Hicks, W. J. O'Connor u. D. A. Sinclair: Austral. J. Exper. Biol. a. Med. Sci. 16, 29 (1938).

[7] Hicks, C. S., u. W. J. O'Connor: Austral. J. Exper. Biol. a. Med. Sci. 16, Part 1 (1938).

[8] Balke, B., H. D. Cremer, K. Kramer u. H. Reichel: Klin. Wschr. 1944, 204.

[9] Day, R.: Rev. Series, J. Macy Found. 1, No. 2 (1943).

[10] Horvath, S. M., A. Freedman u. H. Golden: Amer. J. Physiol. 150, 99 (1947).

[11] Daniels, jr. F., D. C. Fainer, C. L. Bonmarito u. D. E. Bass: Federat. Proc. 10, 32 (1951).

[12] Stein, H. J., R. A. Bader, J. W. Eliot u. D. E. Bass: J. Clin. Endocrin. 9, 529 (1949).

fanden keine signifikante Änderung des Grundumsatzes während chronischer Kälteeinwirkung in der Klimakammer oder bei langfristigem Aufenthalt im Freien im Winter, und Newburgh u. Spealman[1] sahen nach einem 2—4 wöchigen Aufenthalt in leichter Kleidung bei 15° auch nur einen Anstieg des Grundumsatzes von 7%. Zahlreiche Messungen ergaben einen erhöhten Grundumsatz bei den Eskimos (Lit. b. Burton u. Edholm[2]). Die letzten Ergebnisse stammen von einer Expedition im Jahre 1950, bei denen Werte von + 23 bis + 31% gemessen wurden (Brown[3]). Die Deutung dieser Befunde ist schwierig, und vielleicht spielen auch rassische Unterschiede hierbei eine Rolle.

Den Abfall der Rectaltemperatur bei Abkühlung von 30 auf 15° fanden Daniels et al.[4] weniger ausgeprägt nach längerer Kälteakklimatisation. Am Kreislaufsystem beobachtete man eine geringe Verminderung der Blutmenge und eine Eindickung des Blutes (Bazett et al.[5], Scott et al.[6], Conley u. Nickerson[7], Spealman et al.[8], Bass et al.[9]). Die Änderungen der peripheren Durchblutung sind noch nicht eindeutig bekannt. Neben ausgiebigerer Neigung zu Vasokonstriktionen in der Kälte (Yoshimura u. Iida[10]) wird von anderen Untersuchern, z. B. Carlson et al.[11], auch eine stärkere Durchblutung der kälteakklimatisierten Finger beschrieben.

Übereinstimmend berichten alle Untersucher über ein deutliches Nachlassen der subjektiven Beschwerden, des Kältegefühls und des Frierens (Mortimer u. Mead[12], Daniels et al.[4] u. a.), das etwa am 4.—5. Tag einsetzt. Hier erhebt sich die Frage, wieweit eine Veränderung in der Empfindlichkeit der peripheren Receptoren vorliegt, wieweit also die Akklimatisation ein *sinnesphysiologisches* bzw. receptorenphysiologisches Problem ist. Untersuchungen hierzu liegen noch kaum vor. Voll[13,14,15] beschreibt eine lokale Akklimatisation durch tägliches 15 min langes Eintauchen des Fußes in Wasser von 10°. Im Laufe von Wochen und Monaten fand sich eine deutliche Desensibilisierung gegen den Kaltreiz. Die Veränderungen scheinen peripherer Art zu sein, da sie nur an der akklimatisierten Extremität auftreten. Weitere Untersuchungen, die sich mit der Beobachtung objektiver Symptome, wie Chronaxie, Hautwiderstand, Schweißsekretion und Nasensekretion befaßten, führten zu ähnlichen Resultaten (Ardashnikowa[16], Sidorowa[17], Marshak u. Vereschagin[18], Maslow[19]). Neuerdings konnte Mackworth[20] eine deutliche lokale Kälteakklimatisation der

[1] Newburgh, L. H., u. C. R. Spealman: CAM Rep. No. 241 (1943).

[2] Burton, A. C., u. O. G. Edholm: Man in a cold environment, S. 178. London 1955.

[3] Brown, M.: Report on Queen's University, Kingston, Ontario, Expedition 1950.

[4] Daniels, jr. F., D. C. Fainer, C. L. Bonmarito u. D. E. Bass: Federat. Proc. 10, 32 (1951).

[5] Bazett, H.C., F.W.Sunderman, J.Doupe u. J.Scott: Amer. J. Physiol. 129, 69 (1940).

[6] Scott, J. C., H. C. Bazett u. G. C. Mackie: Amer. J. Physiol. 129, 102 (1940).

[7] Conley, C. L., u. J. L. Nickerson: Amer. J. Physiol. 143, 373 (1945).

[8] Spealman, C. R., M. Newton u. R. L. Post: Amer. J. Physiol. 150, 628 (1947).

[9] Bass, D. E., D. C. Fainer, R. K. Blaisdell u. F. Daniels jr.: Federat. Proc. 10, 10 (1951).

[10] Yoshimura, H., u. T. Iida: Japan. J. Physiol. 1, 147 (1950).

[11] Carlson, L. D., A. C. Young, H. L. Burns u. W. F. Quinton: Acclimatization to cold environment. A. F. Techn. Rep. No. 6247 (1951).

[12] Mortimer, E. B., u. J. Mead: J. Appl. Physiol. 2, 608 (1950).

[13] Voll, M. M.: Arch. biol. Nauk (russ.) 39, 581 (1935).

[14] Voll, M. M.: Bull. Biol. Méd. expér. URSS 1, 295 (1936).

[15] Voll, M. M.: Fiziol. Ž. 28, 235 (1940).

[16] Ardashnikowa, L. T.: Arch. biol. Nauk (russ.) 39, 573 (1935).

[17] Sidorowa, L. M.: Arch. biol. Nauk (russ.) 39, 601 (1935).

[18] Marshak, M. E., u. N. K. Vereschagin: Arch. biol. Nauk (russ.) 39, 563 (1935).

[19] Maslow, A. F.: Bull. Biol. Méd. expér. URSS 1, 59 (1936).

[20] Mackworth, N. H.: J. Appl. Physiol. 5, 533 (1953).

menschlichen Finger nachweisen, die sich in einer zunehmenden Verbesserung der Tastempfindung zeigte.

Die Kältetoleranz des Menschen ist deutlich von der Art der Ernährung abhängig. Bei Kältebelastungsproben erwies sich eine kohlenhydrat- oder fettreiche Nahrung einer Eiweißkost deutlich überlegen. Eiweiß macht in der Ruhe zwar infolge seiner spezifisch-dynamischen Wirkung eine höhere Umsatzsteigerung, der Körper kühlt aber bei Kältebelastung trotzdem stärker aus. Die Fettkost erwies sich wiederum wegen der besseren psychomotorischen Leistungen der Kohlenhydratkost etwas überlegen (MITCHELL et al.[1], KEETON et al.[2], BUTSON[3]).

Hormonale Umstellungen konnten bei der menschlichen Kälteakklimatisation nicht mit Sicherheit nachgewiesen werden, was man wegen der Geringfügigkeit der Effekte auch kaum erwarten kann. Es fanden sich bei längerer Kälteexposition Abnahmen der Eosinophilen im Blut, die für eine erhöhte Aktivität der Nebennierenrinde sprechen (STEIN et al.[4], BASS et al.[5]); die Änderungen überschritten jedoch kaum die Signifikanzgrenze, abgesehen davon, daß sie überhaupt recht unspezifisch sind. Für eine erhöhte Aktivität der Schilddrüse fanden sich weder im Radiojodtest (QUIMBY et al.[6]) noch im Verhalten des Grundumsatzes Anhaltspunkte.

b) Hitzeakklimatisation.

Die Hitzeakklimatisation des Menschen ist sehr beträchtlich und spielt eine bedeutende Rolle während der jahreszeitlichen Klimaschwankungen, für das Leben im Tropen- und Wüstenklima und für die Anpassung von Hitzearbeitern. Setzt man den Menschen längere Zeit einer gleichbleibenden Hitzebelastung aus, oder auch wiederholten Expositionen in gewissen Zeitabständen, so beobachtet man folgende physiologische Veränderungen: Die *Rectaltemperatur* steigt am ersten Tag erheblich an (ADOLPH et al.[7], LEHMANN[8], WYNDHAM et al.[9]), um in den folgenden Tagen allmählich wieder abzusinken (Abb. 44) und schließlich einen normalen

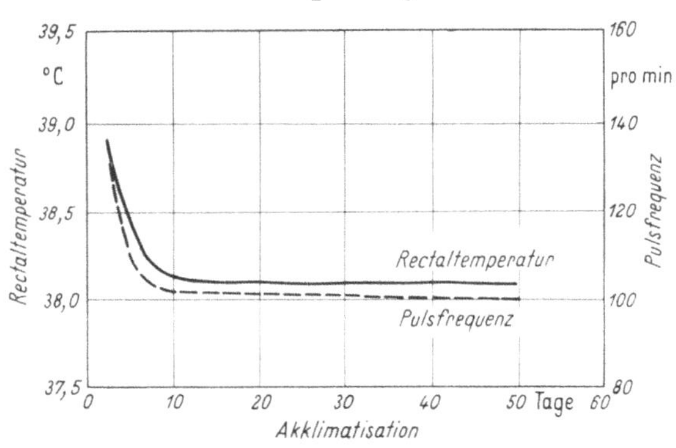

Abb. 44. Zeitverlauf der Akklimatisation beim Menschen im Wüstenklima. Gemessen ist die Rectaltemperatur und die Pulsfrequenz nach einer standardisierten Arbeitsleistung. Nach E. F. ADOLPH u. Mitarb.: Physiology of man in the desert. New York 1947.

---

[1] MITCHELL, H. H., N. GLICKMANN, E. H. LAMBERT, R. W. KEETON u. M. K. FAHNESTOCK: Amer. J. Physiol. **146**, 84 (1946).

[2] KEETON, R. W., E. H. LAMBERT, N. GLICKMANN, H. H. MITCHELL, J. H. LAST u. M. K. FAHNESTOCK: Amer. J. Physiol. **146**, 66 (1946).

[3] BUTSON, A. R. C.: Lancet **1950**, I, 993.

[4] STEIN, H. J., R. A. BADER, J. W. ELIOT u. D. E. BASS: J. Clin. Endocrin. **9**, 529 (1949).

[5] BASS, D. E., D. C. FAINER, R. K. BLAISDELL u. F. DANIELS jr.: Federat. Proc. **10**, 10 (1951).

[6] QUIMBY, E. H., S. C. WERNER u. C. SCHMIDT: Proc. Soc. Exper. Biol. a. Med. **75**, 537 (1950).

[7] ADOLPH, E. F., u. Mitarb.: Physiology of man in the desert. New York 1947.

[8] LEHMANN, G.: Praktische Arbeitsphysiologie. Stuttgart 1953.

[9] WYNDHAM, C. H., N. B. STRYDOM, J. F. MORRISON, F. D. DU TOIT u. J. G. KRAAN: J. Appl. Physiol. **6**, 681 (1954).

Wert beizubehalten. Burton et al.[1] und Munro[2] fanden an Weißen nach längerer Akklimatisation in den indischen Tropen keinen Unterschied gegenüber den Rectaltemperaturen in Europa, dagegen berichten Adam u. Ferres[3] neuerdings über eine signifikante, allerdings sehr kleine Erhöhung der durchschnittlichen Rectaltemperatur um 0,2° bei Weißen nach 18 Monaten Hitzeakklimatisation in Singapore (Vergleichswert: Oxford). Die *Pulsfrequenz* steigt am ersten Tag ebenfalls stark an, ebenso das Minutenvolumen des Herzens und die Hautdurchblutung. Im Verlauf der Hitzeakklimatisation sinken die Größen wieder ab (Wyndham[4]). Da der Wärmeabtransport in steigendem Maße von der Wasserabgabe übernommen wird, nimmt die Hautdurchblutung gegenüber der anfänglichen Steigerung wieder ab, wodurch auch die Neigung zu Hitzekollaps sinkt. Das *Blutvolumen* steigt im Laufe der Hitzeakklimatisation um 15—40% des Anfangswertes an (Sunderman et al.[5], Forbes et al.[6], Spealman et al.[7]). Der *Stoffwechsel*, der anfänglich etwas erhöht war, erreicht im Laufe der Hitzeanpassung wieder normale oder sogar leicht subnormale Werte (Lit. b. Robinson[8], Radsma[9] u. a.). Die Zahlen liegen allerdings kaum außerhalb der Fehlerbreite, bei 10 Monate akklimatisierten Europäern in Indien z. B. − 5,6% und bei Indern − 9,6% (Munro[2]). Wahrscheinlich beruht dies nicht auf einer hormonalen Umstellung — Quimby et al.[10] konnten mittels Radiojodtest im Sommer und Winter keine Änderung der Schilddrüsentätigkeit beim Menschen feststellen — sondern auf einer Herabsetzung des Muskeltonus in der Wärme (Robinson[8]). Es ist bekannt, daß Entspannungsübungen (Hindmarsh[11], Pickworth[12]) oder Hypnose (v. Eiff[13])zu einer erheblichen Senkung des Muskeltonus und des Grundumsatzes führen können.

Die einschneidendsten Veränderungen spielen sich an der *Schweißabsonderung* und im *Wasser- und Salzhaushalt* ab. Sie erreichen einen vorläufigen Endwert nach einigen Tagen, daran schließt sich eine zweite, langsame Akklimatisationsphase an, die nach etwa 4—6 Monaten beendet ist (Christensen[14], Lehmann[15]). Der Nichtangepaßte zeigt bei starker Hitzebelastung größere Schweißausbrüche, die momentan das nötige Maß übersteigen können, im ganzen aber unzureichend sind (Robinson[8], Lehmann[15]), wobei der NaCl-Gehalt des Schweißes fast den des Blutes erreicht. Im Laufe der Hitzeanpassung werden die Schweißmengen ökonomischer und gleichmäßiger ausgeschieden, die Menge steigt stark an, bei extremer Belastung und mehrwöchiger Akklimatisation bis zu $4 \, l \cdot h^{-1}$. Die Schweißabsonderung beginnt bei niedrigerer Rectaltemperatur und die Schweißmenge

[1] Burton, A. C., J. C. Scott, B. McGlone u. H. C. Bazett: Amer. J. Physiol. **129**, 84 (1940).

[2] Munro, A. F.: J. of Physiol. **110**, 356 (1949).

[3] Adam, J. M., u. H. M. Ferres: J. of Physiol. **125**, 21 P (1954).

[4] Wyndham, C. H.: J. Appl. Physiol. 4, 383 (1951).

[5] Sunderman, F. W., J. C. Scott u. H. C. Bazett: Amer. J. Physiol. **123**, 199 (1938).

[6] Forbes, W. H., D. B. Dill u. F. G. Hall: Amer. J. Physiol. **130**, 739 (1940).

[7] Spealman, C. R., M. Newton u. R. L. Post: Amer. J. Physiol. **150**, 628 (1947).

[8] Robinson, S.: In L. H. Newburgh: Physiology of heat regulation and the science of clothing, S. 193. Philadelphia u. London 1949.

[9] Radsma, W.: Acta physiol. et pharmacol. Néerl. (Amsterd.) 1, 112 (1950).

[10] Quimby, E. H., S. C. Werner u. C. Schmidt: Proc. Soc. Exper. Biol. a. Med. **75**, 537 (1950).

[11] Hindmarsh, E. M.: Austral. J. Exper. Biol. a. Med. Sci. 4, 225 (1927).

[12] Pickworth, F. A.: Proc. Roy. Soc. London B. **101**, 163 (1927).

[13] Eiff, A. W. v.: Z. exper. Med. **117**, 261 (1951).

[14] Christensen, W. R.: Amer. J. Physiol. **148**, 86 (1947).

[15] Lehmann, G.: Praktische Arbeitsphysiologie. Stuttgart 1953.

bei gegebener Rectaltemperatur wird größer (Abb. 45) (LADELL[1], HORVATH u. SHELLEY[2], EICHNA et al.[3], LADELL[4]). Der NaCl-Gehalt des Schweißes sinkt sehr stark ab und erreicht im extremen Falle mit 0,03% (CONN et al.[5]) etwa 1/30 der Elektrolytkonzentration des Blutes. Auch die Zahl der aktiven Schweißdrüsen (etwa 2,5 Mill.) nimmt zu; jedenfalls fanden sich bei Einwohnern tropischer Gebiete mehr Schweißdrüsen als bei denen kälterer Klimate (KUNO[6]). Die Harnmenge wird nach Hitzeakklimatisation auf etwa 75% des Ausgangswertes vermindert (ADOLPH u. DILL[7], MOLNAR et al.[8]), das spezifische Gewicht steigt an,

so daß die Menge der ausgeschiedenen Stoffe gleich bleibt, bis auf das NaCl, das im Harn fast ganz verschwinden kann (PETERS[9]). Die Niere spart dabei immer genau die NaCl-Menge ein, die im Schweiß ausgeschieden wird. Daher tritt eine NaCl-Verarmung des Blutes, die zu Hitzekrämpfen führt (S. 415), nach Hitzeakklimatisation nur bei ganz extremen Schweißverlusten ein.

Die Wasseraufnahme, die durch das Durstgefühl gesteuert wird, deckt in den ersten Tagen der Hitzebelastung bei weitem nicht den Wasserverlust, so daß der Körper ausgetrocknet wird. In den ersten Tagen der Hitzebelastung im Wüstenklima wurde bei 2,8 l täglichem Flüssigkeitsverlust nur 0,4 l Wasser freiwillig getrunken. Dies hängt wahrscheinlich damit zusammen, daß der Schweiß zunächst nahezu dem Blut isotonisch ist, so daß sich der osmotische Druck des Blutes nicht ändert und demzufolge auch das Durstgefühl kleiner ist (ADOLPH u. DILL[7]).

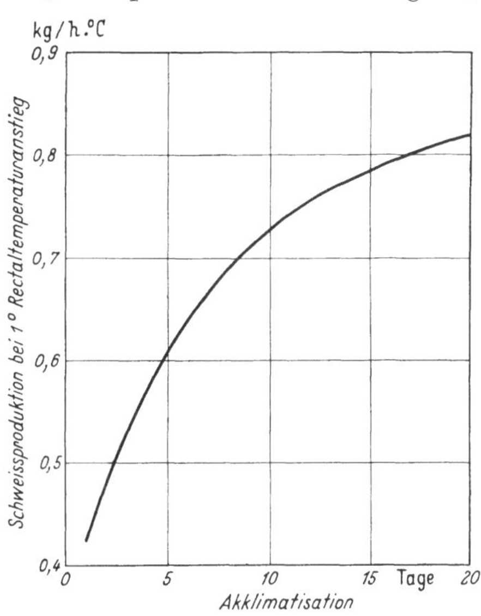

Abb. 45. Zeitlicher Verlauf der Hitzeakklimatisation beim Menschen, gemessen als Schweißproduktion pro Grad Rectaltemperatursteigerung. Mittelwerte mehrerer Personen, Arbeit 87 kcal/m² · h, Raumtemperatur 37,8°, rel. Feuchte 78%. Nach W. S. S. LADELL: J. of Physiol. 115, 296 (1951).

Der adäquate Reiz für das Durstgefühl ist nach unseren gegenwärtigen Kenntnissen der erhöhte osmotische Druck bzw. der erhöhte NaCl-Gehalt im Blut. ANDERSSON[10, 11] konnte bei der Ziege nachweisen, daß bestimmte Gebiete des Hypothalamus mit der Durstauslösung zusammenhängen. Wurden am wachen Tier 0,1 cm³ einer schwach hypertonischen NaCl-Lösung (1,5%) in den Hypothalamus ant. (medialer Teil) injiziert, so trank es zusätzlich noch mehrere Liter Wasser, obwohl es vorher spontan kein Wasser mehr angenommen hatte.

---

[1] LADELL, W. S. S.: Brit. Med. Bull. 3, 175 (1945).

[2] HORVATH, S. M., u. W. B. SHELLEY: Amer. J. Physiol. 146, 336 (1946).

[3] EICHNA, L. W., C. R. PARK, N. NELSON, S. M. HORVATH u. E. D. PALMES: Amer. J. Physiol. 163, 585 (1950).

[4] LADELL, W. S. S.: J. of Physiol. 115, 296 (1951).

[5] CONN, J. W., M. W. JOHNSTON u. L. H. LOUIS: Federat. Proc. 5, 230 (1946).

[6] KUNO, Y.: The physiology of human perspiration. London 1934.

[7] ADOLPH, E. F., u. D. B. DILL: Amer. J. Physiol. 123, 369 (1938).

[8] MOLNAR, G. W., E. J. TOWBIN, R. E. GOSSELIN, A. H. BROWN u. E. F. ADOLPH: Amer. J. Hyg. 44, 411 (1946).

[9] PETERS, J. F.: Physiol. Rev. 24, 491 (1944).

[10] ANDERSSON, B.: Nord. Med. 47, 663 (1952).

[11] ANDERSSON, B.: Experientia (Basel) 8, 157 (1952).

Injektionen in die lateralen oder hinteren Teile des Hypothalamus oder solche mit isotonischen oder hypotonischen Lösungen waren wirkungslos.

Im Verlaufe der Akklimatisation wird der Mensch viel durstiger bei gleichem Schweißverlust, so daß er nunmehr seinen Wasserverlust im allgemeinen durch das Durstgefühl deckt (Adolph u. Dill[1]). Nach umfangreichen amerikanischen Wüstenversuchen (Adolph et al.[2]) trifft dies aber nicht immer zu, so daß auch beim Hitzeakklimatisierten die Gefahr einer zunehmenden Dehydratisation droht. Während die Hauptgefahr in den Tropen die beschränkte Wasserverdunstung ist, besteht sie in der Wüste im Wasserverlust des Körpers, der die Widerstandskraft des Menschen gegen Hitze herabsetzt und im Laufe der Zeit unter fortschreitender Verminderung der Blutmenge, Anstieg von Puls und Rectaltemperatur zum Kollaps führt (*Dehydration exhaustion*, Adolph et al.[2]). Im Gegensatz zur wirksamen Akklimatisation an Hitze gibt es *keine Akklimatisation an Austrocknung* oder irgendwelche wassereinsparenden Umstellungen des Körpers in der Hitze. Die einzige Abhilfe ist, ihm so viel Wasser zuzuführen wie er verliert. Nach Adolph et al.[2] muß heute endgültig die Ansicht begraben werden, daß zur Hitzeanpassung weniger getrunken werden soll: die schädliche Dehydratisierung kann im Gegenteil nur vermieden werden, wenn man absichtlich „über den Durst" trinkt.

Es sprechen eine Reihe von Tatsachen dafür, daß die Hitzeakklimatisation durch eine Aktivierung der *Nebennierenrinde* ausgelöst wird (Moreira et al.[3], Ladell[4], Stein et al.[5], Robinson et al.[6]). Während längerer, wiederholter Hitzeeinwirkung sinkt der Gehalt des Blutes an Eosinophilen als Zeichen einer gesteigerten Ausschüttung von Nebennierenrindenhormon (Stein et al.[5]). Durch Gaben von Desoxycorticosteronacetat kann man einen Akklimatisationseffekt bei Hitze bewirken, insbesondere das charakteristische Absinken des NaCl-Gehaltes des Schweißes (Moreira et al.[3]). Nach Robinson et al.[6] ist der NaCl-Mangel des Blutes der Reiz zur Anregung der Nebennierenrinde. Führt man größere NaCl-Mengen während der Hitzeakklimatisation zu, so bleibt die Verminderung des NaCl-Gehaltes des Schweißes aus. *Konstitutionelle* Unterschiede spielen bei der Hitzeakklimatisation eine beträchtliche Rolle. Magere, kleine Menschen mit niedriger Wärmeisolation und größerem Oberflächen-Volumquotienten sind naturgemäß besser für große Hitze geeignet als große und fette Menschen. Wieweit *rassische* Unterschiede eine Rolle spielen, ist noch nicht näher bekannt; Unterschiede in der Hitzetoleranz zwischen Negern und Weißen dürften mehr von Akklimatisation und allgemeinem Lebensstandard abhängen als von Rasseunterschieden (Robinson et al.[7], Ladell[8]).

2. Akklimatisation bei Tieren.

a) Kälteakklimatisation.

Im Gegensatz zu der geringen Kälteakklimatisation des Menschen läßt sich bei Tieren eine solche leicht nachweisen. Sie spielt sowohl bei jahreszeitlichen

---

[1] Adolph, E. F., u. D. B. Dill: Amer. J. Physiol. **123**, 369 (1938).

[2] Adolph, E. F., u. Mitarb.: Physiology of man in the desert. New York 1947.

[3] Moreira, M., R. E. Johnson, R. E. Forbes u. F. Consolazio: Amer. J. Physiol. **143**, 169 (1945).

[4] Ladell, W. S. S.: J. of Physiol. **104**, 13 P (1945).

[5] Stein, H. J., R. A. Bader, J. W. Eliot u. D. E. Bass: J. Clin. Endocrin. **9**, 529 (1949).

[6] Robinson, S., R. K. Kincaid u. R. Rhamy: J. Appl. Physiol. **2**, 399 (1950).

[7] Robinson, S., D. B. Dill, J. W. Wilson u. M. Nielsen: Amer. J. Trop. Med. **21**, 261 (1941).

[8] Ladell, W. S. S.: J. of Physiol. **112**, 15 P (1951).

Klimaschwankungen als auch bei der Anpassung an verschiedene Klimazonen eine wichtige Rolle. Bei den jahreszeitlichen Schwankungen dürften außer den unmittelbaren Temperaturwirkungen noch andere Faktoren mitspielen.

Der auffallendste und zugleich wirksamste Akklimatisationseffekt in der Kälte ist die Ausbildung eines dickeren *Haar-* und *Federkleides* oder einer stärkeren *subcutanen Fettschicht*. Die physiologischen Vorgänge, die hierbei den Haarwuchs verändern, sind noch nicht näher bekannt (s. MAYER u. NICHITA[1]). Die Wärmedämmfähigkeit von Sommer- und Winterfellen verhält sich nach SCHOEPFER[2] beim Eichhörnchen wie 1:1,2, beim Hund wie 1:1,5 und beim Feldhasen wie 1:1,7. Weit größere Unterschiede dürften bei den Polartieren herrschen, deren Kälteresistenz vorwiegend auf der Wärmeisolation ihrer Körperschale und nicht auf einer höheren Wärmebildung beruht. Auch die subcutane Fettschicht verdickt sich in der Kälte, außerdem hat das Sommerfett einen höheren Schmelzpunkt als das Winterfett (s. BRODY[3]). Sogar bei ein und demselben Tier kann das Fett in den Körperteilen, die ständiger Kälte ausgesetzt sind, einen bedeutend niedrigeren Schmelzpunkt als in warmen Körperteilen besitzen (IRVING[4]).

Stoffwechsel: Deutliche langfristige Änderungen in der Kälte beobachten wir am Stoffwechsel, der von allen Akklimatisationsvorgängen bisher am besten untersucht ist. Bei den meisten Vögeln und Säugern der gemäßigten Zonen finden wir im Winter eine deutliche Erhöhung des Umsatzes (BALDWIN u. KENDEIGH[5], RIDDLE et al.[6], MILLER[7], ODUM[8]), die aber wahrscheinlich nicht nur auf

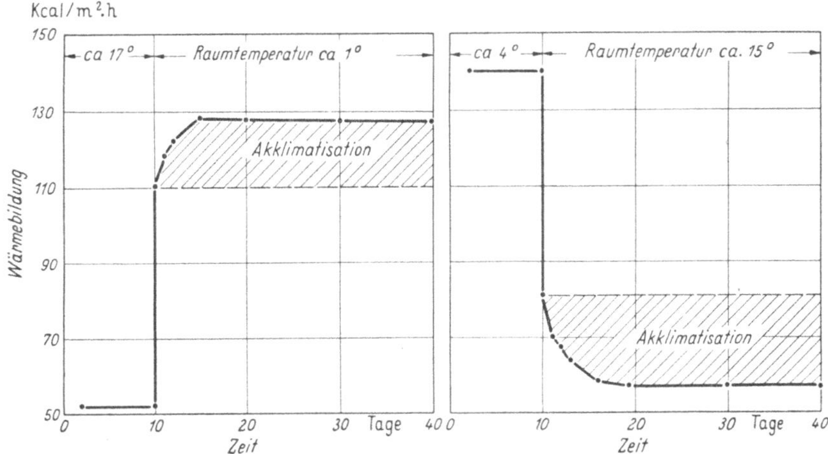

Abb. 46. Wärmebildung einer Taube beim Wechsel der Umgebungstemperaturen. Die schraffierten Flächen zeigen den Verlauf der Akklimatisation. Nach S. GELINEO: C. r. Soc. Biol. (Paris) **147**, 134 (1953).

Temperaturwirkungen zurückzuführen ist. So fanden SLONIM u. BESUJEWSKAJA[9], daß bei Affen und Hunden die Regelung gegen Wärme im Oktober schlechter ist als im April, obwohl zu dieser Zeit die Außentemperaturen praktisch gleich sind.

[1] MAYER, A., u. G. NICHITA: Ann. de Physicochim. biol. **5**, 621 (1929).
[2] SCHOEPFER, E.: zit. b. W. v. BUDDENBROCK, Grundriß der vergleichenden Physiologie, Bd. 2, S. 886. Berlin 1937.
[3] BRODY, S.: Bioenergetics and growth. New York 1945.
[4] IRVING, L.: Federat. Proc. **10**, 543 (1951).
[5] BALDWIN, S. P., u. S. C. KENDEIGH: Sci. Publ. Cleveland Mus. Nat. Hist. **3**, 1 (1932).
[6] RIDDLE, O., G. C. SMITH u. F. G. BENEDICT: Amer. J. Physiol. **101**, 88 (1932).
[7] MILLER, D. S.: J. of exper. Zool. **80**, 295 (1939).
[8] ODUM, E. P.: Wils. Bull. **55**, 178 (1943).
[9] SLONIM, A. D., u. R. A. BESUJEWSKAJA: Fiziol Ž. **28**, 330 (1940).

Bei längerer Einwirkung von Kälte spielen sich eine Reihe charakteristischer Änderungen des Stoffwechselverhaltens ab: Im Beginn der Kälteeinwirkung steigt der Umsatz sofort auf einen höheren Wert, der bei Fortdauer der Kälte im Laufe der nächsten Tage weiter ansteigt und nach etwa 2—3 Wochen sein Endstadium erreicht (Abb. 46). Bringt man das Tier wieder in die wärmere Temperatur, so ist der Stoffwechsel zunächst höher als vor der Kälteakklimatisation und sinkt dann wiederum im Laufe von 2—3 Wochen auf den Anfangswert ab. Der Grundumsatz ist nach Kälteakklimatisation einige Zeit um 20—30% erhöht. Dieses Verhalten des Stoffwechsels ist bei verschiedenen *Säugern* sehr ähnlich, z. B. bei Ratte (Gelineo[1], Schwabe et al.[2], Ring[3], Hart[4], Sellers u. You[5], Sellers et al.[6-9]), Kaninchen (Ring[3], Lee[10]), Goldhamster (Mesocricetus auratus) (Adolph u. Lawrow[11]) und Hund (Gelineo[12,13]). Die höchste an der Ratte gemessene Grundumsatzsteigerung war 50—70% (Sellers u. You[5], Gelineo[1]). Auch *Vögel* zeigen ein ganz ähnliches Stoffwechselverhalten, z. B. Kanarienvogel, Sperling, Grünfink (Chloris chloris), Bergfink (Fringilla montifringilla), Berghänfling (Acanthis cannabina) (Gelineo[14]), Taube (Gelineo[15]) und Huhn (Hoffmann u. Shaffner[16]). Nach Gelineo[14] erreichen die Grundumsatzsteigerungen bei den kälteakklimatisierten Vögeln 30—100%. Hält man ein Tier längere Zeit bei verschiedenen Temperaturen, bis die Akklimatisation jedesmal beendet ist, so erhält man die „*statische*"

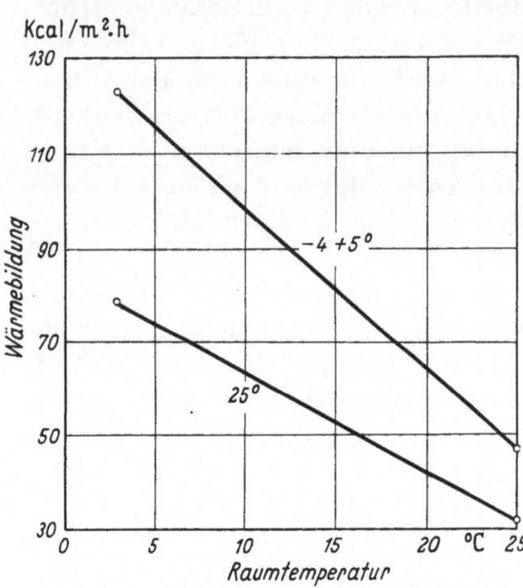

Abb. 47. Wärmebildung eines Hundes als Funktion der Raumtemperatur bei Akklimatisation an 25° und an —5 bis +4°. Nach S. Gelineo: Arh. biol. nauka 6, 235 (1954).

Kurve des Stoffwechsels als Funktion der Außentemperatur; sie stellt die optimalen Verhältnisse dar, die das betreffende Individuum erreichen kann („Courbe stabilisée" oder „courbe de l'optimum de la thermogenèse" nach Gelineo[15]). Auch die Steilheit der Stoffwechselsteigerung bei Abkühlung, ausgedrückt als Stoffwechselanstieg pro Grad Außentemperatursenkung, nimmt durch Kälteakklimatisation zu (Gelineo[12,13]) (Abb. 47 u. Tab. 9). Die Temperatur des Stoffwechselminimums (thermische Neutralzone) wird durch Kälteakklimatisation bei Vögeln und Säugern um 2—4° nach unten verschoben (Gelineo[1,14]).

[1] Gelineo, S.: Ann. de Physicochim. biol. 10, 1083 (1934).

[2] Schwabe, E. L., E. E. Emery u. F. R. Griffith: J. Nutrit. 15, 199 (1938).

[3] Ring, R. C.: Amer. J. Physiol. 125, 244 (1939).

[4] Hart, J. S.: Canad. J. Res. (D) 28, 280 (1950).

[5] Sellers, E. A., u. S. S. You: Amer. J. Physiol. 163, 81 (1950).

[6] Sellers, E. A., S. S. You u. N. Thomas: Amer. J. Physiol. 165, 481 (1951).

[7] Sellers, E. A., S. Reichmann u. N. Thomas: Amer. J. Physiol. 167, 644 (1951).

[8] Sellers, E. A., S. Reichmann, N. Thomas u. S. S. You: Amer. J. Physiol. 167, 651 (1951).

[9] Sellers, E. A., J. W. Scott u. N. Thomas: Amer. J. Physiol. 177, 372 (1954).

[10] Lee, R. C.: J. Nutrit. 23, 83 (1942).

[11] Adolph, E. F., u. J. W. Lawrow: Amer. J. Physiol. 166, 62 (1951).

[12] Gelineo, S.: Arh. biol. nauka 6, 235 (1954).

[13] Gelineo, S.: C. r. Soc. Biol. (Paris) 148, 1114 (1954).

[14] Gelineo, S.: C. r. Soc. Biol. (Paris) 116, 672 (1934).

[15] Gelineo, S.: C. r. Soc. Biol. (Paris) 147, 134 (1953).

[16] Hoffmann, E., u. C. S. Shaffner: Poultry Sci. 29, 365 (1951).

Die *Resistenz* der Tiere gegenüber kalten Außentemperaturen läßt sich durch Kälteakklimatisation deutlich erhöhen. SELLERS et al.[1,2,3] beobachteten, daß nichtakklimatisierte, geschorene Ratten bei 1,5° Außentemperatur in spätestens 24 Std. eingehen, während sie nach 4—6 Wochen Kälteakklimatisation beliebig lange überleben. Diese Akklimatisationswirkung beruht in erster Linie auf dem

Tabelle 9. *Umsatzsteigerung pro 1° Senkung der Außentemperatur bei verschiedener Akklimatisation*[4].

Tierart	Akklimatisationstemperatur °C	Umsatzsteigerung pro Grad Abkühlung kcal · m^{-2} × × h^{-1} · grad^{-1}
Hund	—4 bis +5	3,10
	25	1,70
Kaninchen	2—8	0,84
	29—32	0,67
Ratte	0—2	2,30
	30—32	1,20
Ziesel (Citellus)	18—23	2,80
	29—32	2,80

erhöhten Umsatz (FREGLY[5]). — Auch die *Kälteresistenz peripherer Gewebe* erhöht sich durch Kälteakklimatisation. DES MARAIS u. DUGAL[6] stellten bei Ratten eine Erhöhung der Hautdurchblutung fest, GILSON[7] sah ein Nachlassen anfänglicher Ödeme und Erytheme bei fortgesetzter Kälteeinwirkung. Kälteakklimatisierte Ratten und Kaninchen vertragen Lufttemperaturen von − 15 bzw. − 40° ohne Schaden, während nichtakklimatisierte Tiere hypotherm werden und Erfrierungen 2. und 3. Grades zeigen (BLAIR et al.[8]).

Von besonderem Interesse sind diejenigen Prozesse und physiologischen Größen, die während der Kälteakklimatisation *konstant* bleiben. Dies ist vor allem die *Rectaltemperatur*, die sich weder im Akklimatisationsversuch (GELINEO[9], ADOLPH u. LAWROW[10,11]) nennenswert ändert, noch bei arktischen Tieren und solchen der gemäßigten Zonen signifikante Unterschiede zeigt (IRVING u. KROG[12]). Nach den Versuchen von ADOLPH u. LAWROW[10,11] an der Ratte und am Goldhamster bleiben ferner die maximale Stoffwechselsteigerung während Hypothermie und die *Letaltemperatur* unverändert. In Hypothermieversuchen wurde das Verhalten des O_2-Verbrauches, der Atemfrequenz und der Herzfrequenz bei sinkender Körpertemperatur gemessen. Die Temperaturcharakteristik aller dieser Größen ändert sich ebenfalls nicht meßbar im Verlauf der Kälteakklimatisation.

---

[1] SELLERS, E. A., S. S. YOU u. N. THOMAS: Amer. J. Physiol. **165**, 481 (1951).
[2] SELLERS, E. A., S. REICHMANN u. N. THOMAS: Amer. J. Physiol. **167**, 644 (1951).
[3] SELLERS, E. A., S. REICHMANN, N. THOMAS u. S. S. YOU: Amer. J. Physiol. **167**, 651 (1951).
[4] Nach S. GELINEO: Arh. biol. nauka **6**, 235 (1954).
[5] FREGLY, M. J.: Amer. J. Physiol. **173**, 393 (1953).
[6] DES MARAIS, A. u. L. P. DUGAL: Canad. J. Med. Sci. **29**, 90 (1951).
[7] GILSON, S. B.: Amer. J. Physiol. **161**, 87 (1950).
[8] BLAIR, J. R., J. M. DIMITROFF u. J. E. HINGELEY: Federat. Proc. **10**, 15 (1951).
[9] GELINEO, S.: Ann. de Physicochim. biol. **10**, 1083 (1934).
[10] ADOLPH, E. F., u. J. W. LAWROW: Amer. J. Physiol. **161**, 359 (1950).
[11] ADOLPH, E. F., u. J. W. LAWROW: Amer. J. Physiol. **166**, 621 (1951).
[12] IRVING, L., u. K. KROG: J. Appl. Physiol. **6**, 667 (1954).

Ein weiterer Akklimatisationseffekt, den Héroux u. Hart[1] untersuchten, ist die Veränderung der „restraint hypothermia". Behindert man eine Ratte an der freien Bewegungsfähigkeit in der Kälte, so sinkt ihre Rectaltemperatur erheblich ab. Dieser Effekt wird durch Kälteakklimatisation aufgehoben.

Die Stoffwechseländerung während der Akklimatisation kann nur eine mäßige Kälteanpassung der Tiere bewirken. Akklimatisationen, wie sie etwa bei Polartieren vorliegen, sind auf diese Weise niemals zu erreichen. Hier ist der einzig wirksame Faktor die Erhöhung des *Wärmewiderstandes* durch Körperbedeckung oder Speckschicht. Der Stoffwechsel der Polartiere ist selbst bei den größten Kältebelastungen zumeist noch niedriger als der tropischer Tiere bei mäßiger Abkühlung. Größere Polartiere steigern ihren Umsatz erst bei Außentemperaturen unter − 50°, und auch dann genügen ganz geringe Erhöhungen, um die tiefsten vorkommenden Temperaturen leicht zu ertragen (Irving[2]). Offenbar wird in der Natur das Prinzip der erhöhten Wärmebildung verlassen, sobald es sich um Kälteakklimatisation stärkeren Grades handelt.

Gewebsstoffwechsel: Die Stoffwechselsteigerung bei Kälteakklimatisation ist nicht nur auf einen erhöhten Muskeltonus, sondern auch auf einen primär gesteigerten Gewebsstoffwechsel zurückzuführen. Dies konnten Sellers et al.[3] durch elektrophysiologische Registrierung des Muskeltonus an der Ratte zeigen. In der Kälte ist der Muskeltonus am akklimatisierten Tier niedriger als vorher, obwohl der Umsatz deutlich erhöht ist. Aus der letzten Zeit liegen einige Arbeiten vor, die sich mit dem Stoffwechsel *isolierter Gewebe* von kälteakklimatisierten Tieren befassen. Aus ihnen geht hervor, daß der Gewebsstoffwechsel der Ratte hierbei deutlich erhöht ist. Bei Tieren, die mehrere Wochen bei etwa 4° gehalten wurden, ist der O_2-Verbrauch von Leberschnitten nahezu auf das Doppelte erhöht (You u. Sellers[4], Chinn et al.[5]), ferner findet sich eine erhöhte Gewebsatmung des Skeletmuskels und der Niere (Weiss[6]). Der Glykogengehalt von Herz, Leber und Zwerchfellgewebe nimmt ab, während der Blutzuckerspiegel und der Glykogengehalt des Muskels während der Kälteakklimatisation unverändert bleibt (Baker u. Sellers[7]). Der erhöhte Gewebsstoffwechsel bleibt noch 2 Tage nach Beendigung der Kälteakklimatisation bestehen. Eine Ausnahme macht das Gehirngewebe, das keine Stoffwechseländerung zeigt. Im Winter ist der Gewebsstoffwechsel etwas erhöht gegenüber dem Sommerwert (Weiss[6]).

b) Hitzeakklimatisation.

Über die Hitzeakklimatisation von Tieren ist verhältnismäßig wenig bekannt. Bei den *stark schwitzend.n* Arten der Säuger können wir annehmen, daß die Anpassung ähnlich verläuft wie beim Menschen. Ein Unterschied ist allerdings vorhanden, zumindest beim sehr hitzeresistenten Esel: der Schweiß ist von vornherein sehr arm an NaCl (Adolph u. Dill[8]) und wird nicht wie beim Menschen erst durch die Hitzeakklimatisation allmählich verdünnt. Hierdurch wird vor allem der anfängliche Chloridverlust des Körpers und die Dehydratisierung ver-

[1] Héroux, O., u. J. S. Hart: Amer. J. Physiol. **177**, 219 (1945).

[2] Irving, L.: Federat. Proc. **10**, 543 (1951).

[3] Sellers, E. A., J. W. Scott u. N. Thomas: Amer. J. Physiol. **177**, 372 (1954).

[4] You, R. W., u. E. A. Sellers: Endocrinology (Springfield, Ill.) **49**, 374 (1951).

[5] Chinn, H. I., J. P. Ellis jr., N. E. R. Pawel u. D. Criscuolo: Amer. J. Physiol. **177**, 207 (1954).

[6] Weiss, A. K.: Amer. J. Physiol. **177**, 201 (1954).

[7] Baker, D. G., u. E. A. Sellers: Amer. J. Physiol. **174**, 459 (1953).

[8] Adolph, E. F., u. D. B. Dill: Amer. J. Physiol. **123**, 369 (1938).

mieden, denn in diesem Fall steigt beim Schwitzen sogleich der NaCl-Gehalt des Blutes stark an und löst damit ein stärkeres Durstgefühl aus (S. 401). Tatsächlich trank ein Esel nach einem 10stündigen Wüstenmarsch, der zu 7,4 kg Wasserverlust und zu einem Chloridanstieg im Blut um 12% geführt hatte, innerhalb 5 min 12,2 l Wasser, also weit mehr als dem Wasserverlust entsprach.

Bei den *schwach schwitzenden* Arten der Säuger und den Vögeln ist die Hitzeakklimatisation nicht sehr beträchtlich, obwohl bei Kaninchen, Hund und Katze eine gewisse Hitzeakklimatisation beobachtet wurde, die sich an der Abnahme der in den ersten Tagen vorhandenen Hyperthermie zeigte (ROBINSON u. LEE[1,2], LEE et al.[3]). Auch bei diesen Tieren wird beim Trinken der Wasserverlust vollkommener gedeckt als beim Menschen, da das meiste Wasser durch die Atemwege ohne gleichzeitigen NaCl-Verlust abgegeben wird (DILL et al.[4]). Hierbei ist die Feststellung von ADOLPH[5] wichtig, daß die von ihm untersuchten Tiere (Maus, Ratte, Meerschweinchen, Kaninchen, Katze, Hund) ebensowenig an Dehydratisierung zu akklimatisieren sind wie der Mensch. Der *Stoffwechsel* kann in der Hitze nur unbedeutend gesenkt werden. Die Versuche von GELINEO[6] zeigten, daß bei der Ratte in einer warmen Umgebung von 36° der Grundumsatz — nach anfänglicher Steigerung um 35% — nach etwa 1 Monat wieder annähernd auf den Anfangswert absank, ihn aber auch nach 7 Monaten Hitzeakklimatisation nicht unterschritt. OVERMAN u. FELDMAN[7] untersuchten die jahreszeitlichen Schwankungen der *Flüssigkeitsräume* beim Affen und fanden im Sommer eine Vermehrung des Blutvolumens um 37% und des extracellulären Flüssigkeitsvolumens um 21%, was mit den Beobachtungen am Menschen übereinstimmt (S. 400). Der *Gewebsstoffwechsel*, soweit er bisher untersucht wurde, zeigt keine charakteristischen Änderungen (WERTHEIMER et al.[8]).

Es ist sehr unwahrscheinlich, daß bei den Wüstentieren, mit Ausnahme vielleicht der größeren Spezies, eine besonders hohe Hitzeakklimatisation vorliegt; sie entziehen sich vielmehr der Hitze durch unterirdische und nächtliche Lebensweise (S. 462).

c) Hormonale Faktoren bei der Akklimatisation.

Die physiologischen Prozesse, die der Akklimatisation zugrunde liegen, sind trotz intensiver Forschung der letzten Jahre noch dunkel geblieben. Seit langem vermutet man eine Beteiligung innersekretorischer Drüsen, namentlich der *Nebennierenrinde* und der *Schilddrüse*. Es ist aber noch keineswegs klargestellt, wieweit wir in diesen hormonalen Umstellungen die Ursache der Akklimatisationserscheinungen oder lediglich einen Ausdruck viel umfassenderer Prozesse vor uns haben.

Schilddrüse: Die Schilddrüse vieler Säuger und Vögel zeigt eine typische *Jahresschwankung* ihrer Aktivität. Im Sommer ist das Kolloid gespeichert, das Epithel niedrig und das Schilddrüsengewicht vermindert als Ausdruck einer verminderten Tätigkeit, im Winter ist die Schilddrüse vergrößert, das Kolloid

[1] ROBINSON, K., u. D. H. K. LEE: Proc. Roy. Soc. Queensland **53**, 159 (1941).

[2] ROBINSON, K., u. D. H. K. LEE: Proc. Roy. Soc. Queensland **53**, 171 (1941).

[3] LEE, D. H. K., K. ROBINSON u. H. J. G. HINES: Proc. Roy. Soc. Queensland **53**, 129 (1941).

[4] DILL, D. B., A. V. BOCK u. H. T. EDWARDS: Amer. J. Physiol. **104**, 36 (1933).

[5] ADOLPH, E. F.: Amer. J. Physiol. **151**, 564 (1947).

[6] GELINEO, S.: C. r. Soc. Biol. (Paris) **129**, 645 (1935).

[7] OVERMAN, R. R., u. H. A. FELDMAN: Amer. J. Physiol. **148**, 455 (1947).

[8] WERTHEIMER, E., V. BENTOR u. M. WURZEL: Biochemic. J. **56**, 297 (1954).

entspeichert und das Epithel in einem aktiven, hyperplastischen Zustand (Spöttel[1], Riddle et al.[2], Watzka[3], Miller[4], Hoehn[5] u. a.). Mit der sommerlichen Schilddrüsenhypoplasie geht die „Sommersterilität" vieler Tiere einher (S. 430).

Während der *Kälteakklimatisation* verändert sich die Schilddrüsentätigkeit meist deutlich. Wenn Hühnereier bei 36° bebrütet werden, so verdreifacht sich das Gewicht der Thyreoidea bei den Küken gegenüber den bei 39° ausgebrüteten Kontrolltieren. Ebenso zeigen Küken, die mehrere Wochen bei 4° gehalten werden, eine Schilddrüsenvergrößerung und einen erhöhten Grundumsatz (Moreng u. Shaffner[6]). Ähnliches wurde in zahlreichen Versuchen an Meerschweinchen und Ratten festgestellt. Hält man die Tiere längere Zeit in der Kälte, so steigt die Aktivität der Schilddrüse im Laufe der ersten Tage und Wochen stark an unter Kolloidschwund und Hyperplasie des Epithels (Starr u. Roskelley[7], Lesser et al.[8], Pichotka[9, 10]). Die Hyperplasie erreicht nach etwa 6 Wochen ihren Höhepunkt und bildet sich nach 10 Wochen Kälteeinwirkung wieder auf den Anfangszustand zurück (Starr u. Roskelley[7], Pichotka[9]). Parallel diesen morphologischen Veränderungen gehen mittels Radiojodtest nachweisbare Veränderungen der Aktivität (Leblond et al.[11], Schachner et al.[12]). Die Periode der Überfunktion in der Kälte fällt am Meerschweinchen mit einer Hypothermie von 0,5—1° zusammen, die gleichzeitig mit der Rückbildung der Schilddrüse nach 10 Wochen trotz fortgesetzter Kälte wieder normalen Körpertemperaturen Platz macht (Pichotka[9]). Leider fehlen Angaben über andere Akklimatisationsvorgänge, wie das Wachstum des Haarkleides. Man könnte annehmen, daß zunächst die Kälteabwehr durch erhöhte Schilddrüsentätigkeit und gesteigerte Wärmebildung geschieht, bis sie von anderen, langsameren Akklimatisationsvorgängen übernommen wird. Wir erinnern hier daran, daß gerade die Polartiere mit der höchsten Kälteakklimatisation aller Lebewesen einen völlig normalen Stoffwechsel haben und ihre gesamte Kälteabwehr durch Wärmeisolation bestreiten! Ring[13] fand, daß Thyreoidektomie bei Ratten die langsame Grundumsatzsteigerung bei Kälteakklimatisation verhindert. Das Ergebnis wurde von Sellers u. You[14] bestätigt. Unter Bedingungen, bei denen Tiere mit Schilddrüsen überleben, gehen die thyreoidektomierten oder mit einem Thyreostaticum (Thiouracil) behandelten Tiere ein; durch Thyroxinzufuhr werden sie geschützt. Durch vorherige Kälteakklimatisation kann man die ungünstige Wirkung der Thyreoidektomie deutlich bessern, aber nicht ganz aufheben (Sellers et al.[15]). Hierbei dürfen wir aber nicht außer acht lassen, daß alle diese Versuche an geschorenen Ratten ausgeführt wurden, bei denen der Stoffwechsel zum begrenzenden Faktor der Kälteakklimatisation werden muß, was keineswegs immer den natürlichen Verhältnissen entspricht.

[1] Spöttel, W.: Z. Anat. **89**, 606 (1929).
[2] Riddle, O., G. C. Smith u. F. G. Benedict: Amer. J. Physiol. **101**, 88 (1932).
[3] Watzka, M.: Z. mikrosk.-anat. Forsch. **36**, 67 (1934).
[4] Miller, D. S.: J. of Exper. Zool. **80**, 259 (1939).
[5] Hoehn, E. O.: Amer. J. Physiol. **158**, 337 (1949).
[6] Moreng, R. E., u. C. S. Shaffner: Poultry Sci. **30**, 255 (1951).
[7] Starr, P., u. R. Roskelley: Amer. J. Physiol. **130**, 549 (1940).
[8] Lesser, A. J., R. J. Winzler u. J. B. Michaelson: Proc. Soc. Exper. Biol. a. Med. **70**, 571 (1949).
[9] Pichotka, J.: Arch. exper. Path. u. Pharmakol. **215**, 299 (1952).
[10] Pichotka, J.: Arch. exper. Path. u. Pharmakol. **215**, 317 (1952).
[11] Leblond, C. P., J. Gross, W. Peacock u. R. D. Evans: Amer. J. Physiol. **140**, 671 (1943).
[12] Schachner, H. G., Z. G. Gierlach u. A. T. Krebs: Proj. Rep. No. 6—64—12—02, Med. Dept. Field. Res. Lab., Fort Knox, Ky. 1949.
[13] Ring, G. C.: Amer. J. Physiol. **125**, 244 (1939).
[14] Sellers, E. A., u. S. S. You: Amer. J. Physiol. **163**, 81 (1950).
[15] Sellers, E. A., S. S. You u. N. Thomas: Amer. J. Physiol. **165**, 481 (1951).

Den Versuch einer *„künstlichen" Kälteakklimatisation* durch Zufuhr einer Mischung von Nebennierenrinden- und Schilddrüsenhormon (Cortison und Thyroxin) machten SELLERS et al.[1]. Tatsächlich konnten sie hierdurch die Überlebensrate geschorener Ratten in der Kälte erhöhen; die Werte erreichten aber nicht den Grad der natürlichen Akklimatisation.

An *hitzeakklimatisierten* Ratten konnten LEBLOND et al.[2] mittels Radiojodtestes keine deutlichen Zeichen einer Unterfunktion der Schilddrüse finden. In diesem Zusammenhang seien die Angaben von G. MANSFELD[3,4], A. MANSFELD[5], BERDE[6,7] erwähnt, nach denen thyreoidektomierte Kaninchen eine verminderte Hitzetoleranz zeigen, was auf einer geringeren Bildung von stoffwechselsenkenden „Kühlhormonen" (Thermothyrin A u. B) beruhen soll. Umgekehrt soll in der Kälte ein „Heizhormon" unter Mitwirkung des Thyroxins gebildet werden. Die Ergebnisse werden von anderen Forschern bezweifelt. GRANT[8] fand in sorgfältigen Versuchen an Kaninchen, daß Thyreoidektomie die Hitzeresistenz deutlich verbessert und VAN GOOR[9] konnte den Befund, daß das Serum von „Kalttieren" und „Warmtieren" den Umsatz normaler Kaninchen steigert bzw. senkt, nicht bestätigen. Auch die Atmung isolierter Gewebe blieb unbeeinflußt.

Nebennierenrinde: Ein weiterer wichtiger Faktor in der Kälte- und Hitzeakklimatisation scheint die Nebennierenrinde zu sein, deren Funktion allerdings ziemlich unspezifisch ist. Bei Ratten gewährt die Nebennierenrinde einen deutlichen Schutz gegen chronische Kälteeinwirkung (SWINGLE u. REMINGTON[10], HARTMAN u. BROWNELL[11]). Junge adrenalektomierte Ratten bekommen eine erhöhte Kälteresistenz nach Zufuhr von Nebennierenextrakt oder Desoxycorticosteron. Nach SELLERS et al.[1] ist eine Kombination von Cortison und Thyroxin wesentlich wirksamer als Cortison allein. Junge adrenalektomierte Ratten sterben nach 4 Std. bei 38,7° Lufttemperatur, überleben jedoch wie normale Tiere nach Gabe von Desoxycorticosteron (HERMANSON u. HARTMAN[12]). Kälteakklimatisierte Tiere speichern große Ascorbinsäuremengen in der Nebennierenrinde (DUGAL u. THÉRIEN[13], THÉRIEN u. DUGAL[14], DUGAL u. FORTIER[15], DUGAL[16]) und können durch Fütterung massiver Ascorbinsäuremengen wesentlich besser an Kälte akklimatisiert werden. Auch die Hitzeakklimatisation scheint mit der Nebennierenrinde zusammenzuhängen. Bei Peromyscus leucopus novebracensis, die bei —20 bis —33° und bei 40—50° Raumtemperatur gehalten wurden, fand sich in beiden Fällen eine Vergrößerung und Hyperämie der Nebennierenrinde (SEALANDER[17]).

Hypophyse: Über die Rolle der Hypophyse bei den Akklimatisationsvorgängen läßt sich nur Hypothetisches sagen. Ihre unmittelbare Verbindung mit

---

[1] SELLERS, E. A., S. REICHMANN u. N. THOMAS: Amer. J. Physiol. **167**, 644 (1951).

[2] LEBLOND, C. P., J. GROSS, W. PEACOCK u. R. D. EVANS: Amer. J. Physiol. **140**, 671 (1943).

[3] MANSFELD, G.: Arch. exper. Path. u. Pharmakol. **196**, 573 (1940).

[4] MANSFELD, G.: Experientia (Basel) **3**, 353 u. 398 (1947).

[5] MANSFELD, A.: Schweiz. med. Wschr. **1946**, 439.

[6] BERDE, B.: Experientia (Basel) **2**, 498 (1946).

[7] BERDE, B.: Z. Vitamin-, Hormon- u. Fermentforsch. **4**, 338 (1951).

[8] GRANT, R.: Federat. Proc. **10**, 54 (1951).

[9] GOOR, H. VAN: Acta physiol. et pharmakol. Néerl. (Amsterd.). **1**, 525 (1950).

[10] SWINGLE, W. W., u. J. W. REMINGTON: Physiol. Rev. **24**, 89 (1944).

[11] HARTMAN, F. A., u. K. BROWNELL: Amer. J. Physiol. **141**, 651 (1944).

[12] HERMANSON, U., u. F. A. HARTMAN: Amer. J. Physiol. **144**, 108 (1945).

[13] DUGAL, L. P., u. M. THÉRIEN: Canad. J. Res. **25**, 111 (1947).

[14] THÉRIEN, M., u. L. P. DUGAL: Federat. Proc. **8**, 156 (1949).

[15] DUGAL, L. P., u. G. FORTIER: J. Appl. Physiol. **5**, 143 (1952).

[16] DUGAL, L. P..: Abstr. 19. Internat. Physiol. Congr. Montreal, S. 121, 1953.

[17] SEALANDER, J. A.: Amer. J. Physiol. **163**, 92 (1950).

dem Hypothalamusgebiet legt den Gedanken nahe, daß die Akklimatisations-
veränderungen der anderen innersekretorischen Drüsen von der Hypophyse aus
in Gang gesetzt werden, die ihrerseits wieder Impulse aus den hypothalamischen
Regelzentren erhält. Uotila[1] stützt diese Ansicht darauf, daß die Schilddrüsenvergrößerung kälteakklimatisierter Ratten nach Durchschneidung des Hypophysen-
stiels ausbleibt. Ähnliche Beziehungen nehmen Tyslowitz u. Astwood[2] für die
Nebennierenrinde und Barbour[3] für die Verschiebungen des Wasserhaushaltes an
(s. Thibault[4,5]). Vojtkewitch[6] fand den Gehalt an thyreotropem Hormon
(Kaulquappentest) der Rattenhypophyse bei Kälteakklimatisation zunächst vermindert, nach dem 15. Tag über die Norm vermehrt, was ebenfalls für eine
gesteigerte hypophysäre Aktivität spricht.

X. Temperaturgrenzen des Lebens.

Die Warmblüter sind gegen Kälte wesentlich widerstandsfähiger als gegen
Hitze, wenn man die normale Rectaltemperatur als Nullpunkt nimmt. Vom
Menschen vielleicht abgesehen, ist auch die Zahl und Wirksamkeit der Schutz-
vorrichtungen gegen Abkühlung weit größer. Zum Unterschied gegenüber den
Poikilothermen, deren Temperaturresistenz im wesentlichen durch die Letaltemperatur gekennzeichnet ist (S. 43ff.), können wir bei den Homoiothermen
mehrere kritische Temperaturbereiche unterscheiden: 1. die Außentemperatur, bei
der die Leistungsfähigkeit der Temperaturregelung überschritten wird und die
Kerntemperatur sich ändert, 2. die Kerntemperatur, bei der die Regelzentren
gelähmt werden, 3. die Letaltemperatur. Besondere Verhältnisse kommen hinzu,
wenn bei erhaltener Gesamtregelung *örtliche* Temperaturschäden auftreten. Die
Toleranz der Homoiothermen gegenüber extremen Außentemperaturen ist somit durch ein Ineinandergreifen sehr vieler Faktoren bestimmt.

1. Grenzen der Regelung in der Hitze.

Wie auf S. 345 ausgeführt, ist bei hohen Außentemperaturen die einzige wirksame Abwehr gegen eine Überhitzung die *Wärmeabsorption* durch Wasserverdunstung — abgesehen von Verhaltensregelungen durch Aufsuchen einer kälteren Umgebung. Die Hitzetoleranz hängt davon ab, wieweit die in der Zeiteinheit vom Körper gebildete Q_k und zusätzlich von der Umgebung

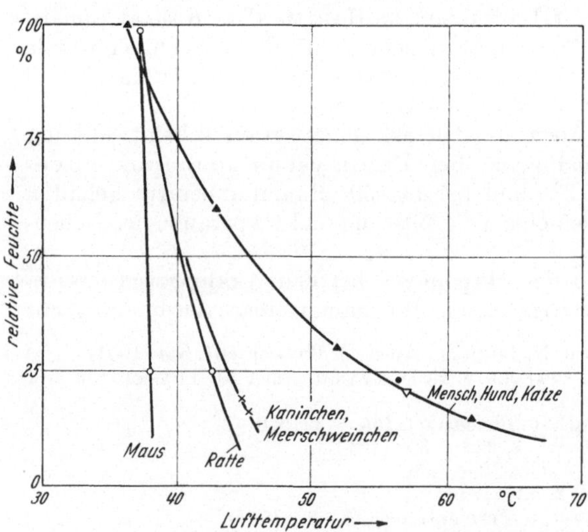

Abb. 48. Mittlere Toleranzgrenzen einiger Säuger bei einem 3stündigen
Aufenthalt in verschiedener Lufttemperatur und relativer Feuchte.
Nach E. F. Adolph: Amer. J. Physiol. **151**, 564 (1947).

---

[1] Uotila, U. U.: Endocrinology (Springfield, Ill.) **15**, 605 (1939).
[2] Tyslowitz, R., u. E. B. Astwood: Amer. J. Physiol. **136**, 22 (1942).
[3] Barbour, H. G.: Res. Publ. Assoc. Nerv. a. Ment. Dis. **20**, 449 (1940).
[4] Thibault, O: C. r. Soc. Biol. (Paris) **140**, 940 (1946).
[5] Thibault, O.: Rev. Canad. Biol. **8**, 3 (1949).
[6] Vojtkewitch, A. A.: Dokl. Akad. Nauk SSSR, N. S. **69**, 873 (1949).

aufgenommenen Wärmemenge Q_u durch Wasserverdunstung Q_v absorbiert werden kann. Ist

$$Q_v < Q_k + Q_u, \tag{1}$$

so tritt *Hyperthermie* ein. Da die Wasserverdunstung durch die Dampfdruckdifferenz zwischen Haut und Luft bestimmt wird, ist die Erträglichkeitsgrenze nicht nur von der Leistungsfähigkeit der Wasserabgabe (Schweißdrüsen, Polypnoe), sondern auch von der Luftfeuchte oder der „effektiven" Temperatur abhängig (Abb. 48).

a) Schwach schwitzende Tiere.

Die Hitzetoleranz vieler schwach schwitzender Säuger ist gering. Auch bei trockener Luft ist mit 30° oft der Punkt erreicht, wo die Wasserabgabe insuffizient wird und die Kerntemperatur ansteigt, beim Rind sogar schon oberhalb 27° Außentemperatur (REGAN u. RICHARDSON[1,2], s. S. 465). Bei 35° ist der Zustand für manche Tiere schon kritisch, und bei anderen ist die Rectaltemperatur mindestens stark erhöht. In großer Hitze zeigen die schwach schwitzenden Tiere ein recht verschiedenes Verhalten (Tab. 10). Hund und Katze, die mit offenem Maul und heraushängender Zunge unter starker Speichelsekretion hacheln,

Tabelle 10. *Maximale Atemfrequenzen in der Hitze.*

Tierart	Atemzüge pro min
Rind[3]	90
Sperling[4]	200
Schaf[5]	240
Katze[6]	250
Schwein[7]	280
Hund[8]	500
Kaninchen[9]	720

erreichen nach ADOLPH[10] nahezu die Hitzetoleranz des stark schwitzenden Menschen (Abb. 49). Bei Kaninchen und Meerschweinchen ist die Wasserabgabe durch die Atmung weit weniger effektiv, Ratte und Maus schließlich erhöhen ihr Atemvolumen nur geringfügig und erreichen daher am ehesten die Toleranzgrenze.

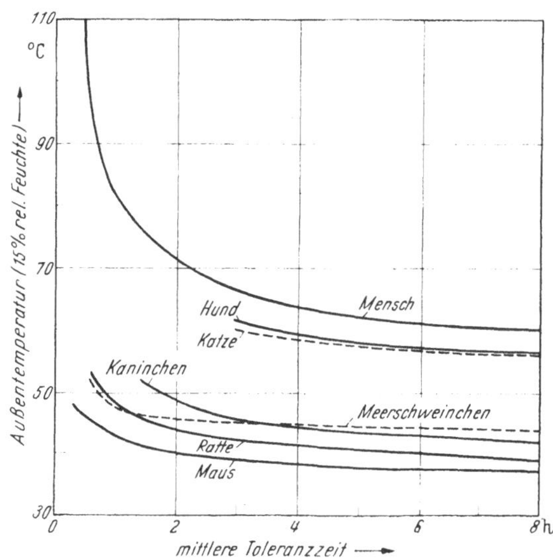

Abb. 49. Mittlere Toleranzzeiten einiger Säuger bei verschiedener Außentemperatur. Mensch nach W. V. BLOCKLEY u. C. L. TAYLOR: Air Material Command, Wright-Patterson Air Force Base, Memor. Rept. MCREXD 696—113 A (1948); Tiere nach E. F. ADOLPH: Amer. J. Physiol. **151**, 564 (1947).

[1] REGAN, W. M., u. G. A. RICHARDSON: J. Dairy Sci. **19**, 11 (1935).

[2] REGAN, W. M., u. G. A. RICHARDSON: J. Dairy Sci. **21**, 73 (1938).

[3] GAALAAS, R. F.: J. Dairy Sci. **28**, 555 (1945).

[4] KENDEIGH, S. C.: J. of Exper. Zool. **96**, 1 (1944).

[5] LEE, D. H. K., u. K. ROBINSON: Proc. Roy. Soc. Queensland **53**, 189 (1941).

[6] HESS, W. R., u. W. A. STOLL: Helvet. physiol. Acta **2**, 461 (1944).

[7] ROBINSON, K., u. D. H. K. LEE: Proc. Roy. Soc. Queensland **53**, 145 (1941).

[8] RICHET, CH.: Dict. Physiol. par CH. RICHET **3**, 81 (1898).

[9] LEE, D. H. K., K. ROBINSON u. H. J. G. HINES: Proc. Roy. Soc. Queensland **53**, 129 (1941).

[10] ADOLPH, E. F.: Amer. J. Physiol. **151**, 564 (1947).

Obwohl bei allen Säugern anatomisch Schweißdrüsen vorhanden sind, fand Adolph selbst in großer Hitze bei keiner der oben genannten Arten eine sichtbare Schweißabsonderung. Bei größeren Wüstenmärschen haben Hunde eine dem Menschen vergleichbare Hitzeresistenz, obwohl ihre Rectaltemperatur dabei höher ansteigt. Da der Hund kaum schwitzt, steigt seine Hauttemperatur bei 42° Außentemperatur und Sonneneinstrahlung bis auf 46° an, die des Menschen nur auf etwa 34° (Dill et al.[1]). Trotzdem reicht die Polypnoe des Hundes aus, um auch bei diesem negativen Wärmestrom genügend Wärme abzugeben. Ein Vorteil gegenüber dem Menschen liegt darin, daß der Hund alles verlorene Wasser sofort wieder durch Trinken ersetzt. Noch höher ist die Hitzeresistenz des Schafes. Bei 45° Außentemperatur und 40% rel. Feuchte hält das Merinoschaf seine Rectaltemperatur unter 40° (Riek et al.[2]), und selbst ein 7stündiger Aufenthalt bei 43,3° Lufttemperatur und 65% rel. Feuchte wird überstanden (Lee u. Robinson[3]).

Bei kurzfristiger Hitzeeinwirkung spielt die Körpergröße eine beträchtliche Rolle für die Hitzetoleranz. Je größer das Tier, desto langsamer heizt es sich infolge seiner größeren Wärmekapazität auf. Im stationären Zustand des Wärmestromes spielt dieser Faktor keine Rolle mehr, sondern nur noch die Wirksamkeit der Regelung. Für diese Verhältnisse gibt Adolph[4] folgende mittlere Toleranzgrenzen an, die für niedrige Luftfeuchtigkeiten von etwa 15% gelten: Mensch 59,4°, Hund und Katze 56°, Meerschweinchen 43,9°, Kaninchen 41,7°, Ratte 38,6°, Maus 37,2°. Diese Temperaturen können längere Zeit ausgehalten werden, genügende Wasserzufuhr vorausgesetzt (Abb. 49). Die *Vögel* haben durchweg eine geringe Hitzetoleranz, da sie keine Schweißdrüsen besitzen und auch ihre Polypnoe nicht sehr wirksam ist. Bei ihnen ist daher mit 35—40° Außentemperatur die Toleranzgrenze erreicht (Kendeigh[5]).

b) Mensch und stark schwitzende Säugetiere.

Der Mensch und die stark schwitzenden Säugetiere (Equiden) besitzen eine besonders gute Regelung in der Hitze. Als Vergleich möge die Tatsache dienen, daß bei trockener Luft von 35°, die für manche Tiere schon bei Körperruhe eine kritische Grenze ist, der Mensch noch bei mittlerer Körperarbeit von $125 \text{ kcal} \cdot \text{h}^{-1}$ (entspricht Gehen von $4 \text{ km} \cdot \text{h}^{-1}$ auf der Ebene mit 25 kg Last) seine Körpertemperatur konstant halten kann (Robinson[6]). Die Hitzetoleranz des Esels und wahrscheinlich auch der anderen Equiden steht der des Menschen in keiner Weise nach (Adolph u. Dill[7]). Kurzfristig erträgt der Mensch bei trockener Luft erstaunlich hohe Temperaturen. Schon 1775 berichtete Blagden[8] über einen drastischen Versuch, bei dem ein Mensch einen viertelstündigen Aufenthalt in 120° Lufttemperatur ohne Schaden aushielt, während in derselben Zeit bei gleicher Temperatur ein Beefsteak gar wurde. Neuere Versuche (vier Studenten) in trockener Hitze bis zu 115° ergaben die in Abb. 49 wiedergegebenen mittleren Toleranzzeiten (Blockley u. Taylor[9]). Die

---

[1] Dill, D. B., A. V. Bock u. H. T. Edwards: Amer. J. Physiol. **104**, 36 (1933).

[2] Riek, R. F., M. H. Hardy, D. H. K. Lee u. H. B. Carter: Austral. J. Agr. Res. **1**, 217 (1950).

[3] Lee, D. H. K., u. K. Robinson: Proc. Roy. Soc. Queensland **53**, 189 (1941).

[4] Adolph, E. F.: Amer. J. Physiol. **151**, 564 (1947).

[5] Kendeigh, S. C.: J. of Exper. Zool. **96**, 1 (1944).

[6] Robinson, S.: In L. H. Newburgh: Physiology of heat regulation and the science of clothing, S. 223. Philadelphia u. London 1949.

[7] Adolph, E. F., u. D. B. Dill: Amer. J. Physiol. **123**, 369 (1938).

[8] Blagden, C.: Philosophic Trans. **13**, 604 (1775).

[9] Blockley, W. V., u. C. L. Taylor: Air Material Command, Wright-Patterson Air Force Base, Memor. Rept. MCREXD 696—113 A, 1948.

mittlere Hauttemperatur stieg bei 115° Lufttemperatur bis 42° an; die Schale wirkt hier als Puffer gegen Überwärmung der inneren Organe. Atemfrequenz, O_2-Verbrauch und Pulsfrequenz stiegen bis zum dreifachen Ruhewert an. Von indischen Minenarbeitern, die oftmals an der Toleranzgrenze arbeiten, berichten CAPLAN u. LINDSAY[1], daß sie bei Temperaturen von 50° und 38% rel. Feuchte („effektive" Temperatur 36°) noch 2 Std. mit einer Leistung von 43% der Norm arbeiten konnten.

Die *Schweißmengen*, die der Mensch kurzfristig abgeben kann, erreichen $4 \, l \cdot h^{-1}$, die Tagesmenge 18 l (EICHNA et al.[2], LADELL[3]). Die Menge von $4 \, l \cdot h^{-1}$ entspräche bei völliger Verdunstung einer Wärmeabsorption von $2300 \, kcal \cdot h^{-1}$, das ist das Dreißigfache des Grundumsatzes. Derartige Schweißmengen können jedoch nicht längere Zeit abgesondert werden, auch nicht bei genügender Flüssigkeitszufuhr. Nahe der Toleranzgrenze ermüden nach ROBINSON[4] die Schweißdrüsen sehr erheblich im Laufe einiger Stunden, so daß Hyperthermie eintreten muß. Regelmäßige tägliche Schweißmengen von 10—12 l sind bei Hitzearbeitern keine Seltenheit (LEHMANN[5]). Neben dem akuten Versagen der Schweißsekretion gibt es auch ein subakutes, das nach wiederholter Hitzebelastung eintreten kann (LEE[6]) und schließlich auch ein chronisches Versagen, das sich allmählich im Laufe von Wochen und Monaten entwickelt und zum Hitzschlag führt (HERRINGTON[7], MALAMUD et al.[8]). Der *Kreislauf* des Menschen ist in der Hitze stark belastet, namentlich wenn gleichzeitig Körperarbeit geleistet wird. Dabei steigt das Minutenvolumen des Herzens durch die Hitze allein nur um 1—2 l an, während bei der Arbeit Zunahmen um 15 l und mehr beobachtet wurden (DILL et al.[9]). Die Pulsfrequenz nimmt in der Hitze stark zu und erreicht bis 180 min^{-1}, bei drohendem Hitzekollaps noch mehr. Ferner findet man eine Vergrößerung des Blutvolumens durch Plasmaverschiebungen aus dem Gewebe, die schon nach vierstündiger Hitzebelastung 13% erreichen kann (GLICKMANN et al.[10]).

2. Hyperthermie.

a) Allgemeine Hitzeschäden.

Der Mensch (Abb. 50) und solche Säuger, deren Hautdurchblutung in der Hitze stark zunimmt, neigen bei Erhöhung der Rectaltemperatur zum *Hitzekollaps* (heat exhaustion). Es handelt sich hierbei um ein primäres Versagen des *Kreislaufes* und nicht der Temperaturregelung. Infolge des Mißverhältnisses zwischen zirkulierender Blutmenge und Gefäßvolumen kommt es zum Abfall des Blutdruckes. Beim Menschen ist bei 40° Rectaltemperatur bereits deutliche Kollapsneigung vorhanden, bei 41° ist die Leistungsgrenze des Kreislaufes meist erreicht (GROSSE-BROCKHOFF[11]). Dies gilt nur für die exogene Hyperthermie, bei der die

[1] CAPLAN, A., u. J. K. LINDSAY: Bull. Inst. Mining Met. No. 480, 1946.

[2] EICHNA, L. W., W. F. ASHE, W. B. BEAN u. W. B. SHELLY: J. Industr. Hyg. a. Toxicol. **27**, 59 (1945).

[3] LADELL, W. S. S.: Brit. Med. Bull. **3**, 175 (1945).

[4] ROBINSON, S.: In L. H. NEWBURGH: Physiology of heat regulation and the science of clothing, S. 214. Philadelphia u. London 1949.

[5] LEHMANN, G.: Praktische Arbeitsphysiologie. Stuttgart 1953.

[6] LEE, D. H. K.: Annual Rev. Physiol. **10**, 365 (1948).

[7] HERRINGTON, L. P.: In L. H. NEWBURGH: Physiology of heat regulation and the science of clothing, S. 262. Philadelphia u. London 1949.

[8] MALAMUD, N., W. HAYMAKER u. R. P. CUSTER: Military Surgeon **99**, 397 (1946).

[9] DILL, D. B., N. T. EDWARDS, P. S. BAUER u. E. J. LEVENSON: Arbeitsphysiologie **4**, 514 (1931).

[10] GLICKMANN, N., F. K. HICK, R. W. KEETON u. M. M. MONTGOMERY: Amer. J. Physiol. **134**, 164 (1941).

[11] GROSSE-BROCKHOFF, F.: Pathologische Physiologie. Berlin, Göttingen, Heidelberg 1950.

Regelung maximal belastet ist, jedoch nicht für das Fieber mit seiner Verstellung der Regelzentren (S. 393 ff.). Begünstigend für den Hitzekollaps wirkt das Nachlassen des Vasomotorentonus, das durch die Hyperventilation (Sinken des O_2-Spiegels) eintritt (s. Rein[1]). Die Carotissinusreflexe, die normalerweise dem Blutdruckabfall entgegenwirken, vermögen die thermische Kreislaufumstellung nicht zu durchbrechen (Rein[2], Springorum[3]).

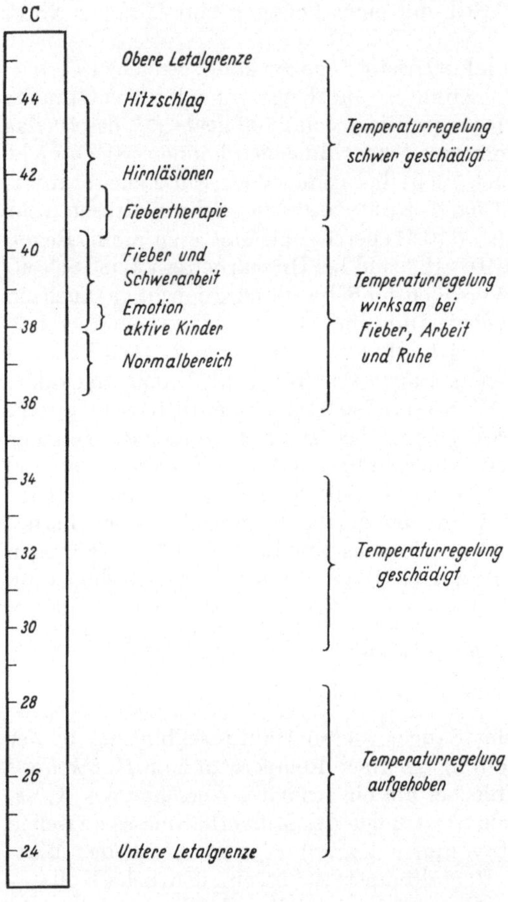

Hitzekollaps tritt auch ein, wenn infolge Wasserverlust des Körpers die zirkulierende Blutmenge abnimmt (dehydration exhaustion). Nach subjektiven Vorzeichen von Mattigkeit, Schwüleempfindung, Muskelermüdung, Ruhelosigkeit oder Schläfrigkeit steigt die Rectaltemperatur unter starker Pulsfrequenzerhöhung plötzlich katastrophal an. Die kritische Grenze liegt für den Menschen bei einem Wasserverlust von 12% des Körpergewichtes, während der Hund 15% und die Katze 20% Wasserverlust in der Hitze ertragen. Bei niedrigen Umgebungstemperaturen liegt die tödliche Grenze der Dehydratisierung für Säuger dagegen bei 20—30% des Körpergewichtes (Adolph[4]).

Hitzschlag (heat stroke) ist eine direkte Schädigung des Körpers durch die hohe Kerntemperatur, insbesondere des Zentralnervensystems, die sich durch Reizerscheinungen, Benommenheit, Delirien usw. äußert. Malamud et al.[5] fanden während des 2. Weltkrieges an 157 tödlichen Hitzschlagfällen amerikanischer

Abb. 50. Gesamtbereich der Rectaltemperaturen und der Temperaturregelung des Menschen. Nach E. F. Du Bois: Western J. Surg. **59**, 476 (1951).

Soldaten in Mesopotamien Hirnödem, ausgedehnte Nekrosen in verschiedenen Hirnteilen und punktförmige Blutungen. Eine Schädigung der Regelzentren zeigt sich durch das typische Versiegen der Schweißsekretion (Ferris et al.[6]) und bei nicht schwitzenden Tieren durch die Abnahme der Polypnoe (Randall u. Hiestand[7]). Auch die gesteigerte Wärmebildung bei Hyperthermie sinkt kurz vor

[1] Rein, H.: Verh. dtsch. Ges. Kreislaufforsch. **1941**, 9.
[2] Rein, H.: Erg. Physiol. **32**, 28 (1931).
[3] Springorum, W.: Klin. Wschr. **1938** I, 11.
[4] Adolph, E. F.: Amer. J. Physiol. **151**, 564 (1947).
[5] Malamud, N., W. Haymaker u. R. P. Custer: Military Surgeon **99**, 397 (1946).
[6] Ferris, E. B., jr., M. A. Blankenhorn, H. W. Robinson u. G. E. Cullen: J. Clin. Invest. **17**, 249 (1938).
[7] Randall, W. C., u. W. A. Hiestand: Amer. J. Physiol. **127**, 761 (1939).

dem Hitzetod wieder ab (GELINEO[1]). Nach Ansicht mancher Untersucher sollen auch Hitzetoxine eine Rolle spielen.

Sonnenstich (sun stroke) ist im akuten Fall identisch mit dem Hitzschlag, nur daß die Hyperthermie durch *strahlende Wärme* hervorgerufen wird. Spezifische „Strahlenschädigungen" ließen sich bei Mensch und Tier nicht nachweisen. LUMIÈRE u. SONNERY[2] fanden bei Mäusen, die gegen strahlende Hitze besonders empfindlich sein sollen, keinen Unterschied in der tödlichen Wirkung von UV- und IR-Strahlung, sofern die entwickelte Wärmemenge gleich war. Die weitverbreitete Annahme einer Strahlenschädigung des menschlichen Zentralnervensystems, insbesondere des Nackens, ließ sich in neueren Wüsten-Versuchen nicht bestätigen (FORBES[3]). Bei längerer Bestrahlung unterscheiden sich beim Menschen nach THOMSON[4,5] Hitzschlag und Sonnenstich insofern voneinander, als Ultraviolettstrahlung die Schweißsekretion am 2. bis 3. Tag — wahrscheinlich infolge Verschluß der Schweißdrüsenausführungsgänge durch die entzündete Haut — um 60% herabsetzt.

Hitzekrämpfe (heat cramps) können in trockener, heißer Umgebung beim Menschen durch starke NaCl-Verarmung des Blutes entstehen (DILL[6], LEHMANN[7]), wobei der NaCl-Verlust durch den Schweiß bis zu $3\,\mathrm{g}\cdot\mathrm{h}^{-1}$ oder $20\,\mathrm{g}\cdot24\,\mathrm{h}^{-1}$ erreichen kann (ROBINSON[8]). Es treten tetanische Krämpfe auf, neben Vasodilatation der Haut, starker Erhöhung der Pulsfrequenz und Reizleitungsstörungen des Herzens, die gelegentlich sogar tödlich sein können (LEHMANN[7]). Die Hitzekrämpfe verschwinden prompt nach intravenöser Injektion von NaCl.

Tabelle 11. *Obere Letaltemperaturen.*

Art	Letaltemperatur °C	Bemerkungen
Zaunkönig[9] . . .	46,8	langfristig
Sperling[10]	43,5	
Huhn[11]	45,5—47	
Maus[11]	43,3	
Ratte[12]	42,5	50% letal
Meerschweinchen[12]	42,8	50% letal
Kaninchen[12] . . .	43,4	50% letal
Katze[12]	43,4	50% letal
Hund[12]	41,7	50% letal
Mensch[13]	43,5	höchster überlebter Wert
Mensch[14]	43,0	vermutlicher Mittelwert
Echidna[15]	37,0	
Bradypus[15]	40,0	2 Std.

b) Allgemeiner Hitzetod.

Die *oberen Letaltemperaturen* fallen bei allen Warmblütern in einen ziemlich eng begrenzten Temperaturbereich, der nur wenige Grade über der normalen Rectaltemperatur liegt (Tab. 11 u. 12).

[1] GELINEO, S.: C. r. Soc. Biol. (Paris) **115**, 865 (1934).
[2] LUMIÈRE, A. u. S. SONNERY: J. de Physiol. **32**, 44 (1934).
[3] FORBES, W. H.: In L. H. NEWBURGH: Physiology of heat regulation and the science of clothing, S. 335. Philadelphia u. London 1949.
[4] THOMSON, M. L.: J. of Physiol. **112**, 22 (1951).
[5] THOMSON, M. L.: J. of Physiol. **112**, 31 (1951).
[6] DILL, D. B.: Annual. Rev. Physiol. **1**, 551 (1939).
[7] LEHMANN, G.: Praktische Arbeitsphysiologie. Stuttgart 1953.
[8] ROBINSON, S.: In L. H. NEWBURGH: Physiology of heat regulation and the science of clothing, S. 193. Philadelphia u. London 1949.
[9] BALDWIN, S. P., u. S. C. KENDEIGH: Sci. Publ. Cleveland Mus. Nat. Hist. **3**, 1 (1932).
[10] KENDEIGH, S. C.: J. of Exper. Zool. **96**, 1 (1944).
[11] FULLER, F. D., u. W. A. HIESTAND: Turtox News **25**, 148 (1947).
[12] ADOLPH, E. F.: Amer. J. Physiol. **151**, 564 (1947).
[13] BRUNT, D.: Quart. J. Roy. Meteor. Soc. **69**, 77 (1943).
[14] HERRINGTON, L. P.,: In L. NEWBURGH: Physiology of heat regulation and the science of clothing, S. 262. Philadelphia u. London 1949.
[15] MARTIN, C. J.: Philosophic Trans. Roy. Soc. Lond. B **195**, 1 (1902).

Tabelle 12. *Obere und untere Grenzwerte des Überlebens beim Menschen*[1].

Physiologische Größe	Untere Grenze	Normal-wert	Obere Grenze
Äußerste Rectaltemperatur	18°		43,5°
Durchschnittliche Rectaltemperatur	25°	37°	43°
Differenz der Rectaltemperaturen	—12°	0	+6°
Mittlere Körpertemperatur	22°	35,6°	42°
Differenz der Wärmeinhalte.	—800kcal	0	+370kcal
Wärmeproduktion in Vielfachen des Grundumsatzes . . .	11,4	1	5,3

Bei der Angabe von Letaltemperaturen muß auch der *Zeitfaktor* berücksichtigt werden. Die unmittelbare *Todesursache* des allgemeinen Hitzetodes der Homoiothermen ist wahrscheinlich eine Schädigung zentralnervöser Strukturen (Adolph[2]), nach Wiggers[3] meist eine Lähmung der medullären Atemzentren, daneben auch Herzinsuffizienz infolge Irregularitäten der Herztätigkeit. Wenn ein Tier über die kritische Temperatur hinaus erwärmt und dann sofort wieder abgekühlt wird, kann noch bis zu 26 Std. später der Hitzetod eintreten (Adolph[2]).

c) Lokale Hitzewirkungen.

Örtliche Hitzeeinwirkungen werden auch oberhalb der allgemeinen Letaltemperaturen noch ertragen. Die Gewebsveränderungen sind grundsätzlich dieselben wie bei den höheren poikilothermen Vertebraten. An der Haut bewirkt lokale Hitze zunächst eine Capillarerweiterung (Erythem), vielleicht durch Freisetzung histaminartiger Stoffe („H-Substanzen") (Verbrennung 1. Grades). Gefäßwandschädigungen führen zu Plasmaaustritt ins Gewebe, Ödembildung und Abhebung der Epidermis (2. Grad), schließlich tritt Eiweißkoagulation und Zellnekrose ein (3. Grad). Nach Messungen von Guillemin et al.[4] an der menschlichen Haut beginnt nach einer Hitzeapplikation von 30—120 sec die Rötung bei 45°, die Blasenbildung bei 53—57°. Größere örtliche Verbrennungen haben starke *Allgemeinschädigungen* des Organismus zur Folge. Beim Menschen ist die Verbrennung von 25% der Körperoberfläche fast immer tödlich. Es werden toxische Eiweißabbauprodukte aus dem verbrannten Gewebe resorbiert, ferner führen nach Ewig[5] die großen Plasmaverluste aus den verbrannten Flächen zu einer Abnahme des Blutvolumens und zum Kollaps.

3. Grenzen der Regelung in der Kälte.

Die Grenzen der Regelung in der Kälte sind bei den Homoiothermen außerordentlich verschieden und hängen in erster Linie von der *Wärmeisolation* der Körperbedeckung ab. Dies geht eindeutig aus Versuchen an rasierten Säugern und gerupften Vögeln hervor. Bei Kaninchen, die bei Temperaturen bis —45° zu regeln vermögen, versagt ohne Haarkleid die Regelung schon bei viel höheren Temperaturen (Grant[6]). Dieselbe geringe Regelung hat der Igel, der kein isolierendes Haarkleid besitzt (Groebbels[7]). Tauben halten Temperaturen von —40° tagelang aus, in gerupftem Zustand erfrieren sie nach 20—30 min

[1] Herrington, L. P.: In L. Newburgh: Physiology of heat regulation and the science of clothing, S. 262. Philadelphia u. London 1949.

[2] Adolph, E. F.: Amer. J. Physiol. **151**, 564 (1947).

[3] Wiggers, C. J.: Physiology in health and disease. Philadelphia 1949.

[4] Guillemin, V., F. Benjamin, T. Cornbleet u. M. I. Grossman: J. Appl. Physiol. **4**, 920 (1952).

[5] Ewig, W.: Verh. dtsch. Ges. Kreislaufforsch. **1938**, 148.

[6] Grant, R.: Amer. J. Physiol. **160**, 285 (1950).

[7] Groebbels, F.: Pflügers Arch. **213**, 407 (1926).

(STREICHER et al.[1]). Die Körpergröße spielt wegen des verschiedenen Oberflächen-Volumquotienten ebenfalls eine wichtige Rolle. Die Höhe der *Umsatzsteigerung* in der Kälte, ausgedrückt durch den metabolischen Quotienten nach GIAJA (S. 350), ist dagegen kein Maß für die Wirksamkeit der Regelung in der Kälte. Tiere mit hohem metabolischen Quotienten können unter Umständen sehr schlecht in der Kälte regeln (Igel), wie umgekehrt sehr kältefeste Homoiotherme (Polartiere) keineswegs besonders hohe Quotienten haben.

a) Regelungsgrenzen bei Tieren.

Die Regelungsgrenzen in der Kälte liegen bei manchen arktischen Säugern und vielen Vögeln bei Temperaturen, die weit unter dem auf der Erde vorkommenden Tiefstwert (etwa —70°) liegen (Tab. 13). Die Regelung tropischer Tiere gegen Abkühlung ist durchweg viel unvollkommener als die arktischer Tiere, was in erster Linie von der geringen Wärmeisolation des Haarkleides oder Gefieders abhängt, während die Größe der Stoffwechseländerung nicht entscheidend ist (s. Abb. 15).

Bei gleicher Körpergröße ist die Kälteresistenz der *Vögel* infolge der besseren Wärmeisolation des Gefieders wesentlich größer als die von Säugern, mit Ausnahme

Tabelle 13. *Untere Grenze der Außentemperatur, die mindestens 1 Std. ohne Hypothermie ausgehalten wird.*

Art	Außentemperatur ° C	Differenz zwischen Außen- und Rectaltemperatur ° C
Mensch, nackt[2]	— 1	38
Meerschweinchen[3] . . .	—15	55
Ratte[3]	—25	65
Sperling[3]	—30	70
Kaninchen[3]	—45	85
Huhn[3]	—50	90
Eisfuchs[4]	—80	120
Gans[3]	—90	130
Ente[3]	—100	140

mancher Polartiere. Sogar Kleinvögel leisten hierbei Erstaunliches. Sperlinge (Gewicht etwa 30 g) können Temperaturen bis —40° 8 Std. lang aushalten (KENDEIGH[5]), ohne daß ihre Rectaltemperatur absinkt. Je kleiner das Tier und je höher der Stoffwechsel, desto mehr ist die Regelung in der Kälte durch die *Nahrungszufuhr* begrenzt. Enten überleben bei —40° Raumtemperatur einen Nahrungsentzug von 7—16 Tagen, Tauben unter gleichen Bedingungen einen solchen von 2—6 Tagen, wobei die Glykogenreserven nach 8 Std. erschöpft sind. Die Rectaltemperatur der Taube ist die ganze Zeit über konstant und der Stoffwechsel wird ständig auf dem vierfachen Grundumsatzwert gehalten. Der Tod tritt also primär nicht durch Erfrieren, sondern durch Verhungern ein (STREICHER et al.[6]). In noch stärkerem Maße gilt dies für Kleinvögel, die in der Kälte bei Nahrungsentzug schon nach wenigen Stunden erheblich an Gewicht verlieren (KENDEIGH[5, 7, 8], SCHILDMACHER[9]). Ihre Glykogenreserven reichen nur etwa eine Stunde (LAPICQUE[10], KENDEIGH[5]). Hierbei kommt es darauf an, ob die Periode des Tageslichtes im Winter so lang ist, daß der Vogel genügend Nahrung aufspeichern kann, um die Ruheperiode in der Dunkelheit zu überstehen. Nach KENDEIGH[7] ist

---

[1] STREICHER, E., D. B. HACKEL u. W. FLEISCHMANN: Amer. J. Physiol. **161**, 300 (1959).
[2] ADOLPH, E. F., u. G. W. MOLNAR: Amer. J. Physiol. **146**, 507 (1946).
[3] GIAJA, J., u. S. GELINEO: Arch. Internat. Physiol. **37**, 20 (1933).
[4] IRVING, L., u. J. KROG: J. Appl. Physiol. **6**, 667 (1954).
[5] KENDEIGH, S. C.: J. of Exper. Zool. **96**, 1 (1944).
[6] STREICHER, E., D. B. HACKEL u. W. FLEISCHMANN: Amer. J. Physiol. **161**, 300 (1950).
[7] KENDEIGH, S. C.: J. Wildl. Managem. **9**, 217 (1945).
[8] KENDEIGH, S. C.: Auk (Lancaster, Pa.) **66**, 113 (1949).
[9] SCHILDMACHER, H.: Biol. Zbl. **71**, 238 (1952).
[10] LAPICQUE. L.: Bull. Mus. d'Hist. Natur. Paris **17**, 2 (1911).

die Überlebenszeit des hungernden Sperlings im Winter bei —14° nur 19 Std., verglichen mit 61 Std. bei 34°. Dabei ist zu berücksichtigen, daß das Tier sogar schon erheblich akklimatisiert ist, denn in den Sommermonaten beträgt die Lebensdauer bei −14° nur 11 Std. Sehr kleine Vögel, wie der Zaunkönig (Troglodytes aëdon, 11 g), haben bei −14° ohne Nahrung eine Lebensdauer von weniger als 5 Std. Eine solche Vogelart vermag nicht mehr bei dieser Temperatur zu existieren, sondern muß eine wärmere Umgebung aufsuchen.

Mit Ausnahme der Wassersäuger (Wale, Robben) und des Eisbären, die durch ihre dicke Speckschicht Wassertemperaturen von 0° beliebig lange aushalten, und der Schwimmvögel mit wasserabweisendem Gefieder ist die Kälteresistenz der warmblütigen Tiere im *Wasser* trotz Stoffwechselsteigerung nur sehr gering, da sie hierbei den größten Teil ihres Kälteschutzes einbüßen. Bei Ratten, Meerschweinchen und Kaninchen versagt in Wasser von 20−30° die normale Regelung; sie können aber für längere Zeit ein neues thermisches Gleichgewicht bei tieferen Rectaltemperaturen erreichen (Spealman[1], Pichotka[2]). Große Hunde kühlen in Wasser von 20° nicht aus, manche können noch bei 0° ihre Rectaltemperatur mindestens 5 Std. konstant halten (Spealman[1]), wobei ein dichtes, langes Haarkleid auch noch im Wasser einen deutlichen Kälteschutz gewährt (Wolff u. Penrod[3]).

b) Regelungsgrenzen beim Menschen.

Die Grenzen der Regelung gegen Abkühlung sind beim *unbekleideten* Menschen bald erreicht. Die Drosselung der Hautdurchblutung vermag die Wärmeisolation des Gewebes nicht sehr zu erhöhen, da auch das blutleere Gewebe im Vergleich zum Haar- oder Federkleid noch eine hohe Wärmeleitzahl hat (s. S. 354). Versuche von Adolph u. Molnar[4] haben ergeben, daß der nackte Mensch in Ruhe bei Lufttemperaturen von −1° seine Rectaltemperatur mindestens 1−2 Std. konstant halten kann. Die Wärmebildung ist dabei durch Umsatzsteigerung und Kältezittern bis auf 370 kcal·h⁻¹, also das 5fache des Grundumsatzes, erhöht, während die Wärmeabgabe des Körpers in der 1. Stunde 700 kcal erreicht. Die Hauttemperaturen sinken sehr stark ab, so daß nach 1−2 Std. ein Gefälle von 22° zwischen mittlerer Hauttemperatur und Rectaltemperatur besteht. Die Pulsfrequenz steigt um etwa 30% des Ruhewertes. Die mittlere Toleranzzeit für einen freiwilligen Aufenthalt in der Kälte bei −1° und schwachem Wind, die durch akutes Unbehagen, Kälteschmerz, Ermüdung des Kältezitterns und Kältestupor begrenzt ist, beträgt etwa 1 Std.

Die Grenztemperaturen der Regelung des Menschen im *Wasser* besitzen große praktische Bedeutung für die Frage des Überlebens Schiffbrüchiger oder abgestürzter Flieger. Nach einer Zusammenstellung von Molnar[5] von neueren Erfahrungen an Schiffbrüchigen ist bei −1° Wassertemperatur ein Überleben bis zu 1 Std. möglich, bei 15−21° sind die mittleren Überlebenszeiten etwa 10 Std. Oberhalb 21° steigen sie stark an. Bei 18° liegt eine kritische Temperatur, unter der die Überlebenszeiten mit scharfem Knick abfallen. Schwimmen mit mittlerer Leistung erhöht die Toleranzzeiten beträchtlich (Glaser u. Hervey[6]). Es liegen ferner die berüchtigten Eiswasserversuche an Häftlingen des KL Dachau (1942/43)

---

[1] Spealman, C. R.: Amer. J. Physiol. **146**, 262 (1946).

[2] Pichotka, J.: Arch. exper. Path. u. Pharmakol. **215**, 317 (1952).

[3] Wolff, R. C., u. K. E. Penrod: Amer. J. Physiol. **163**, 580 (1950).

[4] Adolph, E. F., u. G. W. Molnar: Amer. J. Physiol. **146**, 507 (1946).

[5] Molnar, G. W.: J. Amer. Med. Assoc. **131**, 1046 (1946).

[6] Glaser, E. M., u. G. R. Hervey: J. of Physiol. **115**, 14 P (1951).

vor (ALEXANDER[1], HERRINGTON[2], MITSCHERLICH u. MIELKE[3]). Aus 7 tödlichen Unterkühlungen bei Wassertemperaturen von 4,6° geht hervor, daß der Tod nach durchschnittlich 67 min bei einer mittleren Rectaltemperatur von 26,8° eintrat. Da diese Versuche an Menschen in reduziertem Kräftezustand ausgeführt wurden, sind sie — von der ethischen Seite ganz abgesehen — auch wissenschaftlich von zweifelhaftem Wert. Dies zeigen Versuche von BEHNKE u. YAGLOU[4], die unter ähnlichen Bedingungen ausgeführt wurden (Abb. 51). Bei 6° Wassertemperatur und 52 min

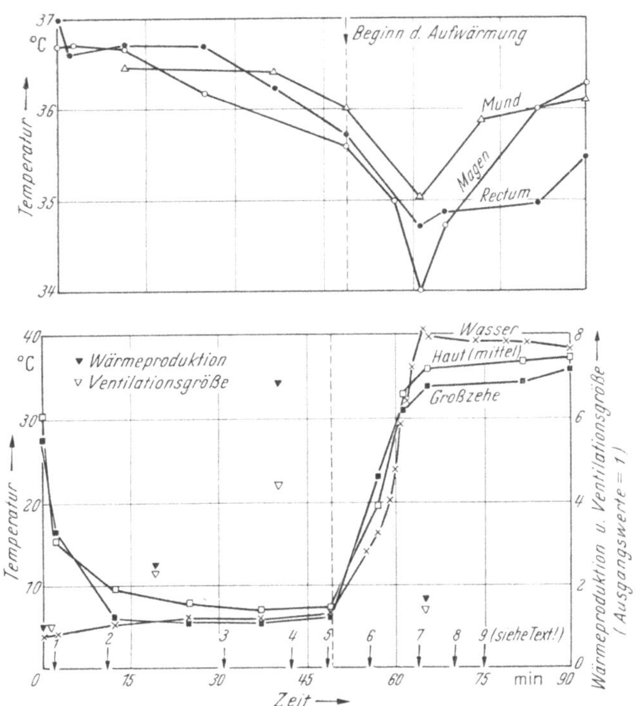

Abb. 51. Abkühlung eines Menschen in Wasser von 6° und Wiedererwärmung bei 40° Wassertemperatur. Bemerkungen: *1* Schüttelfrost, Kälteschmerz und Gänsehaut; *2* Schmerz läßt nach, Gesicht u. Ohren blau, Hände zyanotisch, Körper rötlich-blau; *3* vertiefte Atmung, Zehen schmerzhaft; *4* Zehen dumpf schmerzhaft; *5* Zehen taub, noch Zittern; *6* starkes Zittern, Versuchsperson fühlt sich viel kälter als vorher, Zehen schmerzhaft; *7* Versuchsperson fühlt sich wärmer, noch Zittern; *8* zum ersten Mal angenehm; *9* sehr angenehm, kein Zittern. Nach A. R. BEHNKE u. C. P. YAGLOU: J. Appl. Physiol. 3, 591 (1951).

Dauer sank bei BEHNKE, einem kräftig gebauten amerikanischen Marineoffizier in gutem Ernährungszustand, die Rectaltemperatur nur auf 35° ab. — Ein chronisches, allmähliches Versagen der Regelung, wie es bei Hitze bekannt ist, soll es in der Kälte nicht geben (HERRINGTON[2]).

4. Hypothermie.

Im Gegensatz zu dem schmalen Temperaturbereich der Hyperthermie kann das Leben der Homoiothermen bei starker Unterkühlung ohne Schaden weiterbestehen. Durch die Kälteprobleme des 2. Weltkrieges und die Anwendung

---

[1] ALEXANDER, L.: The treatment of shock from prolongued exposure to cold, especially in water. Combined Intelligence objectives sub-committee 1945.

[2] HERRINGTON, L. P.: In L. H. NEWBURGH: Physiology of heat regulation and the science of clothing, S. 262. Philadelphia u. London 1949.

[3] MITSCHERLICH, A., u. F. MIELKE: Wissenschaft ohne Menschlichkeit, S. 53. Heidelberg 1949.

[4] BEHNKE, A. R., u. C. P. YAGLOU: J. Appl. Physiol. 3, 591 (1951).

künstlicher Hypothermie in der modernen Medizin wurde die Erforschung des Lebens bei niedriger Körpertemperatur in neuerer Zeit stark vorangetrieben. Die Vorgänge bei Unterkühlung verlaufen in ihren Grundzügen bei den verschiedenen Warmblütern recht ähnlich.

a) Verlauf der Hypothermie im Tierversuch.

Die eingehendsten neueren Untersuchungen wurden an *Hunden* gemacht, auf die wir uns hauptsächlich beziehen. Bei beginnender Unterkühlung treten zunächst die *Regelungsvorgänge* in gesteigerte Tätigkeit. Kältezittern und Wärmebildung

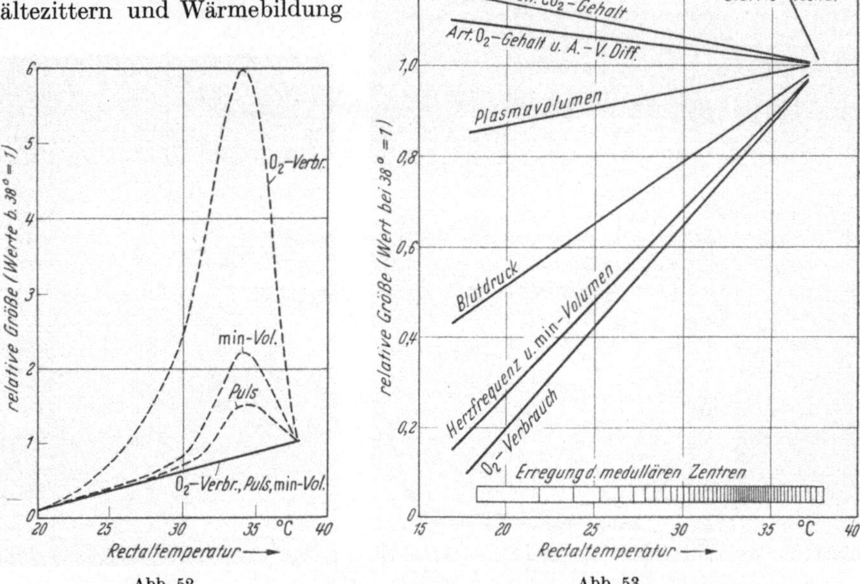

Abb. 52. Abb. 53.

Abb. 52. Etwas schematisierter Verlauf einiger physiologischer Größen beim Hund in Hypothermie. Gestrichelte Kurven: Mit Temperaturregelung; durchgezogene Kurven: Ohne Temperaturregelung. Unter Verwendung von Zahlenwerten von K. KRAMER u. H. REICHEL: Klin. Wschr. 1944, 192, und A. H. HEGNAUER u. H. E. D'AMATO: Amer. J. Physiol. 178, 138 (1954).

Abb. 53. Abhängigkeit einiger physiologischer Größen des Hundes von der Rectaltemperatur bei Hypothermie unter weitgehender Ausschaltung der Temperaturregelung (etwas schematisiert). O₂-Verbrauch nach W. G. BIGELOW, W. K. LINDSAY, R. C. HARRISON, R. A. GORDON u. W. F. GREENWOOD: Amer. J. Physiol. 160, 125 (1950); Herzfrequenz, Minutenvolumen und Blutdruck nach A. H. HEGNAUER u. H. E. D'AMATO: Amer. J. Physiol. 178, 138 (1954); arterieller und venöser CO₂-Gehalt des Blutes, arterieller O₂-Gehalt und arteriovenöse O₂-Differenz nach F. R. ROSENHAIN u. K. E. PENROD: Amer. J. Physiol. 166, 55 (1951); Plasmavolumen nach H. E. D'AMATO u. A. H. HEGNAUER: Amer. J. Physiol. 173, 100 (1953); Blutviscosität nach A. H. HEGNAUER, W. J. SHRIBER u. H. O. HATERIUS: Amer. J. Physiol. 161, 455 (1950); Erregungsschema der medullären Zentren nach F. GROSSE-BROCKHOFF u. W. SCHOEDEL: Arch. exper. Path. u. Pharmakol. 201, 417 (1943).

erreichen bis zum 7fachen des Grundumsatzes, mit Anstieg des Blutzuckers und Entspeicherung des Leberglykogens (KRAMER u. REICHEL[1], CREMER et al.[2]). Zittern und Wärmebildung erreichen bei 30—34° Rectaltemperatur ein Maximum (Abb. 52) und sinken dann infolge Lähmung der Zentren allmählich ab. Manche Hunde zeigen noch bei 20° Gehirntemperatur erhöhten Muskeltonus und geringes Zittern (PENROD[3]). Im Stadium starker Frierreaktionen soll es nach KRAMER u. REICHEL[1] manchmal zu Herzinsuffizienz kommen. Ist dieses

---

[1] KRAMER, K., u. H. REICHEL: Klin. Wschr. 1944, 192.
[2] CREMER, H. D., K. KRAMER u. H. REICHEL: Klin. Wschr. 1944, 210.
[3] PENROD, K. E.: Amer. J. Physiol. 157, 436 (1949).

Stadium durchlaufen, so werden die Regelzentren allmählich gelähmt, auch das Vasomotoren- und Atemzentrum (GROSSE-BROCKHOFF u. SCHOEDEL[1]), so daß die Lebensvorgänge bei weiterer Unterkühlung nunmehr *parallel* mit der Temperatur absinken.

Unterdrückt man die Regelungsvorgänge durch Narkose, so nehmen O_2-Verbrauch, Herzfrequenz, Atemvolumen usw. vom Beginn der Unterkühlung an mit sinkender Rectaltemperatur ab (BIGELOW et al.[2], SPURR et al.[3]) (Abb. 53). Die meisten Untersucher finden dabei eine lineare Abhängigkeit von O_2-Verbrauch, Herzfrequenz, Atemvolumen und anderen Vorgängen von der Rectaltemperatur, andere eine mehr exponentielle. Die Temperaturabhängigkeit der Prozesse während der Abkühlung deckt sich in manchen Fällen mit der bei Wiedererwärmung, in anderen Fällen ist sie bei Wiedererwärmung bedeutend flacher als bei Abkühlung (KRAMER u. REICHEL[4]). Eine mathematische Interpretation der Kurven auf Grund der RGT-Regel oder ähnlicher Gleichungen dürfte kaum sinnvoll sein, da es sich hier um verwickelte *Interferenzen* von *Regelungsvorgängen* und *direkten Temperaturwirkungen* handelt. Es wären dabei mindestens 3 verschiedene Temperaturkoeffizienten zu berücksichtigen: 1. lokale Gewebsprozesse, 2. nervöse Zentren und 3. periphere Kältereceptoren und afferente Nerven. Hinzu kommen noch die unkontrollierbaren Einflüsse der Narkose. Bei der Diskrepanz der Temperaturabhängigkeiten bei Abkühlung und Wiedererwärmung ist meines Erachtens ein Faktor noch nicht genügend berücksichtigt worden: Da der Kopf der Tiere sich außerhalb des Kühlwassers befindet, kann die Hirntemperatur stark von der Rectaltemperatur abweichen. PENROD[5] fand an Hunden z. B. 11,8° Rectaltemperatur und 18° Hirntemperatur. Es könnte daher während der Abkühlung bei ein und derselben Rectaltemperatur eine höhere Hirntemperatur vorhanden sein als bei Wiedererwärmung, was natürlich zu anderen Gesamtreaktionen führen muß.

Abb. 53 zeigt das Verhalten einiger physiologischer Größen bei sinkender Körpertemperatur. Nach GROSSE-BROCKHOFF u. SCHOEDEL[1] beginnt die *Lähmung* der *medullären Zentren* bei 34° und ist bis 26° vollständig, PENROD[5] führt dies jedoch zum Teil auf Narkosewirkung zurück, da er ohne Narkose Spontanatmung bis 11,8° Rectaltemperatur (18° Hirntemperatur) beobachtete. Bei 18° ist die Systolendauer des Herzens auf das 5—6fache verlängert (HEGNAUER et al.[6]), Wirkungen der Herznerven sind nicht mehr nachweisbar (GROSSE-BROCKHOFF u. SCHOEDEL[1], HATERIUS u. MAISON[7]). In diesem Stadium kann man das Herz bis zu 15 min ohne Schaden vom Kreislauf absperren (BIGELOW et al.[8,9]).

Veränderungen erleidet auch das Blut. Es tritt ein langsamer Wasserverlust an die Gewebe mit Bluteindickung auf (D'AMATO)[10]. Bei 20° ist die Blutviscosität auf das 2—3fache der Norm erhöht (HEGNAUER et al.[11]). Der O_2- und

---

[1] GROSSE-BROCKHOFF, F., u. W. SCHOEDEL: Arch. exper. Path. u. Pharmakol. **201**, 417 (1943).

[2] BIGELOW, W. G., W. K. LINDSAY, R. C. HARRISON, R. A. GORDON u. W. F. GREENWOOD: Amer. J. Physiol. **160**, 125 (1950).

[3] SPURR, G. B., B. K. HUTT u. S. M. HORVATH: Amer. J. Physiol. **179**, 139 (1954).

[4] KRAMER, K., u. H. REICHEL: Klin. Wschr. **1944**, 192.

[5] PENROD, K. E.: Amer. J. Physiol. **157**, 436 (1949).

[6] HEGNAUER, A. H., J. FLYNN u. H. D'AMATO: Amer. J. Physiol. **167**, 69 (1951).

[7] HATERIUS, H. O., u. G. L. MAISON: Amer. J. Physiol. **152**, 225 (1948).

[8] BIGELOW, W. G., J. C. CALLAGHAN u. J. A. HOPPS: Ann. Surg. **132**, 531 (1950).

[9] BIGELOW, W. G., W. K. LINDSAY u. F. W. GREENWOOD: Ann. Surg. **132**, 849 (1950).

[10] D'AMATO, H.: Amer. J. Physiol. **178**, 143 (1954).

[11] HEGNAUER, A. H., W. J. SHRIBER u. H. O. HATERIUS: Amer. J. Physiol. **161**, 455 (1950).

CO_2-Gehalt des Blutes bleibt bei genügender Beatmung bis zu den tiefsten Temperaturen von 15—18° annähernd normal (Kramer u. Reichel[1], Grosse-Brockhoff u. Schoedel[2], Penrod[3]). Auf Grund theoretischer Erwägungen kam v. Werz[4] zu dem Schluß, daß die Linksverschiebung der O_2-Dissoziationskurve durch die Kälte und der damit abfallende O_2-Druck zu einer Gewebshypoxie führen müsse (s. dagegen Gänshirt et al.[5]). Wie jedoch aus Versuchen von Hegnauer u. Penrod[6] hervorgeht, ist die Linksverschiebung der O_2-Dissoziationskurve des Blutes in der Kälte tatsächlich nicht sehr groß, da sie durch eine Rechtsverschiebung infolge der Acidose des Blutes (sinkender p_H-Wert) zu einem erheblichen Teil wieder kompensiert wird. Tatsächlich führen alle neueren Versuche zu dem wichtigen Ergebnis, daß im gesamten Bereich der Hypothermie bis zu den tiefsten Unterkühlungen die *O_2-Versorgung der Gewebe normal* ist, da offenbar O_2-Angebot und O_2-Bedarf parallel absinken (Kramer u. Reichel[1], Penrod[3], Bigelow et al.[7], Rosenhain u. Penrod[8], Gänshirt et al.[5], Hegnauer u. D'Amato[9] u. a.). Voraussetzung ist selbstverständlich eine genügende O_2-Sättigung des Blutes in der Lunge. Penrod[3] konnte aber durch Blutgasanalysen zeigen, daß auch beim Fehlen äußerlich sichtbarer Atembewegungen noch eine ausreichende Beatmung möglich sein kann. Dafür spricht auch die Beobachtung von Gosselin[10], daß sich unterkühlte Meerschweinchen nach 20 min Kälteapnoe wieder erholen. Auch die O_2-Versorgung des *Herzens* ist ausreichend; Anzeichen einer latenten Sauerstoffschuld ließen sich nicht finden (Hegnauer et al.[11], Hegnauer u. D'Amato[9]).

Die Sauerstoffversorgung des *Gehirns* ist ebenfalls normal, der O_2-Verbrauch zeigt eine lineare Temperaturabhängigkeit. (Rosomoff u. Holaday[12], Gänshirt et al.[5]). Nach Untersuchungen von Gänshirt et al.[5] am isolierten Katzenkopf wird die Überlebensdauer des Gehirns nach Ischämie mit sinkender Temperatur zunehmend verlängert, die Erholungsfähigkeit nach Sauerstoffmangel aber bei Temperaturen unter 31° wieder verschlechtert.

Die *übrigen Homoiothermen* zeigen ein ähnliches Bild der Hypothermie. Bei Vögeln tritt zunächst Kältezittern ein, das bei weiterer Temperatursenkung allmählich gelähmt wird. Beim Küken, das ziemlich kälteresistent ist, hört bei 20° Kloakentemperatur das Zittern auf, bei 15° die Atmung, bei 10° die Herztätigkeit (Randall[13]). Neugeborene und junge Tiere ertragen durchweg stärkere Grade der Hypothermie als ausgewachsene (S. 437). Die tiefsten Senkungen der Körpertemperatur vertragen die Winterschläfer (S. 444).

Aufwärmung: Die Methode der Wahl zur Behebung einer *akuten* allgemeinen Unterkühlung ist eine möglichst *rasche Aufwärmung* in einem warmen Bad von

---

[1] Kramer, K., u. H. Reichel: Klin. Wschr. **1944**, 192.

[2] Grosse-Brockhoff, F., u. W. Schoedel: Arch. exper. Pathol. u. Pharmakol. **201**, 417 (1943).

[3] Penrod, K. E.: Amer. J. Physiol. **157**, 436 (1949).

[4] Werz, R. v.: Arch. exper. Path. u. Pharmakol. **202**, 561 (1943).

[5] Gänshirt, H., H. Hirsch, W. Krenkel, M. Schneider u. W. Zylka: Arch. exper. Path. u. Pharmakol. **222**, 431 (1954).

[6] Hegnauer, A. H., u. K. E. Penrod: The hypothermic dog, A. F. Tech. Report, 5912 (1950).

[7] Bigelow, W. G., W. K. Lindsay, R. C. Harrison, R. A. Gordon u. W. F. Greenwood: Amer. J. Physiol. **160**, 125 (1950).

[8] Rosenhain, F. R., u. K. E. Penrod: Amer. J. Physiol. **166**, 55 (1951).

[9] Hegnauer, A. H., u. H. D'Amato: Amer. J. Physiol. **178**, 138 (1954).

[10] Gosselin, R. E.: Amer. J. Physiol. **157**, 103 (1949).

[11] Siehe S. 421, Fußnote 6.

[12] Rosomoff, H. L., u. D. A. Holaday: Amer. J. Physiol. **179**, 85 (1954).

[13] Randall, W. C.: Amer. J. Physiol. **139**, 56 (1943).

40—45° (Grosse-Brockhoff u. Schoedel[1], Haterius u. Maison[2], Penrod[3], Behnke u. Yaglou[4] u. a.). Langsame Aufwärmung ist ungünstig wegen des starken „paradoxen" Abfalles der Rectaltemperatur von 1—2° (s. S. 419). Bei chronischer Unterkühlung wird dagegen von manchen Forschern auch eine langsame Wiederaufwärmung empfohlen (s. Burton u. Edholm[5]). Spontane Wiederaufwärmung tritt bei tiefen Temperaturen nicht ein, da die Regelzentren gelähmt sind. Erst wenn eine Rectaltemperatur von 24—28° erreicht ist, beginnt deren Tätigkeit (Penrod[3]). Die Erholung tritt im allgemeinen annähernd spiegelbildlich zur Abkühlung auf, doch gibt es verschiedene Vorgänge, z. B. die Hirnpotentiale, bei denen die Erholungstemperatur bedeutend höher liegt als die Lähmungstemperatur bei Abkühlung (Gänshirt et al.[6]). Die Erholungsfähigkeit solcher Vorgänge wird offenbar durch die vorausgegangene Kühlung beeinträchtigt.

b) Hypothermie beim Menschen.

Wie die Erfahrungen an natürlich oder künstlich Unterkühlten zeigen, kann die Innentemperatur des Menschen um etwa 12° gesenkt werden (25°), ohne daß irreversible Störungen der Lebensvorgänge auftreten. Unterhalb dieser Temperatur wird der Fortbestand des Lebens kritisch, obwohl Erholungen nach 18° Rectaltemperatur beschrieben wurden (Klein[7], Laufman[8]). Ohne Narkose kann der Stoffwechsel maximal bis zum 11 fachen des Grundumsatzes ansteigen (Herrington[9]). Unter 34° ist das Maximum überschritten (Smtih u. Fay[10]) und unterhalb 30° lassen Zittern und Umsatzsteigerung erheblich nach. Tab. 14 zeigt ein Beispiel für die Beeinflussung nervöser Reaktionen während der Hypothermie.

Die ersten *experimentellen* Tiefkühlungen des Menschen zu medizinischen Zwecken (Krebs- und Schizophreniebehandlung) bis auf Rectaltemperaturen von 23,5° wurden von amerikanischen Autoren gemacht (Smith u. Fay[10, 11]). Die physiologischen Versuche von Dill u. Forbes[12] an diesen Patienten ergaben eine

Tabelle 14. *Zentralnervöse Vorgänge bei Hypothermie am Menschen*[13].

Rectaltemperatur °C	Veränderungen
37,0	Normal
34,0	Zittern, Hyperreflexie, Verzögerung der cerebralen Vorgänge
33,0	Retrograde Amnesie
32,0	Noch ansprechbar, Essen und andere Handlungen noch möglich, alle Vorgänge stark verzögert
26,5	Keine Reaktion auf Ansprechen
25,5	Erlöschen der Eigenreflexe der Muskeln und des Lichtreflexes der Pupillen

[1] Grosse-Brockhoff, F., u. W. Schoedel: Arch. exper. Path. u. Pharmakol. **201**, 457 (1943).

[2] Haterius, H. O., u. G. L. Maison: Amer. J. Physiol. **152**, 225 (1948).

[3] Penrod, K. E.: Amer. J. Physiol. **157**, 436 (1949).

[4] Behnke, A. R., u. C. P. Yaglou: J. Appl. Physiol. **3**, 591 (1951).

[5] Burton, A. C., u. O. G. Edholm: Man in a cold environment, S. 218. London 1955.

[6] Gänshirt, H., H. Hirsch, W. Krenkel, M. Schneider u. W. Zylka: Arch. exper. Path. u. Pharmakol. **222**, 431 (1954).

[7] Klein, M.: Med. Klin. **1936 II**, 1426.

[8] Laufman, H.: J. Amer. Med. Assoc. **147**, 1201 (1951).

[9] Herrington, L. P.: In L. H. Newburgh: Physiology of heat regulation and the science of clothing, S. 262. Philadelphia u. London 1949.

[10] Smith, L. W., u. T. Fay: In Temperature, its measurement and control, S. 576. New York 1941.

[11] Smith, L. W., u. T. Fay: Amer. J. Clin. Path. **10**, 1 (1940).

[12] Dill, D. B., u. W. H. Forbes: Amer. J. Physiol. **132**, 685 (1941).

[13] Zum Teil nach L. P. Herrington: In Newburgh, L. H.: Physiology of heat regulation and the science of clothing, S. 262. Philadelphia u. London 1949.

Hyperventilation mit $1,5\%$ CO_2-Gehalt der Ausatmungsluft (normal 5%), Acidose des Blutes und Verminderung der Alkalireserve auf 75% des Normalwertes, ferner eine mäßige Linksverschiebung der Dissoziationskurve des Blutes (Tab. 15) bei normaler O_2-Sättigung. Die Atmung blieb bis $25°$ intakt.

Die oben erwähnten Indikationen der künstlichen Unterkühlung am Menschen sind heute verlassen; ihre Hauptanwendung findet sie in der Chirurgie, um eingreifende Operationen möglichst schonend zu gestalten. Besondere Möglichkeiten eröffnen sich für die Chirurgie des Herzens und der großen Gefäße, da der hypotherme Organismus eine längere Kreislaufunterbrechung verträgt als der normale. Nachdem Bigelow et al.[2,3] an Hunden bei $20°$ Rectaltemperatur Kreislaufunterbrechungen bis zu 15 min erzielen konnten, wurde das Verfahren in vereinzelten Fällen auch in der menschlichen Herzchirurgie versucht (Bailey et al.[4], Swan et al.[5,6] u. a.). Im heutigen Entwicklungsstadium sind derartige Eingriffe jedoch noch sehr gefährlich und als allgemeine Methode kaum gangbar. Swan et al.[4] berichteten, daß bei 15 meist an Kindern ausgeführten Herzoperationen mit Zirkulationsunterbrechungen von $2—8^1/_2$ min in Pentothal-Cyclopropan-Äthernarkose bei Unterkühlung auf $26—21,5°$ in 3 Fällen Herzstillstand und zweimal Kammerflimmern auftrat. Einen wesentlich größeren Fortschritt als durch die Hypothermie, bei der die verfügbare Zeit der Kreislaufunterbrechung immer noch sehr kurz ist, wird man in der Herzchirurgie von der Entwicklung künstlicher Herz-Lungensysteme erwarten dürfen, deren technische Durchführung heute allerdings noch auf erhebliche Schwierigkeiten stößt (vgl. Bahnson u. Otis[7]).

Ein heute viel propagiertes Verfahren, das mit einem unzutreffenden und etwas sensationellen Schlagwort als «hibernation artificielle», „künstlicher Winterschlaf" bezeichnet wird (Laborit[8], Bénitte[9], Steinbereithner et al.[10], dort weitere Lit.), hat mit dem natürlichen Winterschlaf nichts als den Namen gemeinsam. Im wesentlichen handelt es sich um die Dämpfung gewisser vegetativer Funktionen durch Phenothiazin-Derivate (z. B. Megaphen). In den meisten Fällen ist hierbei noch nicht klargestellt, wie weit die Wirkungen auf eine gleichzeitige Hypothermie oder auf die Pharmaka als solche zurückzuführen sind. Es ist überdies zweifelhaft, ob diese Substanzen, wie meist behauptet, die Temperaturregelung in nennenswerter Weise ausschalten. Stärkere Senkungen der Körpertemperatur, wie sie an Kleintieren beschrieben wurden und die wahrscheinlich durch Unterdrückung der Atmungssteigerung in der Kälte bedingt

Tabelle 15. *Veränderungen des Blutes beim Menschen in Hypothermie*[1].

Rectaltemperatur °C	O_2-Sättigung %	p_H	p_{O_2} mm Hg
37,1	96,3	7,35	98
32,8	95,3	7,33	74
27,8	96,8	7,33	70

---

[1] Nach D. B. Dill u. W. H. Forbes: Amer. J. Physiol. **132**, 685 (1941).

[2] Bigelow, W. G., J. C. Callaghan u. J. A. Hopps: Ann. Surg. **132**, 531 (1950).

[3] Bigelow, W. G., W. K. Lindsay u. F. W. Greenwood: Ann. Surg. **132**, 849 (1950).

[4] Bailey, C. P., B. A. Cookson, D. F. Downing and W. B. Neptune: J. Thoracic Surg. **27**, 73 (1954).

[5] Swan, H., I. Zeavin, S. G. Blount u. R. W. Virtue: J. Amer. Med. Assoc. **153**, 1082 (1953).

[6] Swan, H., u. I. Zeavin: Ann. Surg. **139**, 385 (1954).

[7] Bahnson, H. T., u. A. B. Otis: Physiol. Rev. **35**, 363 (1955).

[8] Laborit, H.: Arch. exper. Path. u. Pharmakol. **222**, 41 (1954).

[9] Bénitte, A.: Arch. exper. Path. u. Pharmakol. **222**, 20 (1954).

[10] Steinbereithner, K., F. Lembeck u. S. Hift: Künstlicher Winterschlaf. Wien u. Innsbruck 1955.

sind, konnten am Hund nicht bestätigt werden. L'ALLEMAND et al.[1] fanden, daß
bei 0° Raumtemperatur die Rectaltemperatur von Hunden nur um maximal 1,9°
gesenkt werden konnte, und auch das Kältezittern und der O_2-Verbrauch in der
Kälte wurden nicht nennenswert vermindert. Bezeichnenderweise gelingt es
nicht, einen Winterschläfer durch solche Substanzen etwa in Winterschlaf zu versetzen; das Tier geht vielmehr nach kurzer Zeit ein (KAYSER[2]).

c) Allgemeiner Kältetod.

Die *tiefen Letaltemperaturen* der Homoiothermen (mit Ausnahme der Winterschläfer) liegen bei längeren Unterkühlungen meist zwischen 15 und 20°, also weit

Tabelle 16. *Untere Letaltemperaturen.*

Art	Letal-temperatur ° C	Bemerkungen
Zaunkönig[3]	32	
Huhn[4]	23	
Ratte[5,6]	13—15	
Ratte[6]	13	Herzstillstand
Ratte[7,8,9]	0—1	Wiederbelebung nach Herzstillstand
Ratte[10]	—1 bis —3	Wiederbelebung nach 10—40 min Unter-kühlung
Meerschweinchen[11] . . .	17,5—21	
Meerschweinchen[12] . . .	0—1	Wiederbelebung durch starke Erwärmung
Katze[5]	14—16	
Hund[13,14]	15—18	
Hund[13,14]	11,8	Tiefstwert d. Erholung
Hund[15]	0—1,5	Künstlicher Kreislauf
Mensch[16]	18	Tiefstwert d. Erholung
Mensch[5]	24—26	Mittelwert
Affe (Rhesus)[17]	14	
Echidna[18]	24—25	

über dem Gefrierpunkt der Gewebe. Für Säuger scheint die Letalgrenze tiefer zu
liegen als für Vögel. Auch bei der unteren Temperaturgrenze ist der *Zeitfaktor* von
großer Bedeutung. Tab. 16 gibt einige Letaltemperaturen ausgewachsener Vögel
und Säuger (Winterschläfer S. 444 und junge Tiere S. 437).

[1] L'ALLEMAND, H., W. BRENDEL u. W. USINGER: Anaesthesist 4, 36 (1955).
[2] KAYSER, CH.: Abstr. 19. Internat. Physiol. Congr. Montreal, S. 128, 1953.
[3] BALDWIN, S. P., u. S. C. KENDEIGH: Sci. Publ. Cleveland Mus. Nat. Hist. 3, 1 (1932).
[4] MORENG, R. E., u. C. S. SHAFFNER: Poultry Sci. 30, 225 (1951).
[5] CRISMON, J. M., u. W. H. ELIOT: Stanford Med. Bull. 5, 115 (1947).
[6] ADOLPH, E. F.: Amer. J. Physiol. 155, 348 (1948).
[7] ANDJUS, R.: C. r. Acad. Sci. (Paris) 232, 1591 (1951).
[8] ANDJUS, R. K., u. A. U. SMITH: J. of Physiol. 128, 446 (1955).
[9] ANDJUS, R. K., u. J. E. LOVELOCK: J. of Physiol. 128, 541 (1955).
[10] ANDJUS, R. K.: J. of Physiol. 128, 547 (1955).
[11] GOSSELIN, R. E.: Amer. J. Physiol. 157, 103 (1949).
[12] LUTZ, W.: Z. exper. Med. 115, 615 (1950).
[13] HATERIUS, O. H., u. G. L. MAISON: Amer. J. Physiol. 152, 225 (1948).
[14] PENROD, K. E.: Amer. J. Physiol. 157, 436 (1949).
[15] GOLLAN, F., D. S. TYSINGER jr., J. T. GRACE, R. C. KORY u. G. R. MENEELY: Amer. J. Physiol. 181, 297 (1955).
[16] LAUFMAN, H.: J. Amer. Med. Assoc. 147, 1201 (1951).
[17] SIMPSON, S.: J. of Physiol. 28, 37 P (1902).
[18] WISLOCKI, G. B.: Quart. Rev. Biol. 8, 385 (1933).

Durch eine besondere Technik der Abkühlung und Wiedererwärmung ist es in neuerer Zeit möglich geworden, Warmblüter bis weit unter die allgemein als untere Letalgrenze geltende Temperatur von 15—20° abzukühlen und ohne Schaden wieder zu beleben. Schon 1917 gelang es Winterstein[1], Meerschweinchen und Kaninchen nach Aufhören der Atem- und Herztätigkeit bei 6—11° Rectaltemperatur — allerdings nur für kürzere Zeit — zu beleben. Dauernde Wiederbelebungen von Meerschweinchen, die nahezu auf 0° Körpertemperatur abgekühlt waren, erreichte Lutz[2] durch rasche Aufwärmung in heißen Bädern. Andjus[3] und Andjus u. Smith[4,5] versetzten Ratten durch Anoxie, Hyperkapnie und tiefe Hypothermie in einen Zustand tiefer Narkose und kühlten sie dann in Eiswasser bis auf 0—2° Colontemperatur ab. Nach Herz- und Atemstillstand von 40 min und länger wurde zunächst das Herz lokal erwärmt, bis die Spontantätigkeit wieder einsetzte, und Luft in die Lungen insuffliert. Anschließend wurden die Ganztiere im Wasserbad erwärmt. Bei Anwendung von Mikrowellen-Diathermie auf die Herzgegend (Andjus u. Lovelock[6]) ließen sich Überlebensraten von 80—100% erzielen. Auch wiederholte Unterkühlungen auf 0° (bis zu 10 mal) sind möglich, wobei eine gewisse Verbesserung der Kälteresistenz einzutreten scheint (Andjus[7]). Neuerdings gelang Andjus[7] sogar die Wiederbelebung von Ratten, die bis zu —3° Colontemperatur unterkühlt waren. Sofern keine Eiskristallisation einsetzte, erholten sich die Tiere vollständig. Derartig unterkühlte Tiere zeigten in einem Zeitraum bis zu 2 Jahren nach der Unterkühlung keine Schäden; auch die Fertilität war nicht gestört. Gollan et al.[8] konnten auch Hunde durch Kühlung des Blutes in einem künstlichen Herz-Lungen-System bis auf 0—1,5° Körpertemperatur abkühlen und nach 30—50 min Herz- und Atemstillstand ohne Schaden wiederbeleben.

Die *Ursache* des akuten Kältetodes ist noch nicht hinreichend bekannt. Zweifellos kommt es hierbei sehr auf die Art und den Zeitverlauf der Unterkühlung an. Nach Büchner[9] findet man bei akuter Hypothermie keine morphologischen Veränderungen von Schilddrüse und Nebennieren, ferner sahen Hegnauer u. Penrod[10] keinen Unterschied in der Resistenz von Ratten gegen akute Unterkühlung bei Über- oder Unterfunktion der Schilddrüse. Sauerstoffmangel, den v. Werz u. Lutz[11,12,13] als die primäre Ursache des Kältetodes ansehen, scheidet nach neueren Untersuchungen aus (s. S. 422). Der Tod bei Hypothermie wird meist durch Störungen der Herztätigkeit ausgelöst (Grosse-Brockhoff u. Schoedel[14],

---

[1] Winterstein, H.: Münch. med. Wschr. **1917**, 153

[2] Lutz, W.: Z. exper. Med. **115**, 615 (1950).

[3] Andjus, R. K.: C. r. Acad. Sci. (Paris) **232**, 1591 (1951).

[4] Andjus, R. K., u. A. U. Smith: J. of Physiol. **123**, 66 P (1954).

[5] Andjus, R. K., u. A. U. Smith: J. of Physiol. **128**, 446 (1955).

[6] Andjus, R. K., u. J. E. Lovelock: J. of Physiol. **128**, 541 (1955).

[7] Andjus, R. K.: J. of Physiol. **128**, 547 (1955).

[8] Gollan, F., D. S. Tysinger jr., J. T. Grace, R. C. Kory u. G. R. Meneely: Amer. J. Physiol. **181**, 297 (1955).

[9] Büchner, F.: Klin. Wschr. **1943**, 89.

[10] Hegnauer, A. H., u. K. E. Penrod: U. S. A. F. Techn. Rep. No. 5912, Wright-Patterson Air Force Base, Dayton, Ohio 1950.

[11] Werz, R. v.: Arch. exper. Path. u. Pharmakol. **202**, 561 (1943).

[12] Werz, R. v.: Arch. exper. Path. u. Pharmakol. **222**, 78 (1954).

[13] Lutz, W., u. R. v. Werz: Münch. med. Wschr. **1951**, 161.

[14] Grosse-Brockhoff, F., u. W. Schoedel: Arch. Exper. Path. u. Pharmakol. **201**, 417 (1943).

HATERIUS u. MAISON[1], HEGNAUER et al.[2], COVINO et al.[3]). Man beobachtet Herz-stillstand, Kammerflimmern oder Überleitungsstörungen. Bei der Ratte tritt Herzstillstand bei 13° ein (ADOLPH[4]), beim Hund liegt die Grenze der Herzstörun-gen im Mittel bei 16,5° (COVINO et al.[3]). Die Störungen sind nicht auf Hypoxie zurückzuführen; diese tritt vielmehr erst sekundär ein (PENROD[5], HEGNAUER u. D'AMATO[6]). Als Ursache des Herzversagens werden u. a. Störungen im Ferment-system angenommen (GROSSE-BROCKHOFF[7]). Das Versagen des Herzens scheint aber nicht die einzige Ursache des Kältetodes zu sein. So fand ADOLPH[4], daß manchmal bei hypothermen Ratten auch dann eine Wiederbelebung unmöglich war, wenn das Herz noch schlug.

d) Lokale Kältewirkungen.

Die direkten Kältewirkungen auf die Gewebe der Homoiothermen gleichen in vieler Hinsicht denen bei poikilothermen Wirbeltieren. Auch die Temperatur-abhängigkeit der lokalen Gewebsprozesse ist ähnlich, da hier die zentrale Temperaturregelung keine Rolle spielt. Die Spätschäden nach lokalen Kälte-wirkungen bestehen in Rötung der Haut (Kälteerythm) infolge Capillarschädigung (Erfrierung 1. Grades), Ödembildung und Abhebung der Epidermis (2. Grad) und schließlich Nekrosen (3. Grad).

Manche Gewebe werden schon bei Temperaturen *oberhalb des Gefrierpunktes* geschädigt. Abkühlung des Gewebes in situ löst eine starke lokale und reflek-torische Vasokonstriktion aus, die manchmal bis weit in das normale Gewebe reicht (MEINERS[8]). Heftiger Kälteschmerz besteht bis zu Gewebstemperaturen von 0° (KRA-MER u. SCHULZE[9]). Die Vasokonstriktion kann in rhythmischen Abständen von Dila-tationen durchbrochen werden (LEWISsche Reaktion, S. 371), die das Gewebe wieder aufwärmen. Bei sehr kalten Temperaturen und bei allgemeiner Hypothermie erlischt diese Reaktion. In diesem Stadium kann es bei langfristiger Kälteein-wirkung schon bei Temperaturen zwischen 1 und 15° zu Schädigungen kommen, die beim Menschen namentlich an den Füßen auftreten („immersion foot"); die Gefäßkomponente scheint dabei die Hauptrolle zu spielen (s. BURTON u. EDHOLM[10])

Während lokaler Abkühlung der Hundeextremität auf 0° fand SCHWIEGK[11] keine pathologischen Gewebsprozesse, insbesondere keine Anzeichen eines Er-stickungsstoffwechsels. Der O_2-Verbrauch des Muskels sinkt gemäß der RGT-Regel ab, Milchsäure- und Phosphatfraktionen sind normal. Bei 0° verträgt das Gewebe eine 5fach längere Ischämie als bei normaler Temperatur.

Der *Gefrierpunkt* der Gewebe der Homoiothermen liegt meist bei —1 bis —2°, jedoch tritt vielfach das Gefrieren erst nach Unterkühlung bis — 10° und mehr ein (KRAMER u. SCHULZE[9], LEWIS[12]). Nach Versuchen von LEWIS u. FREYTAG[13] und

---

[1] HATERIUS, H. O., u. G. L. MAISON: Amer. J. Physiol. **152**, 225 (1948).

[2] HEGNAUER, A. H., J. FLYNN u. H. D'AMATO: Amer. J. Physiol. **167**, 69 (1951).

[3] COVINO, B. G., D. A. CHARLESON u. H. D'AMATO: Amer. J. Physiol. **178**, 148 (1954).

[4] ADOLPH, E. F.: Amer. J. Physiol. **155**, 378 (1948).

[5] PENROD, K. E.: Amer. J. Physiol. **157**, 436 (1949).

[6] HEGNAUER, A. H., u. H. D'AMATO: Amer. J. Physiol. **178**, 138 (1954).

[7] GROSSE-BROCKHOFF, F.: Pathologische Physiologie. Berlin, Göttingen, Heidelberg 1950.

[8] MEINERS, S.: Pflügers Arch. **254**, 557 (1952).

[9] KRAMER, K., u. W. SCHULZE: Klin. Wschr. **1944**, 201.

[10] BURTON, A. C., u. O. G. EDHOLM: Man in a cold environment, S. 225. London 1955.

[11] SCHWIEGK, H.: Klin. Wschr. **1944**, 198.

[12] LEWIS, R. B.: J. Amer. Med. Assoc. **222**, 300 (1951).

[13] LEWIS, R. B., u. E. FREYTAG: Texas Rep. Biol. a. Med. **10**, 353 (1952).

Lewis u. Gerstner[1] zeigen sich im Muskel der Kaninchenpfote, die auf −5,4 bis −11° gekühlt war, nach dem Auftauen Nekrosen, jedoch nicht nach einer Kühlung auf −0,7° Muskeltemperatur. Die *Ursachenfrage* der Gefrierschäden ist ebenso wie die Frage der günstigsten Therapie lokaler Erfrierungen noch nicht hinreichend geklärt. (Bezüglich der Wirkung lokaler Kälte und *Eisbildung* s. S. 59ff.). Manche Untersucher sehen in der Störung der *Durchblutung* nach dem Auftauen (Hyperämie, Stase, Thrombose, Ödem) die Hauptursache der Schädigung (Schwiegk[2], Kreyberg[3], Crismon[4] u. a., Diskussion bei Burton u. Edholm[5]). In Kaninchenversuchen mit Fluoresceintechnik zeigte sich, daß nach örtlicher Erfrierung die Durchblutung zunächst wieder in Gang kommen kann, dann aber durch Stase und Thrombenbildung unterbrochen wird, woraus sich sekundär eine Gangrän entwickelt (Lange et al.[6], Crismon u. Fuhrman[7, 8], Fuhrman u. Crismon[9, 10], Fuhrman et al.[11]). Dagegen betont Lewis[12], daß das Gefrieren zu *direkten* Schädigungen des Gewebes führt. Die Ansicht wird gestützt durch das Auftreten von Muskelnekrosen an der Kaninchenpfote kurz nach dem Auftauen, ohne daß eine Störung der Durchblutung vorliegt (Pichotka u. Lewis[13], Lewis u. Freytag[14], Lewis u. Gerstner[1]).

Im Gegensatz zu den meisten Erfahrungen am Menschen, bei dem sich langsames Auftauen gefrorener Körperteile bisher am meisten bewährt hat, namentlich bei der deutschen Armee im Rußlandfeldzug 1941/42 (Köhler[15]), stehen eine Reihe neuerer tierexperimenteller Ergebnisse, bei denen nach schnellem Auftauen die bleibenden Schäden geringer waren (Lewis[12], Crismon[4], Shumaker u. Lembke[16]). Auch für den Menschen wird von russischer Seite schnelles Erwärmen empfohlen (Aryev[17]). Wie Burton u. Edholm[5] betonen, lassen sich die Tierversuche wegen der geringeren Gewebsmasse und ihres sehr akuten Charakters nicht ohne weiteres auf den Menschen übertragen, so daß noch keine endgültige Entscheidung über die günstigste Art der Behandlung möglich ist.

XI. Temperatur und Entwicklung.

1. Spermatogenese.

Spermatogenese, Befruchtungsfähigkeit und Motilität der Spermien der Homoiothermen sind stark temperaturabhängig. Hühnerspermien überleben Temperaturen von − 15° und sind bei 6° noch bewegungsfähig, während sie durch Erhitzung auf 50° von mehr als 2 min Dauer irreversibel geschädigt werden. Der O_2-Verbrauch ist bei 40,8° am höchsten; eine Temperatur von 20° ist am

[1] Lewis, R. B., u. H. B. Gerstner: Amer. J. Physiol. **177**, 501 (1954).
[2] Schwiegk, H.: Klin. Wschr. **1944**, 198.
[3] Kreyberg, L.: Physiol. Rev. **29**, 156 (1949).
[4] Crismon, J. M.: Bull. Vascular Surgery **1951**, 110.
[5] Burton, A. C., u. O. G. Edholm: Man in a cold environment, S. 223. London 1955.
[6] Lange, K., L. J. Boyd u. L. Loewe: Science (Lancaster, Pa.) **102**, 151 (1945).
[7] Crismon, J. M., u. F. A. Fuhrman: J. Clin. Invest. **26**, 259 (1947).
[8] Crismon, J. M., u. F. A. Fuhrman: J. Clin. Invest. **26**, 268 (1947).
[9] Fuhrman, F. A., u. J. M. Crismon: J. Clin. Invest. **26**, 236 (1947).
[10] Fuhrman, F. A., u. J. M. Crismon: J. Clin. Invest. **26**, 245 (1947).
[11] Fuhrman, F. A., A. Frederick u. J. M. Crismon: J. Clin. Invest. **26**, 229 (1947).
[12] Lewis, R. B.: J. Amer. Med. Assoc. **222**, 300 (1951).
[13] Pichotka, J., u. R. B. Lewis: Air Force School Aviat. Med., Randolph Field, Tex., Rep. No. 7 (1951).
[14] Lewis, R. B., u. E. Freytag: Texas Rep. Biol. a. Med. **10**, 353 (1952).
[15] Köhler, O.: Zbl. Chirurg. **1942**, 1782.
[16] Shumaker, H. B., u. R. Lembke: Bull. Vascular. Surg. **1951**, 77.
[17] Aryev, T.: Clin. med. (Moskau) **28**, 15 (1950); Engl. Übersetz. v. E. R. Hope.

schonendsten (WINBERG[1]). Befruchtete Kanincheneier bleiben bei 10° bis 150 Std. entwicklungsfähig (CHANG[2]). POLGE et al.[3] zeigten, daß Spermatozoen bis — 79° gekühlt und wieder aufgetaut werden können, ohne ihre Befruchtungsfähigkeit zu verlieren. Ebenso kann Ovarialgewebe nach mehrtägiger Abkühlung auf − 79° wieder erfolgreich implantiert werden.

Die *Spermatogenese* derjenigen *Säuger*, deren Testes im Scrotum liegen, wird durch geringe Temperatursteigerung stark gehemmt. Dazu genügt bereits eine Erhöhung auf Rectaltemperatur. MOORE[4] konnte beim Widder durch 90tägige Wärmeisolation des Scrotum eine völlige Degeneration der Samenkanälchen erzielen. Die gleiche Wirkung hat künstliche Erwärmung des Scrotalsackes bei Ziege, Meerschweinchen und Kaninchen (MOORE[4], FUKUI[5]) oder Reposition des descendierten Hodens in die Bauchhöhle bei Ratten, Meerschweinchen, Kaninchen und Schafen (MOORE[4], KNAUS[6]). Auch beim *Menschen* konnte durch künstliche Hyperthermie eine vorübergehende Sterilität erzeugt werden (MAC-LEOD u. HOTCHKISS[7]).

Es ist ferner bekannt, daß *Kryptorchismus* beim Menschen und bei Säugern mit ständig descendierten Testes ausnahmslos zu Sterilität und Degeneration der Samenkanälchen führt, während die endokrine Funktion der Keimdrüsen offenbar nicht gestört wird. Auf Grund dieser Befunde wurde von MOORE die Anschauung entwickelt, daß der Scrotalsack als *Kühlorgan der Testes* diene. Tatsächlich sind die Temperaturen im Scrotum der Säuger je nach Außentemperatur 2—10° tiefer als die Rectaltemperatur oder Bauchtemperatur (Lit. b. KNAUS[6]). KNAUS[6] zeigte, daß nicht nur die Spermatogenese, sondern auch die Befruchtungs- und Bewegungsfähigkeit der im Nebenhoden gespeicherten Spermien durch die Temperatur der Bauchhöhle geschädigt wird. Isolierte Verpflanzung des Nebenhodens in die Bauchhöhle ruft bei Kaninchen nach 5 Tagen ein Erlöschen der Motilität der Spermien hervor, während normalerweise die Befruchtungsfähigkeit 40 Tage und die Bewegungsfähigkeit noch wesentlich länger dauert. Offenbar wird die in den Spermien aufgespeicherte chemische potentielle Energie durch die höhere Temperatur sehr rasch erschöpft. Nach KNAUS kommt dem Scrotum der Säuger also auch die Funktion zu, die gebildeten Spermien in kühlem Zustand zu konservieren.

In einem gewissen Widerspruch hierzu scheint die Tatsache zu stehen, daß die *Vögel*, die gerade eine besonders hohe Körpertemperatur haben, *intraabdominale* Testes besitzen. Bei ihnen soll jedoch die Spermatogenese nur nachts, im Minimum der Körpertemperatur, vor sich gehen, und bei manchen Arten descendieren die Testes während der Fortpflanzungsperiode zwischen die abdominalen Luftsäcke, die nach COWLES u. NORDSTRÖM[8] möglicherweise eine Kühlwirkung haben sollen.

Bei den *Säugern* finden wir eine dauernde *intraabdominale* Lage der Testes nach WISLOCKI[9] bei den Monotremen, einigen Insektenfressern z. B. Centetidae (Borstenigel), Macroscelididae (Rüsselspringer), Chrysochloridae (Goldmulle), ferner bei Faultieren, Elefanten, Klippschliefern (Hyracoidae), Sirenen und Walen. Tatsächlich liegt die Körpertemperatur mancher dieser Tiere,

[1] WINBERG, H.: Ark. Zool. (Stockh.) **33 A**, 1 (1941).
[2] CHANG, M. C.: J. Gen. Physiol. **31**, 385 (1947).
[3] POLGE, C., A. U. SMITH u. A. S. PARKES: Nature (London) **164**, 666 (1949).
[4] MOORE, C. R.: Quart. Rev. Biol. **1**, 4 (1926).
[5] FUKUI, N.: Japan. Med. World **3** (1923).
[6] KNAUS, H.: Klin. Wschr. **1932 II**, 1897.
[7] MAC LEOD, J., u. R. S. HOTCHKISS: Endocrinology (Springfield, Ill.) **28**, 780 (1941).
[8] COWLES, R. B., u. A. NORDSTRÖM: Science (Lancaster, Pa.) **104**, 586 (1946).
[9] WISLOCKI, G. B.: Quart. Rev. Biol. **8**, 385 (1933).

vor allem der Monotremen und Edentaten, weit unter der Rectaltemperatur der höheren Säuger, dagegen liegt die des Elefanten, der ebenfalls intraabdominale Testes hat, mit 36° durchaus nicht tief. Umgekehrt haben die amerikanischen Beuteltiere, die alle descendierende Testes besitzen, sehr niedrige Temperaturen. Wir kennen ferner bei vielen Säugern einen *periodischen Descensus* in der Fortpflanzungszeit, so bei manchen Insektivoren, wie Talpidae (Maulwürfe), Soricidae (Spitzmäuse), Solenodontidae (Schlitzrüßler), Erinaceidae (Igel) und bei allen Rodentiern und Chiropteren. Alle Winterschläfer gehören hierzu. Wenn mithin auch keine strenge Beziehung zwischen Körpertemperatur, Spermatogenese und Descensus testis besteht, so sprechen doch die Tatsachen eindeutig dafür, daß bei den meisten Säugern dem Scrotalsack eine wichtige Kühlfunktion für die Testes zukommt.

Die Fertilität der meisten Tiere schwankt *jahreszeitlich*. In kalten Klimaten ist sie im Sommer meist am höchsten (Stevenson[1]), während sie in gemäßigten bis warmen Klimazonen im Sommer oft sinkt (Brody[2], Mercier[3]), allerdings nicht bei hitzeakklimatisierten Tieren, wie dem indischen Zebu (Bos indicus) (Wilson[4]). Die Sterilität während der heißen Jahreszeit ist *kein* direkter Temperatureinfluß auf die Spermatogenese, sondern nach Bogart u. Mayer[5] durch eine temporäre Unterfunktion der Schilddrüse bedingt. Thyroxingaben heben die Sommersterilität beim Widder auf, während eine Schilddrüsenhemmung durch Thiouracil während des herbstlichen Fertilitätsmaximums zu Sterilität führt.

2. Temperatureinflüsse auf das Wachstum.

Die Wachstumsgeschwindigkeiten der Homoiothermen sind wegen der höheren Temperatur viel höher als die vieler Poikilothermer. Da jedoch die Assimilations- und Dissimilationsvorgänge annähernd gleiche Temperaturkoeffizienten haben, ist die Energiemenge, die für einen bestimmten prozentualen Zuwachs an Körpersubstanz benötigt wird, bei den Homoiothermen und Poikilothermen ungefähr gleich (Tab. 17).

Tabelle 17. *Energieverbrauch zur Verdoppelung des Körpergewichtes*[6]. (Ohne Fettansatz.)

Relatives Gewicht	Absolutgewicht in Gramm			Verdoppelungszeit in Tagen			Energieverbrauch in kcal		
	Katze	Hund	Hecht	Katze	Hund	Hecht	Katze	Hund	Hecht
1	87	225	70						
2	174	450	140	7,5	10	274	3235	2983	3267
4	348	900	280	12	12,5	303	3975	3068	2310

Bei den *Säugern* vollzieht sich wegen der intrauterinen Lage das embryonale Wachstum unter sehr konstanten Temperaturbedingungen, während die Eitemperaturen der *Vögel* während des Brütens beträchtlich schwanken und dadurch wechselnde Einflüsse auf die Embryonalentwicklung ausüben können. Die durchschnittliche Eitemperatur während der Brutperiode der Wildvögel wird mit 34° angegeben; dabei kommen erhebliche Unterschiede vor, z. B. haben die Eier der Passerinae Durchschnittstemperaturen von 33,6°, die der Galliformes 36,4°. Innerhalb des

[1] Stevenson, W. G.: Canad. J. Comp. Med. Vet. Sci. 10, 137 (1946).
[2] Brody, S.: In Temperature, its measurement and control, S. 462. New York 1941.
[3] Mercier, E.: J. Dairy Sci. 29, 556 (1946).
[4] Wilson, S. G.: J. Agr. Sci. 36, 246 (1946).
[5] Bogart, R., u. D. T. Mayer: Amer. J. Physiol. 147, 320 (1946).
[6] Rubner, M.: Biochem. Z. 148, 222 (1924).

Nestes wurden bei Wildenten bis zu 12° Temperaturdifferenz zwischen zentralen und randständigen Eiern gemessen (HUGGINS, zit. b. BRODY[1]).

Die *Wachstumskurve* des Hühnerembryo zeigt verschiedene Abschnitte, die unterschiedlich von der Temperatur beeinflußt werden (Abb. 54) (HENDERSON u. BRODY[2], HENDERSON[3], ROMANOFF[4,5], ROMANOFF u. SOCHEN[6], ROMANOFF et al.[7], BRODY[1]). Mit zunehmendem Lebensalter und der Entwicklung der Homoiothermie wird die Temperaturabhängigkeit der Wachstumsgeschwindigkeit kleiner (Abb. 55). Die *Bruttemperaturen* der Vögel zeigen ausgesprochene Optima in bezug auf normale Embryonalentwicklung, Schlüpfrate, Überlebensrate u. a. Für Truthahn, Ente und

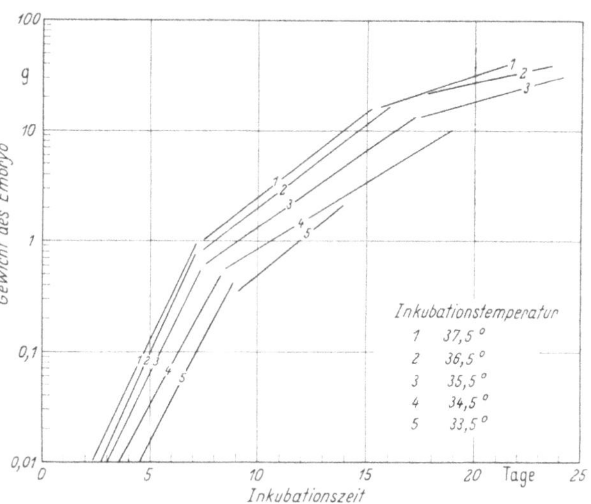

Abb. 54. Wachstum des Hühnchenembryo bei verschiedenen Bruttemperaturen. Nach A. L. ROMANOFF, L. L. SMITH u. R. A. SULLIVAN: Cornell Univ. Agr. Exper. Sta. Memoir. 216 (1938).

Huhn liegen die optimalen Außentemperaturen zwischen 36,5 und 37,5° (ROMANOFF[8], BRODY[1]). Dabei nimmt die Temperatur im Ei mit steigender Größe und Wärmebildung des Embryo bis auf 40° am 18. Tag zu (BAROTT[9], ROMANOFF[10]). Bei kälteren und wärmeren Temperaturen werden die Entwicklungsvorgänge ungünstig beeinflußt. Temperaturen oberhalb des Optimums rufen eine Entwicklungshemmung und Verzögerung der Eiweißresorption des Embryo hervor (ROMANOFF[11]). Auch das Wachstum des geschlüpften Kükens wird durch Hitze gehemmt (KLEIBER u. DOUGHERTY[12]). Bei kälteren Bruttemperaturen wird vor

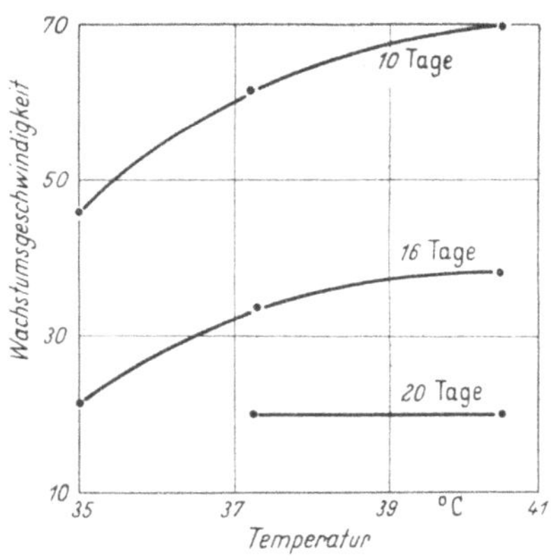

Abb. 55. Temperaturabhängigkeit der Wachstumsgeschwindigkeit des Hühnchenembryo in verschiedenen Entwicklungsstadien. Nach S. BRODY: Bioenergetics and growth, S. 273. New York 1945.

[1] BRODY, S.: Bioenergetics and growth. New York 1945.
[2] HENDERSON, E. W., u. S. BRODY: Univ. Missouri Agr. Exper. Sta. Res. Bull. 99 (1927).
[3] HENDERSON, E. W.: Univ. Missouri Agr. Exper. Sta. Res. Bull. 149 (1930).
[4] ROMANOFF, A. L.: J. Agr. Sci. 25, 318 (1935).
[5] ROMANOFF, A. L.: Poultry Sci. 15, 311 (1936).
[6] ROMANOFF, A. L., u. M. SOCHEN: Anat. Rec. 65, 59 (1936).
[7] ROMANOFF, A. L., L. L. SMITH u. R. A. SULLIVAN: Cornell Univ. Agr. Exper. Sta. Memoir. 216 (1938).
[8] ROMANOFF, A. L.: Poultry Sci. 22, 148 (1943).
[9] BAROTT, H. G.: U. S. Dept. Agr. Tech. Bull. 553 (1937).
[10] ROMANOFF, A. L.: Science (Lancaster, Pa.) 94, 218 (1941).
[11] ROMANOFF, A. L.: Anat. Rec. 86, 143 (1943).
[12] KLEIBER, M., u. J. E. DOUGHERTY: J. Gen. Physiol. 17, 701 (1934).

allem die Überlebensrate nach dem Schlüpfen vermindert und die Zahl der Mißbildungen stark erhöht. Es genügt eine Temperatureinwirkung von einigen Tagen, um derartige Wirkungen hervorzurufen (Brody[1]).

3. Entwicklung der Homoiothermie.

Alle Homoiothermen sind im Laufe der Ontogenie zunächst *poikilotherm*. Der Zeitpunkt, an dem sich die Temperaturregelung entwickelt, ist sehr verschieden und hängt eng mit dem sonstigen Reifegrad des Lebewesens zusammen. Eine Insuffizienz der Temperaturregelung kann bedingt sein: 1. durch ungenügende Ausbildung der Stellglieder, z. B. durch fehlendes Haarkleid oder Gefieder, durch einen großen Oberflächen-Volumquotienten usw. oder 2. durch eine ungenügende Ausbildung der Regelzentren und der nervösen Steuerungsvorgänge. Eine voll entwickelte Regelung, d. h. das Vermögen, die Rectaltemperatur konstant zu halten, wird meist viel später erreicht als eine Funktionsfähigkeit der Regelungszentren. Tab. 18 zeigt die Zeiten, nach denen die Homoiothermie voll ausgebildet ist. Ginglinger u. Kayser[7] teilen die neugeborenen bzw. geschlüpften Homoiothermen nach ihrer Regelung in 3 Gruppen ein: 1. ausgereifte Formen mit vollkommener Gesamtregelung (Huhn, Meerschweinchen), 2. Formen mit ausgebildeten, aber quantitativ unzureichenden Regelungsvorgängen (Hund, Mensch), 3. unreife Formen mit fehlender Regelung, also echter Poikilothermie (Maus, Taube).

Tabelle 18. *Entwicklung der vollen Homoiothermie.*

Art	Tage nach d. Geburt bzw. nach dem Ausschlüpfen
Zaunkönig[2] . . .	21
Taube[3]	15—16
Maus[3]	10
Ratte[4,6]	18—30
Igel[5]	31
Hamster[6] . . .	32—44

a) Entwicklung der Temperaturregelung bei Vögeln und Säugetieren.

Vögel: Bei den *Nestflüchtern* entwickelt sich die Homoiothermie schon während der Embryonalentwicklung (Pembrey et al.[8]). Ausschlüpfende Küken sind praktisch homoiotherm und erreichen nach etwa 4—6 Tagen die volle Regelung der ausgewachsenen Tiere (Romanoff[9]). Den *Nesthockern*, die nach dem Schlüpfen im allgemeinen nackt sind, fehlt zunächst die Temperaturregelung. Die Körpertemperatur ist am Tage des Ausschlüpfens nur 0,5—1,5° höher als die Außentemperatur (Kendeigh[2], Böni[10]) und erreicht erst im Laufe der ersten 2—3 Wochen die Unabhängigkeit von der Außentemperatur (Abb. 56). Der Zeitverlauf scheint bei verschiedenen Ordnungen der Vögel, deren Junge Nesthocker sind, recht ähnlich zu sein. Beim Wellensittich (Melopsittacus undulatus), Neuntöter (Lanius c. collurio), Wendehals (Jynx t. torquilla) und Zaunkönig (Troglodytes aëdon) liegt nach den Versuchen von Kendeigh[2] und Böni[10] das rascheste Entwicklungsstadium der Homoiothermie zwischen dem

[1] Brody, S.: Bioenergetics and growth. New York 1945.
[2] Kendeigh, S. C.: J. of Exper. Zool. 82, 419 (1939).
[3] Pembrey, M. S.: J. of Physiol. 18, 363 (1895).
[4] Gulick, A.: Amer. J. Physiol. 119, 322 (1937).
[5] Eisentraut, M.: Biol. Zbl. 55, 45 (1935).
[6] Buchanan, A. R., u. R. M. Hill: Proc. Soc. Exper. Biol. a. Med. 71, 126 (1949).
[7] Ginglinger, A., u. Ch. Kayser: Ann. de Physiol. 5, 710 (1929).
[8] Pembrey, M. S., M. H. Gordon u. R. Warren: J. of Physiol. 17, 331 (1894).
[9] Romanoff, A. L.: Science (Lancaster, Pa) 94, 218 (1941).
[10] Böni, A.: Arch. Suisses Ornithol. 2, 1 (1942).

3. und 12. Tag. Vor und nach dieser Zeitspanne verläuft die Entwicklung wesentlich langsamer. Eine enge zeitliche Korrelation zwischen der Dauer des Nestaufenthaltes und der Entwicklung der Temperaturregelung konnte Böni[1] nicht feststellen, ebensowenig besteht immer eine strenge Beziehung zwischen der Ausbildung des Gefieders beim Schlüpfen und der Temperaturregelung. So zeigt die Wachtel (Coturnix c. coturnix), die ein gut ausgebildetes Dunenkleid besitzt, bei Außentemperaturen zwischen 28 und 37° keine Anzeichen einer Temperaturregelung.

Der *Stoffwechsel* des Nesthockers zeigt zunächst das typische Temperaturverhalten der Poikilothermen (Pembrey[2], Leichtentritt[3] u. a.). Leichtentritt hat darauf hingewiesen, daß dies biologisch günstig sei, da die Jungvögel während der Futtersuche des Muttertieres vor allem im Frühjahr öfters kalten Außentemperaturen ausgesetzt sind. Durch die Poikilothermie überstehen sie diese Auskühlung ohne jede Belastung ihrer Temperaturregelung (erhöhter Nahrungsbedarf!). Die Umstellung des Stoffwechsels auf homoiotherme Verhältnisse beginnt nach dem 3. Tag, erfolgt also früher als die volle Ausbildung der Homoiothermie (Odum[4]). Die Regelung

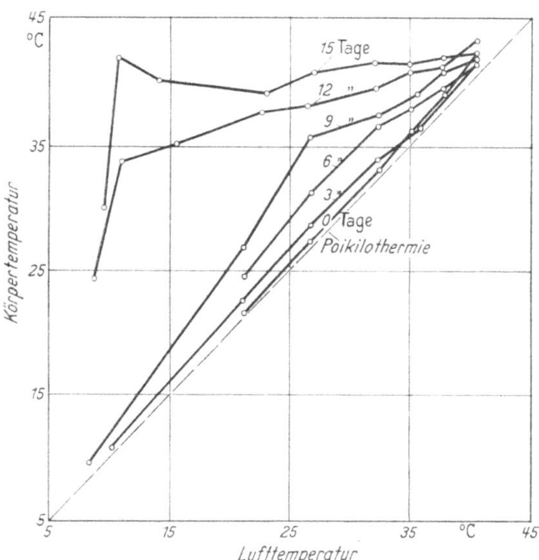

Abb. 56. Körpertemperatur des Zaunkönigs (Troglodytes aëdon) als Funktion der Außentemperatur in verschiedenem Alter nach dem Ausschlüpfen. Nach S. C. Kendeigh: J. of Exper. Zool. **82**, 419 (1939).

gegen *Überwärmung* entwickelt sich ebenfalls erst allmählich. Böni[1] beobachtete bei Melopsittacus das erste Auftreten der Polypnoe am 6. Tag bei 37° Außentemperatur, später trat die Polypnoe schon bei niedrigeren Temperaturen auf. Außerdem zeigen die Jungvögel eine charakteristische Verhaltensregelung, indem sie bei kälteren Temperaturen enger zusammenkriechen, bei wärmeren einzeln im Nest sitzen

Säugetiere: Der Grad der Homoiothermie neugeborener Säuger entspricht weitgehend ihrer allgemeinen Reife und reicht von fast völliger Poikilothermie bis zu gut ausgebildeter Homoiothermie. Der *Stoffwechsel* verhält sich hierbei zunächst wie bei den Poikilothermen gleichsinnig zur Temperatur, später prägt sich das charakteristische Minimum bei warmen Temperaturen und der Anstieg in der Kälte aus (Pembrey[2], Leichtentritt[3], Ginglinger u. Kayser[5], Gulick[6], Gelineo u. Gelineo[7], Gelineo u. Sokic[8], Gelineo[9]).

[1] Böni, A.: Arch. Suisses Ornithol. **2**, 1 (1942).
[2] Pembrey, M. S.: J. of Physiol. **18**, 363 (1895).
[3] Leichtentritt, B.: Z. Biol. **69**, 549 (1919).
[4] Odum, E. P.: Amer. J. Physiol. **136**, 618 (1942).
[5] Ginglinger, A., u. Ch. Kayser: Ann. de Physiol. **5**, 710 (1929).
[6] Gulick, A.: Amer. J. Physiol. **119**, 322 (1937).
[7] Gelineo, S., u. A. Gelineo: Bull. Acad. Serb. Sci., Cl. Sci. Méd. **3**, 119 (1951).
[8] Gelineo, S., u. P. Sokic: C. r. Soc. Biol. (Paris) **147**, 138 (1953).
[9] Gelineo, S.: Arh. biol. nauka **6**, 227 (1954).

Die Entwicklung der homoiothermen Stoffwechselreaktionen und des Kältezitterns beginnt, bevor die Homoiothermie voll ausgebildet ist. Die Tab. 19
nach Gelineo[1] zeigt, daß die ersten homoiothermen Stoffwechselreaktionen.
gekennzeichnet durch das Auftreten des typischen Minimums, schon in einem
Entwicklungsstadium vorhanden sein können, in dem die Regelung noch

Tabelle 19. *Erstes Auftreten des homoiothermen Stoffwechselverhaltens[1]*.

Art	Rectal-temperatur °C	Rectal-temperatur des ausgewach-senen Tieres °C	Tage nach der Geburt	Bemerkungen
Meerschweinchen	38,2—38,4	38,5	0	sehend
Kaninchen	36,3—38	38—39	6	blind
Ratte	26—`1	37	8—9	blind
Ziesel (Citellus)	29,2—31,7	37,5	16—18	blind
Maus	21—33,2	34,5—36,2	6	blind
Hund	26,4—35,5	38	0	blind

nicht voll entwickelt ist. Auch hier gibt es Unterschiede. Das Ziesel
(Citellus citellus), dessen Temperaturregelung bei der Geburt noch höchst
unvollkommen ist, verhält sich zunächst völlig poikilotherm (Abb. 57). Bei der
neugeborenen Ratte zeigen sich schon Ansätze eines homoiothermen Stoffwechselverhaltens, obgleich auch diese Tiere nackt und blind geboren werden.
Kältezittern und Muskelreflexe treten bei der Ratte etwa am 9. Tag auf (Gulick[2].

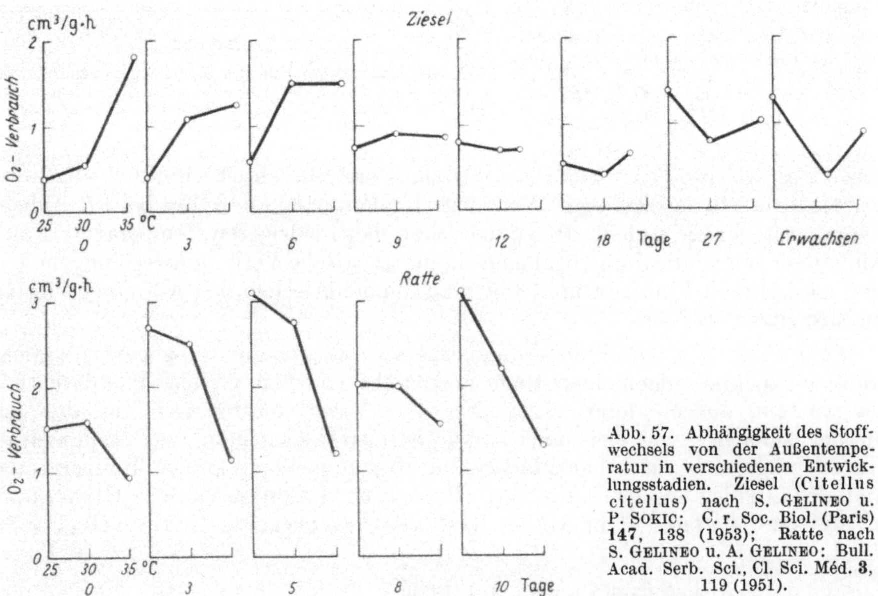

Abb. 57. Abhängigkeit des Stoffwechsels von der Außentemperatur in verschiedenen Entwicklungsstadien. Ziesel (Citellus
citellus) nach S. Gelineo u.
P. Sokic: C. r. Soc. Biol. (Paris)
147, 138 (1953); Ratte nach
S. Gelineo u. A. Gelineo: Bull.
Acad. Serb. Sci., Cl. Sci. Méd. **3**,
119 (1951).

Brody[3]). Diese Tiere verhalten sich also bei der Geburt ähnlich wie die niederen
Säuger (Echidna), die zwar eine deutliche Stoffwechselsteigerung in der Kälte,
aber im ganzen eine unvollkommene Temperaturregelung besitzen.

[1] Gelineo, S.: Arh. biol. nauka **6**, 227 (1954).
[2] Gulick, A.: Amer. J. Physiol. **119**, 322 (1937).
[3] Brody, S.: Amer. J. Physiol. **139**, 230 (1943).

Während der Ausbildung der Homoiothermie beobachtet man eine Reihe *nervöser* und *endokriner* Änderungen, die noch sehr wenig erforscht sind. Nach IRWIN et al.[1] nimmt der Ascorbinsäuregehalt der Nebennieren bei erwachsenen Ratten nach einem 3stündigen Aufenthalt in 5° Raumtemperatur erheblich ab. Diese Reaktion bleibt bei Ratten im Alter von 13 Tagen aus. Gaben von Nebennierenrindenhormon (Cortin) verbessern die Kälteresistenz von Ratten, jedoch nicht vor dem 16. Lebenstag (HOLTKAMP et al.[2]). BUCHANAN u. HILL[3, 4] zeigten, daß zwischen der Myelinisation des Hypothalamusgebietes und dem Auftreten der Temperaturregelung enge zeitliche Beziehungen bestehen. Bei der Ratte ist die Temperaturregelung nach 18—30 Tagen ausgebildet, beim Hamster nach 32—44 Tagen. Dies ist bei beiden Tieren auch der Zeitpunkt, an dem die volle Ausbildung der Markscheiden im Hypothalamusgebiet erfolgt. — Auch die *Vorzugstemperaturen* von Nagern ändern sich in typischer Weise im Laufe der Entwicklung (S. 382).

Die Frage, ob die zeitliche Entwicklung der Temperaturregelung *genetisch* festgelegt ist oder sich durch *Umwelteinflüsse* verändern läßt, untersuchten GELINEO u. GELINEO[5]. Sie gingen von der Beobachtung aus, daß Ratten zum Nestbau Außentemperaturen von etwa 16° bevorzugen. Steigt die Temperatur über 20°, so transportiert das Weibchen das Nest in einen kälteren Temperaturbereich, sofern es dazu Gelegenheit hat (GELINEO[6]). Die kühlere Temperatur ist nun für die Jungtiere offenbar ein Reiz, der die Entwicklung der Temperaturregelung beschleunigt. Hält man die Umgebungstemperatur des Nestes auf 10—12°, so zeigen die Ratten am 5.—7. Tag eine Stoffwechselsteigerung, wenn sie von 30° Lufttemperatur auf 21° gebracht werden. Beträgt die Umgebungstemperatur des Nestes dagegen 28—30°, so wird die Entwicklung der Temperaturregelung erheblich verzögert, und die Stoffwechselsteigerung tritt erst nach 12—14 Tagen auf. Die Entwicklung der Homoiothermie ist also bis zu einem gewissen Grade durch Außenfaktoren zu beeinflussen.

b) Entwicklung der Temperaturregelung beim Menschen.

Merkwürdigerweise liegen über die Entwicklung der Temperaturregelung beim Menschen — im Gegensatz zu den sehr eingehenden Untersuchungen am Erwachsenen — nur wenig zuverlässige Versuche vor. Es kann keinem Zweifel mehr unterliegen, daß *Neugeborene* schon über die volle Fähigkeit zur Stoffwechselsteigerung in der Kälte verfügen (ECKSTEIN[7], SCHADOW[8], MORDHORST[9], DAY[10]), desgleichen sind auch die vasomotorischen Reaktionen auf thermische Reize voll ausgebildet, wie DAY et al.[11] in calorimetrischen Versuchen und SERAPHIN[12] in lokalen strömungscalorimetrischen Messungen feststellten. Auch bei *Frühgeburten*, die ja bekanntlich besonders thermolabil sind, konnten die oben-

---

[1] IRWIN, E., A. R. BUCHANAN, B. B. LONGWELL, D. E. HOLTKAMP, R. M. HILL u. O. T. KING: Endocrinology (Springfield, Ill.) **46**, 526 (1950).

[2] HOLTKAMP, D. E., R. M. HILL, B. B. LONGWELL, E. K. RUTLEDGE, A. R. BUCHANAN u. L. BREWSTER: Amer. J. Physiol. **156**, 368 (1949).

[3] BUCHANAN, A. R., u. R. M. HILL: Proc. Soc. Exper. Biol. a. Med. **66**, 602 (1947).

[4] BUCHANAN, A. R., u. R. M. HILL: Proc. Soc. Exper. Biol. a. Med. **71**, 126 (1949).

[5] GELINEO, S., u. A. GELINEO: Bull. Acad. Serbe Sci. **3**, 149 (1951).

[6] GELINEO, S.: Bull. Acad. Serbe Sci. **4**, 197 (1950).

[7] ECKSTEIN, A.: Z. Kinderheilk. **42**, 5 (1926).

[8] SCHADOW, H.: Jb. Kinderheilk. **136**, 1 (1932).

[9] MORDHORST, H.: Mschr. Kinderheilk. **55**, 174 (1933).

[10] DAY, R.: Amer. J. Dis. Childr. **62**, 896 (1941).

[11] DAY, R., J. CURTIS u. M. KELLY: Amer. J. Dis. Childr. **65**, 376 (1943).

[12] SERAPHIN, R.: Z. Kinderheilk. **75**, 664 (1955).

genannten Untersucher *keine Anzeichen einer unvollkommenen Entwicklung* der Regelzentren sehen. Es erfolgt sowohl ein Anstieg des Stoffwechsels auf Kaltreize als eine prompte reflektorische Vasokonstriktion, deren Ausmaß durchaus den Wert des Erwachsenen erreicht (Seraphin[1]). Die unvollkommene Konstanz der Körpertemperatur bei Frühgeburten ist daher nicht auf eine vielfach behauptete „Unreife" der Regelzentren zurückzuführen, sondern auf eine quantitativ unzureichende Größe der Vorgänge (Gleiss[2], Seraphin[1]). Neben geringem Fettpolster, dünner, wasserreicher Haut u. a. spielt wohl der ungünstige Oberflächen-Volumquotient die entscheidende Rolle, der beim Erwachsenen etwa 0,2, bei einer Frühgeburt von 1500 g dagegen 0,8 cm⁻¹, also das Vierfache, beträgt, worauf insbesondere v. Jaschke[3] und Blackfon u. Yaglou[4] hinweisen (s. S. 361). Die volle Wirksamkeit der Regelung wird nach Kleitman et al.[5] erst zwischen dem 1. und 2. Lebensjahr erreicht.

4. Temperaturabhängigkeit von Lebensvorgängen im Laufe der Ontogenie.

Über die Abhängigkeit des Stoffwechsels von der Körpertemperatur in verschiedenen Entwicklungsstadien der Homoiothermie liegen noch keine ausreichenden Versuche vor. Dagegen wurde in neuerer Zeit die Temperaturabhängigkeit einiger anderer biologischer Prozesse und ihre zeitliche Veränderung während der ersten Lebensabschnitte untersucht. Bei Maus, Ratte, Goldhamster, Katze und Meerschweinchen fand Adolph[6], daß die *Herzfrequenz* junger Tiere annähernd exponentiell mit der Rectaltemperatur ansteigt (Typ A), während der Anstieg über ein Zwischenstadium (Typ B) im späteren Alter linear erfolgt, wobei die Temperatur des Herzstillstandes höher rückt (Typ C) (Abb. 58). Die Temperatur-Frequenzkurve des isolierten Herzens ist dagegen unabhängig vom Alter und entspricht dem Typ C, mit Ausnahme des Hamsters, der einen geringen Anstieg der Steilheit mit zunehmendem Lebensalter zeigt. Die Abhängigkeit der *Atemfrequenz* von der Rectaltemperatur ändert sich ebenfalls mit zunehmender Homoiothermie. In frühen Stadien zeigt sie einen stetigen Anstieg bis zur normalen Rectaltemperatur von 38°. Dies stimmt mit früheren Versuchen von

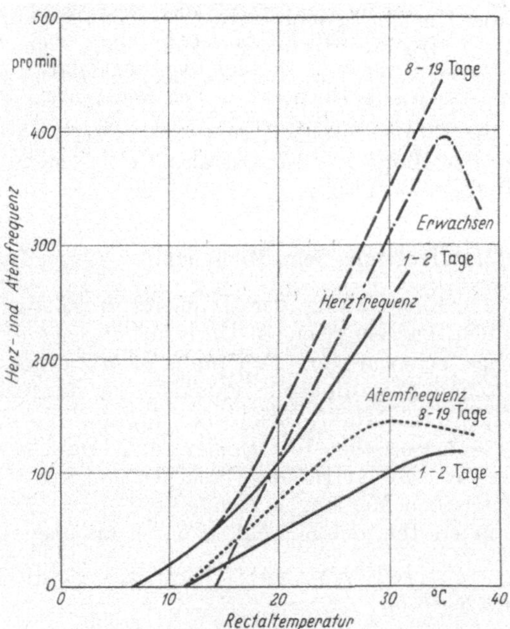

Abb. 58. Temperaturabhängigkeit der Herz- und Atemfrequenz von Ratten in verschiedenem Alter. Nach E. F. Adolph: Amer. J. Physiol. **166**, 75 (1951).

[1] Seraphin, R.: Z. Kinderheilk. **75**, 664 (1955).
[2] Gleiss, J.: Z. Kinderheilk. **73**, 146 (1953).
[3] Jaschke, R. Th. v.: Physiologie, Pflege und Ernährung des Neugeborenen. Wiesbaden 1917.
[4] Blackfon, K. D., u. C. P. Yaglou: Amer. J. Dis. Childr. **46**, 1175 (1933).
[5] Kleitman, N., S. Titelbaum u. H. Hoffmann: Amer. J. Physiol. **119**, 48 (1937).
[6] Adolph, E. F.: Amer. J. Physiol. **166**, 75 (1951).

PINCUS et al.[1] an 2 Tage alten Mäusen überein, die im Bereich von 15,5 bis 17° Körpertemperatur einen Temperaturkoeffizienten der Atemfrequenz $\mu = 12340$ und im Bereich von $17 - 35,2°$ Werte von 28340 oder 36500 cal·mol^{-1} errechneten. In späteren Stadien der Homoiothermie erreicht die Atemfrequenz ein Maximum bei etwa 34° und fällt bei höheren Temperaturen wieder ab, parallel mit dem Verhalten des Stoffwechsels und der Herzfrequenz.

Letaltemperaturen: Es ist seit langem bekannt, daß junge Vögel und Säugetiere sehr *kälteresistent* sind. Ihre Letaltemperaturen liegen durchschnittlich 10—14° tiefer als die der ausgewachsenen Individuen. Neuere Kälteversuche an aus-gewachsenen Homoiothermen (S. 426) zeigen allerdings, daß der Unterschied in der Kälte-resistenz junger und erwach-sener Tiere vielleicht doch nicht so einschneidend ist, wie man bisher annahm. Junge Ratten von 0—10 Tagen erholen sich völlig nach einer fast 2 stündigen Abkühlung auf 3° Rectaltempe-ratur und werden vom Mutter-tier wieder angenommen. Bei dieser Temperatur tritt Herz-stillstand ein; ein meßbarer O_2-Verbrauch ist nicht mehr vor-handen. Trotzdem halten die Tiere diesen Zustand über eine Stunde lang aus (FAIRFIELD[2]).

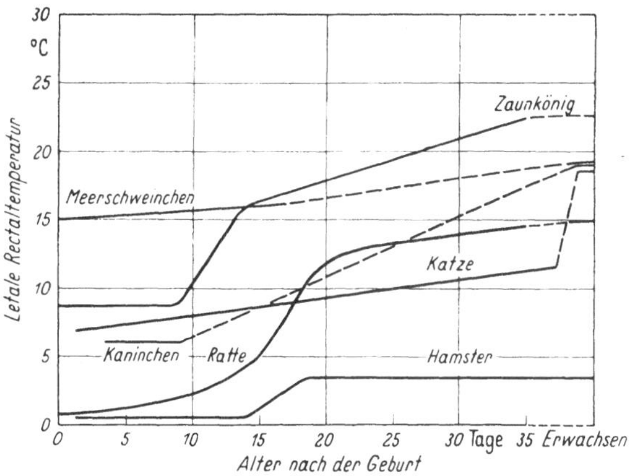

Abb. 59. Tiefe Letaltemperaturen in Abhängigkeit vom Lebens-alter. Nach E. F. ADOLPH: Amer. J. Physiol. **166**, 75 (1951).

Die Veränderung der Letaltemperaturen im Laufe der Ontogenie läuft eng mit der Entwicklung der Homoiothermie parallel und geht in einer bestimmten Ent-wicklungsphase ziemlich unvermittelt in die endgültige Letaltemperatur der ausgewachsenen Tiere über (ADOLPH[3]) (Abb. 59). Die Letaltemperaturen von jungen Winterschläfern liegen besonders niedrig und steigen auch bei den aus-gewachsenen Tieren nur um etwa 4° an (s. S. 444).

XII. Winterschlaf und verwandte Erscheinungen.

1. Vorkommen des Winterschlafes.

Einige Warmblüter verlassen das allgemeine Prinzip, die Homoiothermie bis zum Äußersten zu wahren, und verfallen periodisch in *Winterschlaf* (Hiber-nation). In diesem Zustand sinkt ihre Körpertemperatur bis auf wenige Grade über den Gefrierpunkt ab, die gesamten Lebensvorgänge sind auf ein Minimum gedrosselt, so daß monatelanges Überleben ohne Nahrung möglich ist. Die Gruppe der Winterschläfer ist verhältnismäßig sehr klein und umfaßt nur einige Säugetierarten, die alle den niederen Placentalierordnungen der Chiroptera, Insectivora und Rodentia angehören (s. HERTER[4], LYMAN u. CHATFIELD[5]). Winterschläfer sind alle Chiropteren der gemäßigten und kalten Zonen (Micro-chiroptera); von den Insectivoren: der Igel (Erinaceus); von den Nagern:

[1] PINCUS, G., G. D. STERNE u. E. ENZMANN: Proc. Nat. Acad. Sci. **19**, 729 (1933).
[2] FAIRFIELD, J.: Amer. J. Physiol. **155**, 355 (1948).
[3] ADOLPH, E. F.: Amer. J. Physiol. **166**, 75 (1951).
[4] HERTER, K.: Der Temperatursinn der Säugetiere. Leipzig 1952.
[5] LYMAN, C. P., u. P. O. CHATFIELD: Physiol. Rev. **35**, 403 (1955).

aus der Familie der Sciuridae: Murmeltier (Marmota), Ziesel (Citellus) und Backenhörnchen (Tamias und Eutamias); sämtliche Angehörige der Familie der Myoxidae, z. B. Siebenschläfer (Myoxusglis), Gartenschläfer (Eliomys nitela) und Haselmaus (Muscardinus avellanarius); von den Jaculidae: die Birkenmaus (Sicista betulina) und aus der Familie der Muridae der Hamster (Cricetus) und der Goldhamster (Mesocricetus auratus).

Bei einigen Säugern wird auch ein *Sommerschlaf* (Aestivation) beschrieben, der als Folge der Trockenperioden in wasserarmen Gebieten auftreten soll, so beim Erdferkel (Orycteropus), bei den Halbaffen Chirogale milii und Microcebus (Hesse[1]), beim Tenrek (Centetes ecaudatus) (Rand[2]), beim Ziesel (Citellus tridecemlineatus) (Howell[3], Hamilton[4]) und bei der gelben Zieselmaus (Cynomys fulvus) (Tischler[5]). Die Physiologie dieser Zustände ist noch nicht näher bekannt; mit dem Winterschlaf sind sie wohl kaum zu vergleichen, weil insbesondere die typische Senkung der Körpertemperatur bis auf wenige Grade über den Gefrierpunkt fehlt.

Die *Fledermäuse* bilden innerhalb der Winterschläfer eine besondere Gruppe. Im Gegensatz zu den übrigen, im Sommer homoiothermen, Winterschläfern sind sie ständig *poikilotherm*, und ihr Winterschlaf ist eigentlich nur eine Verlängerung und Vertiefung der Kältestarre, in die sie täglich während des gewöhnlichen Schlafes verfallen. Auch die übrigen Winterschläfer verhalten sich nicht völlig gleichartig. Die meisten setzen im Herbst große Mengen von Körperfett an und schlafen längere Zeit durch. Beim Hamster und in geringerem Maße beim Ziesel wird der Winterschlaf dagegen durch häufige kurze Wachperioden unterbrochen, in denen das Tier Nahrung aufnimmt (Johnson[6], Lyman[7] Lyman u. Chatfield[8], Kayser[9]).

In neuerer Zeit wurden auch winterschlafähnliche *Starrezustände* bei einigen *Vogelarten* beschrieben, in denen die Tiere ihre Homoiothermie verlieren. Nach Kayser[10] liegt dieser Zustand in der Mitte zwischen echtem Winterschlaf und Homoiothermie.

Bei den Carnivora kommt ein echter Winterschlaf nicht vor. Der „Winterschlaf" des Bären ist ein gewöhnlicher, sehr tiefer Schlaf (Matson[11]). Im Zustand der Hypersomnolenz soll das Tier allerdings auch bis zu einem gewissen Grade hypotherm werden (zit. n. Kayser[10]).

Das merkwürdige Phänomen des Winterschlafes hat das Interesse der Forscher seit je in hohem Maße erregt. Trotz vieler Arbeiten, die auch in zahlreichen zusammenfassenden Darstellungen niedergelegt sind (Adler[12], Goren[13], Fleischmann[14].

---

[1] Hesse, R.: Tiergeographie auf ökologischer Grundlage. Jena 1924.

[2] Rand, A. L.: J. Mammal. **16**, 89 (1935).

[3] Howell, A. H.: U.S. Dept. Agriculture, North American Fauna 56 (1938).

[4] Hamilton, W. J. jr.: American Mammals. New York 1939.

[5] Tischler, W.: In Klima, Wetter, Mensch, S. 259. Heidelberg 1952.

[6] Johnson, G. E.: Quart. Rev. Biol. **6**, 439 (1931).

[7] Lyman, C. P.: J. of Exper. Zool. **109**, 55 (1948).

[8] Lyman, C. P., u. P. O. Chatfield: Physiol. Rev. **35**, 403 (1955).

[9] Kayser, Ch.: Abstr. 19. Internat. Physiol. Congr. Montreal, S. 128. 1953.

[10] Kayser, Ch.: Année biol. **57**, 109 (1953).

[11] Matson, J. R.: J. Mammal. **35**, 28 (1954).

[12] Adler, L.: Handbuch der normalen und pathologischen Physiologie, Bd. 17, S. 105. Berlin 1926.

[13] Goren, P. A.: Biol. Rev. **5**, 213 (1930).

[14] Fleischmann, W.: Biol. generalis (Wien) **7**, 621 (1931).

Johnson[1], Ferdmann u. Feinschmidt[2], Eisentraut[3, 4], Suomalainen[5], Kayser[6,7] Lyman u. Chatfield[8]), ist es aber bis heute nicht gelungen, die drei fundamentalen Fragen befriedigend zu beantworten, die das «Institut National de France» bereits Anfang des vorigen Jahrhunderts stellte: «1. Les phenomènes qui présentent en hiver les animaux en léthargie, 2. la cause de cette léthargie, 3. pourquoi elle est particulière à ces animaux» (zit. n. Kayser[7]). Während der Winterschlaf der Microchiropteren eng mit ihrer allgemeinen Poikilothermie zusammenhängt, findet man bis heute keinen zureichenden physiologischen oder ökologischen Grund, weshalb unter den übrigen Säugetieren einige wenige Arten Winterschläfer sind. Zum Beispiel ist der Goldhamster (Mesocricetus auratus), ein Bewohner warmer Steppen- und Wüstengebiete, der einzige Winterschläfer unter ungezählten Nagerarten des gleichen Biotopes (Adolph u. Lawrow[9]).

2. Torpidität bei Vögeln.

Kolibris (Trochilidae) und einige andere Vogelarten. wie die afrikanischen Mäusevögel (Coliidae) verfallen unter gewissen Bedingungen in einen *Starrezustand* („Torpidity") mit Verlust der Homoiothermie. Huxley et al.[10] beobachteten diese Erscheinung genauer bei Trochiliden in Ecuador. Die Vögel verfallen zunächst in einen partiellen Torpor, mit erhöhter Atmung, aufgeplustertem Federkleid und Flugunfähigkeit, der in ein langdauerndes tiefes Koma übergehen kann. Das Tier ist starr, der Kopf zurückgebogen. Atembewegungen sind nicht mehr wahrnehmbar. Dieser Zustand ist reversibel, wobei die Wiederaufwärmung innerhalb 10—35 min erfolgt, während die Erholung aus der partiellen Torpidität etwa 4—5 min dauert. Aus den Ursachen, die diese Starrezustände auslösen, kann man schließen, daß die temporäre Poikilothermie offensichtlich ein Mittel ist, um diesen sehr kleinen Homoiothermen das Überleben unter Bedingungen zu ermöglichen, denen sie bei Wahrung ihrer Homoiothermie nicht mehr gewachsen wären (s. S. 417). Die wichtigsten auslösenden Faktoren sind *Nahrungsmangel* und *Kälte*. Die Anfälligkeit für den Torpor zeigt ein Maximum während des Nachtschlafes und ein jahreszeitliches Maximum im November und Dezember, während das Minimum in die Sommermonate fällt. Bei denjenigen Arten, die in kälteren Höhenlagen leben, ist die Starre ausgeprägter, aber weniger leicht auslösbar. Die Auslösung der Starrezustände gelingt um so leichter, je kleiner die Species ist: außerdem hängt dies aber von spezifischen Eigenschaften der einzelnen Arten und auch von individuellen Unterschieden ab.

Noch übertroffen wird die Torpidität der Kolibris vom Winterschlaf des afrikanischen Ziegenmelkers (Phalaenoptilus nuttallii). der in Höhlen in einen Starrezustand verfällt. Eine Herztätigkeit ist äußerlich nicht mehr wahrnehmbar und die Körpertemperatur fällt auf 18—20° bzw. 2° über die Außentemperatur der Luft ab (Amadon, zit. n. Niethammer[11] S. 374). Ähnliches gilt für den amerikanischen Ziegenmelker ("Poor-will". Caprimulgus vociferus)

[1] Johnson, G. E.: Quart. Rev. Biol. **6**, 439 (1931).
[2] Ferdmann, D., u. O. Feinschschmidt: Erg. Biol. **8**, 1 (1932).
[3] Eisentraut. M.: Z. Morph. u. Ökol. Tiere **29**, 231 (1934).
[5] Eisentraut. M.: Die Deutschen Fledermäuse. Leipzig 1937.
[5] Suomalainen, P.: Sitzgsber. finn. Akad. Wiss. **1943**. 163.
[6] Kayser, Ch.: Année biol. **57**, 109 (1953).
[7] Kayser, Ch.: Mammalia **14**, 105 (1950).
[8] Lyman, C. P.. u. P. O. Chatfield: Physiol. Rev. **35**. 403 (1955).
[9] Adolph, E. F., u. J. W. Lawrow: Amer. J. Physiol. **166**, 62 (1951).
[10] Huxley, J. S., C. S. Webb u. A. T. Best: Nature (London) **143**. 683 (1939).
[11] Niethammer. G.: Fortschr. Zool. **9**. 368 (1952).

(Jaeger [1, 2, 3]). Der tiefe ununterbrochene Starrezustand dauert etwa 70 Tage, von Anfang Dezember bis Mitte Februar, und kann nach der Ansicht Kaysers[1] als „echter" Winterschlaf aufgefaßt werden. Die Körpertemperatur beträgt dabei 18—19°, der Stoffwechsel ist etwa doppelt so hoch wie der eines Ziesels bei 5—7° Körpertemperatur.

Ein weiterer poikilothermer Zustand ist das *Hungerkoma* bei Mauerseglern (Micropus a. apus), das besonders bei Jungvögeln ausgeprägt ist. Da diese

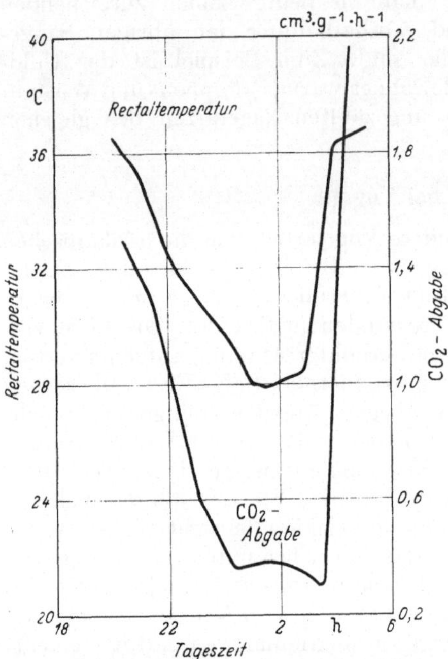

Abb. 60. Körpertemperatur und CO₂-Abgabe eines Mauerseglers (Micropus a. apus) im Hungerkoma. Nach J. Koskimies: Experientia (Basel) **4**, 274 (1948).

Tiere auf freifliegende Insekten angewiesen sind, ergeben sich während längerer Schlechtwetterperioden Ernährungsschwierigkeiten, die durch einen Starrezustand mit reduziertem Stoffwechsel überbrückt werden. Während junge Kleinvögel bei Aufrechterhaltung ihrer Homoiothermie nur 1—2 Tage ohne Nahrung aushalten (Groebbels[5]), wurden bei jungen Mauerseglern Hungerperioden bis zu 21 Tagen beobachtet (Hugues[6]), in denen Gewichtsverluste bis zu 52% ertragen wurden (Koskimies[7]). Genauere physiologische Versuche wurden von Koskimies[7] ausgeführt. In den ersten Tagen der Hungerperiode zeigen die Vögel die normale Tagesschwankung der Temperatur (S. 339), nach einer bestimmten Zeit verlieren sie aber zeitweise ihre Temperaturregelung und verhalten sich *poikilotherm*. Während der Schlafperiode fällt die Innentemperatur bis auf wenige Grade über die Raumtemperatur ab. Bei 19° Raumtemperatur wurden Rectaltemperaturen bis zu 20,1° gemessen. Dabei befindet sich der Vogel in

tiefem Koma, das am Morgen unter steiler Wiederaufwärmung auf 38—39° wieder aufgehoben wird. Mit fortschreitender Hungerperiode wird die Dauer der poikilothermen Phase immer länger und tiefer, die Wiederaufwärmung kürzer und niedriger (Abb. 60). Bei ausgewachsenen Vögeln sind die Erscheinungen des Komas weniger ausgeprägt.

Mit dem Verlust der Temperaturregelung sinken auch die übrigen physiologischen Funktionen stark ab. Die Atemfrequenz erreicht etwa 25% des Normalwertes, O_2-Verbrauch, CO_2-Abgabe, Wasserverlust und Gewichtsverlust fallen im tiefen Koma bis auf 10% des Ausgangswertes ab. Nach der Erholung, die etwa 20 min benötigt, macht das Tier einen sehr kräftigen Eindruck. Die temporäre Poikilothermie bei einem typischen Homoiothermen muß vielleicht bis zu einem gewissen Grade als pathologisches Phänomen angesehen werden, da

[1] Jaeger, E. C.: Condor **50**, 45 (1948).
[2] Jaeger, E. C.: Condor **51**, 105 (1949).
[3] Jaeger, E. C.: Nat. Geogr. Magaz. **103**, 273 (1953).
[4] Kayser, Ch.: Année biol. **57**, 109 (1953).
[5] Groebbels, F.: Der Vogel I., S. 571. Berlin 1932.
[6] Hugues, A.: Bull. Soc. zool. France **32**, 106 (1907).
[7] Koskimies, J.: Experientia (Basel) **4**, 274 (1948).

sie nur nach längeren Hungerperioden auftritt. Andererseits ist sie unzweifelhaft ein wichtiger Faktor in der Ökologie dieser Tiere. KOSKIMIES macht darauf aufmerksam, daß die Segler (Cypselidae) die nächsten Verwandten der Trochiliden sind, bei denen wir ähnliche Zustände beobachten.

3. Tagesschlaflethargie und Winterschlaf der Fledermäuse.

Die Fledermäuse haben die *unvollkommenste Temperaturregelung aller Säuger*. Ihre Temperatur steigt mit der abendlichen Aktivität auf Werte an, die denen der Homoiothermen entsprechen; eine Regelung ist aber nicht vorhanden, denn sobald die Tiere ruhen, gleicht sich die Temperatur schnell und vollkommen der jeweiligen Außentemperatur an, bis hinunter zu den tiefsten Temperaturen um 0° (Abb. 61) (EISENTRAUT[1, 2, 3], BURBANK u. YOUNG[4], HOCK[5] u. a.). Die Chiroptera gleichen hierin manchen Poikilothermen, die auch bei starker Aktivität zuweilen recht hohe Körpertemperaturen erreichen, bei Ruhe aber Raumtemperatur annehmen (Beispiele S. 131 ff.).

EISENTRAUT[3] zählt die Fledermäuse nach ihrer Temperaturregelung zu den niederen Warmblütern. Von diesen unterscheiden sie sich jedoch sehr

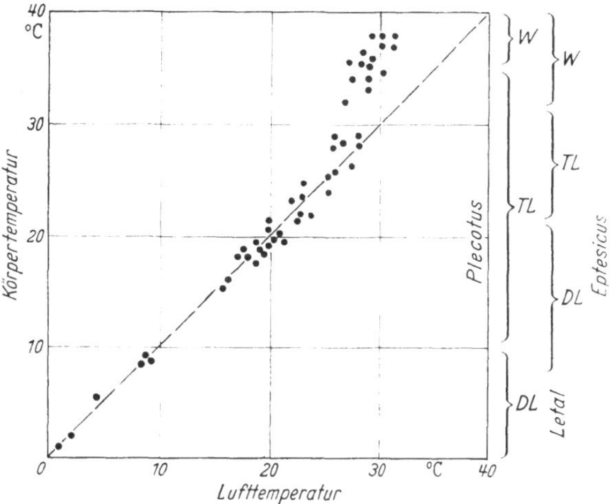

Abb. 61. Körpertemperatur als Funktion der Lufttemperatur bei der Ohrenfledermaus (Plecotus auritus). *DL* Dauerschlaflethargie. *TL* Tagesschlaflethargie. Vergleichsweise sind die Werte für die tropische Fledermaus Eptesicus tenuipinnis eingezeichnet. Nach M. EISENTRAUT: Biol. Zbl. **60**, 199 (1940).

erheblich. Während z. B. Echidna oder Ornithorhynchus bei kühlen Außentemperaturen ihre Kerntemperatur viele Grade höher zu halten vermögen (Abb. 5, S. 336), ist das bei den Chiropteren nicht der Fall. Vor allem fehlt ihnen gänzlich die für alle Warmblüter kennzeichnende Stoffwechselsteigerung in der Kälte, die ein Ausdruck des Regelungsvorganges ist und selbst bei Echidna und Ornithorhynchus sehr deutlich ausgeprägt ist (Abb. 14, S. 351). Der Stoffwechsel der Fledermäuse geht vielmehr zwischen 0 und 37° gemäß der RGT-Regel mit der Körpertemperatur bzw. Außentemperatur parallel (KAYSER[6], HOCK[5]), wie Abb. 62 zeigt. Man ist also berechtigt, die Fledermäuse, mindestens die kleineren Arten (Michrochiroptera), unter die *Poikilothermen* einzureihen.

Nach Untersuchungen von EISENTRAUT[7, 8] zeigen auch die großen tropischen Arten (Macrochiroptera) eine höchst unvollkommene Regelung, nur sind sie viel kälteempfindlicher. Ihre Letalgrenze liegt bei etwa 8—10° Körpertemperatur.

[1] EISENTRAUT, M.: Z. Morph. u. Ökol. Tiere **29**, 231 (1934).
[2] EISENTRAUT, M.: Die Deutschen Fledermäuse. Leipzig 1937.
[3] EISENTRAUT, M.: Biol. Zbl. **66**, 236 (1947) .
[4] BURBANK, R. C., u. J. Z. YOUNG: J. of Physiol. **82**. 459 (1934).
[5] HOCK, R. J.: Federat. Proc. **10**, 65 (1951).
[6] KAYSER, CH.: Mammalia **14**, 105 (1950).
[7] EISENTRAUT, M.: Biol. Zbl. **60**, 199 (1940).
[8] EISENTRAUT. M.: Biol. generalis (Wien) **18**. 327 (1945).

die der Microchiropteren der gemäßigten Zonen reicht bis zu − 5°. Möglicherweise gibt es bei den Macrochiropteren gewisse Ansätze von Regelungsvorgängen (Durchblutung der Flughaut, Cowles[1], Reeder u. Cowles[2], Fächeln in der Hitze, Eisentraut[3]), wie sie aber auch bei poikilothermen Tieren vorkommen.

Während des gewöhnlichen Tagesschlafes kühlen die Tiere auf Lufttemperatur aus und verfallen dabei in kühleren Klimazonen in einen Starrezustand, den Eisentraut[4] als „Tagesschlaflethargie" bezeichnet. In diesem Zustand überstehen die Chiropteren auch längere Hunger- oder Kälteperioden in der wärmeren Jahreszeit. Der Winterschlaf ist nichts anderes als eine quantitative Steigerung dieser Lethargie (Eisentraut[4, 5], Burbank u. Young[6], Evans[7], Kayser[8, 9], Reeder[10], Hock[11]). Mit dem Beginn der Kälte und des Nahrungsmangels suchen die Fledermäuse der gemäßigten und kalten Zonen geschützte, frostfreie Orte auf (Keller, Höhlen, Bergwerke), in denen sie unmittelbar in eine immer tiefere und ausgedehntere Kältestarre verfallen, ohne daß tiefgreifende jahreszeitliche Umstellungen wie bei den übrigen Winterschläfern vorangehen. Die tropischen Arten halten keinen Winterschlaf (Burbank u. Young[6], Eisentraut[5] u. a.).

Im Zustand des tiefen *Winterschlafes* sind alle Vorgänge auf ein Minimum gedrosselt; die jeweilige Intensität der Prozesse entspricht dem Diagramm in Abb. 62. Der Temperaturkoeffizient des Energiestoffwechsels, der recht genau

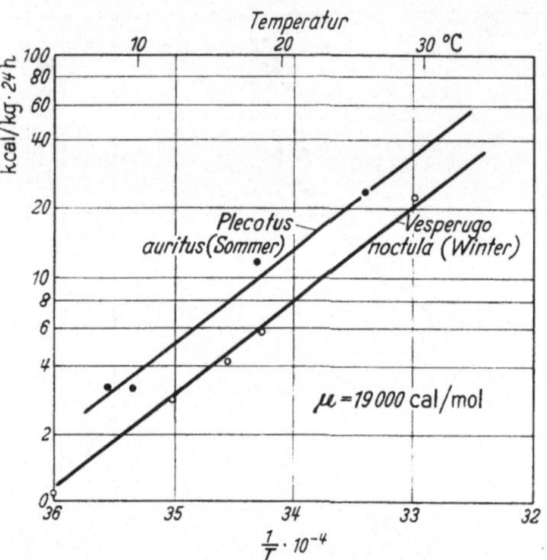

Abb. 62. Arrhenius-Diagramm der Abhängigkeit der Wärmebildung von der Körpertemperatur bei Fledermäusen im Winter und Sommer. Nach Ch. Kayser: Mammalia 14, 105 (1950).

der Van t'Hoff-Arrheniusschen Gleichung folgt, ist bei den hier untersuchten Arten im Sommer und Winter $\mu = 19000$ cal · mol⁻¹. Dabei sind die Umsätze bei gleicher Lufttemperatur im Sommer etwas höher als im Winter, jedoch nur etwa 1,8:1, während bei den übrigen Winterschläfern die Unterschiede bis 70:1 betragen. Auch dies spricht dafür, daß zwischen Tagesschlaflethargie und Winterschlaf der Chiropteren kein tiefgreifender Unterschied besteht. Somit ist der Winterschlaf der Fledermäuse nicht eine geregelte physiologische Umstellung, sondern passiv durch die Poikilothermie bedingt. Dies zeigt sich auch, wenn man die winterschlafenden Tiere sehr tiefen Temperaturen aussetzt. Es treten dann nicht wie bei den höheren Winterschläfern Regelungsvorgänge in Tätigkeit, die ein weiteres Auskühlen verhindern, sondern die Auskühlung geht solange weiter, bis die Tiere erfrieren. Es können dabei wegen der hohen Kälteresistenz der

[1] Cowles, R. B.: Science (Lancaster, Pa.) 105, 362 (1947).
[2] Reeder, W. G., u. R. B. Cowles: J. Mammal. 32, 389 (1951).
[3] Eisentraut, M.: Biol. generalis (Wien) 18, 327 (1945).
[4] Eisentraut, M.: Z. Morph. u. Ökol. Tiere 29, 231 (1934).
[5] Eisentraut, M.: Biol. Zbl. 66, 236 (1947).
[6] Burbank, R. C., u. J. Z. Young: J. of Physiol 82, 459 (1934).
[7] Evans, C. A.: Amer Nat. 72, 480 (1938).
[8] Kayser, Ch.: C. r. Soc. Biol. (Paris) 128, 1204 (1938).
[9] Kayser, Ch.: Ann. de Physiol. 15, 1087 (1939).
[10] Reeder, W. G.: J. Mammal. 30, 51 (1949).
[11] Hock, R. J.: Federat. Proc. 10, 65 (1951).

Fledermäuse Körpertemperaturen bis zu -5^c ertragen werden, die zu einem Zustand der Rigidität führen (MERZBACHER[1]). Auch das Erwachen aus dem Winterschlaf folgt ganz den jeweiligen örtlichen Temperaturverhältnissen und nicht irgendeiner jahreszeitlichen oder endogenen Periodik (EISENTRAUT[2]). Die Verluste an Körpersubstanz während des Winterschlafes können beträchtlich sein, z. B. kann der Fettgehalt von 18,8% im Herbst bis auf 1.7% im Frühling abnehmen (MANN[3]).

4. Der echte Winterschlaf.

a) Temperaturregelung und Winterschlaf.

Der echte Winterschlaf ist ein durch *endogene Faktoren* gesteuerter Vorgang. der sich grundlegend von der passiven Kältelethargie der Chiropteren unterscheidet. Seine Dauer beträgt 5—6 Monate. Die Kälte ist zwar eine unerläßliche Bedingung, aber nicht die eigentliche Ursache des Winterschlafes, denn im Sommer gelingt es nicht, beim Winterschläfer durch Abkühlung den Winterschlaf auszulösen. im Gegensatz zu den Fledermäusen, die man auf diese Weise jederzeit in „Winterschlaf" versetzen kann. Es handelt sich bei der echten Hibernation offenbar um ein *Verstellen des „Sollwertes"* der Temperaturregelung auf ein sehr niedriges Niveau und nicht um eine gewöhnliche Poikilothermie. Allerdings ist die Breite der Temperaturregelung im Winterschlaf größer als im Sommer, so daß die Tiere etwa zwischen 4 und 10^c Außentemperatur fast poikilotherm sind. wobei ihre Rectaltemperatur jeweils 0,5—1° über der Lufttemperatur liegt. Steigt die Raumtemperatur auf $15—20^c$, so erwacht das Tier (HERTER[4], KAYSER[5]). Oberhalb 20^c Lufttemperatur bleiben die Winterschläfer auch während des Winters wach.

Fällt die Außentemperatur unter 4^c, so treten *Regelungsvorgänge* in Tätigkeit. die eine weitere Senkung der Kerntemperatur verhindern. Auch in dieser Hinsicht unterscheiden sich die echten Winterschläfer von den Fledermäusen, die bei fortlaufender Abkühlung in immer tiefere Kältestarre (Rigor) verfallen und schließlich erfrieren. Die Regelungsvorgänge im Winterschlaf bei Außentemperaturen unter 4° zeigen sich in verschiedener Weise: 1. Murmeltiere erhöhen ihre Atemfrequenz und erwachen (MANGILI[6], ENDRES et al.[7], ENDRES u. TAYLOR[8] u. a.). 2. Nach KAYSER[5] beträgt die Herzfrequenz bei Marmota und Citellus bei 6° Rectaltemperatur 2—3 min^{-1} bei 4° Rectaltemperatur erhöht sie sich auf das Doppelte. 3. Im Aktogramm zeigt sich, daß bei Citellus die Häufigkeit des Erwachens von 1 mal in 14 Tagen auf 1 mal pro Woche zunimmt, wenn die Außentemperatur von 6° auf 1° sinkt (KAYSER[5]). 4. Kühlt man Ziesel von 6° auf 4^c Rectaltemperatur ab, so fällt der Energiestoffwechsel nicht etwa gemäß der RGT-Regel, sondern steigt um 5—40% an (KAYSER[9]).

Die Winterschläfer haben demnach *zwei* Temperaturbereiche, auf die sie ihre Temperaturregelung einstellen: einen Sommerbereich von $34—39^c$ und einen Winterbereich von etwa 5—10° Rectaltemperatur. Wie WYSS[10]. KAYSER[11] u. a.

---

[1] MERZBACHER. L.: Pflügers Arch. **97**, 569 (1903).
[2] EISENTRAUT. M.: Biol. Zbl. **66**, 236 (1947).
[3] MANN, H.: Fette u. Seifen, N. F. der Fettchem. Umschau **43**. 155 (1936).
[4] HERTER, K.: Z. vergl. Physiol. **20**, 511 (1934).
[5] KAYSER, CH.: Mammalia **14**, 105 (1950).
[6] MANGILI, M.: Ann. Mus. Hist. nat. **9**, 106 (1807).
[7] ENDRES, G., B. H. C. MATTHEWS. H. TAYLOR u. A. DALE: Proc. Roy. Soc. London **107**, 222 (1931).
[8] ENDRES, G.. u. H. TAYLOR: Proc. Roy. Soc. London **107**. 231 (1931).
[9] KAYSER, CH.: C. r. Soc. Biol. (Paris) **144**, 1111 (1950).
[10] WYSS, O. A. M.: Pflügers Arch. **229**, 599 (1932).
[11] KAYSER, CH.: Abstr. 19. Internat. Physiol. Congr. Montreal. S. 128. 1953.

mit Recht hervorheben, ist also der echte Winterschlaf eine empfindliche *Regelung auf einem Minimum.* Jede Winterschläferart hat ihre besonderen Optima, die bei den kleincren Arten, z. B. Muscardinus, etwas tiefer liegen als bei den größeren, z. B. Marmota. Die *Letaltemperaturen* der Winterschläfer liegen bei etwa 3° Rectaltemperatur (Tab. 20).

Ein wichtiger Faktor, der den echten Winterschlaf kennzeichnet und ihn insbesondere von der Hypothermie unterscheidet, ist die Fähigkeit des Tieres, aus dem Winterschlaf ohne äußere Wärmezufuhr *spontan* wieder zu erwachen. Wirkt ein genügend starker Weckreiz ein, so wird eine koordinierte Reihe physiologischer Vorgänge in Gang gesetzt, die zu einer äußerst starken Wärmeproduktion führt und mit dem vollen homoiothermen Wachzustand des Tieres endet. Nach Lyman u. Chatfield [6] darf diese Tatsache nicht übersehen werden,

Tabelle 20. *Untere Letaltemperaturen von Winterschläfern.*

Art	Letaltemperatur
Microchiroptera[1]	—5°
Mesocricetus auratus[2]	4°
Mesocricetus auratus[2]	5° (Herzstillstand)
Citellus citellus[3]	3,5°
Citellus citellus[4]	2,8° (Herzstillstand)
Marmota monax[3]	3°
Erinaceus europaeus[5]	2°

wenn man Winterschläfer durch Pharmaka in einen Zustand der Hypothermie versetzt. In diesem Fall handelt es sich nicht um Winterschlaf, da hierbei die Regelung mehr oder weniger ausgeschaltet ist und ein spontanes Erwachen nicht möglich ist, während beim echten Winterschlaf die Regelung intakt ist.

Eintritt des Winterschlafes: Kayser[7] hat gezeigt, daß bei manchen Winterschläfern der Energiestoffwechsel schon vor Eintritt des Winterschlafes absinkt. Beim Murmeltier und Ziesel schwankt die Körpertemperatur einige Tage, bevor der endgültige Winterschlaf eintritt (Benedict u. Lee[8], Lyman u. Chatfield[6]), beim Goldhamster hingegen sinkt die Körpertemperatur in einem Zuge ab und erreicht schon nach 8 Std. den Endwert von 5° (Lyman[9]). Der Stoffwechsel erreicht seinen Minimalwert schon wesentlich früher, woraus sich schließen läßt, daß er nicht einfach nach der RGT-Regel infolge der Auskühlung absinkt.

Periodisches Erwachen während des Winterschlafes: Von Zeit zu Zeit erwachen die Winterschläfer während der Winterschlafperiode. Zu Beginn und gegen Ende des Winterschlafes tritt das Erwachen häufiger auf. Die längste ununterbrochene Schlafperiode von 114 Tagen wurde beim Siebenschläfer beobachtet. Murmeltier und Ziesel schlafen wahrscheinlich mehrere Wochen ununterbrochen, während Hamster und Goldhamster etwa jede Woche erwachen und dabei auch Nahrung aufnehmen. Der Länge der Schlafperioden entspricht ihre Tiefe: die Winterschläfer mit den kürzesten Schlafperioden sind auch am leichtesten erweckbar (Lit. bei Lyman u. Chatfield[6]). Die Auslösung des spontanen Erwachens ist noch unbekannt. Ältere Versuche, die eine Mitwirkung hormonaler Faktoren zu zeigen schienen, halten einer Kritik nicht stand (vgl. Lyman u. Chatfield[6]).

Erwachen aus dem Winterschlaf: Das Erwachen aus dem Winterschlaf ist ein physiologisch äußerst dramatischer Vorgang. Schon nach etwa 3 Std. hat das

---

[1] Eisentraut, M.: Biol. Zbl. **60**, 99 (1940).
[2] Adolph, E. F., u. J. W. Lawrow: Amer. J. Physiol. **166**, 62 (1951).
[3] Johnson, G. E.: Quart. Rev. Biol. **6**, 439 (1931).
[4] Kayser, Ch., u. G. Hiebel: Presse méd. **1952**, 1699.
[5] Proctor, E.: Nature (London) **163**, 108 (1949).
[6] Lyman, C. P., u. P. O. Chatfield: Physiol. Rev. **35**, 403 (1955).
[7] Kayser, Ch.: Année biol. **29**, 109 (1953).
[8] Benedict, F. G., and R. C. Lee: Carnegie Inst. Wash., Publ. **497** (1938).
[9] Lyman, C. P.: J. of Exper. Zool. **109**, 55 (1948).

starre, kalte Tier den vollen Wachzustand erreicht. Lyman u. Chatfield[1] beschreiben den Vorgang des Erwachens beim Hamster folgendermaßen: Wirkt ein Weckreiz auf das Tier ein, so beschleunigt sich zuerst die Atmung. Nach 90 min ist die Atemfrequenz auf 35 min⁻¹ angestiegen. Schwache, unkoordinierte Bewegungen werden sichtbar, nach 150 min ist die Atemfrequenz auf 100 min⁻¹ angestiegen und das Tier macht Versuche, sich aufzurichten. Von der 150. bis 180. Minute tritt starkes Zittern ein und die Bewegungen werden besser koordiniert. Der volle Wachzustand ist nach 190—210 min erreicht. Während des Erwachens ist der Energiestoffwechsel bis auf den 500fachen Winterschlafwert gesteigert, die Herzfrequenz erreicht bis zu 550 min⁻¹, die Körpertemperatur steigt innerhalb von 3 Std. auf den Endwert von 37—38° an (Abb. 63). Nach Messungen von Lyman u. Chatfield[2] steigt zuerst die Temperatur der oberen Körperhälfte, insbesondere des Kopfes, an. Erst viel später erwärmt sich die untere Hälfte. Thorotrastdarstellungen des Kreislaufes zeigten, daß dies durch eine länger dauernde Vasokonstriktion in der unteren Körperhälfte bewirkt wird. Nach der Ansicht von Lyman u. Chatfield[1] können alle Vorgänge, die beim Erwachen aus dem Winterschlaf auftreten, als Ausdruck einer generalisierten, maximalen Entladung der „Heizzentren" im Zentralnervensystem aufgefaßt werden. — Bei den übrigen Winterschläfern verläuft das Erwachen sehr ähnlich.

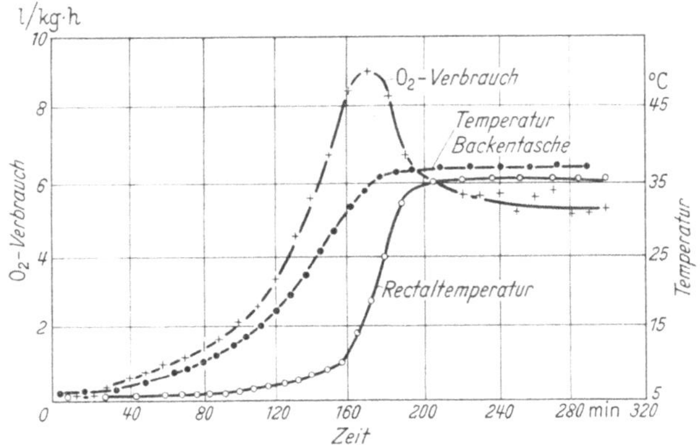

Abb. 63. Temperaturverlauf und Wärmebildung des Hamsters beim Erwachen aus dem Winterschlaf. Nach C. P. Lyman: J. of Exper. Zool. 109, 55 (1948).

Auch während des *Sommers* ist die Temperaturregelung nicht sehr vollkommen. Es fällt auf, daß bei den Winterschläfern die Stoffwechselsteigerung in der Kälte durchweg sehr groß ist (hoher metabolischer Quotient), daß aber die Kerntemperatur trotzdem absinkt. Die Winterschläfer verhalten sich in dieser Beziehung ähnlich wie viele junge Säugetiere (S. 434), die zwar ihren Stoffwechsel erhöhen, aber noch eine ungenügende Wärmeisolation haben

b) Energiestoffwechsel, Kreislauf und Atmung.

Der *Energiestoffwechsel* während des *Winterschlafes* ist äußerst stark herabgesetzt und erreicht die Werte poikilothermer Vertebraten bei derselben Temperatur. Die Beziehung zwischen Körpergröße und Umsatz ist aufgehoben, d. h. alle Winterschläfer haben unabhängig von ihrer Körpergröße annähernd dieselbe Stoffwechselintensität (Tab. 21). Die Wärmebildung im Winter beträgt im Mittel $0{,}084 \text{ kcal} \cdot \text{h}^{-1} \cdot \text{kg}^{-0{,}94}$, ist also dem Körpergewicht proportional, während sie im Sommer $2{,}53 \text{ kcal} \cdot \text{h}^{-1} \cdot \text{kg}^{-0{,}62}$ ist und somit mehr der Körperoberfläche folgt (Kayser[3]). Die Umstellung vom Sommer- auf den Winterstoffwechsel ist

[1] Lyman, C. P., u. P. O. Chatfield: Physiol. Rev. 35, 403 (1955).
[2] Lyman, C. P., u. P. O. Chatfield: J. of Exper. Zool. 114, 491 (1950).
[3] Kayser, Ch.: Arch. Sc. Physiol. 4, 361 (1950).

Tabelle 21. *Energieumsatz von Winterschläfern*[1].

Art	Sommer		Winter		Verhältnis
	Gewicht g	Tages-umsatz kcal/kg	Gewicht g	Tages-umsatz kcal/kg	
Marmota marmota	1868	50	2146	2,0	25:1
Erinaceus europaeus	684	84	600	1,8	47:1
Citellus citellus	227	108	275	2,0	54:1
Myoxus glis	127	120	130	1,7	71:1

danach um so einschneidender, je kleiner das Tier ist, da sein Sommerstoffwechsel höher ist. Die Reduktion des Umsatzes ist nicht nur eine Folge der tieferen Körpertemperatur. Geht man vom Grundumsatz im Sommer aus und berechnet nach der VAN T'HOFF-ARRHENIUSSchen Gleichung unter Annahme eines Q_{10} von 2,5 die theoretische Wärmebildung bei 7° Körpertemperatur, so kommt man auf weit höhere Werte als sie tatsächlich im Winterschlaf beobachtet werden (KAYSER[2]).

Der *Sommerumsatz* unterscheidet sich in seinem Temperaturverhalten nicht von dem anderer Homoiothermer. Vor allem gelingt es nicht, durch langdauernde kalte Außentemperaturen eine Umsatzverminderung zu erzielen, sondern es wird wie bei anderen Warmblütern eine Kälteakklimatisation mit erhöhtem Umsatz hervorgerufen. ARON u. KAYSER[3] hielten verschiedene Winterschläfer (Cricetus cricetus, Mesocricetus auratus, Myoxus glis) im Sommer bei Raumtemperaturen von 20 und 8° und erhielten dabei eine deutliche Kälteakklimatisation, die genau wie die der anderen Homoiothermen verlief (s. Abb. 47). Die bei 8° gehaltenen Tiere erhöhten bei allen Temperaturen ihre Wärmebildung um etwa 20% gegenüber den bei 20° gehaltenen Tieren. Nach den Versuchen von ADOLPH u. LAWROW[4] ist die Kälteakklimatisation beim Goldhamster sehr gut entwickelt; in Hypothermie ist der Umsatz viel höher als bei der Ratte unter denselben Temperaturbedingungen.

Parallel mit dem Umsatz sinkt auch die *Atemfrequenz* und die *Herzfrequenz*; die letztere hat bei Ziesel, Igel und Murmeltier, deren Gewichte sich wie 1:4:10 verhalten, denselben Wert von 2—3 min^{-1} (KAYSER[5]). Die Herzfrequenz des Goldhamsters liegt immer tiefer als 15 min^{-1} (LYMAN[6]). Beim Woodchuck

Tabelle 22. *Physiologische Größen beim Woodchuck (Marmota monax*[7]*).*

Physiologische Größe	Sommer	Winter	Verhältnis
Rectaltemperatur . .	34—39° (Luft 10—35°)	12—13° (Luft 10°)	
Herzfrequenz	80/min	4—5/min	18:1
Atemfrequenz	25/min	0,2—1/min	46:1
Respirat. Quotient .	0,71	0,7	
Grundumsatz	410 kcal/10 kg^{0,67} · 24 h	17—27	18:1

(Marmota monax) ergeben sich nach BENEDICT[7] die in Tab. 22 wiedergegebenen Umstellungen zwischen Wachzustand und Winterschlaf.

[1] KAYSER, CH.: Mammalia 14, 105 (1950).
[2] KAYSER, CH.: C. r. Soc. Biol. (Paris) 144, 1111 (1950).
[3] ARON, M., u. CH. KAYSER: C. r. Soc. Biol. (Paris) 130, 395 (1939).
[4] ADOLPH, E. F., u. J. W. LAWROW: Amer. J. Physiol. 166, 62 (1951).
[5] KAYSER, CH.: Abstr. 19. Internat. Physiol. Congr. Montreal, S. 128. 1953.
[6] LYMAN, C. P.: Amer. J. Physiol. 167, 638 (1951).
[7] BENEDICT, F. G.: Carnegie Inst. Wash. Publ. 503 (1938).

Mit Absinken der Temperatur verlangsamt sich die Herzfrequenz und Über-
leitungszeit immer mehr. Vagale Effekte sind hierbei auszuschließen, da Atropin-
gaben unwirksam sind. Im tiefen Winterschlaf tritt teilweise auch ein Herzblock
mit Dissoziation von Vorhof- und Kammertätigkeit ein (CHATFIELD u. LYMAN[1]).
Mit Beginn des Erwachens verschwinden diese Erscheinungen. Messungen des
Blutdruckes im tiefen Winterschlaf sind bisher nicht ausgeführt worden, da sie
das Tier wecken. CHATFIELD u. LYMAN[1] fanden 20 min nach Beginn des Erwachens in der A. carotis Werte von 72/40, woraus sich schließen läßt, daß der
Blutdruck während des Winterschlafes äußerst niedrig sein muß. Die peripheren
Gefäße sind während des Winterschlafes dilatiert; beim Erwachen tritt eine starke
Vasokonstriktion in der unteren Körperhälfte ein.

c) Hormonale Umstellungen.

Die jahreszeitliche Steuerung des Winterschlafes geht mit tiefgreifenden
Umstellungen im endokrinen System einher. Vom Herbst bis zum Frühling
sind *Schilddrüsen, Nebennierenrinde, Hypophysenvorderlappen* und *Keimdrüsen*
hochgradig zurückgebildet (ADLER[2], CONINX-GIRARDET[3], KAYSER u. ARON[4],
FOSTER et al.[5], SKOWRON u. ZAJACZEK[6], KAYSER[7]). GELINEO[8] und KAYSER[9]
bringen die glanduläre Involution in Zusammenhang mit der herbstlichen
Hypothermie. Nach KAYSER u. ARON[10] bildet sich das Nebennierenmark
während des Winterschlafes nicht zurück (siehe dagegen SUOMALAINEN[11]) und
spielt eine wichtige Rolle bei der Wiederaufwärmung nach dem Winterschlaf.
Die Wiederaufwärmung kann jedoch auch nach Adrenalektomie normal vonstatten
gehen (LYMAN u. CHATFIELD[12]). Wenn man den Winterschlaf mit CUSHING u.
GOETSCH[13] als ein polyglanduläres Involutionssyndrom auffaßt, so ist hierbei zu berücksichtigen, daß manche innersekretorischen Drüsen in aktivem Zustand verbleiben. Die *Parathyreoidea* bietet histologisch das Bild einer tätigen Drüse (SKOWRON
u. ZAJACZEK[6], KAYSER u. ARON[10]), ebenso das *Pankreas*, bei dem die β-Zellen
der LANGERHANSschen Inseln vermehrt sind (ODAR[14]). Die Insulinausschüttung
ist während des Winterschlafes erhöht (SUOMALAINEN[15], SKOWRON u. ZAJACZEK[6],
KAYSER u. ARON[10]). Auch in der Nebennierenrinde, deren Zona fasciculata im
Winter zurückgebildet ist, findet sich eine bestimmte Zone zwischen Mark und
Rinde, die an der allgemeinen Involution der innersekretorischen Drüsen nicht
teilnimmt (ADLER[2], CONINX-GIRARDET[3], SKOWRON u. ZAJACZEK[6], KAYSER[7]).

[1] CHATFIELD, P. O., u. C. P. LYMAN: Amer. J. Physiol. **163**, 566 (1950).

[2] ADLER, L.: Handbuch der normalen und pathologischen Physiologie, Bd. 17, S. 105.
Berlin 1926.

[3] CONINX-GIRARDET, B.: Acta zool. (Stockh.) **8**, 161 (1927).

[4] KAYSER, CH. u. M. ARON: C. r. Soc. Biol. (Paris) **129**, 225 (1938).

[5] FOSTER, M. A., R. C. FOSTER u. R. K. MEYER: Endocronology (Springfield, Ill.) **24**,
603 (1939).

[6] SKOWRON, S., u. S. ZAJACZEK: C. r. Soc. Biol. (Paris) **141**, 1105 (1947).

[7] KAYSER, CH.: Mammalia **14**, 105 (1950).

[8] GELINEO, S.: C. r. Soc. Biol. (Paris) **127**, 1360 (1938).

[9] KAYSER, CH.: C. r. Soc. Biol. (Paris) **131**, 893 (1939).

[10] KAYSER, CH., u. M. ARON: Arch. Anat. Hist. Embryol. **33**, 21 (1950).

[11] SUOMALAINEN, P.: Biochem. Z. **295**, 145 (1938).

[12] LYMAN, C. P., u. P. O. CHATFIELD: Physiol. Rev. **35**, 403 (1955).

[13] CUSHING, H., u. E. GOETSCH: J. of Exper. Med. **22**, 25 (1915).

[14] ODAR, I.: Z. Zellforsch. **41**, 351 (1955).

[15] SUOMALAINEN, P.: Acta physiol. scand. (Stockh.) **16**, Suppl. 53, 60 (1948).

Die herbstliche Involution des endokrinen Systems geht dem Eintritt des Winterschlafes voraus, ebenso wie vor dem Erwachen eine Aktivitätssteigerung der innersekretorischen Drüsen erfolgt. Kayser u. Aron[1] haben gezeigt, daß man durch künstliche Verlängerung des involvierten herbstlichen Zustandes der endokrinen Drüsen den Winterschlaf bis fast auf 1 Jahr verlängern kann, woraus sie auf einen ursächlichen Zusammenhang zwischen den beschriebenen endokrinen Umstellungen und der Auslösung des Winterschlafes schließen. Die Frage, wieweit wir in der glandulären Involution eine Folge bzw. Begleiterscheinung oder die Ursache des Winterschlafes zu sehen haben, ist noch nicht geklärt. Deane u. Lyman[2] betonen, daß der Rückgang der Schilddrüsen- und Nebennierentätigkeit mit dem Ende der sommerlichen Fortpflanzungsperiode, manchmal schon Wochen und Monate vor Eintritt des Winterschlafes, zusammenfällt. Ferner ist zu berücksichtigen, daß es bisher niemals gelungen ist, durch Exstirpation irgendwelcher innersekretorischer Drüsen Winterschlaf auszulösen.

d) Spezifische Eigenschaften des Nervensystems.

Die Aufrechterhaltung des Lebens während des Winterschlafes, der sich unterhalb der Letaltemperatur der übrigen Säugetiere vollzieht, ist nur möglich durch besondere Eigenschaften des Nervensystems der Winterschläfer. Während bei der Ratte bei 15° Rectaltemperatur eine Atemlähmung eintritt (Kayser[3], Lyman[4]), atmen Winterschläfer noch spontan und regelmäßig bei Rectaltemperaturen von 4° (Adolph u. Lawrow[5], Kayser[3]). Die Reaktion des *Atemzentrums* gegen CO_2 bleibt noch bei den tiefsten Rectaltemperaturen voll erhalten; die prozentuale Zunahme der Atmung mit steigendem CO_2-Gehalt entspricht der des Menschen bei normaler Rectaltemperatur (Lyman[4]). Der *periphere Nerv* des Goldhamsters leitet noch bei Temperaturen von 3,4°, während der entsprechende Nerv der Ratte schon bei 9° seine Leitung verliert (Chatfield et al.[6]). Das gilt für die A-Fasern; die C-Fasern des Warmblüters werden erst bei 1° gehemmt (Lundberg[7]). Über die Eigenschaften peripherer Receptoren, insbesondere der Kältereceptoren, ist bei den Winterschläfern nichts bekannt. Soweit man dies bis heute weiß, werden die Kältereceptoren der höheren Säugetiere bei etwa 10° gelähmt. Es wäre eine äußerst interessante Frage, ob die Kältereceptoren der Winterschläfer noch bei entsprechend tieferen Temperaturen arbeiten.

Die *Hirnrinde* zeigt im tiefen Winterschlaf keine spontane Aktivität im Aktionsstrombild (Abb. 64); sie ist jedoch nicht unerregbar, denn sobald das Tier gestört wird oder die Raumtemperatur etwas schwankt, treten langsame Wellen von ziemlich großer Amplitude auf (Kayser[3]). Periphere Bewegungen lassen sich durch Reizung der Großhirnrinde bei 12° auslösen (Kayser[3], Lyman u. Chatfield[8]). Beim Erwachen aus dem Winterschlaf beginnt bei 19—21° Gehirntemperatur die Spontanaktivität der Großhirnrinde (Chatfield et al.[9]).

---

[1] Kayser, Ch., u. M. Aron: Arch. Anat. Hist. Embryol. 33, 21 (1950).

[2] Deane, H. W., u. C. P. Lyman: Endocrinology 55, 300 (1954).

[3] Kayser, Ch.: Mammalia 14, 105 (1950).

[4] Lyman, C. P.: Amer. J. Physiol. 167, 638 (1951).

[5] Adolph, E. F., u. J. W. Lawrow: Amer. J. Physiol. 166, 62 (1951).

[6] Chatfield, P. O., A. F. Battista, C. P. Lyman u. J. P. Garcia: Amer. J. Physiol. 155, 179 (1948).

[7] Lundberg, A.: Acta physiol. scand. (Stockh.) 15, Suppl. 50, 1 (1948).

[8] Lyman, C. P., u. P. O. Chatfield: Amer. J. Physiol. 163, 731 (1950).

[9] Chatfield, P. O., C. P. Lyman u. D. P. Purpura: Electroencephalogr. Clin. Neurophysiol. 3, 225 (1951).

(Bei Abb. 64 ist zu beachten, daß die· Gehirntemperatur beim Erwachen aus dem Winterschlaf beträchtlich über der Rectaltemperatur liegt.) Bei dieser Temperatur ist das Tier schon zur Willkürmotorik fähig, z. B. richtet es sich auf, wenn es auf den Rücken gelegt wird. Afferente Entladungen der Großhirnrinde durch Ischiadicusreizung lassen sich noch bei 9° Rindentemperatur auslösen (CHATFIELD et al.[1]). Dies stimmt mit Befunden von KAHANA et al.[2] überein, nach denen die Hirnrinde des Murmeltieres auf Schallreize noch bei 7° Rinden-temperatur reagiert. —

Beim Erwachen aus dem Winterschlaf beginnt die Aktivität des Hirnstammes wesentlich früher als die Tätigkeit der Rinde (CHAT-FIELD u. LYMAN[3]).

Man kann ferner anneh-men, daß die Lähmungs-temperaturen für die Tem-peraturregelung bei den Winterschläfern sehr tief liegen. Während eine spon-tane Wiedererwärmung bei einer Hypothermie unter 20° bei den anderen Warm-blütern nicht möglich ist (S. 420ff.), wärmt sich der Winterschläfer nach Ab-kühlung auf 5° Rectal-temperatur schnell und spontan wieder auf. Auch das Reizbildungs- und Reiz-leitungssystem des Her-zens verträgt bei den Winterschläfern viel tiefere Temperaturen als bei den übrigen Warmblütern.

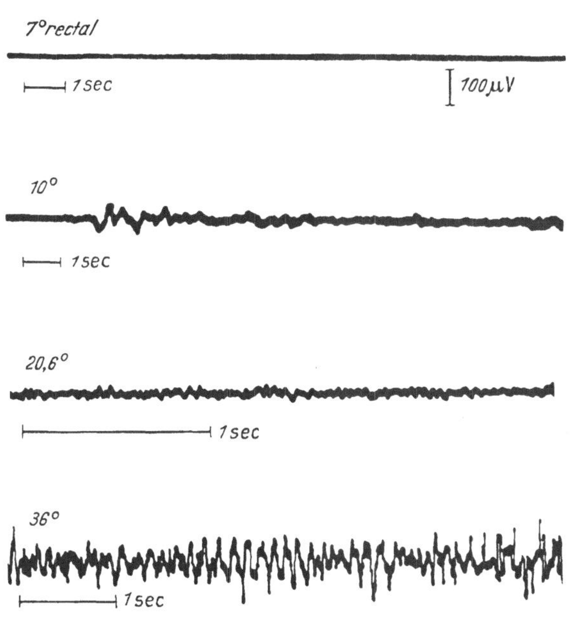

Abb. 64. Elektroencephalogramm von Citellus citellus in verschie-denen Stadien des Erwachens aus dem Winterschlaf. Nach CH. KAYSER: Mammalia **14**, 105 (1950).

Bei der Ratte liegt die Temperatur des Herzstillstandes etwa bei 13—15° (S. 425), während sie beim Winterschläfer um 3° liegt (Tab. 20).

e) Chemische und physikalisch-chemische Veränderungen.

Der respiratorische Quotient während des Winterschlafes ist 0,78 und zeigt somit den *Abbau von Fett* an (DONTSCHEFF u. KAYSER[4], BENEDICT u. LEE[5]). Nach den umfangreichen Versuchen von BENEDICT u. LEE[5] bietet der Stickstoff-haushalt während des Winterschlafes keine Besonderheiten. Der tägliche Wasser-verlust des winterschlafenden Murmeltieres ist 0,2 g·kg^{-1}, das entspricht gerade der Menge des durch Fettabbau gebildeten Oxydationswassers, so daß der Wasser-haushalt während des Winterschlafes ausgeglichen ist. Die Energie beim Er-wachen aus dem Winterschlaf stammt vorwiegend aus dem *Glykogenabbau* in Leber, Herz- und Skeletmuskel (LYMAN u. LEDUC[6]).

[1] CHATFIELD, P. O., C. P. LYMAN u. D. P. PURPURA: Electroencephalogr. Clin. Neuro-physiol. **3**, 225 (1951).

[2] KAHANA, L., W. A. ROSENBLITH u. R. GALAMBOS: Amer. J. Physiol. **163**, 213 (1950).

[3] CHATFIELD, P. O., u. C. P. LYMAN: Electroencephalogr. Clin. Neurophysiol. **6**, 403 (1954).

[4] DONTSCHEFF, L., u. CH. KAYSER: C. r. Soc. Biol. (Paris) **119**, 565 (1935).

[5] BENEDICT, F. G., u. R. C. LEE: Wash. Carnegie Inst. Publ. **497** (1938).

[6] LYMAN, C. P., u. E. H. LEDUC: J. Cell. a. Comp. Physiol. **41**, 471 (1953).

Während der Energiestoffwechsel im Winterschlaf hinreichend bekannt ist, sind unsere Kenntnisse des *Intermediärstoffwechsels* noch ziemlich lückenhaft. Infolge der erhöhten Insulinproduktion des Pankreas besteht eine Hypoglykämie mit einem Blutzuckerspiegel von 0,05% — der Hälfte des Sommerwertes — (Bierry u. Kollmann[1], Dische et al.[2], Ferdmann u. Feinschmidt[3], Suomalainen[4]), während das Leberglykogen in erhöhtem Maße gespeichert ist und im Verlauf des Winterschlafes nur sehr langsam abnimmt (Weinland[5], Bierry u. Kollmann[1]). Dies gilt jedoch nicht für alle Winterschläfer. Der Goldhamster hat während des Winterschlafes sogar einen leicht erhöhten Blutzuckerspiegel (Lyman u. Leduc[6]).

Das *Depotfett* der Winterschläfer hat einen Erstarrungspunkt zwischen 5 und − 25° (Pritzker u. Jungkunz[7], Pawletta[8], Fawcett u. Lyman[9]), während der Erstarrungspunkt bei den übrigen Säugern zwischen 15 und 40° liegt. Dabei sinkt der Erstarrungspunkt des Fettes beim Hamster und Ziesel während längerer Abkühlung von durchschnittlich 0° auf − 20° ab unter entsprechendem Anstieg ungesättigter Fettsäuren (Zunahme der Jodzahl um 5 bis 10%). Bei der Ratte hingegen bewirkt dieselbe Abkühlung keine Zunahme der Jodzahl (Fawcett u. Lyman[9]). In diesem Zusammenhang sei das *braune Fettgewebe* der Winterschläfer erwähnt, das jedoch auch bei anderen Tieren vorkommt (Rasmussen[10]). Sein interscapularer Anteil wird oft als „Winterschlafdrüse" bezeichnet. Die stoffwechselsenkende Wirkung von Extrakten dieses Gewebes, die Fontaine[11] angibt, scheint recht unspezifisch zu sein (Diskussion bei Lyman u. Chatfield[12]). Nach Untersuchungen von Wertheimer[13], Mirsky[14], Fawcett[15] u. a. ist das braune Fettgewebe aktiver als das weiße und scheint speziell mit der Fettspeicherung aus dem Kohlenhydratstoffwechsel zu tun zu haben (Lit. bei Lyman u. Chatfield[12]). Abbau und Speicherung in diesem Fettgewebe werden tiefgreifend durch seine Innervation beeinflußt (Sidman u. Fawcett[16]). Bis heute fehlt jeder Anhaltspunkt, der den mysteriösen Namen „Winterschlafdrüse" rechtfertigt.

Die Katabolite des *Muskelstoffwechsels*, wie die Milchsäure, sind während des Winterschlafes nach den Untersuchungen von Bierry u. Kollmann[1] und Ferdmann u. Feinschmidt[3] stark reduziert. Beim Erwachen steigen sie rapide an, gleichzeitig mit einer Hyperglykämie, die nach Kayser[17] durch eine starke Adrenalinausschüttung bedingt ist. Die Strukturen der Zellkerne scheinen während des Winterschlafes keine besonderen Veränderungen durchzumachen (Mandel et al.[18]).

[1] Bierry, H., u. M. Kollmann: C. r. Soc. Biol. (Paris) **99**, 456 (1928).
[2] Dische, Z., W. Fleischmann u. E. Trevani: Pflügers Arch. **227**, 235 (1931).
[3] Ferdmann, D., u. O. Feinschmidt: Erg. Biol. 8, 1 (1932).
[4] Suomalainen, P.: Acta physiol. scand. (Stockh.) **16**, Suppl. 53, 60 (1948).
[5] Weinland, E.: Biochem. Z. **160**, 66 (1925).
[6] Lyman, C. P., u. E. H. Leduc: J. Cell. a. Comp. Physiol. **41**, 471 (1953).
[7] Pritzker, J., u. R. Jungkunz: Pharmac. Acta Helvet. **2**, 5 (1927).
[8] Pawletta, A.: Pharmakol. Zbl. **73**, 417 (1932).
[9] Fawcett, D. W., u. C. P. Lyman: J. of Physiol. **126**, 235 (1954).
[10] Rasmussen, A. T.: J. Morphol. **38**, 147 (1923).
[11] Fontaine, M.: Rev. Path. Comp. **52**, 53 (1953).
[12] Lyman, C. P., u. P. O. Chatfield: Physiol. Rev. **35**, 403 (1955).
[13] Wertheimer, E.: Pflügers Arch. **219**, 190 (1928).
[14] Mirsky, A.: Biochemic. J. **36**, 232 (1942).
[15] Fawcett, D. W.: J. Morphol. **90**, 363 (1952).
[16] Sidman, R. L., u. D. W. Fawcett: Anat. Rec. **118**, 487 (1954).
[17] Kayser, Ch.: Mammalia **14**, 105 (1950).
[18] Mandel, P., J. Weill u. Ch. Kayser: C. r. Soc. Biol. (Paris) **144**, 1114 (1950).

Von *anderen Stoffen* wurden verschiedene Vitamine und der Gehalt von Mg, Ba, Ca und K untersucht (Ferdmann u. Feinschmidt[1], Nitschke[2], Epstein[3], Suomalainen[4, 5, 6]). Besonders wichtig erscheint eine Verschiebung des Verhältnisses K^+/Ca^{++} im Ionenmilieu von 4,0 im Wachzustand auf 1,0 im Winterschlaf. Erhöhung der K-Ionen oder Erniedrigung der Ca-Ionen senkt die untere Temperaturgrenze für die Erregbarkeit der A-Fasern beträchtlich; parallel dazu ändert sich das Temperaturverhalten des Spike-potentials, des Membranpotentials und der rhythmischen Aktivität des Nerven (Lundberg u. Laget[7]). Die Verschiebungen des Ionenmilieus begünstigen somit die Erregbarkeit des Nervensystems bei den tiefen Temperaturen des Winterschlafes.

Im *Blut* bewirkt die Temperatursenkung eine Linksverschiebung der O_2-Dissoziationskurve, die die O_2-Abgabe ans Gewebe zwar erschwert, aber zu keiner Gewebshypoxie führt (vgl. S. 422), zumal der O_2-Verbrauch des Gewebes 30% tiefer liegt als das Minimum der übrigen Warmblüter in Hypothermie. Der CO_2-Partialdruck und das p_H des Blutes sind nicht verändert (Lyman u. Hastings[8]). Die O_2-Affinität des Blutes zeigt bei den Winterschläfern keine Besonderheiten (Endres[9], McBirnie et al.[10]).

f) Versuche zur künstlichen Auslösung des Winterschlafes.

Die Ursachen, die letztlich die Umstellung des Winterschläfers auf den Hibernationszustand bewirken, sind noch nicht bekannt. Äußere Einflüsse, wie Kälte und Nahrungsmangel, haben nur die Bedeutung von auslösenden und unterstützenden Faktoren (Benedict u. Lee[11]). Eine Raumtemperatur von etwa 6° ist eine notwendige, aber nicht zureichende Bedingung für die Auslösung des Winterschlafes; wenn die endogene Umstellung aber nicht vorhanden ist, kann man durch Kälte keinen Winterschlaf erzeugen. Alle bisherigen Versuche, im Sommer einen Winterschläfer experimentell in Winterschlaf zu versetzen, waren erfolglos. (Daß der sog. „künstliche Winterschlaf" der Medizin mit dem natürlichen nichts zu tun hat, wurde schon auf S. 424 ausgeführt!). Zuweilen gelingt es, auch im Sommer durch Kälte Winterschlaf auszulösen. Dann handelt es sich aber immer um Winterschläfer, die aus unbekannten Gründen die typische endokrine Umstellung der Winterschlafperiode aufweisen (Kayser[12]).

Mittels chirurgischer Eingriffe am Endokrinium läßt sich kein Winterschlaf herbeiführen. Adrenalektomie und Thyreoidektomie sind wirkungslos, Hypophysektomie führt zum Verlust der Homoiothermie, Torpor und Tod nach 2 Tagen (Foster et al.[13], Kayser[12,14]). Maßnahmen, die eine Senkung der Kerntemperatur bewirken, wie Narkotika, Phenothiazin-Derivate (S. 424), verminderter Luftdruck (Giaja[15]), versetzen den Winterschläfer nur in Hypothermie, die zum Tode

---

[1] Ferdmann, D., u. O. Feinschmidt: Erg. Biol. 8, 1 (1932).

[2] Nitschke, A.: Dtsch. med. Wschr. **1936**, 629.

[3] Epstein, S.: Biochem. Z. **12**, 543 (1938).

[4] Suomalainen, P.: Skand. Arch. Physiol. (Lpz.) **78**, 272 (1938).

[5] Suomalainen, P.: Skand. Arch. Physiol. (Lpz.) **83**, 94 (1939).

[6] Suomalainen, P.: Skand. Arch. Physiol. (Lpz.) **83**, 153 (1940).

[7] Lundberg, A., u. P. Laget: Arch. Sc. Physiol. **3**, 193 (1949).

[8] Lyman, C. P., u. A. B. Hastings: Amer. J. Physiol. **167**, 633 (1951).

[9] Endres, G.: Proc. Roy. Soc. London B **107**, 241 (1930).

[10] McBirnie, J. E., F. G. Pearson, G. A. Trusler, H. H. Karachi u. W. Bigelow: Canad. J. Med. Sci. **31**, 421 (1953).

[11] Benedict, F. G., u. R. C. Lee: Carnegie Inst. Wash. Publ. 497 (1938).

[12] Kayser, Ch.: Mammalia **14**, 105 (1950).

[13] Foster, M. A., R. C. Foster u. R. K. Meyer: Endocrinology (Springfield, Ill.) **24**, 603 (1939).

[14] Kayser, Ch.: Ann. de Physiol. **16**, 313 (1940).

[15] Giaja, J.: Bull. Acad. Sci. roy. Serbe **6**, 185 (1940).

führt, wenn sie länger als 1—2 Tage dauert (Benedict u. Lee[1], Kayser u. Hiebel[2], Kayser[3]). Suomalainen[4,5] konnte durch kombinierte Injektionen von Insulin und $MgSO_4$ beim Igel einen hypothermen Torpor erzeugen, aus dem das Tier nach 10 Tagen wieder erweckbar ist. Als Winterschlaf kann man dies wohl kaum bezeichnen. Beim Hamster führt dieser Zustand nach 36 Std. zum Tode (Kayser[3]).

XIII. Temperatur und geographische Verbreitung der Homoiothermen.

1. Allgemeines.

Wenn im Teil I (S. 162) betont wurde, daß die Temperatur nur ein Faktor unter vielen ist, von denen die geographische Verbreitung der Organismen abhängt, so gilt dies ganz besonders für die Warmblüter, die sich durch die Homoiothermie bis zu einem gewissen Grade von den äußeren Temperatureinflüssen unabhängig gemacht haben. Schon dadurch, daß die Homoiothermen mit verschwindenden Ausnahmen „Lufttiere" sind, müssen sie größeren Temperaturschwankungen gewachsen sein als die Wasserbewohner. Eine direkte Begrenzung der Verbreitung warmblütiger Lebewesen durch die Temperatur finden wir meist nur in extremen Bereichen. Die meisten Forscher auf diesem Gebiet betonen daher, daß man den *Temperaturfaktor bei der Verbreitung der Homoiothermen nicht überschätzen* dürfe (z. B. Marcus[6], Niethammer[7]). Hinzu kommt, daß die Warmblüter, namentlich Vögel, infolge ihrer großen Beweglichkeit jahreszeitlichen Temperaturschwankungen auszuweichen vermögen.

Die Homoiothermie wird in den kälteren Klimaten damit erkauft, daß der Organismus zur Aufrechterhaltung seiner Temperatur ständig große Nahrungsmengen aufnehmen muß, während poikilotherme Tiere mit ihrem niedrigen Stoffwechsel in der Kälte monatelang hungern können. Die Warmblüter sind daher — mit Ausnahme einiger Winterschläfer — in hohem Maße vom *Nahrungsraum* abhängig, der seinerseits wieder temperaturbedingt ist. Diese indirekten Temperaturgrenzen für die Verbreitung der Homoiothermen, die meist der entscheidende Faktor sein dürften, sind letztlich durch die Verbreitung poikilothermer Organismen bestimmt, auf die wir hier verweisen (S. 162ff.).

Der *Mensch* vermag dank seiner technischen und zivilisatorischen Hilfsmittel, die man als eine extreme „Verhaltensregelung" auffassen kann, grundsätzlich an jedem Punkt der Erdoberfläche dauernd zu leben. Insoweit gibt es für ihn keine temperaturbedingten Verbreitungsgrenzen. Solche treten aber auf, wenn es sich um die dauernden Lebensräume ganzer Völker handelt und wenn nur die natürlichen Hilfsquellen der betreffenden Biotope zur Verfügung stehen. Dann wird er in seiner Verbreitung von manchen homoiothermen Tieren noch übertroffen (Wüsten, Polarzone, Hochgebirge).

2. Temperaturbedingungen verschiedener Lebensräume.

Einige allgemeine Gesichtspunkte wurden bereits auf S. 162ff. ausgeführt. Auch bei den Homoiothermen ist die Angabe der Temperatur-*Jahresmittel* zur ther-

[1] Benedict, F. G., u. R. C. Lee: Carnegie Inst. Wash. Publ. **497** (1938).

[2] Kayser, Ch., u. G. Hiebel: Presse méd. **1952**, 1699.

[3] Kayser, Ch.: Abstr. 19. Internat. Physiol. Congr. Montreal, S. 128. 1953.

[4] Suomalainen, P.: Nature (London) **142**, 1157 (1938).

[5] Suomalainen, P.: Acta physiol. scand. (Stockh.) **16**, Suppl. 53, 60 (1948).

[6] Marcus, E.: Tiergeographie. Handbuch der Geographischen Wissenschaften, Allgemeine Geographie, Teil II, S. 81. Potsdam 1933.

[7] Niethammer, G.: Fortschr. Zool. **9**, 368 (1952).

mischen Kennzeichnung eines Biotopes ungenügend. Große Bedeutung haben die *jahreszeitlichen* Temperaturschwankungen; sie geben ein gewisses Maß dafür, ob ein Warmblüter bei gegebener Temperaturregelung ein bestimmtes Klima ertragen kann. Vom Äquator zu den Polen nimmt die Größe der Jahresschwankung immer mehr zu, bei gleicher geographischer Breite hängt sie vor allem von der maritimen oder kontinentalen Lage ab. Auf 52° nördl. Breite hat Valencia (Irland) eine mittlere Jahresschwankung von 7,8° (Januar 7,3°, Juli 15,1°), Nertschinsk (Ostsibirien) dagegen 51,8° (Januar −33,6°, Juli 18,2°) (KÖPPEN[1]). In Tibet kommen bei 20° Jahresmittel jährliche Schwankungen bis 77° vor (Sommer 40°, Winter −37°, CLARKE[2]). Die *Tagesschwankung* der Temperatur hat als begrenzender Faktor meist geringere Bedeutung, mit Ausnahme der gewaltigen Schwankungen und extrem hohen Tagestemperaturen in subtropischen Wüstengebieten. Die Temperaturen des *Makroklimas*, die 2 m über dem Boden gemessen werden, sind maßgebend für den Menschen, die größeren Säugetiere und die Vögel, während mikroklimatische Einflüsse hier naturgemäß zurücktreten, verglichen mit der Bedeutung des Öko- und Mikroklimas für viele Poikilotherme (Beispiele S. 166). Gelegentlich erlangt aber auch das *Öko-* und *Mikroklima* für die Homoiothermen erhebliche Bedeutung, z. B. für die kleinen Nager in Wüsten.

Bei der außerordentlichen Anpassungsfähigkeit der Homoiothermen lassen sich allgemeine Betrachtungen verschiedener Klimazonen nur dann anstellen, wenn der Temperaturfaktor klar zutage tritt, was nur bei extremen Verhältnissen der Fall ist. Im übrigen ist die Abschätzung der direkten Temperaturwirkung auf die Verbreitung von Warmblütern eine schwierige, nur im einzelnen lösbare Aufgabe, die eingehende — meist noch gar nicht vorliegende — Kenntnisse der Thermophysiologie der betreffenden Art erfordert.

Legen wir die Belastung der *Temperaturregelung* der Homoiothermen zugrunde, so kommen wir etwa zu folgenden typischen Großklimazonen (s. KÖPPEN[1]):

1. *Tropisches Klima* mit Jahresmitteln von 25 bis 30°, ununterbrochener Wärme, starker Sonnenstrahlung und hoher Luftfeuchte, kleiner Tagesschwankung bis 6°, noch kleinerer Jahresschwankung der Temperatur, am Äquator nur 0,5 bis 1°, und Fehlen unperiodischer Temperaturwechsel.

2. *Wüstenklima* der heißen, subtropischen Wüsten mit Jahresmitteln über 20°, mittelgroßer Jahresschwankung (10 bis 20°), gewaltiger Tagesschwankung bis 50° mit sehr hohen Tagestemperaturen und Bodentemperaturen bis über 70°, äußerst trockener Luft und nahezu völligem Fehlen von Wasser (Extremwerte Death Valley, Kalifornien: Lufttemperatur 56,6°, rel. Feuchte 5%).

3. *Gemäßigtes Klima* mit Jahresmitteln von 0 bis 20°, mäßiger Tagesschwankung, großer Jahresschwankung je nach Kontinentalität 20 bis 50°, die sich vor allem in kalten Wintern äußert, und unperiodischen (advektiven) Temperaturschwankungen.

4. *Polarklima* mit Jahresmitteln zwischen 0 und −20°, kühlen Sommern, je nach Kontinentalität kalten bis exzessiv kalten Wintern (Extremwerte Werchojansk, NO-Sibirien: −70°, North-West-Territories, Kanada: −65°) und streckenweise dauernd gefrorenem Boden. Ähnliches gilt für die Hochgebirgsregionen, deren mittlere Temperatur mit einer Höhenzunahme von 150 m um etwa 1° abnimmt. Die mittlere Temperatur der arktischen und antarktischen Ozeane beträgt etwa −1,5°.

---

[1] KÖPPEN, W.: Grundriß der Klimakunde. Berlin u. Leipzig 1931.
[2] CLARKE, G. L.: Elements of ecology. New York u. London 1954.

3. Temperatur und Migration.

Bei den klimatisch ausgelösten Wanderungen der Homoiothermen der gemäßigten und kalten Zonen ist die Temperatur ein wichtiger Faktor, der in vielen Fällen allerdings indirekt durch den *Nahrungsmangel* wirkt und viele Tiere zur Migration zwingt, selbst wenn sie der Temperatur als solcher gewachsen wären (z. B. Wildenten). Kleinvögel, wie die Meisen (Paridae), die sich in der kalten Jahreszeit vorwiegend von überwinternden Insekten ernähren, sind auch im Winter bei uns anzutreffen, während weit größere Vögel infolge Nahrungsmangel wärmere Klimazonen aufsuchen müssen. Innerhalb gewisser Grenzen reagiert der Vogel nicht auf Temperaturschwankungen; übersteigen sie einen gewissen Wert, so antwortet er mit Ausweichbewegungen. Die Kältetoleranz schwankt mit der jahreszeitlichen Akklimatisation (Kendeigh[1], Bowen[2]). Im Winter ist sie am größten und nimmt bis April ab. Daher weichen Vögel im Mai einer kälteren Temperatur aus, auf die sie im März oder April noch nicht reagieren (Bowen[2]). Entscheidend für die Migration ist ferner die *Tageslänge*, da von ihr die Nahrungsmenge und damit die Kältetoleranz abhängt (Kendeigh[1,3], Schildmacher[4], Hesse[5]). Trotz der Wanderungen werden Kleinvögel durch ausnehmend kalte Winter oft gewaltig dezimiert, wobei sich die durch die Kälte am meisten bedrohten Arten besonders schnell wieder vermehren. Nach Peitzmeier[6] werden 3 abnorm strenge Winter schon durch 2 günstige Jahre wieder kompensiert.

Die temperaturbedingten Wanderungen der Warmblüter erstrecken sich von wenigen Zentimetern bis zu Tausenden von Kilometern. Die kürzesten Wanderungen führen Kleinsäuger aus, die sich vor Hitze- oder Kälteeinflüssen unter die Bodenoberfläche zurückziehen; ausgedehntere Bewegungen im Bereich des Ökoklimas finden wir bei vielen Hochgebirgstieren, auch bei Winterschläfern des Hochgebirges, z. B. Murmeltier, die sich im Winter in tiefere Regionen zurückziehen. Bei den größeren Wanderungen der Säuger und Vögel und dem eigentlichen Vogelzug ist die Bedeutung der Temperatur nicht immer klar ersichtlich. In vielen Fällen wirkt sie indirekt durch Nahrungsmangel, oft spielen aber auch noch andere Faktoren eine Rolle (s. Tischler[7]).

4. Besonderheiten bei den Chiropteren.

Bei den Fledermäusen als *poikilothermen* Tieren ist nach Eisentraut[8] der Temperaturfaktor von großer Bedeutung für die Verbreitung. Etwa 90% von rund 150 Gattungen bewohnen die Tropen und Subtropen, 7 Gattungen verbreiten sich über Tropen, Subtropen und gemäßigte Zone, z. B. Rhinolophus, Myotis, Pipistrellus, Eptesicus, während nur eine einzige, Eptesicus nilssonii, in Nordrußland und Norwegen die arktische Zone berührt. Die Vorzugstemperaturen der Fledermäuse sind nach Herter[9] sehr hoch, 39—43° (Bodentemperatur); dem entspricht ihre Wärmebedürftigkeit und ihre Bevorzugung sehr warmer Mikroklimate, wie heißer Dachböden usw. In der gemäßigten Zone halten die Chiropteren einen jahreszeitlich bedingten *Winterschlaf* (S. 442).

[1] Kendeigh, S. C.: J. Wildl. Managem. **9**, 217 (1945).
[2] Bowen, W.: Proc. Acad. Sci. New Hampshire **1**, 11 (1946).
[3] Kendeigh, S. C.: Auk (Lancaster, Pa.) **66**, 113 (1949).
[4] Schildmacher, H.: Biol. Zbl. **71**, 238 (1952).
[5] Hesse, R.: Tiergeographie auf ökologischer Grundlage, S. 421. Jena 1924.
[6] Peitzmeier, J.: Ornithol. Forsch. **1**, 22 (1947).
[7] Tischler, W.: Klima, Witterung und Tierwelt. In Klima, Wetter, Mensch. S. 259. Heidelberg 1952.
[8] Eisentraut, M.: Biol. Zbl. **66**, 236 (1947).
[9] Herter, K.: Der Temperatursinn der Säugetiere. Leipzig 1952.

wozu sie geschützte Winterquartiere aufsuchen müssen, deren Temperatur ständig über 0° liegt (Keller, Bergwerke, Höhlen u. a.). Wie aus Beringungsversuchen hervorgeht, erstrecken sich diese Wanderungen auf Entfernungen von 50—1150 km (Eisentraut[1,2]); der Temperaturfaktor ist hierbei aber nicht immer klar erkennbar.

Eine weitere Klimaanpassung sieht Eisentraut[1] in der einzig dastehenden Fortpflanzungsweise. Die Begattung findet im Herbst statt, die Spermien werden aber über den Winter konserviert und erst im Frühjahr findet die Ovulation und Befruchtung statt. Bringt man überwinternde Fledermäuse ins Warme, so erfolgt die Ovulation und Embryonalentwicklung früher (Eisentraut[3]). Auch die Tragzeit ist wegen der Poikilothermie der Chiropteren temperaturabhängig.

Mit den Poikilothermen haben die Fledermäuse die Vor- und Nachteile der Temperaturabhängigkeit gemeinsam. Bei Kälte und Nahrungsmangel vermögen sie wochenlang zu hungern, während homoiotherme Kleintiere schon nach 1—2 Tagen eingehen. Dafür ist ihnen ein aktives Leben bei kälteren Außentemperaturen unmöglich, und Temperaturen in der Nähe des Gefrierpunktes stellen für sie die unterste Grenze der Verbreitung dar, während Kleinvögel von ähnlicher Körpergröße Temperaturen bis weit unterhalb des Gefrierpunktes aushalten.

5. Physiologische Ursachen der geographischen Temperaturgrenzen.

Sehr *kleine* Warmblüter, wie die kleinen Arten der Kolibris, können wegen ihres großen Oberflächen-Volumquotienten in kalten Klimazonen nicht leben, auch wenn ihnen ausreichende Nahrung zur Verfügung steht (s. S. 348). Die kleinste Kolibriart und der kleinste Vogel überhaupt, Chaeterocercus bombus, lebt nur in Äquatornähe in Ecuador und Nordperu (Hesse[1]). Andere Kleinvögel halten zwar bei reichlicher Nahrung größere Kältegrade aus, können diesen Nahrungsbedarf aber in den Wintermonaten nicht decken. Ein wichtiger begrenzender Faktor ist hierbei auch die kurze *Tageslänge*, die dem Vogel keine ausreichende Nahrungssuche erlaubt. Zaunkönige (Troglodytes aëdon) vermögen bei strenger Kälte nur wenige Stunden zu hungern, so daß sie die lange Dunkelperiode nicht überstehen (Kendeigh[5]). Durch Sammeln von Vorräten können Kleintiere Perioden des Nahrungsmangels bis zu einem gewissen Grade ausgleichen, z. B. Meisen (Parus), Kleiber (Sitta), Eichelhäher (Garrulus) oder Hamster (Cricetus), Ziesel (Citellus) und Schermaus (Microtus terrestris).

Wegen ihrer schlechten *Wärmeisolation* können Kleinsäuger keine so tiefen Temperaturen aushalten wie Vögel. Nach Hesse[4] ist das kleinste Säugetier, das sich bei uns voll der Winterkälte aussetzt, der Hase. Alle kleineren Säugetiere, wie Mäuse, Spitzmäuse, Marder, Eichhorn, benötigen Schlupfwinkel. Besonders gilt dies für arktische Kleinsäuger, die ohne diese Hilfsmittel den Polarwinter nicht überstehen (Scholander et al.[6]). Die warmen tropischen Temperaturen bereiten den kleinen Homoiothermen hingegen keine Schwierigkeiten, nur vertragen sie bei ihrer geringen Hitzetoleranz keine intensive Sonnenbestrahlung (s. S. 462).

Schlanke *Körperformen* mit großer Oberfläche, langen Hälsen und Gliedmaßen oder Tiere mit großen Ohren, Schwänzen oder sonstigen Körperanhängen.

[1] Eisentraut, M.: Biol. Zbl. **66**, 236 (1947).
[2] Eisentraut, M.: Zool. Anz. **144**, 20 (1943).
[3] Eisentraut. M.: Biol. Zbl. **57**, 59 (1937).
[4] Hesse, R.: Tiergeographie auf ökologischer Grundlage. Leipzig 1924.
[5] Kendeigh, S. C.: J. Wildl. Managem. **9**, 217 (1945).
[6] Scholander, P. F., R. Hock. V. Walters u. L. Irving: Biol. Bull. **99**, 259 (1950).

z. B. Giraffe, Gazelle, Springmaus, Wüstenfuchs, sind für kalte Klimazonen ungeeignet, da die Wärmeabgabe zu groß ist und die Gefahr lokaler Erfrierungen an den Körperenden besteht. Vögel, denen hervorspringende, durchblutete Körperteile wie Schwanz, Nase und Ohren fehlen, sind in dieser Hinsicht vorteilhafter gebaut als Säugetiere. Auch die Läufe der Vögel, die keine Muskulatur enthalten, sind sehr kälteunempfindlich. Kälteakklimatisierte Polarvögel halten Außentemperaturen von − 40 bis − 50° aus, ohne daß ihre Läufe erfrieren. Eine Möwe, die bei Zimmerwärme gehalten wurde, bekam dagegen bei − 20° schon schwere Erfrierungen der Füße (Scholander et al.[1]). Geringe Kältetoleranz haben natürlich auch Warmblüter mit ganz oder teilweise fehlendem oder spärlich entwickeltem Integument, z. B. Mensch, Affe, Nacktmull (Heterocephalus philippsi), Geier, Strauß, Marabu.

Die Rolle von *Vorzugstemperaturen* (thermischen Präferenda) für die Verbreitung homoiothermer Tiere ist noch nicht hinreichend geklärt. Wenn überhaupt, so dürfte ihnen eine nennenswerte Bedeutung wohl nur bei Kleinsäugern, insbesondere bei Nagern und Fledermäusen, zukommen. Herter[2], der dieser Frage ausführliche Studien gewidmet hat, kommt zu dem Resultat: „Meist findet man jedoch eine gewisse Parallelität zwischen den V.-T.-Höhen und den Verbreitungsgrenzen der einzelnen Tiergruppen, in dem Sinne, daß Gruppen mit höheren V.-T.-Werten weniger weit gegen die Pole hin verbreitet sind und weniger hoch im Gebirge aufsteigen als verwandte Gruppen mit tiefen V.-T.-Werten. Leider sind jedoch unsere Kenntnisse über die Verbreitungsgrenzen vieler Kleinsäuger noch sehr unvollkommen." Schon die weltweite Verbreitung vieler Säuger und Vögel läßt den Schluß zu, daß Vorzugstemperaturen offenbar nicht die dominierende Rolle für die Verbreitung der Homoiothermen spielen, ja, man kann die Homoiothermie geradezu als die Fähigkeit definieren, auch außerhalb der Vorzugstemperatur zu existieren. So leben Mäuse in den Hamburger Kühlhäusern bei reichlicher Nahrung ständig bei − 6° (Mohr[3]), also weit unterhalb ihres Präferendums, das nach Herter[2] (S. 80) etwa bei 37° Bodentemperatur liegt.

Bei den Vögeln ist das temperaturempfindlichste Stadium das *Ei*, das daher zum begrenzenden Faktor der Verbreitung werden kann (Hesse[4], Graham u. Hesterberg[5], Clarke[6] u. a.). Allerdings ist dieser Einfluß durch die Verlegung der Brutperiode in die günstigste Jahreszeit stark vermindert. Pinguine schützen das Ei vor Kältewirkung, indem sie es in einer Brutfalte unter dem Gefieder mit sich tragen; der Kaiserpinguin (Aptenodytes forsteri) brütet auf diese Weise sogar mitten im Polarwinter (Hesse[4]). Eine besondere Kältegefährdung der Jungtiere (Hesse[4], S. 411) besteht wohl nur bei Temperaturen in der Nähe des Gefrierpunktes, ansonsten liegen gerade bei den ganz jungen, noch poikilothermen Säugern und Vögeln die Letaltemperaturen besonders niedrig (S. 437).

Bei den physiologischen Eigenschaften, die die thermische Toleranzgrenze der Homoiothermen bedingen, läßt sich noch nicht klar abgrenzen, was *erblich* fixiert und was durch *Akklimatisation* bedingt ist. Systematische, langfristige Akklimatisationsversuche zur Bestimmung der äußersten physiologischen Grenzen z. B. von tropischen Tieren in kalten Klimazonen liegen meines Wissens noch nicht vor.

---

[1] Scholander, P. F., R. Hock, V. Walters, F. Johnson u. L. Irving: Biol. Bull. **99**, 237 (1950).
[2] Herter, K.: Der Temperatursinn der Säugetiere, S. 93. Leipzig 1952.
[3] Mohr, R.: Die Säugetiere Schleswig-Holsteins, S. 93. Altona 1931.
[4] Hesse, R.: Tiergeographie auf ökologischer Grundlage. Berlin 1924.
[5] Graham, S. A., u. G. Hesterberg: J. Wildl. Managem. **12**, 9 (1948).
[6] Clarke, G. L.: Elements of ecology. New York 1954.

6. Klimaregeln.

Die tropischen Klimazonen mit ihrem Temperaturoptimum bringen eine ungeheure Artenfülle hervor, wogegen die Zahl der Individuen ein- und derselben Art meist gering ist. Nach den Gebieten des Pessimums (Wüsten, Polarzonen. Hochgebirge) zu nimmt die Artenzahl immer mehr ab; dabei steigt nach den Polargebieten hin oft die Zahl der Individuen stark an. Die arktischen Lemminge gehören zu den individuenreichsten Säugern überhaupt, aber auch andere Tiere der kalten Zonen haben große Individuenzahlen, wie Robben und Seevögel (MARCUS[1]).

Innerhalb einer Art finden wir bei den Homoiothermen *erbliche klimatische Variationen*. Die Formen in kalten Klimazonen sind meist größer als in wärmeren

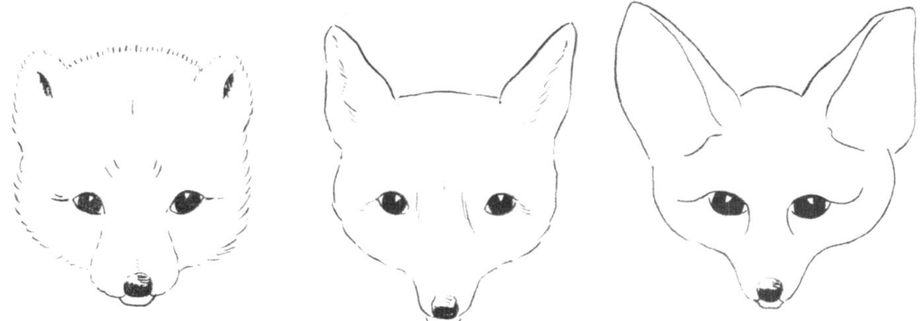

Abb. 65. *a* Eisfuchs (Canis lagopus); *b* europäischer Fuchs (C. vulpes); *c* Wüstenfuchs (C. zerdo Nach R. HESSE: Tiergeographie auf ökologischer Grundlage. Berlin 1924.

(BERGMANNsche Größenregel), wofür sehr viele Beispiele an Säugetieren und Vögeln vorliegen (HESSE[2], MARCUS[1], TISCHLER[3,4], MAYR[5], HESSE et al.[6]). Auch verschiedene Ausnahmen sind bekannt (s. MARCUS[1], MAYR[5], TISCHLER[4] u. a.), bei den paläarktischen Vögeln nach RENSCH[7] etwa 16%. Scheinbare Ausnahmen von der BERGMANNschen Regel erfordern immer eine genaue Analyse der jeweiligen örtlichen Klimaverhältnisse. Beim Kakadu (Cacatua galerita triton) bewohnen die kleineren Formen teilweise nördlichere Gebiete, und es hat sich gezeigt, daß dort tatsächlich ein wärmeres Ökoklima herrscht (MAYR[5]). Manchmal konkurrieren andere, die Körpergröße beeinflussende Faktoren, z. B. Nahrungsmangel, mit der Klimawirkung, so daß im Hochgebirge entgegen der BERGMANNschen Regel kleinere Rassen entstehen können (DAVIS[8]). Weitere Wirkungen kälterer Klimate sind gedrungene Körperform, Verkürzung der Extremitäten, Schwänze und Ohren (ALLENsche Proportionsregel, Abb. 65) sowie Pigmentschwund des Integumentes bis zur weißen Färbung des Haarkleides und Gefieders vieler Polartiere (GLOGERsche Färbungsregel). Wärmeres Klima und hohe Luftfeuchte

[1] MARCUS, E.: Tiergeographie. Handbuch der geographischen Wissenschaften. Allgemeine Geographie, Teil II, S. 81. Potsdam 1933.

[2] HESSE, R.: Tiergeographie auf ökologischer Grundlage. Berlin 1924.

[3] TISCHLER, W.: Grundzüge der terrestrischen Tierökologie. Braunschweig 1949.

[4] TISCHLER, W.: Klima, Witterung und Tierwelt. In Klima, Wetter, Mensch, S. 259. Heidelberg 1952.

[5] MAYR, E.: Systematics and the origin of species. New York 1949.

[6] HESSE, R., W. C. ALLEE u. K. P. SCHMIDT: Ecological animal geography. New York 1951.

[7] RENSCH, B.: Arch. Naturg. N. F. 8, 89 (1939).

[8] DAVIS, W. B.: J. Mammal. 19, 338 (1938).

bedingen oft dunklere Färbung infolge reichlicher Bildung von Eumelanin, während im Trockenklima das rötliche oder gelbbräunliche Phaeomelanin vorherrscht, auf dem die charakteristische Färbung vieler Wüstentiere beruht. Ferner ist das relative Herzgewicht kleiner Säuger und Vögel in kalten Klimaten erhöht (Hessesche Herzregel). Vögel kalter Zonen haben eine höhere Eizahl (Rensch[1], Kipp[2]), einen größeren Magen-Darm-Kanal (Rensch[3]), längere Flügel (Rensch[1,4]) und zeigen stärkere und häufigere Wanderungen. Säugetiere in kälterem Klima besitzen dichtere Woll- und Grannenhaare (Renschsche Haarregel) und eine höhere Zahl von Jungen (Rensch[4]).

Die *Ursachen* dieser Veränderungen und ihre biologische Bedeutung sind vielfach noch unklar (vgl. auch Rensch[5]). Neben den erblichen Merkmalen gibt es auch *Modifikationen* durch direkte Temperaturwirkung, wie sich experimentell nachweisen läßt. So haben Mäuse (Sumner[6]) und Küken (Allee u. Lutherman[7]), die bei 6° Raumtemperatur aufgezogen werden, höheres Gewicht, gedrungenere Körperform, kürzere Extremitäten, Schwänze und Ohren und ein höheres relatives Herzgewicht als Tiere, die bei 21—25° aufgewachsen sind. — Wieweit es sich um das Ergebnis von *Auslesevorgängen* handelt, läßt sich kaum entscheiden. Die Änderungen sind teilweise so geringfügig, daß man vom physiologischen Gesichtspunkt an ihrem Selektionswert zweifeln kann. Einen Einwand gegen die selektionistische Deutung sieht Kipp[2] in der steigenden Vermehrungsziffer (Zahl der Eier und Jungen) in kälteren Klimazonen, die der Auslese entgegenarbeitet. — Die Größenzunahme des Herzens erklärt Hesse durch den erhöhten Stoffwechsel in der Kälte, was jedoch nur in begrenztem Umfange gilt, denn nach neueren Versuchen sind z. B. die meisten Polartiere so gut wärmeisoliert, daß sie selbst im Polarwinter ihren Stoffwechsel kaum steigern, jedenfalls nicht mehr als gleich große Tiere in gemäßigten Zonen (Irving[8]). Wie schwierig die biologische Beurteilung der klimatischen Größen- und Farbänderungen ist, zeigt die Auffassung von Hesse[9], der in der weißen Färbung vieler Polartiere vornehmlich einen Schutz gegen die Wärmeabstrahlung des Körpers sieht. Nun ist aber für die langwellige Temperaturstrahlung des Körpers ($\lambda = 3 - 60\ \mu$) die Abstrahlungszahl praktisch unabhängig von der Farbe, so daß schwarze Polartiere dieselben Wärmeverluste durch Abstrahlung hätten wie weiße (s. S. 357).

7. Eurytherme und stenotherme Arten.

Wenn man den Begriff *eurytherm* (weite Temperaturgrenzen) und *stenotherm* (enge Temperaturgrenzen), der seine volle Bedeutung eigentlich nur bei den Poikilothermen hat (s. S. 169), auf die Homoiothermen überträgt, so muß man sich klar sein, daß er hier etwas völlig anderes besagt. Bei den Wechselwarmen wird damit der Bereich der *Körpertemperaturen* bezeichnet, in dem das Leben möglich ist, während er bei den Warmblütern die *Außentemperaturen* kennzeichnet, bei denen die Homoiothermie gewahrt werden kann. Betrachtet man die Körpertemperatur, so sind fast alle Homoiothermen warm-stenotherm, nimmt man jedoch die Außentemperatur als Maßstab, so sind viele Warmblüter — eben dank ihrer Homoiothermie — äußerst eurytherm.

[1] Rensch, B.: Proc. 8. Internat. Ornithol. Congr. Oxford, S. 285 (1934).
[2] Kipp, F. A.: Biol. Zbl. **67**, 250 (1948).
[3] Rensch, B.: Proc. 7. Internat. Ornithol. Congr. Amsterdam, S. 197. (1930).
[4] Rensch, B.: Arch. Naturg. N. F. **5**, 317 (1936).
[5] Rensch, B.: Neuere Probleme der Abstammungslehre, S. 47 ff. Stuttgart 1954.
[6] Sumner, F. B.: American Naturalist **45**, 90 (1911).
[7] Allee, W. C., u. C. Z. Lutherman: Ecology **21**, 29 (1940).
[8] Irving, L.: Federat. Proc. **10**, 543 (1951).
[9] Hesse, R.: Tiergeographie auf ökologischer Grundlage, S. 539 ff. Berlin 1924.

Beispiele *eurythermer* Tiere sind Kolkrabe (Corvus corax), dessen Verbreitungsgebiet sich "from the icy wastes of Greenland to the heart of the Sahara" (Mayr[1]) erstreckt, ferner nach Hesse[2] der Steinschmätzer (Saxicola), der von Grönland bis Spanien vorkommt, und der Tiger, der von den tropischen Dschungeln Indiens bis zu den zentralasiatischen Schneegebirgen in Höhen bis 4000 m vordringt und dessen Verbreitungsgebiet 60 Breitengrade umfaßt. Auch das zweihöckerige Kamel, das in den tibetanischen Wüsten Temperaturen zwischen — 37° und + 40° aushält, und der Elefant, der in Afrika bis hoch ins Gebirge vordringt und im Schneegestöber keinerlei Beeinträchtigung zeigt (Krumbiegel[3]), gehören zu den eurythermen Warmblütern.

Von *warm-stenothermen* Tieren nennt Hesse[2] u. a. Büffel, Giraffe, Zwergmoschustier (Tragulus), Nilpferd, Menschenaffen, Geier. Auch der nackte Mensch gehört zu den Warm-stenothermen; nur durch seine künstlichen Hilfsmittel ist er das am meisten eurytherme Lebewesen.

Kalt-stenotherme Tiere sind nach Hesse[2] Irbis (Felis uncia), Steinbock und Lama. Ob die Bevorzugung kalter Klimazonen wirklich auf dem Temperaturfaktor beruht, möchte ich dahingestellt sein lassen. Physiologisch ist es schwer vorstellbar, daß ein Warmblüter nur in kaltem Klima gedeihen soll, und von vielen Polartieren wissen wir, daß sie sich leicht an unsere heißen Sommer akklimatisieren. Die Eisbären der zoologischen Gärten liegen „bei uns paradoxerweise selbst im Hochsommer zur Mittagszeit in der prallen Sonne, und im Winter sind sie oft so wasserscheu, daß man sie kaum ins Wasser bringt. Die Tiere scheinen sich sehr rasch an das warme Klima zu gewöhnen und die Wärme der für ihre Heimat bezeichnenden Kälte vorzuziehen. Von vielen anderen Tierarten kennt man Entsprechendes" (Hediger[4]).

Wie das letztgenannte Beispiel zeigt, ist das Verbreitungsgebiet der meisten Homoiothermen nicht so groß wie es ihrer Temperaturregelung und ihrer Akklimatisationsfähigkeit nach möglich wäre: ihre „*ökologische Valenz*" ist größer als ihre tatsächliche Verbreitung. Dies zeigen auch die fossilen Funde von Warmblütern (s. Marcus[5]).

8. Anpassung an verschiedene Klimate.
a) Tropisches Klima.

Mensch: Das tropische Klima mit seiner stets gleichbleibenden Wärme stellt an die Temperaturregelung des ruhenden Menschen die denkbar geringsten Anforderungen, so daß menschliches Leben mit einem Minimum an Kleidung, Nahrung und Wohnung möglich ist. "A naked savage, sitting under a tree and dabbling his feet in a brook, has made an almost perfect adaptation to heat" (Wulsin[6]). Eine gewisse Belastung ist die hohe *Luftfeuchte* und die starke *Sonnenstrahlung*. Bei ausreichendem Strahlenschutz und guter Akklimatisation bereitet das Klima als solches dem Menschen, den die fehlende Körperbehaarung und hohe Hitzetoleranz als typischen Tropenbewohner kennzeichnet, keine besonderen Schwierigkeiten. Es sind nicht nur dauernde Siedlungen, sondern auch blühende Hochkulturen möglich, wie die Beispiele der Mayas, Hindus und

---

[1] Mayr, E.: Systematics and the origin of species, S. 89. New York 1949.

[2] Hesse, R.: Tiergeographie auf ökologischer Grundlage. Berlin 1924.

[3] Krumbiegel, I.: Der Afrikanische Elefant. Monographie der Wildsäugetiere 9. Leipzig 1943.

[4] Hediger, H.: Exotische Freunde im Zoo, S. 22. Basel 1949.

[5] Marcus, E.: Tiergeographie. Handbuch der geographischen Wissenschaften, Allgemeine Geographie, Teil II, S. 81. Potsdam 1933.

[6] Wulsin, F. R.: In L. H. Newburgh: Physiology of heat regulation and the science of clothing, S. 35. Philadelphia u. London 1949.

Javanesen beweisen (Batavia auf Java: Monatsmittel Januar 26,5°, Oktober 27,5°. Tagesschwankung durchschnittlich 23—29°).

Die Akklimatisation der *weißen Rasse* an die Tropen ist weniger eine Frage der direkten Klimaeinwirkung als vielmehr der damit verbundenen Begleitumstände (Tropenkrankheiten, soziale und psychologische Faktoren, Alkohol u. a., s. Wulsin[1]). Physiologisch liegt kein Grund vor, daß nicht auch der Weiße nach entsprechender Akklimatisation im tropischen Klima dauernd leben und gedeihen könne, und die Erfahrungen in der Panamakanalzone und in NO-Australien zeigen, daß dies tatsächlich möglich ist (Price[2]). Wenn vielfach eine dauernde Besiedlung der Tropen mißglückt ist, so liegt das auch zum Teil daran, daß unzweckmäßige Lebensgewohnheiten aus den kühleren Klimazonen beibehalten wurden, die sich aber mit unseren heutigen physiologischen Kenntnissen vermeiden lassen (Lee[3], Lee u. Pendleton[4]). Sofern direkte Sonnenbestrahlung vermieden wird, ist die Hitzebelastung nicht übermäßig groß. Das zeigt schon die geringe Zahl von Hitzschlagfällen, verglichen etwa mit den berüchtigten Hitzegebieten Mesopotamiens. Im Tropenklima gibt der Mensch im Schatten ohne Schweißsekretion durch Strahlung, Leitung und Konvektion gerade seine Ruhewärmeproduktion ab (Tab. 23). Sonneneinstrahlung oder Körperarbeit bewirken eine zusätzliche Wärmezufuhr, die durch Schweißverdunstung absorbiert werden muß. Die Toleranzgrenzen für akklimatisierte europäische Arbeiter in Singapore liegen bei einer durchschnittlichen Arbeit von 111 kcal·m^{-2}·h^{-1} (Ellis et al.[5]), das entspricht nach Lehmann[6] Gehen auf der Ebene mit 20 kg Last. Wegen der hohen Luftfeuchte ist eine möglichst ungehinderte Wasserverdunstung des Körpers wichtig, am besten mit nacktem Körper oder höchstens mit dünner, loser und gut ventilierter Kleidung (Yaglou u. Rao[7]).

Die *rassischen* Unterschiede in der Hitzetoleranz von Negern und Weißen sind nach neueren Untersuchungen viel kleiner als man vielfach annahm. Wo derartige Unterschiede vorkommen, hängen sie wahrscheinlich mehr von der Akklimatisation, Ernährungsweise und dem allgemeinen sozialen Standard ab als von der Rasse. So fand z. B. Ladell[9], daß die Hitzetoleranz der Eingeborenen in Nigeria, die einen niedrigen Wirtschaftsstandard haben, schlechter ist als die von akklimatisierten Weißen.

Tabelle 23. *Wärmeaustausch des Menschen in Tropenklima und Wüstenklima durch Leitung, Konvektion und Strahlung*[8].

Umgebung	bekleidet kcal/h	nackt kcal/h
Tropen (Nacht)	—80	—90
Tropen (Dschungel) . .	—60	—75
Tropen (Sonne)	+80	+120
Wüste (Sonne)	+210	+380

Negative Werte: Wärmeabgabe an die Umgebung; positive Werte: Wärmeaufnahme aus der Umgebung.

Tiere: Den optimalen Temperaturbedingungen, die keine Belastung der Temperaturregelung hervorrufen, entspricht der weitgehende Schwund thermoregulatorischer Einrichtungen im Tropenklima, insbesondere das spärlich ent-

---

[1] Wulsin, F. R.: In L. H. Newburgh: Physiology of heat regulation and the science of clothing, S. 35. Philadelphia u. London 1949.

[2] Price, A. G.: White settlers in the tropics. American Geograph. Soc. New York 1929.

[3] Lee, D. H. K.: New England J. Med. **243**, 723 (1950).

[4] Lee, D. H. K., u. R. L. Pendleton: Geograph. Rev. **41**, 124 (1951).

[5] Ellis, F. P., H. M. Ferres, A. R. Lind u. P. S. B. Newling: J. of Physiol. **125**, 55 P (1954).

[6] Lehmann, G.: Praktische Arbeitsphysiologie, S. 149. Stuttgart 1953.

[7] Yaglou, C. P., u. M. N. Rao: J. Industr. Hyg. a. Toxicol. **29**, 140 (1947).

[8] Adolph, E. F., u. Mitarb.: Physiology of man in the desert. New York 1947.

[9] Ladell, W. S. S.: J. of Physiol. **112**, 15 P (1951).

wickelte oder gänzlich fehlende Integument. Der Verlust der Wärmeisolation geht so weit, daß viele Tropentiere durch die Temperaturschwankungen ihres Ökoklimas größeren Kältebelastungen ausgesetzt sind als die arktischen Tiere im Polarwinter! (IRVING[1].) Subcutanfett fehlt den meisten Tieren heißer Klimazonen; wo ein Fettvorrat vorhanden ist, ist er lokal angehäuft, so daß er die Wärmeabgabe nicht behindert, z. B. Fetthöcker des Kamels und des Zebu (Bos indicus), Fettschwanzschaf.

Auch die Hitzetoleranz der Tropentiere ist nicht übermäßig groß. Werden Homoiotherme der tropischen und warmen Zonen intensiver Hitze durch Sonnenbestrahlung ausgesetzt, so erliegen sie bald einem Hitzschlag. Namentlich die Waldtiere sind ziemlich hitzeempfindlich, z. B. Affen und Elefanten (HESSE[2], KRUMBIEGEL[3]). Über Akklimatisation europäischer Haustiere an tropisches Klima siehe S. 466.

b) Wüstenklima.

Mensch: Wie Tab. 23 zeigt, ist das Wüstenklima vor allem gekennzeichnet durch eine hohe Wärmeaufnahme des Körpers infolge *Sonnen-, Himmels- und Bodenstrahlung.* Eine Körperbedeckung von heller Farbe setzt die Wärmeaufnahme durch Einstrahlung auf etwa die Hälfte herab (ADOLPH et al.[4]). Im Gegensatz zu den Tropen ermöglicht die *trockene Luft* eine große Wärmeabgabe durch Wasserverdunstung, wobei Schweißmengen bis zu $2,8 \, l \cdot h^{-1}$ im Wüstenklima gemessen wurden (ADOLPH u. DILL[5]). Der eigentliche limitierende Faktor in der Wüste ist der *Wassermangel.* Ohne Wasser vermag der Mensch in der Wüste nur 1—2 Tage zu leben, während er bei genügender Wasserzufuhr ein physiologisch gut ausgestatteter Wüstenbewohner ist, der die meisten Wüstentiere an Hitzetoleranz übertrifft. Die heißen Trockengebiete der Erde sind seit alters her von Menschen besiedelt und haben jahrtausendealte höchste Kulturen hervorgebracht, namentlich die der Ägypter und Sumerer. Oft wird übersehen, daß bei der exzessiven Tagesschwankung der Temperatur die Nächte und frühen Morgenstunden sehr kalt sein können, so daß außer der Hitzebelastung auch eine erhebliche *Kältebelastung* vorkommt. Die Bilder nomadisierender Araber in wallenden Gewändern haben zu dem weitverbreiteten Irrtum geführt, daß die Beduinen die Wollkleidung als Hitzeschutz tragen. Tatsächlich herrscht aber in diesen Gebieten die größte Zeit des Jahres ein ziemlich kaltes Klima. In heißeren Regionen, wie am Persischen Golf, entfällt auch ein Teil der Kleidung (WULSIN[6]).

Tiere: Zwei Faktoren begrenzen das Leben der homoiothermen Tiere in der Wüste: *Hitze* und *Wassermangel.* Die Artenzahl, die diesen extremen Bedingungen standhalten kann, ist daher auch nur sehr klein. Die größeren Säuger, z. B. Gazelle (Gazella loderi) und Kulan (Equus hemionus), halten sich nur am Rand der eigentlichen Wüste auf, können aber bis tief in das Wüsteninnere vorstoßen (ANDREWS[7]). Diese Tiere brauchen Wasser für ihre Temperaturregelung in der Hitze und sind daher auf Wasserstellen angewiesen. Die Hitzetoleranz des Esels ist mindestens genau so groß wie die des Menschen. Ein Vorteil gegenüber diesem ist, daß er Wasserverluste durch Trinken überkompensiert und große Wassermengen auf einmal zu sich nehmen kann (S. 406).

---

[1] IRVING, L.: Federat. Proc. **10**, 543 (1951).

[2] HESSE, R.: Tiergeographie auf ökologischer Grundlage, S. 400. Berlin 1924.

[3] KRUMBIEGEL, I.: Der afrikanische Elefant. Monographie der Wildsäugetiere 9, S. 66. Leipzig 1943.

[4] ADOLPH, E. F., u. Mitarb.: Physiology of man in the desert. New York 1947.

[5] ADOLPH, E. F., u. D. B. DILL: Amer. J. Physiol. **123**, 369 (1938).

[6] WULSIN, F. R.: In L. H. NEWBURGH: Physiology of heat regulation and the science of clothing, S. 3. Philadelphia u. London 1949.

[7] ANDREWS, R. C.: Nat. History **24**, 150 (1924).

Über den Wärme- und Wasserhaushalt des Kamels liegen noch keine physiologischen Untersuchungen vor. Der dicke Pelz gewährt einen guten Strahlungsschutz. Die Hitzetoleranz des Kamels ist zum größten Teil eine Frage der Wasseraufnahme. Nach 4- bis 5tägigem Dursten können bis zu 123 l auf einmal getrunken werden. Über besondere Speicherungsmechanismen des Wassers ist nichts bekannt; möglicherweise kann Wasser in Ödemen gespeichert werden (PECK[1]). Die Ansicht von STROHL[2], daß das Oxydationswasser des Fetthökkers eine wesentliche Rolle spiele („Wasser aus dem Höcker"), trifft nach SCHMIDT-NIELSEN und SCHMIDT-NIELSEN[3] nicht zu, da Fett pro kcal Energie nur 0,113 g H_2O liefert, während Kohlenhydrate 0,133 g $H_2O \cdot kcal^{-1}$ ergeben. Außerdem benötigt Fett große O_2-Mengen für die Oxydation, was wiederum einen größeren Wasserverlust durch die Atmung zur Folge hat. Das Fett ist wie bei allen anderen Tieren in erster Linie Energiespeicher. Eine andere physiologische Besonderheit des Kamels ist eine Tagesschwankung der Körpertemperatur bis zu 4°. Auf diese Weise kann vielleicht ein Teil der aufgenommenen Wärme durch Erhöhung der Körpertemperatur gespeichert werden (SCHMIDT-NIELSEN u. SCHMIDT-NIELSEN[3]).

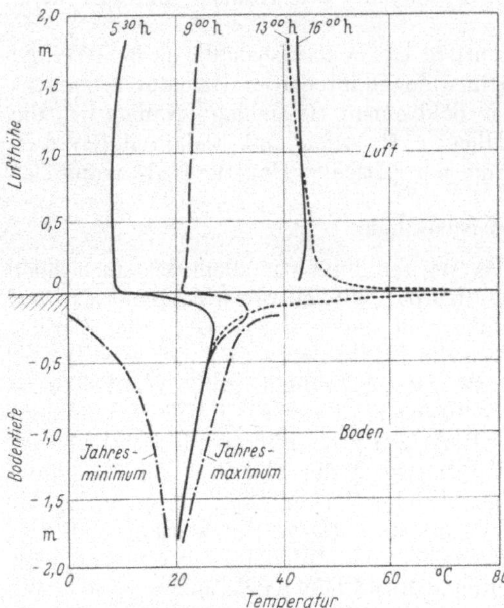

Abb. 66. Luft- und Bodentemperaturen in verschiedener Höhe bzw. Tiefe am heißesten Sommertag in Tucson, Arizona. Außerdem sind die Jahresminima und -maxima der Bodentemperaturen eingezeichnet. Nach E. F. ADOLPH u. Mitarb.: Physiology of man in the desert. New York 1947.

Der Wasserbedarf des Wüstenfuchses (Canis zerdo), nach HESSE[4] des größten Säugers, der dauernd in der Wüste lebt, wird durch das Wasser der Beutetiere gedeckt. Seine unterirdische und nächtliche Lebensweise verhindert zu große Erwärmung. Hase (Lepus alleni, L. californicus) und Ziesel (Citellus tridecemlineatus) kommen mit dem Wasser von Grünpflanzen und Succulenten aus; Trockenfutter vertragen sie jedoch nicht (ARNOLD[5]).

Die höchste Anpassung an das Wüstenklima zeigen die Springmäuse Dipus und Dipodomys, deren physiologisches Verhalten in den letzten Jahren eingehend untersucht wurde. An sich sind sie genau so hitze- und durstempfindlich wie andere Kleinsäuger; auch ihr Wasserverlust durch Verdunstung entspricht dem anderer Nager (SCHMIDT-NIELSEN u. SCHMIDT-NIELSEN[6]). Gegen die extrem hohen Bodentemperaturen (Abb. 66) schützen sie sich durch unterirdische Baue, und durch Verschließen des Einganges sparen sie Verdunstungswasser ein. Die Springmäuse können von völlig *wasserfreier* Nahrung leben, da das

[1] PECK, E. F.: Vet. Rec. **51**, 1355 (1939).
[2] STROHL, J.: Verh. naturforsch. Ges. Basel **40**, 422 (1929).
[3] SCHMIDT-NIELSEN, K., u. B. SCHMIDT-NIELSEN: Physiol. Rev. **32**, 135 (1952).
[4] HESSE, R.: Tiergeographie auf ökologischer Grundlage. Berlin 1924.
[5] ARNOLD, J. F.: Univ. Arizona, Agr. Exper. Sta., Tech. Bull. **98**, 51 (1942).
[6] SCHMIDT-NIELSEN, B., u. K. SCHMIDT-NIELSEN: Amer. J. Physiol. **162**, 31 (1950).

Oxydationswasser der Kohlenhydrate zur Deckung ihres Wasserbedarfs ausreicht (Abb. 67), selbst wenn die absolute Luftfeuchte nur $2\,g\,H_2O \cdot m^{-3}$ beträgt; diese Luftfeuchte entspricht gerade dem Minimum der trockensten Periode in der Wüste (SCHMIDT-NIELSEN u. SCHMIDT-NIELSEN[1]). Eine Aufnahme von Tau kommt nicht in Frage, da er in vielen Wüstengebieten fehlt. Daß die Tiere mit dem chemischen Oxydationswasser auskommen, wird durch äußerste Wassereinsparung erreicht. Der Wassergehalt der Faeces beträgt 45%, während er bei der Ratte 68% ausmacht (SCHMIDT-NIELSEN u. SCHMIDT-NIELSEN[2]). Die Konzentrationsfähigkeit der Niere übertrifft die der menschlichen Niere um das Vierfache. Nach den Untersuchungen von SCHMIDT-NIELSEN u. SCHMIDT-NIELSEN[3] kann bei Dipodomys die Harnstoffkonzentration bis 22,8% (Mensch 6%) und die NaCl-Konzentration bis 8,7% (Mensch 2,1%) ansteigen. Die glomeruläre Filtration der Niere ist dabei völlig normal, dagegen ist die tubuläre Rückresorption von Wasser sehr hoch (SCHMIDT-NIELSEN[4]). Zwingt man die Springmäuse durch eine eiweißreiche Kost (Sojabohnen), die zu wenig Oxydationswasser liefert, zum Trinken, so gedeihen sie dank ihrer Niere bei Seewasser von 3,4% Salzgehalt genau so gut wie bei Frischwasser

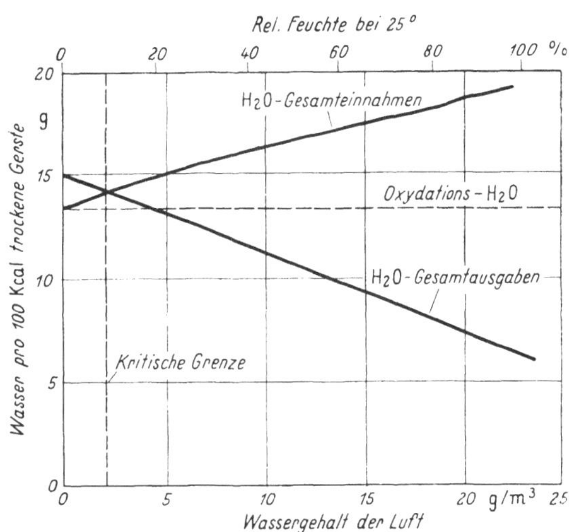

Abb. 67. Wasserhaushalt der Springmaus Dipodomys bei Trockennahrung (Gerste) und verschiedener Luftfeuchte. Nach K. SCHMIDT-NIELSEN u. B. SCHMIDT-NIELSEN: Physiol. Rev. **32**, 135 (1952).

(SCHMIDT-NIELSEN u. SCHMIDT-NIELSEN[5]). AMES u. VAN DYKE[6] fanden, daß Dipodomys mehr antidiuretisches Hypophysenhormon absondert als andere Tiere.

c) Polarklima.

Mensch: Die Kälteanpassung der zirkumpolaren Völkerstämme Grönlands, Kanadas und Sibiriens liegt ganz auf dem Gebiet der *Verhaltensweisen,* während eine physiologische Kälteakklimatisation bei ihnen nicht sichergestellt ist (s. S. 397). Das Klima ist so hart, daß es kaum mehr als die Fristung des täglichen Lebens erlaubt; Hochkulturen wurden daher in der Arktis noch nie beobachtet.

Eine nahezu ideale Anpassung mit spärlichsten Hilfsmitteln haben die Eskimos erreicht. Nach den Ausführungen von WULSIN[7], denen das Folgende entnommen ist, sind ihre Erd- und Schneehütten so gebaut, daß die Schlafstelle im obersten, wärmsten Teil des kuppelförmigen Hauses liegt. Betreten wird es von unten durch einen offenen Tunnel. Die Regulierung der Luftzufuhr erfolgt durch eine

---

[1] SCHMIDT-NIELSEN, B., u. K. SCHMIDT-NIELSEN: Ecology **31**, 75 (1950).
[2] SCHMIDT-NIELSEN, B., u. K. SCHMIDT-NIELSEN: J. Cellul. a. Comp. Physiol. **38**, 165 (1951).
[3] SCHMIDT-NIELSEN, K., u. B. SCHMIDT-NIELSEN: Physiol. Rev. **32**, 135 (1952).
[4] SCHMIDT-NIELSEN, B.: Amer. J. Physiol. **167**, 824 (1951).
[5] SCHMIDT-NIELSEN, B., u. K. SCHMIDT-NIELSEN: Amer. J. Physiol. **160**, 291 (1950).
[6] AMES, R. G., u. H. B. VAN DYKE: Proc. Soc. Exper. Biol. a. Med. **75**, 417 (1950).
[7] WULSIN, F. R.: In L. H. NEWBURGH: Physiology of heat regulation and the science of clothing, S. 3. Philadelphia u. London 1949.

464   H. Hensel: Mensch und warmblütige Tiere.

Öffnung in der Kuppel des Hauses, so daß die Kaltluft von unten nur in dem
Maße zuströmen kann, wie die Warmluft oben entweicht. Damit bleibt die natürliche
Temperaturschichtung der Luft gewahrt. Bei Heizung mit Tran steigt die Temperatur im Innern so hoch an, daß die Bewohner schwitzend und fast nackt
dasitzen. Aber auch ohne Heizung wird eine gute Schneehütte bei − 40° bis
− 60° Außentemperatur noch genügend warm.

Die Eskimokleidung besteht aus 2 Schichten, meist aus Cariboufell; die innere
Schicht wird mit den Haaren nach innen, die äußere mit den Haaren nach außen
getragen. Daneben werden auch Eisfuchs- und Eisbärfelle und für die äußeren
Lagen und Stiefel Seehundfelle verwandt. Die Eskimokleidung übertrifft an
Wärmeisolation und niedrigem Gewicht bei weitem die besten Polarkleidungen
der Weißen. (Über Kältetoleranz nackter Völkerstämme siehe S. 397.)

Tiere: Über die physiologischen Anpassungen der Homoiothermen an das
äußerste Pessimum des Polarklimas sind wir durch neuere Untersuchungen,
vor allem von Scholander, Irving u. Mitarb.[1-5], recht gut unterrichtet. Die
Rectaltemperaturen der Polartiere sind dieselben wie die der Tropentiere und werden auch in der größten Kälte nicht verändert (Irving[4], Irving u. Krog[5]). Die
kleinen Polartiere, wie Lemming (Myodes lemmus) und Hermelin (Putorius
erminea), müssen Unterschlupf in Erdlöchern, Höhlen usw. suchen, um während
des Polarwinters überleben zu können (Scholander et al.[3]). Winterschläfer gibt
es in der eigentlichen Polarzone wegen der zu großen Kälte nicht, nur in den etwas
wärmeren subborealen Gebieten. So findet sich das Ziesel (Citellus) in Fair-
banks, Alaska, wo es unter dem Schnee in frostfreien Bodenschichten seinen
Winterschlaf hält (Clarke[6]).

Die übrigen Landsäuger, wie Schneehase (Lepus timidus), Eisfuchs
(Canis lagopus), Eisbär (Ursus maritimus), Moschusochse (Ovibos
moschatus) und Renntier (Rangifer groenlandicus und R. caribou) überstehen die Kälte des Polarwinters ohne äußeren Schutz. Die Anpassung beruht
ausschließlich auf der hohen *Wärmeisolation* der winterlichen Speckschicht, die
gleichzeitig als Nahrungsspeicher dient, und des außerordentlich dichten Haarkleides (s. Abb. 20, S. 362) (Scholander et al.[1,3], Irving[4]). Die *Wärmebildung*
aller größeren Polartiere steigt dagegen selbst in der größten Kälte kaum an.
Anzeichen von Kälteakklimatisation des Grundumsatzes konnten bei diesen
Tieren nicht festgestellt werden. Die „kritische Temperatur“, bei der der Stoffwechselanstieg beginnt, liegt für größere arktische Tiere unterhalb − 50° Außentemperatur (s. Abb. 15, S. 352) (Irving[4]). Diese frieren demnach im Polarwinter
weniger als manche gleich großen Tropentiere bei + 20°. Eskimohunde haben
während des Wachens und Schlafens bei − 50° Außentemperatur dieselbe
unveränderte Rectaltemperatur von 38°; selbst ein Aufenthalt in einer Kälte-
kammer von − 80° bewirkte bei Eisfuchs und Eskimohund keine Änderung der
Rectaltemperatur. Beim Schneehuhn liegt die Grenze bei etwa − 50° (Irving u.
Krog[5]).

Die Polartiere sind alle gedrungen gebaut, mit verhältnismäßig kurzen
Extremitäten (Moschusochse, Renntier) und kurzen Nasen, Ohren und Schwänzen
(Eisfuchs, Schneehase, vgl. Abb. 65). Die Fuß- und Zehenballen sind beim Schnee-
hasen, Eisfuchs und Eisbären behaart, bei der Schnee-Eule (Nyctaea nyctaea)

[1] Scholander, P. F., P. Walters, R. Hock u. L. Irving: Biol. Bull. **99**, 225 (1950).
[2] Scholander, P. F., R. Hock, V. Walters, F. Johnson u. L. Irving: Biol. Bull. **99**, 237 (1950).
[3] Scholander, P. F., R. Hock, V. Walters u. L. Irving: Biol. Bull. **99**, 259 (1950).
[4] Irving, L.: Federat. Proc. **10**, 543 (1951).
[5] Irving, L., u. J. Krog: J. Appl. Physiol. **6**, 667 (1954).
[6] Clarke, G. L.: Elements of ecology. New York u. London 1954.

und beim Schneehuhn (Lagopus hyperboraeus), den einzigen arktischen Stand-
vögeln, sind die Läufe befiedert (Hesse[1]). Nach Irving[2] haben Eskimohunde bei
— 50° Außentemperatur eine Hauttemperatur unter dem Pelz von 30°. Die
Nasen- und Pfotentemperatur kann unter 10° sinken, ebenso die Temperatur der
Extremitäten bei Renntieren und Polarvögeln. Beim Menschen bewirken solche
Temperaturen bereits unerträglichen Kälteschmerz. Bei diesen Tieren sind diese
Gewebe besonders an tiefe Temperaturen angepaßt, z. B. beträgt der Schmelzpunkt des Knochenfettes beim Caribou im distalen Teil der Hinterextremität 15°,
im proximalen dagegen 47°.

Die Wärmeisolation der *Wassersäuger* und *Schwimmvögel* wird vorwiegend
durch das Subcutanfett erreicht, das bei Robben mit der Haut zusammen bis
zu 50% des Körpergewichtes ausmachen kann. Die Temperaturen an der Grenze
von Packeis und offenem Meer, die naturgemäß die nördlichste Verbreitungsgrenze
dieser Formen bildet, liegen nicht ganz so tief wie im Binnenland. Am weitesten
nördlich dringen Eisbär und Eisfuchs vor (Hesse[1]).

9. Temperatur und Leistung landwirtschaftlicher Nutztiere.

Kälte. Die kritischen Temperaturen, bei denen unter Ruhebedingungen und
Nüchternheit im Laboratoriumsversuch eine Stoffwechselsteigerung auftritt,
liegen bei Rind, Schwein und Huhn zwischen 15 und 21° (Brody[3]). Unter normalen Lebensbedingungen und guter Fütterung hat diese Temperaturgrenze
jedoch keine praktische Bedeutung. Da der Stoffwechsel ohnehin schon ziemlich
hoch ist, vertragen die Tiere viel kältere Temperaturen ohne physiologische
Mehrbelastung. Nach Dice[4] bleiben bei Kühen Milchleistung und Futterverbrauch
gleich, ob die Tiere im Stall oder im Freien bei — 3 bis — 13° überwintern. Selbst
Temperaturen von — 40° wurden von Pferden, Kühen und Schafen, die auf
amerikanischen Versuchsstationen im Freien überwinterten, ohne Schaden vertragen (Brody[3]). Offenbar ist die Bildung eines gut isolierenden Winterfelles
und die Zunahme des Subcutanfettes ausreichend, um einen genügenden Wärmeschutz zu gewähren (s. S. 403). Unter den üblichen Verhältnissen der Viehhaltung
ergeben sich somit *keine besonderen Kälteprobleme*.

Hitze. Ein völlig anderes Bild zeigt sich in der Hitze. Da die Mehrzahl der
Nutztiere (Rind, Schwein, Schaf, Ziege, Huhn) zu den *schwach* bzw. *nicht
schwitzenden* Arten gehört, beginnt ihre Kerntemperatur schon bei Außentemperaturen über 26° anzusteigen. Beim Rind ist bei 35° Außentemperatur die
Rectaltemperatur bereits von 38 auf 40° erhöht. Menge, Fett- und Eiweißgehalt
der Milch fallen stark ab (Regan u. Richardson[5]). Die praktische Bedeutung
dieser Tatsache geht daraus hervor, daß z. B. in den Gebieten intensivster land-
wirtschaftlicher Produktion in den USA Sommertemperaturen von 27—38°
häufig sind und sogar Temperaturen bis 43° vorkommen. Die jahreszeitlichen
Schwankungen der Milchleistung sollen nach Brody[3] ganz überwiegend auf der
Hitzebelastung in den Sommermonaten beruhen. Das einzige Mittel gegen die
Überhitzung, das praktisch in Frage kommt, ist eine künstliche Erhöhung der
Wasserverdunstung durch Befeuchtung der Tiere (Regan u. Freeborn[6], Brody[3]).
Wenn Gelegenheit vorhanden ist, suchen Schweine in der Hitze Schlamm-
pfützen auf und Rinder begeben sich ins Wasser.

---

[1] Hesse, R.: Tiergeographie auf ökologischer Grundlage. Berlin 1924.
[2] Irving, L.: Federat. Proc. **10**, 543 (1951)
[3] Brody, S.: Bioenergetics and growth. New York 1945.
[4] Dice, J. R.: J. Dairy Sci. **23**, 61 (1940).
[5] Regan, W. M., u. G. A. Richardson: J. Dairy Sci. **21**, 73 (1938).
[6] Regan, W. M., u. S. B. Freeborn: J. Dairy Sci. **19**, 11 (1935).

Das europäische Vieh hat eine geringere Hitzetoleranz als die einheimischen Rinderrassen der tropischen Zonen, die auch durch kurzfristige Akklimatisation nicht ganz der Hitzetoleranz der einheimischen Rassen angeglichen werden kann (s. Staffe[1]). Kibler u. Brody[2,3] und Brody u. Mitarb.[4] untersuchten bei einheimischen Rindern heißer Klimazonen (Zebu, Bos indicus) und bei europäischen Rinderrassen (Holstein und Jersey, Bos taurus) die Wirkung von Außentemperaturen zwischen $-18°$ bis $41°$ auf Stoffwechsel, Nahrungsaufnahme, Milchproduktion, Körpertemperatur, Verdunstungsgröße, Atmung und Pulsfrequenz. Das indische Rind hat eine größere Hitzetoleranz, die wahrscheinlich durch den großen Oberflächen-Volumquotienten und den niedrigen Umsatz bedingt ist, jedoch nicht durch Unterschiede in der Schweißproduktion. Bei den europäischen Rassen dagegen ist die Kälteresistenz größer. Bei $-18°$ zeigte das Holsteinvieh keine Änderung des Stoffwechsels und der Futteraufnahme, während beim indischen Rind eine 50%ige Steigerung auftrat.

Eine niedrige Hitzetoleranz hat auch das Geflügel. Die Rectaltemperatur des Huhns beginnt schon bei 25°Außentemperatur zu steigen (Barott u. Pringle[5], Wilson u. Plaister[6]). Weitere Hitzeschäden bei Nutztieren sind die Abnahme der Nahrungsaufnahme und der Futterverwertung (Brody[7]), die Wachstumsverminderung der Küken (S. 431), die Hemmung der Spermatogenese (S. 429), die Abnahme der Eigröße (Warren[8]), des Blutcalciums (Conrad[9]), der Eischalendicke (Warren u. Schnepel[10]) und des Wachstums der Ovarien (Warren u. Conrad[11]) beim Geflügel. Weiteres über Temperaturprobleme bei Nutztieren bei Phillips[12,13].

[1] Staffe, A.: Die Akklimatisation von Haustieren in den afrikanischen Tropen. Berlin 1944.

[2] Kibler, H. H., u. S. Brody: Univ. Missouri, Agr. Exper. Sta., Res. Bull. 461 (1950).

[3] Kibler, H. H., u. S. Brody: Univ. Missouri, Agr. Exper. Sta., Res. Bull. 464 (1950).

[4] Brody, S., A. C. Ragsdale, H. H. Kibler, C. R. Blincoe, H. H. Thompson u. D. M. Wortstell: Federat. Proc. 10, 377 (1951).

[5] Barott, H. G., u. E. M. Pringle: J. Nutrit. 22, 273 (1941).

[6] Wilson, W. O., u. T. H. Plaister: Amer. J. Physiol. 166, 572 (1951).

[7] Brody, S.: Bioenergetics and growth. New York 1945.

[8] Warren, D. C.: J. Agr. Res. 59, 441 (1939).

[9] Conrad, R. M.: Poultry Sci. 18, 327 (1939).

[10] Warren, D. C., u. R. L. Schnepel: Poultry Sci. 19, 67 (1940).

[11] Warren, D. C., u. R. M. Conrad: J. Agr. Res. 58, 875 (1939).

[12] Phillips, R. W.: FAOUN Development Paper No. 6 (1950).

[13] Phillips, R. W.: FAOUN Development Paper No. 8 (1950).

Nachträge.

Während der Drucklegung erschienen zahlreiche neue Arbeiten. Nur auf einige sei hingewiesen, und zwar besonders auf solche, die ausgesprochene Vermutungen bestätigen oder auch ältere Auffassungen korrigieren.

Zu S. 5: J. F. Danielli diskutiert, wann eine Diffusion auch höhere Temperaturkoeffizienten haben kann (vgl. J. Haas: Physiologie der Zelle, Berlin 1955, S. 350). — Nach Northrop ist die Eiweißspaltung durch Pepsin der Enzymkonzentration proportional, wenn hemmende Substanzen aus den Enzympräparaten entfernt werden (vgl. Haas, S. 127).

Zu S. 6: Nach neueren Untersuchungen von H. Martin u. Th. Jacobsen entsteht bei der Bruttoreaktion von ClO_2 mit NO_2 neben N_2O_5 nicht NO_2Cl, sondern das bisher unbekannte NO_3Cl [Angew. Chem. **67**, 524 (1955)]. Die näher diskutierten, die RG bestimmenden Schritte (k_1, k_1', k_{-1}', k_I) bleiben unberührt.

Zu S. 35: Bei Elritzen (Phoxinus) steigt die Aktivität der Schilddrüse mit zunehmender Adaptationstemperatur [E. J. W. Barrington u. A. J. Matty: Proc. Zool. Soc. Lond. **124**, 89 (1954)]. Da die Wirkung von Thioharnstoff nach neueren Untersuchungen nicht ganz eindeutig ist, bedarf die hormonale Steuerung der Leistungsadaptation von Fischen einer weiteren Klärung.

Zu S. 40: Der Sauerstoffverbrauch des Gewebes zeigt auch bei weiteren Fischen den Adaptationstyp 5 [M. Flörke u. Mitarb.: Z. f. Fischerei u. d. Hilfswiss. **3**, 241 (1954)].

Zu S. 59: Einen wichtigen Beitrag zur Kälteresistenz mehrerer Organismen bringen P. F. Scholander u. Mitarb. (J. Cellul. a. Comp. Physiol. **42**, Suppl. 1, Philadelphia 1953).

Zu S. 114: A. Vegis untersuchte erneut eingehend den Einfluß der Temperatur auf die Bildung von Ruheknospen [Symb. Bot. Upsaliens. **14**, 1 (1955)].

Zu S. 115: Besonders viele Arbeiten erschienen über die Keimstimmung [z. B. R. Dupéron: Rev. gén. Bot. **59**, 580 (1952); **60**, 33, 90 (1953); H. Hänsel: Z. Pflanzenzüchtg. **32**, 233 (1953); K. Napp-Zinn: Z. Naturforsch. **9b**, 218 (1954); N. M. Sisakjan u. I. I. Filippovič: Ber. wiss. Biol. **92**, 365 (1954); M. B. Gott u. Mitarb.: Ann. of Bot., N. s. **19**, 87 (1955)].

Zu S. 121: Nach H. J. Müller [Naturwiss. **42**, 134 (1955)] ist der Saisondimorphismus von Araschnia levana ein photoperiodisch gesteuerter Diapause-Effekt.

Zu S. 144: Da (entgegen den Befunden von Grabensberger) andere Autoren keine Temperaturabhängigkeit der „inneren Uhr" feststellen konnten, ist dies Problem weiterhin untersucht worden [vgl. C. S. Pittendrigh: Proc. Nat. Acad. Sci. USA **40**, 1018 (1954); F. A. Brown u. Mitarb.: Physiol. Zool. **27**, 345 (1954); K. Hoffmann: Z. Tierpsychol. **11**, 453 (1954)].

Zu S. 158: In einem Temperaturgefälle zeigte Dyschirius thoracicus eine ansteigende Bevorzugung niederer Temperaturen mit zunehmender Versuchsdauer; eine Verringerung der Luftfeuchtigkeit hatte den gleichen Effekt [E. Palmen: Ann. entomol. fenn. **20**, 1 (1954)].

Zu S. 161: Nach P. Lavie existiert im Bienenstock während des Winters kein rhythmischer Temperaturwechsel, wohl aber hat die Außentemperatur einen gewissen Einfluß auf die Stocktemperatur. Es gibt „colonies froides" und „colonies chaudes" [Insect. sociaux, 1, 40, 123 (1954)].

Zu S. 173—175: Thorson anstatt Thorsen.

Zu S. 225, Abb. 36: Nanavutty anstatt Bronson u. Parker.

Zu S. 311: Nach D. G. Waldham u. H. O. Halvorson: [Appl. Microbiol. **2**, 333 (1955)] sind vegetative Zellen von Bac. terminalis hygroskopischer als die Sporen, die eine besondere Bindungsform der Proteine haben sollen und darum auch erhöhte Hitzeresistenz zeigen.

Zu S. 334: W. Graf, I. G. Porjé und A.-M. Allgoth [Gastroenterologia **83**, 233 (1955)] fanden die Temperatur im Innern der menschlichen Leber, entgegen den meisten bisherigen Befunden an Tieren, 0,2—0,6° niedriger als die Rectaltemperatur. Die Messungen wurden mit Thermoelementen ausgeführt, die in einem Plastik-Katheter 9—14 cm tief in die Leber eingeführt wurden. Die tagesrhythmischen Schwankungen der Lebertemperatur entsprachen in ihrem Ablauf denen der Rectaltemperatur.

Zu S. 336: A. Kanitz anstatt O. Kanitz.

Zu S. 371: K. E. Cooper anstatt R. E. Cooper.

Zu S. 421: W. F. Greenwood anstatt F. W. Greenwood.

Erschienene Bücher: H. Lundegårdh: Klima u. Boden in ihrer Wirkung auf das Pflanzenleben, 4. Aufl. Jena 1954. — Biological applications of freezing and drying. Edit. by R. J. C. Harris, New York 1954. — H. G. Andrewartha u. L. C. Birch: The distribution and abundance of animals. Chicago 1954. — E. Kemmer u. F. Schulz: Das Frostproblem im Obstbau, München 1955.

Wichtige Zusammenfassung: T. H. Bullock: Compensation for temperature in the metabolism and activity of poikilotherms. Biol. Reviews **30**, 311 (1955).

Namenverzeichnis.

Sachverzeichnis.

Zitierte Organismen.

Rhododendron ferrugineum 67, 81
Ricinus 74
Riffkorallen 164
Rind 333, 334, 335, 336, 347, 360, 362, 363, 364, 365, 366, 411, 465, 466
Rispengras 97
Robben 361, 418, 457, 465
Robinia pseudoacacia 63, 71, 73, 75, 76, 151
Rochen 146, 389
Roggen 70, 115—119
Roßameise 143, 161
Rotatoria (allgemein) 58, 124, 125
Rotkehlchen 352
Rubus idaeus (Himbeere) 79
Rüsselspringer 429

Saccharomyces cerevisiae 245
— ellipsoideus 248
Sägetang 23, 28, 39, 41
Sagitta elegans 106
— setosa 106
Salat 98
Salix 126
— caprea 98
— herbacea 165
Salmonella aertrycke 245
— enteritidis 191, 285
— paratyphi 240
— pullorum 219
— typhosa 166, 167, 191, 240, 283 f., 291, 324, 327
Salmonidae 17, 18, 29, 44, 46, 47, 65, 86, 90, 142, 155 157
Salticidae 159
Salvelinus s. Salmonidae
Samtfalter 150, 151
Sanddünenfauna 175
Saprolegniaceae 112, 123
Sarcoptes scabiei (Krätz-milbe) 152
Satyrus semele (Samtfalter) 150, 151
Saubohne 130
Saxicola 459
Scenedesmus 87
Schabe, deutsche 152
Schaf 333, 335, 350, 362, 363, 364, 411, 412, 429, 465
Schafochse 362
Schermaus 455
Schildkröten 31, 80, 331
Schimmelpilze 284, 290
Schimpanse 335, 350
Schistocerca gregaria 132, 139, 142, 150
Schizophyllum commune 189
Schleie 20
Schlitzrüßler 430
Schmeißfliege 49

Schmetterlinge (allgemein) 88, 91, 126, 138, 156, 165, 168
Schmuckwanze 91, 96
Schnabelfliegen 170
Schnabeltier 336, 351, 441
Schneeball 111
Schnee-Eule 464
Schneehase 464
Schneehuhn 464, 465
Scholle 52
Schotenweiderich 172
Schwammspinner 96, 101
Schwefelbakterien 270
Schwein 333, 334, 354, 362, 363, 411, 465
Schweinelaus 156
Schwertlilie 86
Scomber (Makrele) 165
Scombridae 131, 165
Scyllium 146, 390, 391
Secale cereale (Roggen) 70, 115—119
Seehund 335, 362
Seepocken 21, 23, 44, 167
Seestichling 175
Seetangfauna 175
Segler 441
Seidenäffchen 350, 352
Seidenspinner 109, 114, 126 (s. a. Platysamia)
Selachii 146
Senf 117
Sepedonium 272
Septoria 189
Serratia marcescens 28, 30, 216, 219, 285 (s. a. Bac-terium prodigiosum)
Shigella dysenteriae 240
Sicista betulina 438
Siebenschläfer 338, 438, 444, 446
Sinapis (Senf) 117
Sirenen 429
Sitona gressorius 141
— griseus 141
— lineatus 103
Sitta 455
Sminthurinus niger 170
Sojabohne 49, 97, 116
Solanum lycopersicum (To-mate) 24, 54, 97, 98, 139
— tuberosum (Kartoffel) 24, 56, 57, 73, 105, 139
Solenodontidae 430
Sommergetreide (allgemein) 104, 115 ff.
Sonnenblume 74, 104
Sorex c. cinereus 347
Soricidae 335, 347, 348, 362, 430, 455
Spalangia drosophilae 113
Spargelhähnchen 165
Speckkäfer 152
Speicherschädlinge 166

Sperling 334, 335, 336, 350, 351, 365, 404, 411, 415, 417, 418
Sphaeroma hookeri 52, 106
Spinacia (Spinat) 52
Spinat 52
Spinnen 133, 159
Spirillen 283
Spirogyra 31, 61
Spirorbis borealis 54
Spitzmaus 335, 347, 348, 355, 362, 430
Sporopipes squamifrons 359
Sporotrichum carnis 290
Springmaus 456, 462, 463
Springspinnen 159
Stabheuschrecke 126, 138, 148, 159
Stachelhäuter 21, 22, 119
Stacheligel 336, 351, 361, 363, 415, 425, 434, 441
Staphylinidae 53
Staphylococcus aureus 245, 324
Staphylokokken 254, 283, 284
— -Phagen 289
Star 335, 338
Stechfliege 155
Stechpalme 72, 80, 169
Steinbock 459
Steinfliegen 170
Steinschmätzer 459
Stentor 147
Stictaceae 174
Stieglitz 351
Stomoxys calcitrans 155
Stratiotes aloides 114
Strauß 335, 456
Streptococcus bovis 238
— citrovorus 215, 218
— cremoris 20, 22, 28, 38, 215, 218
— durans 238
— faecalis 53, 238, 250, 251, 285
— glycerinaceus 238
— haemolyticus 238
— lactis 196, 218, 238, 247, 293
— longissimus 238
— mastitidis 238
— paracitrovorus 238
— pyogenes 325
— thermophilus 196, 209, 213, 238, 249, 274
Streptokokken 69, 94
Strongylocentrotus 21
Stubenfliege, gr. 156
Succulente 140
symbiontische Bakterien 107
Syringa 113

Tabak 54, 116, 119
— -Mosaik-Virus 264
Tagfalter 65